U0236757

中华医学百科全书

药学

药剂学

国家出版基金项目
NATIONAL PUBLICATION FOUNDATION

中国协和医科大学出版社

图书在版编目 (CIP) 数据

中华医学百科全书·药剂学 / 张强主编 . —北京：中国协和医科大学出版社，2020.5

ISBN 978-7-5679-1027-0

Ⅰ.①药…　Ⅱ.①张…　Ⅲ.①药剂学　Ⅳ.①R94

中国版本图书馆 CIP 数据核字（2020）第 016913 号

中华医学百科全书·药剂学

主　　编：张　强

编　　审：司伊康

责任编辑：尹丽品

出版发行：中国协和医科大学出版社
　　　　　（北京市东城区东单三条 9 号　邮编 100730　电话 010-6526 0431）

网　　址：www.pumcp.com

经　　销：新华书店总店北京发行所

印　　刷：北京雅昌艺术印刷有限公司

开　　本：889×1230　1/16

印　　张：31

字　　数：910 千字

版　　次：2020 年 5 月第 1 版

印　　次：2020 年 5 月第 1 次印刷

定　　价：350.00 元

ISBN 978-7-5679-1027-0

《中华医学百科全书》编纂委员会

总顾问　吴阶平　韩启德　桑国卫

总指导　陈　竺

总主编　刘德培

副总主编　曹雪涛　李立明　曾益新

编纂委员（以姓氏笔画为序）

丁　洁	丁　樱	丁安伟	于中麟	于布为	于学忠	万经海
马　军	马　骁	马　静	马　融	马中立	马安宁	马建辉
马烈光	马绪臣	王　伟	王　辰	王　政	王　恒	王　铁
王　硕	王　舒	王　键	王一飞	王一镗	王士贞	王卫平
王长振	王文全	王心如	王生田	王立祥	王兰兰	王汉明
王永安	王永炎	王华兰	王成锋	王延光	王旭东	王军志
王声湧	王坚成	王良录	王拥军	王茂斌	王松灵	王明荣
王明贵	王金锐	王宝玺	王诗忠	王建中	王建业	王建军
王建祥	王临虹	王贵强	王美青	王晓民	王晓良	王鸿利
王维林	王琳芳	王喜军	王晴宇	王道全	王德文	王德群
木塔力甫·艾力阿吉		尤启冬	戈　烽	牛　侨	毛秉智	毛常学
乌　兰	卞兆祥	文卫平	文历阳	文爱东	方　浩	方以群
尹　佳	孔北华	孔令义	孔维佳	邓文龙	邓家刚	书　亭
毋福海	艾措千	艾儒棣	石　岩	石远凯	石学敏	石建功
布仁达来	占　堆	卢志平	卢祖洵	叶　桦	叶冬青	叶常青
叶章群	申昆玲	申春悌	田家玮	田景振	田嘉禾	史录文
代　涛	代华平	白春学	白慧良	丛　斌	丛亚丽	包怀恩
包金山	冯卫生	冯学山	冯希平	冯泽永	边旭明	边振甲
匡海学	邢小平	达万明	达庆东	成　军	成翼娟	师英强
吐尔洪·艾买尔		吕时铭	吕爱平	朱　珠	朱万孚	朱立国
朱华栋	朱宗涵	朱建平	朱晓东	朱祥成	乔延江	伍瑞昌
任　华	任钧国	华　伟	伊河山·伊明		向　阳	多　杰
邬堂春	庄　辉	庄志雄	刘　平	刘　进	刘　玮	刘　蓬
刘大为	刘小林	刘中民	刘玉清	刘尔翔	刘训红	刘永锋
刘吉开	刘伏友	刘芝华	刘华平	刘华生	刘志刚	刘克良
刘更生	刘迎龙	刘建勋	刘胡波	刘树民	刘昭纯	刘俊涛

刘洪涛	刘献祥	刘嘉瀛	刘德培	闫永平	米 玛	米光明
安 锐	许 媛	许腊英	那彦群	阮长耿	阮时宝	孙 宁
孙 光	孙 皎	孙 锟	孙长颢	孙少宣	孙立忠	孙则禹
孙秀梅	孙建中	孙建方	孙建宁	孙贵范	孙晓波	孙海晨
孙景工	孙颖浩	孙慕义	严世芸	苏 川	苏 旭	苏荣扎布
杜元灏	杜文东	杜治政	杜惠兰	李 龙	李 飞	李 方
李 东	李 宁	李 刚	李 丽	李 波	李 勇	李 桦
李 鲁	李 磊	李 燕	李 冀	李大魁	李云庆	李太生
李曰庆	李玉珍	李世荣	李立明	李永哲	李志平	李连达
李灿东	李君文	李劲松	李其忠	李若瑜	李松林	李泽坚
李宝馨	李建初	李建勇	李映兰	李思进	李莹辉	李晓明
李继承	李森恺	李曙光	杨 凯	杨 恬	杨 健	杨 硕
杨化新	杨文英	杨世民	杨世林	杨伟文	杨克敌	杨国山
杨宝峰	杨炳友	杨晓明	杨跃进	杨腊虎	杨瑞馥	杨慧霞
励建安	连建伟	肖 波	肖 南	肖永庆	肖海峰	肖培根
肖鲁伟	吴 东	吴 江	吴 明	吴 信	吴令英	吴立玲
吴欣娟	吴勉华	吴爱勤	吴群红	吴德沛	邱建华	邱贵兴
邱海波	邱蔚六	何 维	何 勤	何方方	何绍衡	何春涤
何裕民	余争平	余新忠	狄 文	冷希圣	汪 海	汪 静
汪受传	沈 岩	沈 岳	沈 敏	沈 铿	沈卫峰	沈心亮
沈华浩	沈俊良	宋国维	张 泓	张 学	张 亮	张 强
张 霆	张 澍	张大庆	张为远	张世民	张永学	张华敏
张志愿	张丽霞	张伯礼	张宏誉	张劲松	张奉春	张宝仁
张宇鹏	张建中	张建宁	张承芬	张琴明	张富强	张新庆
张潍平	张德芹	张燕生	陆 华	陆 林	陆小左	陆付耳
陆伟跃	陆静波	阿不都热依木·卡地尔		陈 文	陈 杰	陈 实
陈 洪	陈 琪	陈 楠	陈 薇	陈士林	陈大为	陈文祥
陈代杰	陈红风	陈尧忠	陈志南	陈志强	陈规化	陈国良
陈佩仪	陈家旭	陈智轩	陈锦秀	陈誉华	邵 蓉	邵荣光
武志昂	其仁旺其格	范 明	范炳华	林三仁	林久祥	林子强
林江涛	林曙光	杭太俊	欧阳靖宇	尚 红	果德安	
明根巴雅尔	易定华	易著文	罗 力	罗 毅	罗小平	罗长坤
罗永昌	罗颂平	帕尔哈提·克力木		帕塔尔·买合木提·吐尔根		
图门巴雅尔	岳建民	金 玉	金 奇	金少鸿	金伯泉	金季玲
金征宇	金银龙	金惠铭	郁 琦	周 兵	周 林	周永学
周光炎	周灿全	周良辅	周纯武	周学东	周宗灿	周定标

周宜开	周建平	周建新	周荣斌	周福成	郑一宁	郑家伟
郑志忠	郑金福	郑法雷	郑建全	郑洪新	郎景和	房 敏
孟 群	孟庆跃	孟静岩	赵 平	赵 群	赵子琴	赵中振
赵文海	赵玉沛	赵正言	赵永强	赵志河	赵彤言	赵明杰
赵明辉	赵耐青	赵临襄	赵继宗	赵铱民	郝 模	郝小江
郝传明	郝晓柯	胡 志	胡大一	胡文东	胡向军	胡国华
胡昌勤	胡晓峰	胡盛寿	胡德瑜	柯 杨	查 干	柏树令
柳长华	钟翠平	钟赣生	香多·李先加		段 涛	段金廒
段俊国	侯一平	侯金林	侯春林	俞光岩	俞梦孙	俞景茂
饶克勤	姜小鹰	姜玉新	姜廷良	姜国华	姜柏生	姜德友
洪 两	洪 震	洪秀华	洪建国	祝庆余	祝陈晨	姚永杰
姚克纯	姚祝军	秦 川	袁文俊	袁永贵	都晓伟	晋红中
栗占国	贾 波	贾建平	贾继东	夏照帆	夏慧敏	柴光军
柴家科	钱传云	钱忠直	钱家鸣	钱焕文	倪 鑫	倪 健
徐 军	徐 晨	徐云根	徐永健	徐志云	徐志凯	徐克前
徐金华	徐建国	徐勇勇	徐桂华	凌文华	高 妍	高 晞
高志贤	高志强	高学敏	高金明	高健生	高树中	高思华
高润霖	郭 岩	郭小朝	郭长江	郭巧生	郭宝林	郭海英
唐 强	唐朝枢	唐德才	诸欣平	谈 勇	谈献和	陶·苏和
陶广正	陶永华	陶芳标	陶建生	黄 钢	黄 峻	黄 烽
黄人健	黄叶莉	黄宇光	黄国宁	黄国英	黄跃生	黄璐琦
萧树东	梅长林	曹 佳	曹广文	曹务春	曹建平	曹洪欣
曹济民	曹雪涛	曹德英	龚千锋	龚守良	龚非力	袭著革
常耀明	崔 蒙	崔丽英	庾石山	康 健	康廷国	康宏向
章友康	章锦才	章静波	梁 萍	梁显泉	梁铭会	梁繁荣
谌贻璞	屠鹏飞	隆 云	绳 宇	巢永烈	彭 成	彭 勇
彭明婷	彭晓忠	彭瑞云	彭毅志	斯拉甫·艾白		葛 坚
葛立宏	董方田	蒋力生	蒋建东	蒋建利	蒋澄宇	韩晶岩
韩德民	惠延年	粟晓黎	程 伟	程天民	程仕萍	程训佳
童培建	曾 苏	曾小峰	曾正陪	曾学思	曾益新	谢 宁
谢立信	蒲传强	赖西南	赖新生	詹启敏	詹思延	鲍春德
窦科峰	窦德强	赫 捷	蔡 威	裴国献	裴晓方	裴晓华
管柏林	廖品正	谭仁祥	谭先杰	翟所迪	熊大经	熊鸿燕
樊飞跃	樊巧玲	樊代明	樊立华	樊明文	樊瑜波	黎源倩
颜 虹	潘国宗	潘柏申	潘桂娟	薛社普	薛博瑜	魏光辉
魏丽惠	藤光生	B·吉格木德				

《中华医学百科全书》学术委员会

盛志勇	康广盛	章魁华	梁文权	梁德荣	彭名炜	董　怡
温　海	程元荣	程书钧	程伯基	傅民魁	曾长青	曾宪英
裘雪友	甄永苏	褚新奇	蔡年生	廖万清	樊明文	黎介寿
薛　淼	戴行锷	戴宝珍	戴尅戎			

《中华医学百科全书》工作委员会

药学

方晓玲	复旦大学药学院
尹宗宁	四川大学华西药学院
尹莉芳	中国药科大学药学院
邓意辉	沈阳药科大学药学院
乔明曦	沈阳药科大学药学院
孙 逊	四川大学华西药学院
杜永忠	浙江大学药学院
吴 伟	复旦大学药学院
吴正红	中国药科大学药学院
吴琼珠	中国药科大学药学院
邱利焱	浙江大学药学院
何 勤	四川大学华西药学院
张 娜	山东大学药学院
张 烜	北京大学药学院
张 强	北京大学药学院
陆伟跃	复旦大学药学院
陈大为	沈阳药科大学药学院
周建平	中国药科大学药学院
胡 新	北京大学药学院
姚 静	中国药科大学药学院
高建青	浙江大学药学院
黄 园	四川大学华西药学院
曹德英	河北医科大学药学院
蒋 晨	复旦大学药学院
谢 英	北京大学药学院

学术秘书

王坚成	北京大学药学院

前　言

《中华医学百科全书》终于和读者朋友们见面了！

古往今来，凡政通人和、国泰民安之时代，国之重器皆为科技、文化领域的鸿篇巨制。唐代《艺文类聚》、宋代《太平御览》、明代《永乐大典》、清代《古今图书集成》等，无不彰显盛世之辉煌。新中国成立后，国家先后组织编纂了《中国大百科全书》第一版、第二版，成为我国科学文化事业繁荣发达的重要标志。医学的发展，从大医学、大卫生、大健康角度，集自然科学、人文社会科学和艺术之大成，是人类社会文明与进步的集中体现。随着经济社会快速发展，医药卫生领域科技日新月异，知识大幅更新。广大读者对医药卫生领域的知识文化需求日益增长，因此，编纂一部医药卫生领域的专业性百科全书，进一步规范医学基本概念，整理医学核心体系，传播精准医学知识，促进医学发展和人类健康的任务迫在眉睫。在党中央、国务院的亲切关怀以及国家各有关部门的大力支持下，《中华医学百科全书》应运而生。

作为当代中华民族"盛世修典"的重要工程之一，《中华医学百科全书》肩负着全面总结国内外医药卫生领域经典理论、先进知识，回顾展现我国卫生事业取得的辉煌成就，弘扬中华文明传统医药璀璨历史文化的使命。《中华医学百科全书》将成为我国科技文化发展水平的重要标志、医药卫生领域知识技术的最高"检阅"、服务千家万户的国家健康数据库和医药卫生各学科领域走向整合的平台。

肩此重任，《中华医学百科全书》的编纂力求做到两个符合。一是符合社会发展趋势：全面贯彻以人为本的科学发展观指导思想，通过普及医学知识，增强人民群众健康意识，提高人民群众健康水平，促进社会主义和谐社会构建。二是符合医学发展趋势：遵循先进的国际医学理念，以"战略前移、重心下移、模式转变、系统整合"的人口与健康科技发展战略为指导。同时，《中华医学百科全书》的编纂力求做到两个体现：一是体现科学思维模式的深刻变革，即学科交叉渗透/知识系统整合；二是体现继承发展与时俱进的精神，准确把握学科现有基础理论、基本知识、基本技能以及经典理论知识与科学思维精髓，深刻领悟学科当前面临的交叉渗透与整合转化，敏锐洞察学科未来的发展趋势与突破方向。

作为未来权威著作的"基准点"和"金标准"，《中华医学百科全书》编纂过程中，制定了严格的主编、编者遴选原则，聘请了一批在学界有相当威望、具有较高学术造诣和较强组织协调能力的专家教授（包括多位两院院士）担任大类主编和学科卷主编，确保全书的科学性与权威性。另外，还借鉴了已有百科全书的编写经验。鉴于《中华医学百科全书》的编纂过程本身带有科学研究性质，还聘请了若干科研院所的科研管理专家作为特约编审，站在科研管理的高度为全书的顺利编纂保驾护航。除了编者、编审队伍外，还制订了详尽的质量保证计划。编纂委员会和工作委员会秉持质量源于设计的理念，共同制订了一系列配套的质量控制规范性文件，建立了一套切实可行、行之有效、效率最优的编纂质量管理方案和各种情况下的处理原则及预案。

《中华医学百科全书》的编纂实行主编负责制，在统一思想下进行系统规划，保证良好的全程质量策划、质量控制、质量保证。在编写过程中，统筹协调学科内各编委、卷内条目以及学科间编委、卷间条目，努力做到科学布局、合理分工、层次分明、逻辑严谨、详略有方。在内容编排上，务求做到"全准精新"。形式"全"：学科"全"，册内条目"全"，全面展现学科面貌；内涵"全"：知识结构"全"，多方位进行条目阐释；联系整合"全"：多角度编制知识网。数据"准"：基于权威文献，引用准确数据，表述权威观点；把握"准"：审慎洞察知识内涵，准确把握取舍详略。内容"精"："一语天然万古新，豪华落尽见真淳。"内容丰富而精练，文字简洁而规范；逻辑"精"："片言可以明百意，坐驰可以役万里。"严密说理，科学分析。知识"新"：以最新的知识积累体现时代气息；见解"新"：体现出学术水平，具有科学性、启发性和先进性。

《中华医学百科全书》之"中华"二字，意在中华之文明、中华之血脉、中华之视角，而不仅限于中华之地域。在文明交织的国际化浪潮下，中华医学汲取人类文明成果，正不断开拓视野，敞开胸怀，海纳百川般融入，润物无声状拓展。《中华医学百科全书》秉承了这样的胸襟怀抱，广泛吸收国内外华裔专家加入，力求以中华文明为纽带，牵系起所有华人专家的力量，展现出现今时代下中华医学文明之全貌。《中华医学百科全书》作为由中国政府主导，参与编纂学者多、分卷学科设置全、未来受益人口广的国家重点出版工程，得到了联合国教科文等组织的高度关注，对于中华医学的全球共享和人类的健康保健，都具有深远意义。

《中华医学百科全书》分基础医学、临床医学、中医药学、公共卫生学、军事与特种医学和药学六大类，共计144卷。由中国医学科学院/北京协和医学院牵头，联合军事医学科学院、中国中医科学院和中国疾病预防控制中心，带动全国知名院校、科研单位和医院，有多位院士和海内外数千位优秀专家参加。国内知名的医学和百科编审汇集中国协和医科大学出版社，并培养了一批热爱百科事业的中青年编辑。

回览编纂历程，犹然历历在目。几年来，《中华医学百科全书》编纂团队呕心沥血，孜孜矻矻。组织协调坚定有力，条目撰写字斟句酌，学术审查一丝不苟，手书长卷撼人心魂……在此，谨向全国医学各学科、各领域、各部门的专家、学者的积极参与以及国家各有关部门、医药卫生领域相关单位的大力支持致以崇高的敬意和衷心的感谢！

《中华医学百科全书》的编纂是一项泽被后世的创举，其牵涉医学科学众多学科及学科间交叉，有着一定的复杂性；需要体现在当前医学整合转型的新形式，有着相当的创新性；作为一项国家出版工程，有着毋庸置疑的严肃性。《中华医学百科全书》开创性和挑战性都非常强。由于编纂工作浩繁，难免存在差错与疏漏，敬请广大读者给予批评指正，以便在今后的编纂工作中不断改进和完善。

刘德培

凡 例

一、《中华医学百科全书》（以下简称《全书》）按基础医学类、临床医学类、中医药学类、公共卫生类、军事与特种医学类、药学类的不同学科分卷出版。一学科辑成一卷或数卷。

二、《全书》基本结构单元为条目，主要供读者查检，亦可系统阅读。条目标题有些是一个词，例如"乳剂"；有些是词组，例如"制剂命名原则"。

三、由于学科内容有交叉，会在不同卷设有少量同名条目。例如《药剂学》《中药药剂学》都设有"片剂"条目。其释文会根据不同学科的视角不同各有侧重。

四、条目标题上方加注汉语拼音，条目标题后附相应的外文。例如：

yàowù zhìjì
药物制剂（pharmaceutical preparation）

五、本卷条目按学科知识体系顺序排列。为便于读者了解学科概貌，卷首条目分类目录中条目标题按阶梯式排列，例如：

药物剂型 ……………………………………………………………………
　剂型设计 …………………………………………………………………
　　灭菌与无菌制剂 ………………………………………………………
　　　植入剂 ………………………………………………………………
　　　　皮下埋植剂 ………………………………………………………

六、各学科都有一篇介绍本学科的概观性条目，一般作为本学科卷的首条。介绍学科大类的概观性条目，列在本大类中基础性学科卷的学科概观性条目之前。

七、条目之中设立参见系统，体现相关条目内容的联系。一个条目的内容涉及其他条目，需要其他条目的释文作为补充的，设为"参见"。所参见的本卷条目的标题在本条目释文中出现的，用蓝色楷体字印刷；所参见的本卷条目的标题未在本条目释文中出现的，在括号内用蓝色楷体字印刷该标题，另加"见"字；参见其他卷条目的，注明参见条所属学科卷名，如"参见□□□卷"或"参见□□□卷□□□□"。

八、《全书》医学名词以全国科学技术名词审定委员会审定公布的为标准。同一概念或疾病在不同学科有不同命名的，以主科所定名词为准。字数较多，释文中拟用简称的名词，每个条目中第一次出现时使用全称，并括注简称，例如：中华人民共和国药典（简称中国药典）。个别众所周知的名词直接使用简称、缩写，例如：

DNA。药物名称参照《中华人民共和国药典》2015 年版和《国家基本药物目录》2012 年版。

九、《全书》量和单位的使用以国家标准 GB 3100～3102—1993《量和单位》为准。援引古籍或外文时维持原有单位不变。必要时括注与法定计量单位的换算。

十、《全书》数字用法以国家标准 GB/T 15835—2011《出版物上数字用法》为准。

十一、正文之后设有内容索引和条目标题索引。内容索引供读者按照汉语拼音字母顺序查检条目和条目之中隐含的知识主题。条目标题索引分为条目标题汉字笔画索引和条目外文标题索引，条目标题汉字笔画索引供读者按照汉字笔画顺序查检条目，条目外文标题索引供读者按照外文字母顺序查检条目。

十二、部分学科卷根据需要设有附录，列载本学科有关的重要文献资料。

目　录

yàojìxué

药剂学（pharmaceutics） 研究药物制剂的处方设计、基本理论、生产技术、质量控制和合理应用等的综合性应用技术学科。原料药在临床应用前制成适合于医疗用途的、与一定给药途径相适应的给药形式称为药物剂型，如片剂、颗粒剂、胶囊剂、注射剂、滴眼剂、软膏剂、栓剂、气雾剂等。一种药物可以做成多种不同的剂型，通过不同的给药途径给药。按一定质量标准将药物制成适合临床用药要求的，并规定有适应证、用法和用量的剂型中的具体品种称为药物制剂，如罗红霉素片、胰岛素注射液等。制剂学是根据制剂理论与制剂技术，设计和制备安全、有效、稳定的药物制剂的学科。方剂是指按医师临时处方，专为某一患者调制的具有明确的用法用量的药剂。调剂学是研究方剂的配制、服用等有关方法与原理的学科。以往也将制剂学和调剂学总称为药剂学。随着学科的发展，制剂生产成为主导，故制剂学已经成为药剂学的主要内容。药剂学的宗旨是制备安全、有效、稳定、使用方便的药物制剂。药剂学研究是药品研究的最后一环，药物制剂是医药工业的最终产品，是药物研究开发的最终体现。一般情况下，药物对疗效起主要作用，但有时剂型对药物疗效也起主导作用。

历史沿革与发展 在中国，药剂学的发展历史可以追溯到夏商周时期。古代的医书《五十二病方》《甲乙经》《山海经》已记载将药材加工制成汤剂、酒剂、洗浴剂、饼剂、曲剂、丸剂和膏剂等剂型使用。东汉张仲景的《伤寒论》和《金匮要略》两书，书中收载了栓剂、糖浆剂、洗剂和软膏剂等 10 余种剂型。晋代葛洪的《肘后备急方》中收载了各种膏剂、丸剂、锭剂和条剂等。唐代苏敬等编著的《新修本草》（公元 657~659 年）是世界上最早的一部由国家权力机关颁布的，具有法律效力的药学专著，被认为是世界上最早出现的药典，从正式颁布之后就作为临床用药的法律和学术依据，是中国中医药学发展的一个里程碑。宋代出现了官办药厂及中国最早的国家制剂规范。明代李时珍（公元 1518~1593 年）编著的《本草纲目》收载药物 1892 种，剂型 61 种，附方 11 096 则。这些充分体现了中华民族在药剂学发展史上曾做出的重大贡献。

德国学者于公元前 1550 年在木乃伊墓穴中发现《埃伯斯纸草书》，记载了 700 多种药物和 800 多个处方。希腊医师希波克拉底（Hippocrates，公元前 460~前 377 年）创立了医药学；希腊医药学家格林（Galen，公元 129~199 年）制备了各种植物药的浸出制剂，被称为格林制剂（galenicals）。

19 世纪，随着主要资本主义国家第一次和第二次产业革命的兴起，机械的发明与电力的应用促使了药剂生产的机械化。1843 年英国人布罗克登（Brockedon W）用一模圈和药杵将药压成片制备成模印片，这标志着现代药剂学的开始。此后，1847 年发明了硬胶囊，1862 年有了加压包装的概念，1876 年出现了压制片，1886 年发明了安瓿等。片剂、注射剂、胶囊剂、气雾剂等近代剂型相继出现，标志着药剂学发展进入了一个新的阶段。

现代药物制剂的发展过程可分为以下几个时代。第一代药物制剂包括片剂、注射剂、胶囊剂、气雾剂等，即普通制剂，这一时期主要是从体外试验控制制剂的质量；第二代药物制剂为口服缓释制剂或长效制剂，开始注重疗效与体内药物浓度的关系，即定量给药问题，这类制剂不需要频繁给药、能在较长时间内维持体内药物有效浓度；第三代药物制剂为控释制剂，包括透皮给药系统、口服定位释放制剂、口服定时释放制剂等，更强调定时、定位给药的问题；第四代药物制剂为靶向给药系统，目的是使药物浓集于靶器官、靶组织或靶细胞中，强调药物定位给药，可以提高疗效并降低不良反应。随着生命科学、材料科学的发展，智能给药系统也获得了很大发展。这种给药系统通过响应环境因素的变化如磁场、电场、光、热的变化或反馈体内的信息来控制和调节药物的释放，使治疗更好地与疾病的特点相结合，部分学者将其称为第五代药物制剂。

研究内容 药剂学的基本任务是将药物制成适于临床应用的剂型，并能批量生产安全、有效、稳定的制剂。研究内容包括药剂学的基本理论研究，新剂型和新制剂的开发，新技术研究，新型药用辅料的研制，新型制药机械和质控设备的开发等。

基本理论研究 对促进药剂学的深入发展，研制安全、有效、稳定和用药方便的药物制剂，以及提高制剂生产的技术水平具有重要意义。药剂学中常涉及的基本理论包括化学动力学理论、物理稳定性理论、微粒分散理论、流变学理论、难溶性药物溶解理论、增溶与助溶理论、粉体学理论、片剂成型理论、释药动力学理论、表面现象理论、生物药剂学与药物动力学理论等。

新剂型和新制剂的开发　在药剂学研究过程中，药物普通剂型仍需不断改进与完善。在片剂的片形、色泽、大小等外观指标上更趋于多样性，如薄膜包衣片、多层片、分散片、咀嚼片、可溶性片、心形片、环形片等，有利于提高患者的用药顺应性；在内在质量上，其溶出度、释放度、含量均匀度和生物利用度也有了明确的标准，并不断提高；在制备方面，既包含了新的技术与方法，如粉末直接压片技术、新型造粒技术，也包含了各种新型设备，如高速压片机、多层压片机、高效包衣机等。

由于普通剂型、常规制剂品种已很难满足高效、低毒、定时、定量和定位等要求，积极开发新剂型、新制剂的研究已成为药剂学的一个重要内容。口服缓释、控释给药系统能延长药物在体内的作用时间、减少服药次数。例如：口服缓控释制剂能控制药物的释放速度，使其达到缓释或控释的效果；口服定位释药制剂可以控制药物在口腔或胃肠道适当部位较长时间停留，缓慢释放药物，以达到局部治疗或增加特殊部位药物吸收的目的。经皮给药系统通过皮肤敷贴给药使药物通过皮肤角质层的屏障而进入体内，维持稳定和长时间的有效血药浓度，达到全身治疗作用的目的。靶向给药系统经血管注射给药，通过特殊的载体或弹头将药物输送至特定部位（靶部位）。实现靶向给药的方法手段有很多种，如各种微粒给药系统（如微球、纳米给药系统、脂质体、聚合物胶束等）、表面化学修饰（抗体、配体等）的微粒给药系统、具有特殊理化性能（热敏感、pH 敏感、磁性、光动力学等）的微粒给药

系统、药物与大分子的共轭物等。生物技术药物给药系统是 21 世纪随着生物技术药物的快速发展应运而生。生物技术药物主要包括重组细胞因子药物、重组激素类药物、重组溶栓药物、基因工程疫苗、治疗性抗体、基因药物和反义核苷酸等。市售的生物技术药物主要是普通注射剂，少量产品开发成控释型注射给药系统，如控释微球制剂和控释植入剂。生物技术药物的黏膜给药系统研究很广泛，包括口腔、鼻腔、肺部给药系统等。

新技术研究　药剂学中涉及的新技术包括控制药物释放速度的缓释与控释技术（包括膜控释、骨架控释、离子交换技术和渗透泵技术等）、微粉化技术、固体分散技术、药物包合技术、乳化技术与微乳化技术、药物微囊化技术、纳米化技术、脂质体制备技术、靶向给药技术、经皮给药技术、智能给药技术、生物技术药物制剂的制备技术、基因导入技术等。这些新技术的引入为提高药剂质量提供了很好的前景。

新型药用辅料的研制　对新剂型与新技术的发展起着至关重要作用的还有新型药用辅料的开发和使用。在液体药剂中，泊洛沙姆 188、磷脂、聚氧乙烯蓖麻油等辅料的出现为静脉乳剂的制备提供了更好的选择；羟丙基甲基纤维素、乙基纤维素、聚丙烯酸树脂系列高分子材料的使用促进了缓释、控释制剂的发展；聚乳酸、聚乙交酯丙交酯等体内可降解高分子材料的使用促进了长效微球注射剂的发展；微晶纤维素、可压性淀粉、低取代羟丙基纤维素等辅料的使用使粉末直接压片技术实现了工业化。

新型制药机械和质控设备的

开发　新型制药机械和质控设备是药剂学研究中的另一重要内容，其对发展新剂型和新工艺、提高制剂质量、提高生产效率、降低生产成本、改变生产环境都具有重要意义。制药设备正向着一机多用、密闭式、多机联动和高度自动控制等方向发展。如固体制剂生产中使用的流化床制粒机在一个机器内可完成混合、制粒、干燥甚至包衣。注射剂生产中，入墙层流式注射灌装生产线、高效喷淋式加热灭菌器、粉针灌装机与无菌室组合整体净化层流装置等的使用，减少了人员走动和污染机会。质控设备的发展趋势是精密度和效率要更高，信息量更大、应用面更广、操作更方便、工作时间更长。

研究方法　新制剂的研发过程通常包括处方前研究，处方与制备工艺的优化，稳定性研究与新制剂申报 4 个阶段。药物制剂设计是处方前研究的起点，并贯穿于制剂研发的整个过程，目的是根据临床用药的需要及药物的理化性质，确定合适的给药途径和药物剂型，选择合适的辅料、制备工艺，筛选制剂的最佳处方和工艺条件，确定包装，最终形成适合于生产和临床应用的制剂产品。研究方法可以参考药典、药品国家标准、药品注册管理办法、药物研究技术指导原则等相关资料。

制剂处方前研究　一般是通过实验研究或文献调研获得药物的有关理化参数，包括药物的物理性状、熔点、沸点、溶解度、溶出速度、多晶型、酸离解常数、分配系数、物理化学性质等。这是处方设计和生产中选择最佳剂型、工艺和质量控制的依据。

处方与制备工艺的优化　通

过对制剂的处方因素和工艺因素的系统研究，确定最佳辅料的类型、用量及最优的工艺条件。在这一过程中需要对不同的制剂进行稳定性检测，以了解不同的辅料和工艺对产品质量的影响。不同剂型质量检测指标的确定可以参考各国药典和药品标准的相关规定，如片剂一般需要检测外观、重量差异、硬度、脆碎度、崩解时限、含量、有关物质等，注射剂则需要检测外观、pH 值、澄明度、无菌度，输液剂还要检查热原、不溶性微粒等。

稳定性研究　目的是考察药物制剂在温度、湿度、光线的影响下随时间变化的规律，为药品的生产、包装、贮存、运输条件提供依据，同时建立药品的有效期。稳定性研究不仅贯穿于整个处方与制备工艺优化的过程中，在处方和工艺确定后还要继续进行长期考察以确定产品的有效期，研究方法可参考制剂稳定性试验指导原则。

新制剂申报　研究与开发最后一个阶段就是新制剂的申报工作。申报工作一般分为新制剂的申请临床研究（完成新制剂临床前研究后）与新制剂的申请生产（完成新制剂临床研究后）两个过程。申报资料主要涉及药学部分研究内容，重点是处方与制备工艺的筛选，包括：最终处方、最终制备工艺、工艺流程图、处方依据（剂型选择依据、剂量规格选择依据、处方筛选）、工艺筛选、稳定性的影响因素研究、3批制剂的放大规模制备试验、3批放大规模制备样品的初步质量检查结果、各种辅料在处方中的作用研究、原辅料的来源与质量标准、参考文献等。

与相关学科的关系　药物进入临床应用一般经过药物发现、药物开发、药物生产、市场与销售及药物使用 5 个流程，这里涉及药物化学、天然药物化学、生物技术药物学、药理学、药剂学、药物分析学、临床药学、药事管理学等多个学科。药物化学、天然药物化学、生物技术药物学等学科的主要任务是发现药物，这里的药物包括化学药物、中药及生物技术药物。在药物发现的过程中药理学负责研究药物与机体的相互作用和作用的机制。药剂学是将发现的药物制成适于临床应用的制剂。药物分析学研究药物质量控制的方法学，与药剂学一起在药物的开发与生产过程中起着至关重要的作用。药事管理学主要负责药品注册、生产、流通和使用的管理，临床药学是以合理用药为己任的学科。此外，在药剂学基础理论研究的过程中，物理化学、生物药剂学与药物动力学也发挥着重要作用。

分支学科　随着药剂学和相关学科的不断发展，互相影响，互相渗透，逐渐形成了一些药剂学的分支学科，包括工业药剂学、物理药剂学、生物药剂学、药用高分子材料学、分子药剂学。工业药剂学是研究制剂工业化生产的基本理论、工艺技术、生产设备和质量管理等的一门分支学科，药剂工作者重点研究制剂生产的基本理论和工艺技术，以提供新工艺和新方法，并使之适合于工业化生产。物理药剂学又称物理药学，是应用物理化学的原理和手段，研究药物剂型或制剂的各种性质及其内在规律的一门分支学科，可以为新剂型、新制剂的设计和开发提供理论依据。生物药剂学是研究药物、剂型、生物因素与药理效应之间关系的学科。

研究药物、剂型、生物因素对药物体内吸收、分布、代谢与排泄过程的影响及其机制，对药物新剂型、新制剂的设计具有重要的指导意义。药物动力学是研究药物（包括代谢物）在体内的经时变化过程的学科。它为指导临床合理用药、剂型设计和剂型改革等提供了重要的科学依据。药用高分子材料学是研究各种药用高分子材料的合成、结构和理化性能的学科。由于在新剂型设计和新剂型处方中广泛涉及各种药用的高分子材料，研究与开发药用高分子材料对新剂型与新制剂的设计，以及制剂质量的提升有着重要的支撑与推动作用。分子药剂学是从细胞水平和分子水平研究剂型因素对药物疗效的影响的学科。它是随着药物化学、生物化学、分子与细胞生物学等学科的发展产生的新兴的研究领域，研究内容基本上可以覆盖给药系统应用基础研究的各个方面，如药物分子与给药系统的体内外转运与代谢研究、药物分子与载体的相互作用研究、靶向给药的分子机制研究、分子水平的药代动力学研究等。

应用　药剂学的宗旨是制备安全、有效、稳定、使用方便的药物制剂。药剂学研究是药品研究的最后一环，药物制剂是医药工业的最终产品，是药物研究开发的最终体现。一般情况下，药物分子对疗效起着主要作用，但有时剂型对药物疗效也起着主导作用。例如，链霉素分子在胃肠道并不被吸收，胰岛素分子在胃肠道易受到酶破坏而被分解，这类药物适合制成注射剂使用；睾丸素分子的肝脏首过效应严重，适合制成口腔黏膜片；红霉素分子在胃酸中可被分解且刺激性较大，适合制成肠溶制剂使用等。总之，运用药剂学的手段可以达到改变药物作用速度、作用强度、作用性质，减少毒副作用以及产生靶向作用等功能，为患者提供优质、高效、低毒的产品。

（王学清）

yàowù zhìjì

药物制剂 (pharmaceutical preparations)

按一定质量标准将药物制成适合临床用药要求的，并规定有适应证、用法和用量的剂型中的具体品种。简称制剂。药物制剂是药物剂型中的品种，如罗红霉素片、青霉素注射液、头孢克洛胶囊、醋酸氟轻松软膏、甲硝唑栓、盐酸异丙肾上腺素气雾剂等。

命名 制剂命名，要求科学、明确、简短。根据国家新药审批办法和国家药典要求的命名原则进行命名，一般包括常规命名、以用途或特点命名、单方制剂命名、复方制剂命名、光学异构体药物制剂的命名（见制剂命名原则）。

分类 制剂可以按照制剂中药物的成分进行分类，如化学药制剂、中成药、生化药品、放射性药品、血清疫苗、血液制品和诊断药品等；也可以根据制剂给药途径进行分类，如外用制剂、口服制剂、眼用制剂等。外用制剂一般指皮肤用药的制剂，包括溶液剂、洗剂、擦剂、软膏剂和贴剂等，给药后在局部起作用或经皮吸收发挥全身作用。口服制剂是指经口腔摄入，在胃肠道内吸收而转运至体循环或在胃肠道发挥局部治疗作用的药物制剂，如片剂、胶囊剂、颗粒剂等。眼用制剂是指直接用于眼部发挥局部治疗作用或经眼部吸收进入体循环发挥全身治疗作用的无菌制剂，如滴眼剂、洗眼剂、眼膏剂等。

设计 良好的制剂设计应该提高或不影响药物的药理活性，减少药物的刺激性或其他不良反应。药物制剂的设计一般首先在制剂处方前研究的基础上确定制剂给药途径和剂型，然后通过优化制剂处方和制备工艺，将其制成质量可靠、使用方便的药物制剂。药物制剂的设计一般遵循安全性、有效性、质量可控性、稳定性、用药顺应性等基本原则。安全性是指药物制剂的设计应能提高药物的安全性，降低刺激性或不良反应。有效性是指药物制剂的设计应增强药物治疗的有效性，至少不能由于制剂处方、工艺等因素减弱药物的效果。质量可控性主要体现在制剂质量的可预知性与重现性，国际上推行的"质量源于设计"理论，就是希望在剂型和处方设计开始就考虑确保质量的要求。稳定性是指药物制剂设计应使药物具有足够的稳定性，在处方设计时应注意处方中各组分是否有配伍变化，制剂工艺是否影响药物或辅料的稳定性。用药顺应性是指患者或医护人员对按照医嘱使用药物所接受程度。患者、医师、药师、护士、患者家属均可能是导致患者不遵从医嘱用药的可能因素。但是，从制剂的角度，药学工作者应最大可能地设计便于患者和相关人员使用的药品。如需要长期服药的慢性病患者，尽量设计成缓释长效的口服制剂，减少用药次数；副作用明显的药物制剂设计时要尽可能降低药物的副作用。

生产 制剂的工业化生产需由符合药品质量管理规范的药厂组织进行。药厂需合理配置生产厂房、与该制剂相适应的生产车间及制药设备。除了硬件条件外，还需要具备高素质的管理和生产

人员以及完善的管理系统。有些医院有自己特色的医院制剂。医院制剂是医疗机构根据本单位临床需要经批准而配制、自用的固定处方制剂，又称医疗机构制剂。医院制剂一般不像药厂大批量生产，具有制备数量少而周期短、品种多、适用性强、供应及时、方便患者等优点，在满足医疗工作中对药品的多样化需求方面具有灵活性，是上市制剂的重要补充。医院制剂的生产和使用都必须依照相应法规的规定进行，由医院制剂室配制，仅供本院临床应用，不得在市场销售。

质量控制 由工厂生产的药物制剂出厂销售前，必须经过一系列有关检验，各项指标符合要求后才能出厂销售。针对具体药物制剂所制定的具体性状描述和检验项目，称为该药物制剂的质量标准。市售药品的质量标准必须执行或高于法定标准，应至少符合现行版国家药典所收载的制剂标准要求。当现行版国家药典暂未收载时，可以参考国家法定部门颁发的质量标准，如药品标准、药品生产质量管理规范与药品安全试验规范。药物制剂质量控制的内容主要包括两类：一类是与制剂中药物原料有关的项目，如原料的鉴别、有关物质检查、药物含量测定等；另一类是和药物剂型有关的检查项目，如注射剂的澄明度、热原检查，片剂的崩解度、溶出度检查等。

使用 为了便于管理，《中华人民共和国药品管理法》规定"国家对药品实行处方药与非处方药的分类管理制度"。处方药是必须凭执业医师的处方才可配制、购买和使用的药品。非处方药是患者不需要凭医师处方即可自行判断、购买和使用的药品。不管

何种药品，其使用均需要在相关专业人员的指导下进行。药剂师是负责提供药物知识及药事服务的专业人员，主要在医院药房、医药公司、零售药店、制药企业、政府部门工作。在医院药房工作的药剂师主要按照医师处方为抓药的顾客配药，监察医师所开具的处方中是否出现药物相互作用，并且向顾客说明如何服用等相关事项。在医药公司或制药企业工作的药剂师从事研究、开发，并参与医药产品的生产制作，负责新药产品的医效实验，对新药进行生产质量监控等一系列工作。

作用 制剂是药物应用于人体前的最终形式，其质量直接关系到药物临床使用的安全性、有效性。适宜的药物制剂不仅可以最大限度地发挥出药效、降低不良反应，还应保证其生产、贮存的可行性，用药顺应性等。

（王学清）

zhìjì mìngmíng yuánzé
制剂命名原则（nomination principle of formulations） 给予药物制剂名称时所依据的法则或标准。制剂的命名就是药品的命名，应根据国家新药审批办法和国家药典要求的命名原则进行命名，药品命名要求科学、明确、简短。一般包括以下几种情况。

常规命名：规则是原料药名称在前，剂型名称在后。单方制剂命名常用此规则，如磺胺嘧啶片、庆大霉素注射液、奥美拉唑肠溶胶囊等。

以用途或特点命名：如果有关于用途或特点的词汇时，一般关于用途或特点的词汇在前，药名在后，有时后面还可加剂型名称，如注射用头孢呋辛钠、胶体酒石酸铋胶囊、重组人胰岛素注射液等。

复方制剂命名：根据处方组成的不同可以采用不同方法命名。①对2个组分的制剂，原则上将2种药品名称并列，后加剂型名称，如葡萄糖氯化钠注射液等。②对3个组分的制剂，原则上从每个药名中取1~2个字（不用词干）并列组成，后加剂型名称。如阿咖酚散（阿司匹林、咖啡因、对乙酰氨基酚组成的复方散剂）等。③对4个组分的制剂，原则上从每个药名中取一个字（不用词干）并列组成，后加剂型名称，如氨非咖敏片（对乙酰氨基酚、非那西丁、咖啡因、氯苯那敏组成的复方片剂）等。④对由多种组分组成的制剂，前加复方二字，后加剂型名称，如由15种氨基酸组成的注射液可命名为复方氨基酸注射液等。

光学异构体药物制剂的命名：左旋或右旋以左或右冠于通用名称前，如盐酸左西替利嗪片、右旋布洛芬栓等；对于特指的消旋体的命名，以消旋冠于通用名前，如消旋卡多曲颗粒等；对于几何异构体的命名，顺式或反式以顺或反冠于通用名前，如注射用顺苯磺酸阿曲库铵等。

（王学清）

zhìjì gěiyào tújìng
制剂给药途径（administration route of formulations） 使用合适的药物制剂，将药物通过人体适宜的部位给药，发挥局部或全身治疗作用的给药方式。不同的药物制剂，通过不同的给药途径作用于体内后，药物的吸收、作用机制及药效等有可能大不相同，因此，应根据药物开发的目的确定具体的给药途径。按照作用部位，制剂给药途径可分为全身给药和局部给药。全身给药是指药物经过用药部位的吸收进入体循

环并转运到作用部位的给药方式。药物可以通过静脉注射直接进入血液或通过口服或其他给药途径吸收进入体循环。局部给药是将药物直接用于机体某些部位发挥局部作用的给药方式。例如，经鼻腔、眼、皮肤等部位给药，用于治疗鼻腔、眼、皮肤等部位的疾病。按照用药部位，制剂给药途径可以分为口服给药、注射给药、皮肤给药、黏膜给药等。

口服给药 药物经口服给药后在胃肠道发挥局部治疗作用或通过胃肠道吸收进入体循环发挥全身治疗作用的给药方式。胃肠道是人体内专门用于摄取和吸收各种养分的器官，也是人体自身的一道屏障。通常认为，药物在胃肠道中只能以分子形式吸收，而药物分子吸收的效率与其物理化学性质、胃肠道的微环境及胃肠道的生理特性密切相关。口服给药是最常见的全身给药方式，具有自然、方便、安全、患者的顺应性好等优点。但也有一些缺点，如起效慢，意识不清或昏迷患者不宜采用，某些药物会对胃肠产生不良刺激作用，某些药物（如青霉素、胰岛素）口服易被破坏而失效。口服给药有时也用于胃肠道疾病的局部治疗，如口服结肠定位系统，可以避免药物在胃和小肠的吸收，提高药物在大肠的局部浓度，使其充分发挥局部治疗作用。经口服给药的剂型有多种，常见的是片剂、胶囊剂、溶液剂、混悬剂、乳剂等。

注射给药 将无菌药液注入体内，达到预防和治疗疾病目的的给药方式。注射给药具有药物吸收快、血药浓度升高迅速、进入体内的药量准确等优点，特别适用于需要药物迅速发生作用，因各种原因不能经口服给药的患

者。但是注射给药也存在一些缺点：如使用不便，需要经过训练的医护人员注射；组织损伤、疼痛，影响患者的顺从性等。注射给药的部位有多种，常用的有静脉注射、肌内注射和皮下注射，其他还包括腹腔注射、动脉注射、关节内注射、结膜下腔注射、硬膜外注射、心内注射、瘤内注射和穴位注射等。静脉注射是将药物直接注入血液循环，注射结束时血药浓度最高。静脉注射分为静脉推注和静脉滴注两种方式。静脉推注是一种用注射器将少量药品通过静脉注射给药的方法，体积一般小于 50ml。静脉滴注是通过特定的输液装置，将大量液体和药物由静脉输入体内的方法，又称输液。静脉滴注体积可多达数千毫升。静脉注射给药的剂型多为水溶液型注射剂。有一些新型的药物输送系统如脂质体、纳米粒也可以采取静脉注射给药，但需要控制微粒粒径在合适的范围内。油溶液和混悬型注射剂一般不能采取静脉注射给药。凡能导致红细胞溶解或使蛋白质沉淀的药物，也不宜静脉注射给药。肌内注射是将药物注射于肌肉内的给药方式。注射部位大多为臀肌和上臂三角肌，单次注射体积一般在 2~5ml。肌内注射的药物有吸收的过程。由于影响肌内注射药物吸收的因素较少，其吸收的程度与静脉注射相当。肌内注射的常用剂型以水溶液型注射剂为主，也可以是油溶液型、混悬型或乳剂型注射剂。皮下注射是将药物注射于真皮和肌肉之间的给药方式。注射体积一般为 1~2ml。由于皮下组织血管较少，皮下注射药物吸收比较缓慢。胰岛素注射液即采取皮下注射给药的方式，这种方式可以避免胰岛素

吸收过快造成血糖过度降低。皮下注射给药常用剂型为水溶液型注射剂。皮内注射是将药物注射到表皮和真皮之间的给药方式。单次注射体积在 0.2ml 以下。皮内注射主要用于过敏性试验或疾病诊断，如青霉素皮试液和结核菌阳性试验等。常用剂型为水溶液型注射剂。

皮肤给药 将药品应用于皮肤表面，起保护皮肤和局部治疗作用或者经皮肤吸收进入体循环起全身的治疗作用的给药方式。皮肤给药使用方便、直接作用于皮肤的病患部位，使药物在皮肤或皮下组织有较高的药物浓度，所以在皮肤抗感染、消毒、止痒、止痛等局部疾病的治疗方面有其他给药途径无法取代的优势。发挥局部作用的皮肤给药常用的剂型主要有软膏剂、硬膏剂、糊剂、散剂、气雾剂、搽剂等。同时，药物也可以通过皮肤吸收产生全身治疗作用。药物通过皮肤吸收进入血液循环的途径有两条：一条是透过角质层和表皮进入真皮，被毛细血管吸收进入血液循环；另一条是通过皮肤附属器，即毛囊、汗腺、皮脂腺吸收。发挥全身治疗作用的皮肤给药常用剂型是透皮贴剂。

黏膜给药 使用合适的药物制剂将药物通过人体腔道黏膜部位给药，起局部作用或吸收进入体循环起全身治疗作用的给药方式。黏膜存在于人体各腔道内，包括口腔黏膜、鼻黏膜、呼吸道黏膜、眼黏膜、直肠黏膜、阴道黏膜等。黏膜给药的优点：①黏膜处通常有丰富的毛细血管，药物可以直接吸收进入血液循环，起效快、可以避免肝脏的首过效应。②黏膜部位酶活性低，pH 值比较恒定，可避免药物被消化道

的酶和酸的降解。③黏膜部位几乎没有角质化，比皮肤给药更容易被机体吸收。④可用于黏膜给药的部位很多，有利于因病施治，减少副作用。⑤黏膜给药通过特定区域黏膜吸收而具有一定靶向作用的特点。自 20 世纪 80 年代以来，黏膜给药制剂研究非常活跃，主要集中于口服首过效应大、个体差异大、生物利用度低的药物和口服稳定性差的药物。例如，胰岛素在胃肠道几乎不被吸收，但可以通过口腔黏膜、鼻黏膜或直肠黏膜吸收。根据用药部位的不同，黏膜给药可以分为多种类型，如口腔黏膜给药、鼻腔黏膜给药、肺部黏膜给药、眼部黏膜给药、直肠黏膜给药、阴道黏膜给药等。

口腔黏膜给药 药物经口腔黏膜给药后发挥局部或全身的治疗作用。局部作用的剂型多为漱口剂、气雾剂、膜剂、口腔贴片等剂型，可用于治疗口腔溃疡、细菌真菌感染以及其他口腔科或牙科疾病。全身作用常采用舌下片、黏附片等剂型。口腔黏膜总面积约为 $200cm^2$，口腔黏膜下有丰富的毛细血管汇总至颈内静脉，不经肝脏而直接进入心脏，可避免肝脏的首过效应。口腔黏膜中舌下黏膜渗透性最强，颊黏膜次之，牙龈黏膜和腭黏膜最小，所以用药时要注意用药部位选择。

鼻腔黏膜给药 药物通过鼻腔黏膜给药发挥杀菌、抗病毒、血管收缩、抗过敏等局部作用或者经鼻腔黏膜吸收进入血液循环发挥全身的治疗作用。传统鼻腔黏膜给药主要用于局部治疗。经鼻黏膜给药实现脑靶向治疗是鼻腔给药研究的新热点，经鼻腔给药，药物可以通过嗅部区域的上皮细胞进入中枢神经系统。鼻腔

黏膜给药常用剂型有滴鼻剂、凝胶剂、喷雾剂、气雾剂等。

肺部黏膜给药　药物经口腔给药后，经过咽喉直接进入呼吸道的中下部，产生局部或全身的治疗作用。肺泡是肺部给药药物吸收的主要场所，具有巨大的表面积，由单层上皮细胞构成，细胞间隙存在大量的毛细血管，肺泡表面至毛细血管间的距离极短（仅约为1μm），这些都决定了肺部给药具有吸收迅速，吸收后直接进入体循环，不受肝脏首过效应影响等特点。肺部给药常用的剂型有气雾剂、粉雾剂、粉末吸入剂等。

眼部黏膜给药　将药物直接应用于眼部发挥缩瞳、散瞳、降低眼压、抗感染等局部治疗作用或通过眼部吸收发挥全身的治疗作用的给药方式。药物经眼黏膜吸收主要有两条途径：一条是经角膜途径，其转运过程为角膜-前房-虹膜，药物主要被局部血管网摄取，发挥局部作用；另一条是结合膜途径，即药物经结膜吸收，经过巩膜转运至眼球后部，这一途径可进入体循环。常用眼部黏膜给药剂型有滴眼剂、眼膏剂、眼用凝胶剂、眼用膜剂、眼内注射剂、植入剂等。

直肠黏膜给药　通过肛门将药物送入直肠，在直肠发挥局部治疗作用或通过直肠黏膜吸收进入体循环，发挥全身治疗作用的给药方法。药物经直肠黏膜吸收有两条途径：一条是经直肠上静脉、门静脉进入肝脏，经肝脏代谢后转运至全身。另一条是经直肠中静脉和直肠下静脉，绕过肝脏而直接进入体循环。但是直肠黏膜表面无绒毛，皱褶少，有效吸收面积有限，故直肠黏膜给药多用于发挥局部的治疗作用，如通便、止痒、止痛、治疗痔疮及肛门直肠炎症，其常用剂型有灌肠剂、栓剂等。

阴道黏膜给药　将药物送入阴道，在阴道发挥抗炎、杀菌、灭滴虫、杀精等局部治疗作用或通过阴道黏膜吸收进入体循环，发挥全身治疗作用的给药方法。阴道上皮具有多层细胞，形成了吸收屏障，除了剂量小、作用强的激素类药物外，一般药物很难从阴道吸收发挥全身作用，所以阴道黏膜给药主要用于局部治疗。其常用剂型有泡腾片剂、栓剂、膜剂、凝胶剂、气雾剂等。

（王学清）

zhìjì chǔfāng

制剂处方（pharmaceutical formulations）　规定药物制剂成分内容的书面文件。简称处方。《中华人民共和国药典》《中华人民共和国药品标准》所收载的药物制剂处方具有法律约束力，这种处方成为法定处方。生产与出售的制剂，其处方必须是法定处方。医院药房调制的制剂处方，除法定处方外，也可以是本医院临床治疗多年、行之有效的医院内部协定处方，但医院应对这些处方和产品负法律责任，只限在本单位使用。

制剂处方的内容，一般列有原料药物、药用辅料和溶剂的名称以及规格。液体制剂中一般需要加入助悬剂、增溶剂、乳化剂等；片剂中一般加入崩解剂、黏合剂、润滑剂等。制剂处方中的原料药物、辅料和溶剂，均应按每制备一定数量（如1000片或1000ml）分别标明药物及辅料的投入量。各原料、辅料均应符合药用规格，如果是注射剂，应符合注射用规格。例如，阿司匹林片的制剂处方为：阿司匹林300g；淀粉30g；酒石酸或枸橼酸1.5g；10%淀粉浆适量；滑石粉15g；共制1000片。又如，维生素C注射剂的制剂处方为：维生素C 104g；碳酸氢钠49g；亚硫酸氢钠2g；依地酸二钠0.05g；注射用水至1000ml。

制剂处方为企业/工厂生产制剂或医院药房临时配制医院制剂提供依据。

（王学清）

zhìjì chǔfāng shèjì

制剂处方设计（preparation design）　在前期对药物和药用辅料有关研究的基础上，根据药物理化性质、稳定性试验结果和药物吸收等情况，结合所选剂型的特点，确定适当的指标，选择适宜的药用辅料，进行处方筛选和优化，初步确定制剂处方的过程。

步骤　一般来说，制剂处方设计首先要考虑各种剂型的基本处方组成。例如，片剂处方组成通常为填充剂、黏合剂、崩解剂、润滑剂等，注射剂处方组成通常为注射用溶剂、缓冲剂、等渗调节剂等，所以处方设计时首先要考虑加入这些成分。再针对药物特点及用药目的，考虑加入其他辅料。对于难溶性药物，可考虑使用适量的改善药物溶出度的辅料；对于易氧化的药物，可考虑使用适量抗氧剂；对于注射时疼痛的药物，可考虑使用局麻剂或止痛剂。其次要根据药物性质及用药目标考虑辅料的具体品种。例如，在片剂中，崩解剂有多种类型，如羧甲基淀粉钠、交联聚乙烯吡咯烷酮、交联羧甲基纤维素钠等；黏合剂有多种类型，如羟丙基甲基纤维素、聚乙烯吡咯烷酮等，润滑剂也有多种类型，如微粉硅胶、如硬脂酸镁、聚乙二醇等。具体选择哪种辅料需要参考制剂处方前研究，尤其是主药辅料相互作用研究结果。然后就要对制剂处方进行筛选和优化，这里要确定辅料的种类、规格及用量。通过对制剂的基本性能及稳定性评价初步确定的处方，为后续相关体内外研究提供了基础。但是，制剂处方的合理性最终需要根据临床前和临床研究（生物等效性研究、药物代谢动力学研究等）的结果进行判定。如果在研究过程中发现制剂质量、稳定性、药效等不能达到预期的指标，还需对制剂处方进行进一步的筛选和优化。

传统的处方设计、研究思路和研究方法往往是经验性的。随着药剂学相关理论的发展，尤其是基于生物药剂学分类系统概念的提出，口服药物制剂的设计更趋于理性化。生物药剂学分类系统根据药物溶解性与肠渗透性将药物分成四类：Ⅰ类为高溶解度、高渗透性药物；Ⅱ类为低溶解度、高渗透性药物；Ⅲ类为高溶解度、低渗透性药物；Ⅳ类为低溶解度、低渗透性药物的膜渗透性。根据这些药物的性质可清楚地知道药物肠道吸收的限速过程，在制剂设计时，有针对性地解决影响药物吸收的关键问题，合理地选择药物剂型，并通过处方优化设计合理的制剂。

国际上大力推行的"质量源于设计"理念认为，在制剂研究中不能简单地追求一个最优处方，而是应该对处方和工艺中影响成品质量的关键参数及其作用机制有系统的、明确的认识，并对它们的变化范围对质量的影响进行风险评估，从而在可靠的科学理论基础上建立制剂处方和工艺的设计空间，实际生产中可以根据具体情况，在设计空间范围内改变原料和工艺参数，保证药品的质量。质量源于设计理念是药物制剂处方设计和工艺研究的新思路和新方法。核心内容是：药品的质量不是检验出来的，而是通过制剂处方和工艺参数的合理设计实现的，成品的测试只是质量的验证。基于质量源于设计理念，药物产品开发的第一步是确定目标产品特征以及相关目标产品质量特征；第二步是确立关键质量指标，并系统研究各种处方和制剂工艺因素对于关键质量指标的影响和机制；第三步是选择能够保证产品质量的各个处方和工艺参数的范围，作为产品的设计空间，并应用一系列先进的在线检测技术保证处方和工艺在设计空间中正常运行。

应用 通过制剂处方设计，初步确定处方中药用辅料的类型及具体的品种；通过处方筛选和优化，确定制剂中药物和不同辅料的用量，为制剂的进一步研发奠定基础。

（王学清）

shēngwù yàojìxué fēnlèi xìtǒng

生物药剂学分类系统（biopharmaceutics classification system）

根据溶解性和肠渗透性对药物进行分类的科学框架。影响药物吸收的主要因素为药物透膜能力和胃肠道环境下的溶解度和溶出速度。基于此，美国学者阿米登（Amidon）于1995年提出了生物药剂学分类系统的概念。

根据药物的溶解性和肠渗透性，药物可以分为4类：Ⅰ类为高溶解度、高渗透性药物，Ⅱ类为低溶解度、高渗透性药物，Ⅲ类为高溶解度、低渗透性药物，Ⅳ类为低溶解度、低渗透性药物。判别高溶解度与高通透性的标准，不同的管理机构设定的标准不尽相同。美国食品药品管理局的分类标准为：当药物的最大应用剂量能在37℃，pH 1~7.5，不大于250ml的水性缓冲介质中完全溶解，即有高溶解性；反之，则具低溶解性。高渗透性药物是指在没有证据表明药物在胃肠道不稳定的情况下，在胃肠道吸收达到90%以上的药物，否则即为低渗透性药物。

生物药剂学分类系统概念提出后，已经成为新药开发和监督管理最强有力的工具之一，其主要应用领域有：①指导候选药物的筛选。溶解性和渗透性是选择候选药物开发的两个重要方面。溶解性或渗透性过低的药物在应用时极易出现口服生物利用度低且变异大的情况，因而增加药物开发的风险，造成人力、物力和时间上的浪费。因此在药物发现的早期，通过生物药剂学分类系统建立的溶解性和渗透性审核标准评估候选药物的溶解性和渗透性可以降低新药开发的风险。②指导合理的剂型设计和制剂处方设计。由于生物药剂学分类系统是根据药物吸收的两个重要参数溶解性与渗透性将药物进行分类管理的，根据对生物药剂学分类系统的认识，可清楚地知道药物肠道吸收的限速过程，在制剂设计时，有针对性地解决影响药物吸收的关键问题，合理地选择剂型，并通过处方优化设计合理的制剂。比如，Ⅰ类高溶解度、高渗透性药物，一般吸收很好，可以制成简单的胶囊剂或片剂。Ⅱ类低溶解度、高渗透性药物，其限速步骤为药物的溶出，所以在设计时应着力改善药物的溶出，一般可以采取微粉化技术，纳米技术，固体分散技术等促进药物的溶出。Ⅲ类为高溶解度、低渗透性药物，其溶出性能很好，但药物的膜渗透性差，应着力改善药物的渗透性，如在处方设计时加入吸收促进剂，或采用纳米技术促进药物的跨膜转运等。Ⅳ类低溶解度、低渗透性药物，其溶解性差，膜渗透性也差，所以在制剂设计时不仅要改善药物的溶出，也要提高药物的膜渗透性。③预测制剂体内外相关性。制剂体内外相关性研究是通过体外溶出实验预测药物在体内的吸收特征，以指导和优化处方设计、制定体外释放限度标准，合理调整制剂制备工艺。生物药剂学分类系统以药物的溶解度和渗透性为依据对药物进行分类，可以为制剂体内外相关性研究结果提供解释和预测。Ⅰ类药物在胃中易于溶出，如果胃排空速率比溶出速度快，则存在体内外相关性，反之则无。Ⅱ类药物，其限速步骤为药物的溶出，通过合理的体外溶出试验一般可以建立良好的体内外相关。Ⅲ类药物吸收过程中可能有载体参与药物转运，而目前体外溶出实验未包含相关内容，所以难以得到良好的体内外相关性。Ⅳ类药物的溶解度和渗透性均较低，体内影响药物吸收的因素更加复杂，一般无法预测其体内外相关性。此外，生物药剂学分类系统还可以用于食物与药物相互作用预测、生物豁免等。

（王学清）

zhìjì chǔfāngqián yánjiū

制剂处方前研究（preformulation study）

在进行制剂处方设计前对候选药物的物理化学性质、药物代谢动力学性质、制剂性质等进行了解与分析，为研究人员在处方设计和生产开发中选择最佳剂型、工艺和质量控制提供依据的工作。包括通过实验研究或从文献资料查阅中获得所需科学情报信息。这些信息要尽可能准确、全面，要求研究者具有一定的文献收集，从事科学研究和分析实验结果的能力。

内容 包括药物物理化学性质测定，药物的生物药剂学与动力学性质研究，药物的药理作用、毒副作用和刺激性研究，以及药物的制剂性质研究等。

药物物理化学性质测定 在处方设计前，首先要掌握药物的理化性质，包括药物的溶解度、解离常数、油水分配系数、多晶型等。

溶解度 药物的一个重要理化性质，特别是在水性体系中的溶解度。药物必须有一定的溶解度才具有药效。同时溶解度在一定程度上决定了药物是否能制成注射剂或溶液剂。如果药物的溶解度低于期望值，需要考虑增加药物的溶解度。溶解度与粒径有关，随粒径的减小，溶解度可能略微增加；溶解度与 pH 值也有关，有时可以采用改变 pH 值的方法解决溶解度的问题。

解离常数 大多数药物是有机弱酸或弱碱，在体液中一般以解离形式和非解离形式同时存在。生物膜为类脂质双分子层，通常药物以非解离形式通过生物膜。体内不同部位的 pH 值不同，会影响药物的解离程度，从而会影响药物在体内的吸收、分布、代谢、排泄，甚至药效。

油水分配系数 一种药物药效的发挥首先要求药物分子通过生物膜。对许多药物来说，生物膜相当于类脂屏障。药物分子穿过这个屏障的能力部分取决于药物的亲脂性。药物的亲脂性强，对生物膜的穿透能力增加。油水分配系数是表示药物亲脂性的重要理化参数。通过测定药物的油水分配系数，可以对药物透过生物膜的能力进行评估。

多晶型 大多数药物都存在多晶型现象。不同晶型结构的药物熔点、溶解度、溶出速度等都存在明显的差异，导致其体内生物利用度甚至药效可能不同。药物的多晶型现象也可能影响制剂的稳定性。所以在制剂处方前研究中，必须充分了解药物是否存在多晶型现象，不同晶型的稳定性如何，每一种晶型的溶解度是多少，不同晶型间转变的条件等，为处方研究提供必要的资料。

药物的生物药剂学与动力学性质研究 了解药物的生物药剂学与动力学性质是处方前研究的重要内容。基本的生物药剂学与动力学性质包括药物的吸收分数、吸收速度常数、消除速度常数、生物半衰期、有效血药浓度范围、分布特点等。只有掌握了药物在体内吸收、分布、代谢、排泄等药动学性质，才能结合药物的物理化学性质，设计出合理的给药途径和剂型，确定给药方案，如生物半衰期很长的药物一般不需要制成缓释制剂，口服首过效应很强或吸收分数很低的药物应避免采用胃肠道给药的方式。

药物的药理作用、毒副作用和刺激性研究 药理作用的强弱会对处方中药物剂量的确定提供依据，毒副作用及刺激性的研究为给药途径和制剂类型的选择提供依据。例如，经皮吸收制剂由于吸收量有限只能选择药理作用强的药物，对胃有强烈刺激性的药物阿司匹林最好选择肠溶制剂，全身毒副作用大的抗癌药多柔比星可以制成具有被动靶向作用的脂质体降低全身的毒副作用。

药物的制剂性质研究 包括

粒子大小、结晶形状、吸湿性、流动性、压缩性以及主药辅料相互作用，它们对制剂的处方设计、制剂工艺产生很大的影响。粒子大小会影响药物的溶出速度、生物利用度、含量均匀度、流动性、沉降速度、味道、颜色等，必须尽早了解药物的粒径对处方和药效的影响。结晶形状会影响药物的流动性，球形或立方形结晶流动性较好，树枝状或针状结晶流动性差，需要采用粉碎、制粒等手段改善其流动性。药物的吸湿会导致粉末的流动性下降、固结、润湿、液化等，甚至促进药物的降解；在制剂生产过程中会影响药物的分装以及包装材料的选择。辅料是制剂必不可少的组成部分，了解药物与辅料的相互作用便于选择和使用更适宜的辅料。所以，在制剂处方研究前了解药物的制剂性质是非常必要的。

意义 制剂处方前研究是制剂开发的基础。通过制剂处方前研究，可以获取药物的溶解度、解离常数、油水分配系数、晶型等理化性质，药物的药物代谢动力学性质，药物的药理作用、毒副作用和刺激性，以及药物的制剂性质等信息。这些信息将对目标制剂的开发提供决定性的参考价值。

（王学清）

zhǔyào fǔliào xiānghù zuòyòng
主药辅料相互作用 （compatibility of active ingredients and excipients）

药物和辅料之间可能发生的物理、化学作用。又称主药辅料相容性。该作用可能会影响药物的稳定性，干扰药物的含量测定以及药效的发挥。

药物和辅料相互作用的机制大致分为物理作用、化学作用或两者的综合作用。物理作用一般指包合、络合、复合或吸附作用等，如药物与环糊精形成包合物常用于提高药物的溶解度或溶出速度，但有时形成的包合物过于稳定，药物难以释放，反而影响了药物的吸收。化学作用一般指辅料促进药物本身的化学变化或与药物发生化学反应，经典的例子如用硬脂酸镁加速阿司匹林的水解。

在制剂处方设计中，与药物发生相互作用的辅料应该尽量避免使用，因为它会对药品的质量产生不良的影响。如果处方中使用了与药物有相互作用的辅料，需要用实验数据证明处方的合理性。主药辅料相互作用研究是制剂处方前研究的重要内容，其目的是为处方中辅料的选择提供有益的信息和参考。研究者可以通过前期调研了解药物与辅料间相互作用情况，对于缺乏相关研究数据的，可考虑进行相容性研究，以避免处方设计时选择不宜的辅料。研究方法可以参照制剂稳定性试验指导原则中影响因素的实验方法或其他适宜的实验方法，重点考察性状、含量、有关物质等，必要时，可以用原料药和辅料分别做平行对照实验，以判别是原料药本身的变化还是辅料的影响。

（王学清）

yàowù zhìjì yánjiū jìshù zhǐdǎo yuánzé
药物制剂研究技术指导原则 （guidance for pharmaceutical preparation study）

用于指导药物制剂研究的基本思路和方法。为制剂研究提供基本的技术指导和帮助。药物剂型种类繁多，制剂工艺也各有特点，研究中面临许多具体情况和特殊问题。但制剂研究的总体目标是一致的，即通过一系列研究工作，保证剂型选择的依据充分、处方合理、工艺稳定、生产过程能得到有效控制、适合工业化生产。

药物制剂研究一般包括5个方面。①剂型的选择：药品申请人通过对原料药理化性质及生物学性质的考察，根据临床治疗和应用的需要，选择适宜的剂型。②处方研究：根据药物理化性质、稳定性试验结果和药物吸收等情况，结合所选剂型的特点，确定适当的指标，选择适宜的药用辅料，进行处方筛选和优化，初步确定处方。③制剂工艺研究：根据剂型的特点，结合药物理化性质和稳定性等情况，考虑生产条件和设备，进行工艺研究，初步确定实验室样品的制备工艺，并建立相应的过程控制指标。为保证制剂工业化生产，必须进行工艺放大研究，必要时对处方、工艺、设备等进行适当的调整。④药品内包装材料（容器）的选择：可通过文献调研，或制剂与包装材料相容性研究等，初步选择内包装材料（容器），并通过加速试验和长期留样试验继续进行考察。⑤质量研究和稳定性研究。

制剂研究是一个循序渐进、不断完善的过程，制剂研发中需注意制剂研究与相关研究工作的紧密结合。

（丁劲松）

zhìjì bāozhuāng
制剂包装 （pharmaceutical packages）

选用适宜的材料和容器，利用一定技术对药物制剂的成品进行分（罐）、封、装、贴签等的加工过程。对药品或药物制剂进行包装，可以为药品在运输、贮存、管理过程和使用中提供保护、分类和说明的作用。

内容 制剂包装主要分为3类。①单剂量包装：对药物制剂按照用途和给药方法对药物成品进行分剂量并包装的过程。又称分剂量包装。如将颗粒剂装入小包装袋，将注射剂装入玻璃安瓿包装，将片剂、胶囊剂装入泡罩式铝塑材料中的分装过程等。②内包装：将数个或数十个产品装于一个容器或材料内的过程。如将数粒成品片剂或胶囊包装入泡罩式铝塑包装材料中，然后装入纸盒、塑料袋、金属容器等，以防止潮气、光、微生物、外力撞击等因素对药品造成破坏性影响。③外包装：将已完成内包装的药品装入箱中或其他袋、桶和罐等容器中的过程。所采用的材料为外包装材料。进行外包装的目的是将药品进一步集中于一个较大的容器内，以便药品的贮存和运输。

不同国家对制剂包装都有自己的法规。①中国的药品包装有关法规。包装是药品生产的重要环节，是保证制剂安全有效的措施之一，它是制剂的组成部分，不是一般的装饰品。为了保证药品质量和提高医药包装技术，中国国家药品监督管理部门制定并颁布了一系列药品包装法规，如2002年8月4日颁布的《中华人民共和国药品管理法实施条例》中第六章为"药品包装的管理"，全章共包括4条，其中第四十四条明确规定"药品生产企业使用的直接接触药品的包装材料和容器，必须符合药用要求和保障人体健康、安全的标准，并经国务院药品监督管理部门批准注册。直接接触药品的包装材料和容器的管理办法、产品目录和药用要求与标准，由国务院药品监督管理部门组织制定并公布"。该章节对包装材料、标签及说明书的要求和管理都做了明确规定。除在

药品管理法规中有包装的专门章节外，还有专门的法规，如2004年7月20日发布的《直接接触药品的包装材料和容器管理办法》，共9章70条，其对包材种类和包材质量评价均有明确规定。②美国对制剂包装的规定。美国食品药品管理局在评价药物时要求，必须确定此药物使用的包装能在整个使用期内保持其药效、纯度、一致性、浓度和质量。美国的食品、药品及化妆品条例，对容器或容器塞子虽未提出规格或标准，但条例规定制造厂有责任证明包装材料的安全性，在用此材料来包装任何食品或药品前必须获得批准。③药典对药物制剂包装的要求。各国药典均对各种包装材料做了明确规定，如《欧洲药典》中给出了允许作为药品容器使用的塑料种类，对于每类材料都给出了适当标准、测试方法和添加剂的用量等。④药品生产质量管理规范（GMP）对药物制剂包装的要求。GMP法规的要求之一是防止污染与混淆，规定药物制剂包装应达到7个要求：防止直接接触药物的容器与栓塞带来杂物与微生物；在装填和分包包装工序中防止交叉污染（其他药物粉尘混入）；防止包装作业中发生标志混淆；防止标志错误（如印刷、打印差错）；标签与说明书之类标志材料应加强管理；包装成品需进行检验并符合要求；包装各工序皆应做好记录。

作用 主要包括以下3方面。

包装对药物制剂的质量起保证作用 中国药品监督管理部门和美国食品药品管理局在评价药物时，要求该药物使用的包装能在整个使用期内保证其药效的稳定性。新药研究时应当将制剂置于上市包装内进行稳定性考察。

合适的包装对于药品的质量起到关键性的保证作用：①防止在有效期内药品变质。包装材料的保护功能是选择制剂包装形式的首要考虑因素。②防止药品运输、贮存过程中受到破坏。

包装对药物制剂起到标示作用 ①标签与说明书：标签是药物制剂包装的重要组成部分，且每个单剂量包装上都应具备标签，内包装中应当有单独的药品说明书。目的是科学准确地介绍具体药物品种的基本内容，以便使用时识别。②包装标志：包装标志为了药物制剂在分类、运输、贮存和临床使用时便于识别和防止拿错。包装标志通常应含品名、装量等，还应加特殊标志，如安全标志和防伪标志。

包装后便于使用和携带 药物制剂在研究过程中，在考察包装材料（单剂量包装和内包装）对药物制剂稳定性影响的同时，还应精心设计包装结构，以方便使用和携带。

（丁劲松）

zhìjì bāozhuāng cáiliào

制剂包装材料（packaging materials for pharmaceutical preparations） 药品生产企业生产的药品和医疗机构配制的制剂所使用的直接接触药品的包装材料和容器。简称制剂包材。制剂包装中，包装材料对药品质量、有效期、包装形式、销售、成本等具有重要作用。药品的内包装容器又称直接容器，常用塑料、玻璃、金属、复合材料等材料；中包装一般为纸板盒等；外包装一般采用内加衬垫的底楞纸箱、塑料桶、胶合板桶等。

分类 ①玻璃与容器：具有化学惰性、不能穿透、坚固、有刚性、长期存放不变质以及价格

低廉等特点，在制药工业中用途广泛，易碎和重量较大是限制其应用的主要原因。②金属与容器：金属材料主要特性是延伸性好，这是其包装容器加工的良好基础；强度刚性优，故其机械保护作用良好；光泽好；能耐受热、寒的影响；气密性良好，不透气、不透光及不透水。常用金属包材有锡、铝、铁，金属包装容器分为桶、罐、管和筒4大类，后两类在制剂包装中应用较广泛。按金属的使用形式分为板材和箔材，板材用于制造包装容器，箔材多是复合包装材料的主要部分。③塑料与容器：塑料是合成树脂经过加工形成塑料材料或固化交联形成刚性材料，其中有的需加入某些充填剂与添加剂。塑料具有良好的柔韧性、弹性和抗撕裂性，抗冲击能力强，用作包材既方便选型，又不易破碎，体轻好携带。常用塑料包装材料有聚乙烯、聚丙烯、聚氯乙烯等。根据药品性质及包装方式选用适当的塑料种类，如泡罩式包装常用聚氯乙烯或聚丙烯。穿透性、沥漏性、吸附性、化学反应性及变形性是塑料包材存在的主要问题。铝塑复合包材是金属和塑料包材二者取长补短，属较理想的包材。④纸与容器：纸是植物纤维和其他纤维经过加工制造而成的材料，方便易得。制剂生产中，几乎所有的中包装和大包装均采用纸包装材料。⑤橡胶：广泛应用于注射剂包装和给药装置，包括注射剂药瓶和预灌装注射器。由于其复杂的化学性质和含有许多成分（可以被药液浸取），橡胶常作为内包材中最关键的部分，其使用前需用稀酸、稀碱液煮、洗，以除去微粒，有的还需用其他被吸收物饱和胶塞。

选择　制剂包材对于药品的稳定性和使用安全性有十分重要的影响，其种类选择要考虑以下5个因素：①保护药品不受环境条件影响。②与药品不能发生物理和化学反应。③无毒性。④生产、销售和使用应当经国家药品监督管理部门批准。⑤能够适应工业生产，如高速度仪器的加工处理（如铝塑泡罩包装机），对于某些药品来说还要求包材具有可印刷、着色的性质。

质量评价　所有制剂/药品包装材料的质量标准需证明该材料具有满足制剂包装材料的特性，并得到有效质量控制。为此，各国对制剂/药品包装材料都进行了相应标准的制定。根据包装材料特性，其质量标准主要包含4个项目。①材料的确认/鉴别：主要确认材料的特性，放置掺杂，确认材料来源的一致性。②材料的化学性能：检测材料在各种溶剂（如水、乙醇和正丁烷）中的浸出物（主要检测有害物质、低分子量质量、未反应物、制作时带入物质、添加剂等）、还原性物质、重金属、蒸发残渣、pH值、紫外吸收度等；检测材料中特定的物质，如聚氯乙烯硬片中氯乙烯单体、聚丙烯输液瓶催化剂、复合材料中溶剂残留；检测材料加工时的添加物，如橡胶中硫化物、聚氯乙烯膜中增塑剂（邻苯二甲酸二辛脂），聚丙烯输液瓶中的抗氧剂等。③材料、容器的使用性能：容器需要检测密封性、水蒸气透过量、抗跌落性、滴出量（如有定量功能的容器）；片材需检查水蒸气透过量、抗拉强度、延伸率；若该材料、容器需组合使用，需检查热封强度、扭力、组合部位的尺寸等。④材料、容器的生物安全检测项目：微生物

数检查，根据该材料、容器被用于何种剂型测定各类微生物的量；安全性检查，根据该材料、容器被用于何种剂型需选择测试异常毒性、溶血细胞毒性、眼刺激性、细菌内毒素等项目。

对于不同种类包材，其质量评价指标各不相同，主要包括适用性和质量控制。适用性指为证明组件或容器密封系统适用于预期用途，而开展的符合事先确定指标的一系列测试和研究。质量控制指所采用并认可的一系列特有测试，以保证该申请被批准后，组件或容器密封系统能持续具备在适用性研究中所确定的特性。但是，容器密封系统和包装工艺的适用性，最终要通过完整的长期稳定性研究来确定。

（丁劲松）

pàozhàoshì bāozhuāng

泡罩式包装（blister packaging）　将产品封合在透明塑料薄片上形成的泡罩与底板（用纸板、塑料薄膜或薄片，铝箔或它们的复合材料制成）之间的包装方法。又称水泡眼包装，简称PTP包装。具有保护性好、透明直观、使用方便、不互混和质量轻便的特点。

板块尺寸的确定和药品排列形式的理想选择是泡罩包装的重要环节。板块尺寸的长宽应美观大方、便于携带。药片在板块上的排列既要考虑到节省包装材料降低成本，又要与药品每剂施用量适应，还要考虑到封合后符合密封性能要求。

泡罩式包装是制药行业中主要的产品包装方式之一，绝大部分片式成品药最后都需经过此工序才能再包装成品在市场销售，完成该包装方式最常用仪器为铝塑泡罩包装机。该仪器是将塑料硬片加热、成型、药品充填、与

铝箔热封合、打字（批号）、压断裂线、冲裁和输送等多种功能在同一台机器上完成的高效率包装机械。常用机型有3种：①滚筒式，适用于包装各种规格的糖衣片、素片、胶囊和胶丸等固体制剂。②平板式，适用于中小批量和特殊形状药品包装。③滚板式，综合了滚筒式和平板式两种机型的优点，是用途最为广泛的铝塑泡罩包装机。泡罩式包装对湿度极为敏感的药品以及需要避光的药品等则不完全适宜。受热、受潮、光照、发霉等原因，可能使某些药物中有效成分降解，以致影响其实际含量。

（丁劲松）

zhìjì zhìliàng kòngzhì

制剂质量控制 （quality control of pharmaceutical preparations）

为达到制剂质量要求所采取的作业技术和活动，具体指按照规定的方法和规程对原辅料、包装材料、中间品和成品进行取样、检验和复核，以保证这些物料和产品的成分、含量、纯度和其他性状符合已经确定的质量标准。制剂质量控制是药品生产质量管理规范的一部分，必须符合药品管理法等相关的政策法规。制剂质量控制的目的是确保物料或产品在使用或投入市场前完成必要的检验，确保其质量特性符合制剂产品要求。为确保制剂质量，通常采用3种方法进行质量控制，包括制剂体外试验、制剂体内试验、制剂体外试验与体内试验相关性等。

制剂质量控制的主要内容包括：①配备适当的设施、设备、仪器和经过培训的人员，有效、可靠地完成所有质量控制的相关活动。②具有批准的操作规程，用于原辅料、包装材料、中间产品、待包装产品和成品的取样、检查、检验以及产品的稳定性考察，必要时进行环境监测，以确保符合本规范的要求。③由经授权的人员按照规定的方法对原辅料、包装材料、中间产品、待包装产品和成品取样。④检验方法应经过验证或确认。⑤取样、检查、检验应当有记录，偏差应当经过调查并完整记录。⑥物料、中间产品、待包装产品和成品必须按照质量标准进行检查和检验，并有记录。⑦成品药应符合产品批准文件所规定的定性和定量要求，达到必要的纯度标准，外包装符合要求并有正确标识。⑧物料和最终包装的成品应有足够的留样，以备必要的检查或检验。除了最终包装容器过大的成品外，成品的留样包装应当与最终包装相同。⑨产品在未经质量主管认定符合标准文件要求之前，不得投放市场。

制剂质量控制主要依据相关政策法规，包括药典、国家药品标准、生产批文、企业内控标准，内容有原料药、中药材、辅料、包装材料、半成品及成品的质量规格、试验方法及相关说明。企业除执行药品的法定标准外，还应制定企业质量标准：成品的企业内控标准；半成品（中间产品）的质量标准；原辅料、包装材料的质量标准；工艺用水质量标准。

（丁劲松）

zhìjì tǐwài shìyàn

制剂体外试验 （in vitro test of pharmaceutical preparations）

为确保药品质量而开展的体外质量研究和质量标准的制定。研究内容主要包括性状、鉴别和检查项。大多数制剂的体外试验主要为药物释放度测定试验。在体外模拟体内消化道条件（如温度、介质 pH 值、搅拌速率等），进行药物释放试验，制定出合理的体外药物释放度，以监测产品的生产过程与对产品进行质量控制。体外药物释放试验的目的是评价缓控释制剂质量并预测其体内效应，建立体内外相关性。

《中华人民共和国药典》规定缓释、控释制剂的体外药物释放度试验可采用溶出度仪进行，具体试验方法因制剂类型、用途和理化性质等而异。口服缓释或控释制剂一般试验条件为温度 37℃，释放介质为人工胃液和人工肠液，有时也可用水。常用容器有转篮式、桨式、循环式及崩解式等。

释放度取样时间点：剂型不同，取样不同。缓释制剂从释药曲线图中至少选出 3 个取样时间点：① 0.5~2 小时的取样点，考察药物是否有突释。②中间取样点，确定释药特性。③最后取样点，考察释药是否基本完全。此 3 个取样时间点可用于表征体外缓释制剂药物释放度。控释制剂除以上 3 个取样时间点外，还应增加 2 个取样点，其释放百分率的范围应小于缓释制剂。

（丁劲松）

zhìjì tǐnèi shìyàn

制剂体内试验 （in vivo test of pharmaceutical preparations）

为确保药品质量而开展的体内有效性和安全性评价研究。主要研究内容包括体内生物利用度和生物等效性试验。生物利用度指剂型中的药物吸收进入人体血液循环的速度和程度。生物等效性指一种药物的不同制剂在相同试验条件下，给以相同的剂量，其吸收速率和程度的主要动力学参数没有明显的统计学差异。

生物利用度试验提供关于分布和消除、食物对药物吸收的影响、剂量比例关系、活性物质以及某些情况下非活性物质药物代谢动力学（简称药动学）的线性等信息。生物等效性试验中，通常用血浆浓度时间曲线来评估吸收的速度和程度。

试验条件：药典规定缓释、控释制剂的生物利用度与生物等效性试验应在单次给药与多次给药两种条件下进行：①单次给药（双周期交叉）试验目的在于比较受试者于空腹状态下服用缓释、控释受试制剂与参比制剂的吸收速度和吸收程度的生物等效性，并确认受试制剂的缓释、控释药物动力学特征。②多次给药是比较受试制剂与参比制剂多次给药达稳态时，药物的吸收速率与程度、稳态血药浓度及其波动情况，考察生物利用度。

（丁劲松）

zhìjì tǐwài shìyàn yǔ tǐnèi shìyàn xiāngguānxìng

制剂体外试验与体内试验相关性（in vitro-in vivo correlation of pharmaceutical preparations）

由制剂产生的生物学性质或由生物学性质衍生参数，与同一制剂的物理化学性质之间，建立的合理体内-体外数据相关性。简称制剂体内外相关性。主要为 3 种。①点对点相关：体外释放曲线与体内吸收曲线上对应的各个时间点应分别相关。②时间相关：应用统计矩分析原理建立体外释放平均时间与体内平均滞留时间之间的相关。由于能产生相似的平均滞留时间可有很多不同的体内曲线，体内平均滞留时间不能代表体内完整的血药浓度-时间曲线。③单点相关：释放时间点（$t_{50\%}$、$t_{90\%}$ 等）与药动学参数（如 AUC、C_{max} 或 t_{max}）之间单点相关，仅能说明部分相关。

体内外相关性研究包括两部分。①相关性建立：分别绘制体外累积释放率-时间释放曲线和体内吸收率-时间吸收曲线。②体内-体外相关性检验：当体外药物释放为体内药物吸收的限速步骤时，利用线性最小二乘法回归原理，将同批试样体外释放曲线和体内吸收曲线上对应的各时间点的释放百分数和吸收百分率回归，得直线回归方程。若直线的相关系数大于临界相关系数（$P < 0.001$），可确定体内外相关；反之，则不相关。

药典规定缓释、控释、迟释制剂体内外相关性系指体内吸收相的吸收曲线与体外释放曲线之间对应的各个时间点回归，得到直线回归的相关系数符合要求，即可认为具有相关性。

（丁劲松）

yàowù jìxíng

药物剂型（dosage forms）

药物在临床应用前制成适合于医疗用途并与给药途径相适应的给药形式。简称剂型。剂型是药物的传递体，将药物输送到体内发挥疗效。适宜的药物剂型可以发挥良好的药效。

命名　剂型命名的方法有多种，如按形状命名、按给药途径命名、形状与给药途径结合命名、形状与功能结合命名、按给药系统命名等。①按形状命名，如片剂、胶囊剂、丸剂、颗粒剂、软膏剂、栓剂、气雾剂、乳剂、混悬剂、溶液剂等。②按给药途径命名，如输液剂、注射剂、滴眼剂、滴鼻剂、滴耳剂、漱口剂、灌肠剂。③形状与给药途径结合命名，如注射用粉末、眼用软膏剂、鼻腔用喷雾剂、阴道用栓剂、混悬型滴眼剂、乳剂型洗剂等。④形状与功能结合命名，如缓释

胶囊剂、缓释微球注射剂、渗透泵片、分散片、泡腾颗粒等。⑤按给药系统命名，如速释给药系统、缓释给药系统、控释给药系统、经皮吸收给药系统、结肠定位给药系统、靶向给药系统、智能给药系统等。

分类　常用剂型有很多种，其分类方法也有多种，如按形态分类、按分散系统分类、按给药途径分类等。①按形态分类，可分为液体剂型（如溶液剂、注射液）、固体剂型（如片剂、胶囊剂）、半固体剂型（如软膏剂、凝胶剂）和气体剂型（如气雾剂、喷雾剂）。②按分散系统分类，可分为溶液型（如溶液剂、糖浆剂）、胶体溶液型（如凝胶剂）、乳状液型（如乳剂）、混悬液型（如洗剂和混悬剂）、气体分散型（如气雾剂和喷雾剂）、固体分散型（如丸剂和片剂）。③按给药途径分类，可分为口服给药（如片剂、胶囊剂）、注射给药（如静脉注射剂、肌内注射剂）、皮肤给药（如洗剂、搽剂、软膏剂）、黏膜给药（如滴眼剂、滴鼻剂、舌下片剂、栓剂）。

设计　新制剂的研究与开发是药剂学的重要任务之一。在新制剂的研发过程中首先要根据临床用药的需要及药物的理化性质，确定合适的给药途径和药物剂型。临床疾病有轻重缓急，种类繁多。有的要求全身用药，而有的要求局部用药避免全身吸收；有的要求快速吸收，而有的要求缓慢吸收。因此针对疾病的种类和特点，要求有不同给药途径的相应剂型的制剂。如需迅速控制病情的患者可以选择注射剂，需长期用药的患者可以选择口服缓、控释制剂，皮肤局部疾病的患者可以选择外用软膏剂。在剂型选择时还

要考虑药物的理化性质（包括药物的物理状态、溶解度、解离度、分子量、稳定性等）以及给药后在体内的转运特点。如果药物在胃肠道内吸收良好，无刺激性，一般设计为口服剂型；如果口服吸收比较差，可以设计为注射剂型。蛋白、多肽类药物，由于其在胃肠道内容易降解，跨胃肠道上皮细胞的能力差，一般只能注射给药。

制备 不同的剂型制备方法不同，同一剂型也可以有多种制备方法，这些方法的选择一定与剂型的特点相适应。片剂的制备方法按照制备工艺分为湿法制粒压片法、粉末（结晶）直接压片法、干法制粒压片法、空白颗粒压片法等。液体制剂的制备方法根据液体制剂类型的不同有很多种，如溶液剂一般采用溶解法和稀释法；混悬剂采用分散法和凝聚法；乳剂的制备方法有油中乳化剂法、水中乳化剂法、新生皂法、机械法等。注射剂虽然也是一种液体形式，但由于其是直接注入体内的制剂，为了保证其安全性，在无菌、无热原、澄明度等方面都有更高的要求，所以其制备流程和生产环境的设计上与普通的液体制剂有很大的不同。软膏剂的制备一般采用研磨法、熔融法和乳化法；栓剂采用冷压法和热熔法。为了提高制剂的质量，一些新技术也应用于不同的剂型中，如微粉化技术、固体分散技术、包合技术、微乳化技术等。这些技术的应用不仅改善了原有剂型的特点，有的还赋予了原有剂型新的功能。

制备过程中常用的设备：制药机械和质控设备对发展新剂型和新工艺、提高制剂质量、提高生产效率、降低生产成本具有重要意义。为了适应制备不同剂型的需要，种类繁多的制药机械和质控设备不断开发出来。根据不同的制备工艺，同一剂型也会用到不同的设备。在片剂的生产中，一般需要用到粉碎机、混合机、制粒机、干燥设备、压片机等。为了提高质量与效率，制粒机从早期的挤压式制粒机发展成流化床制粒机，喷雾制粒机等；压片机从早期的单冲压片机发展成旋转式多冲压片机。在注射剂的生产中，为了达到注射剂的质量要求，需要广泛应用注射用水制备的设备，灭菌设备，空气净化设备，各种各样的过滤装置以及用于容器洗涤、灌注、封口以及包装的设备。制备注射用冷冻干燥制品需要冷冻干燥机，制备乳剂需要乳匀机，制备硬胶囊需要胶囊填充机，制备软胶囊需要软胶囊滴丸机等。为了更好地监控制剂的质量，越来越多的质控设备得到了广泛应用。在片剂中经常用到的有崩解仪，溶出仪，硬度计，脆碎度测定仪。在注射剂中经常用到澄明度检查装置，注射液微粒分析仪。栓剂的融变时限检查需用融变时限仪，软膏剂的黏度和流变性测定需用黏度计和流变仪，脂质体或纳米粒的粒度测定需用粒度测定仪等。

常用药用辅料：药用辅料是生产药品和调配处方时使用的赋形剂和附加剂，是除活性成分以外，在安全性方面已进行了合理的评估的物质。药用辅料除了赋形、充当载体、提高稳定性外，还具有增溶、缓释等重要功能，是可能会影响到药品的质量、安全性和有效性的重要成分。不同的剂型常用的药用辅料类型差别很大，要注意合理选择。在片剂中辅料加入的目的通常是改善药物的流动性和可压性，常用的辅料类型有填充剂、润湿剂、黏合剂、崩解剂、润滑剂等。注射剂中的辅料，通常称为附加剂，加入的目的主要是增加药物的溶解度，提高注射剂的化学与物理稳定性，抑制注射剂中微生物的生长，减轻注射时的疼痛等，常用的附加剂类型有增溶剂、助悬剂、润湿剂、乳化剂、缓冲剂、抗氧剂与螯合剂、抑菌剂，局部止痛剂、等渗调节剂等。液体制剂中，除了溶媒需要加入多种附加剂。为了防止微生物污染发生的霉变，经常加入防腐剂；为了掩盖和矫正药物制剂的不良臭味而加入矫味剂；为了改善制剂的外观加入着色剂。同时针对不同类型的液体制剂，为了改善其物理稳定性需加入稳定剂，如混悬剂中加入的稳定剂有润湿剂、助悬剂、絮凝剂、反絮凝剂等；乳剂中通过选择适宜的乳化剂，加入助悬剂等措施改善其稳定性。软膏剂和栓剂中使用的辅料通常称为基质。软膏剂的基质应具有适宜的黏稠度，易于涂布皮肤和黏膜上并长时间保持铺展。常用的软膏基质有油脂性基质、乳剂型基质和水溶性基质。栓剂的基质需要有一定的硬度和韧性，以便于塞入腔道，进入腔道后应及时释放药物。常用的栓剂基质有油脂性基质和水溶性基质。气雾剂使用时需要借助抛射剂的压力将内容物喷出，所以选择适宜的抛射剂对气雾剂至关重要。新剂型、新技术的发展也离不开新型药用辅料的研制，如微晶纤维素、可压性淀粉、微粉硅胶等辅料的出现使粉末直接压片技术应用越来越广泛。羟丙基甲基纤维素、乙基纤维素、丙烯酸树脂系列高分子材料的出现促进了缓、控释制剂的发展；聚乳酸、聚乙交酯丙交酯等体内可降解高分子材料的出现使长效微球注射剂得以在临床上使用；各种环糊精衍生物的出现使包合技术在新制剂的开发中得到广泛使用；聚乙二醇化的磷脂的开发使脂质体技术在临床上获得空前的成功；优质压敏胶和经皮吸收促进剂的出现推动了经皮吸收给药系统的发展。

质量评价 药品质量的好坏直接关系着治疗与预防的成效，甚至关系着患者的生命安全。为了控制药品的质量，保证用药的安全、合理、有效，在药品的生产、保管、供应等环节都应该进行严格的质量评价。根据药品质量标准的规定，评价一个药物的质量一般包括鉴别、检查和含量测定 3 个方面。此外，药物的性状在评价质量方面也有重要的意义，如外观、色泽、嗅味、澄明度等都能反映质量的好坏。在制剂的质量评价过程中，除了上述通用的检查项目，还有一些与剂型特点密切相关的检查项目，如片剂还要对片重差异、崩解时限、溶出度、脆碎度等进行检查；注射剂还要对装量差异、可见异物、无菌度等进行检查；口服乳剂和混悬剂还应考察分层或沉降现象；栓剂还要检查融变时限；气雾剂还要检查每瓶总揿次、每揿主药含量等。

作用 包括：①可改变药物的作用性质。多数药物改变剂型后作用性质不变，但有些药物能改变作用性质，如硫酸镁口服剂型用作泻下药，但 5% 注射液静脉滴注，能抑制大脑中枢神经，有镇静、解痉作用。②改变药物作用速度。注射剂、吸入气雾剂等起效快，常用于急救；缓释制剂、植入剂等作用持久，属长效制剂。

③改变药物的毒副作用。如缓、控释制剂能保持血药浓度平稳，减少血药浓度的波动，从而降低毒副作用。④可产生靶向作用。脂质体、纳米粒等微粒给药系统进入血液循环后被单核吞噬细胞系统的巨噬细胞所吞噬，从而浓集于肝、脾等器官，起到肝、脾的被动靶向作用。⑤影响疗效。不同剂型（如固体制剂中的片剂、颗粒剂、胶囊剂）制备工艺不同会对药效产生显著影响；药物的晶型、粒子大小发生变化会影响药物的释放从而影响药效。

（王学清）

jìxíng shèjì

剂型设计（dosage form design）

依据临床治疗的需要及药物的理化性质、生物学性质确定药物临床使用最佳剂型的过程。药物很少单独使用，它通常需要与一种或多种药用辅料结合使用制成特定的剂型。每一种剂型均具有独特的物理和药学特性。

内容 剂型设计通常需要遵循最大限度地发挥药效和降低药物不良反应这一指导原则，一般根据临床用药的目的和给药途径，在考虑生物药剂学特征、临床用药的顺应性等基础上确定剂型。此外，剂型设计还要考虑制剂工业化生产的可行性及生产成本等因素。

根据临床用药的目的和给药途径确定剂型 临床疾病种类繁多，有轻重缓急。因此针对疾病的种类和特点，要采用不同的给药途径以及与之相对应的剂型。

口服给药是最方便、自然与安全的给药途径，适合于各种类型的疾病和人群，尤其适合于需长期治疗的慢性疾病患者。凡口服有效的药物，基本上都采用这种给药途径，设计成口服的剂型。

但口服给药也有其局限性，药物疗效易受胃肠道生理因素的影响，临床疗效常有较大的波动。口服剂型设计时一般要求药物在胃肠道内吸收良好、制剂有良好的释药性能、避免或降低药物对胃肠道的刺激作用、克服或降低药物在胃肠道和肝脏的首过效应等。常用的口服剂型有片剂、胶囊剂、口服液或混悬剂。随着新剂型的发展，尤其针对长期用药的患者，口服缓控释制剂也得到了广泛的应用。

从临床用药目的的考虑，急救药物，重症疾病、需迅速控制病情、不能口服给药的患者，局部麻醉与全身麻醉等情况应设法将药物设计为注射剂。从药物的角度考虑，口服药效不好、生物利用度差、在胃肠道易破坏的药物可以考虑制成注射剂。注射剂的类型也有很多种，如果药物的给药剂量、半衰期比较适宜，可以制备成普通的注射剂；如果药物的半衰期很短或需大容量注射，可以考虑制备输液剂；如果药物在溶剂中不稳定，可以考虑制备成注射用无菌粉末。对于易在胃肠道破坏又需要长期用药的多肽蛋白类药物，还可以设计为缓释微球注射剂。

为了皮肤病的局部治疗，可以考虑制备软膏剂、乳膏剂、糊剂、凝胶剂、搽剂、洗剂、溶液剂、硬膏剂、外用散剂、外用喷雾剂、气雾剂等。一般说来，这些制剂主要发挥局部消炎、抗细菌、抗真菌、局麻、润肤和皮肤保护作用，吸收很少。

黏膜、腔道用剂型，可以根据各腔道临床治疗特殊需要而设计。眼科疾病的治疗可设计为各种眼用剂型，主要有滴眼剂、洗眼剂、眼用软膏剂、眼用乳膏剂、眼用凝胶剂、眼用膜剂等。鼻腔用剂型可以设计为滴鼻剂、喷鼻剂、洗鼻剂等。耳用剂型可以设计为滴耳剂、洗耳剂、喷耳剂等。直肠用剂型可以设计为栓剂、灌肠剂等。阴道用剂型可以设计为栓剂、泡腾片、膜剂等。

临床上为了满足某些特殊疾病治疗的需要，也可以选择制备一些特殊的剂型，如治疗哮喘、支气管或肺部等吸收道疾病，可将药物设计为吸入型的气雾剂、喷雾剂或粉雾剂；治疗肿瘤，为了使药物浓集于靶部位，降低药物的全身副作用，发展了脂质体、纳米粒等剂型。

药物的理化性质　对于剂型的选择是很重要的。药物的某些理化性质在一定程度上决定了它的给药途径和剂型的选择，因此全面地把握药物的理化性质，找出该药物在制剂研发中的需要重点解决的问题，有目的地选择适宜的剂型是研发高质量制剂的关键。这些理化性质包括药物的物理状态、溶解度、溶出速度、分子量、多晶型、化学稳定性、药物在胃肠中的稳定性等。

物理状态　大多数药物为固体，少数药物为液体，气体药物更少。固体药物的剂型设计，在新药研究中，如果注射有效，则设计成注射剂；如果口服有效，一般先设计为胶囊剂，然后设计为片剂，因为这两种剂型剂量准确，生产效率高，使用方便。为了增加药物的品种，适应各类患者，再开发其他的剂型，如为了适于婴幼儿使用，可以开发口服溶液剂或混悬剂，为了长期用药的患者可以开发具有缓、控释功能的剂型。液体药物的剂型设计相对困难，若制成口服剂型，常规的办法是制成软胶囊剂，如维

生素 AD 软胶囊。如果是剂量较大的液体，可以制成乳剂，如静脉脂肪乳注射液。也有一些剂量很小的液体药物可以由固体辅料吸收，制成片剂，如硝酸甘油舌下片。

溶解度　药物必须处于溶解状态才能被吸收，所以不管哪种途径给药，药物都需具有一定的溶解度。水中溶解度大的小分子药物适合制成各种剂型，尤其是注射液，可以满足临床急救的需要。这类药物制成口服剂型，生物利用度也一般较好。水中溶解度小的药物选择剂型时需要进行系统的评估，通常需要采取一些措施增加药物的溶解度。例如，难溶性药物可以通过成盐，加入助溶剂、增溶剂增加溶解度，制成注射剂。有些可以采用微粉化技术、固体分散技术、包合技术等增加溶解度，促进其吸收，制成口服剂型，如片剂、胶囊剂。

溶出速度　也是剂型设计中必须考虑的问题，特别对一些难溶性药物或溶出很慢的药物，因为药物只有在吸收部位溶解，才能吸收。药物溶出过慢能直接影响药物起效时间、药效强度与持续时间及生物利用度。这种情况宜将药物制成混悬剂、分散片，若要设计为片剂、胶囊剂或其他适宜的剂型，必须采取微粉化技术、微乳化技术、固体分散技术、包合技术等，提高溶出速度，解决难溶性、疏水性强的药物的溶出与吸收问题。

分子量　在剂型设计时，药物的分子量不能忽视，特别是多肽蛋白类药物。不仅是口服给药途径，其他给药途径，如经口腔黏膜、鼻黏膜、皮肤等途径给药的药物，其吸收都与分子量密切相关。一般随着药物分子量增大，药物的吸收性能下降。所以很多

分子量大的药物，大多只能制成注射剂。

多晶型　某些药物有多种晶型，由于晶型不同，药物的溶解度与溶出速率也不同，所以吸收也有差别，同时药物稳定性也可能不同，在贮存的过程中也可能发生晶型的转变而影响制剂的物理稳定性，所以在剂型设计的过程中，应首先对原料晶型进行研究，选择适宜的晶型。

化学稳定性　药物由于受到外界因素的影响，常发生分解、变色等化学变化，使药效降低，甚至产生毒性物质，因此在进行剂型设计时，必须将稳定性作为考察的主要因素之一。对于稳定性较差的药物，可以选择固体剂型。如某些头孢类抗生素，在溶液状态下易降解或产生聚合物，临床使用会引发安全性方面的问题，不适宜开发注射液、输液等溶液剂型，宜设计为固体口服剂型（片剂、胶囊剂）。为了提高药物的稳定性，必要时在处方中需加入提高药物稳定性的辅料。

在胃肠中的稳定性　由于胃肠道内 pH 值变化较大，同时存在大量消化酶，故在胃肠道不稳定的药物不宜设计为口服剂型，而应设计为注射剂或其他途径给药的剂型。例如，青霉素在 pH = 1 时半衰期仅 33 秒，很快破坏，故一般不宜口服，而只能注射给药。多肽蛋白类药物如干扰素、胰岛素，口服被消化酶破坏，也只能注射给药。红霉素在胃液中也很不稳定，5 分钟只剩下 3.5%，但采用包肠溶衣的剂型，基本上可以解决稳定性的问题。

生物药剂学特征　剂型的选择与药物的生物药剂学特征密切相关。药物的生物药剂学特征主要指药物的吸收情况，也就是药

物的生物利用度，特别对于确定这种药物是口服给药还是注射给药是一个很重要的指标。绝对生物利用度 60% 以上，一般主要设计为口服剂型，而绝对生物利用度在 30% 以下，一般设计为注射剂型，若要设计为口服剂型，相当困难。而生物利用度在 30%~60% 的药物，可以设计为注射剂，也可设计为口服剂型。对存在明显肝脏首过效应的药物，可考虑制成非口服给药途径的剂型，如舌下片、栓剂等。特殊情况如庆大霉素，口服不吸收，生物利用度为 2%，但口服用于治疗胃肠道疾病（如胃内幽门螺旋杆菌及肠内细菌感染）有效，所以可以制成口服剂型用于局部治疗胃肠道疾病。总之，药物的生物药剂学特征是剂型设计不可缺少的数据。

临床用药的顺应性 临床用药的顺应性也是剂型选择的重要因素。开发缓释、控释剂型可以减少给药次数，使血药浓度平稳，降低毒副作用，提高患者的用药顺应性。对于老年、儿童及吞咽困难的患者，选择口服溶液、泡腾片、分散片等剂型有一定优点。

意义 只有合理地设计剂型，才能保证药物的药效、降低不良反应、提高用药依从性，更好地满足临床治疗和预防疾病的需要。相反，如果剂型选择不当，不仅对产品质量产生影响，甚至影响产品的安全性和有效性。

(王学清)

miéjūn yǔ wújūn zhìjì

灭菌与无菌制剂 (sterile pre-parations)

直接注入人体血液系统和特定器官组织或直接用于创伤面、黏膜等特定部位的药物制剂。法定药品标准中列有无菌检查项目的制剂，如注射剂、眼用

制剂等均属于此类制剂。这类制剂除了要求制备工艺稳定，质量可控，且产品在使用前应始终处于无菌状态，故需在生产中对环境整个工艺过程进行严格控制。

分类 灭菌与无菌制剂根据给药方式、给药部位及临床应用的特点可分为如下制剂。注射剂，如小容量注射剂（见注射液）和大容量注射液（大输液）、注射用无菌粉末等；眼用制剂，如滴眼剂、洗眼剂、眼膏剂、眼膜剂、眼丸剂等；植入剂，如植入片、植入棒、植入丸、植入膜等；手术用制剂，如海绵剂和骨蜡等；创面用制剂，用于外伤、烧伤及溃疡等创面，如溶液剂、凝胶剂、软膏剂和气雾剂等。

制备 灭菌制剂和无菌制剂在制备技术上有所不同。灭菌制剂通常采用物理或化学等方法杀灭或除去制剂中所有活的微生物的繁殖体和芽孢。无菌制剂是在无菌环境中采用无菌操作法或无菌技术制备的不含任何活的微生物的繁殖体和芽孢的药物制剂，一些对热稳定性差的药物、蛋白质、核酸和多肽等生物大分子药物常通过这种无菌操作法制备而得。

灭菌与无菌制剂的生产工艺可分为两类：一类为采用最终灭菌工艺生产的制剂，为最终灭菌产品，如在药品灌封后，通过湿热灭菌方式除菌的终端灭菌工艺产品是在高级别空气净化的环境下进行生产，但产品的生产环境、容器等并非完全无菌，最终产品需要进行热压或辐射等方式灭菌。另一类为部分或全部工序采用无菌工艺生产的制剂，为非最终灭菌产品，如生产用的容器、管道、密封件等需事先分别用无菌方法处理，再于严格控制的环境下操

作制备产品。一般只有不适用终端灭菌处理的产品才考虑用无菌工艺过程进行制备。

质量评价 《中华人民共和国药典》在注射剂质量评价中对无菌制剂和灭菌制剂均规定了染菌的限度，无菌制剂要求不得检出活菌，这是最大的特点。除此之外，还要求无热原，可见异物和不溶性微粒符合规定。同时还应该具有良好的生物相容性，对组织基本无刺激性，一些非水溶剂和附加剂必须经动物实验证明无刺激性和毒性以保证安全。渗透压和血浆的渗透压相等或相近，供静脉注射的大容量注射液还要求等张。该类制剂的 pH 值应与血液或组织液相同或相近，一般注射液要求 pH 4~9，眼用制剂要求 pH 5~9，脊椎腔用注射剂要求 pH 5~8，输液 pH 值应在保证疗效和制品稳定的基础上尽量接近人体血液的 pH 值。

应用 灭菌与无菌制剂一般用于注射给药、眼部给药以及其他有创面外用给药。手术用的冲洗液、造影剂等直接进入体内并接触开放机体组织的制剂，均应该满足无菌制剂的要求。

(尹宗宁)

zhírùjì

植入剂 (implantable prepara-tions)

药物与药用辅料制成的供植入体内的无菌固体制剂。植入剂一般采用特制的注射器植入，也可以用手术切开植入，在体内释放药物，维持较长的时间。

植入剂可通过手术方式植入皮下、腔道或组织等部位，具体有固体植入剂、注射型植入剂及皮下埋植剂。固体植入剂依据其释放机制又可以分为膜控释植入剂、骨架控释植入剂、骨架溶蚀型植入剂和微储库型植入剂。固

体植入剂具有多种形式，如管形、小棒形、小丸形、片形、膜形或微泵形等，其基本结构、材料和制备工艺均不相同。注射型植入剂主要有可注射固体埋置剂、微球和原位凝胶注射剂。注射型植入剂所用的辅料必须是生物相容的，可以用生物不降解材料如硅橡胶、乙烯-醋酸乙烯共聚物，也可以用生物降解材料如多糖、蛋白质、聚乳酸、聚乳酸与聚乙烯醇共聚物，此外还有温度敏感即型凝胶和离子敏感即型凝胶。供植入的凝胶常选用的辅料有泊洛沙姆、聚氧乙烯/聚乳酸-乙醇酸共聚物、纤维素衍生物、壳聚糖等。凝胶载体常通过注射进入体内，生物不降解材料在达到预订的时间后，应将材料取出。

植入剂给药必须手术植入或注射给药，疼痛及不适感可能会影响患者的顺应性，缓控释植入剂还存在突释作用可能引起的毒副作用。

植入剂的制备工艺主要有溶剂浇铸法、压模成型法、熔融挤出法等。溶剂浇铸法是将溶解了的半固体状药物和辅料浇铸成需要的形状，再灭菌制得。压模成型法是利用加热的方式熔融药物与辅料的混合物，倒入模具中成型，灭菌制得。熔融挤出法是利用在高压下将药物和辅料的混合物压制成片状后，灭菌制得。

植入剂应进行释放度实验。植入剂应单剂量包装，包装容器应灭菌且应严封，避光储存。植入剂必须无菌。

植入剂具有长效作用，释药期限可以达到数日甚至数年之久，能大大减少给药次数，特别适用于慢性疾病或需要长期用药的患者，临床上可用于长期有效的预防与治疗。植入剂利用高分子聚合物膜或骨架可使药物在体内维持平稳的血药浓度，这种给药方式可避免胃肠道等的破坏和肝首过效应，提高生物利用度。植入剂已经由最初的避孕治疗推广到糖尿病、心血管、肿瘤、眼部等多种疾病的治疗。

（尹宗宁）

pí xià máizhíjì

皮下埋植剂 （sub-dermal implants）

将药物放在载体材料囊管中，然后将此管埋藏于皮下，使其缓慢地释放药物的植入剂。常用的载体材料有聚合物材料、硅胶等。

特点　皮下埋植剂最大的优点是可以明显地延长药物在体内的作用时间，保持缓慢恒速的释放，不会出现因为多次给药后血药浓度的峰谷现象而减少毒副作用，避免漏药。其缺点主要为埋植和取出需要手术操作，一般皮下埋植剂均需要切开皮肤，用特定的套管针植入，取出时再次切开，需要时间相对长，可能发生局部感染和损伤，且存在植入时脱出和取出时断裂残留的风险。

分类　根据高分子载体的性能分为非生物降解和可生物降解两大类。常见的有单根或多根皮下埋植剂，材料常选择硅胶、硅橡胶或其他生物可降解高分子材料。如聚二甲基硅氧烷作为基质的硅橡胶，具有膜的特性，允许亲脂性物质透过，根据硅胶囊的数量、囊壁的厚薄、埋植剂长度、表面积及加入的药物含量可以控制其中所含药物的释放速率，并估计其使用年限。也有在硅胶管的其中一端头连接导液囊腔，将硅胶管手术植入病灶组织，导液囊腔埋入皮下，通过对导液囊腔注射补充药液以维持埋入病灶组织的硅胶管的长期释药。还有将分析物传感器探头随皮下埋置剂释药部分埋入皮下，用于检测皮下分析物水平，产生相应的分析物结果信息，及时自动调整药物的释放量，以达到理想的治疗效果。

制备　皮下埋置剂大都具有缓释的作用，可通过膜控释或骨架释放的原理达到目的。皮下埋置剂除了利用传统的缓控释技术，将药物埋入或混合入材料中外，还可以置入生物传感器，达到智能释药。可在电极外包被一层很薄的硅橡胶层，水和其他小分子可以自由通过，以此检测药物或生理指标的变化。如这种硅橡胶可以作为一种葡萄糖敏感电极的外包装，用来监控和调节糖尿病患者血液中的葡萄糖水平，并控制药物的释放。

质量评价　皮下埋置剂的质量应满足植入剂的要求。因为需要长期植入在皮下，植入材料对机体的相容性和刺激性是需要特别关注的。对于可生物降解的材料，应检测材料在体内的滞留时间。皮下埋置剂的缓释或控释作用可以通过模拟人体内环境条件下进行释放实验，如可选用模拟人体血浆等作为溶剂。

应用　皮下埋植避孕剂广泛应用于避孕，已成为长效、安全和可逆的避孕方法。皮下埋植避孕剂植入皮下后，可通过长期恒定缓慢的释放低剂量避孕甾体激素到血液中，从而改变女性体内激素平衡，抑制排卵、改变宫颈黏液性状使精子不易穿过和阻止着床等作用于生殖过程中的多个环节而达到避孕目的，其有效避孕期可达 5 年。

应用这种缓释系统使药物在体内维持相对恒定的最低有效水

平，避免用药初期血药峰值过高引起的不良反应。

（尹宗宁）

植入泵 （implantable pumps）

zhírùbèng

利用蒸汽压、渗透压等作为输注动力并植入人体以能按设计好的速率长时间输注药物的微型泵。植入泵可得到可控的药物释放速率，使药物在体内长时间维持治疗所需的理想释药。植入泵除了应满足植入剂的要求外，还应在保证长期输注药物且能调节释放速率的同时保证恒定的输注动力，可利用一定的方式向植入体内的泵补充药液，具有良好的生物相容性以维持长期植入体内的使用。

根据植入泵动力来源的不同，可分为蒸汽压泵、微型渗透泵、蠕动泵和电磁泵。这些植入泵的共同特点是至少含有药物储库和动力源这两部分结构。蒸汽压泵是以抛射剂的蒸汽压作为植入泵输入的动力。类似渗透泵片，药物储于药库中，产生蒸汽压的抛射剂置于另一室中，在生理温度下，抛射剂气化挤压药液，药液通过滤器，由硅橡胶管导入静脉、动脉或身体的其他部位。微型渗透泵植入剂是由药物、膜材料、渗透压助推剂组成，输注动力来源于助推剂溶解形成的高渗溶液。蠕动泵的输注动力是来源于机械力，电磁泵则来源于电磁驱动。

临床上应用较多的是胰岛素泵，根据自动控制程度将其分为开环式植入泵（图1）和闭环式植入泵（图2）。开环式植入泵不能自动监测如血糖浓度这样的生理指标或药物在体内的浓度，而闭环式植入泵主要由能连续监测生理指标或药物在体内的浓度传感器、微电脑和药物注射泵3部

分组成，能根据生理指标或药物在体内的浓度变化自动调整药物的注射量。

（尹宗宁）

置入剂 （implants）

zhìrùjì

通过将药物直接纳入给药部位的药物制剂。

分类　常见的有阴道置入系统制剂和宫内置入系统制剂。

阴道内置入系统制剂　将药物制成供阴道内直接纳入使用，起局部治疗作用或经黏膜吸收发挥全身治疗作用的制剂。阴道给药制剂多为局部作用，主要用于杀精避孕、抗微生物感染及局部润滑或止血。使用最广泛的为阴道避孕环，这种给药系统能在阴道长期使用，释放低剂量的避孕药物。常用剂型有栓剂、膜剂、泡腾片剂、凝胶剂、软膏剂及霜剂等。①阴道栓剂：将药物和适宜基质制成供阴道给药的固体制剂。阴道栓剂的形状有球形、卵形、鸭嘴形等，其中以鸭嘴形较好，因相同质量的栓剂，鸭嘴形表面积较大。这种栓剂应符合栓剂有关的各项规定。②阴道膜剂：将药物溶解或均匀分散在适宜的成膜材料中加工制成供阴道给药的薄膜制剂。按其结构可分为单层膜、多层膜或夹心膜等。应符

合膜剂有关的各项规定。③阴道泡腾片：将药物与泡腾崩解剂等辅料加工制成供阴道黏膜给药的泡腾片剂。其质量检查包括酸度、发泡量、融变时限、其他应符合片剂有关的各项规定。④阴道凝胶剂：将药物与适宜的辅料制成供阴道黏膜给药的凝胶剂。凝胶剂与阴道黏膜表面分泌液接触后膨胀，并与吸收处阴道黏膜局部紧密粘贴定位，可延长滞留时间，有利于药物扩散与吸收。凝胶剂可减少药物对黏膜的刺激性与毒性。质量标准应符合凝胶剂有关的各项规定。

宫内置入系统制剂　将药物制成供子宫腔内直接纳入使用，主要用于计划生育的一种安全、有效、简便、控速释放药物的宫内节育器。一次放置，能长期避孕，取出后可很快恢复生育能力。释放类固醇激素的宫内节育器以孕激素应用得较多，其他还有释放止血药的宫内节育器等，如含黄体酮宫内节育器，含左炔黄体酮宫内节育器，以及含抗炎、止血药物的宫内节育器。

特点　置入剂与口服给药相比，可避免肝首过效应，提高生物利用度，如黄体酮、雌二醇类药物，口服生物利用度低，阴道

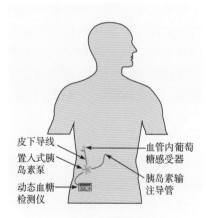

图1　开环式胰岛素植入泵

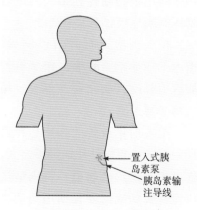

图2　闭环式胰岛素植入泵

给药生物利用度可大大提高；有严重胃肠道反应的药物，如前列腺素，阴道给药则可避免引起胃肠道反应；阴道给药可避免多次口服给药所产生的"峰谷"现象；阴道给药不仅可以产生局部作用，且可吸收产生全身治疗作用；将避孕激素制成阴道给药系统，安全且避孕效果好，取放容易，使用方便；子宫首过效应，即一些激素类药物经阴道黏膜吸收后，直接转运至子宫的现象，如黄体酮阴道栓剂、凝胶或霜剂。

质量控制 阴道及子宫内置入给药系统使用的载体材料要求无毒、无刺激性和具有良好的生物相容性。要求各种制剂含量准确，质量差异小；各种制剂在规定储藏期内不得变质；其溶出度或释放度应符合要求。

（尹宗宁）

gǔlà

骨蜡（bone waxes） 灭菌的蜂蜡和凡士林的固体混合物。骨蜡多为白色或淡黄色，具有良好的软化性能，用手搓揉变软后能塑型，无毒。属于灭菌与无菌制剂。

18世纪末，发现在犬齿动物颅骨模型中，蜂蜡能有效止血，从而开始了对骨蜡的研究和应用。骨蜡制剂融合效果好，具有适宜的细度、韧性、任意涂嵌性，是一种常用的堵塞性止血剂。使用时将无菌骨蜡搓软后置于穿刺孔等创面处止血，使手术的术野清晰。骨蜡止血法能很好地让止血部位与骨蜡紧密结合，止血效果更加明显，从而减少了出血量，大大缩短了止血所用的时间，缩短了术野暴露在空气中的时间，降低了手术感染的机会，减轻了患者的痛苦。

骨蜡是以蜂蜡、液状石蜡、羊毛脂为主要原料，所用蜂蜡需提纯精制。骨蜡中还可以加入需要的药物。制剂质量要求具有适宜的黏度、细度和韧度，并具有较高的熔点，常温下能耐受一定的压力，能任意涂嵌，应用时不致溶化。制法是将蜂蜡、固体石蜡等加热熔化，过滤，倒入准备好的模型中。根据药物对热的稳定性，可以分别在加热前后加入。冷却后，切割成小块，无菌包装。一般骨蜡需要在4~8℃的低温保存。

骨蜡应外观均匀、细腻，无杂质和异物，使用时可捏成任意形状，止血效果良好。此外还应无菌，皂化值合格。

骨蜡是利用物理方法堵住毛细血管渗血或填充使骨凹陷处复原的一种材料，可用于各种急救患者骨渗血时止血。骨出血不能用一般外科手术中软组织出血的丝线、电烧、海绵等止血方法。骨出血如止血不好将会引起血肿，造成患者痛苦。使用骨蜡时，用75%酒精及生理盐水冲洗出血部位，加热软化骨蜡，涂于渗血处，可以起到止血作用。骨蜡使用范围广泛，可以用于不同年龄、不同部位、不同原因而产生的骨骼断裂、颅骨钻孔或碎裂时引起的骨髓部毛细血管的渗血时止血用，广泛应用于颅脑外科、心脏外科、骨科等手术中的骨断面止血，是这类手术中不可缺少的止血药品。

（尹宗宁）

hǎimiánjì

海绵剂（sponges） 亲水胶体溶液经干燥后制成的含药或不含药物的海绵状固体灭菌制剂。其外观为块状、粉状或纸状等，具吸水膨胀性，多作外科辅助止血用。属于灭菌与无菌制剂。

海绵剂按所用的辅料可以分为两类：一类是用蛋白质为原料制成的，如明胶海绵、血浆海绵、纤维蛋白海绵及含药明胶海绵；另一类是多糖类海绵剂，如淀粉和海藻酸为原料制成的淀粉海绵。按药物分类可分为含药海绵，如止血或抗炎药物，以及不含药物的吸收性海绵。

海绵剂的制备是利用亲水性胶体溶液经发泡、硬化、冷冻、干燥制成的一种吸水性很强的海绵状固体，最后通过灭菌，即得。

海绵剂可通过吸水时间观察止血效果，消化时间了解其降解情况，并通过药物含量、释放度控制药物的作用，同时还应无菌。

海绵剂用于外用辅助止血较多，除用纯粹的海绵剂外，还应用含药海绵制剂，加入具有止血、抗炎、止痛等作用成分以增加止血效果，也可以用于内脏的止血。海绵剂的止血作用，主要通过机械压迫作用、加速血栓形成、药物作用达到。海绵剂可以吸水/血膨胀而产生机械压迫作用及堵塞血管出血。血液凝固的过程是由于在血管破损处组织中分泌出一种胶原物质，血小板遇胶原物即加速破裂而析出凝血质素，形成血小板血栓，继之形成纤维蛋白凝块，堵住伤口，而起止血作用。海绵剂亦属胶原物质，这种如蛋白胶原类海绵的胶原性可加速血小板的凝聚，故能促进血栓形成，使局部血液加速凝固。反之，若血管破损处没有海绵剂堵着，血液不停地向外流出，不易形成血栓，故不能很快止血。

（尹宗宁）

zhùshèjì

注射剂（injections） 药物与适宜的溶剂或分散介质制成的供注入人体内的溶液、乳状液或混悬液及供临用前配制或稀释成溶液或混悬液的粉末或浓溶液的无菌制剂。俗称为针剂、安瓿剂。注射剂给药是一种重要的临床给药途径，在临床中广泛应用，尤其对于急救用药来说必不可少。注射剂由药物、溶剂、附加剂及特制的容器构成，形态有溶液型、乳剂型、混悬型、无菌粉末或浓溶液。

注射剂作为常用药物剂型有其独特的优点。①药效迅速、剂量准确、作用可靠：药物不经消化系统和肝代谢而直接注入组织或血管中，所以不受 pH 值、酶、食物等影响，即无首过效应。②适用于不宜口服的药物：不易被胃肠道吸收、易被胃肠道破坏或具有刺激性的某些药物可以制成注射剂。③适用于不宜口服给药的患者：如昏迷、抽搐、惊厥状态或患消化系统障碍的患者均不宜口服给药，注射则是有效的给药途径。④可产生定位靶向和长效作用：如局麻药可产生局部定位作用，微粒给药系统的静脉注射具有靶向作用，皮下注射微粒等可产生长效作用。⑤注射剂是将药液或粉末密封于特制的容器之中与外界空气隔绝，且在制造时经过灭菌处理或无菌操作，故较其他液体制剂耐贮存。注射剂也有其自身的缺点。①注射时疼痛，通常不便自己使用。注射剂一般需由经过训练的医务人员注射，注射时产生的疼痛感会影响患者的依从性，婴幼儿尤其明显。②生产过程复杂，车间设备和包装要求高，生产费用较大，价格高。因为注射剂是一种直接注入体内迅速发挥药效的制剂，所以对注射剂的质量要求高。

19 世纪初，发现了微生物的致病作用而后发明了灭菌法，1852 年发明了注射器，并逐渐开始了用注射法给药。1886 年法国药师利穆赞（Limousin）首次将单剂量的药液注入玻璃器里，熔封并灭菌，此为最早的注射剂。到 1913 年，国外学者先后用各种动物测试药液注射效果，并发表报告，此时注射剂进入新的里程碑。就中国而言，1941 年，八路军一二九师制药所在极其艰苦的条件下创制出柴胡注射液，并小量制备用于临床；1954 年，武汉制药厂将柴胡注射液投入批量生产，使其成为中国第一个工业化生产的中药注射剂。随着医药技术的不断发展，中国的注射剂也逐渐完善，1930 年《中华药典》只收载 3 种注射剂，1995 版《中华人民共和国药典》收载 286 种，2015 版《中华人民共和国药典》已增至 504 种，其中还包含了中药注射剂、生物制品注射剂。

分类　按分散类型分类，注射剂可分为溶液型注射液、混悬型注射液、乳剂型注射液、注射用浓溶液和注射用无菌粉末。溶液型注射液：易溶性药物可制成溶液型注射剂，包括水溶性和非水溶性（如油溶性）。溶剂大部分为水，可在水中溶解且稳定的药物可制成水溶性注射剂，如葡萄糖注射液、阿魏酸钠注射液等。也有少数药物以胶体为溶剂，如胶体磷［^{32}P］酸铬注射液、放射性胶体金［^{198}Au］注射液。难溶于水或为了达到长效目的的药物可以油为溶剂，如维生素 D_3 注射液、黄体酮注射液等。还有以聚乙二醇为溶剂的注射液，如卡莫司汀注射液等。混悬型注射液：药物在水中溶解度小或为了延长药物的作用时间，可制成水或油混悬型注射液，其固体含量通常为 0.5%～5%。可用于肌内、皮下、眼内、关节内给药等。药物的水性或油性混悬剂注入皮下或肌肉中，药物贮存于注射部位，缓慢溶解，然后扩散到全身发挥作用，这样可以产生长效作用。注射用混悬剂的黏度要足够小以满足注射要求，如醋酸可的松注射液，复方倍他米松注射液。乳剂型注射液：水中难溶性液体药物，可以制成乳剂型注射剂。供注射用的一般为水包油（O/W）型，如静脉脂肪乳剂。

按注射体积分为小体积注射剂和大体积注射剂。小体积注射剂：每次注射体积在 1～50ml，常规为 1、2、5、10、20、50ml。大体积注射剂：又称大容量注射液，俗称输液，每次注射体积在 100ml 至数千毫升之间，常用规格为 100、250、500ml。

按注射途径可分为皮内注射、皮下注射、肌内注射、静脉注射、脊椎腔注射等。皮内注射液：注射于表皮与真皮之间，用量小，一次性注射用量在 0.1ml 左右，常用于各种过敏性试验（包括破伤风类毒素、抗生素等药物、血清等的过敏试验）、预防接种（如卡介苗等）、疾病诊断和局部麻醉等。主要为水溶液。皮下注射液：注射于真皮与肌肉之间的皮下组织，一次性注射用量在 1～2ml，由于皮下组织疏松，神经、血管、淋巴液丰富，药物易吸收，吸收较皮内快，但注射时有疼痛感。主要为水溶液。肌内注射液：使用十分广泛，可用于推入各种有刺激性的药物（如青霉素、磺胺、维生素、酶制剂、生物碱制剂、血液、破伤风抗毒素等）。静脉注射液：用注射器将药液于 20～30 分钟内注入静脉。常用于急重症患者，以求迅速发挥疗效。一般适用于剂量超过 10ml，有刺激性，要求迅速起作用的药物。脊椎腔注射液：由于神经注射较敏感，脊髓液循环较慢，质量应严格控制。渗透压与脊椎液相等，不含任何微粒的纯净水溶液，一次注入量不得超过 10ml，pH 值在 5.0~8.0，不得加入抑菌剂。此外，还有动脉内注射、心内注射、关节内注射、滑膜腔内注射、穴位注射及鞘内注射等。

制备 注射剂的生产包括原辅料的准备与处理、注射剂配制、注射剂灌封、灭菌、质量检测、包装等工序。与注射液的制备不同，制成粉针的药物稳定性较差，一般没有灭菌过程，因此对无菌操作有较严格的要求。注射用无菌粉末是将已精制的无菌粉末在无菌条件下分装而得，常见于抗生素药品。注射用冻干粉末是将灌装了药物的安瓿进行冷冻干燥后封口而成，常见于生物制品。

注射剂在制备时常需要加入注射用溶剂、注射剂附加剂等。注射剂的处方主要由主药、溶剂、pH 调节剂、抗氧剂、络合剂等附加剂组成。

注射用溶剂必须安全无害，并不得影响疗效和质量。只有注射用水才能配制注射剂，灭菌注射用水主要用作注射用无菌粉末的溶剂或注射液的稀释剂。注射剂用原料一般均应采用注射用规格，并且符合药典或国家药品质量标准。

包装是注射剂生产的最后环节，对保证注射剂在运输和贮存过程中的质量具有重要作用。在包装前先要印字，内容包括注射剂的名称、规格及批号等。注射剂根据其剂型特点、体积大小、临床用药需求而采用不同的包装材料。注射液常用容器为玻璃或塑料安瓿。大体积注射液常用玻璃瓶、塑料瓶和软袋作为包装容器。塑料输液瓶有无毒塑料聚乙烯瓶和聚丙烯瓶两种。塑料输液

袋主要采用无毒的聚氯乙烯袋及非聚氯乙烯袋，其中非聚氯乙烯袋是国际上输液行业最先进的包装形式。注射剂的贮存条件取决于药物与制剂的性质，通常需要经过稳定性考察来确定。

配伍 根据临床治疗上的需要，常需几种注射药物联合使用，注射剂常见的配伍变化现象及其发生原因很多，不仅使药物降低或失去疗效，还会使毒副作用增加，甚至会危及患者生命。因此在注射剂配伍时要严格遵守有关规定，以减少药物间的不良反应。

质量评价 注射剂的质量检查项目包括可见异物、不溶性微粒、热原检查、无菌检查、降压物质检查、稳定性评价等。根据注射给药部位与用药体积的不同，注射剂的质量要求略有不同。大体积注射液的质量要求与小体积注射液基本一致，但对无菌、无热原及可见异物等质量要求更高。渗透压应为等渗或偏高渗，不能引起血常规的任何异常变化。输液中不得添加任何抑菌剂，也不能有产生过敏反应的异性蛋白及降压物质（见注射剂质量评价）。

应用 由于注射剂使用时的独特优点，新型注射剂不断涌现，其中缓、控释注射剂快速发展。缓、控释注射剂可以数日甚至数月注射一次，显著减少用药次数，长时间维持有效血药浓度。1985 年首个长效注射微球亮丙瑞林问世后，注射剂产品不断推陈出新。根据注射剂中粒子粒径大小，液体型缓、控释注射剂又可分为溶液型、聚合物胶体和微粒（混悬）型注射剂。聚合物胶体和微粒型注射剂包括微球、纳米囊、纳米粒、微乳、亚微乳等制剂，其中以微球居多。这些给药系统能减少药物在体内外的降解，实现药

物的控制释放，逐渐成为药物研发的关注热点。在注射装置方面，出现了无针注射剂、预填充式注射剂、皮下植入注射剂等；涉及激素类药、精神病治疗药、抗肿瘤药和生物技术药。

（毛声俊 王 银 刘芙蓉）

zhùshèyòng róngjì
注射用溶剂（solvents for injection） 注射剂中使用的可以溶解药物的溶剂。包括水性溶剂、注射用植物油及其他非水溶剂。注射用溶剂的选择主要是根据药物的性质及临床要求而定，如药物的溶解度、稳定性；临床上要求的速效、缓释、安全性、减轻刺激等。注射用水对人体最为安全且价廉易得，是最为普遍使用的注射用溶剂，但当药物因为溶解度或稳定性不适宜用注射用水时可考虑选用注射用非水溶剂。注射剂属于无菌制剂，因此要注意注射剂的灭菌条件须破坏热原的问题。

水性溶剂：最常用的为注射用水，也可用 0.9% 氯化钠溶液或其他适宜的水溶液。纯化水作为配制普通药剂的溶剂或实验用水，不得用于注射剂的配制。配制注射剂必须使用注射用水，灭菌注射用水主要用作注射用无菌粉末的溶剂或注射液的稀释剂。

注射用油：《中华人民共和国药典》2015 年版收载的注射用油为大豆油，即由豆科植物大豆的种子提炼制成的脂肪油。其他植物油，例如麻油、花生油、玉米油、橄榄油、棉籽油等经过精制后也可供注射用。在水中难溶的药物，为了长效的目的，可选用注射用油作为溶剂。（见注射用非水溶剂）

其他非水溶剂：主要有乙醇、丙二醇、聚乙二醇、甘油等溶剂。

常在以水为主要溶剂的注射剂中加入一种或几种非水溶剂来增加药物稳定性或溶解度。

（毛声俊 王银 刘芙蓉）

zhùshè yòngshuǐ

注射用水 （water for injection）

纯化水经蒸馏所得的水。应符合热原检查试验的要求。注射用水必须在防止细菌内毒素（可认为控制细菌内毒素就是控制热原）产生的条件下生产、贮藏及分装。注射用水作为最常用的溶媒，可作为配制注射剂、滴眼剂等的溶剂或稀释剂，以及用于容器的精洗。为保证注射用水的质量，应减少原水中的细菌内毒素，必须严格监控蒸馏法制备注射用水的各生产环节，并防止微生物的污染，还应定期对注射用水系统与输送设备进行清洗与消毒。注射用水的储存方式和静态储存期限应经过验证以确保水质符合质量要求，如可以在80℃以上保温或65℃以上保温循环或4℃以下的状态下存放。

制药用水可分为饮用水、纯化水、注射用水与灭菌注射用水。水是药物生产中必不可少的物质，而不同的制剂对水的要求不同，甚至不同制剂对容器洗涤用水的要求也不同。水的处理从原水开始，经过一系列的精制和纯化处理后才能达到各种制剂用水所要求的标准。原水不能直接用作制药用水。制药用水的原水通常为饮用水，为天然水经净化处理所得的水。饮用水可作为药材净制时的漂洗、制药用具的粗洗用水。除另有规定外，也可作为饮片的提取溶剂。

制备 制备注射液时，首先对原水进行处理，可分别得到纯化水和灭菌注射用水。原水的处理方法有离子交换法、电渗透法及反渗透法、蒸馏法等。制备符合注射剂使用的注射用水一般需采取综合法，原水经滤过、电渗透或反渗透法得到一级纯化水，再经阳离子树脂、脱气塔、阴离子树脂、混合树脂得到二级纯化水，二级纯化水再蒸馏可得到注射用水。

纯化水 纯化水为原水经蒸馏法、离子交换法、反渗透法或其他适宜方法制得的供药用的水，不含任何附加剂。纯化水可作为配制普通药物制剂用的溶剂或试验用水，中药注射剂、滴眼剂等灭菌制剂所用饮片的提取溶剂，外用制剂配制用溶剂或稀释剂，非灭菌制剂用器具的精洗用水，必要时也用作非灭菌制剂用饮片的提取溶剂。纯化水不得用于注射剂的配制与稀释。纯化水有多种制备方法，制备过程中应严格监测各生产环节，防止微生物污染，为确保质量，一般应临用前制备。

灭菌注射用水 注射用水主要用于注射液的配制和注射剂容器的最后清洗。水处理是制备注射剂的一个重要环节，是将原水制备成符合注射剂使用的注射用水，要按照注射剂生产工艺制备，不含任何添加剂。主要用于注射用灭菌粉末的溶剂或注射剂的稀释剂。其质量应符合药典灭菌注射用水的规定。灭菌注射用水灌装规格应适应临床需要，避免大规格、多次使用造成的污染。

质量要求 饮用水的质量必须符合国家饮用水的标准。纯化水的质量应符合药典纯化水的规定，检查项目包括酸碱度、硝酸盐、亚硝酸盐、氨、电导率、总有机碳、易氧化物（总有机碳和易氧化物两项可选做一项）、不挥发物、重金属、微生物限度。硫酸盐、钙盐、氨、二氧化碳等注射用水其质量应符合药典注射用水规定，注射用水pH值为5.0～7.0，氨浓度不大于0.00002%，内毒素小于0.25EU/ml，其他检查项目与纯化水相同。灭菌注射用水除应符合注射用水各项检查的规定外，还应符合注射剂有关规定。

注射用水中不能含有热原。热原是微生物产生的一种内毒素，它存在于细菌的细胞壁和固体膜之间。含有热原的注射液，特别是输液输入体内会引起热原反应，注射后约0.5小时，人体即产生发冷、寒战、体温升高、出汗、恶心呕吐等不良反应；有时体温可升至40℃，严重者出现昏迷、虚脱，甚至危及生命。热原还有一些如耐热性、水溶性、不挥发性、滤过性、吸附性等特性。除去药液中热原的方法有活性炭吸附法、离子交换法、凝胶过滤法、超滤法；除去器具上热原的方法有酸碱法、高温法；除去溶媒中热原的方法有蒸馏法、超滤法。

（毛声俊 王银 刘芙蓉）

zhùshèyè yuánshuǐ chǔlǐ

注射液原水处理 （raw water treatment）

将原水制备成符合供注射剂使用要求的产品的过程。原水是天然水经净化处理所得的水，通常为饮用水。原水的处理方法有离子交换法、电渗透法及反渗透法。离子交换法制得的去离子水可能存在热原、乳光等问题，主要供蒸馏法制备注射用水使用，也可用于洗瓶，但不得用来配制注射液。电渗透法和反渗透法广泛用于原水预处理，供离子交换法使用，以减少离子交换树脂的负担。注射液原水处理一般需采用综合法，工艺流程：原水先经过滤、电渗透法或反渗透法得到一级纯化水，再经阳离子树脂、脱气塔、阴离子树脂、混合树脂进行离子交换处理，得到二级纯化水，然后经蒸馏制备成注射用水。

电渗透法 依据溶液中的离子在电场作用下定向移动及交换膜的选择透过性原理设计的一种高效膜分离技术。其原理：当电极接通直流电源后，原水中的阴、阳离子在电场作用下定向迁移，并利用阴、阳离子交换膜对水溶液中阴、阳离子的选择透过性，使原水在通过电渗透器时，一部分水被淡化一部分则被浓缩，从而达到分离溶质和溶剂的目的（图1）。该法除盐率可根据需要在30%～99%的范围选择，当原水含盐量高达3000mg/L时，不适合离子交换法制备纯化水，而电渗透法仍适用。另外，电渗透运行时不像离子交换树脂那样有饱和失效的问题，所以不用酸、碱频繁再生，也不需要加入其他药剂，仅在定时清洗时用少量的酸，比较经济适用。

反渗透法 在膜的原水一侧施加比溶液渗透压高的外界压力，原水透过半透膜时，只允许水透过，其他物质不能透过而被截留在膜表面的分离方法。半透膜只允许水通过，溶质不能通过，低浓度一侧的水会向高浓度一侧移动，这种现象称为渗透。由于渗透作用，浓溶液一侧液面会升高，水柱静压不断增大，当不再上升时，渗透达到动态平衡，这时浓溶液与稀溶液间的水柱静压称为渗透压。如果在盐溶液一侧施加一个大于该盐溶液渗透压的压力，那么盐溶液中的水会向纯水一侧渗透，水能从盐溶液中分离出来，该过程称为反渗透，也是制备纯化水的基本原理。反渗透法是20世纪60年代发展起来的技术，《美国药典》从19版（1975年生效）开始就收载了此法，作为制备注射用水的法定方法之一。反渗透常用的膜材有醋酸纤维膜（如三醋酸纤维膜）和芳香族聚酰胺膜两大类。一般情况下，使用一级反渗透装置能除去一价离子90%～95%，二价离子98%～99%，同时还能除去微生物和病毒。但除去氯离子的能力达不到药典的要求，因此需要至少二级反渗透系统才能制备注射用水。有机物的排除率与其分子量有关，分子量大于300的化合物几乎全部除净，故可除去热原。渗透与反渗透原理见图2。反渗透法具有耗能低，水质高，设备使用及保养方便等优点，主要用于纯化水的制备。

离子交换法 通过离子交换树脂除去水中无机离子，也可除去部分细菌和热原，是原水处理的基本方法之一。该法的优点：所需设备简单，成本低，所得水化学纯度高。缺点：除热原效果不理想，而且离子交换树脂需经常再生或定期更换。离子交换法制备离子交换水的基本原理：当饮用水通过阳离子交换树脂时，水中阳离子被树脂所吸附，树脂上的阳离子H^+被置换到水中，经阳离子交换树脂处理的水再通过阴离子交换树脂时，水中的阴离

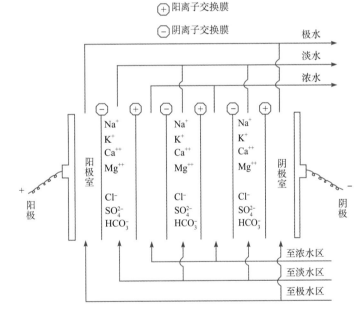

图1 电渗透法的原理示意

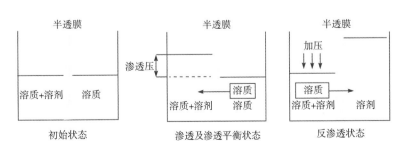

图2 渗透与反渗透的原理示意

子被树脂吸附，树脂上的阴离子 OH^- 被置换到水中，并和水中的 H^+ 结合成水。

纯化水常用的树脂有阳、阴离子两种交换树脂。生产中一般采用联合床的组合形式，即阳离子树脂→阴离子树脂→阴、阳离子混合树脂。为了减轻阴离子树脂的负担，可在阳离子树脂后加一脱气塔，将经过阳离子树脂产生的二氧化碳除去。当交换水质量下降时，需对树脂进行再生。

蒸馏法 蒸馏是借助于加热、使挥发性气体汽化、再经冷却复凝为液体的过程。蒸馏法是分离液体混合物常用的方法，它是利用混合组分在相同压力、温度下的挥发性不同而进行的。蒸馏法是制备注射用水最经典的方法。它可除去水中不挥发性有机和无机物质，如悬浮物、胶体、细菌、病毒、热原等。如果只是经过一次蒸馏得到的水，虽然里面那些不挥发的组分被除去，但水中挥发的组分（如氨、二氧化碳、有机物）还是会进入蒸馏水中。经过两次蒸馏，即双蒸水，可更大程度地提高水的质量。蒸馏水器主要有塔式和亭式蒸馏水器、多效蒸馏水器和气压式蒸馏水器。

塔式与亭式蒸馏水器 特点是热能未能充分利用，并且需耗费较多的冷却水，生产能力小。亭式蒸馏水器的工作原理与塔式蒸馏水器相同而且已少用。塔式蒸馏水器的结构如图3所示，其工作原理为：首先在蒸发锅内放入大半锅纯化水，打开进气阀，由锅炉来的蒸汽经蒸汽选择器除去夹带的水珠后，水蒸气进入蛇形管进行热交换变为冷凝液，在使锅中水加热的同时本身变成回汽水喷入废气排除器中，此时部分水蒸气及废气（如二氧化碳、

氨等）从废气排除器的小孔排除，回汽水流入蒸发锅补充已蒸发的水量，过量的水由溢流管排除。蒸发锅中的单蒸水被蛇形管加热，产生二次蒸汽并通过隔沫装置（由中性玻璃管及挡板组成），蒸汽中夹带的沸腾泡沫及大部分的雾滴首先被玻璃管阻挡，流回蒸发锅，继续上升的蒸汽，其中的雾滴被挡板再一次截留，而蒸汽则绕过挡板上升至第一冷凝器。

蒸汽在第一冷凝器冷凝后落于挡板并汇集于挡板周围的凹槽而流入第二冷凝器中继续冷却为重蒸馏水。该法产量较大，可达50~100L/h。

多效蒸馏水器 特点是耗能低、质量优、产量高及自动控制等。多效蒸馏水器是制备注射用水的主要设备，其结构主要由蒸馏塔、冷凝器及控制元件组成，结构示意图见图4。多效蒸馏水器

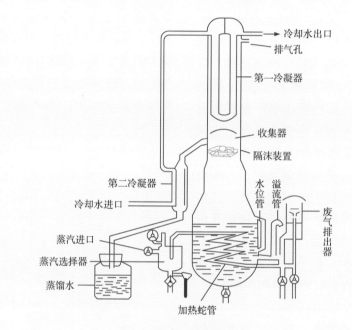

图3 塔式蒸馏水器示意

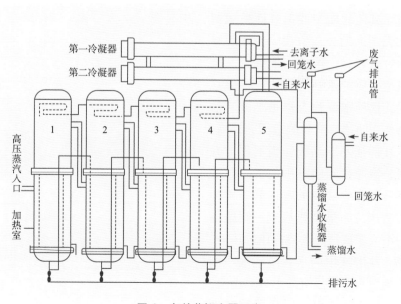

图4 多效蒸馏水器示意

的工作原理为：进料水（纯化水）进入冷凝器被塔 5 进来的蒸汽预热，再依次通过塔 4、塔 3、塔 2 及塔 1 上部的盘管而进入 1 级塔，这时进料水温度可达 130 ℃或更高。在 1 级塔内，进料水被高压蒸汽（165 ℃）进一步加热，部分迅速蒸发，蒸发的蒸汽进入 2 级塔作为 2 级塔的热源，高压蒸汽被冷凝后由器底排除。在 2 级塔内，由 1 级塔进入的蒸汽将 2 级塔的进料水蒸发而本身冷凝为蒸馏水，2 级塔的进料水由 1 级塔经压力供给，3、4 和 5 级塔经历同样的过程。最后，由 2、3、4、5 级塔产生的蒸馏水加上 5 级塔的蒸汽被第一及第二冷凝器冷凝后得到的蒸馏水（80 ℃）一起汇集于蒸馏水收集器，即成为注射用水。多效蒸馏水器的产量可达 6 吨/小时。

气压式蒸馏水器　通过蒸汽压缩机使热能得到充分利用，也具有多效蒸馏水器的特点，但电能消耗较大。主要由自动进水器、加热室、蒸发室、冷凝器及蒸汽压缩机等组成。

注射用水收集器应采用密闭收集系统。收集前，需检查氯化物、重金属、pH 值、铵盐及热原是否合格，并在生产中定期检查。注射用水的贮放时间如超过 12 小时，需 80 ℃保温贮存或 65 ℃以上保温循环或 4 ℃以下存放，但贮放时间一般不超过 24 小时。

综合法　将前述各种水处理技术按照各自的特点进行有效组合，制备注射用水的方法，可以提高注射用水的质量。具体组合的方式有多种，主要根据原水质量、设备环境和工艺要求进行。常用的组合方式见图 5。

意义　注射用原水处理能减轻注射用水制备过程中杂质和水垢对生产设备的损害和负担，有利于提高注射用水的质量，确保注射剂生产质量可控，临床使用时安全、有效。

（毛声俊　王　银　刘芙蓉）

rèyuán

热原（pyrogen）　注射后能引起恒温动物致热反应的致热性物质。热原是微生物产生的一种代谢物质，它存在于细菌的细胞壁和固体膜之间，是由磷脂、脂多糖及蛋白质组成的复合物，又称内毒素。其中脂多糖是内毒素的主要成分，具有极强的致热活性，因而可以认为热原＝内毒素＝脂多糖。欧洲药典委员会副主席范·诺德维克（J. Van Noordwijk）曾提出："严格地讲，不是每一种热原都具有脂多糖的结构，但所有已知的细菌内毒素脂多糖都有热原活性"。在药品检定范围可以说无细菌内毒素就无热原，在药品生产范围内控制细菌内毒素就是控制热原。在药品生产质量管理规范条件下，药品生产的质量控制一般可以接受的观点是：不存在细菌内毒素就不存在热原。

大多数细菌都能产生热原，致热能力最强的是革兰阴性杆菌，其次是革兰阳性杆菌，革兰阳性球菌最弱，真菌、酵母菌甚至病毒也能产生热原，但致热活性较弱，也不耐热。细菌性热原是由细菌在生长过程中产生的代谢产物，以及细菌死亡后从细菌尸体中释放出内毒素等混合而成。热原的分子量一般为 $1×10^6$ 左右，大小一般为 1~5nm。含有热原的注射液，特别是输液输入体内会引起热原反应，注射后大约 40 分钟患者会出现发冷、寒战、体温升高、出汗、恶心呕吐等不良症状，有时体温可升至 40℃，严重者出现昏迷、虚脱，不及时抢救则有生命危险。热原进入人体后自身不直接引起发热或其他毒性反应，但它可使细胞释放一种内源性热原物质，作用于视丘下部体温调节中枢，引起机体发热。

性质　①耐热性：热原 60℃加热 1 小时不受任何影响，100℃加热也不发生降解，120℃加热 4 小时能破坏 98%左右，在 180~200℃干热 2 小时或 250℃干热 45 分钟、650℃干热 1 分钟可被彻底破坏。因此应注意通常注射剂的灭菌条件不能破坏热原。②水溶性：热原组成中的脂多糖和蛋白质使其具有水溶性，这是水可受热原污染的原因。③不挥发性：热原溶于水但其本质是脂多糖，因此没有挥发性，不会随水蒸气挥发，但再蒸馏时，可随水蒸气中的雾滴带入蒸馏水，这是采用

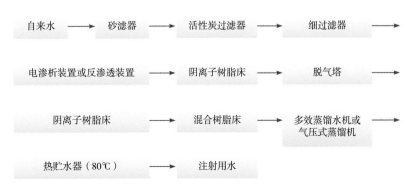

图 5　综合法制备注射用水的常用组合方式

蒸馏法制备注射用水的依据。④滤过性：热原体积小，一般在1~5nm，故注射剂的常规滤器不能截留，但是超滤膜可截留。⑤吸附性：多孔性活性炭、离子交换树脂、石棉板等可吸附热原，然后能被常规滤器除去。⑥其他：热原能被强酸、强碱所破坏，如浓硫酸-重铬酸钾溶液、氢氧化钠溶液；也能被强氧化剂如高锰酸钾及过氧化氢所氧化，超声波及某些表面活性剂（如去氧胆酸钠）也能使之失活。

污染途径 ①注射用水：注射用水含热原是注射剂污染的主要来源，水易被空气或含尘空气中的微生物污染。制备注射用水时，蒸馏器结构不合理，操作与接收容器不当，蒸馏器的渗漏未能及时发现及注射用水贮藏时间过长均会由于水受到污染而带入热原。所以注射用水应新鲜使用，蒸馏器质量要好，环境应清洁。②原辅料：药物容易滋长微生物，特别是用生物方法制造的药物和辅料易滋生微生物。如葡萄糖、右旋糖酐、水解蛋白、血浆制品或抗生素因纯化不够，未除尽包括致热物质在内的杂质或在贮藏过程中包装损坏而引入热原。③容器、用具、管道和装置等：使用前未按要求洗净或灭菌，用后未及时清洗，使经过的药液被热原污染，所以应该按药品生产质量管理规范要求认真清洗处理，否则易导致污染。④制造过程及生产环境：注射剂在制造过程中，由于操作人员未能严格按照操作工艺生产，操作时间过长，产品不能及时灭菌或灭菌不符合要求都增加污染细菌机会而产生热原。另外，车间空气洁净度、温度、湿度等不符合要求，使操作室有细菌污染。注射剂的工艺复杂、操作时间长，每个环节均能被污染而带入热原，因此必须严格操作规程。⑤输液器具：有时注射液本身并不含有热原，而是由于输液器具如输液吊瓶、胶管、注射用针头、针筒等被污染而引起热原反应。

去除方法 需要选择合适的方法除去药液、器具、溶媒中的热原。

除去药液中热原的方法 ①活性炭吸附法：即在配液时加入0.1%~0.5%（溶液体积）的针用一级药用炭，煮沸并搅拌15分钟，既能除去大部分热原，而且活性炭还有脱色、助滤、除臭作用。药用炭也可能会吸附部分药液，此时药物应过量投料，但小剂量药物不宜使用。②离子交换法：热原在水溶液中带负电，可被阴离子树脂所交换，但树脂易饱和，须经常再生。③凝胶过滤法：凝胶为一分子筛，利用热原与药物分子量的差异，将两者分开。但当两者分子量相差不大时，不宜使用。④超滤法：一般用3~15nm超滤膜，可有效去除药液中的细菌与热原，如超滤膜过滤10%~15%的葡萄糖注射液可除去热原。

除去器具上热原的方法 ①酸碱法：因热原能被强酸、强碱或强氧化剂等破坏，所以玻璃容器、用具及输液瓶等均可使用重铬酸钾硫酸清洁液浸泡以破坏热原。②高温法：注射用针头、针筒及玻璃器皿等，先洗涤洁净烘干后，再在180℃加热2小时或250℃加热45分钟以上处理破坏热原。

除去溶媒中热原的方法 ①蒸馏法：利用热原的不挥发性来制备注射用水，但热原又具有水溶性，所以蒸馏器要有隔沫装置，挡住雾滴的通过，避免热原进入蒸馏水中。②反渗透法：用醋酸纤维素膜和聚酰胺膜制备注射用水可除去热原，与蒸馏法相比，反渗透法具有节约热能和冷却水的优点。

检查方法 检查方法已经从动物实验、定性法发展到定量法，常用的检查方法主要包括家兔法和细菌内毒素检查法（又称鲎试验法）。随着生物技术的发展，细胞检测法将逐渐被应用。

家兔法 为各国药典收录的方法，属于体内检查法。热原检测是保证药品安全的重要检验项目之一。1923年塞伯特（Seibert）第一次提出用家兔检测热原方法，1942年美国药典首先将家兔法作为药品的热原检查法，在保障药品质量和安全用药中发挥了重要作用。其原理是因为家兔对热原的反应与人相同，先将一定量的供试品静脉注射入家兔体内，然后在规定的时间内测定家兔体温升高情况，以判断供试品所含致热原限度是否符合规定。试验结果的准确性与家兔的选择、动物饲养条件及规范的操作等有关，具体方法及结果判断标准参考《中华人民共和国药典》2015年版四部通则。

鲎试验法 为内毒素的体外检查法。检查热原的原理是利用鲎试剂来检测或量化由革兰阴性菌产生的细菌内毒素，以判断供试品中细菌内毒素的限量是否符合规定。细菌内毒素检查包括胶凝法和光度测定法两种，后者包括浊度法和显色基质法。供试品检测时，可使用其中任何一种方法，但当结果有争议时，除另有规定外，以胶凝法为准。具体方法及结果判断标准参考《中国药典》2015年版四部通则。

鲎试验法与家兔法比较，灵敏度高 10 倍，鲎试验法的内毒素最低检测量为 0.0001μg，而家兔法为 0.001μg。此外，鲎试验法操作简单、迅速，实验费用少，因而特别适于生产过程中热原的控制。但其对于革兰阴性菌以外的内毒素不够灵敏，尚不能完全取代家兔法，主要用于某些不能用家兔法检测的品种，如放射性制剂及肿瘤抑制剂。

（毛声俊　王　银　刘芙蓉）

zhùshèyòng fēishuǐ róngjì

注射用非水溶剂（nonaqueous solvents for injection）

供注射用的注射用油和其他非水性注射溶剂。常用的注射用油有大豆油、麻油、茶油等植物油；其他非水性注射溶剂包括可与水混溶的水性溶媒乙醇、丙二醇、聚乙二醇、甘油、二甲基乙酰胺等，以及与水不混溶的油性溶媒如油酸乙酯、苯甲酸苄酯等。注射用非水溶剂的应用主要是为解决难溶性药物溶解度差、药物水溶液不稳定等问题，以及为使药物达到缓释长效目的。

注射用油　主要为植物油，是从植物的种子或果实通过压榨制得，其中常含有细胞杂质、色素、植物蛋白等异物，需经中和游离脂肪、除臭、脱水、脱色、灭菌等精制处理后备用。

对于水中难溶或为了达到长效目的的药物可选用注射用油为溶剂。《中华人民共和国药典》2015 年版收载的注射用油为大豆油。其他植物油如麻油、茶油、橄榄油、棉籽油、蓖麻油、玉米油等经过精制后也可供注射用。有些患者对某些植物油有变态反应，因此在产品标签上应标明名称。

《中华人民共和国药典》2015 年版二部规定，注射用大豆油为淡黄色的澄明液体，无臭或几乎无臭；相对密度为 0.916～0.922；折光率 1.472～1.476；酸值不大于 0.1；皂化值为 188～195；碘值为 126～140；过氧化物、不皂化物、碱性杂质、水分、重金属、砷盐、脂肪酸组成和微生物限度等应符合要求。酸值、碘值、皂化值是评定注射用油的重要指标。酸值说明油中游离脂肪酸的多少，酸值高质量差，也可以看出酸败的程度。碘值说明油中不饱和键的多少，碘值高，则不饱和键多，易氧化，不适合注射用。皂化值表示油中游离脂肪酸和结合成酯的脂肪酸总量的多少，可以看出油的种类和纯度。油脂氧化过程中有生成过氧化物的可能性，故对注射用油中的过氧化物要加以控制。植物油由各种脂肪酸的甘油酯所组成。在贮存时与空气、光线接触，时间较长往往发生化学变化，产生特异的刺激性臭味、称为酸败。酸败的油脂产生低分子分解产物如醛类、酮类和低级脂肪酸。这样的油不符合注射用油的标准。注射用油应贮于避光、密闭的洁净容器中，避免日光、空气接触，还可加入抗氧剂（如没食子酸、维生素 E）等。

注射用油的精制：一般的植物油含游离脂肪酸、各种色素和植物蛋白等，经过精制后才能供注射使用。精制的步骤：①中和游离脂肪酸先测定酸值，然后加入氢氧化钠溶液，于 60～70℃ 皂化完全，静置待形成的肥皂沉降后进行过滤，最后用水洗涤过量的氢氧化钠。②脱色除臭。于 80～90℃ 在搅拌下加入白陶土及活性炭，并继续搅拌一段时间，然后过滤。③脱水。用 $CaCl_2$ 除去洗涤时混入的少量水。④灭菌。

150℃ 干热灭菌。

其他非水性注射溶剂　除注射用油外，其他如油酸乙酯、苯甲酸苄酯等油性非水溶剂较少应用。另外，在制备注射剂时，有时为了增加药物溶解度或稳定性，常在以水为主要溶剂的注射剂中加入一种或一种以上非水有机溶剂。这些溶剂大多具有低毒性、低刺激性、高稳定性、高沸点（便于进行加热灭菌）的特点，同时在较宽的温度范围内具有较低黏度并容易纯化，常用的有乙醇、丙二醇、聚乙二醇、甘油、二甲基乙酰胺等。

油酸乙酯　浅黄色油状液体，能与脂肪油混溶，性质与脂肪油相似而黏度较小。但贮藏会变色，如含 37.5% 没食子酸丙酯、37.5% 二叔丁对甲酚及 25% 叔丁对甲氧酚的混合抗氧剂用量为 0.03%（W/V）效果最佳，可于 150 ℃ 灭菌。

苯甲酸苄酯　无色油状或结晶，能与乙醇、脂肪油混溶。例如，二巯丙醇虽可制成水溶液，但既不稳定，又不能溶于油，使用苯甲酸苄酯可制成二巯丙醇油溶液，供注射用。苯甲酸苄酯不仅可作为溶剂，还有助溶作用，且能够增加二巯丙醇的稳定性。

乙醇　可与水、甘油、挥发油等任意混合，可供静脉或肌内注射，浓度可高达 50%。小鼠静脉注射的半数致死量（LD_{50}，即在规定时间内，通过指定感染途径，使一定体重或年龄的某种动物半数死亡所需最小细菌数或毒素量）为 1.97 g/kg，皮下注射为 8.28 g/kg。但乙醇浓度超过 10% 时可能会有溶血作用和疼痛感。例如，氢化可的松注射液、乙酰毛花苷 C 注射液中均含一定量的乙醇。

丙二醇　可与水、乙醇、甘油混溶，能溶解多种水不溶性药物，由于对药物的溶解范围广，已广泛用作注射剂的溶剂，可供肌内注射和静脉注射。小鼠静脉注射的 LD_{50} 为 $5\sim8g/kg$，腹腔注射为 $9.7g/kg$，皮下注射为 $18.5g/kg$。复合注射用溶剂中常用含量为 $10\%\sim60\%$，用做皮下或肌内注射时有局部刺激性。例如，苯妥英钠注射液中含 40% 丙二醇。

聚乙二醇　平均相对分子量为 300 和 400 的聚乙二醇（PEG）常用于注射，本品为无色黏稠液体，能与水、乙醇相混溶，化学性质稳定，不水解。有报道，PEG 300 的降解产物可能会导致肾病变，因此 PEG 400 更常用，其对小鼠腹腔注射的 LD_{50} 为 $4.2g/kg$，皮下注射为 $10g/kg$。例如，戊巴比妥钠注射液以 PEG 400、乙醇及水为溶液。

甘油　可与水或醇任意混溶，对许多药物有较大溶解度，但在挥发油和脂肪油中不溶，由于黏度和刺激性较大，不单独作注射溶剂用，常与乙醇、丙二醇、水等混合用。小鼠皮下注射的 LD_{50} 为 $10ml/kg$，肌内注射为 $6ml/kg$。甘油作溶剂常用浓度为 $1\%\sim50\%$，但大剂量注射会导致惊厥、麻痹、溶血。常与乙醇、丙二醇、水等组成复合溶剂，如洋地黄苷注射液，用甘油、乙醇和水作为混合溶剂以增加药物溶解度及稳定性。

二甲基乙酰胺　与水、乙醇任意混溶，对药物的溶解范围大，为澄明中性溶液。小鼠腹腔注射的 LD_{50} 为 $3.266g/kg$，常用浓度为 0.01%，但连续使用时，应注意其慢性毒性。例如，氯霉素常用 50% 的二甲基乙酰胺作溶剂，利舍平注射液用 10% 二甲基乙酰胺、50%PEG 作溶剂。

（毛声俊　王　银　刘芙蓉）

zhùshèjì fùjiājì

注射剂附加剂（injection additives）

为增加注射剂的安全性、稳定性、有效性及用药顺应性，除主药外加入的其他物质。各国药典对注射剂中所用附加剂的类型和用量有明确规定。注射剂附加剂主要有：pH 调节剂、等渗调节剂、增溶剂、抑菌剂、抗氧剂、止痛剂等。选用附加剂的原则：在有效浓度时对机体无毒；与主药无配伍禁忌；不影响主药疗效；对产品检验不产生干扰。应采用符合注射用要求的辅料，在满足需要的前提下，注射剂所用辅料的种类及用量应尽可能少。常用附加剂及其用量见表。

注射剂生物利用度高且起效快，一旦出现不良后果会很严重。附加剂种类繁多，可能会对主药性质产生影响，与其他药物配伍时可能会发生相互作用，所以必须高度重视附加剂的安全性。一些溶剂及附加剂本身具有某些生物活性及毒性，如吐温类是非离子型表面活性剂，常用于制剂的增溶与乳化等，但研究发现其对心血管系统有明显的影响。再如苯甲醇作为抑菌剂和局部止痛剂，其也有一定的毒副作用，含苯甲醇的注射剂可影响其吸收，连续注射可使局部硬结，高浓度溶液可引起水肿和疼痛。中国国家食品药品监督管理局在 2005 年 6 月发布通知规定凡处方中含有苯甲醇的注射液，其说明书必须明确标注"本品含苯甲醇，禁止用于儿童肌内注射"。

注射剂附加剂的主要作用包括：①增加药物的理化稳定性。②增加药物的溶解度。③抑制细菌的生长，在多剂量注射剂中应更加注意。④调节注射液的渗透压。⑤调节溶液的 pH 值。⑥减轻疼痛或对组织的刺激性等。注射剂使用的附加剂应满足注射级要求，有些辅料虽然被药典收载，但却不能满足注射用要求，不宜直接作为注射剂的附加剂。如需在注射剂中使用，应制定该附加剂符合注射用的内控标准，对其进行精制以达到注射用标准，并提供相应的安全性研究资料。

（毛声俊　王　银　刘芙蓉）

zhùshèjì pèiwǔ

注射剂配伍（compatibility of injections）

注射剂联合输液用药的方式。注射给药是临床上常用的治疗、抢救患者的一条重要途径，临床上为了取得更佳的疗效，弥补单种药物的疗效不足，常采用联合输液用药的方式，合理有效的配伍可提高药物的疗效，但不恰当的联合用药往往会造成药物间的不良反应，使药物降低或失去疗效，不良反应增加，甚至会危及患者生命。

配伍变化类型　药物制剂的配伍变化分类依据有很多种，根据配伍变化产生的原因可分为以下 3 类。

物理配伍变化　几种药物相互配伍，可发生某些物理性质的改变而造成药物制剂不符合质量要求与医疗要求。常见表现形式有：①溶解度改变，如 15% 的硫喷妥钠水性注射液与非水溶媒制成的毛花苷 C 注射液混合时可因溶解度改变而析出沉淀。②潮解、液化和结块，如含糖蛋白酶遇热不稳定，在 70℃ 以上即失效，同时易吸潮，使蛋白酶消化能力降低。③分散状态或粒径变化。

化学配伍变化　药物配伍后发生化学反应生成新的物质，反

表 注射剂常用的附加剂

种类及品种	浓度范围（%）	种类及品种	浓度范围（%）
pH 调节剂及缓冲剂		抑菌剂	
盐酸	q. s.	苯酚	0.5
乳酸	0.1	甲酚	0.5
氢氧化钠	q. s.	氯甲酚	0.5
醋酸，醋酸钠	0.22，0.8	三氯叔丁醇	0.5
枸橼酸，枸橼酸钠	0.5，4.0	苯甲醇	1~2
酒石酸，酒石酸钠	0.65，1.2	硫柳汞	0.01
磷酸氢二钠，磷酸二氢钠	1.7，0.71	等渗调节剂	
增溶剂、润湿剂与乳化剂		氯化钠	0.5~0.9
卵磷脂	0.5~2.3	葡萄糖	4~5
泊洛沙姆 188	0.2	止痛剂	
聚氧乙烯蓖麻油	1~65	三氯叔丁醇	0.5
聚山梨酯 80	0.5~4.0	苯甲醇	1~2
脱氧胆酸钠	0.2	盐酸普鲁卡因	1.0
助悬剂		利多卡因	0.5~1.0
甲基纤维素	0.03~1.00	粉针填充剂	
羧甲基纤维素钠	0.05~0.75	葡萄糖	1~10
明胶	2.0	乳糖	1~8
果胶	0.2	甘露醇	1~10
抗氧剂		蛋白质药物保护剂	
亚硫酸氢钠（NaHSO$_3$）	0.1~0.2	乳糖	2~5
焦亚硫酸钠（Na$_2$S$_2$O$_5$）	0.1~0.2	蔗糖	2~5
亚硫酸钠（Na$_2$SO$_3$）	0.1~0.2	麦芽糖	2~5
硫代硫酸钠（Na$_2$S$_2$O$_3$）	0.1~0.2	甘氨酸	1~2
二丁基羟基甲苯（BHT）	0.005~0.020	人血清白蛋白	1~2
丁基羟基茴香醚（BHA）	0.005~0.020		
金属离子螯合剂			
乙二胺四乙酸二钠（EDTA-Na$_2$）	0.01~0.05		
乙二胺四乙酸钙二钠（EDTA-CaNa$_2$）	0.01~0.05		

应类型有氧化、还原、水解、复分解、聚合、缩合反应等，反应后可观察到变色、浑浊、沉淀、产气、分解破坏、效价下降甚至爆炸等现象。

药理配伍变化 当药物配伍使用后，在体内相互作用、相互影响，造成药理作用的性质、强度、持续时间以及药物副作用、毒性等的变化均属于药理的配伍变化。

配伍变化影响因素 临床用药时，会根据疾病的治疗方案，将一种或多种注射液溶于输液中作为一个输液组，由于各种药物的理化性质和药理作用的不同，配伍后对药物的有效性和稳定性可能有影响，从理化性质方面影响注射剂配伍变化的因素有以下几点。

溶媒 ①溶媒性质变化引起不溶：某些药物制剂含有有机溶剂，配液时可因溶解度改变而析出。②溶媒选择不当引起不溶：溶媒选择不当可引起不溶或溶液稳定性下降。

pH 值 ①pH 值对药物溶解度的影响：有机碱类药物在水中溶解度小，为增加其溶解度常加入酸形成强酸弱碱盐，如普鲁卡因。而有机酸类则常加碱形成强碱弱酸盐，如巴比妥类、磺胺类。②pH 值对药物稳定性影响：pH

值变化时，对酸或碱不稳定的注射剂，可导致药物分解破坏，含量或者效价下降，甚至产生一些会对机体造成伤害的物质。所以，这类药物在与其他药物配伍时，要考虑配伍后混合液 pH 值变化对药物稳定性的影响。

氧化作用　含有还原性基团的药物，如间羟胺、肾上腺素、多巴胺等药物，在光线、空气、重金属离子、氢氧根离子 OH⁻、非质子化胺以及温度等的影响下，可氧化成醌及其他产物而失去活性，所以在与其他药物配伍时应考虑这些影响因素。

水解作用　一些药物的化学结构含有易水解的酰胺键（如氯霉素）、酯键（如羟基苯甲酸酯）、亚胺键（如地西泮）、内酰胺键（如青霉素）等不稳定的键，在酸、碱、多价金属离子、光、热、氧等条件催化下发生水解反应，水解产物的极性较原药大，并可能发生颜色改变或丧失活性，甚至产生毒性。

复分解作用　某些注射液混合后，可发生复分解反应形成难溶于水的化合物而析出沉淀。如青霉素注射液与普鲁卡因注射液混合后，生成难溶于水的青霉素普鲁卡因盐而析出沉淀。

盐析作用　亲水胶体的稳定性主要取决于其强的溶剂化作用与胶粒的水化层。凡能破坏胶粒水化层的因素，均能引起亲水胶体的不稳定。若在亲水胶体中加入大量电解质，由于电解质本身的强烈的水化性质，可使胶粒的水化层脱离，引起凝结和沉淀，称为盐析作用。如胰岛素与含有强电解质的注射液混合时，由于电解质的盐析作用，胶体发生凝聚而析出沉淀。

聚合作用　部分药物的浓溶液可发生聚合反应，产生大分子聚合物。例如，10%的氨苄西林溶液放置过久就会因发生聚合作用而变色、变稠，以至于产生沉淀而失效。

络合作用　如四环素类、β-内酰胺类抗生素能与多价金属离子络合而失效。

其他因素　如离子作用、附加剂间的反应、药物混合顺序、配伍量、配伍时间、差向异构化与消旋化、杂质、温度等因素均对注射剂的配伍有一定影响。所以注射剂配伍过程中，应综合考虑上述因素。

意义　注射剂合理有效的配伍可以利用某些药物的协同作用，增加疗效；减少副作用、减少或延缓耐药性的发生；为预防或治疗合并症而加用其他药物。

（毛声俊　王银　刘芙蓉）

zhùshèjì zhìliàng píngjià

注射剂质量评价（quality control of injections）对注射剂进行的与其理化特性、生物安全性、临床可用性等相关的检查。目的是保证注射剂用药安全、有效、质量可控，而且可以发现生产、储存、运输等环节上的问题。

pH 值测定　一般允许范围为 4.0~9.0，不同的品种有其对应的质量标准。

可见异物　在灯检条件下目视可以观测到的不溶性物质，其粒径或长度通常大于 $50\mu m$。注射液（特别是输液）中微粒可造成循环障碍引起血管栓塞，微粒过多可造成血管堵塞，而产生静脉炎，或由于巨噬细胞的吞噬，引起组织肉芽肿。可见异物检查一般用灯检法，也可采用光散射法。灯检法不适用的品种，如用深色透明容器包装或液体色泽较深（一般深于各标准比色液 7 号）的

品种可选用光散射法。实验室检测时应避免引入可见异物。当制备注射用无菌粉末和无菌原料药供试品溶液时，或供试品溶液的容器不适于检测（如不透明、不规则形状容器等），需转移至适宜容器中时，均应在 B 级的洁净环境（如层流净化台）中进行。

不溶性微粒　在可见异物检查符合规定后，用以检查静脉用注射剂（溶液型注射液、注射用无菌粉末、注射用浓溶液）及供静脉注射用无菌原料药中不溶性微粒的大小及数量。不溶性微粒检查可采用光阻法和显微计数法。当光阻法测定结果不符合规定或供试品不适于用光阻法测定时，应采用显微计数法进行测定，并以显微计数法的测定结果作为判定依据。光阻法不适用于黏度过高和易析出结晶的制剂，也不适用于进入传感器时容易产生气泡的注射剂。对于黏度过高，采用两种方法都无法直接测定的注射液，可用适宜的溶剂经适当稀释后测定。

无菌　无菌检查法系用于检查药典要求无菌的药品、生物制品、医疗器具、原料、辅料及其他品种是否无菌的一种方法。注射剂在灭菌结束后，除在灭菌过程中对有关参数进行控制外，都必须抽出一定数量的样品进行无菌试验，以确保产品的灭菌质量。通过无菌操作制备的成品更应注意无菌检查的结果。无菌检查应在无菌条件下进行，试验环境必须达到无菌检查的要求，检验全过程应严格遵守无菌操作，防止微生物污染，防止污染的措施不得影响供试品中微生物的检出。具体检查方法按照药典注射剂通则的规定进行。若供试品符合无菌检查法的规定，仅表明了供试

品在该检验条件下未发现微生物污染。

细菌内毒素或热原　《中华人民共和国药典》2015 年版规定，除另有规定外，静脉用注射剂按各品种项下的规定，照细菌内毒素检查法或热原检查法检查，应符合规定。

稳定性评价　除了上述无菌检查中要进行生物学稳定性评价外，注射剂的稳定性还需要根据药物的性质及注射液的类型进行物理和化学稳定性评价。溶液型注射液主要是化学稳定性问题，因此需要制定主要成分含量测定方法来评价其化学稳定性。混悬剂及乳剂型注射液，除化学稳定性外，还有物理稳定性的问题，包括在灭菌及储存过程中是否发生晶型转变、结晶长大、振摇后是否容易分散均匀。乳剂型注射液则主要评价灭菌及储存过程中乳滴是否变大。这些稳定性的变化会直接影响药品的有效性及安全性。

其他检查　注射剂装量检查应按照药典注射剂制剂通则的规定进行。此外，视品种不同有必要时注射剂应进行相应的安全性检查，如异常毒性、过敏反应、溶血与凝聚、降压物质检查等。

（毛声俊　王　银　刘芙蓉）

zhùshèyè

注射液（injections）　每次注射体积在 1～50ml 的小体积液体注射剂。又称水针或小针。是一种常用的注射剂型，包括溶液型、混悬型、乳剂型 3 类。其中，供静脉滴注用的大体积（除另有规定外，一般不小于 100ml）注射液也称静脉输液。

按照药物的理化性质及临床治疗的需要，将药物制备成合适的注射液。不同类型注射液性状

不同，起效快慢及作用持续时间也不同，一般来说，溶液型比混悬型起效快但持续时间短，水溶液型比油溶液型起效快而持续时间短，水混悬液型比油混悬液型亦起效快而持续时间短。

分类　①溶液型注射液：多以水为溶剂的均相液体制剂，适用于易溶性药物的注射液制备，如维生素 C 注射液及葡萄糖注射液；药物在水中难溶或为了达到长效目的，也可以油为溶剂，如维生素 D 注射液及己烯雌酚注射液。②混悬型注射液：将不溶性药物以微粒状态分散于水或油中的一类非均相液体制剂，适用于难溶性药物或为了增加稳定性、产生长效作用药物的注射液制备，

如醋酸可的松注射液、普鲁卡因青霉素注射液等。混悬型注射液不得用于静脉注射或椎管注射。③乳剂型注射液：由油相、水相和乳化剂组成的非均相液体制剂，适用于水中难溶性药物、靶向治疗药物的注射液制备，如静脉脂肪乳剂等。乳剂型注射液不得用于椎管注射。

制备　注射液的制备主要包括注射液配制、注射液滤过、注射液灌封、注射液检漏等过程，其制备工艺流程见图。

质量检查　注射液的质量检查包括可见异物检查、致热原检查、无菌检查等，有些注射剂如生物制品要求检查降压物质。此外，根据混悬型注射液的质量要

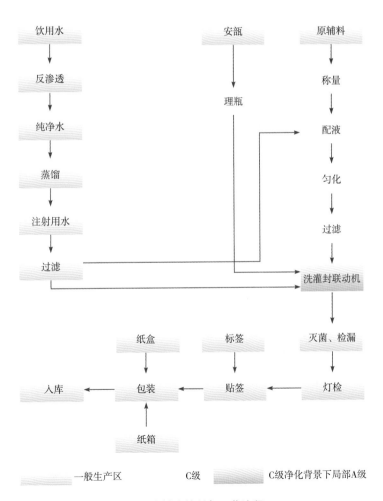

图　注射液的制备工艺流程

求，颗粒粒径大小应适宜，一般应小于 $15\mu m$，$15\sim20\mu m$ 者不应超过 10%；若有可见沉淀，振摇时应易分散均匀。乳剂型注射剂除应符合注射剂的一般规定外，应物理性质稳定，不得有相分离现象；小体积注射剂乳滴一般在 $1\sim10\mu m$，静脉用乳剂型注射液中乳滴的粒度 90% 应在 $1\mu m$ 以下，不得有大于 $5\mu m$ 的乳滴，应能耐受热压灭菌，在灭菌和储存期间应能保持各成分稳定不变，粒子大小不得超限。

应用 注射液是临床应用最广泛和最重要的剂型之一，对于抢救急危重症患者具有重要作用。注射液不经胃肠道吸收起效，不受消化系统及食物的影响，因此药效作用迅速，尤为适用于不宜口服的药物和不能口服的患者。实际应用中根据药物特性和疾病需要，注射液一般可通过静脉推注、静脉滴注、脊髓腔注射、肌内注射、皮下注射、皮内注射应用于临床医疗。

（毛声俊 王 银 刘芙蓉）

zhùshèyè róngqì

注射液容器（containers for injection） 灌装注射药液用的容器。注射液容器根据其制造材料的不同可分为玻璃容器及塑料容器，按其分装剂量的不同又分为单剂量装小容器、多剂量装容器及大剂量装容器 3 种。安瓿瓶和西林瓶是医疗卫生行业注射剂领域广泛应用的容器。

安瓿瓶 安瓿作为一个舶来词系拉丁文 ampulla 的译音，是可熔封的硬质玻璃容器，用以盛装注射用药或注射用水。

式样 有曲颈安瓿、有颈安瓿与粉末安瓿，其容积通常为 1、2、5、10、20ml 等几种规格。市场上曲颈易折安瓿最为常用。有

颈安瓿打开时需用砂轮，易产生玻璃碎屑污染药液，因此为避免折断安瓿瓶颈时造成的玻璃屑、微粒进入安瓿瓶而污染药液，中国国家药品监督管理部门已强行推行曲颈易折安瓿。粉末安瓿多用于分装注射用粉末或结晶性药物，故粉末安瓿瓶的颈口粗或带喇叭状，便于药物装入。另外，还有一种可同时盛装粉末与溶剂的容器，容器分为两室，下隔室装无菌药物粉末，上隔室盛无菌溶剂，中间用特制的隔膜分开，用时将顶部的塞子压下，隔膜打开，溶剂流入下隔室，将药物溶解后使用。这种注射剂容器使用方便，特别适用于一些在溶液中不稳定的药物。

颜色 所用安瓿多为无色，有利于检查药液的澄明度。对需要遮光的药物，可采用琥珀色玻璃安瓿。琥珀色可滤除紫外线，适用于对光不稳定的药物。但琥珀色安瓿含氧化铁，痕量的氧化铁有可能被浸取而进入产品中，使某些有效成分降解，因此易被铁离子催化降解的药物不能使用琥珀色玻璃容器。

材质 根据三氧化二硼（B_2O_3）含量和线热膨胀系数的不同将玻璃分为两类：即硼硅玻璃和钠钙玻璃，其中硼硅玻璃又分为高硼硅玻璃、中性硼硅玻璃、低硼硅玻璃。目前注射剂所用安瓿材质基本上为中性硼硅玻璃与低硼硅玻璃。由于生产成本原因，中国市场上很多安瓿都是低硼硅玻璃，但国外已基本淘汰低硼硅玻璃安瓿，使用中性硼硅玻璃安瓿。除了玻璃安瓿，现在也开发出了塑料安瓿。塑料安瓿虽克服了玻璃安瓿打开时产生玻璃碎屑等弊端，但其密封性不如玻璃安瓿，应用范围受到限制。

洗涤 安瓿必须处理合格后才能供灌装药液用，一般处理的流程包括安瓿的洗涤、安瓿的干燥或灭菌等步骤。安瓿，洗涤一般采用甩水洗涤法或加压喷射气水洗涤法两种。甩水洗涤法是将安瓿经灌水机装满滤净的水，再用甩水机将水甩出，如此反复 3 次，以达到清洗的目的。此法洗涤的清洁度一般可达到要求，生产效率高、劳动强度低，符合大生产需要。但该法洗涤质量不如加压喷射气水洗涤法好，一般适用于 5ml 以下的安瓿。加压喷射气水洗涤法系将加压滤过的去离子水或蒸馏水与经过处理后洁净的压缩空气，由针头交替倒喷入安瓿内，借助洗涤水与压缩空气交替数次的强烈冲洗，冲洗顺序为气－水－气－水－气，以洗净安瓿。加压喷射气水洗涤法是目前生产上认为有效的洗瓶方法，特别适用于大安瓿的洗涤。还有一种洗涤机采用加压喷射气水洗涤与超声波洗涤相结合的方法。在实际生产中，也有厂家对安瓿的洗涤只采用洁净空气吹洗的方法。安瓿在玻璃厂生产出来后就严密包装，避免污染，使用时用洁净空气吹洗即可。此法免去水洗操作，而且为注射剂高速度自动化生产创造了有利条件。还有一种密封安瓿，使用时在净化空气下用火焰开口，直接灌封，这样可以免去洗瓶、干燥、灭菌等工作。

干燥与灭菌 安瓿洗涤后，一般要在烘箱内用 $120\sim140℃$ 温度干燥 2 小时。用于盛装无菌分装药物或低温灭菌药物的安瓿则须用 $170\sim180℃$ 干热灭菌 1 小时以上。常用的灭菌烘箱有隧道式红外线烘箱、电热红外线隧道式自动干燥灭菌机、电热远红外线隧道式自动干燥灭菌机等。灭菌

好的空安瓿存放柜应有净化空气保护，安瓿存放时间不应超过24小时。

质量要求 ①安瓿玻璃应透明无色、洁净，以利于检查药液的颜色与澄明度。②玻璃的膨胀系数要小，耐热性要好，生产与贮存期间不易发生冷暴破裂。③有一定的物理性能，即有足够的机械强度、抗张强度、和耐冲击强度，能耐受热压灭菌时产生的较大压力差，并避免在生产装运过程中破损。④具有较高的化学稳定性，不改变药液的性质也不被药液腐蚀。⑤熔点较低，易于熔封，不产生失透现象。⑥瓶壁不应有麻点、气泡及沙粒。

西林瓶 第二次世界大战时期盘尼西林的大量使用和其特殊的性质，促使了玻璃带胶塞的密封小瓶的广泛应用，早期盘尼西林多用其盛装，故将其命名为西林瓶。西林瓶又可称为青霉素瓶，适用于多剂量的小体积注射剂，瓶口用橡胶塞铝盖密封，用时注射针头穿过橡胶塞取用，因此仍可保持密封状态，一般用于疫苗、生物制剂、粉针剂、冻干等药品的包装，颜色有透明、棕色等种类，材质有硼硅玻璃与钠钙玻璃，市场上主要是硼硅西林瓶。

洗涤 ①西林瓶洗涤程序：纯化水洗涤→纯化水反冲→注射用水反冲→压缩空气反冲→洗涤后的西林瓶可见异物检查合格→进入隧道烘箱，于300~350℃温度下至少5分钟灭菌与干燥（或其他可靠的灭菌干燥条件）→A级层流下冷却至≤40℃→进入无菌分装室备用。②胶塞洗涤程序：真空吸料→纯化水粗洗→注射用水精洗→可见异物检查→排水→注射用水冲洗→洗涤后水可见异物检测或洁净胶塞可见异物检测→

125℃ 2.5 小时（或其他可靠的灭菌干燥条件）进行灭菌干燥→检查胶塞水分应符合规定→进入无菌室备用，48 小时内使用。③铝盖洗涤程序：纯化水强力喷淋粗洗→纯化水精洗→洗涤后水可见异物检查→排水→纯化水冲洗→180℃ 1 小时（或其他可靠的灭菌干燥条件）进行灭菌干燥→进入无菌分装室备用，48 小时内使用。

分装 在洁净度符合要求的无菌分装室内，采用插管分装机、螺旋分装机或真空吸粉分装机，按照各品种规格、原料的含量和水分，计算装量，将无菌原料分装于洗净并干燥灭菌后的西林瓶或直管瓶中，盖胶塞，轧铝盖，密封。

（毛声俊 王银 刘芙蓉）

zhùshèyè pèizhì

注射液配制（liquor preparation） 将主药及附加剂配制成注射剂药液的过程。注射液配制包括稀配和浓配两种方法。稀配法是将全部药物加入于全部处方量溶剂中，一次配成所需浓度，再行过滤，适用于杂质少质量高的原料药。浓配法是将全部药物加入于部分处方量溶剂中配成浓溶液，加热或冷藏后过滤，然后稀释至所需浓度，其优点在于可滤除溶解度小的杂质，溶液澄明度高，溶液均匀性好，适用于杂质偏多的主药。

投料 投料包括对所有注射剂主药和附加剂的质量进行检查，根据具体情况，按处方量进行计算后称量。投料过程必须有技术人员参与，并由两人以上进行核对，对所有主药和附加剂的来源、批号、用量和投料时间等进行严格记录并签字负责。用量的计算应视具体情况，按处方量进行

计算。如一些含结晶水的药物，应注意换算；某些容易降解的药物，尤其在注射液灭菌后，主药含量有所下降时，应酌情增加投药量。

配液用具与处理 配制药液的容器应使用化学稳定的材料制成，如玻璃、搪瓷、不锈钢、耐酸耐碱陶瓷及耐热的无毒聚氯乙烯、聚乙烯材料制成的容器。大生产多使用不锈钢容器，如SUS304 或 316L 不锈钢。铝制容器不宜使用。大量生产时一般使用夹层配液锅，并装配轻便式搅拌器，夹层锅可以通蒸汽加热也可通冷水冷却。配液用具在用前要用洗涤剂或硫酸清洁液处理洗净，然后用新鲜注射用水荡洗或灭菌后备用。每次配液后，要立即刷洗干净，以免长菌。

注意事项 ①配制注射液时应在符合相应规定的洁净环境中进行，所用器具及原料附加剂尽可能无菌，以减少污染。②配制剧毒药品注射液时，严格称量与校核，并谨防交叉污染。③对不稳定的药物更应注意调配顺序（先加稳定剂或通惰性气体等），有时要控制温度与避光操作，如维生素 C、盐酸肾上腺素、硫酸庆大霉素等注射液通二氧化碳的抗氧效果较好。④对于不易滤清的药液可加0.1%~0.3%的活性炭或通过铺有炭层的布氏漏斗，除助滤外，活性炭还有除热原、除杂质及脱色的作用。但使用活性炭时要注意其对药物的吸附作用，特别对小剂量药物如生物碱盐等的吸附，要通过加炭前后药物含量的变化，确定能否使用。活性炭在酸性溶液中吸附作用较强，在碱性溶液中有时出现"胶溶"或脱吸附作用，反使溶液中的杂质增加，故活性炭最好用酸处理

并活化后使用。活性炭常选用一级针用炭或"767"型针用炭，可确保注射液质量。

药液配制好后，应进行半成品的质量检查，主要包括 pH 值、含量等项，合格后才能进行注射液滤过、注射液灌封等后续工序。

(毛声俊　王　银　刘芙蓉)

zhùshèyè lǜguò

注射液滤过（injection filtration）

利用滤过介质截留配制的注射液中混悬的固体颗粒的操作。滤过是制备注射液等灭菌制剂工艺的必要环节。药液中的微粒靠滤过法除去，以保持注射液澄明。医疗上对注射液的澄明度要求也越来越高，不仅肉眼可见的微粒不允许存在，而且对肉眼不可见的微粒也有一定的限制。无菌滤过则要求更高，因为通常无菌滤过的产品，最终无需灭菌，所以对滤过效率和操作环境均有严格的要求。无菌滤过是滤过除去溶液中活的或死的微生物的方法，主要适用于对热不稳定的药物溶液、气体、水等的灭菌。对于用于除菌滤过的滤膜，还应测定其截留细菌的能力。

机制　含有固体微粒的药液混合物的过滤需要在压差（如重力压）或离心力作用下进行。通常多孔性介质称为滤过介质或滤材，待澄清的悬浮液称为滤浆，滤浆中的固体微粒称为滤渣，积聚在过滤介质上的滤渣层称为滤饼，透过滤饼与过滤介质的澄明液体称为滤液。根据粒子在滤材中被截留的方式不同，可将滤过过程分为介质滤过和滤饼滤过。

介质滤过　药液通过滤过介质时固体粒子被介质截留而达到固液分离的操作。介质滤过包含表面滤过和深层滤过两种方式。①表面滤过：固体粒子的粒径大于滤过介质的孔径，粒子被截留在介质表面，滤过介质起筛网的作用。常用的表面滤过介质有微孔滤膜、超滤膜和反渗透膜等。因此这种滤过又称筛析作用或膜滤。表面滤过常用于分离溶液中含有少量固体粒子的杂质，以及分离要求很高的液体制剂的制备中。这种过滤利用了粒子筛分原理，被截留的粒度与介质的孔径紧密相关且分离度高。②深层滤过：分离过程发生在介质的"内部"，即粒径小于滤过介质孔径的粒子在滤过过程中进入到介质的一定深度被截留在其深层而分离的作用。当粒子通过介质内部的弯曲而不规则孔道时可能由于惯性、重力、扩散等作用而沉积在空隙内部搭接形成"架桥"或滤渣层，也可能由于静电力或范德华力而被吸附于空隙内部。如砂滤棒、垂熔玻璃滤器、多孔陶瓷、石棉滤过板等滤器遵循深层截留作用机制。如果要求绝对不允许有大于某一尺寸的微粒通过，则必须采用介质滤过。表面滤过和深层滤过的滤过速度与阻力主要由滤过介质所控制，如果药液中固体粒子含量少于 0.1% 时属于介质滤过。常用的注射液滤器中，微孔滤膜以筛滤为主，砂滤棒和垂熔玻璃滤器既有筛滤作用，又有深层滤过之效。深层滤过是滤过大量液体比较常见的方法，深层滤器所截留的微粒往往小于滤过介质的孔隙。比如，有些砂滤棒最大孔径为 2.5μm，但能除去直径为 1μm 的细菌。

滤饼滤过　药液中固体粒子含量在 3%～20% 时，固体粒子聚集在滤过介质表面之上，滤过的拦截主要由所沉积的滤饼起作用。若药液中固体含量大于 1% 时，由于滤过介质的架桥作用，滤过开始时在滤过介质上形成初始滤饼层，在继续过滤过程中逐渐增厚的滤饼层起拦截颗粒的作用。滤过的速度和阻力主要受滤饼的影响，如药材浸出液的滤过多用滤饼滤过。注射剂生产中，常采用活性炭助滤，即在滤过介质的表面形成活性炭层作为滤饼，提高了注射剂的澄明度。最常用的滤饼可由纸浆或粒径在 100μm 左右的不规则形的硅藻土制成。滤饼一旦形成，滤速应保持恒定，以免破坏滤层而影响滤过质量。

在深层滤过和滤饼滤过中，都存在架桥现象，不同在于前者是在介质内部孔道之中形成，后者是在介质表面形成。深层滤过或滤饼滤过在滤过刚开始时，滤过质量不高，这时架桥或滤饼尚未形成，要将初滤液回至配液缸进行回滤，随着滤过的进行，被截留的粒子形成架桥或滤饼后，滤过的质量也随之提高。

影响因素　滤过速度指单位时间通过单位面积的滤液量。简称滤速。无论是介质滤过还是滤饼滤过，液体的流过速度均可反映滤过的生产能力。滤材的孔径不完全一致，加之随着滤过的进行，固体颗粒沉积在滤材表面和深层，使液体经间隙的流过速度更加复杂化。影响滤速的因素主要包括：滤液的黏度，滤过介质或滤层的厚度，滤过面积以及滤饼（层）的性质，即穿透系数等。压力越大，滤速越快；在滤过初期，滤速与滤器的面积成正比；滤液黏度越大，滤速越慢；滤速与毛细管直径成正比；滤速与滤层的厚度成反比。在滤饼过滤时，随滤饼厚度的增加滤速减慢，为了保持滤速应逐步加大操作压力，但压力过大或过滤时间过长时，小微粒有漏下的可能。一般浓稠液体的滤速比稀释液体慢，液体的黏度随温度的升高而降低，因此常采用趁热过滤。面积对于泥浆状的滤饼滤过格外重要。过滤面积小，易产生很厚的滤饼层，因而阻力增大，不易滤过，特别是软而易变形的滤渣层容易堵塞滤材的毛细孔。常用活性炭打底，增加孔径，减少阻力。亦可先行预滤，以减少滤饼厚度，或使颗粒变粗以减少滤饼阻力，提高滤速。除了上述方法，还可通过在滤浆中加入助滤剂保持一定孔隙率，减少阻力来提高滤过效率。

助滤剂是一种特殊形式的滤过介质，具有多孔性、不可压缩性，在其表面可形成微细的表面沉淀物，阻止沉淀物间的接触和堵塞过滤介质，从而起到助滤作用。常用的助滤剂有纸浆、硅藻土、滑石粉、活性炭等。理想的助滤剂应具有以下性质：①适当的细度，表面粗糙，形状复杂。②分散性好，不漂浮于液面。③滤浆中形成不可压缩的沉淀，以形成多孔性的滤渣。④液体且化学性质稳定。加入助滤剂的方法有两种：①滤材上铺一层助滤剂，然后开始过滤。②助滤剂混入待滤液中，搅拌均匀，可使部分胶体被破坏，过滤过程中形成一层较疏松的滤饼，使滤液易于通过。

应用 注射剂生产中常用的注射液滤器过去常用的有垂熔玻璃滤器、砂滤棒、钛滤器、板框式压滤器、微孔滤膜滤器及超滤膜滤器等多种类型。大生产中，大多末端滤过常采用聚丙烯、聚砜等微孔滤膜滤器，以及超滤膜滤器。各种滤器的结构性能各不相同，对药液的影响差别甚大，因而只有掌握各类滤器的特性，才能正确合理选用，使滤过的效率与质量得以保障。注射液的滤过装置通常有高位静压滤过、减压滤过、加压滤过等。注射液的过滤通常采用粗滤和精滤二级滤过，以保证最终产品的澄明度。其中粗滤多采用钛棒、垂熔玻璃滤器，而精滤大多采用聚丙烯、聚砜过滤器等进行过滤。

（毛声俊 王 银 刘芙蓉）

zhùshèyè lǜqì

注射液滤器（injection filter）配制的注射液进行滤过时使用的容器。注射液生产中常用的滤器有砂滤棒、板框式压滤器、垂熔玻璃滤器、钛滤器、膜滤器及超滤（中空纤维滤器）等多种类型。滤器按其截留能力可归类为粗滤（预滤）器及精滤（末端滤过）器。各种滤器的结构性能各不相同，对药液的影响差别甚大，因而只有掌握各类滤器的特性，才能正确合理地选用，使滤过的效率与质量得以保障。

过去，中国注射液的大生产常应用砂滤棒、板框式压滤器、垂熔玻璃漏斗、多孔陶瓷滤器、石棉滤板等注射液滤器。其中，砂滤棒、板框式压滤器、石棉滤板多用于注射液的粗滤；垂熔玻璃漏斗、多孔陶瓷滤器多用于注射液的精滤。主要使用的砂滤棒有两种：一种是硅藻土砂滤棒（苏州滤棒），另一种是多孔素瓷砂滤棒（唐山滤棒）。板框式压滤器是一种在加压下间歇操作的过滤设备，适用于过滤黏性大、颗粒较小及滤饼可压缩的各类难过滤物料，且特别适用于含有少量固体的悬浮液；也被用于中药注射液的粗滤。石棉滤板其本身性质稳定，不与滤液发生反应，且价格低廉可重复使用，一般用于注射液的粗滤。垂熔玻璃滤器在注射剂生产中常作精滤或膜滤前的预滤。

注射液的大生产常用的滤器包括钛滤器、微孔滤膜滤器及超滤膜滤器等。其中钛滤器广泛用于大输液或针剂生产线中的脱炭滤过；微孔滤膜滤器多用于注射液的末端滤过；超滤膜滤器一般做药物的分离纯化和精制用。

钛滤器 钛滤器是由钛粉经粉末冶金工艺加工而成微孔结构的滤过元件，其外形有滤棒和滤片两种。钛滤器在注射剂生产中是一种较好的预滤材料，中国很多制剂生产单位已经开始应用。注射液的脱炭滤过可用钛滤棒连续滤过，整个系统都处在密闭状态，药液不易污染，且其滤过速度大，在相同的滤过面积和压力条件下，滤过时间节省70%，滤过质量高，合格率可达95%。钛滤器具有抗热防震性能好、强度大、重量轻、不易破碎、滤过阻力小与滤速大等特点，尤其适合于滤过量大、要求又高的大输液生产使用。

微孔滤膜滤器 用高分子材料制成的薄膜过滤介质，分为圆盘形膜滤器（板式压滤器）和圆筒形膜滤器。在薄膜上分布有大量的穿透性微孔，常用的孔径为 $0.025 \sim 14 \mu m$。微孔滤膜滤器过滤精度高，广泛应用于注射剂生产中。微孔滤膜滤器的特点为：①孔径小、均匀、截留能力强。②不受流体流速压力的影响。③质地轻而薄且孔隙滤率大，因此药液通过薄膜时阻力小、滤速快，与同样截留指标的其他过滤介质相比，滤速快40倍。④滤膜是一个连续的整体，过滤时无介质脱落。⑤不影响药液的 pH 值。⑥滤膜吸附性少，不滞留药液。主要缺点是易于堵塞，有些纤维素类滤膜稳定性不理想。折叠式微孔滤膜滤器见图。

微孔滤膜在医药方面常用于需要热压灭菌的水针剂、大输液的生产中，滤除药液中污染的少量微粒，提高药剂的澄明度合格率。使用时将滤膜串联在常规滤器后作为末端过滤之用，如葡萄糖大输液、右旋糖酐注射液、维生素 C 注射液、肾上腺素注射液、盐酸阿托品等。孔径为 $0.3\mu m$ 或 $0.22\mu m$ 的微孔滤膜也可用于对热敏药物的除菌过滤，如胰岛素、辅酶 A、ATP、细胞色素 C、人体转移因子、血清蛋白、丙种球蛋白等。微孔滤膜的种类很多，不同的材质适用于不同的过滤操作。

核径迹微孔滤膜简称核孔膜，是 20 世纪 70 年代后发展起来的用于精滤的新型微孔滤膜。核孔膜的出现，使微孔过滤技术得到了新的发展。在制药工业中，可用于各种注射针剂中微粒和细菌的去除。

超滤膜滤器　超滤是一种膜分离技术，是利用溶液通过高分子复合膜，使溶质微粒被有效地选择性截留，而达分离目的之工艺过程。其孔径极小，通常截留分子量为 300～300 000 的溶质。膜的材质一般都采用聚砜类高分子复合物，具有良好的化学稳定性、抗氧性和安全性，故可广泛应用于制剂、食品及三废处理。超滤膜在医药工业领域常应用于抗生素、干扰素的提纯精制，针剂及针剂用水的热原去除，蛋白质、核酸、维生素、激素等生物活性物质的分离纯化。超滤膜的分离过滤技术具有以下特点：①过程不需要热处理，故对热敏物质是安全的。②没有相变化，能耗低。③浓缩和纯化可以同时完成。④分离过程不需加入化学试剂。⑤设备和工艺较其他分离纯化方法简单，且生产效率高。

（毛声俊　王　银　刘芙蓉）

zhùshèyè lǜguò zhuāngzhì

注射液滤过装置（injection filtration devices）　大量生产注射液时使用的滤过设备。注射剂的滤过有高位静压滤过、减压滤过及加压滤过等方法，其装置一般先采用滤棒和垂熔玻璃滤器预滤，再经膜滤器精滤的组合过滤系统，常用滤膜孔径为 $0.6\mu m$ 或 $0.8\mu m$。

高位静压滤过装置　适用于生产量不大、缺乏加压或减压设备的情况，特别在有楼层差时，配液间和储液罐在楼上，药液在楼上配制后通过管道滤过到楼下贮液瓶或直接灌入容器进行灌封。该装置是利用液位差形成的静压，促使经过滤器的滤材自然滤过。此法简便，压力稳定，质量好，但滤速慢。

减压滤过装置　减压滤过一般可采用如图 1 所示的滤过装置，先经滤棒和垂熔玻璃滤球预滤，再经膜滤器精滤，此装置可以进行连续滤过，整个系统都处在密闭状态，药液不易污染，但进入系统中的空气必须经过滤过。此法适应于各种滤器，设备要求简单，但压力不够稳定，操作不当，易使滤层松动，影响药液质量。

加压滤过装置　滤过装置如图 2 所示。其配液缸也可改用耐压的密闭配液缸，在配液缸上用氮气或压缩空气加压滤过，这种情况不需要离心泵，从而避免了泵对药液的污染。注射液先经砂滤棒与垂熔玻璃滤球预滤后，再经微孔滤膜精滤。工作压力一般为 $98.06kPa$（$1kg/cm^2$），滤液质量良好。这种装置还可检查滤过系统的严密性。中国《药品生产质量管理规范》已将滤膜使用前后作严密性检查列入有关规定。

加压滤过多用于药厂大量生产，压力稳定，滤速快，质量好，产量高。由于全部装置保持正压，如果滤过时中途停顿，对滤层影响也较小，同时外界空气不易漏

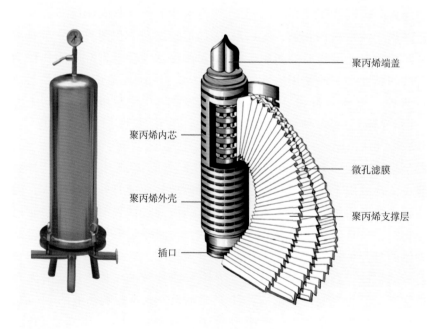

聚丙烯端盖

聚丙烯内芯

聚丙烯外壳

插口

微孔滤膜

聚丙烯支撑层

图　折叠式微孔滤膜滤器

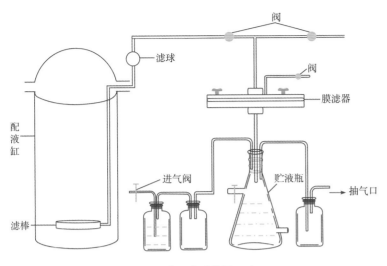

图1 减压滤过装置示意

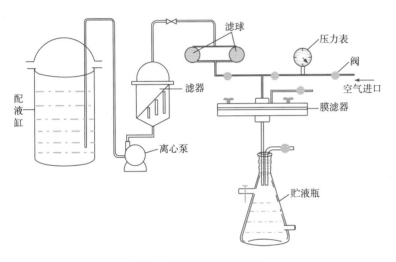

图2 加压滤过装置示意

入滤过系统。但此法需要离心泵和压滤器等耐压设备，适于配液、滤过及灌封工序在同一平面的情况。无菌滤过宜采用此法，有利于防止污染。在条件允许的情况下，可采用加压滤过与高位静压滤过相结合的方式用于药液大生产，即先在楼上用加压滤过器进行预滤，将滤液盛装在贮液缸中，再借高位静柱压通过楼下的微孔滤膜精滤后进行灌封，结合两者之长，效果甚优。

（毛声俊 王 银 刘芙蓉）

zhùshèyè guànfēng

注射液灌封（filling and sealing process） 注射液滤过后药液经检查合格后进行灌装和封口的过程。灌封包括灌注药液和封口两步，是保证注射剂生产中无菌最关键的操作。安瓿在灌注药液后应立即封口，以防止药液污染及惰性气体泄漏。药液的灌装和封口应在同一室内进行，灌装区通常需达到 A 级洁净标准。

灌封方式 灌封操作分为手工灌封和机械灌封两种。手工灌封多用于小试，药厂多采用安瓿全自动灌封机。

手工灌封 手工封口方法分为拉封和顶封两种，拉封封口严密，对药液影响小，不易出现毛细孔，故多采用拉封法，特别是装粉末或具有广口的其他类型安瓿，都必须拉封。中国药厂常用的是拉丝灌封机。按火焰多少又可分为单火焰法和双火焰法，后者常用，封口速度快，操作容易掌握，封口安瓿长短一致，质量较高。火焰多采用煤气或气化汽油，再靠压缩空气或氧气助燃，可使火焰温度增高。熔封时火焰要调节好，防止发生鼓泡、封口不严等现象。

机械灌封 药厂多采用机械灌封进行大量生产，常用安瓿自动灌封机。灌封机大致由空安瓿加瓶斗、安瓿传运轮、传动齿板、装量控制器、灌注针头、火焰熔封灯头等组成。药液的灌注由 4 个协调的动作进行：①由动齿板传送安瓿。②灌注针头下降。③药液灌注入安瓿并充气。④灌注针头上升后安瓿传送至火焰熔封。灌液部分装有自动止灌装置，其作用是防止当灌注针头降下而无安瓿时，药液浪费和药液污染机器。

中国已有洗、灌、封联动机和割、洗、灌、封联动机，不仅提高生产效率，而且提高成品质量，但灭菌与包装工序还没有实现联动化。安瓿洗灌封联动系统是小容量注射剂生产的关键设备，它要求设备材质结构能减少对药品的污染，在规定速度下，能满足安瓿清洗、干燥及灌封要求，因此对此设备验证至关重要。

药液灌装的要求 ①剂量准确。灌装时可按《中华人民共和国药典》要求适当增加药液量，以保证注射用量不少于标示量，从而抵偿在给药时由于瓶壁黏附和注射器及针头的吸留而造成的损失，一般易流动液体可增加少些，黏稠性液体宜增加多些。②药液不沾瓶，以防熔封时发生焦头或爆裂。为防止灌注器针头"挂水"使药液沾瓶，活塞中心常设有毛细孔，可使针头挂的水滴缩回并调节灌装速度，过快时药液易溅至瓶壁而沾瓶。③控制充气流量，通惰性气体时，要达到既不使药液溅至瓶颈，又使安瓿空间的空气除尽。一般采用安瓿先充气一次，灌装药液后再充一次，此种通气方法效果较好。一般 1~2ml 的安瓿常在灌装药液后通入惰性气体，而 5ml 以上的安瓿则在药液灌装前后各通一次，以尽可能驱尽安瓿内的残余空气。有些药厂在通气管路上装有报警器以检查充气效果，也可用测氧仪检测残余氧气。

安瓿熔封常见问题 安瓿灌封时常发生的问题有剂量不准、封口不严、出现大头、焦头、瘪头、爆头、鼓泡等。焦头是灌封过程最易出现的问题，即生产灌装拉丝封口时，安瓿内壁粘有的药物因炭化出现的黑色斑点。此种情况既损失了药液，又浪费了能源与材料，增加了生产成本，降低了成品率，影响灌封质量。安瓿灌封时产生焦头的原因主要包括：灌液太猛，药液溅到安瓿内壁；针头回药慢，针尖挂有液滴且针头不正，使针头碰安瓿内壁；安瓿口粗细不匀，碰到针头；灌注与针头行程未配合好；针头升降不灵等。

熔封或严封后一般根据药物的性质选用适宜的方法灭菌，必须保证制成品的无菌，注射剂在灭菌时或灭菌后，应采用减压法或其他适宜的方法进行容器的检漏。注射器溶剂的检漏法包括真空检漏法、冷色水检漏法及其他适宜方法等（见注射液检漏）。

（毛声俊 王 银 刘芙蓉）

zhùshèyè jiǎnlòu

注射液检漏（leak detection）

注射液灌封灭菌后及时将漏气安瓿剔除的检查过程。安瓿熔封时，由于熔合不严密等原因，少数安瓿顶端留有毛细孔或微小裂缝而造成漏气。这种漏气安瓿在包装贮存期间，容易发生药液流出，污损包装，或由于空气与微生物的浸入，药液发生变色、沉淀或长霉等变质现象，所以必须在灌封灭菌后及时地将漏气安瓿剔除。

注射液检漏工作通常采用灭菌、检漏两用器，一般包括真空检漏、冷色水检漏及其他。①真空检漏法：注射液的真空检漏一般采用灭菌、检漏两用灭菌器或者双扉程控消毒检漏箱，即在灭菌完毕后，稍开锅门放进冷水淋洗安瓿使温度降低，然后关紧锅门抽去箱内空气使真空度达 85.3~90.6kPa 后，停止抽气，打开色水阀，吸入有色液体将安瓿全部浸没，关闭色水阀，开放气阀，将有色水抽回贮器中，开放锅门，用热水淋洗安瓿后取出，剔除被染色的漏气安瓿。此真空应在 10 分钟内突然解除，从而分辨出安瓿封口的好坏。如果重复 3 次，毛细孔直径在约 15mm 或更小时，染料也可以穿过微小的小孔。具有良好的检测效果。②冷色水检漏法：在灭菌后趁热将安瓿浸没于冷的色水中，安瓿突然遇冷，内部空气收缩而形成负压，有色液体被吸入漏气安瓿而剔除。③其他：将安瓿倒置于灭菌锅内，在升温灭菌时，安瓿内的气体受热膨胀，使药液从漏气处挤出，形成空安瓿而剔除。此法特别适用于颜色较深的注射液检漏。与此同时还可用仪器检查安瓿隙裂。检漏后的安瓿应及时用水冲去有色溶液，并擦净外壁水分与污物以利灯检。

（毛声俊 王 银 刘芙蓉）

dàróngliàng zhùshèyè

大容量注射液（large volume injections）

由静脉滴注输入体内的大体积注射液。通常称为输液。注射量从 100ml 到数千毫升，通常包装在玻璃或塑料的输液瓶或输液袋中，不含防腐剂或抑菌剂。使用时通过输液器调整滴速，持续而稳定地进入静脉，以补充体液、电解质或提供营养物质或治疗用。输液通过静脉迅速进入体内，在抢救危重及急症患者中发挥重要作用。

分类 有电解质输液、营养输液、胶体输液、含药输液多种类型。①电解质输液：主要成分是水和电解质，主要用于补充体内水分、电解质，纠正体内酸碱平衡等。如氯化钠注射液、复方氯化钠注射液、乳酸钠注射液等。②营养输液：主要成分是人体需要的水和营养物质，主要用于补充营养。较长时间不能通过口服吸收营养时可采用营养输液。营养输液有糖类输液（如葡萄糖注射液、果糖注射液）、氨基酸输液、脂肪乳输液等。③胶体输液：主要成分是水和天然或合成的高分子物质，主要用于补充血容量，维持血压等。为一类代血浆输液剂，具有与血浆近似的渗透压和黏度。胶体输液有多糖类、明胶类、高分子聚合物等，如右旋糖酐、淀粉衍生物、明胶、聚维酮等。注意胶体输液不能代替血浆。④含药输液：含有治疗药物的输液，可用于临床治疗。如盐酸消旋山莨菪碱注射液，替硝唑氯化钠注射液等。

制备 输液的生产过程和注射剂一样，但对环境的要求更高，输液有玻璃容器、塑料容器和软袋等包装，制备工艺大致相同，但在容器的处理上有所区别，玻璃瓶输液的制备工艺流程见图。

输液的生产环境要求 输液的生产大多采用最终灭菌工艺，根据《药品生产质量管理规范》，无菌药品最终灭菌产品的生产洁净度要求输液车间温度为 18～28℃，相对湿度为 50%~65%，洁净区与非洁净区之间、不同级别洁净区之间的压差应不低于 10Pa。物料准备、产品配制和灌装或分装等操作必须在洁净区内分区域进行。应根据产品特性、工艺和设备等因素，确定产品生产用洁净区的级别。

配制 将原辅料和溶剂混合、溶解的过程。配液必须用新鲜的注射用水（制备 12 小时以内），配制方法多采用浓配法，并且采用 0.1%～0.5% 的活性炭吸附热原、杂质及色素。

滤过 同注射剂一样先粗滤，然后精滤。一般采用多级阶梯过滤设计，即采用三级或四级孔径递减的方式，又称过滤系统。第一级一般用钛棒，孔径可选择 30、10、5 或 3μm；第二级一般用聚醚砜或聚丙烯材质，孔径可选择 0.6、0.45 或 0.22μm；第三级一般用聚醚砜材质，孔径可选择 0.22μm。在选配过滤系统时必须针对具体的药品生产工艺要求选配过滤系统的组成器件，在此基础上，分别确定每级过滤器使用的材质和孔径大小。通常澄清过滤介质的材料多选用钛棒、聚丙烯；预过滤介质可选用聚丙烯和纤维素等；而终端过滤的材料选用范围较宽，聚醚砜、聚四氟乙烯等不同材质的滤芯均可作为终端过滤的过滤器材。

输液容器 传统的输液瓶采用玻璃瓶。随着材料工业和制药装备的发展，塑料瓶装输液和软袋输液生产得到了快速发展，20 世纪 60 年代聚丙烯（PP）及聚乙烯（PE）塑料瓶，聚氯乙烯（PVC）袋装输液、多层共挤塑料袋装输液相继投入使用。

灌封 灌封由灌注、盖橡胶塞、轧铝盖 3 步连续完成，是输液关键操作。输液的灌封已实现机械化联动化，自动灌注机、翻塞机及落盖轧口机大大提高了工作效率及产品质量。灌封结束后应检查轧口是否松动，若松动需将其剔除。

灭菌 为减少微生物污染的机会，应尽量使整个生产过程连贯进行，并于灌装结束后立即灭菌。一般从配液到灭菌不超过 4 小时。输液应采取终端灭菌工艺，首选过度杀灭法（$F_0 \geqslant 12$），如产品不能耐受过度杀灭的条件，可考虑采用残存概率法（$8 \leqslant F_0 < 12$），但均应保证产品灭菌后的 SAL 不大于 10^{-6}。采用其他 F_0 值小于 8 的终端灭菌条件的工艺，原则上不予认可。常用的灭菌条件 121℃ 12 分钟；115℃ 30 分钟。如产品不能耐受终端灭菌工艺条件，应尽量优化处方工艺，以改善制剂的耐热性。如确实无法耐受，则应考虑选择其他剂型，而非输液。

质量评价 输液的质量要求与小体积注射液基本一致，但这类产品的注射量大，直接进入血液循环，因此对可见异物、热原

图 玻璃瓶输液制备工艺流程

和无菌的检查更为严格，输液中不得添加任何抑菌剂。此外还应注意以下质量要求：①pH 值应在保证疗效和制品稳定性的基础上，力求接近人体的 pH 值，过高或过低都会引起酸碱中毒。②输液的渗透压应为等渗或偏高渗。③输液贮存过程中要求质量稳定。④应无毒副作用，要求不能有引起过敏反应的异性蛋白质及降压物质，输入人体后不会引起血象的异常变化等。此外，含量、色泽也应符合要求。

(毛声俊　王　银　刘芙蓉)

zhùshèyè shèntòuyā

注射液渗透压 （injection osmotic pressure）

为防止输液时有溶血现象的发生，注射液渗透压应与血浆总渗透压等渗或偏高。溶剂通过半透膜由低浓度向高浓度扩散的现象称为渗透，阻止渗透所需施加的额外压力即为渗透压。半透膜能使溶液中的溶剂分子自由通过，而溶质分子不能通过。溶液渗透压与血浆总渗透压相等的溶液称为等渗溶液，溶液渗透压低于血浆渗透压的溶液称为低渗溶液，反之则称为高渗溶液。人血浆的等渗溶液为 0.9% NaCl溶液，红细胞在低于 0.45% NaCl溶液中，因水渗入使红细胞膨胀而破裂，血红蛋白逸出导致红细胞溶解，简称溶血。制备注射剂、滴眼剂等药物制剂时必须考虑渗透压，特别是避免大量输注低渗溶液，以防止溶血现象的发生。需要注意的是，有些药物分子能透过细胞膜，此种情况下等渗溶液与红细胞膜的张力不相等，可导致红细胞发生体积变化而溶血。

当注射液中的药物自身产生的渗透压不够时，一般加入氯化钠或葡萄糖作为渗透压调节剂，使注射液的渗透压与血浆总渗透压等渗或偏高，以避免溶血。生物膜一般具有半透膜的性质，输液应在标签上标明溶液的渗透压摩尔浓度，以供临床医生参考。

渗透压摩尔浓度测定法　渗透压摩尔浓度为每千克溶剂中溶质的毫渗透压摩尔（mOsmol）来表示，计算毫渗透压摩尔浓度的公式：

$$毫渗透压摩尔浓度(mOsmol/kg) = \frac{每升溶剂中溶解溶质的克数}{分子量} \times n \times 1000$$

式中 n 为一个溶质分子溶解时形成的粒子数，在理想溶液中，例如葡萄糖 $n=1$，氯化钠或硫酸镁 $n=2$，氯化钙 $n=3$，枸橼酸钠 $n=4$。

临床应用中常用体积表示溶剂的单位，可表示为：

$$毫渗透压摩尔浓度(mOsmol/L) = \frac{每升溶剂中溶解溶质的克数}{分子量} \times n \times 1000$$

正常人体血液的渗透压摩尔浓度范围为 285～310mOsmol/kg。

冰点降低法　血浆的冰点为 $-0.52℃$，因此任何溶液，只要其冰点降低到 $-0.52℃$，即与血浆等渗。等渗调节剂用量的计算公式为：

$$W = (0.52 - a)/b$$

式中 W 为配制等渗溶液所需加入的等渗调节剂的量（%，g/ml）；a 为未经调整的药物溶液的冰点下降度数；b 为用以调整等渗的等渗调节剂 1%（g/ml）溶液的冰点下降度数。部分药物的 1%水溶液的冰点降低数据见表，根据这些数据可以计算该药物配成等渗溶液的浓度。

氯化钠等渗当量法　药物的氯化钠等渗当量即与 1g 药物呈等渗效应的氯化钠量。例如盐酸吗啡的氯化钠等渗当量为 0.15，即 1g 的盐酸吗啡于溶液中，能产生与 0.15g 氯化钠相同的渗透压。例如，盐酸麻黄碱的氯化钠等渗当量为 0.28，若配制 2%的盐酸麻黄碱溶液 1000ml，欲使其等渗，需加入氯化钠：

$$W = 0.9 - EX$$

式中 W 为配成等渗溶液所需加入氯化钠的量（%，g/ml）；E 为 1g 药物的氯化钠等渗当量；X 为 100ml 溶液中药物的克数。则配制 2% 的盐酸麻黄碱溶液 1000ml 应加入氯化钠的量为：

$$W = (0.9 - 0.28 \times 2) \times 10 = 3.4(g)$$

(毛声俊　王　银　刘芙蓉)

shūyèpíng

输液瓶 （infusion bottles）

供输液使用的内装药液的瓶式容器。输液瓶包括玻璃输液瓶和塑料输液瓶。传统的输液瓶是玻璃材质，随着材料工业和制药装备的发展，输液容器也由玻璃瓶到聚丙烯（PP）塑料瓶、聚乙烯（PE）硬塑料瓶、聚氯乙烯（PVC）软袋。20 世纪 90 年代初，欧美国家又成功开发非 PVC 复合膜软袋装输液，非 PVC 软袋包括双管双塞系统和单管单塞系统，同时研发出印刷、制袋、灌装、封口 4 道工序合一的生产设备。2013 年中国全国市场上大输液产品的总销量约为 135.43 亿瓶/袋，其中塑料瓶输液销量居于首位，占总销量的 52.2%，非 PVC 软袋输液占 23.3%，直立式聚丙烯袋输液为 12.6%，玻璃瓶输液占 12.0%。

在欧美等国家，软袋、塑料瓶包装的输液产品已经成为市场

表　部分药物水溶液的冰点降低值与氯化钠等渗当量

名称	1%（g/ml）水溶液冰点降低/℃	1g 药物氯化钠等渗当量（E）	等渗浓度溶液的溶血情况		
			浓度/%	溶血/%	pH 值
硼酸	0.28	0.47	1.9	100	4.6
盐酸乙基吗啡	0.09	0.15	6.18	38	4.7
硫酸阿托品	0.08	0.10	8.85	0	5.0
盐酸可卡因	0.09	0.14	6.33	47	4.4
依地酸钙钠	0.12	0.21	4.50	0	6.1
盐酸麻黄碱	0.16	0.28	3.2	96	5.9
无水葡萄糖	0.10	0.18	5.05	0	6.0
葡萄糖（含水）	0.091	0.16	5.51	0	5.9
氢溴酸后马托品	0.097	0.17	5.67	92	5.0
盐酸吗啡	0.086	0.15			
碳酸氢钠	0.381	0.65	1.39	0	8.3
氯化钠	0.58		0.9	0	6.7
青霉素 G 钾		0.16	5.48	0	6.2
盐酸普鲁卡因	0.12	0.21	5.05	91	5.6
盐酸丁卡因	0.109	0.18			

主流，在美国达到 90%，在欧洲达到 70%，在印度也达到了 50% 以上。塑料瓶、直立式聚丙烯袋包装的输液是未来市场的主要增长点。

玻璃瓶　早在 1898 年，美国碧迪（BD）公司就开始生产医用玻璃瓶，到现在已有 100 多年的历史，是传统的输液容器。玻璃容器包括玻璃瓶、胶塞和不易开启的铝盖包装。具有透明度高、便于检查、可高温灭菌、瓶体不变形、水氧透过率低而使药液不易氧化变质等优点，但存在以下问题：生产工艺复杂，增加了药液污染的机会；玻璃瓶易破损，在运输过程中可出现不易察觉的脱片和裂缝现象，易引起真菌污染。中国国家药品监督管理部门要求统一采用丁基胶塞，它的内在洁净度、化学稳定性、气密性、生物性能均优良，但是因配方复杂及所加原材料浓度梯度的关系，与一些分子活性比较强的药物封

装后，被药物吸收、吸附、浸出、渗透，产生了胶塞与药物的相容性问题，所以通过选用一种惰性柔软涂层，覆盖在胶塞表面，隔离药品与橡胶瓶塞的直接接触，这样可以明显改善与药物的相容性。天然橡胶塞易老化，气密性差、针刺时易掉屑，而胶塞中的添加剂和玻璃材质在药液中蚀溶以及在穿刺抽药时胶屑脱落的不溶性微粒可阻塞人体微循环，还可引起血小板溶解性出血，故天然橡胶塞已很少使用。

塑料瓶　1961 年，碧迪（BD）公司正式生产一次性医用塑料瓶，又称聚丙烯瓶，已广泛使用。此外还有无毒塑料聚乙烯瓶。它们具有耐水腐蚀、稳定性好、耐热性好可以热压灭菌、机械强度高、质量轻、运输方便、不易破损等优点。同时，塑料瓶由于制瓶、灌封程序均在洁净区内完成，能够避免中间污染；由于是一次性包装用品，可避免交

叉污染。其缺点是：透明度差，不利于灯检；强烈振荡，可产生轻度乳光；只能采取半开放输液方式，药液易被污染；高温灭菌时瓶子会变形，只能用中低温灭菌；水氧透过率高，不适合灌装氨基酸等输液产品。采用塑料输液瓶，可用一步法生产设备生产，即制瓶、灌装、密封三位一体化，在无菌条件下完成大输液的自动化生产，精简了输液的生产环节，有利于控制产品质量。

（毛声俊　王　银　刘芙蓉）

shūyèdài

输液袋（infusion bags）　供输液使用的内装药液的袋式容器。主要包括无毒的聚氯乙烯袋及非聚氯乙烯袋。非聚氯乙烯软袋包装除了单室袋包装，还包括液-液双室袋、粉-液双室袋、液-液多室袋等包装，其中双室袋包装应用较多；按系统分类，非聚氯乙烯软袋包括双管双塞系统和单管单塞系统。从玻璃瓶到单室软袋，

主要是包装材料的变化，而双室及多室包装的出现则使输液产品从生产到使用整个过程都产生了革新。

20世纪70年代，欧美国家开始用聚氯乙烯软袋替代塑料瓶。但聚氯乙烯软袋包装在生产时需加入增塑剂邻苯二甲酸乙酯，此增塑剂会溶入药物被人体吸收，对人体造成伤害。故中国国家药品监督管理部门在2000年9月停止了对聚氯乙烯软袋包装输液生产线的审批，使其在输液市场上所占份额极小。中国大输液市场中软袋包装输液产品均为非聚氯乙烯软袋包装。聚烯烃复合膜为早期产品，由于其生产过程及本身性质的局限性，在制药工业输液剂中的使用正逐渐减少，已被广泛使用的是聚烯烃多层共挤膜。新型非聚氯乙烯多层共挤膜软袋输液技术更是彻底改变了传统的输液方式，使输液过程变得更为安全。同时，它与多种药物都有很好的相容性，因此成为在输液生产工艺中最有发展潜力的包装技术，被公认为最安全可靠的输液产品。

双室袋与多室袋　双室袋注射剂为非聚氯乙烯多层共挤膜包装的软袋输液（图1），又称即配型注射剂，密闭系统输注，无回气，不需进气孔，可加液输液，且储存空间小，不易破碎，具有使用方便、安全的特点，极大降低药物输液被病房中的活性微生物、热原和不溶性微粒等污染的概率，保障输液的安全性。在以往治疗用输液的配置过程中，临床医务人员常需要将一些治疗药物添加到注射用溶剂中，配药过程繁琐，容易造成微生物和微粒污染，也不适用于紧急情况。非聚氯乙烯双室袋、多室袋即配型

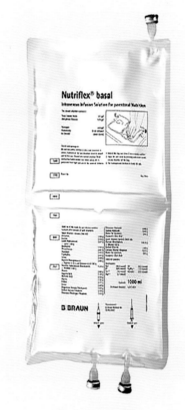

图1　双室输液袋

大输液解决了此问题，特别是多组分、不能长期混溶产品的储存问题，对于提高输液治疗的安全性和便利性都有非常重要的意义。非聚氯乙烯双室、多室软包装输液袋是非聚氯乙烯多层共挤输液用膜通过热合方法制成、由虚焊热合部位隔成多个独立腔室的输液袋，把药液在严格无菌环境下分别置于各腔室之中。在临床使用前，医护人员只需将"多室袋"的虚焊位撕开，几种药液在几秒钟内就完成了混合过程，形成全营养混合液直接用于患者。

双室袋注射液的生产设备由于结构复杂、系统联动性要求高、自动化程度高以及系统对接稳定性要求高的特点，使其21世纪初在中国的研发生产尚处于初期发展阶段。头孢唑林钠氯化钠注射液是大冢制药株式会社于1996年在日本上市的世界第一个粉-液双

室袋输液产品，德国贝朗（B. BRAUN）公司采用双室袋容器Duplex包装的头孢噻肟等产品也相继获得美国食品药品管理局批准。非聚氯乙烯双室、多室袋即配型输液产品不仅在输液技术领域拉缩小了中国与世界发达国家的差距，同时也可以在国内大输液激烈的市场竞争中脱颖而出，引领输液包装改革进入全新时代。

可立袋　同多层共挤膜输液袋一样，可以采用密闭输液的方式，无需导入外界空气，有效地避免了二次污染。可立袋（图2）和输液瓶一样，可以直立摆放，符合医护人员的操作习惯，克服了多层共挤膜输液袋不能直立摆放、配液操作不便等缺点，提高了护理工作的效率，适用性更强。其材料具有无毒、无味、化学稳定性好、耐腐蚀、耐药液浸泡等优点，比其他材料更安全，适宜运输和储存。废袋焚烧以后的分解物无毒性，避免了医疗垃圾对环境的污染和危害，是输液行业的新技术成就。

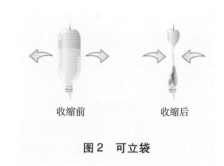

收缩前　　　　收缩后

图2　可立袋

（毛声俊　王　银　刘芙蓉）

diànjiězhì shūyè

电解质输液（electrolyte infusions）　用以补充体内水分、电解质，以维持体液渗透压、酸碱度和电解质的平衡的大容量注射液。包括氯化钠注射液、复方氯化钠注射液、乳酸钠注射液等。

1831年苏格兰医生托马斯·

拉塔（Thomas Latta）等将氯化钠注射液应用于临床，取得了重大进展，为输液剂的研究与发展奠定了基础。但实践证明，大量使用会引起血氯增高导致酸中毒。传统的林格液（复方氯化钠液）虽比生理盐水更接近血浆电解质成分，但氯离子浓度偏高，已被乳酸林格液替代。随着晶体补充液技术的发展，新一代的醋酸钠林格液、碳酸氢钠林格液已在临床广泛应用，并有取代乳酸林格液的趋势。在日本，电解质输液按临床用途大致分成 4 种：一号称起始液，用于手术前后和脱水患者的初期水和电解质的补充；二号称脱水补充液（又称细胞内修复液），适用于脱水或手术前后水和电解质的补充，纠正钾、钠离子平衡；三号称维持液，主要用于不能经口摄取或摄取量不足时来维持水分和电解质平衡以及给机体提供能量，配方种类最多，临床使用频率也最高；四号称恢复液，主要用于新生儿，老年人及术后患者的水分、电解质的补充及维持。配方特点是电解质浓度低。另外，在日本有几种特殊用途的电解质输液，如适用于胃液丢失时的胃液补充液、肠液丢失时的十二指肠补充液和尿道切除术后促进利尿和补充电解质和能量的输液。

电解质输液按含量可分为全电解质、无糖全电解质、含低浓度糖全电解质、2/3 电解质、1/2 电解质、1/3 电解质、无钾电解质和浓电解质输液补充输液等。输液剂按其用途可分为输注初始液、细胞外补充液、维持用输液和电解质补正输液等。后者又可细分为生理盐水，新生儿和哺乳儿童用电解质补充液，脱水补充液，术后补充液，钾输液剂，钙

输液剂，治疗酸中毒的碱化剂，治疗碱中毒的酸化剂和补充专一电解质输液等。

（毛声俊　王　银　刘芙蓉）

yíngyǎng shūyè
营养输液 （nutrition infusions）

主要成分是人体需要的水和营养物质的大容量注射液。能为患者提供糖、脂肪、氨基酸、微量元素和维生素等热能和营养成分，使不能正常进食或超代谢的患者仍能维持良好的营养状态，纠正负氮平衡，促进生存期等。

营养输液有糖类（葡萄糖、果糖等）输液、氨基酸输液、脂肪乳输液、维生素输液等。①糖类输液：主要补充人体水分和热量，具有节约蛋白质作用。欲达此目标，1 日至少给予葡萄糖100g。葡萄糖可与电解质混合或制成葡萄糖-电解质输液。②非葡萄糖糖类输液：糖尿病、术后、烧伤、外伤和菌血症等耐糖低的患者，可采用其他糖类输液，主要有果糖、山梨醇、木糖醇、麦芽糖及其混合输液。③含醇葡萄糖输液：该输液中的乙醇可作为恢复葡萄糖血浓度所需的糖类热值来源。每毫升乙醇可提供 5.6 卡，而每克右旋葡萄糖一水物仅提供 3.4 卡。葡萄糖有助于尽量减少肝糖原的损耗，起到节约蛋白质的作用。乙醇代谢速率一般为每小时 10～20ml，若输注速度超过乙醇代谢速度会产生镇静作用。④营养氨基酸输液：发达国家的氨基酸输液均采用精制结晶氨基酸制成，作为营养补充的氨基酸输液，通常添加糖类，这既可提供热量又可帮助氨基酸合成蛋白质的氮。⑤小儿用氨基酸输液：小儿体内某些代谢酶尚未发育健全，适用必需氨基酸与半胱氨酸、牛磺酸、酪氨酸和组氨酸

等非必需氨基酸混合输液。⑥静脉脂肪乳剂：用于预防或校正体内必需脂肪酸的缺乏，提供高热能。其主要成分为精制油（如大豆油、芝麻油、红花油或棉籽油）、脂肪酸（如亚油酸、油酸、棕榈酸、亚麻酸或硬脂酸）、卵磷脂（或大豆磷脂）和注射用甘油等。⑦高热值输液：基本液含高浓度葡萄糖及钠、钾、镁、钙、氯等主要电解质及微量元素锌等，临用前与氨基酸输液混合使用，必要时添加维生素及电解质等。

（毛声俊　王　银　刘芙蓉）

jiāotǐ shūyè
胶体输液 （colloid infusions）

主要成分是水和天然物质或者合成高分子物质的大容量注射液。主要用于补充血容量、维持血压等。胶体输液有多糖类、明胶类、高分子聚合物等，如右旋糖酐、淀粉衍生物、明胶、聚维酮等。

胶体液的溶质分子直径 > 1nm，能使透过的光束出现反射现象。对失血患者先给予胶体液或晶体液（即液体治疗）可以减少输血或避免输血。晶体液的溶质分子或离子的直径<1nm，如生理盐水、葡萄糖溶液、乳酸林格液等，它的主要功能是恢复细胞外液容量和维持电解质平衡。胶体溶液分子量比晶体液大得多，不能穿过毛细血管壁，可以保留在血管内，从而达到维持或升高血液胶体渗透压的目的。胶体溶液中粒子的分子量和数量决定了渗透压的大小。在很多病理情况下，毛细血管壁通透性增加，胶体溶液也能从血液循环外渗，因此，胶体液扩充血容量作用的时间很短。因此，需要额外再输入晶体液以维持血容量。

按照来源的不同，临床应用的胶体液可分为天然胶体液和人

工合成胶体液。天然胶体液包括白蛋白、新鲜及冰冻血浆。其中白蛋白是血浆中产生胶体渗透压的主要物质。人工合成胶体液主要有右旋糖酐类、明胶和羟乙基淀粉3种。明胶属于第1代人工胶体液，是以精制动物皮胶或骨胶为原料，经化学合成的血浆容量扩容药，美国食品药品管理局已于1978年宣布停止使用明胶。右旋糖酐又称葡聚糖，是多相分散的糖聚合物。右旋糖酐可明显减少血管性血友病因子和损害血小板功能，并有促进纤溶作用，引起凝血功能紊乱，并且它的过敏反应发生率高、程度重，因此右旋糖酐已有逐渐退出临床使用的趋势。羟乙基淀粉于20世纪70年代问世，1962年美国的汤普森（Thompson）首先将羟乙基淀粉引入临床，经过工艺改进，其已逐渐成为欧美国家广泛使用的人造血浆代用品。中国使用的羟乙基淀粉正从高分子、高替代度品种逐步向中相对分子量、中低取代度品种方向发展。

（毛声俊　王银　刘芙蓉）

hányào shūyè

含药输液 （drug-containing infusions）

含有治疗药物的大容量注射液。可用于临床治疗，如盐酸消旋山莨菪碱注射液、替硝唑氯化钠注射液等。

含药输液可分为以下几种类型：①心血管系统治疗性输液，如二磷酸果糖、尼莫地平、硝酸异山梨酯输液等。②氨基糖苷类的西索米星、依替米星等。③喹诺酮类的加替沙星、帕珠沙星等。④抗病毒药更昔洛韦、膦甲酸钠等。⑤抗凝血及溶栓药双嘧达莫、奥扎格雷等。⑥镇痛药奈福泮、曲马多等。⑦止血药氨甲苯酸、酚磺乙胺等。⑧脑血管病用药尼莫地平、长春西汀和烟酸占替诺等。⑨其他，如甘油果糖注射液、苦参素氯化钠注射液等。此外，将药物制成含药脂肪乳的商品（如丙泊酚乳剂Diprivan）和研究中的乳剂品种亦不断增多，如巴比妥类药物，地西泮和紫杉醇等含药乳剂。

含药输液不需要配制，无需添加溶媒，剂量准确，可有效避免二次污染，使用方便快捷，一些治疗性药物可制成适宜的输液剂型。大输液在不溶性微粒控制、有关物质检查、提高有效成分分析方法检测的灵敏度与准确性方面要求都更高。例如，丹参小针剂的质控标准仅检查3项，而丹参大输液的检查却有17项。丹参大输液有效成分的控制标准也从1种增加至3种，有利于保证药物的可控性及有效性。对某些水溶性较差的药物，小针剂中可通过加入助溶剂、调节pH值等方法制成。药物制成大输液后，受运输及使用过程中温度、环境变化的影响，使其无菌及细菌内毒素等质量检查项合格的难度增加。

（毛声俊　王银　刘芙蓉）

jìngmài zhùshèyòng zhīfángrǔ

静脉注射用脂肪乳 （intravenous fat emulsions）

以主要成分为脂肪酸甘油三酯的植物油为油相，以磷脂为乳化剂、等渗调节剂甘油和注射用水乳化制得的水包油（O/W）型白色乳状液体。是静脉营养的组成部分之一，为机体提供能量和必需脂肪酸，用于胃肠外营养补充能量及必需脂肪酸，预防和治疗人体必需脂肪酸缺乏症，也为经口服途径不能维持和恢复正常必需脂肪酸水平的患者提供必需脂肪酸。

脂肪在医药行业的应用已有数个世纪，15世纪时人们就尝试通过皮下或静脉注射橄榄油的方式提供能量，但易造成脂肪栓塞，被迫放弃。直到1962年，瑞典人用蛋黄磷脂和大豆油制成脂肪乳剂英脱利匹特（intralipid），并证明了其安全有效，为脂肪乳的发展奠定了基础。1974年，法国医生索拉索尔（Solassol）又提出"三合一"的输注方法，至此脂肪乳成为肠外营养的重要组成部分。美国胃肠病学会的研究表明，使用含脂肪乳的肠外营养，患者术后并发症的发生率显著降低，绝对风险差为–7%。与普通溶液型注射剂不同，脂肪乳为大豆油在乳化剂卵磷脂的作用下，均匀分散在水中形成的稳定乳状溶液，其稳定性受到诸多因素影响，使用不当会造成严重后果。因此提高脂肪乳剂的稳定性，减少药源性疾病的发生，是保证其合理应用的重要方面。

脂肪乳剂是以乳滴微粒形式存在，这种形式的任何变化对稳定性均产生影响，而粒径大小是保持其稳定的基础，因此各国药典对脂肪乳的粒径均有严格规定。2015年版《中华人民共和国药典》规定乳状液型注射液应稳定，不得有相分离现象，不得用于椎管注射。静脉用乳状液型注射液中90%的乳滴粒径应在$1\mu m$以下，不得有大于$5\mu m$的乳滴。除另有规定外，输液应尽可能与血液等渗。美国药典规定乳滴粒径$>5\mu m$的比例不得$>0.05\%$。

脂肪乳剂按照临床用途分为营养型脂肪乳和载药型脂肪乳。脂肪乳生物相容性好，载药后药物分散度大，有利于增强药物疗效，且具有良好的靶向作用。以其作为药物载体的研究日趋广泛，被大量应用于静脉注射、口服以及眼部、肺部和鼻腔给药等领域。

多种载药脂肪乳制剂已先后上市，临床疗效好，如地西泮、丙泊酚、依托咪酯、前列腺素 E1 等。不同药物制备载药脂肪乳的方法和技术也各不相同。一般情况下，水溶性药物不适合制备成载药脂肪乳；油溶性药物多先溶解于油相，继而经乳化后制备载药脂肪乳；油水均不溶的药物多载于油水界面膜上。

（毛声俊　王　银　刘芙蓉）

zhùshèyòng wújūn fěnmò

注射用无菌粉末（sterile powder for injection）

无菌粉末或无菌块状物类药物临用前用灭菌注射用水、0.9%氯化钠注射液等适宜的无菌溶液溶解后注射或用静脉输液配制后静脉滴注的注射剂。又称粉针剂。是一种常用的注射剂型。注射用无菌粉末均是由水溶液中不稳定的药物按一定生产工艺制成的，具有疏松多孔结构、复水性好、含水量低且无需进行热处理除水等特点，如对湿热敏感的抗生素、酶制剂及血浆等生物制剂。此外，为了提高药物稳定性，一些中药注射剂也被研制成注射用无菌粉末。

根据药物性质和生产工艺的不同，注射用无菌粉末可分为注射用无菌分装粉末和注射用冻干粉末。注射用无菌分装粉末是直接将通过灭菌溶剂结晶法或喷雾干燥法制得的无菌药物粉末在无菌条件下进行分装，常用于青霉素等抗生素。制备过程中需严格控制可见异物和无菌度，同时避免无菌粉末吸潮等导致的装量差异。注射用冻干粉末则先将药物配制成无菌溶液，再采用冷冻干燥法制得无菌粉末，多见于生物制品。该制备工艺较注射用无菌分装粉末复杂，过程中应注意喷瓶、含水量偏高及产品外形不饱满或萎缩等问题。

在中国，注射用无菌粉末质量要求与注射剂基本一致，应符合现行《中华人民共和国药典》注射剂的各项规定。制备注射用冻干制剂时，分装后应及时冷冻干燥。冻干后残留水分应符合相关品种的要求。注射用无菌粉末的质量主要受辅料、生产工艺及储存等因素的影响。①辅料的种类和用量：一般药物进行冻干时需加入适宜的冻干保护剂等辅料，因而辅料的吸潮性、纯度及所用剂量对无菌粉末的外形、含水量及稳定性有明显的影响。因此，制备时需选用适宜的辅料种类，确定合适的原辅料浓度比。②温度：在注射用无菌粉末的生产和贮藏中，通常需要将其温度控制在玻璃化转化温度以下。玻璃化温度（Tg）是指高聚物无定形部分发生从冻结状态到解冻状态的转变温度。若制品的玻璃化状态被破坏，会使药物的分子运动加快，无定形成分的结晶增加，导致制品的表面萎缩，出现塌陷。因此必要时加入甘露醇等冻干保护剂以提高药物的玻璃化转变温度。③生产工艺：注射用冻干粉末采用冷冻干燥技术进行制备时，需注意干燥过程中真空度、热量供给或温度等导致的含水量问题，以防止水分偏高导致的变质。此外，无菌粉末应确保适宜的细度或结晶度应以便于分装。

（孙　迅）

zhùshèyòng wújūn fēnzhuāng fěnmò

注射用无菌分装粉末（aseptic subpackage for injection）

直接将无菌药物粉末在无菌条件下分装于无菌容器内，临用时加灭菌注射用水或0.9%氯化钠注射液溶解或混悬均匀后使用的注射用无菌粉末。无菌药物粉末通常是通过灭菌溶剂结晶法或喷雾干燥法制得，适用于在水中不稳定的药物，特别是对湿热比较敏感的抗生素类药物及生物制品，不仅提高了稳定性，且便于贮运。

无菌原料药的粉碎、过筛、混合、分装都需要在 B 级背景下的 A 级洁净度环境中进行（见洁净度）。注射用无菌分装粉末的生产工艺如下。①无菌原料的制备：无菌原料药通过灭菌溶剂结晶法或喷雾干燥法制备得到，粉末细度或结晶度应适宜以便于分装，必要时需无菌粉碎、过筛药物。②包装容器的处理：安瓿、西林小瓶、胶塞和铝盖等的处理方法与注射剂基本一致。西林小瓶或安瓿先用自来水清洗瓶子内外壁后用纯化水及注射用水洗净，于180℃干热灭菌 1.5 小时；胶塞用酸碱处理后用水清洗干净，再于125℃灭菌 2.5 小时；铝盖则是用清洁液和纯化水洗涤后，180℃灭菌 1 小时。已灭菌的空瓶在净化空气保护条件下存放不超过 1 天。③无菌分装：常用的分装机器有插管分装机、螺旋自动分装机、真空吸粉分装机等，可根据药物物料性质进行选择。分装后安瓿应立即熔封，西林小瓶应立即加胶塞并用铝盖密封。④灭菌及异物检查：一般情况下，对于耐热的药物如结晶青霉素，可进行适宜的补充灭菌，以保证无菌安全。异物检查一般于传送带上进行目检。

注射用无菌分装粉末主要受吸潮、杂质、微生物等因素的影响。①装量差异：无菌粉末在分装过程中可能发生吸潮影响流动性，导致装量差异的问题。因此，要求控制分装无菌室的相对湿度在无菌粉末的临界相对湿度以下，以防止粉末吸潮现象。此外，药物的粒度、比容、晶形、堆密度及机械设备也可能影响装量差异，需针对具体问题采取相应的措施。②澄明度：无菌分装过程中，未进行配液及滤过等处理，或无菌粉末溶解后会出现可见异物，都会降低注射溶液澄明度。在整个生产制备过程中应根据具体问题严格控制，防止污染。③无菌度：虽然无菌分装药物是在无菌条件下进行制备，但处理过程未经配液及滤过，也可能会引起微生物的繁殖，导致严重的安全问题。因此，无菌粉末制备分装过程中应对每个环节进行严格控制也是保证其无菌度的重要手段。④吸潮变质：由于瓶口密封性不够等原因，储存过程将导致无菌粉末吸潮变质影响药物质量。封瓶时保证橡胶塞具有较好的防潮密封性，并在铝盖压紧后烫蜡以避免水气透入。

（孙 逊）

zhùshèyòng dònggān fěnmò

注射用冻干粉末（lyophilized powder for injection）　将注射用药物配制成无菌溶液，通过冷冻干燥技术制得的注射用无菌粉末。多见于生物制品，如辅酶类。冷冻干燥技术可避免药物因温度过高而分解变质，得到的注射用冻干粉末质地疏松，加水后可迅速溶解恢复原有的溶液状态，再分散性好。冻干粉末的含水量较低，一般在1%～3%，产品剂量准确，外观优良。但注射用冻干粉末的溶剂不能随意选择，同时需采用专门的冷冻干燥机器，成本较高。

注射用冻干粉末系采用冷冻干燥技术制备而得，将含水量较高的药物预先降温，使其冻结成冰点以下的固体，再在低温低压的真空条件下，将水分从固态以升华的形式除去（不经过液态）。整个制备工艺流程包括配液、过滤、分装、装入冻干箱、预冻、升华干燥、加温、再干燥。其中冻干工艺包括预冻、升华干燥、再干燥。①预冻：恒温减压的过程，药物随温度的降低逐渐冻结成固体，预冻温度应低于产品共熔点10～20℃。若药物不进行预冻而直接抽真空将导致溶液中的气体迅速逸出而产生近似"沸腾"现象。②升华干燥：先经过恒温减压的过程，再在抽气条件下恒压升温，使产品中的水分基本除去。可采用一次升华法和反复冷冻升华法。前者适用于溶液黏度不大，共熔点为-20～-10℃，后者适用于结构复杂、低共熔点低、黏稠的产品。③再干燥：由于经过升华干燥后的药物通常残存10%左右的水分，需进行再干燥。保证冻干粉末含水量低，防止回潮作用。

注射用冻干粉末在制备或贮存过程中常出现的问题及相应解决方法如下。①产品外形不饱满或萎缩：制备过程中最初形成的已干外壳结构致密，内部水蒸气逸出不完全，而与已干层接触太久而使药物逐渐潮解，产品体积萎缩，外形不饱满，常见于黏度较大的药物。可加入适量的支架剂（填充剂）如氯化钠、甘露醇等，或使用反复冷冻升华方法，改善通气性使水蒸气顺利逸出。②含水量偏高：主要原因可能有升华干燥过程中供热不足使蒸发量减少；装入容器的液层过厚，超过10mm；冷凝器温度过高或真空度不够等。可采用旋转冷冻机器以及其他相应措施解决。③喷瓶：预冻温度过高或不完全，产品冻结不适，或升华时供热过快，局部过热使产品部分液化，在真空减压条件下产生喷瓶的现象。需控制预冻温度低于产品共熔点

10～20℃，且加热升华的温度不要超过低共熔点。

（孙 逊）

lěngdòng gānzào jìshù

冷冻干燥技术（freeze drying technique）　将含水量较高的药物溶液预先降温，使其冻结成冰点以下的固体，并在低温低压的真空条件下直接升华将水分从固态不经过液态而除去的技术。凡是在水溶液中不稳定或遇热不稳定的药物，都可以采用冷冻干燥技术制备干燥粉末。

特点　主要包括：①冷冻干燥的物品在水分升华后，其固体骨架的形态基本保持不变，冻干粉末质地疏松，这种多孔结构使其在加水后可迅速溶解恢复原有的溶液状态，再分散性好。②冷冻干燥是在低温低压下进行干燥，低压可使灭菌物品中易氧化成分不被氧化变质而低温则可避免灭菌物品中不耐热成分受热分解变质，保持原来的化学组成和物理性质。③冻干粉末的含水量较低，一般在1%～3%，故适宜于易水解的药物，可长期贮存。④产品剂量准确、外观优良，可实现连续化生产。但注射用冻干粉末的溶剂不能随意选择，同时需采用专门的冷冻干燥机器，成本较高。

原理　冷冻干燥的原理可用水的三相平衡图（图）阐释。当压力低于610.38Pa，温度低于0.0098℃时，水只能有固态和气态两相存在。此时固态受热可不经液相直接变为气态，气态放热后直接转变为固态。冷冻干燥则是按照这种原理进行，三相点以下即压力低于610.38Pa时，升高温度或降低压力都可以打破气、固两相平衡，使固态水直接变为水蒸气。冷冻干燥曲线是冷冻干燥制品温度与板温随时间的变化

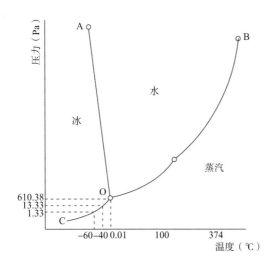

图 水的三相平衡图

注：OA 是冰-水平衡曲线；OB 是水-水蒸气平衡曲线；OC 是冰-水蒸气平衡曲线；O 点是冰、水、气的三相平衡点（0.0098℃，610.38 Pa）

曲线。冷冻干燥首先进入降温阶段，即将制品放入−50～−40℃的冻干箱中进行预冻，然后升华阶段进行第一次加热，大量冰升华，制品温度不宜超过共熔点。第二次加热即为干燥阶段，提高干燥程度，当制品温度与板温重合时即为曲线终点。不同的产品和冷冻干燥机器，冷冻干燥曲线亦不同。

相关参数 ①低共熔点：药物溶液在冷却过程中，固态冰和药物同时析出结晶混合物（低共熔混合物）时的温度。又称共晶点。低共熔点和冰点的区别是前者为溶液全部凝结成固体时的温度而后者则为溶液冷却时刚开始析出晶体的温度。冷冻干燥过程中要求控制预冻温度低于产品低共熔点 10～20℃。低共熔点（共晶点）可采用电阻法、电容法及热分析法测定。②玻璃化温度：高聚物无定形部分发生从冻结状态到解冻状态的转变温度。冷冻干燥时冷冻过程中，冷冻浓缩液随着温度的降低变得更加黏稠并形成冰，当温度降低到玻璃化温度时，略微的温度变化都会导致

冷冻浓缩液黏度急剧增加同时停止冰的结晶过程。冷冻干燥中玻璃化温度系指最大冻结浓缩液发生玻璃化转变的温度。冷冻干燥中在升华干燥之前的退火操作时，退火温度要求高于冷冻物品的玻璃化温度，这是因为玻璃化温度以下的退火将不会导致冰晶融化、重结晶等，进而冰晶和非晶态的形态和大小分布不能发生变化，导致干燥速率和物品质量不能被提高。③崩解温度：冷冻干燥时升华干燥过程中，当温度上升到某一值时，已干层的固体骨架刚性降低而导致类似"塌陷"的现象，该临界温度则成为崩解温度。冷冻干燥中升华干燥过程时，干燥部分的温度须控制低于其崩解温度。崩解温度过低将致使冻干物品干燥时间增加，所以在冻干时可加入崩解温度较高的冻干保护剂。

冷冻干燥机 主要由制冷系统、真空系统、加热系统和控制系统组成。主要结构部件为冷冻干燥箱、冷凝器、制冷机、真空泵和阀门、电器控制元件等。按机器运行方式不同，冷冻干燥机

可分为间歇式冻干机和连续式冻干机。

工艺 流程一般包括预冻、升华干燥、再干燥。①预冻：恒温减压的过程，药物随温度的降低逐渐冻结成固体，预冻温度应低于产品低共熔点 10～20℃。预冻速率会影响冰晶的形成，进而影响干燥速率和冻干物品的复溶速率。若药物不进行预冻而直接抽真空将导致溶液中的气体迅速逸出而产生近似"沸腾"现象，使产品表面凹凸不平。预冻方法可分为速冻法和慢冻法。速冻法是首先降低冻干箱的温度，将产品放入冻干箱速冻成细微冰晶，冻干品疏松易溶，导致蛋白变性的概率很小，故有利于生物制品如酶类或活菌或病毒的保存。慢冻法则是将产品直接放入冻干箱中再降低温度，制得的冻干品结晶较粗，但有利于提高冻干效率。冻干时间一般为 2～3 小时。②升华干燥：先经过恒温减压的过程，再在抽气条件下恒压升温，使产品中的水分基本除去。升华干燥有两种方法：一种为一次升华法，将产品在干燥箱内预冻至低于共熔点 10～20℃，并将冷凝器温度降低，启动真空泵，待真空度达到一定数值后，启动加热系统缓缓加温，使产品温度逐渐升高至−20℃，制品中水分升华，适用于溶液黏度不大，共熔点为−20～−10℃的产品。另一种为反复冷冻升华法，对于结构复杂、低共熔点低、黏稠的产品须通过反复的升降温处理，使其晶体结构发生改变，外壳由致密变为疏松，有利于水分升华。该法预冻过程须在共熔点与共熔点以下20℃之间反复进行升温和降温，而减压和加热升华的过程与一次升华法相同。冻干物品进行升华干燥时，

主要受隔板温度和工作压力两个变量的控制。隔板温度与产品温度、冷凝器温度以及冻干箱的压强有关。控制隔板温度和冻干箱内的压强在一定范围内可保证升华干燥阶段的顺利进行。③再干燥：经过升华干燥后的药物通常残存 10% 左右的水分（吸附水和结合水），需进行再干燥。再干燥时需除去吸附水和结合水，这两种水分子的吸附能力较强，故需要提高温度才能干燥完全，且最高允许温度不受共熔点温度的限制。干燥过程中可提高升温速率，使温度快速上升到最高允许温度，进而缩短了再干燥时间并降低残余水分的含量。再干燥可保证冻干粉末含水量低，防止回潮发生。

冻干保护剂 冷冻干燥是一个复杂的相变过程，整个过程中存在多种应力，包括冻结应力、低温应力、干燥应力等，会导致药物中蛋白变性，所以冻干过程中需加入冻干保护剂。冻干保护剂可能影响后续处理效果，故其选择尤其重要。冻干保护剂可改变冷冻干燥过程中的物化环境，减轻或防止冷冻干燥或复水对药物活性的损害，尽可能保持药物生物活性。冻干保护剂主要有吸水性差、结晶率低、玻璃化转变温度高和不含还原基等特点。

常见问题及处理方法 样品采用冷冻干燥技术常出现的问题及解决方法如下。①含水量偏高：主要原因可能有升华干燥过程中供热不足使蒸发量减少；装入容器的液层过厚，超过 10mm；冷凝器温度过高或真空度不够等。可采用旋转冷冻机以及其他相应措施解决。②喷瓶、脱底或破瓶、跳塞：预冻温度过高或不完全，产品冻结不适，或升华时供热过快，局部过热使药物部分液化，

在真空减压条件下产生喷瓶的现象。需控制预冻温度低于产品共熔点 10～20℃，且加热升华的温度不要超过低共熔点。冷冻干燥时玻璃制品受热不均匀将会导致脱底或破瓶的现象。可通过真空控制和温度控制以缩小玻璃瓶各部分的温差。冻干物品生产中胶塞会经历半加塞和全压塞的过程，胶塞尺寸不匹配、硅化度过大以及冻干产品未冻结完全等均会导致跳塞现象，可根据具体的问题采用适宜的措施。③澄明度降低：冻干物品化学降解和胶塞中挥发性成分可能会导致复溶后澄明度降低。冷冻干燥时，可通过改进冷冻干燥工艺来保持冻干物品复溶后的澄明度。④产品外形不饱满或萎缩：制备过程中最初形成的已干外壳结构致密，内部水蒸气逸出不完全，而与已干层接触太久而使药物逐渐潮解，产品体积萎缩，外形不饱满，常见于黏度较大的药物。可加入适量的支架剂（填充剂）如氯化钠、甘露醇等，或使用反复冷冻升华方法，改善通气性使水蒸气顺利逸出。⑤含量偏低或不均匀：冻干装量较少或药液过滤或灭菌导致药物损失都可能导致其含量偏低，可通过加大投药量或采用浓配法配制药液等方法保证冻干物品的含量。此外，配制药液时，应充分搅拌使药物完全溶液以确保药物含量均匀。

（孙 逊）

dònggān bǎohùjì

冻干保护剂 (cryoprotective agents) 能改变冷冻干燥过程中的物理化学环境，减轻或防止冷冻干燥或复水对药物活性的损害，尽可能保持药物生物活性和生理理化特性的辅料。常用于注射用冻干粉末的制备过程中。冷冻干

燥是将含水量较高的药物溶液预先降温，使其冻结成冰点以下的固体，并在低温低压的真空条件下水分从固态不经过液态而直接升华以除去。通常它是一个复杂的相变过程，整个过程中存在多种应力如冻结应力、低温应力、干燥应力等，将会导致药物中蛋白变性，所以在冷冻干燥过程中常须加入冻干保护剂。冻干保护剂具有 4 个主要的特点，即吸水性差、结晶率低、玻璃化转变温度高和不含还原基。

分类 冻干保护剂按其功能，可分为以下几类。①冻干填充剂或冻干支架剂：能防止药物有效成分随水蒸气一起升华丢失，如明胶、甘露醇等。②抗氧化剂：能抑制氧化酶活性，防止冻干样品自身氧化链式反应，从而避免药物在冻干及贮藏过程中氧化变质，如硫代硫酸钠、维生素 E 等。③耐热冻干保护剂：在冷冻干燥过程中，防止药物有效组分变质，如蔗糖、聚乙烯吡咯烷酮、海藻糖等。④酸碱调整剂：调节药物 pH 值至最稳定的范围，以保护药物活性，如磷酸二氢钠、磷酸氢钠等。

冻干保护剂按物质的种类可分为以下几类。①糖类或多元醇类：如蔗糖、海藻糖、甘露醇、乳糖、葡萄糖、麦芽糖等。糖类是最常见的一类冻干保护剂，能在冷冻、升华干燥等多个阶段起到保护作用。糖类可与药物分子形成氢键从而替代了原有水的位置，起到保护稳定药物的作用。②氨基酸类：如 L-丝氨酸、甘氨酸等。低浓度的甘氨酸可防止 10mmol/L 或 100mmol/L 磷酸缓冲盐导致的 pH 值改变，进而抑制药物变性。③表面活性剂类：如吐温 80 等，能降低冰、水界面张力

所导致的冻结和脱水变形，又可在复溶过程中起润滑和防皱作用。④聚合物：如聚乙二醇、葡聚糖、白蛋白等，其保护作用依赖聚合物的多重性质，如优先从药物表面排出、使药物溶液黏度升高从而抑制结晶及 pH 值剧烈变化等。⑤无水溶剂：如甘油等。⑥盐和胺：如磷酸盐、柠檬酸盐等。

冻干保护机制　根据冷冻干燥过程的冷冻和干燥两个阶段，分为冷冻保护机制和干燥保护机制。一个公认的冷冻保护机制是药物溶液在达到最大冻结浓度之前，会优先与水或保护剂产生相互作用，被称为优先交互作用。该机制是指在存在冻干保护剂的环境中，药物优先与水作用即优先水合，保护剂则被优先排斥在药物区域外即优先排斥。这使药物表面的保护剂浓度低于溶液中保护剂的总浓度，表面张力增加而提高了药物的稳定性，起到冷冻保护的作用。然而，优先交互作用不能很好解释聚合物等在高浓度时保护药物的现象，故还存在其他可能保护机制假设。干燥保护的机制主要有两种可能的假说，即玻璃态假说和水替代假说。玻璃态假说是指具有较高玻璃化转变温度的冻干保护剂如多糖、双糖、多羟基化合物等，在干燥过程中能够紧密保护邻近的药物分子，形成与冰结构相似的碳水化合物玻璃体，高黏度的玻璃体会大大消减药物分子运动能力，使其空间运动受阻，进而很好地维持药物分子空间结构，起到干燥保护的作用。而且药物制备温度控制在玻璃化转变温度以下，使其保持玻璃化状态，干燥速率变慢，溶解度较高，有利于再水化。水替代假说则是冻干保护剂可在药物干燥脱水的失水部位与

其形成氢键，使其在缺水条件下仍保持原有结构，不丧失活性。水分子是药物蛋白质维持功能和结构的必需物质基础，干燥失水将会引起蛋白质发生不可逆的变化，进而使干燥后的药物性质被破坏。保护剂的加入则可替代原有的水分子，使药物结构和性质都不会改变，起到干燥保护的目的。其中，保护剂与药物形成氢键的能力及结晶状态是衡量冻干保护剂的重要指标。

（孙　逊）

lěngdòng gānzàojī

冷冻干燥机（freeze dryers）

冷冻干燥过程中的主要工艺设备。又称冻干机。主要由制冷系统、真空系统、加热系统和控制系统 4 个部分组成，是主要结构部件为冷冻干燥箱、冷凝器、搁板、真空隔离阀等。按机器运行方式不同，冷冻干燥机可分为间歇式冷冻干燥机和连续式冷冻干燥机。

工作原理　首先将药物冻结到共熔点温度以下使水预冻成固态的冰，再将经过前处理的预冻药物导入干燥仓内，在低温真空状态下由加热板导热或由辐射方式供给热能，使水分从固态不经过液态而直接升华。不断升华出的水蒸气由真空泵抽至捕水仓后，在低温的排管外壁上凝结，当冻干曲线达到规定的要求时停止供热和抽真空，完成冻干过程。

结构　①冻干箱：冷冻干燥设备中最重要的结构部件之一，其性能好坏直接影响整个冷冻干燥机的性能。冻干箱是一个真空密闭容器，按形状可分为矩形和圆桶形冻干箱，其中矩形冻干箱空间利用率高，但制造费用高，而圆形冻干箱较易操作、强度高、制造费用低。冻干箱需能耐受 0.1MPa 外压，有足够的强度可防

止抽真空导致的箱体变形。同时，冻干箱表面可采用适当的绝热保温层以达到产品批量对温度均一性的要求并节约能源。如果冷冻干燥机具有蒸汽消毒灭菌功能，其还需承受一定的正压，即为一个低压内压容器。此外，冻干箱的设计还应考虑无菌性的要求，将冻干技术与无菌技术很好地结合。②冷凝器：作用是抽除冷冻干燥机中的气体，以保证升华所必需的真空度。常压下，1g 水蒸气的体积为 1.24L，而当压力为 13.3Pa 时，1g 水蒸气的体积则高达 10 000L。单独的真空泵远不能排除如此大量体积的水蒸气，故需要冷凝器来捕捉冷冻干燥机箱内水蒸气，对升华出的水蒸气形成冻干箱到冷凝器的压差推动力从而使其在冷凝器表面凝结成冰，以保证冷冻干燥的顺利进行。冷凝器有很多种类，按冷凝器中蒸发器形式可分为蛇形管式、螺旋管式及板式。按冷凝管放置方法可分为卧式和立式。按冷凝器放置位置可分成内置式、后置式、上置式及下置式。③搁板：通过支架安装在冻干箱内，主要用于在冻干时放置产品，也可对冻干西林瓶在冻干箱内进行压塞。通常最上层一块搁板是温度补偿加强板，控制箱内所有制品的热环境相同。同时，每一块搁板内设有长度相等的流体管道以保证温度分布的均匀性，这也是衡量搁板质量的一个重要指标。此外，搁板的平整度也是冷冻干燥机设计的重要参数之一。确保搁板上下面的平整度才能搁板各部位承受压力一致以确保冻干后的压塞效果，且搁板与容器之间需要紧密接触。④真空隔离阀：能在冷冻干燥机进料和出料时隔离冻干箱和冷凝器，进而有助于冷凝管

的及时除霜。关闭真空隔离阀，可促进冻干过程中的除霜操作并保证冻干箱与冷凝器之间的密封性；而其打开时，可使药物以最佳速率进行升华。而且真空隔离阀也可以用于压力试验，判断冻干终点。冷冻干燥机的主要结构见图。

组成 ①制冷系统：冷冻干燥机最核心的系统，冷冻干燥过程的关键。制冷系统主要用于预冻产品并除去升华干燥阶段中转移到冷凝器上的水蒸气。常见的制冷系统循环回路中制冷剂被压缩成为高温高压的气体，而进入冷凝器中冷却，而大部分制冷剂从气态变为液态，液化的制冷剂会进一步冷却，再通过膨胀阀喷雾成液滴状并与外部的热量进行热交换，吸收蒸发热又从液态转换为气态，制冷剂气体又返回制冷机内，进而产生循环作用。②真空系统：冷冻干燥机的真空系统包括冻干箱、冷凝器、真空泵、真空测量元件等部分。在真空状态下，药物水分能很快升华，达到干燥的目的。真空系统能在冻干箱和冷凝器之间形成真空，能促使冻干箱内的水分在真空状态下升华，而且冷凝器和冻干箱之间的压力差可使水分升华后很

快被冷凝器捕获。真空系统的真空度须与制品的升华温度和冷凝器的温度相匹配。③加热系统：主要作用是提供水蒸气升华所必需的热量，使冻结后制品中的水蒸气不断地升华出来。冷冻干燥机的加热系统由加热板、换热器、循环泵及管路、温度传感器等部件组成。④控制系统：是整个冷冻干燥机的指挥机构，冷冻干燥的控制包括制冷机、真空泵和循环泵的启动、停止，加热速率的控制，温度、真空度的测试与控制，自动保护和装置报警等，可分为手动控制、半自动控制、全自动控制和微机控制四大类控制系统。

(孙逊)

zhùshèyòng dònggān rǔjì

注射用冻干乳剂 （lyophilized emulsion for injection） 药物与适宜药用辅料，通过乳剂制备技术和冷冻干燥技术制得的注射用固态冷冻干燥乳剂制品。该类产品经适宜稀释剂复乳可得到均匀的无菌纳米乳或亚微乳。注射用冻干乳剂是结合纳米技术和冷冻干燥技术制得的一种注射用无菌粉末。注射用冻干乳剂可避免温度敏感药物因高温灭菌而发生降解，得到的冻干乳剂产品质地疏

松，加水后可迅速溶解恢复原有的溶液状态，且复溶后的产品粒径与冻干前几乎保持不变。冻干乳剂的含水量通常控制在5%以内，产品剂量准确、外观优良。冻干乳剂的主要优点有：①提高温敏型药物和水分敏感性药物的稳定性。②在贮藏、运输和使用过程中可以耐受更高的温度。③将液体药物固态化后便于运输和转移。冻干乳剂可以通过改变辅料种类和用量、乳粒粒径大小，或者通过适宜的表面修饰制成浓集于特定器官、组织和细胞的靶向制剂。

制备工艺 冻干乳剂的工艺主要包括初乳、高压均质乳化、无菌过滤、冷冻干燥等过程，即应用适宜乳化剂将药物主成分包裹或以适宜方式分散在脂质乳剂中，加入适宜冻干保护剂，并通过冷冻干燥，去除水分得到固态乳剂。该剂型在贮存期间以冻干块状物存在。临床应用过程中，采用适宜的稀释剂复溶或稀释后，可以恢复均匀的液态纳米乳或亚微乳，因此在提高药物稳定性的同时不影响临床给药。

主要质量问题及解决方法 除了注射用冻干粉末常见的质量问题及解决方法外，还存在以下问题：①冻干前后粒径差异大。主要原因可能是没有筛选出合适的冻干保护剂。需要通过大量试验，以冻干前后粒径检测结果及电镜照片下的乳剂形态作为指征，筛选出适宜的冻干保护剂，使乳粒在冻干过程中形态及大小不受到影响。②该剂型的冻干工艺难度较大。产品的外观也通常是冻干工艺优劣的关键评判指标之一，应尽量避免冻干块出现回融或萎缩现象导致的产品复溶速度、粒径及稳定性等理化指标受到影响，

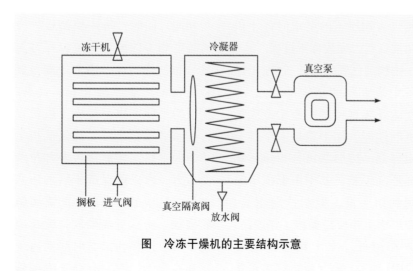

图 冷冻干燥机的主要结构示意

因此优化冷冻干燥工艺是开发注射用冻干乳剂的关键。

生产过程与贮藏期间应检查的常规项目 ①有害有机溶剂的限度检查：在生产过程中引入有害有机溶剂时，应按现行版《中华人民共和国药典》残留溶剂测定法测定，凡未规定限度者，可参考人用药品注册技术要求国际协调会议（International Conference on Harmonization，ICH），否则应制定有害有机溶剂残留量的测定方法与限度。②粒径及其分布：应提供粒径的平均值及其分布的数据或图形。测定粒径有多种方法，如显微镜法、电感应法、光感应法或激光衍射法等。③水分：为保证产品稳定性和良好成型性，通常水分应低于5.0%。④复乳速度：取冻干乳剂产品，加适宜的稀释剂溶解使复乳，复乳速度应较快（小于2分钟）。⑤过氧化值：检测方法主要有化学法、物理法、气相色谱法、液相色谱法和电化学方法等。冻干乳剂可参照现行版中国药典附录方法检测并制定合理的质控限度。⑥酸值：处方中通常会含有油类溶剂，因此冻干乳剂需对酸值进行控制，检测方法可参照现行版中国药典附录进行。

（孙 逊）

zhùshèyòng nóngróngyè

注射用浓溶液（concentrated solution for injection） 药物与适宜药用辅料制成的临用前需稀释的用于静脉滴注的无菌浓溶液。注射用浓溶液属于注射剂的一种常用剂型。生物制品一般不宜制成注射用浓溶液。

注射用浓溶液的药物浓溶液包括注射用浓缩液、预乳化浓缩液等，其中预乳化浓缩液是采用预乳化工艺由药物、油溶液、乳化剂或表面活性剂等共同制备的浓缩液，预乳化增加了药物溶解度，保证了乳化液中乳粒均匀、粒径细小，且提高了药物的稳定性。注射用浓溶液主要特点包括：①增加患者适应性和耐受性。注射用浓溶液是在临用前稀释后注射，可灵活选择各种稀释剂如葡萄糖注射液、氯化钠注射液、甘露糖注射液等，使患者选择更广、耐受性更好，提高患者顺应性。②提高药物的稳定性、便于贮存。注射用浓溶液是将药物浓缩成浓度较高的溶液，与低浓度的溶液相比，浓溶液不容易变质，提高了药物的稳定性，有利于长期的贮存。③操作简单、方便。配制成浓溶液的注射剂，只需用药前用适量的稀释剂稀释后方可给药，缩减了配药的时间，使操作更加简便快捷。

（孙 逊）

wúzhēn zhùshèjì

无针注射剂（needleless injectors） 采用特定的注射装置以一定的压力进行的非借助针头穿透表皮给药的注射剂型。无针注射剂采用高压射流原理，利用压缩气体（如二氧化碳、氮气等）产生的压力使药物粉末或液体瞬间穿透皮肤层，迅速进入全身循环。整个无针注射需要的时间少于1/3秒。

特点 ①与针头注射相比，无针注射药物传递更迅速且重复性好，因此无针注射比针头注射的生物利用度高。②减轻针头注射时造成的疼痛，同时消除针头恐惧症，可提高患者的顺应性，缩短注射时间。③防止皮肤穿刺的危害和破坏，减少组织损伤，也不会引起出血或淤伤的问题。④操作简便、迅速，可自行注射，并且注射用具易清洁消毒。⑤无针注射的药物注射剂量精确，避免了普通注射的剂量不准确问题。⑥减少微生物的污染，提高注射给药的安全性。⑦无针注射的药物是扩散形式释放，增加了药物吸收面积和吸收速率。⑧具有不能用于静脉注射和注射用具费用较高等缺点。

结构 主要包括3个部分。①注射装置：一般由塑料组成，内设药物储室，且保证整个装置无菌。②喷口装置：是药物通道，也是注射器接触患者皮肤进入人体的部件。喷口的一般直径为100μm。③压力装置：可采用机械动力或高压空气产生压力使药物通过皮肤快速进入全身循环。

分类 按照药物类型的不同，可分为以下几类。①粉末注射器：利用高压气体如二氧化碳、氮气等作用将粉末药物加速到一定速度，瞬间穿透皮肤，进入全身循环的注射器。粉末注射器中药物颗粒随着气流从喷口喷出，注射过程中不断碰撞皮肤表面而使皮肤表面形成一个孔洞，药物颗粒以球型聚集在孔洞的末端，穿透角质层。当药物进入皮肤后，药物颗粒可完全扩散进入角质层和真皮。粉末注射器的效果与药物颗粒及其分布、理化性质和质量有关。由于药物粉末是以低剂量注射入皮肤，粉末注射器比液体注射器引起的疼痛感低。而且，药物固体粉末室温下相对稳定，不用冷冻贮藏。它特别适用于蛋白类药物。②液体注射器：药物以液体状态存在，利用机械动力或高压气体，将液体药物喷射形成喷射液流，快速穿透皮肤，进入全身循环的注射器。液体注射器可将注射器活塞压迫药物液体储库而在喷口处喷射出高速的液体流，喷出的液体通过皮肤腐蚀、破裂等衰竭机制在皮肤表面形成一个孔洞。药物液体不断冲击皮肤将增加孔洞的深度，而较深的孔洞会使药物喷射速度降低形成皮肤表面的药物累积。液体药物同样以近似球型聚集在孔洞末端，分散进入皮肤。③积存注射：将药物注射进入肌肉组织，然后以一定的速度持续释放。此外，无针注射器按照注射药物剂量的不同，可分为两类。①单剂量无针注射器：将药物的剂量设定为单剂量的无针注射器。②多剂量无针注射器：药物以多剂量进行注射给药的无针注射器。

现状 无针注射剂发展迅速，一些无针注射剂已被美国食品药品管理局批准上市。例如，Biojector，安全有效，是美国食品药品管理局唯一批准的用于肌内注射的无针注射剂；Vitajet 3 和Mhi-500 是 1996 年美国食品药品管理局批准的用于皮下注射胰岛素的无针注射剂。由于医疗领域对避免针头刺伤和无痛给药需求的日益增加，无针注射剂的应用会越来越广泛。但无针注射系统最大的临床安全隐患是药物经快速高压的传递可能会破坏皮肤层中较为脆弱的组织，而对压力机制的不断改进会解决此问题。

（孙 逊）

yùtiánchōngshì zhùshèjì

预填充式注射剂（prefilled syringes）

将药液或药物加稀释剂、药物干粉及无针头喷射的粉末预先灌装于特定的注射器中以供患者直接使用的注射剂型。预填充式注射剂的填充药物类型包括：①药物溶液，是最常见的填充药物类。②药物加稀释剂，注射器中用活塞将药物和稀释剂隔开，临用前将两者混合。③药物干粉，需要另外配制稀释剂。④无针头

喷射的粉末，可控制药物释放的深度，可将药物直接释放至表皮内。该注射剂型特别适用于稳定性差的多肽、蛋白类药物及小剂量药物的注射。

预填充式注射剂的特点：①操作简便、迅速。预填充式注射剂减少了配制注射药液的过程进而节约了操作时间使注射给药更加快捷，特别是在紧急救助时需要马上用药。②提高剂量准确性和药用的安全性。预填充式注射剂将药物预先装于注射器中，避免了操作过程中出现的微生物污染及人为配制剂量不准确的问题，很好地控制了预填充药物的剂量和无菌水平，使注射用药安全性大大增加。③可自主用药，提高患者顺应性。与普通注射剂不同，预填充药物不需要专业医务人员进行配制注射给药，患者可自行在家进行给药，使患者用药更加方便。④具有贮存和注射药物两种功能。预填充式注射剂不仅可以临用前直接注射给药，还可以起到贮存药物的作用。⑤避免药物损失、节约药物成本。采用预填充式注射剂可避免普通注射药物在生产装配过程中装入安瓿或玻璃瓶中过多造成的溢出等现象，减少药物的损失，节约生产成本。

（孙 逊）

yètǐ zhìjì

液体制剂（liquid preparations）

药物以一定的形式分散于液体介质中所制成的供注射、内服或外用的液体药物分散体系。药物（固体、液体、气体均可）以不同的方法分散，如溶解、乳化或混悬等，使其以不同的分散方式（包括离子、分子、胶粒、微滴或微粒的形式）分散于液体介质中，制成液体分散体系。

液体制剂在中国创用甚早，夏商时代（约公元前21～前11世纪）已有药酒、汤液的制作和应用。著名的东汉医药学家张仲景所著的《伤寒论》和《金匮要略》中也记载了煎剂、浸剂、酒剂、糖浆剂、洗剂等液体制剂。1954 年，苏联药房处方中，液体制剂占了全部药物制剂的 57%。由此可见，早期的液体制剂因其具有较大的分散度，有利于药物的吸收和起效，是一种被广泛使用的药物剂型。随着科学技术的发展，新材料和新工艺的出现，现代液体制剂逐渐进入新剂型发展时代。纳米技术在液体制剂中的应用促进了缓释制剂、控释制剂及靶向制剂的研究和发展，使其在提高药物生物利用度、提升药物治疗指数、减少不良反应等方面体现出潜在的优势。

古医学有句成语为 "corpora non agunt nisi soluta"，即 "假若物质不溶解，它就不起作用"。在液体制剂中，药物应具有良好的溶解度。对于水难溶性药物，常用增溶、潜溶和助溶等方法增加其溶解度。为了克服液体制剂的霉败现象，改善其色、香、味，使患者乐于服用和防止差错等，液体制剂中常加入防腐剂、矫味剂和着色剂等。常用防腐剂有对羟基苯甲酸酯类（尼泊金类）、苯甲酸及其盐、山梨酸及其盐、苯扎溴铵（新洁尔灭）、醋酸氯己定（醋酸洗必泰）等。矫味剂一般是蔗糖及单糖薄荷油、桂皮水、香精、有机酸等。为了增加液体制剂的稳定性，有时还需要加入 pH 调节剂、抗氧剂、金属络合剂等附加剂。

分类 液体制剂可根据药物在分散介质中的存在状态、给药途径和应用方法进行分类。

按分散体系分类　这种分类方法把整个液体制剂看作一个分散体系，并按药物在分散介质中粒子的大小分类，可分为均相液体制剂和非均相液体制剂。

均相液体制剂　药物以分子态或离子态的形式分散于液体介质中制成的供内服或外用的液体分散体系。从外观上看是澄明的溶液，药物分子或离子能够通过半透膜，属于真溶液。均相液体制剂根据分子的大小分为两种。①低分子溶液剂：又称溶液剂，是分子量小的药物以分子态或离子态的形式分散于液体介质中制成的液体制剂，其分散相粒子小于1nm，如庆大霉素溶液、呋喃西林溶液。②高分子溶液剂：又称亲液胶体制剂，一些分子量大的药物以分子的形式分散于液体介质中，其分散相粒子大小在1~100nm数量级，如右旋糖酐溶液、胃蛋白酶合剂，一些胶浆剂也属于此类。

非均相液体制剂　药物以微粒或微滴形式分散于液体介质中所制成的分散体系。微粒（分散相）与液体介质（连续相）之间存在相界面，故属于热力学不稳定体系。非均相液体制剂视其微粒或微滴的大小分为胶体制剂与粗分散非均相液体制剂。①胶体（疏水性胶体）制剂：分散相粒子大小为1~100nm。胶体粒子具有扩散速度慢、不能通过半透膜等性质。胶体制剂如胶体蛋白银制剂，一般较少应用。②粗分散非均相液体制剂：为粒子大于100nm的混悬剂。其粒径通常在10μm以下，一般为难溶性药物以微粒形式分散以液体介质中制成的，如棕榈氯霉素混悬剂、氢化可的松混悬剂等。此外，还有乳剂型非均相液体制剂：是两种互不相溶的液体在表面活性剂的存在下制成的非均相液体制剂，如环保A微乳剂、静脉用的脂肪乳剂、鱼肝油乳剂。粒径一般在1~100μm，粒径为0.1~0.5μm为亚微粒乳剂，粒径小于140nm的乳剂为微乳。

按给药途径和应用方法分类　液体制剂有多种给药途径和应用方法，由于制剂种类和用法不同，液体制剂可分为以下几种。①注射用液体制剂：溶液型注射剂、混悬型注射剂和乳剂型注射剂等。②内服液体制剂：合剂、糖浆剂、乳剂、混悬剂等。③外用液体制剂：洗剂、搽剂等。④五官科用液体制剂：滴耳剂、滴鼻剂、含漱剂、涂剂等。⑤直肠、阴道、尿道用液体制剂：灌肠剂、灌洗剂等。

优缺点　液体制剂广泛用于临床，优点包括：①药物以分子或微粒状态分散在介质中，分散度大、吸收快，能较迅速发挥药效。②给药途径多，可用于内服、外用，尤其适合腔道用药。③调整液体制剂中药物浓度，能减少某些药物的刺激性。如对胃肠道有刺激的药物（如碘化物、水杨酸钠等）制成溶液剂可减少对胃肠道的刺激。④易于分剂量，服用方便，特别适合用于婴幼儿和老年患者。⑤某些固体药物制成液体制剂后，有利于提高药物的生物利用度。缺点包括：①药物分散度大，受分散介质的影响易引起药物的化学降解，使药效降低或失效。②液体制剂体积较大，携带、运输、贮存都不方便。③易霉变、酸败及非水溶剂易引起不良药物作用。④非均匀液体制剂，药物的分散度大，分散离子具有很大的比表面积，易产生一系列的物理稳定性问题。液体制剂与固体制剂比较也存在一些问题，如化学稳定性差，贮运携带不方便，非均相液体制剂的物理稳定性难以保证等。

分散度与疗效的关系　药物在介质的分散程度，不仅会影响液体制剂的稳定性，同时会影响药物的吸收速度与疗效，甚至与毒性具有一定的相关性。液体制剂中的药物在液体介质的分散度越大，吸收越快，起效也越迅速。液体制剂中，溶液型吸收速度最快，其次为胶体制剂，再次为乳剂型及混悬型制剂。因为药物必须通过溶解或溶出成为分子态或离子态后才能被吸收，当吸收达到一定的浓度才能显示药效，所以改变药物在制剂的分散度可以达到改变药物疗效的目的。例如，不同粒径的非那西丁混悬剂给受试者服用，其血药浓度显著不同：粒径越小，吸收越快，其血药浓度越高。液体制剂的吸收速度除与被分散的药物粒子的粒径有关外，液体介质的性质对药物的吸收也有影响，如维生素A制成水溶液与油溶液，水溶液的吸收速度明显快于油溶液。

质量评价　虽然不同给药途径的液体制剂具有不同的质量要求，但对于液体制剂通用性质量要求基本包括：①液体制剂要求剂量准确、含量均匀度满足要求。②均相液体制剂应均匀澄明；非均相液体制剂应粒径小且均匀，并具有良好的再分散性。③液体制剂具有良好稳定性，并具有一定的防腐能力，不得发霉、酸败、变色、异物、产生气体或其他变质现象。④制剂所需溶剂应首选水作溶剂，其次为乙醇、甘油、植物油等。⑤外用的液体制剂应无刺激性。⑥口服液体制剂应外观良好，口感适宜，以解决患者的顺应性。⑦根据需要可加入适宜的附加剂，如防腐剂、分散剂、助悬剂、增稠剂、助溶剂、润湿剂、缓冲剂、乳化剂、稳定剂、矫味剂及色素等，其品种和用量应符合国家标准的有关规定，不影响产品的稳定性，并避免对检验产生干扰。⑧除另有规定外，应密封，避光保存。⑨包装容器应方便患者用药。

意义　液体制剂是其他剂型（如注射剂、软胶囊、软膏剂、栓剂、气雾剂等）的基础剂型，在这些剂型中，普遍使用液体制剂的基本原理，因此液体制剂在药剂学上的应用具有普遍意义。

（谢 英）

yètǐ zhìjì róngjì

液体制剂溶剂（solvent for liquid preparations）

用于药物分散的一种液体或几种液体混合物。一般应具备如下条件：①化学性质稳定，不影响主药的药理活性和含量测定。②无臭味、毒性小，并具有一定防腐能力。③成本低。实际中完全符合上述条件的溶剂很少，需根据药物性质与临床应用等因素适当选择较为合适的溶剂。液体制剂中药物的溶解度与溶剂的极性密切相关。根据极性的大小，溶剂可分为极性溶剂和非极性溶剂。一般介电常数越大，极性越大。常用溶剂与介电常数见表。

极性溶剂　溶剂分子为极性分子，因其分子内正负电荷重心不重合而导致分子产生极性。用于表征分子极性大小的物理量为偶极矩或介电常数。介电常数大表示其极性大。药物在溶剂中的溶解性能服从"极性相似者易溶"的规则。常用的极性溶剂有以下几种。

水（water）　不具有任何药理与毒理作用，且廉价易得，是

最常用的和最为人体所耐受的极性溶剂。水能与乙醇、甘油、丙二醇及其他极性溶剂以任意比例混合。水能溶解无机盐、糖、蛋白质等多种极性有机物。液体制剂用水应以蒸馏水为宜。水的化学活性较有机溶剂强，能使某些药物水解，也容易增殖微生物，使药物霉变与酸败。所以一般以水为溶剂的制剂不易久贮。使用水作溶剂时，要考虑药物的稳定性及是否产生配伍禁忌。

乙醇（ethanol）　也是常用的溶剂。可与水、甘油、丙二醇以任意比例混合；能溶解生物碱、挥发油、树脂等有机物，具有较广泛的溶解性能。乙醇的毒性小于其他有机溶剂。含乙醇20%以上即具有防腐作用，40%以上则能抑制某些药物的水解。但乙醇本身具有药理作用。与水相比存在成本高及易挥发、易燃等缺点。

甘油（glycerin）　为黏稠状液体，味甜、毒性小，可供内服。甘油能与乙醇、丙二醇、水以任意比例混合，能溶解许多不易溶于水的药物，如硼酸、鞣酸、苯酚等。无水甘油有吸水性、对皮

表　常用溶剂及其介电常数

溶剂	介电常数
水	80
甲酸	57
甘油	56
二甲基亚砜	45
甲醇	33
乙醇	26
乙醛	21
醋酸	9.7
醋酸乙酯	6.1
蓖麻油	4.8
植物油	3.5
液状石蜡	2.1

肤黏膜均有一定的刺激性，但含水10%的甘油则无刺激性，且对药物的刺激性有缓解作用。甘油黏度大，化学活性相对水较弱，并且在30%以上具有防腐性，故常用于外用液体制剂。在内服溶液制剂中，甘油含量在12%（g/ml）以上能防止鞣质的析出并兼有矫味作用。但过多的甘油含量会产生刺激性，且黏度大、成本也高，故在使用中受到一定的限制。

丙二醇（propyleneglycol）　性质基本同甘油相似，但其黏度较小，毒性与刺激性均较小。药用丙二醇应为1,2-丙二醇，可作为内服及肌内注射用溶剂。丙二醇同样可与水、乙醇、甘油以任意比例混合，能溶解诸多有机药物，如磺胺类药物、局麻药、维生素A、维生素D及性激素等。同时可抑制某些药物的水解，增加稳定性，但其具有辛辣味，故在口服制剂的应用中受到一定限制。

二甲基亚砜（dimethyl sulfoxide，DMSO）　为澄明、无色、微臭液体。吸湿性很强，能与水、乙醇、甘油、丙二醇、丙酮等混合。溶解范围广，许多难溶于水、乙醇、甘油、丙二醇的药物，在DMSO中往往均可溶解，故有"万能溶剂"之称。DMSO对皮肤略有刺激性，高浓度时可引起皮肤的灼烧感，但对皮肤、黏膜的穿透力很强，且有一定的抗炎、止痒等作用。用于某些外用制剂，可取得良好的治疗效果，一般用量为40%～60%。当二甲基亚砜浓度为60%时，冰点为-80℃故有良好的防冻作用。

聚乙二醇（polyethylene glycol，PEG）类　低聚合度的聚乙二醇，如PEG 300～400为透明的

液体。与水可以任意比例混合，并能溶解许多水溶性及与水不溶性药物。PEG用于液体制剂，对易水解的药物具有一定的稳定作用。同时，用于外用制剂时具有与甘油类似的保湿作用。

非极性溶剂 非极性或极性极小的溶剂不能溶解极性药物，但能溶解具有相似结构或极性相近的药物。常用非极性溶剂有以下几种。

脂肪油（fatty oil） 包括麻油、豆油、棉籽油、花生油等植物油。能溶解油溶性药物，如激素、挥发油、游离生物碱及许多芳香族化合物。脂肪油不能与水相混合，多用于外用液体制剂，如洗剂、搽剂等。脂肪油易氧化、酸败，遇碱易发生水解反应而变质。

液状石蜡（liquid paraffin） 饱和烷烃化合物，化学性质稳定。视相对密度不同，可以分为轻质液状石蜡与重质液状石蜡两种，密度（20℃）分别为 0.828 ~ 0.880g/ml 与 0.845 ~ 0.905g/ml。40℃时两者的动力黏度分别为 0.037Pa·s 与 0.387Pa·s。轻质液状石蜡多用于外用液体制剂，而重质液状石蜡多用于软膏剂及糊剂中。

油酸乙酯（ethyl oleate） 脂肪油的代用品。外观为淡黄色或近乎无色，易流动的油状液体。密度（20℃）为 0.866 ~ 0.874 g/ml，黏度≥0.53 cPa·s，酸价≤0.5，碘价 75 ~ 85，皂化价为 177 ~ 188。油酸乙酯是甾族化合物及其他油溶性药物的常用溶剂。在空气中易氧化、变色，故使用时常加入抗氧剂。

肉豆蔻酸异丙酯（isopropyl myristate） 透明、无色、几乎无臭的流动液体，密度（25℃）为 0.846 ~ 0.854g/ml，黏度为 0.70Pa·s，酸价≤1，皂化价 202 ~ 212，碘价≤1。肉豆蔻酸异丙酯化学性质稳定、不酸败、不易氧化与水解，可与液体烃类、蜡、脂肪和脂肪醇混合，不溶于水、甘油、丙二醇。常用于外用液体制剂。

（谢 英）

zhìyào yòngshuǐ
制药用水（pharmaceutical water） 制药工艺过程中用到的各种质量标准的水。根据其使用范围不同而分为饮用水、纯化水、注射用水和灭菌注射用水。一般根据各生产工序或使用目的与要求选用适宜的制药用水。药品生产企业应确保制药用水的质量符合预期用途的要求。水是药物生产中用量最大、使用最广的一种辅料，用于生产过程及药物制剂的制备，常用作药品的成分、溶剂、稀释剂等。鉴于水在制药工业中既作为原料又作为清洗剂，各国药典对制药用水的质量标准、用途等都有明确的定义和要求。

制药用水的原水通常为饮用水。制药用水的制备从系统设计、材质选择、制备过程、贮存、分配和使用均应符合《药品生产质量管理规范》的要求。制水系统由于受到环境、设备及工艺等影响，水极易滋生微生物并助其生长，因此微生物指标是其最重要的质量标准，在水系统设计、安装、验证、运行和维护中需采取各种措施抑制其生长。

饮用水 天然水经净化处理所得的水。其质量必须符合现行中华人民共和国国家标准《生活饮用水卫生标准》。饮用水可作为药品包装材料、制药用具的粗洗用水，也可用作药材净制时的漂洗用水。除另有规定外，也可作为饮片的提取溶剂。

纯化水 饮用水经蒸馏法、离子交换法、反渗透法或其他适宜的方法制备的制药用水。不含任何添加剂。《中华人民共和国药典》2015 年版规定，纯化水应为无色、无臭、无味的澄明液体，pH 值为中性，硝酸盐含量不得过 0.000 006%，亚硝酸盐含量不得过 0.000 002%，氨含量不得过 0.000 03%，总有机碳不得过 0.50mg/L，不挥发物不得过 10mg/L，重金属含量不得过 0.000 01%，微生物限度为需氧菌总数不得过 100CFU/ml。不同温度时纯化水电导率限度值见表。纯化水可作为配制普通药物制剂用的溶剂或试验用水；可作为中药注射剂、滴眼剂等灭菌制剂所用饮片的提取溶剂；口服、外用制剂配制用溶剂或稀释剂；非灭菌制剂用器具的精洗用水；也可以用作非灭菌制剂所用饮片的提取溶剂。纯化水不得用于注射剂的配制与稀释。纯化水可作为非无菌药品的配料、直接接触药品的设备、器具和包装材料的最后一次洗涤用水、非无菌原料药精

表 不同温度时纯化水电导率限度值

温度（℃）	电导率（μS/cm）
0	2.4
10	3.6
20	4.3
25	5.1
30	5.4
40	6.5
50	7.1
60	8.1
70	9.1
75	9.7
80	9.7
90	9.7
100	10.2

制工艺用水、制备注射用水的水源、直接接触非最终灭菌棉织品的包装材料粗洗用水等。

注射用水 纯化水经蒸馏所得的水。应符合细菌内毒素试验要求。注射用水必须在防止细菌内毒素产生的设计条件下生产、贮藏及分装。《中华人民共和国药典》2015年版规定，注射用水应为无色、无臭的澄明液体，pH值为 5.0 ~ 7.0，氨含量不得过 0.000 02%，硝酸盐、亚硝酸盐、总有机碳、不挥发物、重金属含量以及电导率限度同纯化水质量要求。细菌内毒素应小于 0.25EU/ml，微生物限度为每100ml 供试品中需氧菌总数不得过10CFU。注射用水可作为配制注射剂、滴眼剂等的溶剂或稀释剂及容器的精洗。为保证注射用水的质量，应减少原水中的细菌内毒素，监控蒸馏法制备注射用水的各生产环节，并防止微生物的污染。应定期清洗与消毒注射用水系统。注射用水的储存方式和静态储存期限应经过验证确保水质符合质量要求，例如可以在80℃以上保温或70℃以上保温循环或4℃以下的状态存放。

灭菌注射用水 为注射用水按照注射剂生产工艺制备所得，不含任何添加剂。主要用于注射用灭菌粉末的溶剂或注射剂的稀释剂。《中华人民共和国药典》2015年版规定，灭菌注射用水应为无色、无臭的澄明液体，pH值为 5.0~7.0。硝酸盐与亚硝酸盐、氨、电导率、不挥发物、重金属与细菌内毒素同注射用水质量要求。此外，应按照药典中的检测方法进行氯化物、硫酸盐与钙盐、二氧化碳、易氧化物的检查，其质量应符合灭菌注射用水规定。灭菌注射用水罐装规格应适应临床需要，避免大规格、多次使用造成的污染。

（谢 英）

yàoyòng biǎomiàn huóxìngjì

药用表面活性剂 （pharmaceutical surfactants）

在药物制剂生产中使用的能显著降低溶液表面张力的物质。其分子结构中同时具有极性的亲水基团与非极性的亲油/亲脂/疏水基团。药用表面活性剂主要用于难溶性药物的增溶、乳化，混悬剂的分散，固体制剂的润湿等，有利于改善制剂工艺、提高制剂质量。此外，表面活性剂还可作为吸收促进剂，有利于提高透皮制剂、黏膜给药制剂及口服制剂的生物利用度。

分类 表面活性剂是同时具有亲水基和亲脂基的双亲性分子，它的非极性部分结构变化主要是长链结构的不同，对表面活性剂性质影响不大；而它的极性部分变化较大，分类主要据此进行。根据表面活性剂分子溶于水后是否电离，可将其分为离子型和非离子型两大类。其中离子型表面活性剂又可以根据它在水溶液中所带电性分为阳离子型、阴离子型和两性离子型表面活性剂。非离子型表面活性剂根据其亲水基的不同分为多元醇型和聚乙二醇型等。除此以外，还有一些特殊的表面活性剂，如高分子表面活性剂、氟表面活性剂、硅表面活性剂等。

阳离子型表面活性剂 具有表面活性作用的部分为阳离子，如季铵化合物的活性部分为带有烷烃基的季铵基，即 $RN^+ - (CH_3)_3$。季铵类化合物，又称阳性皂，如苯扎溴铵（新洁而灭）、氯化苯甲烃铵、度米芬（消毒宁）及消毒净。其特点是水溶性大，在酸性与碱性溶液中均较稳定，有良好的表面活性作用与很强的杀菌作用，主要用于杀菌防腐。

阴离子型表面活性剂 起表面活性作用的部分为阴离子，如肥皂的表面活性部分为长链烷烃的脂肪酸根，即 $RCOO^-$、$ROSO_3^-$、RSO_3^{2-}。

肥皂类 高级脂肪酸的盐，通式为 $(RCOO^-)_n \cdot M^{n+}$。式中脂肪酸烃链 R 一般在 $C_{11} \sim C_{17}$，且以硬脂酸、油酸、月桂酸（十二酸）较为常用。根据金属离子 M 的不同，又可分为碱金属皂、碱土金属皂和有机皂（如三乙醇胺皂）等。肥皂类表面活性剂具有良好的乳化能力，但易被酸破坏，碱金属皂还可被钙、镁盐等破坏，电解质可使其盐析，且有一定的刺激性。一般用于皮肤用制剂。

硫酸化物 主要为硫酸化油和高级脂肪醇硫酸酯类，通式为 $R - OSO_3^-M^+$。式中脂肪醇烃链 R 在 $C_{12} \sim C_{18}$。硫酸化油常为硫酸化蓖麻油，通称为土耳其红油。高级脂肪醇硫酸酯类中常用十二烷基硫酸钠（月桂醇硫酸钠）、十六烷基硫酸钠（鲸蜡醇硫酸钠）、十八烷基硫酸钠（硬脂醇硫酸钠）等。硫酸化物乳化性能很强，且较肥皂类稳定，对黏膜有一定的刺激性，主要用于外用软膏剂中作乳化剂。

磺酸化物 脂肪族磺酸化物、烷基芳基磺酸化物、烷基类磺酸化物等，如二辛基琥珀酸磺酸钠、十二烷基磺酸钠。通式为 $R - SO_3^-M^+$。在酸性水溶液中较稳定，渗透力强，易起泡去污力好，为优良的洗涤剂。此外，胆酸盐如过胆酸钠、牛磺胆酸钠均属于此类，二者在胃肠道中对脂肪起乳化作用，并可使单脂肪酸甘油酯增溶。

两性离子型表面活性剂 分

子中同时具有相反电荷的两种基团，这类表面活性剂即两性离子型表面活性剂。随着介质的 pH 值不同，或为阴离子型或为阳离子型表面活性剂，如氨基酸类 R — NHCH₂ — CH₂COOH，表面活性部分取决于介质 pH 值。

卵磷脂　天然两性离子型表面活性剂，是由磷酸型的阴离子部分和季铵盐型的阳离子型部分所组成，其结构式见图 1。式中 R₁、R₂ 为两个疏水基团，故不溶于水，对油脂的乳化作用很强，可用于制备注射用乳剂。

TegoMHG　人工合成的十二烷基酸（氨乙基）-甘氨酸的盐酸盐，属于氨基酸型两性离子型表面活性剂。杀菌力很强，毒性低于阳离子型表面活性剂，1% 的水溶液可作喷雾消毒用。

非离子型表面活性剂　属于在水溶液中不解离的一类表面活性剂。分子中构成亲水基团的常为甘油、聚乙二醇和山梨醇等多元醇，构成亲油基团的为长链脂肪酸或脂肪醇以及烷烃、芳烃基等。亲水与亲油基团以酯键或醚键结合形成多种性质各异的非离子型表面活性剂。

多元醇型　包括脱水山梨醇脂肪酸酯类和聚氧乙烯脱水山梨醇脂肪酸酯类。

脱水山梨醇脂肪酸酯类：由山梨醇与各种不同的脂肪酸所组成的酯类化合物，商品名为司盘

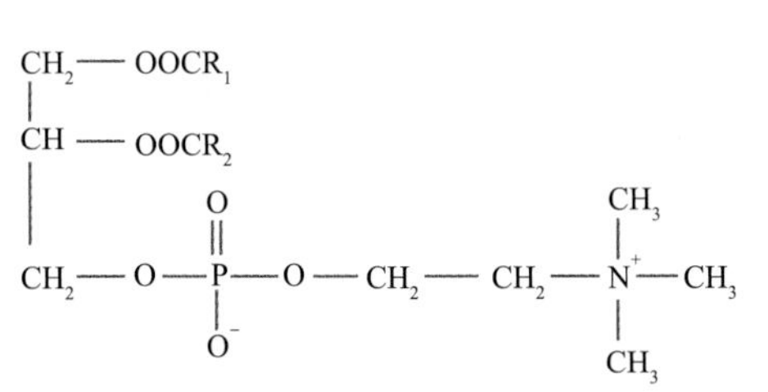

图 1　两性离子型表面活性剂卵磷脂的结构式

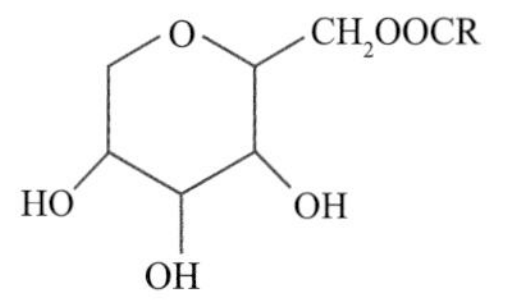

类（spans）。脱水山梨醇是一次与二次脱水物的混合物，故所生成的酯也是一种混合酯，其通式见图 2。式中山梨醇为六元醇因脱水而环合，RCOO — 为脂肪酸根。脂肪酸的种类与酸量不同，而有不同产品，如司盘 20（脂肪酸山梨坦 20）：脱水山梨醇单月桂酸酯；司盘 40（脂肪酸山梨坦 40）：脱水山梨醇棕榈酸酯；司盘 60（脂肪酸山梨坦 60）：脱水山梨醇硬脂酸酯；司盘 65（脂肪酸山梨坦 65）：脱水山梨醇三硬脂酸酯；司盘 80（脂肪酸山梨坦 80）：脱水山梨醇单油酸酯；司盘 85（脂肪酸山梨坦 85）：脱水山梨醇三油酸酯。该类产品由于亲油性强，一般用作水/油型乳剂的乳化剂，或油/水乳剂的辅助乳化剂。多用于擦剂和软膏剂，亦可作注射（非静脉注射）用乳剂的辅助乳化剂。

聚氧乙烯脱水山梨醇脂肪酸酯类：在司盘类的分子结构中剩余的 — OH 基结合聚氧乙烯基而成的醚类化合物，商品名为吐温类（tweens）。和司盘一样是一种混合酯，其通式见图 3。式中的 H（C₂H₄O）$_{x(y,z)}$O — 为聚氧乙烯基。同司盘类一样，结合脂肪酸的种类与数量不同而有不同的产品，如吐温 20（聚山梨酯 20）：聚氧乙烯脱水山梨醇单月桂酸酯；吐温 40（聚山梨酯 40）：聚氧乙烯脱水山梨醇单棕榈酸酯；吐温 60（聚山梨酯 60）：聚氧乙烯脱水山梨醇单硬脂酸酯；吐温 65（聚山梨酯 65）：聚氧乙烯脱水山梨醇三硬脂酸酯；吐温 80（聚山梨酯 80）：聚氧乙烯

图 2　脱水山梨醇脂肪酸酯类表面活性剂的结构式

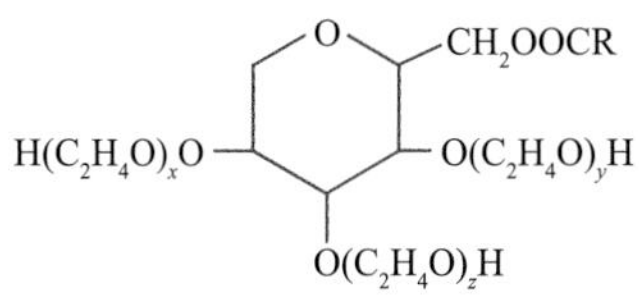

图 3　聚氧乙烯脱水山梨醇脂肪酸酯类表面活性剂的结构式

脱水山梨醇单油酸酯；吐温 85（聚山梨酯 85）：聚氧乙烯脱水山梨醇三油酸酯。吐温类由于分子结合 3 个聚氧乙烯基，亲水性显著增加，成为水溶性表面活性剂，主要作增溶剂与油/水型乳剂的乳化剂。

聚乙二醇型　包括聚氧乙烯脂肪酸酯类、聚氧乙烯脂肪醇醚类、氧乙烯聚氧丙烯共聚物等。

聚氧乙烯脂肪酸酯类：由聚乙二醇与长链脂肪酸缩合而成。卖泽类（myrij）属此类产品，通式：R·COO·CH₂（C₂H₄O）$_n$·CH₂OH。聚合度 n 不同，结合的脂肪酸不同，有不同产品，常用的有卖泽-45、卖泽-49、卖泽-51、卖泽-52、卖泽-53 几种。它们均具有水溶性，乳化能力很强，为油/水乳剂的乳化剂。《美国药典》收载的聚氧乙烯 40 硬脂酸酯也属于此类产品。

聚氧乙烯脂肪醇醚类：由聚乙二醇与脂肪醇缩合而成。通式为：R·O（CH₂OCH₂）$_n$·H。苄泽类（brij）为聚氧乙烯月桂醇类化

合物的商品名。因聚合度 n 不同，产品有苄泽-30、苄泽-35、苄泽-35 等，其中 n 为 10~20 时，可作油/水乳剂的乳化剂。除苄泽类外，属于此类表面活性剂的产品还有西土马哥、平平加 O、平平加 A、乳百灵 A 等。此外，聚氧乙烯蓖麻油是其类似产品。中国的产品有环氧乙烷蓖麻油 130 等。

氧乙烯聚氧丙烯共聚物：由聚氧乙烯和聚氧丙烯聚合而成。结构中的聚氧乙烯基是亲水的，而聚氧丙烯基为疏水基团，最常用的产品普朗尼克，或称为泊洛沙姆，其通式为：HO $(C_2H_4O)_a$—$(C_3H_6O)_b$—(C_2H_4O) CH。亲水亲油平衡值在 0.5~30，随分子量增加，由液态变为固态，且随聚氧丙烯比例增加亲油性增强。反之，随聚氧乙烯的比例增加，则亲水性增强。本品作为高分子表面活性剂具有乳化、润湿、分散等多种用途，但其增溶能力较弱。泊洛沙姆 188（普朗尼克 F68）作为一种油/水乳剂的乳化剂，是可用于静脉乳剂中的极少数合成的表面活性剂之一。

其他　非离子型表面活性剂除以上产品外，尚有脂肪酸蔗糖酯与蔗糖醚、烷基酚基化醇醚类等，如"乳化剂 OP"系由壬烷基酚与聚氧化乙烯基的醚类产品，为黄棕色水溶性膏状物，乳化能力强，可作为油/水型乳膏基质的乳化剂。

性质　表面活性剂由于其特殊的双亲性结构，使其在溶液表面产生正吸附现象。表面活性剂的水溶液中，当其浓度较低时，表面活性剂分子在溶液表面或在油水界面上作定向排列，见图 4。疏水基朝向空气或油相中，亲水基插入水相中，这种特殊排列方式直至溶液的表面或油、水界面

被完全布满，其结果使得表面活性剂在表面或界面层的浓度大于其在溶液内部的浓度，称为正吸附。同时，这种吸附的结果使溶液表面层或界面层的组成改变，这是因为，有表面活性剂存在时，溶液表面张力急剧下降的原因。双亲性分子结构使表面活性剂具有独特的物理化学性质和生物学性质。

表面活性剂的物理化学性质包括胶束形成、克氏点、昙点，以及药用表面活性剂在使用时多种表面活性剂之间的配伍及表面活性剂与药物的配伍等。

胶束形成　当表面活性剂水溶液达到一定浓度时，表面张力降至最低值，此时溶液表面已达到饱和吸附，即形成单分子层。浓度继续增加时，由于水分子与表面活性剂分子的疏水基存在强烈的排斥力，致使表面活性剂分子的疏水基依靠疏水基团间的引力而聚集在一起，形成疏水基团向内、亲水基团向外，在水中稳定分散的缔合胶束，称为缔合胶束溶液。它是热力学稳定体系。不同表面活性剂的胶束的分子缔合数不同。离子型的缔合数一般在 10~100，而非离子型缔合数较大。表面活性剂分子缔合形成胶束的最低浓度称为临界胶束浓度（critical micell concentration，CMC）。部分常用表面活性剂 CMC 见表 1。亲水基相同的表面活性剂同系物，其碳链越长 CMC 越低。在达到 CMC 范围内，胶束的数量与表面活性剂的浓度呈正相关性。

表面活性剂胶束具有疏水性

内核（或称中心区），而亲水基排列在球壳外面形成栅状结构。胶束的形状与表面活性剂的浓度有关。在浓度达到 CMC 的溶液中，胶束有相近的缔合度并呈球形，即由疏水基构成的内核和由排列在球壳外部的亲水基形成栅状结构；当浓度增加较大时，由于缔合度的增加胶束由球变为圆柱形，甚至板层状；在浓度达到 20% 以上时，圆柱形胶束常整齐排列成六角柱形，板层状胶束并与相同厚度水层呈等距离平行排列，从而使溶液变得黏稠，并具有液晶性质见图 5。

克氏点（Krafft point）　离子型表面活性剂的溶解度随温度升高而增大，当温度升高到某温度点后溶解度迅速增加，该温度点即为克氏点。克氏点时表面活性剂的溶解度即为临界胶束浓度。克氏点是离子型表面活性剂的特征值，克氏点越高的表面活性剂，临界胶束浓度越小。对于为同系物的表面活性剂，碳链越长，克氏点越高，而 CMC 值越小。克氏点也是表面活性剂应用温度的下限，只有在温度高于克氏点时的表面活性剂才能更好地发挥作用。例如，十二烷基硫酸钠的克氏点为 8℃，而十二烷基磺酸钠的克氏点为 70℃，在室温条件下，前者作增溶剂较好，后者的克氏点高，不宜作为增溶剂。

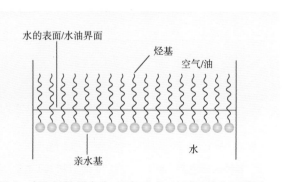

图 4　表面活性剂在水-空气或水-油界面的分子排列

表1 常用表面活性剂的临界胶束浓度

名称	测定温度（℃）	临界胶束浓度
氯化十六烷基三甲基铵	25	1.60×10^{-2} mol/L
溴化十六烷基三甲基铵		9.12×10^{-5} mol/L
溴化十二烷基三甲基胺		1.60×10^{-2} mol/L
溴化十二烷基代吡啶		1.23×10^{-2} mol/L
辛烷基磺酸钠	25	1.50×10^{-1} mol/L
辛烷基硫酸钠	40	1.36×10^{-2} mol/L
十二烷基硫酸钠	40	8.60×10^{-3} mol/L
十四烷基硫酸钠	40	2.40×10^{-3} mol/L
十六烷基硫酸钠	40	5.80×10^{-4} mol/L
十八烷基硫酸钠	40	1.70×10^{-4} mol/L
硬脂酸钾	50	4.50×10^{-4} mol/L
油酸钾	50	1.20×10^{-3} mol/L
月桂酸钾	25	1.25×10^{-2} mol/L
十二烷基磺酸钠	25	9.0×10^{-3} mol/L
月桂醇聚氧乙烯（6）醚	25	8.7×10^{-5} mol/L
月桂醇聚氧乙烯（9）醚	25	1.0×10^{-4} mol/L
月桂醇聚氧乙烯（12）醚	25	1.4×10^{-4} mol/L
十四醇聚氧乙烯（6）醚	25	1.0×10^{-5} mol/L
丁二酸二辛基磺酸钠	25	1.24×10^{-2} mol/L
氯化十二烷基胺	25	1.6×10^{-2} mol/L
对-十二烷基苯磺酸钠	25	1.4×10^{-2} mol/L
月桂酸蔗糖酯		2.38×10^{-6} mol/L
棕榈酸蔗糖酯		9.5×10^{-5} mol/L
硬脂酸蔗糖酯		6.6×10^{-5} mol/L
吐温29	25	6.0×10^{-2} mol/L
吐温40	25	3.1×10^{-2} g/L
吐温60	25	2.8×10^{-2} g/L
吐温65	25	5.0×10^{-2} g/L
吐温80	25	1.4×10^{-2} g/L
吐温85	25	2.3×10^{-2} g/L

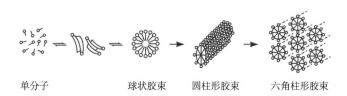

单分子　　球状胶束　　圆柱形胶束　　六角柱形胶束

图5 胶束结构随表面活性剂浓度的变化

昙点（cloud point） 非离子型表面活性剂在水溶液中的溶解度随温度升高而降低，当温度升高到某一温度时，溶液由清变浊，此变浊温度称为昙点。这种非离子型表面活性剂因温度升高由清变浊的现象称为起昙。非离子型表面活性剂起昙的原因在于聚氧乙烯链与水形成氢键。由于分子的热运动，开始时溶解度随温度升高而增大，当温度升高到昙点时，氢链破坏，聚氧乙烯链发生强烈的脱水与收缩，表面活性剂溶解度下降，使溶液由清变浊。溶液冷却时，氢键重新形成，溶液又由浑浊变澄明。当聚氧乙烯链相同时，碳氢链越长，昙点越低；在碳氢链长相同时，聚氧乙烯链越长，昙点越高。大多数此类表面活性剂的昙点在70～100℃，如吐温20为90℃，吐温60为76℃，吐温80为93℃，但很多含有聚氧乙烯的非离子型表面活性剂在常压下观察不到昙点，如泊洛沙姆108、泊洛沙姆188等。有起昙的表面活性剂制剂由于处于昙点温度上，表面活性剂的溶解度下降，其增溶与乳化能力相应下降，可能使被增溶的物质析出或使乳剂破坏。其中有些因温度降低后恢复原状，但有些则难以恢复。故含有此类物质的制剂在灭菌时有可能出现一些质量问题。

表面活性剂的配伍变化 ①表面活性剂间的配伍：一般而言，阳离子型与阴离子型表面活性剂在液体、制剂中，往往会因带有相反电荷而发生反应，生成不溶性物质，如溴化十六烷三甲胺与十二烷基硫酸钠混合使用生成沉淀物，因此二者存在配伍禁忌。但在适当条件下，采用合理的混合方式阳离子型与阴离子型表面活性剂混合使用，非但不产生沉淀，而且还具有比单一表面活性剂更高的表面活性，如亲烷基硫酸钠与辛基三甲基溴化铵盐以等摩尔的比例配合使用，CMC为7.5×10^{-3} mol/L，此值相当于辛基三甲基溴化铵盐的 1/35，辛烷基硫酸钠 CMC 的 1/20。阴、阳离子型表面活性剂混合物的高的表面活性表现出具有优良的润湿性、成膜等性能。非离子型表面活性剂一般与阴离子型表面活性剂具有协同作用，但电解质的加入可使相同作用减弱协同作用。②表面活性剂与药物间的配伍：阴离子型表面活性剂与许多带电荷的药物如生物碱、拟胆碱药、安定剂及抗抑郁药等合用均有反应，会使药物的药理活性降低，影响药物的生物利用度；阳离子型表面活性剂与带负电荷的水溶性高聚物能形成复凝聚物，如含羧酸的阿拉伯胶、果胶酸、海藻酸、羧甲基纤维素钠、含磷酸根的核糖核酸、去氧核糖核酸等与阳离子表面活性剂混合使用会使二者结合，使高聚物的亲水性降低或形成不溶性复凝聚物。一些不溶性无机盐类会吸附阳离子型表面活性剂，从而改变分散固体的表面性质。皂土、滑石粉等因带负电荷与阳离子型表面活性剂配伍会生成不溶性复合物。

表面活性剂的生物学性质 包括表面活性剂对药物吸收的影响，表面活性剂与蛋白质的反应、毒性和使用安全性等。

对药物吸收的影响 药物制剂中加入表面活性剂对药物的口服吸收产生影响，主要体现在以下几点。①浓度的影响：低浓度时，因表面活性剂可降低界面张力，使固体药物与胃肠道体液间的接触角变小，增加药物的润湿性，加速药物的溶解和吸收。如 0.1%吐温 80 可使口服非那西丁的血药浓度升高。当表面活性剂的浓度增加到 CMC 以上，药物被包裹或镶嵌于胶束中，且又不易释放，会减少游离药物浓度，从

而影响吸收，或因胶束的体积大，不易整体透过生物膜，减弱药物的吸收。如大鼠肠中水杨酸胺的吸收速度随吐温 80 浓度的增加而减小。但是也有表面活性剂的浓度在 CMC 以上，促进药物吸收的情况。这可能与小胶束的整体转运有关。②对生物膜透过性的影响：表面活性剂有溶解脂质的作用，能溶蚀胃肠道黏膜的类脂屏障而改变生物膜分子排列，因而增加上皮细胞的通透性，使药物的吸收增加。如头孢菌素 I 钠、四环素等加入适量的十二烷基硫酸钠可增加口服吸收。③对胃排空速率的影响：表面活性剂可改变胃排空速率，因而可降低或增加药物的吸收。例如吐温 80、吐温 85 两种表面活性剂在胃肠中可形成高黏度的团块，使胃排空速率降低，从而增加难溶性药物的吸收。但使用聚氧乙烯类或纤维素衍生物类表面活性剂时，能增加胃液的黏度，降低药物向生物膜扩散的速度，从而使吸收速度下降。表面活性剂对药物的吸收的影响因素较多，是否有助于药物的吸收应通过实验来确定。

表面活性剂与蛋白质之间的反应 蛋白质分子中存在氨基、羧基与胍基等基团，当介质的 pH 值高于等电点时，羧基解离带负电荷，能与阳离子表面活性剂反

应。反之，介质的 pH 值低于等电点时，氨基带正电荷能与阴离子表面活性剂反应。再者，表面活性剂能破坏蛋白质结构中的次级键，如盐键、氢键和疏水键，使蛋白质各残基间的交联作用减弱，螺旋结构受到破坏，致使蛋白质内部变成无序的疏松状态，发生变性，失去活性。因此，在生物制剂中加入表面活性剂要慎重。

表面活性剂的毒性 一般以阳离子型表面活性剂的毒性最大，其次为阴离子型表面活性剂，而非离子型表面活性剂毒性最小。表面活性剂的毒性与使用途径有关。非离子型口服一般认为是没有毒性的，如多名受试者每天口服 6g 吐温类表面活性剂，连服 24 天，有的长达 4 年，没有任何明显的病态反应；静脉使用与口服比较有较大毒性，但口服与静脉之间的毒性没有相关性。一些表面活性剂的口服与静脉给药的半数致死量见表 2。由表 2 可见，同类表面活性剂的口服比静脉注射毒性较小，且以非离子型毒性最小，其中静脉注射用普朗尼克类毒性更小，麻醉小鼠可耐受 10%的该溶液 10ml。

表面活性剂的安全性 主要为溶血性与刺激性。阴离子型与阳离子型表面活性剂具有较强的溶血作用，非离子型也有溶血作

表 2 常用表面活性剂的小鼠半数致死量（mg/kg）

品名	口服	静脉注射
苯扎氯铵（洁尔灭）	350	30
氯化十六烷基吡啶	200	30
脂肪酸磺酸钠	1600~6500	60~350
蔗糖单脂肪酸酯	20 000	56~78
吐温 20	>25 000	3750
吐温 80	>25 000	5800
普朗尼克 F68	15 000	7700
聚氧乙烯甲基蓖麻油醚		6640

用，但较轻微。非离子型表面活性剂的溶血作用顺序是：聚氧乙烯烷基醚>聚氧乙烯烷芳基醚>聚氧乙烯脂肪酸酯>吐温类。而吐温类的顺序则为：吐温 20 > 吐温 60>吐温 40>吐温 80。如给家兔静脉注射吐温 80 溶液，当血药浓度达到 0.25%时，48 小时内无溶血现象，但 5 天后则出现溶血作用。表面活性剂均可外用，以非离子型对皮肤与黏膜的刺激性最小。阳离子型表面活性剂季铵化物浓度高于 1%就可对皮肤产生损害；而阴离子型如十二烷基硫酸钠在 20%以上才产生刺激；非离子型表面活性剂如吐温类以 100%滴入眼内也无刺激性，但有些非离子型产品如聚氧乙烯醚类，浓度高于 5%可产生损害。因此非离子型表面活性剂的刺激性也因产品而异，在同类产品中，浓度大则表现刺激作用强；聚合度大，亲水性增强，刺激性降低。

应用 表面活性剂在药剂学中的应用十分广泛，可作为增溶剂、乳化剂、润湿剂、起泡剂、去污剂等，除此之外，在中药有效成分的提取、片剂的辅助崩解、润湿、包衣、软膏与栓剂基质的处方组成等方面均可能用到表面活性剂。某些表面活性剂在药物新剂型的设计中具有不可替代的作用，如卵磷脂是构建脂质体双分子层的必备材料，表面活性剂对药物制剂的研制与开发有着重要的应用价值。

（谢 英）

biǎomiàn huóxìngjì jiāoshù

表面活性剂胶束（surfactant micelles） 当浓度增加到一定程度时，表面活性剂分子在溶液中形成疏水基向内、亲水基向外的多分子聚集体。又称表面活性剂胶团。表面活性剂在溶液中的浓度达到临界胶束浓度（critical micelle concentration，CMC）后，往溶液中继续加入表面活性剂，将造成胶束聚集数增加而使胶束体积变大或形态发生改变，胶束的数目逐渐增多。胶束的外表面只有亲水基，因此其失去了两亲性而不再具有表面活性。胶束形成后，表面张力不再随着表面活性剂浓度的增加而降低。

1913 年，英国布里斯托尔大学詹姆斯·威廉·麦克贝恩（McBain）教授提出"分子在溶液中达到某一临界浓度时会聚集到一起形成聚集体"，但是胶束化的概念经很长时间才被普遍接受。溶液中的胶束与自由分子单体处于动力学平衡状态，即胶束在不断地破散及重组，这是胶束溶液与其他类型胶体溶液的区别。

胶束形成的主要原因是在其形成时体系处于最低自由能状态。低浓度时，两亲性物质通过在体系表面或界面聚集，将疏水性基团从水环境中移开而降低整个体系自由能。随着浓度的升高，低浓度时所降低的体系自由能不能满足高浓度时降低体系自由能的需求，于是形成单体胶束。疏水性基团形成了胶束的核，从而避开了水。因此，胶束的形成主要不是亲油基和水分子间的斥力或亲油基彼此间的范德华引力所致，而是受水分子的排挤所致。胶束溶液是热力学稳定系统。

胶束形成理论 关于胶束形成过程的描述主要有两种模型：一种是质量作用定律模型，即将胶束看成是缔合的单体和胶束处于缔合-解离平衡之中；另一种是相分离模型，即假设 CMC 为非缔合分子的饱和浓度，而胶束是在达到 CMC 时分离出的另一相。严格地说，这两种模型都不完全准确，但相对而言，质量作用定律模型在描述胶束形成过程方面更确切。

质量作用定律模型 对于非离子型表面活性剂，分子与胶束之间的热力学平衡，可表示为：

$$MX = X_M$$

式中 X 为溶液中简单的表面活性剂分子；M 为一个胶束中的表面活性剂分子数，其平衡常数 K 为：

$$K = \frac{[X_M]}{[M]^M}$$

对于离子型表面活性剂分子与胶束之间的热力学平衡可以表示为：

$$jC^+ + (j-z)A^- = M^{z+}$$

胶束 M^{z+} 是 j 个表面活性正离子和 $(j-z)$ 个牢固结合的反离子组成的聚合体。其平衡常数为：

$$K_M = \frac{F[M^{z+}]}{[C^+]^j[A^-]^{j-z}}$$

其中，

$$F = \frac{r_M}{r_{C+}^j r_{A-}^{j-z}}$$

式中 r 为有关活度系数。如果溶液较稀或 F 接近常数，则上式可写为：

$$K_M = \frac{[M^{z+}]}{[C^+]^j[A^-]^{j-z}}$$

胶束形成的标准吉布斯函数变化为每摩尔单体的变化，故除以 j，如下式：

$$\Delta G_m^\theta = -\frac{RT}{j}\ln K_M = -\frac{RT}{j}\ln\frac{F[M^{z+}]}{[C^+]^j[A^-]^{j-z}}$$

相分离模型 根据表面活性剂在溶液中达到一定浓度时，溶液性质发生突变，即类似于新相生成。但胶束的聚集数不大，一般表面活性剂分子或离子数目为30~2000个，所以不足以作为一个相来处理，故常称为"准相"。

胶束作为一个准相，由 j 个表面活性剂离子的聚合体和其周围的反离子组成，可以考虑以下的平衡：

$$jC^+ + jA^- = M$$

式中 C^+ 和 A^- 分别为表面活性剂的阳离子和阴离子；M 为胶束；j 为聚合数。

胶束形成的标准吉布斯函数变化为：

$$\Delta G_m^\varnothing = -\frac{RT}{j}\ln\frac{a_M}{a_+^j a_-^j}$$

式中 $a_M = 1$（因为将胶束作为一相）；a_+ 和 a_- 分别代表阳离子和阴离子的活度；由于 $a_i = r_i x_i$，则 $a_+^j a_-^j = (r_+ x_+)^j (r_- x_-)^j = (r_\pm^2 x_+ x_-)^j$

$$\Delta G_{PS}^\varnothing = RT\ln(r_\pm^2 x_+ x_-)$$

对于一种表面活性剂溶液，形成胶束时的浓度往往很小，可设 $r_\pm = 1$，$x_+ = x_- = CMC$，于是得：

$$\Delta G_{PS}^\varnothing = RT\ln x_+^2 = RT\ln(CMC)^2$$
$$= 2RT\ln CMC$$

即胶束形成的标准吉布斯函数变化与 CMC 和温度有关。

分类 主要包括以下几类。

离子型表面活性剂胶束 见图1。当表面活性浓度比临界胶束浓度稍大，且无其他添加剂存在时，胶束为球状。表面活性剂的烃链呈混乱状态指向球心，亲水基排列在球的表面，并吸引一些溶液中带有相反电荷的离子在其周围。光散射法对胶束的研究证实当浓度大于 CMC 的一定范围，胶束成球状，且缔合度不变。荷兰物理学家、化学家德拜（Debye）根据光散射实验发现，在浓溶液中，胶束成棒状。表面活性剂的亲水基构成棒状胶束的表面，而亲油基构成棒状胶束的内部。这种胶束使表面活性剂分子的大量烃链与水的接触面积减小，使具有更高的热力学稳定性。麦克贝恩（McBain）发现，浓度继续增大时，胶束合并为层状胶束。水溶液中若存在无机盐时，即使表面活性剂的浓度不大，胶束也总是成棒状的。

非离子型表面活性剂胶束 非离子型表面活性剂亲水基多为聚氧乙烯基（—CH_2—CH_2O—）$_n$，与离子型表面活性剂不同的是不解离成离子，因此形成的胶束也与离子型表面活性剂胶束的形状不同。常温下，聚氧乙烯基的聚合度较大时，胶束呈网状；升温时，聚氧乙烯基与水分子之间的氢键被破坏，发生失水，胶束则变为球状（图2）。浓度高的非离子型表面活性剂水溶液极为黏稠，根据对聚氧乙烯壬基苯基醚 $CH_3(CH_2)_7CH_2C_6H_4O(C_2H_4O)_{17}H$ 浓溶液黏弹性的测定，胶束因互相接近而形成网状结构，水只存在与胶束间的薄层空间内。比彻（Becher）等通过测定聚氧乙烯十二烷基醚 $CH_3(CH_2)_{10}CH_2(OCH_2CH_2O)_nH$（$n = 8$，12，23）水溶液的光散射和黏度来研究胶束的形状，认为分子的聚集数不同时，胶束的形状也不同，聚集数大于150时，表面活性剂分子纵向排列成圆棒状胶束。

高分子表面活性剂胶束 一些高分子表面活性剂，如聚醚 $HO(C_2H_4O)_l(C_3H_6O)_m(C_2H_4O)_nH$，其分子很长，在溶液中卷曲形成聚氧乙烯基为表面，聚氧丙烯基为内核的胶束，这样，一个或几个分子都可以形成胶束（图3）。

混合胶束 若在胶束溶液中加入碳原子数为6以上的高级醇，则醇分子嵌入胶束的表面活性剂分子之间，形成混合胶束（图4），胶束表面的总电荷不变，只是由于醇分子的嵌入使胶束的表面积扩大，因而胶束的电荷密度减小，同种离子间的斥力也减小，CMC 就增大。另外，由两种离子型表面活性剂所形成的混合胶束与上述的胶束相似。

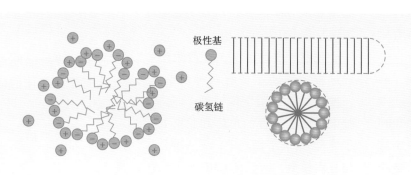

球状　　　　　　　棒状　　　　　　　层状

图1 离子型表面活性剂胶束

结构 表面活性剂在溶液中往往缔合形成胶束，胶束的大小与溶胶相近。在溶液中，胶束与分子或离子处于平衡状态，但胶束的详细结构尚有待于进一步研究证明。

胶束内核 胶束具有疏水性内核（或称中心区），而亲水基排列在球壳外面形成栅状结构。胶束的内核并非晶态结构，而是液态结构，对不同结构的憎水分子都有良好的溶解能力。具有疏水性中心区的胶束可包囊、插入与镶嵌极性不同的分子或基团，如非极性物质苯和甲苯进入胶束内的疏水中心区；而水杨酸其非极性基插入胶束内核，极性基团则镶嵌于球形胶束外的聚氧乙烯链内；而对羟基苯甲酸；则由于分子两端均为极性基团，仅嵌入亲水的胶束外壳内，胶束的这种特性是其能够增溶难溶性药物的根本原因。

胶束-水界面 该层区域包括极性基团，对于离子型表面活性剂，此界面由胶束双电层的最内层组成，即胶束-水界面不仅有表面活性剂的极性头〔如 $-SO_4^{2-}$、$-N^+(CH_3)_3$ 和 $-COO^-$ 等〕，而且还固定有一部分结合的反离子（Na^+ 和 Cl^- 等）。应用电导法或其他方法可测得胶束表面上反离子的结合度，一般离子型表面活性剂胶束表面上反离子结合度往往超过 50%，有的甚至达 90% 以上，结合的反离子中有的是插入极性基之间。同时，表面活性剂单体的分子热运动还会引起胶束表面波动，所以胶束表面不是一个光滑的状态。胶束表面既然有表面活性粒子及结合的反离子，也就有与离子结合的水，所以胶束表面也包括水化层。

扩散双电层 对于离子胶束，为维持整个体系的电中性，在胶束水界面之外，还有扩散双电层（图 5），此层与胶束的动电现象密切相关，且与溶胶相似，扩散双电层的厚度随溶液中离子强度的增加而减少。非离子型表面活性剂的胶束与离子型表面活性剂的胶束不同，它不存在扩散双电层，除有相似的液态内核外，表面上是一层相当厚的聚集壳。例如，聚氧乙烯类表面活性剂为聚氧乙烯外壳，并有水化层，表面亦不光滑，结构见图 6。

大小 球形胶束的直径在 3nm 左右，约为 2 个分子疏水链的长度。聚集成胶束的表面活性剂单体数目称为聚集数。离子型表面活性剂形成的胶束聚集数一般为 40~100，非离子型表面活性剂胶束聚集数一般在 100 以上。胶束的大小与胶束的聚集数有关。测定胶束聚集数方法有光散射法、

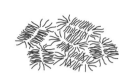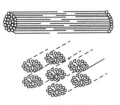

网状胶束　　　　圆棒状胶束

图 2　非离子型表面活性剂胶束

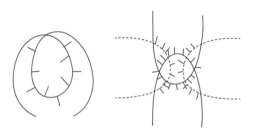

图 3　高分子表面活性剂胶束

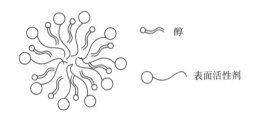

醇

表面活性剂

图 4　混合胶束

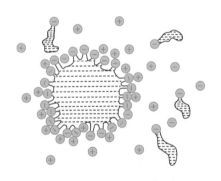

图 5　水溶液中离子型胶束

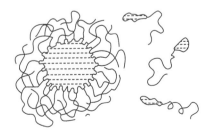

图 6　水溶液中非离子型胶束

扩散-黏度法、超速离心法、电泳法、核磁共振法等。例如，通过光散射法测定胶束的胶束量，再除以表面活性剂单体的分子量，即得胶束的聚集数。部分表面活性剂不同温度下在水介质中的胶束聚集数见表。

反胶束 油溶性或亲油性表面活性剂如钙肥皂、丁二酸二辛基磺酸钠、司盘类在溶于碳氢化合物、氯代烷烃及低极性非水溶液中时，形成的胶束与水溶性表面活性剂胶束相反，碳氢链朝外（油相）而极性基则形成可水化的内核。

作用与意义 表面活性剂胶束利用其内核疏水性微环境可增溶难溶性药物，是一种有效改善难溶性药物溶解度的纳米载体。药物在胶束中的具体空间位置取决于其极性与疏水性；表面活性剂分子的亲水性基团分散在胶束表面层，通过较强的溶剂化作用形成稳定的壳层，使胶束具有较强的稳定性。胶束由于体积小（粒径一般小于100nm），而不易被单核吞噬细胞吸收及肝肾排泄，延长了药物在血液中的循环时间，能够提高药物的生物利用度。具备主动靶向性和环境敏感性的智能型胶束，有利于提高药物的运送效率和减少药物的毒副作用。

（谢 英）

línjiè jiāoshù nóngdù

临界胶束浓度（critical micelle concentration，CMC）
表面活性剂在溶液中形成胶束的最低浓度。在水中加入表面活性剂，表面活性剂分子主要排列在表面层上，当表面活性剂在溶液中达到一定浓度时，表面活性剂分子在溶液表面形成单分子层，达到饱和吸附，溶液的表面张力降至最低值。表面活性剂浓度继续增加

时，由于水分子与表面活性剂分子的疏水基之间存在强烈的排斥力，致使表面活性剂分子的疏水基依靠疏水基团间的引力（疏水相互作用）而聚集在一起，形成疏水基团向内，亲水基团向外的缔合胶束（见表面活性剂胶束）。持续加入表面活性剂，胶束的数量增多。表面活性剂在水溶液中形成胶束过程见图1。

影响因素 CMC的大小和表面活性剂本身的分子结构有关。此外，表面活性剂的CMC还受外界条件（如温度、pH值、添加物等）的影响。

表面活性剂的分子结构 CMC的大小主要决定于表面活性剂分子的疏水链。在同系列的表面活性剂的同系物中，疏水碳氢链越长，越易形成胶束，CMC越小。与离子型表面活性剂相比，非离子型表面活性剂每增、减一个碳原子所引起的CMC值得变化

更大。此外，对于碳氢链的碳原子数相同的表面活性剂，有分支的CMC值大于直链的。对于具有相同碳氢链段的表面活性剂，无论是离子型还是非离子型的，不同亲水基对CMC值影响较小。疏水基相同时，离子型表面活性剂的CMC比非离子型表面活性剂CMC大很多，约100倍。此外，亲水基在分子中的位置和数量对CMC也有很大影响。

温度 温度对表面活性剂胶束形成的CMC影响较为复杂。对离子型表面活性剂，随着温度的不断升高，分子的热运动加剧，胶束的缔合数下降，胶束的解缔合趋势增大，形成胶束需要更大的浓度，因此离子型表面活性剂CMC随着温度的增加而增大；对于非离子型表面活性剂，温度升高导致表面活性剂的水合能力下降，而自动聚集的能力增加，因此，在一定温度范围内，非离子

表 部分表面活性剂不同温度下在水介质中的胶束聚集数

表面活性剂	温度（℃）	胶束聚集数
$C_{12}H_{25}SO_3Na$	40	51
$C_{12}H_{25}SO_4Na$	25	89
$C_{12}H_{25}NH_2 \cdot HCl$	25	55.5
$C_{11}H_{23}COOK$	25	50
$C_{12}H_{25}O（C_2H_4O）$	25	400

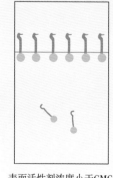 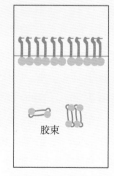 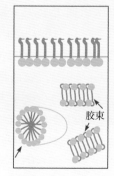

表面活性剂浓度小于CMC　　　　表面活性剂浓度等于CMC　　　　表面活性剂浓度大于CMC

图1 表面活性剂在水溶液中形成胶束过程

型表面活性剂的 CMC 随温度的升高而降低。一般此类表面活性剂 CMC 在 50℃时达到最低值。

pH 值 当溶液的 pH 值较低时，阴离子型表面活性剂的 CMC 降低，这是由于在酸性条件下，阴离子型表面活性剂不易解离，亲水性降低，较易自身结合，有利于胶束的形成。另一种情况，降低溶液的 pH 值可使两性离子型表面活性剂与聚乙二醇非离子型表面活性剂的 CMC 增高，这与低的 pH 值促使两性离子表面活性剂和聚乙二醇的亲水性增加有关。

电解质 溶液中的电解质，一般可增加离子型表面活性剂的胶束的分子缔合数，降低 CMC，因为电解质解离出来的离子与水分子亲和力会减弱表面活性剂分子与水分子亲和力，从而增加了其自身分子的缔合能力。但电解质的存在对非离子型表面活性剂的 CMC 影响较小。

有机物 由于有机物种类多，结构复杂，有机物的加入对表面活性剂的 CMC 影响也比较复杂。一般地，长链的极性有机物对表面活性剂的 CMC 影响很大。例如长链脂肪醇的加入会降低离子型表面活性剂的 CMC，并随着醇的碳氢链的增长，其降低 CMC 的能力也增大。而长链的醇对非离子型表面活性剂 CMC 的影响则相反，醇浓度越大，越能增加其 CMC。甲醇、乙二醇等水溶性较强的极性有机物因能增加表面活性剂在水中的溶解度，使表面活性剂的 CMC 增大。

常用表面活性剂的 CMC 一些常用的药用表面活性剂的 CMC 见表。

测定方法 表面活性剂的一些物理性质在临界胶束浓度附近的较小范围内会发生突变，如图 2 所示，因此可利用这一特性测定临界胶束浓度。主要测定方法包括以下几种。

表面张力法 表面活性剂水溶液的表面张力开始时随溶液浓度的增大而急剧下降，当达到 CMC 时，表面张力下降缓慢，直至不再变化。因此，以表面张力对表面活性剂溶液的浓度作图，曲线会有一转折点，转折点处的浓度即为 CMC。若溶液中含有少量极性有机物杂质，转折点往往不明显，曲线中会出现一最低点，此时不易测准 CMC 值。此法也可用于鉴定表面活性剂的纯度。

表 常用药用表面活性剂的临界胶束浓度（25℃）

类型	表面活性剂	临界胶束浓度（mol/L）	表面活性剂	临界胶束浓度（mol/L）
阳离子型	十二烷基氯化吡啶	$1.5×10^{-2}$	十二烷基三甲基溴化铵	$1.5×10^{-2}$
	十二烷基溴化吡啶	$1.1×10^{-2}$	十四烷基三甲基溴化铵	$3.5×10^{-3}$
	十二烷基碘化吡啶	$5.6×10^{-3}$	十六烷基三甲基溴化铵	$9.2×10^{-4}$
	十六烷基氯化吡啶	$9.0×10^{-4}$		
阴离子型	十二烷基硫酸钠	$8.1×10^{-3}$	十四烷基硫酸钠	$2.1×10^{-3}$
	十二烷基磺酸钠	$9.8×10^{-3}$	十六烷基硫酸钠	$5.2×10^{-4}$
	十二烷基苯磺酸钠	$1.6×10^{-3}$	琥珀酸二辛酯磺酸钠	$6.8×10^{-4}$
非离子型	聚氧乙烯辛基苯基醚	0.54%（体积）	普朗尼克 L35	$5.3×10^{-3}$
	壬基酚聚氧乙烯醚-730	$2.8×10^{-4}$	普朗尼克 L43	$2.2×10^{-3}$
	壬基酚聚氧乙烯醚-850	$(1.35～1.75)×10^{-4}$	普朗尼克 L44	$3.6×10^{-3}$
	二壬基酚聚氧乙烯醚-730	$4.7×10^{-4}$	普朗尼克 L62	$4.0×10^{-4}$
	聚氧乙烯丹桂醇	$(6.0～9.1)×10^{-5}$	普朗尼克 L64	$4.8×10^{-4}$
	吐温 20	$6×10^{-2}$（g/L）	普朗尼克 F68	$4.8×10^{-4}$
	吐温 40	$3.1×10^{-2}$（g/L）	普朗尼克 F87	$9.1×10^{-5}$
	吐温 60	$2.8×10^{-2}$（g/L）	普朗尼克 F88	$2.4×10^{-4}$
	吐温 65	$5.0×10^{-2}$（g/L）	普朗尼克 F98	$6.7×10^{-5}$
	吐温 80	$1.4×10^{-2}$（g/L）	普朗尼克 F108	$2.2×10^{-5}$
	吐温 85	$2.3×10^{-2}$（g/L）	普朗尼克 F127	$2.8×10^{-6}$
	普朗尼克 P84	$6.1×10^{-5}$	普朗尼克 P103	$6.1×10^{-6}$
	普朗尼克 P85	$6.5×10^{-5}$	普朗尼克 P104	$3.4×10^{-6}$
	普朗尼克 P123	$4.4×10^{-6}$	普朗尼克 P105	$6.2×10^{-6}$

注：表中普朗尼克类的临界胶束浓度为 37℃的数值

电导法　以表面活性剂水溶液的电导率或摩尔电导率对表面活性剂溶液的浓度作图，曲线中有一转折点，转折点处的浓度即为 CMC。此法对于测定离子型表面活性剂的 CMC 准确度较高。

染料吸收光度法　光的吸收与分子偶极矩的变化直接相关，而偶极矩的变化又间接地取决于溶剂的介电常数。因此，分子的吸收光谱随溶剂而变。染料在胶束中的吸收光谱与在水中的吸收光谱有很大差别，利用这一性质可测 CMC 值。固定染料的浓度，并且使浓度尽可能低，逐渐增加表面活性剂的浓度，在染料于水中的特征吸收波长 λ 处测定吸收度 A_λ，以吸收度 A_λ 对表面活性剂溶液的浓度作图，曲线会有一转折点，转折点处的浓度即为 CMC。图 3 为用染料考马斯亮蓝 G250 测定十二烷基硫酸钠 CMC 的示意图，其中转折点 1 处所对应的浓度为 CMC，至转折点 2 处，染料完全进入胶束内。

荧光光度法　在表面活性剂溶液中加入固定量的荧光探针，在形成胶束前，荧光强度变化不大，形成胶束后，由于荧光探针所处环境极性的突变，荧光强度急剧发生变化，突变点处的表面活性剂浓度即为表面活性剂的 CMC。图 4 为以芘（10^{-6} mol/L）为荧光探针测定十二烷基苯磺酸钠 CMC 的曲线图（22℃）。由图可知，1.20×10^{-3} mol/L 处为突变点，其值即为 22℃十二烷基苯磺酸钠的 CMC。

核磁共振法　表面活性剂在水溶液中形成胶束时，其亲水基和疏水基所处的环境发生变化，导致核磁共振谱发生变化，以化学位移对浓度作图，曲线转折点处的浓度即为 CMC。

意义　临界胶束浓度是表面活性剂的一个重要的性质参数，它与表面活性剂的性能和作用直接相关。表面活性剂的临界胶束浓度越小，表明该表面活性剂的表面活性（降低表面张力的能力）越强，越容易形成胶束。

一般而言，表面活性剂浓度在大于 CMC 的一定范围内，溶液中胶束的数量与表面活性剂的浓度呈正相关性。离子型表面活性剂的 CMC 一般在 $10^{-4} \sim 10^{-2}$ mol/L，非离子型表面活性剂的 CMC 更小一些，可以低至 10^{-6} mol/L。

在新型药物制剂中，胶束作为一种新型药物载体，所选择的载体材料应具有较低的 CMC，以避免胶束在体液稀释下发生解离，造成药物泄漏，引起药物沉淀从而阻塞血管等，带来用药的不安全性。

（谢　英）

qīnshuǐ-qīnyóu pínghéngzhí

亲水亲油平衡值（hydrophile-lipophile balance value）　表示表面活性剂亲水亲油关系相对大小的数值。简称 HLB 值。药用表面活性剂是由非极性的亲油基团和极性的亲水基团构成的两亲分子，其同时具有亲油性和亲水性。当分子中亲水基团的极性强而亲油的碳氢链比较短时，整个分子的亲水性就强；反之，如果分子中亲水基团的极性较弱而碳氢链比较长，整个分子的亲油（脂）性就强。表面活性剂分子的亲水性、亲油性是由分子中的亲水基团和亲油基团的相对强弱决定

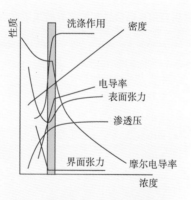

图 2　胶束形成前后溶液性质的变化

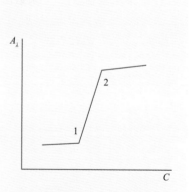

图 3　染料吸收光度法测表面活性剂的临界胶束浓度

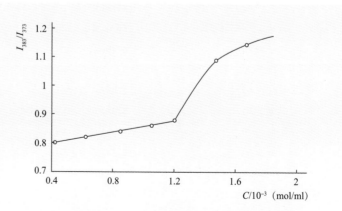

图 4　芘的 I_{383}/I_{373} 随十二烷基苯磺酸钠浓度的变化曲线

的，它们之间的平衡关系对表面活性剂降低表面张力的能力尤为重要。

1949年，美国化学家格里芬（Griffin WC）提出用亲水亲油平衡值（HLB值）来衡量非离子表面活性剂分子亲水性和亲油性的相对强弱。以完全疏水的碳氢化合物石腊 HLB＝0、完全亲水的聚乙二醇 HLB＝20 作为标准，按亲水性强弱确定其他表面活性剂的 HLB值。表面活性剂的 HLB值越小亲油性越强；反之 HLB值越大亲水性越强；HLB值在 10 附近，亲水亲油能力均衡。以后又将这一方法扩展至离子型表面活性剂，并增加了一个标准：十二烷基硫酸钠 HLB＝40。常用表面活性剂 HLB值见表1。

测定方法　HLB值的测定方法主要有溶解度法、分配系数法、液相色谱法、核磁共振法及乳化法，除此之外，还有表面张力法、滴定法、铺展系数法、气相色谱法等多种方法。

溶解度法　首次由格里芬应用。在常温下把表面活性剂溶于水，然后根据所产生的不同现象来估计表面活性剂的 HLB值，表面活性剂的 HLB值与其在水中的溶解性见表2。

分配系数法　通常采用水和辛烷混合，再加入表面活性剂，使表面活性剂在水相和油相之间分配达到平衡，然后测定表面活性剂在水中的浓度（C_w）和在油相中的浓度（C_o），将所求得的浓度代入下式，计算其 HLB值：

$$HLB = 7 + 0.36\ln(C_w/C_o)$$

缺点是测定过程中，易发生增溶和乳化现象，难以准确测定表面活性剂浓度。

液相色谱法　分离混合物的

表1　常用表面活性剂的亲水亲油平衡值

名称	化学组成	亲水亲油平衡值
石蜡	碳氢化合物	0
油酸	直链脂肪酸	1.0
EGDS	二硬脂酸乙二酯	1.5
司盘 85	失水山梨醇三油酸酯	1.8
司盘 65	失水山梨醇三硬脂酸酯	2.1
PGMS	单硬脂酸丙二酯	3.4
司盘 83	司盘 83	3.7
GM	单硬脂酸甘油酯	3.8
司盘 80	失水山梨醇单油酸酯	4.3
Atlas G-917	丙二醇单月桂酸酯	4.5
司盘 60	失水山梨醇单硬脂酸酯	4.7
Aldo 28	单硬脂酸甘油酯	5.5
单油酸二甘酯	单油酸二甘酯	6.1
司盘 40	失水山梨醇单棕榈酸酯	6.7
蔗糖二硬脂酸酯	蔗糖二硬脂酸酯	7.1
阿拉伯胶	阿拉伯胶	8.0
司盘 20	失水山梨醇单月桂酸酯	8.6
Brij 30	聚氧乙烯月桂醇醚	9.5
吐温 61	聚氧乙烯山梨醇单硬脂酸酯	9.6
明胶	明胶	9.8
吐温 81	聚氧乙烯山梨醇单油酸酯	10.0
吐温 65	聚氧乙烯山梨醇三硬脂酸酯	10.5
甲基纤维素	甲基纤维素	10.8
吐温 85	聚氧乙烯山梨醇三油酸酯	11.0
Myrj 45	聚氧乙烯硬脂酸酯	11.1
PEG400 monooleate	聚乙二醇 400 单油酸酯	11.4
PEG400 monostearate	聚氧乙烯单硬脂酸酯	11.6
APEO	聚氧乙烯烷基酚	12.8
乳白灵 A	聚氧乙烯脂肪醇醚	13.0
西黄蓍胶	西黄蓍胶	13.0
PEG400 monolaurate	聚氧乙烯 400 单月桂酸酯	13.1
吐温 21	聚氧乙烯山梨醇单月桂酸酯	13.3
Atlas G-1794	聚氧乙烯蓖麻油	13.3
Emulphor EL-719	聚氧乙烯植物油	13.3
Triton X-100	聚氧乙烯辛基苯基醚	14.2
吐温 80	聚氧乙烯失水山梨醇单硬脂酸酯	14.9
Myrj 49	聚氧乙烯硬脂酸酯	15.0
吐温 60	聚氧乙烯失水山梨醇油酸单酯	15.0
OP 乳化剂	聚氧乙烯壬烷基酚醚	15.0
吐温 40	聚氧乙烯失水山梨醇棕榈酸单酯	15.6
Plurnics F68	聚醚 F68	16.0
Myrj 51	聚氧乙烯单硬脂酸酯	16.0
平平加 0-20	聚氧乙烯月桂醇醚	16.0
Fluronic F 68	聚乙烯氧丙烯共聚物	16.0
Atlas G-2129	聚氧乙烯十六醇醚	16.4
吐温 20	聚氧乙烯失水山梨醇月桂酸单酯	16.7
Myrj 52	聚氧乙烯 40 硬脂酸酯	16.9
Op 30	辛基苯酚聚氧乙烯 30 醚	17.0
Myrj 53	聚氧乙烯单硬脂酸酯	17.9
油酸钠	油酸钠	18.0
聚乙二醇	聚乙二醇	20.0
油酸钾	油酸钾	20.0
Atlas G-263	烷基芳基磺酸盐	25~30
AS	十二烷基硫酸钠	40.0
FM	油酸三乙醇胺	12.0
Atlas G-3300	烷基芳基磺酸盐	11.7

表2 表面活性剂的亲水亲油平衡值与其在水中的溶解性

亲水亲油平衡值	在水中的溶解性
1~4	不分散
3~6	分散性不好
6~8	剧烈震荡后成乳状分散体
8~10	稳定乳状分散体
10~13	半透明至透明的分散体
>13	透明溶液

原理主要在于基质对各组分作用能力的大小。将表面活性剂作为基质固定在载体柱上，注射等体积的乙醇和己烷的混合物，两组分在色谱上的保留时间比为：

$$\rho = R_{ethanol}/R_{hex}$$

式中 $R_{ethanol}$ 和 R_{hex} 分别为乙醇和己烷的保留时间。ρ 值除与表面活性剂本身性质有关外，还随温度而改变，通常实验温度为 80℃。对于平平加类（聚氧乙烯脂肪醇醚）、OP 类（壬基酚聚氧乙烯醚）等表面活性剂，可由下式计算 HLB 值：

$$HLB = 8.55\rho - 6.36$$

核磁共振法　测定表面活性剂的 NMR 图谱，根据 NMR 图谱上亲水性质子和亲油性质子所处的化学位移不同，分别量出其亲水性基团中亲水质子的相对积分曲线高度（$\sum H_w$）和亲油性基团中亲油质子的相对积分曲线高度（$\sum H_o$），然后求出亲水性质子的积分曲线高度相对比值 R。$R = \sum H_w/(\sum H_w + \sum H_o)$。将 R 值代入下式，即得 HLB 值：$HLB = 18.24R + 1.80$。此法只适用于非离子型表面活性剂，并可应用于混合型表面活性剂 HLB 的计算。

乳化法　首先将松节油（HLB=16）和棉籽油（HLB=6）按不同质量比混合，配制一系列不同 HLB 值的油相。该混合油 HLB 值的计算公式为：

$$HLB = \frac{HLB \cdot m_{松节油} + HLB \cdot m_{棉籽油}}{m_{松节油} + m_{棉籽油}}$$

将 5% 未知 HLB 的表面活性剂分散在 15% 已知 HLB 油相中，然后加入 80% 的水，于匀化器中以最小速度匀化 1 分钟，分别在 12 小时和 24 小时后观察所制备的乳剂样品的稳定性。其中稳定性最好的乳剂所对应的已知油相的 HLB 值即为待测表面活性剂的 HLB 值。

计算方法　HLB 值的理论计算公式多属于经验式，仅对某类或某些表面活性剂适用，故有一定的局限性，选择计算方法时应注意公式应用条件。

质量分数法　主要用于估算聚氧乙烯醚类非离子型表面活性剂的 HLB 值。计算公式为：

$$HLB = \frac{M_H}{(M_H + M_L) \times 20} = 20W_H$$

式中 M_H 为亲水基团的物质的量；M_L 为亲油基团的物质的量；W_H 为亲水基团的质量分数。

基数法　戴维斯（Davies）在 1957 年提出了一种计算表面活性剂 HLB 值的方法，他认为可以把表面活性剂分子分解成一些基团，HLB 值是这些基团各自作用的总和。这些基团对 HLB 值的贡献是确定的，表3 列出了部分基团的 HLB 值。将这些数据代入下面公式就可以计算出表面活性剂分子的 HLB 值：

$$HLB \text{ 值} = 7 + \sum(\text{亲水基的 } HLB \text{ 值}) - \sum(\text{亲油基的 } HLB \text{ 值})$$

临界胶束浓度法　林敬二（Ching-Erh Lin）和马斯格尔（Marsgall）提出，表面活性剂的 HLB 值与临界胶束浓度（CMC）的对数值具有线性关系，即

$$HLB = A\ln CMC + B$$

其中，A 与 B 值与表面活性剂类型有关。例如，对于一些离子型的表面活性剂，HLB 值与 CMC 之间的经验关系如下：

$$C_nH_{2n+1}SO_3Na(35℃): HLB = 0.85\ln CMC + 16.30$$

表3 某些基团的亲水亲油平衡值

基团名称	亲水亲油平衡值	基团名称	亲水亲油平衡值
—SO$_4$Na	38.7	—OH（失水山梨醇环）	0.5
—COOK	21.7	—（C$_2$H$_4$O）—	0.33
—COONa	19.1	—CH	0.475
—SO$_3$Na	11	—CH$_2$	0.475
—N（叔胺—）	9.4	—CH$_3$	0.475
酯（自由）	2.4	=CH	0.475
—COOH	2.1	—（C$_3$H$_6$O）	0.15
—OH	1.9	—CF$_3$	0.87
—O—	1.3	—CF$_2$—	0.87
酯（失水山梨醇环）	6.8	苯环	1.662

$C_nH_{2n+1}COONa(20℃)$：

$$HLB = 0.61\ln CMC + 22.79$$

对于氟表面活性剂，HLB 值与 CMC 之间的经验关系如下。

$C_nF_{2n+1}COOH$：

$$HLB = 0.85\ln CMC + 6.85$$

$C_nF_{2n+1}COONa$：

$$HLB = 0.58\ln CMC + 21.94$$

$C_nF_{2n+1}COOK$：

$$HLB = 0.66\ln CMC + 24.47$$

多元醇脂肪酸酯 HLB 值的计算　格里芬在 1950 年提出用酯的皂化值与酸值之比来计算此类表面活性剂的 HLB 值：

$$HLB = 20 \times \left(1 - \frac{S}{A}\right)$$

式中 S 为酯的皂化值；A 为脂肪酸的酸值。

混合表面活性剂 HLB 值的计算　HLB 值具有加和性，两种或两种以上的表面活性剂混合时，混合后的表面活性剂 HLB 值等于被混合的表面活性剂 HLB 值的权重加和：

$$HLB_{A+B} = \frac{HLB_A \cdot m_A + HLB_B \cdot m_B}{m_A + m_B}$$

式中 m_A 和 m_B 分别为表面活性剂 A 和 B 的质量。此式仅适用于非离子型混合表面活性剂的计算，对离子型不适用。

应用　表面活性剂的润湿、乳化、增溶等作用与表面活性剂亲水亲油能力的强弱有关。因此，HLB 值是反映表面活性剂性能的一个重要参数。表面活性剂的 HLB 值与其应用性质密切相关，不同 HLB 值的表面活性剂有不同用途（表4）。在实际应用中，一般通过 HLB 值选择合适的表面活性剂。

表4　不同亲水亲油平衡值的表面活性剂的适用范围

亲水亲油平衡值	应用
0	石蜡
2~6	W/O 型乳化剂
8~10	润湿剂
12~14	洗涤剂
13~17	O/W 型乳化剂
16~18	增溶剂
20	聚乙二醇

（谢　英）

yàowù róngjiědù

药物溶解度（drug solubility）

在一定温度与压力下药物在溶剂中形成饱和溶液的浓度。溶解度有多种表示方法，如质量摩尔浓度（mol/L）、体积质量百分浓度（W/V）、体积百分浓度（V/V）、质量百分浓度（W/W）、摩尔分数、体积分数等，各国药典用一定温度（多为 25℃）下 1g（ml）药物溶于若干毫升溶剂来表示溶解度。《中华人民共和国药典》（2015 年版）规定药品的溶解度以下列名词表示：极易溶解（<1ml）、易溶（1~<10ml）、溶解（10~<30ml）、略溶（30~<100ml）、微溶（100~<1000ml）、极微溶解（1000~<10 000ml）、几乎不溶或不溶（10 000ml）。一般化学手册中溶解度常用一定温度下 100g 溶剂中（或 100g 溶液，或 100ml 溶液）溶解溶质的最大质量值（g）来表示，亦用质量摩尔浓度（mol/kg）或物质的量浓度（mol/L）来表示。药物溶解度的数据可查阅各国药典、默克索引（*The Merck Index*）、专门性溶解度手册，对于一些查不到的药物溶解度数据，需要通过实验测定。

通常两种或两种以上的物质以分子或离子态的形式相互混合形成均相分散体系的行为称为溶解，其中一种物质称为溶质，另一种物质称为溶剂。形成均相分散体系的过程称为溶解过程。溶解过程中的分子或离子间的相互作用是指溶质分子间、溶剂分子间以及溶质与溶剂分子间的相互作用。其作用力主要是极性分子间的定向力、极性分子与非极性分子间的诱导力、非极性分子间的色散力，以及离子和极性或非极性分子之间的作用力、氢键力。这些作用力均表现为引力，其大小取决于溶质、溶剂的极性大小及二者极性的相似性。

分类及其测定方法　根据被溶解物质的凝集状态不同，可分为气体在液体中的溶解度、液体在液体中的溶解度与固体在液体中的溶解度。溶质（可为气体、液体或固体）以分子或离子态形式分散于溶剂的溶解过程是溶质与溶剂分子相互扩散与相互作用的过程，溶剂与溶质分子的扩散速率除与其自身的性质有关外，温度是影响扩散速率的主要因素，一般温度升高可使分子或离子的扩散速度增加，使溶解过程加速达到平衡状态。溶解度测定时要注意恒温搅拌和达到平衡的时间，不同药物在溶剂中的溶解速率不同，因此平衡时间由实验确定，测试取样时要保持温度与测试温度一致并滤除未溶药物。溶解度测定包括特性溶解度（intrinsic solubility）和平衡溶解度（equilibrium solubility）的测定。

特性溶解度　药物不含任何杂质，在溶剂中不发生解离或缔合，也不发生相互作用时所形成饱和溶液的浓度，是药物的重要物理参数之一。特性溶解度的测定根据相容原理图来确定。实验中以一定溶剂配制一系列浓度的药物溶液，在恒温下振荡达到溶解平衡，离心取上清液过滤后，取续滤液进行适当稀释，测定药物在饱和溶液中的浓度（溶解度）。以测得的药物溶解度为纵坐标，以药物质量-溶剂体积比为横坐标，直线外推到横坐标为零处的溶解度即为药物的特性溶解度。例如，某弱酸性药物的溶解度测定曲线（图1），其中直线1为测定体系中因存在药物解离或缔合，或杂质存在造成的溶解度随药物质量-溶剂体积比增加而增加；直线2基本为与横轴平行，为药物纯度较高，无相互作用的药物溶解度曲线；直线3为因存在盐析或离子效应，药物溶解度随药物质量-溶剂体积比增加而降低。无论直线1、直线2、直线3，当药物质量-溶剂体积比外推为零时，相交于 S_0 点。由此可见，药物溶解度除与溶剂种类密切相关外，还与溶质在溶剂中存在的其他相互作用有关。

平衡溶解度 药物多数是弱酸弱碱性化合物，实际测定中不能完全排除药物解离和溶剂成分及微量杂质的影响，因此实际测定的药物溶解度多是平衡溶解度，又称表观溶解度。如某弱酸性药物，配制成不饱和溶液到饱和溶液的系列溶液，恒温条件下振荡至平衡，测定药物在溶液中的实际浓度 S，并对配制溶液浓度 C 作图（图2），图中曲线的转折点 A 所对应的溶液浓度 S_0' 为药物的平衡溶解度。

影响因素 包括以下几方面。

药物与溶剂的性质 ①药物的结构与极性：无机药物与一些离子型的有机药物通常易在水中或极性溶剂中有较强的水合作用，即以水为溶剂的溶剂化作用，其水合能力越强溶解度越大；有机药物的溶解主要依靠药物与溶剂分子间的相互作力——即引力的作用。多数有机药物为极性分子，在水中或醇中的溶解以二者分子间形成氢键为主。有机药物分子中的醇羟基、醚、醛、酮、羟基酰胺基等结构，均可与水分子形成氢键，其水溶性及溶解度的大小取决于形成氢键的能力。因此，药物分子的极性是影响其溶解度的一个重要因素，极性大的分子与极性大的溶剂易发生互溶，极性弱的分子与极性弱的溶剂同样易发生互生互溶，这就是"相似相溶"的规律。此外，有机药物的溶解能力和同质多晶离子型药物的晶格能、分子结构骨架以及各基团的相互作用等因素有关。

②溶剂的极性：溶剂的极性对药物的溶解度影响很大，当溶剂的极性与药物的极性相似或相近时，才能很好地相溶。分子的极性可用其偶极矩来衡量，也可用介电常数来表征，极性大的溶剂其偶极矩与介电常数也大，一些离子型药物与极性药物，如无机盐、糖及其他多羟基的化合物等，在极性溶剂中均有很高的溶解度。在极性溶剂中，水是极性最强的溶剂，25℃的介电常数为78.5，是应用最广泛的溶剂。

温度 对药物溶解度的影响具普遍意义。药物的溶解过程是一个相平衡过程，药物在溶解过程中如果是一个吸热过程，温度升高溶解度会增大，如许多盐类药物（无机盐或有机盐）属于此类。另一些药物的溶解是一个放热过程，温度升高反而使其溶解度下降，而还有一类药物在溶解过程中既不吸热，也不放热，溶解度与温度无关。温度对药物溶解度的定量关系式根据热力学中的吉布斯-亥姆霍兹方程表示为：

$$\ln X = -\Delta H_f / RT + 常数$$

式中 X 为溶质的溶解度（摩尔分数）；T 为溶解时的温度；ΔH_f 为摩尔溶解热；R 为气体常

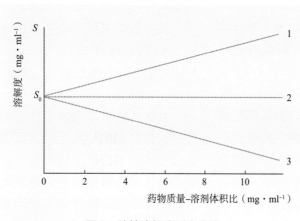

图1　特性溶解度测定曲线

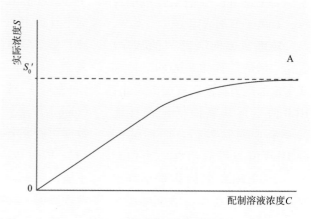

图2　平衡溶解度测定曲线

数。当 $\Delta H_f>0$ 时，溶解度随温度升高而增加，$\Delta H_f<0$ 时，温度升高，溶解度反而下降。一般来说药物的溶解度是一个吸热过程，所以升高温度有利于增大药物的溶解度。

同离子效应 对于电解质类药物，当溶液中含有与其自身解离具有相同离子时，溶解度会下降；当没有相同离子存在时，则溶液的离子强度增加会使药物的溶解度略有增大。

盐效应 对于非电解质药物，溶液中电解质的加入会产生不同的影响。电解质的存在使非电解质药物溶解度增加的现象，称为盐溶，使非电解质溶解度降低的现象，称为盐析。例如，一些亲水性大分子非电解质溶液，当加入电解质时，由于电解质的强烈的水合作用，亲水性大分子非电解质因脱水而析出，这就是盐析。当在非电解质药物的溶液中加入有机酸盐类时，药物溶液的浓度增加，而且随盐类浓度增加，药物的溶解度也随之增加，有时可使溶解度增加几倍，这就是盐溶。盐溶的作用机制尚不清楚，可能是非电解质与盐类阳离子之间存在某种相互作用所致。

pH 值 难溶性弱酸、碱及其盐在水中的溶解度受 pH 值影响很大。改变 pH 值，可使药物不饱和溶液析出药物晶体，变为饱和溶液，溶解度下降。将使某浓度的难溶性弱酸、碱的盐溶液析出的 pH 值，称为该浓度溶液的沉降 pH 值，以 pHp 表示。如磺胺嘧啶钠在水中的溶解度为 50%，10%磺胺嘧啶钠水溶液 pH 值约为 10，若使 pH 值下降至 9.56 则会析出磺胺嘧啶。9.56 即为 10%磺胺嘧啶钠的沉降 pH 值。弱酸或弱碱的 pHp 与溶解度的关系式如下。

弱酸：$pHp=pK_a+\lg[(S-S_0)/S_0]$ 或
$$S=S_0\left(1+\frac{K_a}{[H^+]}\right)$$

弱碱：$pHp=pK_a+\lg[S_0/(S-S_0)]$ 或
$$S=S_0\left(1+\frac{K_a}{[OH^-]}\right)$$

式中 pK_a 为弱酸或碱的解离常数的负对数，S_0 为弱酸或弱碱的溶解度，S 为弱酸、碱及其盐的总浓度。若已知弱酸或弱碱在某一 pH 值下的解离常数 K_a 和总浓度 S，即可计算出弱酸或弱碱在某一 pH 值下的溶解度 S_0。此式也表明若弱酸性电解质溶液当 pH 值低于 pHp 时将会有药物析出，同理对于弱碱性电解质当 pH 值高于 pHp 时即有药物析出。溶液的 pH 值偏离 pHp 越大，药物的溶解度越大。

晶型与粒径 许多药物都存在多晶型问题，同一种药物的不同晶型其溶解度不同。如氯霉素棕榈酸酯的 A、B 两晶型，其中 B 晶型的溶解度略高于 A 型。当固体微粒粒径大于 2×10^{-4} cm 时，只是改变药物的溶解速率，只有当固体微粒粒径为 $10^{-8}\sim10^{-7}$ cm，才会因粒径的变化而改变溶解度。这是因为当粒径减小到一定程度时，其表面积剧增，粒子处于亚稳态而导致物性的改变。处于亚稳态的微粒其溶解度与半径的关系可用开尔文公式来表示。

$$\lg\frac{S_2}{S_1}=\frac{2\gamma M}{DRT}\left(\frac{1}{r_2}-\frac{1}{r_1}\right)$$

式中 S_1、S_2 表示半径为 r_1 与 r_2 的粒子的溶解度；γ 与 M 表示固体物质的表面张力与分子量；D 为固体物质的密度；R 为摩尔气体常数；T 为热力学温度。由此式可见半径小的微粒溶解度大。

增加药物溶解度的方法 有些药物溶解度较小，即使制成饱

和溶液也达不到治疗的有效浓度。因此，需要增加难溶性药物的溶解度。增加药物溶解度的方法主要有以下几种。①制成盐类：一些难溶性弱酸或弱碱类药物的极性较小，所以在水中溶解度很小或不溶，但加入适量的酸（弱碱性药物）或碱（弱酸性药物）制成盐使其成为离子型极性化合物后，则可增加其在水中的溶解度。②使用增溶剂：将药物分散于表面活性剂胶束中而增加药物溶解度的方法。达到临界胶束浓度以后的表面活性剂溶液能使不溶或微溶于水的药物溶解度显著增加的现象称为增溶。③加入助溶剂：加入第三种物质能够增加一些难溶性药物在水中的溶解度而不降低药物生物活性的现象称为助溶，加入的第三种物质被称为助溶剂。④使用混合溶剂：一些难溶于水但又不能制成盐类的药物，或虽能制成盐类，但其盐类在水中极不稳定，这类药物常用混合溶剂促其溶解。溶质可能在两种纯溶剂中均微溶，但在特定比例的混合溶剂中溶解度却显著增加的现象称为潜溶，显著增加药物溶解度的复合溶剂为潜溶剂。⑤分子结构修饰：一些难溶性药物为了便于制成水溶液，常在分子中引入亲水基团，如磺酸钠基、羧酸钠基、羟基、氨基以及多元醇或糖基等，以增加其在水中的溶解度。但要注意，有些药物引入某种亲水基团后，不仅在水中的溶解度有所增加，其药理作用也可能会改变。

意义 在液体制剂、注射剂、滴眼剂等剂型的研制过程中，药物的溶解度是需要关注的首要问题之一。不少药物由于其溶解度低，即使是处于饱和溶液状态，也难以达到有效的治疗浓度。因

此了解药物的溶解性能及影响因素，掌握改变药物溶解度的方法在制剂工作中非常重要。

(谢英)

zēngróng

增溶（solubilization）

达到临界胶束浓度以后的表面活性剂溶液能使不溶或微溶于水的药物溶解度显著增加的现象。用于增溶的表面活性剂称作增溶剂。这种溶解度明显升高的现象出现在增溶剂临界胶束浓度之后，增溶和表面活性剂胶束的存在密切相关。表面活性剂的增溶作用既不同于溶解作用又不同于乳化作用。增溶后的溶液依数性无明显变化，表明被增溶的物质并不是以单个分子的形式分散在水介质中，这和溶解是完全不同的。增溶作用和乳化作用也完全不相同。乳化是借助乳化剂的帮助，使不溶液体分散在另一液体中形成的热力学不稳定的多相系统。而增溶后的溶液是热力学稳定系统。增溶使被增溶物的化学势降低，也就使整个系统的吉布斯能下降，增溶过程是一个自发过程。

机制 具有疏水性中心区的胶束可包裹、插入与镶嵌极性不同的分子或基团。非极性药物如苯、甲苯、维生素 A 棕榈酸酯等，亲油性强，与作为增溶剂的表面活性剂的亲油基有较强的亲和力，被包裹在胶束的疏水中心区而被增溶；极性药物如对羟基苯甲酸等，亲水性强，与增溶剂的亲水基具有亲和力被镶嵌于胶束的亲水性外壳而被增溶；同时具有极性基团与非极性基团的药物如甲酚、水杨酸等，分子的非极性部分（苯环）插入胶束的疏水中心区，亲水部分（酚羟基、羧基等）嵌入胶束的亲水外壳内而被增溶。

方式 根据对被增溶物进入胶束后位置的不同，增溶主要有 4 种方式（图1）。①内部溶解型：饱和脂肪烃、环烷烃等化合物不易被极化，一般被增溶在胶束的内芯部分，相当于溶解在"液烃"中。②插入型：分子链较长的极性分子，如长链的醇、胺等，增溶时是插入胶束的表面活性剂分子"栅栏"中的。分子的非极性碳氢链插入胶束内部，极性部分则留在表面活性剂分子的极性基之中。③吸附型：一些较小的极性分子既不溶于水也不溶于非极性烃，如苯二甲酸二甲酯，增溶时吸附于胶束表面。④外壳溶解型：容易极化的化合物如短链芳烃在量少时被吸附在胶束表面，量多时插入形成胶束的表面活性剂分子"栅栏"中，直至进入内核。

影响因素 难溶性药物的增溶量，在一定增溶剂及温度下有一定的限度。例如，以每 1g 增溶剂能增溶药物的克数来表示增溶量，20℃时丁香油用吐温 20 增溶时，增溶量为 0.25g，用吐温 80 增溶时为 0.18g；黄体酮用十二烷基硫酸钠的增溶量为 0.262g，用溴化十四烷三钾铵时为 0.15g。影响增溶量的因素有以下几方面。

药物性质 药物的极性、是否解离均会影响可增溶量。此外，药物的分子量越大，其增溶量越小。这是因为当增溶剂的用量一定时，胶束的体积是一定的，即所容纳药物的空间是一定的，药物的分子量越大，其摩尔体积也大，胶束所增溶的药物量越少。

增溶剂种类 增溶剂的种类不同或同系物由于分子量不同均会影响增溶效果，同系物的碳链愈长，其增溶量愈大；对非极性药物，非离子型增溶剂的亲水亲油平衡值（HLB 值）愈大，其增溶效果愈好，而对极性弱的药物，其增溶效果与之相反，如非极性药物维生素 A、吐温类对其增溶的效果随 HLB 值的增大而增强，对弱极性的维生素 A 棕榈酸酯结果相反。

加入增溶剂的顺序 吐温类或聚氧乙烯脂肪酸酯对维生素 A 棕榈酸酯增溶实验证明：增溶剂先溶于水再加入药，则药物几乎不溶；先将药物与增溶剂互溶（最好使之完全互溶），然后再加水稀释，增溶效果好。

增溶剂用量 使用增溶剂增溶药物必须选取适当的比例，否则达不到预期的增溶效果。增溶剂的用量选择一般通过实验来确定。通过三元相图来确定溶剂、增溶剂与药物的配比是常用的实验方法。具体以薄荷油-吐温 20-水三元相图为例来说明。首先取增溶剂吐温 20 与薄荷油混匀（1：1，B 点所示），然后向二组分体系中滴加蒸馏水至出现浑浊

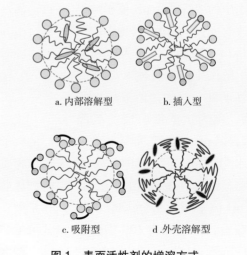

a.内部溶解型　　b.插入型

c.吸附型　　d.外壳溶解型

图 1 表面活性剂的增溶方式

并记录出现浑浊时消耗水的体积或重量；继续滴加蒸馏水至浑浊消失，记录浑浊消失时消耗水的体积或重量；以此不断滴加蒸馏水，不断记录体系由浊变清或由清变浊相变点时所消耗水的体积或重量；计算各相点的组成（薄荷油、吐温 20、水）在三元相图中找出对应点；按同样方法找出几个不同比例的二组分体系在加水发生相变时的组成点；将条相变点联线，即得图 2。图中两曲线上的各点均为相变点。以曲线为界分成几个区域，Ⅱ、Ⅳ为两相区，即在该区域内任何一组成点，均不能制得澄明溶液，在Ⅰ、Ⅲ为单相区，在该区域内任何一组成点均可制得澄明溶液。图中 A 点为含 7.5% 薄荷油，42.5% 吐温 20，50% 水，加水稀释不会出现浑浊。

（谢 英）

zhùróng

助溶（hydrotropy）

加入第三种物质能够增加一些难溶性药物在水中的溶解度而不降低药物生物活性的现象。加入的第三种物质被称为助溶剂，一般为低分子化合物。

助溶的机制包括：药物与助溶剂形成可溶性络盐；形成复合物；通过复分解反应生成可溶性复盐。例如，难溶于水的碘（1：2950）可与碘化钾形成络合物（$I_2+KI \rightleftharpoons KI_3$），使碘在水中的浓度达 5%，KI 为作助溶剂；咖啡因在水中的溶解度为 1：50，若用苯甲酸钠助溶，形成分子复合物安钠咖（苯甲酸钠咖啡因），溶解度增大到 1：1.2；茶碱在水中的溶解度为 1：20，用乙二胺助溶形成氨茶碱，溶解度提高为 1：5；可可豆碱难溶于水，用水杨酸钠助溶，形成水杨酸钠可可豆碱则易溶于水；芦丁在水中溶解度为 1：10 000，可加入硼砂增大其溶解度；阿司匹林与枸橼酸钠经复分解反应生成溶解度大的阿司匹林钠。

常用的助溶剂可分 3 类：一类是无机化合物，如碘化钾、氯化钠等；一类是某些有机酸及其钠盐，如苯甲酸钠、水杨酸钠、对氨基苯甲酸钠等；一类是酰胺化合物，如乌拉坦、尿素、烟酰胺、乙酰胺等。选择助溶剂时应选用无生理活性的物质。

一般情况下，助溶剂的浓度与难溶性药物的溶解度呈直线关系，图 1 中截距 S_0 为药物在一定温度下水中的溶解度，在系统中加入助溶剂后，药物的溶解度随着助溶剂浓度的增加而呈线性增加。然而，在有些情况下，药物的溶解度与助溶剂的用量呈不规则变化。这可能是助溶剂的用量不同，形成复合物的两种分子的配比不同，因而有可能存在几种不同的平衡所致。由图 2 可见，药物在水中的溶解为截距 S_0，随着助溶剂的加入，在助溶剂低浓度范围内，药物的溶解度（复合物浓度）随助溶剂用量的增加而呈线性增加；当助溶剂浓度达到一定程度时，药物（游离与结合状态）溶解度与助溶剂用量无关，不随助溶剂的增多而升高（图中 EF 线段表示），这时药物和助溶剂分子之间可能已经形成了一定组成的复合物。助溶剂的量再继续增加，药物溶解度先下降后提高，这可能是由于形成了配比不同，且溶解度较大的新的复合物。

（谢 英）

qiánróng

潜溶（co-dissolve）

溶质可能在两种纯溶剂中均微溶，但在特定比例的混合溶剂中溶解度却显著增加的现象。显著增加药物溶解度的复合溶剂为潜溶剂。例如，硝酸纤维素微溶于乙醇或乙醚，但在乙醇和乙醚的混合溶剂中则易溶。

在药剂中最常用的潜溶剂是水和一些极性溶剂（如乙醇、丙二醇、丙三醇、聚乙二醇等）组成的，也有其他一些混合溶剂可作为不同药物的潜溶剂，如苯甲

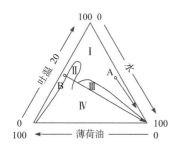

图 2　薄荷油–吐温 20-水三元相（20℃）

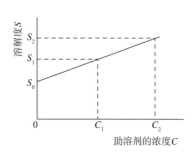

图 1　助溶剂的浓度与难溶性药物的溶解度呈直线关系

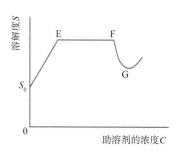

图 2　助溶剂的用量与药物的溶解度呈不规则变化

酸苄酯与植物油、油酸乙酯与乙醇、二甲基乙酰胺与水等。潜溶是多溶剂分子与溶质分子间相互作用的诸多因素（如化学的、电性的、结构的）综合作用的结果，是调整混合溶剂的介电常数、溶度参数、表面张力、分配系数等与溶解有关的特性参数，使与溶质的相应参数相近的过程，仍遵循"相似相溶"的原理。

作为生产过程中的一些中间体，潜溶剂的应用范围更为广泛。一些有机溶剂，如乙醇、氯仿、乙酸乙酯、丙酮、二氯乙烷等复合溶剂常用于薄膜包衣、微囊或脂质体的制备、喷雾干燥、悬浮造粒等。在实际应用中主要根据使用目的来选择潜溶剂。例如，配制苯巴比妥溶液可选用以下 5 种潜溶剂：30% 以上乙醇溶液；35% 以上丙二醇溶液；25% 丙二醇与 5% 乙醇的水溶液；25% 甘油与 15% 乙醇的水溶液；50% 甘油与 5% 乙醇的水溶液。若苯巴比妥溶液用于静脉注射，上述潜溶剂均可使用；若用于肌内注射，为减少刺激性，应选用含乙醇量少的潜溶剂；若用于口服，由于丙二醇有辛辣味，可选不含丙二醇的潜溶剂。

对于水性注射液，可选择的溶剂主要是丙二醇、甘油和聚乙二醇。有时为了获得更大的溶解度，也可用乙醇，但要注意两点：一是尽可能选用低浓度的非水溶剂；二是注意此类采用潜溶剂的注射液和其他输液混合滴注时，由于溶剂系统改变产生沉淀的问题。

（谢 英）

róngchū sùlǜ

溶出速率（dissolution rate）

在一度温度下，某一溶剂中单位时间内溶质溶出/解的量。又称溶解速率。溶出速率取决于溶剂与溶质分子之间的引力，以及溶质分子在溶剂中的扩散速率。

内容 药物的溶出过程可分为两步：溶质分子首先经溶解离开固体粒子表面并在其表面上形成饱和溶液层；溶质分子由饱和溶液层向溶液内部扩散。

在溶质和溶剂之间不存在化学反应时，溶出速率主要由扩散过程控制。固体药物在液体中的溶出扩散过程见图。溶出过程符合能斯特－诺伊斯－惠特尼（Nernst-Noyes-Whitney）方程。

$$\frac{\mathrm{d}m}{\mathrm{d}t} = kA(C_s - C)$$

式中 $\mathrm{d}m/\mathrm{d}t$ 为溶出速度（单位时间溶解溶质的量）；A 为固体表面积；C_s 为溶质在溶出介质中的溶解度；C 为 t 时间时溶液中溶质的浓度；k 为溶出速率常数。

若溶出介质的体积为 V，则：

$$\frac{\mathrm{d}m}{\mathrm{d}t} = V\frac{\mathrm{d}C}{\mathrm{d}t}$$

$$\frac{\mathrm{d}C}{\mathrm{d}t} = \frac{kA}{V}(C_s - C)$$

式中 $k = D/\delta$，D 为溶质在溶出介质中的扩散系数；δ 为扩散层厚度，则 Nernst-Noyes-Whitney 方程为：

$$\frac{\mathrm{d}C}{\mathrm{d}t} = \frac{DA}{V\delta}(C_s - C)$$

式中 $\mathrm{d}C/\mathrm{d}t$ 为溶解速率；D 为药物分子的扩散系数，与药物自身的性质及温度有关；A 为固体药物与液体介质接触的表面积；V 为液体介质的体积；δ 为液体介质中药物扩散层的厚度；C_s 为固体药物的溶解度；C 为溶解过程中某一时刻药物在溶液中的浓度。

根据 Nernst-Noyes-Whitney 方程分析，影响溶出速率的主要因素如下。①药物粒径：同一质量的固体药物，其粒径小，表面积大，溶出速率快；对同样表面积的固体药物，空隙率越高，其溶出速率越快；对于颗粒状或粉末状的固体药物，如在溶出介质中结块，可加入润湿剂改善。②药物溶解度：药物在溶出介质中的溶解度越大，溶出速率越快。此外，凡是影响药物溶解度的因素，均能影响药物的溶出速度，如温度、溶出介质的性质、药物晶型等。③温度：温度升高不仅会使药物的溶解度增大，同时还可以使药物分子的扩散速率增加，而提高溶解速率。但对热不稳定的药物，温度不宜过高。④溶出介质的体积：溶出介质的体积小，溶液中药物浓度高，溶出速率慢；溶出介质体积大，溶液中药物浓度小，溶出速率快。⑤扩散系数：药物在溶出介质中的扩散系数越大，溶出速度越快。在温度一定

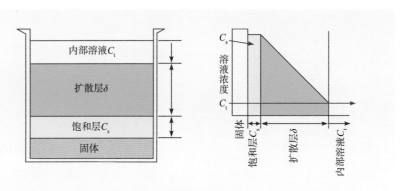

图 扩散模型示意

的条件下，扩散系数的大小受溶出介质的黏度和药物分子的大小的影响。⑥扩散层厚度：扩散层厚度越大，溶出速度越慢。扩散层的厚度与搅拌程度有关，充分搅拌，扩散层变薄，溶出速度加快。搅拌程度不仅与搅拌或振摇的速度有关，也与搅拌器的形状、大小、位置、溶出介质的黏度和体积，容器的形状、大小等有关。对片剂、胶囊剂等药物剂型的溶出，还受处方中药用辅料等因素影响。

意义　有些药物虽然有较大的溶解度，但要达到溶解平衡却需要很长时间，需设法增加其溶出速率。溶出速率的大小与药物的吸收和疗效有着直接关系。

（谢　英）

yètǐ zhìjì fángfǔ

液体制剂防腐（preservation of liquid preparations）

通过加入防腐剂等手段防止微生物污染液体制剂，以保证药品质量及临床用药安全性的措施。药物制剂，特别是以水为溶剂的液体制剂易被微生物污染而发生霉变，若液体制剂中含有糖、蛋白质等营养物，更易使微生物滋生与繁殖。即使是具有抗菌或抑菌活性的液体制剂，如抗生素类和一些消毒剂等，对抗菌谱以外的微生物起不到抑菌效果，仍有可能因染菌而发生霉变。因此，液体制剂必须严格防止染菌。

中国国家颁布的《药品卫生标准》中对液体制剂规定了允许染菌数的限量要求，即：口服药品1g或1ml不得捡出大肠杆菌，不得检出活螨；化学药品制剂1g含细菌数不得超过1000个，真菌数不得超过100个；液体制剂1ml含菌数不得超过100个，真菌数和酵母菌数不得超过100个，外

用药品1g或1ml不得检出绿脓杆菌（铜绿假单胞菌）和金黄色葡萄球菌。药品的生产、销售、使用部门必须严格执行《药品卫生标准》，确保药品质量与用药安全。

措施　液体制剂的防腐措施要从净化环境、严格控制溶剂与辅料的质量标准、优选处方与工艺、加强管理等方面控制。

净化环境　生产场所的空气中含尘量和细菌污染程度，对制剂过程的污染有直接影响，特别容易引起发霉的一些细菌如青霉菌、筛状菌、酵母菌等，而在尘土和空气中常引起污染的细菌有枯草杆菌、产气杆菌等，所以应根据制剂产品的质量要求，对生产环境作一定的净化处理。如在制剂的配制过程中，环境应避免微生物的污染。

严格控制溶剂与辅料的质量标准　液体制剂最常用的溶剂是水，而水不仅为微生物生长提供环境，而且未经纯化的水富有微生物生长与繁殖所需要的各种营养成分，如微生物所需要的二氧化碳，除来源于空气外，还可通过醇类、脂肪酸、蛋白质等有机物的酵解得到；所需要的氮元素可来源于氨、有机胺等含氮的有机化合物。此外，还有一些微量元素如硫、磷、钾、钙等，一般天然水中所含的少量杂质，即可满足微生物的需要。经过纯化的蒸馏水基本上不含微生物生长、繁殖所需物质。所以液体制剂的配制应采用蒸馏水并严格控制其质量才能避免由溶剂导致的细菌污染。

液体制剂常加入一些附加剂用于稳定、矫味等各种目的。如常用的糖类、蛋白质类，其本身为微生物的营养物质。若使用于生产、包装或运输环节中被污染

的辅料，必然会造成产品染菌，所以使用前应严格检查与控制辅料质量。

优选处方与工艺　在液体制剂的处方设计中，一是在调节制剂pH值时不仅要考虑制剂的稳定性，同时兼顾有利于抑制微生物的生长。真菌生长最适宜pH值是4~6，一般pH值在6~8近中性范围内适宜细菌长。碱性范围对真菌、细菌都不适宜；而在酸性条件下，根据pH值不同细菌生长会受到不同程度的抑制。二是对液体制剂来讲，在处方设计中加入适宜的防腐剂是液体制剂最重要的防腐措施。

加强管理　液体制剂的制备过程注意防止污染。如操作温度有利于抑制细菌的生长；操作时间尽量缩短；减少暴露时间，配液、灌封应在密闭状态下进行；所用器具以及与药液直接接触的包装材料应经过严格灭菌处理等。此外，必须加强操作人员个人健康与卫生状况的管理；严格工作的标准化和进入操作间的各种制度。

意义　水溶性液体制剂易被微生物污染，尤其是含有营养物质时，微生物更易在其中溢生与繁殖，特别是中草药的液体制剂更易发霉。液体药剂一旦发霉就不能再供临床使用。为保证临床使用安全性，避免细菌和微生物的感染，液体制剂防腐具有积极意义。

（谢　英）

róngyèxíng yètǐ zhìjì

溶液型液体制剂（solution-type liquid preparations）

药物以分子、离子形式分散在溶剂中制成的供内服或外用的液体制剂。属于均相液体制剂。溶液型液体制剂包括溶液剂、芳香水剂、糖浆

剂、醑剂、甘油剂、涂剂等。溶质粒径小于1nm，为均相分散系，无相界面、外观澄清透明，药物分子或离子能够通过半透膜，热力学稳定。

相关理论与概念 ①溶剂：对药物的溶解性、分散性及制剂的稳定性、治疗效果均有很大影响，故制备液体制剂时应选择优良的溶剂。液体制剂溶剂的选择条件：对药物具有较好的溶解性和分散性；化学性质稳定，不与药物发生反应；不影响主药的药效和含量测定；无毒性，无刺激性，无不适臭味；成本低廉等。溶剂按介电常数大小分为极性溶剂（水、甘油、二甲基亚砜、乙醇、丙二醇、聚乙二醇等）和非极性溶剂（脂肪油、液状石蜡、乙酸乙酯等）。水是最常用和廉价易得的溶剂，能溶解无机盐、糖和蛋白等，且能与其他极性溶剂混溶。乙醇也是常用溶剂，能溶解生物碱、挥发油、树脂，且低毒。浓度大于20%的乙醇有防腐作用。甘油剂中的溶剂为甘油，是毒性小的黏稠状液体，可内服或外用，具有吸湿性。二甲基亚砜溶解范围广泛，称为"万能溶剂"。②溶解：药物溶解是溶质和溶剂分子相互扩散和相互作用的过程。温度是影响扩散的主要因素，温度升高扩散速率增加，溶解过程加速。相互作用主要是分子间的静电力、诱导力、色散力、氢键等。③溶解度：一定温度和压力下饱和溶液中溶质的浓度，主要受药物和溶剂性质的影响，即极性大的药物与极性大的溶剂易互溶，极性小的药物与极性弱的溶剂易互溶，无机药物和部分离子型药物易溶于水和极性较强的溶剂中，有机药物中含有醇羟基的可与水分子形成氢键，溶解

度的大小取决于形成氢键的能力。影响药物溶解度的外界因素有温度、离子效应、盐效应、酸碱度和溶质的晶型与粒径等。一般来说药物溶解是吸热过程，升高温度有利于增大药物的溶解度。对于电解质药物溶液中如加入含有药物自身电离离子时药物溶解度下降，外加电解质如没有药物自身电离离子，一般会增大药物的溶解度。药物本身是弱酸或弱碱溶解度受pH值的影响很大。同一种药物不同晶型的溶解度不同，最稳定的晶型溶解度小。当药物的粒径接近或达到胶体范围时，粒径对溶解度的影响显著增加，粒径越小溶剂度越大。增加药物溶解度的方法包括将药物制成盐、采用混合溶剂、加入助溶剂、使用增溶剂等。

制备 溶液型液体制剂常用的溶剂有水、乙醇、甘油、丙二醇、液状石蜡、植物油等。溶液型液体制剂的制备主要方法是溶解法和稀释法。溶解法是药物溶解于适宜溶剂中制成的澄清液体制剂；稀释法是将药物的高浓度溶液或易溶性药物的浓贮备液用溶剂稀释至所需浓度。

为了克服溶液型液体制剂的霉败现象，改善其色、香、味，使患者乐于服用和防止差错等，常加入防腐剂、矫味剂和着色剂等。常用的防腐剂有对羟基苯甲酸酯类（尼泊金类）、苯甲酸及其盐、山梨酸及其盐、苯扎溴胺（新洁尔灭）、醋酸氯己定（醋酸洗必泰）等；矫味剂一般是蔗糖及单糖薄荷油、桂皮水、香精、有机酸等。为了增加溶液型液体制剂的稳定性，有时尚需加入pH调节剂、抗氧剂、金属络合剂等。

质量评价 溶液型液体制剂因使用大量溶剂造成药物的化学

稳定性变差，贮运携带不便，易霉变、分层、酸败，如采用非水溶剂还可能带来不良作用，因此对溶液型液体制剂的质量要求是剂量准确、稳定，首选水作溶剂，澄清透明，如为口服应口感好，外用刺激性要小。溶液型液体制剂易水解和染菌，尤其是以水为溶剂及含有糖类、蛋白质等营养物质的液体制剂，易被微生物污染而发霉变质。要采取防腐措施，密闭贮存在阴凉干燥处，避免贮存和使用过程中发霉。溶液型液体制剂包装容器要适宜，方便患者携带和使用。液体制剂的包装材料包括容器、瓶塞、瓶盖、标签、说明书及外包装的纸盒等。

应用 溶液型液体制剂药物溶解在溶剂中，分散度大，吸收很快，药效发挥迅速，物理稳定性高于乳剂、溶胶剂、混悬剂等，某些固体药物制成溶液后显著提高生物利用度，且分装剂量准确，便于患者使用，在临床上获得广泛应用。

（胡 新）

rónɡyèjì

溶液剂（solutions） 药物以分子或离子状态分散在溶剂中形成的澄清透明的溶液型液体制剂。溶质一般为非挥发性物质，通常以水为溶剂，也可以乙醇、植物油或其他液体为溶剂，供内服和外用。通常指低分子溶液制剂，溶质的质点小于1nm。

溶液剂一般采用溶解法、稀释法制得。溶解法的制备由药物的称量、溶解、过滤、质检和包装等步骤组成，如复方碘溶液：取碘化钾100g，加蒸馏水100ml溶解，加入50g碘，再加入蒸馏水定容至1000ml。溶解法注意溶剂量先取处方量3/4，最后加至全量；先溶解溶解度小的药物，再

加入溶解度大的药物；如处方中有黏度大的液体先用水稀释再加入到溶液剂中。对热稳定而溶解缓慢的药物，可加热促进溶解，挥发性药物或不耐热药物则应在冷却至40℃以下时加入，难溶性药物可使用增溶剂或助溶剂使其溶解，易氧化的药物应加适量抗氧剂。根据药物的性质，必要时可将固体药物先行粉碎或加热助溶。稀释法是先将药物制成高浓度溶液或储备液，再用溶剂稀释到所需浓度，如消毒防腐用过氧化氢溶液，可取25%（g/g）浓过氧化氢溶液100ml，加蒸馏水定容至1000ml即得。溶液剂应及时分装、密封、贴标签及进行外包装。

溶液剂可根据需要加入助溶剂、抗氧剂、矫味剂等附加剂，溶液剂应澄清，不得有沉淀、浑浊、异物等。药物制成溶液剂后，使用方便，以量取体积替代了称取质量，更方便准确，对小剂量药物或毒性较大的药物更适宜，如肌苷口服溶液、腺苷口服液等。

（胡 新）

fāngxiāng shuǐjì

芳香水剂（aromatic waters）

芳香挥发性药物（一般为挥发油）的近饱和或饱和的澄明水溶液。属于溶液型液体制剂。溶剂可以是乙醇和水的混合物。挥发油在水中的溶解度很低，所以芳香水剂的药物浓度很低。含有大量挥发油的芳香水剂称为浓芳香水剂。含挥发性成分的中药材用水蒸气蒸馏法制成的芳香水剂称为露剂。

纯挥发油或化学物质多用溶解法制备，含有挥发成分的药材多采用蒸馏法制备成浓溶液，用时再稀释。溶解法：取挥发油或挥发性药物细粉，移至具塞玻璃瓶中加微温水使成全量，振摇15分钟，冷至室温，静置4~8小时，滤过至澄清，加水使成全量，摇匀即得。增溶法：取适量聚山梨酯80等非离子型表面活性剂或乙醇与挥发油混溶后加水使成全量，摇匀即得。蒸馏法：取适量中药材于蒸馏器中，加适量水使药材充分浸润，再加水或通入水蒸气蒸馏，至馏出液约为药材重量的6~10倍后，停止蒸馏，滤过至澄清，加水使成全量，摇匀即得。例如，薄荷水的制备：取20ml薄荷油溶于600ml的95%乙醇中，分次加入蒸馏水，每次加入后均振摇，再加入50g滑石粉充分振摇后过滤，滤液用蒸馏水定容到1000ml，本品用于驱风、矫味，常用量口服一次10~15ml。

芳香水剂应澄明，不得有异物、沉淀、杂质、酸败等变质现象，应具有与原有药物相同的气味，不得有异臭。芳香水剂不稳定，易发生氧化、分解、挥发、发霉，故不宜久贮。芳香水剂主要用作制剂的溶剂和矫味剂。低浓度芳香水剂一般作矫味剂、矫臭剂和分散剂使用，有的也有治疗作用。

（胡 新）

tángjiāngjì

糖浆剂（syrups）

含有药物或芳香物质的口服浓蔗糖水溶液。属于溶液型液体制剂。单纯蔗糖的近饱和水溶液称为单糖浆或糖浆，含蔗糖量为85%（g/ml）或65%（g/g）。糖浆剂根据生理作用可分为两类：一类是矫味用糖浆，不含任何药物，为单糖浆；另一类为药用糖浆，为含药物或药材提取物的浓蔗糖水溶液，含糖量一般在65%以上。

糖浆剂的制备有溶解法和混合法两种。①溶解法：又分为热溶法和冷溶法。热溶法溶解速率快，容易热过滤，高温有利于灭菌，但容易造成转化糖含量增加，糖浆剂颜色深，对热不稳定药物不宜使用。热溶法单糖浆的制备：将850g蔗糖加入到一定量的100℃蒸馏水中，热过滤后定容至1000ml。冷溶法即将蔗糖溶于冷蒸馏水或含药溶液中制成糖浆剂。冷溶法对热不稳定或挥发性药物适合，糖浆颜色浅，但溶解时间长，易染菌。②混合法：将药物与糖浆均匀混合而成，操作简便，容量稳定，需注意防腐。例如，含药糖浆如枸橼酸哌嗪糖浆的制备：取650g蔗糖先制成溶液，再取蒸馏水溶解160g枸橼酸哌嗪后与蔗糖溶液混合后，加入适量防腐剂和矫味剂，最后用蒸馏水定容到1000ml。

糖浆剂中含糖量应不低于65%（g/ml）且澄清。糖浆剂易被微生物污染，低浓度的糖浆剂中应添加防腐剂。常用防腐剂苯甲酸和山梨酸的用量不得超过0.3%，尼泊金类的用量不得超过0.05%。质量要求原料蔗糖应符合药典规定的转化糖不得超过0.3%。除另有规定外，糖浆剂应澄清，不得有发霉、酸败、产气或其他变质现象，应符合规定的pH值与相对密度，装量及微生物限度检查应符合《中华人民共和国药典》，允许有少量摇之易散的沉淀。防腐剂、矫臭剂、助溶剂等均应符合药用要求或卫生法要求。糖浆剂应密封，置阴凉处贮藏。单剂量灌装的糖浆剂应进行装量检查，取供试品5瓶，将内容物分别倒入经校正的干燥量筒内，在室温下检视，每瓶装量与标示量相比较，少于标示量的应不得多于1瓶，并不得少于标示量的5%。如需要加入色素，所加品种与加入量应符合有关规定。

糖浆剂内的蔗糖和芳香物质

能掩盖苦味和其他不适味，儿童易于接受。单糖浆主要用作矫味剂、赋形剂及制备药用糖浆的原料；芳香糖浆是含芳香性物质或果汁的浓蔗糖水溶液，主要用作液体制剂的矫味剂。

（胡 新）

xǔjì
醑剂（spirits）

挥发性药物的浓乙醇溶液制剂。属于溶液型液体制剂。挥发性药物等的醇溶液简称"醑"。醑剂中乙醇浓度很高，一般为 60%~90%，药物浓度在 5%~10%，可供内服或外用。

醑剂的制备分为溶解法和蒸馏法。溶解法是将挥发性物质直接溶于乙醇中，如樟脑醑、氯仿醑等。例如，樟脑醑的制备：100g 樟脑溶于 800ml 乙醇中，待完全溶解后再加入乙醇至 1000ml，摇匀过滤即得。蒸馏法为挥发性物质置于乙醇中蒸馏制得，如芳香氨醑。制备醑剂要注意防水，机械、容器应干燥，滤器滤纸要先用乙醇润湿，以防遇水使药物析出变浑浊。

醑剂与水混合会因乙醇浓度降低而发生浑浊，醑剂中的挥发油易氧化、酯化或聚合，久贮会变色，应贮于密闭容器中。成品检查应测定含乙醇量。典型品种如樟脑醑为无色液体，有樟脑特臭，含醇量 80%~87%。芳香氨醑含乙醇 65%~70%，相对密度 0.885~0.89，为无色澄明液，气味芳香，有氨刺激性。能制成芳香水剂的药物一般都可以制成醑剂，如薄荷醑、复方橙皮醑。挥发性药物在乙醇中的溶解度通常比在芳香水剂大，可作为芳香矫味剂应用；也可治疗用，如亚硝酸乙酯醑、樟脑醑等，芳香氨醑可用于祛痰驱风。

（胡 新）

gānyóujì
甘油剂（glycerins）

药物溶于甘油中制成的专供外用的溶液型液体制剂。分为药物的甘油溶液、甘油胶状溶液或甘油混悬液。甘油剂的百分浓度一般用重量表示，10%鱼石脂、45%干燥硫酸镁常制成甘油剂外用于脓毒性疮疖。

甘油剂的制备有溶解法、化学反应法等。溶解法：药物加甘油（必要时加热）溶解即得，如碘甘油是碘和碘化钾加蒸馏水溶解后再与甘油混合均匀。化学反应法：药物与甘油发生化学反应而制成的甘油剂，如硼酸甘油是甘油与硼酸反应生成硼酸甘油酯，再将酯溶于甘油中。硼酸甘油制法：取甘油 460g，置已知重量的蒸发皿中，加热至 140~150℃，然后将硼酸分次加入，边加边搅拌，待硼酸溶解，重量减至 520g 再加甘油至 1000g，趁热倾入干燥容器中。硼酸甘油按化学反应法制备，反应中产生的水通过加热除去，较高温度能使反应顺利进行，但超过 150℃甘油会分解使产品呈黄色或黄棕色，并具刺激性。硼酸甘油吸潮或水稀释后能析出硼酸，必要时须用甘油稀释，功效为抗炎、杀菌，用于慢性中耳炎等，1 日 2~3 次。甘油剂使用的甘油应符合规定的质量要求。

甘油具有黏稠吸湿和防腐特性，且对硼酸、鞣酸、苯酚和碘有较大的溶解度，制成的溶液也较稳定，可用于皮肤、黏膜的滋润、缓和药物的刺激性，药物滞留时间延长，能有效发挥疗效，常用于口腔、耳鼻喉科疾病。由于吸湿性大，应密封保存。

（胡 新）

túji
涂剂（paints）

药物溶解或分散于含成膜材料溶剂中，涂搽患处后形成薄膜的外用澄明液体制剂。常用纱布、棉花、软毛刷蘸取后涂搽皮肤或口腔、喉部黏膜患处。溶剂通常是醇类或其他有机溶剂，大多用甘油，也可用乙醇、植物油、丙酮、丙二醇、氯仿、二甲基亚砜等。

涂剂制备工艺简单，不用裱褙材料，不需特殊的机械设备，且使用方便。一般可直接将主药溶解于溶剂中制备，如用于多汗、腋臭的甲醛水杨酸涂剂的制备：15g 水杨酸和 15g 樟脑用 95%乙醇 500ml 溶解后，加入 50ml 甲醛溶液，过滤后用蒸馏水定容至 1000ml。水杨酸与樟脑都微溶于水，但二者在乙醇中的溶解度较大，应将蒸馏水缓慢加入二者的乙醇溶液中，且不断搅拌，否则易析出晶体。甲醛水杨酸涂剂为无色澄清液，甲醛含量不低于 36%（g/g），密闭保存。一般具有抑制真菌、腐蚀或软化角质、局部患处使用的药物可制成该制剂，但需注意勿沾染正常皮肤和黏膜。水杨酸涂剂又称水杨酸软膏，为皮肤科用药类非处方药药品，用于手足癣及干皮病，亦可用于头癣、足癣及局部角质增生。

（胡 新）

yǐjì
酏剂（elixirs）

由难溶性药物、乙醇、甜味剂和芳香剂配制而成的稀醇溶液剂。酏，是古代一种用黍米酿成的酒。酏剂中乙醇的含量以能使药物溶解即可，一般为 5%~40%（V/V）。由于乙醇含量较高，乙醇易挥发引起药物浓度升高以及酏剂含醇、甘油，成本较高，中国已很少应用。

酏剂中乙醇含量通常在 25%以下，可用于口服，多用在调配处方时作矫味剂，如芳香酏剂。酏剂具有剂量准确、易于控制，味道香甜，便于服用，同时有一定防腐性能等特点。例如，地高辛酊剂为无色澄明液体，主要规格有 0.5mg/10ml、1.5mg/30ml 和 5mg/100ml，用于急慢性心功能不全和控制心房颤动及室上性心动过速。历史上著名的药害事件是 20 世纪磺胺酏剂（elixir sulfanila-mide）事件，1937 年美国马森吉尔公司为使小儿服用方便用二甘醇代替乙醇作溶媒，配制色、香、味俱全的口服液体制剂，该制剂含氨基苯磺酰胺 10%、二甘醇 72%，在未进行动物实验的情况下即将药品投入市场，用于治疗感染性疾病，在美国俄克拉荷马州的塔尔萨市 4 周内 353 人服用该酏剂，死亡率高达 30%，成为 20 世纪影响最大的药害事件之一，引起这起事件的原因是磺胺酏剂所含有的二甘醇。

干酏剂是将乙醇和药物采用喷雾干燥工艺同时包载进水溶性聚合物（明胶、环糊精、丙烯酸树脂）壳内形成的固态微囊。口服后药物可快速溶出，生物利用度提高。

（胡 新）

dīngjì

酊剂（tinctures）

药物用规定浓度的乙醇浸出或溶解而制成的澄清液体制剂。可用流浸膏稀释制成，供内服或外用。酊剂可分为中药酊剂、化学药物酊剂和中药与化学药物合制酊剂 3 类。中药酊剂是将生药浸在乙醇中如颠茄酊、橙皮酊，或把化学药物溶解在乙醇中而成的药物溶液如碘酊。

酊剂的制备有溶解稀释法、浸渍法和渗漉法。①溶解稀释法：按处方称取药物或药物流浸膏（浸膏）后，加入规定浓度的乙醇溶解并稀释至需要，静置，过滤即得。适用于化学药物及部分中药酊剂，如碘酊、复方樟脑酊等。②浸渍法：一般多用冷浸，按处方量称取药材，用规定浓度的乙醇浸渍 3～5 天，或更长时间，收集浸出液，静置 24 小时或更长时间，滤过，添加原浓度的乙醇至规定量即得。③渗漉法：通常收集漉液达到酊剂全量的 3/4 时，停止渗漉，将药渣压榨，取压出液与渗漉液合并，添加适量溶媒至所需量，静置，取上清液，过滤即得。若原料毒剧，收集漉液后应测定其有效成分的含量，再添加适量溶媒使符合规定的含量标准。碘酊为红棕色的澄清液体；有碘与乙醇的特臭，聚酯瓶装，每瓶 20ml 含碘 400mg 或每瓶 500ml 含碘 10g，辅料为碘化钾、乙醇。用于皮肤感染和消毒。遮光密封，在凉处（不超过 20℃）保存，有效期 24 个月。

酊剂应澄清，乙醇含量、装量及微生物限度检查均应符合《中华人民共和国药典》的有关规定，通常含有毒、剧药的酊剂，每 100ml 应相当于原药物 10g；其他酊剂，每 100ml 相当于原药物 20g。酊剂应置遮光容器内密封，阴凉处保存。多数酊剂供内服，少数供外用。酊剂制备简单，易于保存，但溶剂中含有较多乙醇，儿童、孕妇、心脏病及高血压等患者不宜内服使用。

（胡 新）

jiāotǐxíng yètǐ zhìjì

胶体型液体制剂（colloid solu-tions）

分散相的粒径在 1～100nm 的液体分散系统。高分子溶液剂和溶胶剂都属于胶体分散体系，但两者有本质区别。高分子溶液剂为均相液体制剂，属于热力学稳定体系；而溶胶剂为非均相液体制剂，属于热力学不稳定体系（表）。但由于两者分散相质点大

表　溶胶剂和高分子溶液剂的比较

溶胶剂	高分子溶液剂
非均相系统	均相分散系统
不稳定，需稳定剂	稳定，不需稳定剂
黏度小	黏度大
渗透压小	渗透压大
分散相与分散介质亲和力小	分散相与分散介质亲和力大
丁达尔现象明显	丁达尔现象不明显
大量电解质会引起盐析	少量电解质即可产生盐析

小均在 1～100nm，性质上有某些相似之处，因此把两者一并列入胶体分散体系。

多相性、高分散性和聚结不稳定性是溶胶的基本特征，光学性质、电学性质和动力学性质都是由这些基本特征引起。①溶胶的光学性质是丁达尔现象，即在暗室中用一束聚焦的可见光照射溶胶，在与光束垂直的方向可观察到光柱，这是因为胶粒的大小与入射光的波长相当，对光波发生了散射，散射光的强度与溶胶的浓度、胶粒的粒径、入射光的波长、分散相与分散介质的光学不均匀性都有关系。利用散射光原理可以测定高分子的分子量和分子形状。②溶胶的电学性质主要有电泳和电渗。由于溶胶粒子带电，分散介质带有与胶粒相反的电荷，在电场作用下带电胶粒在介质中的定向迁移称为电泳，分散介质的定向运动称为电渗。电泳和电渗在药物鉴定和分析方面具有广泛的应用。③在超显微镜下可观察到溶胶粒子不停做无规则运动，称为布朗运动，这是由于胶粒受到周围介质粒子碰撞的合力未被完全抵消的缘故，胶粒的质量越小，温度越高，布朗运动越剧烈，这是溶胶动力学稳定的主要因素。当溶胶存在浓度

差时胶粒将从浓度达的区域向浓度小的区域迁移，这种现象称为扩散。温度越高，黏度越小，越容易扩散，引起扩散的主要因素是布朗运动和浓度差。胶粒在重力场中受重力作用发生下沉，这一现象称为沉降。溶胶的粒径小，扩散和沉降两种作用并存，当沉降速度与扩散速度相等时，系统处于平衡状态，胶粒的浓度从上到下逐渐增加，形成稳定的浓度梯度，称为沉降平衡。重力沉降平衡需要很长时间才能达到，瑞典物理化学家斯韦德贝里（Svedberg T）首创超速离心机，在比重力场大数十万倍的离心场作用下，胶粒和高分子溶质能迅速达到沉降平衡，超离心技术是医药生物进行物质分离的常用手段之一。

胶粒带电、布朗运动和胶粒表面的水合作用是溶胶稳定的因素，当这些因素受到破坏，胶粒碰撞合并的机会增大，因粒径增大从介质中析出下沉，称为聚沉。加热、辐射、电解质等都会引起溶胶的聚沉。电解质的聚沉作用是改变了双电层结构，使胶粒表面电荷减少，胶粒之间的静电斥力降低。电解质聚沉能力的大小可用临界聚沉浓度表示，即使一定量溶胶在一定时间内发生聚沉所需电解质溶液的最小浓度。临界聚沉浓度越小，聚沉能力越强，聚沉作用是与胶粒带电荷相反的电解质电离的离子，即反离子，临界聚沉浓度与反离子价数的六次方成反比，称为舒尔策-哈代规则（Schulze-Hardy rule）。同价离子的聚沉能力也不相同，如一价正离子的次序是 $H^+>Cs^+>Rb^+>NH_4^+>K^+>Na^+>Li^+$，一价负离子的次序是 $F^->Cl^->Br^->I^->CNS^-$，这称为感胶离子序。带相反电荷的溶胶可以相互聚沉，若正负溶胶以适当比例混合致使胶粒所带聚合恰被中和时，可完全聚沉，微囊制备中的凝聚法和用明矾来净化水质正是利用此原理。当溶胶中加入高分子溶液时，高分子吸附在胶粒表面使其对介质的亲和力加强，增加了溶胶的稳定性，称为保护作用，但如果高分子浓度不够，由于高分子链的影响，使溶胶更容易聚沉，则称为敏化作用。

在适当的介质中高分子化合物也能以分子状态自动分散成均匀的溶液，达到胶体大小的范围。高分子化合物一般具有碳链，碳链由大量一种或多种结构单位连接而成，此结构单位称为链接，链接重复的次数称为聚合度。高分子化合物的分子链中有许多单键，每个单键都能绕相邻单键的键轴旋转，称为内旋转，内旋转的存在导致高分子有无数的构想，高分子长链两端距离也发生改变，从而使高分子具有柔性。

药物分散成胶体状态，其药效和毒性会发生显著变化，如硫化粉末不易被肠道吸收，但胶体态硫在肠道中易吸收而产生很大毒性。胶体态银盐具有杀菌效果且无刺激性，胶态金曾作为非全麻痹性诊断药使用，胶态汞也曾经作为治疗梅毒的药物。

（胡 新）

gāofēnzǐ róngyèjì

高分子溶液剂（polymer solutions）

高分子化合物溶于溶剂中形成的均匀分散的液体制剂。属于热力学稳定体系。高分子化合物是分子量大于 10 000 以上的化合物，如胃蛋白酶、聚维酮、羧甲基纤维素钠等。药剂学上的高分子溶液剂一般以水为溶剂，且单个溶质分子的大小已经达到胶体粒子尺度，故又称亲水溶胶制剂或胶浆剂，如明胶、淀粉水溶液等。以非水溶剂制备的高分子溶液剂称为非水性高分子溶液剂。药用高分子溶液剂是高分子药物或辅料在合适的介质中以分子状态自动分散成均匀的溶液型胶体，分子的直径达胶粒大小的范围，属于均相分散体系。

高分子根据来源分为天然与合成两类。天然的亲水性高分子分为多糖类（淀粉、纤维素、海藻酸、透明质酸、壳聚糖等）和多肽类（胶原、聚 L-赖氨酸、聚 L-谷氨酸等），合成的亲水性高分子化合物有聚乙烯、醇、丙烯酸及其衍生物类（聚丙烯酸、聚甲基丙烯酸、聚丙烯酰胺、聚 N-聚代丙烯酰胺等）。天然高分子具有好的生物相容性、丰富的来源、低廉的价格，但稳定性较差，易降解。药剂上水性凝胶基质一般有纤维素衍生物、卡波姆、海藻酸盐、西黄蓍胶、明胶、淀粉、聚乙烯醇等。常用的药用高分子溶液剂有胃蛋白酶合剂、聚维酮碘等。常用的胶浆剂有阿拉伯胶浆、西黄蓍胶浆、甲基纤维素胶浆、羧甲基纤维素钠胶浆、淀粉胶浆、琼脂胶浆、聚乙烯醇胶浆、含药胶浆有盐酸利多卡因胶浆、盐酸可卡因胶浆、氯化钾胶浆、心电图用耦合胶浆等。

相关理论与概念　高分子溶液一般是稀溶液，但黏度和渗透压大，扩散慢，能透过滤纸但不能透过半透膜。亲水高分子含大量亲水基团，与水形成牢固水化膜，阻止分子间的结聚，丁达尔现象不明显。纤维素及其衍生物、海藻酸钠、血红蛋白等高分子在溶解时会电离产生电荷，又称高分子电解质，特别是蛋白质分子中既有羧基又有氨基，在一定 pH 值条件下蛋白分子电离产生的正电荷数与负电荷数相等，整个分子呈电中性，此 pH 值称为该蛋白的等电点，在等电点处高分子表现出特殊的理化性质，如溶解度、黏度、电导率、渗透压等最小。高分子溶液在温度降低或酸碱度、离子强度改变使分子链相互交联形成网状结构，该网状结构中含有大量溶剂分子，称为凝胶，形成凝胶的过程叫胶凝。凝胶的形成主要是分子链间的范德华力，当温度、pH 值和溶剂发生改变时网状结构会破坏，重新成为溶液状态，具有一定的可逆性。水凝胶的网状交联结构中含有疏水残基和亲水残基，亲水残基与水分子结合，将水分子连接在网状内部，而疏水残基遇水膨胀使水凝胶性质柔软具有一定形状，能吸收大量的水。根据水凝胶网络键合的不同可分为物理凝胶和化学凝胶。物理凝胶是通过静电、氢键等相互作用使高分子链缠绕，加热可转变为溶液，又称热可逆凝胶。很多天然高分子和经过处理的一定分子量的聚乙烯醇在常温下是物理凝胶。化学凝胶是由化学键交联形成的三维网络聚合物，又称真凝胶。

制备　高分子溶解特性是先溶胀再溶解，溶胀是溶剂分子扩散进入高分子内使其体积增大，与溶剂的性质、溶剂的量和高分子的结构与大小有关。线性高分子在良溶剂中经溶胀后分子链之间的吸引力减小，进入到溶剂中自由运动，则为溶解过程，又称无限溶胀；对网状高分子在其良溶剂中只溶胀不溶解，高分子在不良溶剂中既不溶解也不溶胀。从溶胀到溶解一般需要较长时间，若对热稳定的高分子物质可采用加热和搅拌的方式加速。药用水性凝胶剂的一般制法为水溶性药物先溶于部分水或甘油中，必要时加热促溶，其余成分按处方法制成水性凝胶基质，再将药物溶液与水性凝胶基质混合并加水至全量即得。对于难溶药物，可先用少量水或甘油研细、分散后，再加入水凝胶基质中搅匀即得。

质量评价　水溶性高分子由于含有大量亲水基团，水分子在其表面形成水化膜，阻止高分子之间的相互凝聚，可使高分子保持长期稳定性。若加入大量电解质，可破坏水化膜，使高分子溶质脱水凝聚，称盐析。若高分子溶液剂长期放置会自动凝聚沉析出，称为絮凝现象。引起盐析和絮凝的是与高分子电荷相反的离子，即反离子，不同价态不同大小的反离子对高分子溶液的稳定性不同，对高分子起破坏作用的主要是阴离子，三价枸橼酸根阴离子的盐析能力最强。破坏水化膜的另一方法是加入脱水剂，如乙醇、丙酮等，也就是高分子的不良溶剂。凝胶剂在生产与贮藏期间应均匀、细腻，在常温时保持胶状，不干涸或液化；基质不应与药物发生理化作用；根据需要可加入保湿剂、防腐剂、抗氧剂、乳化剂、增稠剂和透皮促进剂等，密闭贮存，避光防冻，一般应检查 pH 值、装量、混悬型凝胶剂应检查粒度，用于烧伤或严重创伤的凝胶剂应做无菌检查。

应用　高分子水溶液如树胶、淀粉、纤维素等具有黏性，覆盖黏膜后可延长对药物的吸收，干扰味蕾对药物的味感，减低药物的刺激性；电泳法利用高分子的等电点可测定高分子在溶液中所带电荷得到种类和分子量大小，复凝聚法制备微囊时将带相反电荷的两种高分子溶液混合，正负电荷中和引起高分子凝聚。水凝胶可用于皮肤、口腔、眼部和阴道部位，主要用于抗菌抗炎、抗过敏和皮肤科局部用药。水凝胶剂用于黏膜表面，使制剂在局部定位，延长药物滞留时间，减少药物对黏膜的毒性和刺激性。水凝胶剂中加入渗透促进剂可增加药物的吸收，如加入其他辅料可延缓药物的释放。光敏、热敏、磁敏和酸碱敏感等环境敏感性凝胶是一种理想的自调式给药系统，广泛应用于智能型给药系统中。脂质体凝胶有药物贮库效应，可增加药物在皮肤或黏膜中的滞留时间而达到缓释目的。

（胡　新）

róngjiāojì

溶胶剂（sols）　难溶性药物以多分子聚集体分散于水中形成的胶体分散系统。又称疏水胶体溶液。属于非均相液体制剂，如胶体碘化银、胶体金、胶态硫、胶态汞等。溶胶剂的分散相是多分子聚集体（胶体微粒），与分散介质（连续相）之间有相界面，外观澄明，具有乳光，属于高度分散的热力学不稳定系统。溶胶剂的布朗运动强，分散质点能够克服重力作用而不下沉，具有动力学稳定性。

相关理论与概念　药物分散成溶胶状态，药效会有显著变化。溶胶剂中的药物粒子为 1~100nm，是多分子聚集体，有极大的比表面积。溶胶剂中难溶性药物固体微粒解离或吸附而带有电荷，带电微粒表面吸引相反电荷的离子称为反离子，表面离子和反离子构成了吸附层，还有少量反离子扩散到分散介质中，形成扩散层。药物粒子与分散介质之间的具有带相反电荷的吸附层和扩散层，称为双电层，粒子运动时双电层滑动面上的电势与分散系本体之

间的电位差称为 ζ 电位，ζ 电位越大，溶胶剂越稳定。ζ 电位降低至 25mV 以下时，溶胶产生聚结不稳定性。溶胶剂具有光学性质，产生丁达尔效应，这是胶粒引起的光散射现象，丁达尔效应的大小可由浊度表示，浊度愈大表明散射光愈强。ζ 电位使药物粒子在电场作用下可发生电泳现象。溶胶剂重药物粒子在分散介质中有不规则的运动，称为布朗运动，这是由于药物粒子受溶剂水分子不规则的撞击产生的，与溶胶剂的黏度、分散质的扩散沉降都有关。溶胶剂对电解质敏感，将带相反电荷的溶胶或电解质加入到溶胶剂中，由于双电层被压缩，ζ 电位降低，同时又减少了水化层，使溶胶剂产生凝聚甚至产生沉降。加入一定浓度的亲水性高分子会增加稳定性。

制备 溶胶剂的制备方法有分散法和凝聚法。分散法是将药物分散达到溶胶粒子的范围，包括机械分散法、胶溶法和超声分散法。采用胶体磨等机械设备经过反复研磨为机械分散法，药物、分散介质以及稳定剂在胶体磨中以 10 000r/min 高速旋转将药物粉碎成胶粒；采用 20 000Hz 以上超声波，利用超声波在水中的空化作用所产生的能量使粒子分散成溶胶的为超声法；将沉淀洗涤除去杂质再加入稳定剂重新分散粗粒的方法为胶溶法。凝聚法是采用物理化学方法将分子或离子聚集成胶体粒子，如改变分散剂或采用化学反应等，包括物理凝聚法和化学凝聚法。溶胶剂制备的影响因素有胶粒的大小、温度、电解质等。

应用 胶体金是指金粒子直径在 1~150nm 的金溶胶，颜色呈橘红色或紫红色，由金盐被还原成金后形成的，胶体颗粒由一个基础金核及包围在外的双离子层构成，可以作为标记物用于免疫组织化学，已经发展为一项重要的免疫标记技术。胶体金免疫分析在药物分析、生物医学检测等许多领域得到应用和发展。蛋白银溶胶是蛋白质保护的氧化银溶胶剂，用于杀菌、消毒剂，胶体硫是分散在水中的胶体硫黄，可用作农药杀虫剂。

(胡 新)

hùnxuánjì

混悬剂 （suspensions） 难溶性固体药物以微粒状态分散于分散介质中形成的非均相液体制剂。药物微粒一般在 $0.5 \sim 10\mu m$，小者可为 $0.1\mu m$，大者可达 $50\mu m$ 以上。混悬剂的分散介质大多数为水，也可用植物油。混悬剂大多为液体制剂，也包括干混悬剂。

历史沿革与发展 外用的"振摇洗剂"是最古老的药用混悬剂。近代对药用混悬剂最早的研究出现在 20 世纪 30 年代。1937 年，英国爱兰汉百利（Allen Hanburys）公司开展了胰岛素（锌）鱼精蛋白混悬剂的研究。1953 年第一版《中华人民共和国药典》就收有复方甘草合剂等混悬剂。20 世纪 90 年代出现了干混悬剂，可较好地解决药物稳定性问题。1995 年后出现了纳米混悬剂的研究，2000 年首个纳米混悬剂产品西罗莫司由美国惠氏（Wyeth）公司生产上市。

分类 按给药途径分类，主要分为口服混悬剂、外用混悬剂、眼用混悬剂和注射用混悬剂。口服混悬剂：难溶性固体药物分散在液体介质中，制成供口服的混悬液体制剂，可以是干混悬剂和浓混悬液、合剂等。其处方组成中固体含量变化较大，如抗酸或造影用的口服混悬剂。分散介质除水外，也可以是糖浆、山梨醇溶液、胶体溶液等。该类混悬剂在处方设计中需要注意调味以改善口感。外用混悬剂：可用于皮肤和黏膜的局部治疗，除了可以是液体制剂外，也可制备成黏度较大的特殊分散体系，其中分散介质可以是软膏剂、糊剂、乳剂、胶浆剂和黏土等。

另外，混悬剂在吸入剂和喷雾剂中也有应用，称为混悬型吸入剂和混悬型喷雾剂；从形态上可分为混悬液、干混悬剂及固体粉末分散于乳剂或软膏剂中形成的特殊分散体系。按浓度分类，可分为一般混悬剂和浓混悬剂。浓混悬液：药物颗粒的密度较大或分散介质体积相对较少的混悬液。口服混悬剂中的部分品种由于固体微粒含量大可属于浓混悬剂。浓混悬剂中固体微粒有时可达总重量的 50%。

相关理论与概念 与混悬剂稳定性相关的理论与概念有斯托克斯定律（Stokes' law）、DLVO 理论、沉降容积比、絮凝与反絮凝等，这些理论主要用于指导混悬剂制备和混悬剂稳定性。混悬剂是大量固体微粒分散在液体中形成的，微粒表面具有较高的表面自由能有聚集趋势，是热力学不稳定体系；固体微粒重力作用使其具有沉降趋势，使得混悬剂的物理稳定性较差。微粒沉降速度与微粒半径的平方，以及微粒与分散介质的密度差成正比，与分散介质的黏度成反比。这种现象在一定条件下服从斯托克斯定律。混悬剂中的大多数药物微粒可因本身离解，或吸附了分散介质中的离子而荷电，具有双电层结构，从而产生表面电位。荷电后水分子可在微粒周围形成水化膜，水化作用的强弱随双电层厚度而改变。微粒的荷电和水化可阻止微粒间的聚结，使混悬剂稳定。微粒间有斥力和引力，微粒间距离与作用力位能的关系符合DLVO理论。

处方设计 混悬液在放置过程中，微粒的大小与数量会不断变化。其中小微粒的溶解度大，因此不断溶解，数目不断减少；大微粒溶解度小，已处于过饱和状态，其表面会有药物析出使大微粒不断增大，最终沉降速度加快，影响混悬剂的稳定性。同一分散介质中，分散相的浓度增加，一般混悬剂的稳定性会降低，出现聚集或沉降等现象。温度变化对混悬剂的影响很明显，不仅可以改变药物的溶解度和溶解速度，还能改变微粒的沉降速度、絮凝速度、沉降容积，从而改变混悬剂的稳定性。因此，在混悬剂处方设计中，通常可以加入助悬剂、润湿剂、絮凝剂与反絮凝剂作为药物助悬策略，以增加其稳定性。减小微粒半径、增加分散介质的黏度和减小固体微粒与分散介质间的密度差等方法均可有效改善混悬剂物理稳定性。另外，为了增加混悬剂的物理稳定性，除药物原料和液体介质外，在制备时通常还需要加入一些稳定剂。除此之外，还可以加入防腐剂、分散剂、化学稳定剂、矫味剂和色素等。

制备 适宜制备成混悬剂的药物包括：①供临床应用的难溶性药物。②溶解度达不到临床使用剂量的药物。③容易因溶解度降低而析出固体的药物。④希望临床应用中具有缓释效果的药物。⑤味道不适或难于吞服的药物。⑥在水溶液中稳定差或易产生副作用的药物。但为了安全起见，毒剧药或剂量小的药物不应制成混悬剂使用。制备时需要充分考虑到混悬剂的物理稳定性。应尽量减小微粒半径；且应尽量制备大小均匀的药物微粒；制备混悬剂时还应注意药物的晶型和晶癖，即相同晶型可形成不同外形的结晶。同时还要适当控制混悬剂的浓度并在低温保存；无菌混悬剂需要按无菌制剂的相关要求进行制备或生产。药物的某些晶型在混悬液中不稳定，放置后容易发生转晶，变成生物活性低的晶型，因此这类药物并不适合制备成混悬液。混悬剂的常用制备方法包括分散法、物理凝聚法和化学凝聚法。在制备过程中通常需要将药物制备成所需粒度，与适量的分散介质助悬剂（保护胶体）、分散剂、表面活性剂（药物疏水性强时用）、絮凝剂或反絮凝剂研成均匀的糊状物再添加适量介质，研匀即得。

分散法 将粗颗粒的药物粉碎成符合混悬剂要求的粒度，再分散于分散介质中。适用于：①亲水性药物，如氧化锌、炉甘石等。②疏水性药物，可先加一定量的润湿剂与药物研均后再加液体研磨混均。小量制备可用研钵，大量生产可用胶体磨、流能磨等机械。制备过程中加液研磨可使药物更易粉碎，微粒可达$0.1 \sim 0.5 \mu m$。对于质重、硬度大的药物结晶，粉碎时可采用水飞法，即先加适量水研细，再加较多量的水，搅拌、静置、倾出上层液体，研细的微粒可悬在上清液中被倾倒并收集，余下的粗粒再进行研磨。如此反复直至达到要求的粒度为止。

物理凝聚法 一般将药物制成热饱和溶液，在搅拌下加至另一种不同性质的液体中，使药物快速结晶，可制成$10 \mu m$以下（占$80\% \sim 90\%$）微粒，再将微粒分散于适宜介质中制成混悬剂，如醋酸可的松滴眼剂的制备。另外，也可用喷雾干燥法制备药物微粒，一般是将药物的溶液通过喷雾干燥法制备，再将药物微粒分散到适合的分散介质中。

化学凝聚法 用化学反应法使两种化合物生成难溶性的药物微粒，再混悬于分散介质中的方法。为使微粒细小均匀，化学反应在稀溶液中进行并应急速搅拌，如胃肠道透视用硫酸钡制剂的制备。保证结晶的均匀性并防止其长大等是本法的关键。

质量要求 混悬剂除要求药物本身的化学性质应稳定外，还要注意混悬剂在使用或贮存期间药物微粒应尽量保持不变，且沉降速度很慢，沉降后不应有结块现象，轻摇后可迅速均匀分散，应在产品标签上注明"用前振摇"；应检查沉降容积比；应用时容易倾倒；混悬剂应有一定的黏度要求；产品不得有发霉、酸败、变色、有异物或气体等其他变质现象。外用混悬剂应容易涂布和清洗，没有明显的刺激性；混悬型滴眼剂和注射用混悬剂等应符合无菌要求；干混悬剂临时配制时应分散均匀。

应用 药剂学中合剂、搽剂、洗剂、注射剂、滴眼剂、气雾剂、软膏剂和栓剂等都有混悬型制剂存在。混悬剂具有药物分散均匀、分剂量准确、稳定性好、服用方便等特点，适合于吞咽有困难的患者（儿童、老人）等；可用于不同的给药途径，如口服、注射和外用等；可通过控制药物颗粒大小还可使药物吸收增加，或者具有一定的缓释作用。《中华人民共和国药典》2015年版规定：除另有规定外，用具塞量筒量取供试品 50ml，密塞，用力振摇 1 分钟，记录混悬物的初始高度（H_0），静置 3 小时，记录混悬物的最终高度（H），口服混悬剂的沉降体积比 H/H_0 应不低于 0.90。

（王坚成）

DLVO 理论（DLVO theory）

由德亚盖因（Derjguin）和兰多（Landau）于 1941 年，弗韦（Verwey）与奥弗比克（Overbeek）于 1948 年各自提出的一种关于胶体颗粒稳定性的理论。因此，通常以 4 人名字的起首字母命名该理论。常用于解析混悬剂颗粒稳定性。

DLVO 理论认为，溶胶在一定条件下能否稳定存在取决于胶粒之间相互作用的位能。总位能等于范德华吸引位能和由双电层引起的静电排斥位能之和。这两种位能都是胶粒间距离的函数，吸引位能与距离的六次方成反比，而静电的排斥位能则随距离按指数函数下降。这两种位能之间受力为范德瓦耳斯力（van der Waals force）和静电排斥力。这两种相反的作用力决定了胶体的稳定性。

如图，两微粒从相距较远位置逐渐靠近至粒子间距离 B 点时，粒子间的引力位能 V_A 与斥力位能 V_R 都在增加，但引力位能起主导作用，即 $V_A > V_R$，故总位能 V_T 曲线表现出以引力位能为主，当 V_T 处于第二最小值时，微粒聚集可形成疏松的聚集体，这种聚集体呈絮状结构，由于粒子间的液膜仍然存在，故经振摇后容易分散。图中第二最小值位置处，通常是混悬剂微粒间应保持的最佳距离；粒子间距离进一步缩小，带有相同电荷的微粒间斥力显著增大，

即 $V_R > V_A$，当距离为 A 点处，斥力最大，表现为总位能 V_T 最大。这种状态下的混悬剂并不是最佳条件，微粒间较大的斥力虽然可以防止聚集，但这种状态难以长久维持，将会因振摇或微粒的热运动等因素而受到破坏。当微粒间距离进一步缩小，则容易达到第一最小值对应的位置，此位置即为最低位能点。处于这种状态下的粒子间引力最大，其间的液体介质也被挤出，原先粒子表面的液膜被破坏，致使微粒间发生聚集为硬饼，成为永久性聚集而无法重新分散。在混悬剂的体系中，通常采用加入电解质的方法来控制整个体系的总位能处于第二最小值。

（王坚成）

沉降容积比（sedimentation rate）

混悬剂发生沉降后，沉降物的容积与沉降前混悬剂的容积之比。又称沉降体积比。沉降容积比可以用来比较两种混悬剂的稳定性，也可以用来评价助悬剂和絮凝剂的效果，以及评价混悬剂处方设计中的有关问题。

测定方法：将混悬剂放于量筒中，混匀，测定混悬剂的总容积 V_0，静置一定时间后，观察沉降面不再改变时沉降物的容积 V_u，其沉降容积比 F 为：

$$F = V_u / V_0$$

沉降容积比也可用高度表示，H_0 为沉降前混悬液的高度，H_u 为沉降后沉降面的

高度，其沉降容积比 F 为：

$$F = H_u / H_0$$

F 值越大混悬剂越稳定。F 值为 1~0。混悬微粒开始沉降时，沉降高度 H_u 随时间而减小。所以沉降容积比 H_u/H_0 是时间的函数，以 H_u/H_0 为纵坐标，沉降时间 t 为横坐标作图，可得沉降曲线，曲线的起点最高点为 1，以后逐渐缓慢降低并与横坐标平行。根据沉降曲线的形状可以判断混悬剂处方设计的优劣。沉降曲线比较平和缓慢降低可认为处方设计优良。但较浓的混悬剂不适用于绘制沉降曲线。

（王坚成）

絮凝（flocculation）

混悬剂中的微粒形成疏松聚集体的过程。混悬剂中的微粒由于分散度大而具有很大的总表面积，因而微粒具有很高的表面由自能，这种高能状态的微粒有降低表面自由能的趋势，这就意味着微粒间会发生一定的聚集状态。但由于微粒荷电，电荷的排斥力阻碍了微粒产生聚集。因此只有加入适当的电解质，使 ζ 电位降低，以减小

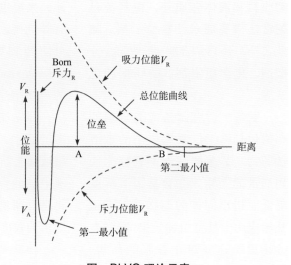

图 DLVO 理论示意

微粒间电荷的排斥力。ζ电势降低一定程度后，混悬剂中的微粒形成疏松的絮状聚集体，使混悬剂处于某种稳定状态。在混悬剂中加入电解质可以使其中的微粒形成疏松聚集体，加入的电解质称为絮凝剂（flocculation agent）。在处于絮凝状态的混悬剂中加入电解质，又可使絮凝状态变为非絮凝状态，这一过程称为反絮凝（defloculation）。反絮凝与絮凝相比较具有如下不同性质：絮凝状态的混悬剂中微粒沉降速度快，有明显的沉降面，沉降体积大，经振摇后能迅速恢复均匀分散的混悬状态；而反絮凝状态下的混悬剂中微粒以单个颗粒分散状态存在，沉降速度较为缓慢，沉降物形成缓慢，沉积物紧密，外观美观。

调整絮凝状态的常用物质
在混悬剂中加入适当的电解质，可以使微粒表面电荷升高或降低，改变微粒之间的聚集状态。絮凝剂可以使ζ电位降低，以减小微粒间电荷的排斥力。ζ电势降低一定程度后，混悬剂中的微粒形成疏松的絮状聚集体，使混悬剂处于稳定状态。絮凝剂主要是具有不同价数的电解质，其中阴离子絮凝作用大于阳离子。电解质的絮凝效果与离子的价数有关，离子价数增加1，絮凝效果增加10倍。常用的絮凝剂有枸橼酸盐、酒石酸盐、磷酸盐及氰化物等。反絮凝剂（defloculation agent）可以使处于絮凝状态的混悬剂变为非絮凝状态。反絮凝剂的加入可使混悬剂中微粒表面的ζ电位升高，絮凝程度减少。同一电解质可因加入量的不同，在混悬剂中可以起到絮凝作用（降低ζ电位）或反絮凝作用（升高ζ电位）。常用的反絮凝剂有枸橼酸

盐、酒石酸盐、酸性酒石酸盐、磷酸盐、氯化铝等。其反絮凝作用与盐的离子价成正比。反絮凝剂和反絮凝剂的种类、性能、用量、混悬剂所带电荷以及其他附加剂等均对絮凝剂和反絮凝剂的使用有很大影响，应在试验的基础上加以选择。

絮凝状态的考察指标　絮凝度表示由絮凝所引起的沉降物容积增加的倍数，该值是比较混悬剂絮凝效果的重要参数。

$$\beta = F/F_\infty = (V_u/V_0)/(V_\infty/V_0)$$
$$= V_u/V_\infty$$

式中，F 为絮凝混悬剂的沉降容积比；F_∞ 为去絮凝混悬剂的沉降容积比。絮凝度 β 表示由絮凝所引起的沉降物容积增加的倍数。例：去絮凝混悬剂的 F_∞ 值为 0.15，絮凝混悬剂的 F 值为 0.75，则 $\beta = 5.0$，说明絮凝混悬剂沉降容积比是去絮凝混悬剂沉降容积比的 5 倍。β 值越大，絮凝效果越好。用絮凝度评价絮凝剂的效果、预测混悬剂的稳定性，有重要价值。

（王坚成）

nàmǐ hùnxuánjì

纳米混悬剂（nanosuspensions）

纳米尺度的固体药物粒子在水性介质中形成的稳定胶状分散体系。与普通混悬剂最主要的区别在于其药物粒子的粒径小于1μm，其中药物粒子多数在150~500nm。

历史沿革与发展　纳米混悬剂的研究始于20世纪90年代中期，2000年首个纳米混悬剂产品西罗莫司由美国惠氏（Wyeth）公司生产上市。20世纪90年代初第一项义隆（Elan）公司所拥有的纳米晶体技术专利以来，纳米混悬剂已有数个品种被批准临床使用或进入临床研究阶段。已上市

的纳米混悬剂品种有治疗乳腺癌药物紫杉醇、免疫抑制剂西罗莫司及止吐药阿瑞吡坦。另外，布地奈德、白消安、胰岛素、非诺贝特等药物的纳米混悬剂已进入Ⅰ期临床试验阶段，thymectacin和一种细胞因子抑制剂已分别进入Ⅱ期、Ⅰ／Ⅱ期临床试验阶段。

优点　①增加药物的溶出速率。②增加药物的饱和溶解度。③纳米混悬剂的药物粒子对体内的黏膜组织具有黏附性，延长了药物在体内的滞留时间，提高了药物的生物利用度。④可改变药物的晶型，增加药物中无定型态晶型的比例或完全转换成无定型态，提高药物的溶解度。⑤可通过对药物粒子的表面修饰，延长药物在体内的循环时间或达到体内定位释放给药的目的。⑥增加物理稳定性，避免了奥斯特瓦尔德陈化。⑦可通过冷冻干燥或者喷雾干燥等后处理工艺进行固化，根据不同给药途径进一步制备成多种剂型，如片剂、丸剂、胶囊、栓剂、凝胶剂及气雾剂。⑧适用范围广，几乎适用于所有的难溶性药物，且可实现工业化大生产。

处方设计　纳米混悬剂处方中通常需要加入少量的稳定剂，主要作用在于充分润湿药物粒子，降低粒子表面自由能，抑制结晶成长，避免奥斯特瓦尔德陈化。若处方中缺少合适的稳定剂，具有高表面自由能的纳米药物粒子将可能发生聚集甚至结块。用于纳米混悬系统的稳定剂多数是表面活性剂，如泊洛沙姆、磷脂、吐温、十二烷基硫酸钠及聚乙烯吡咯烷酮等，以及如可溶性纤维素等高分子材料。纳米混悬剂处方组成中还可根据药物分子的性质以及给药途径的需要加入其他一些辅料来改善制剂稳定性，如

盐、多元醇、助悬剂、等渗调节剂及冷冻保护剂等。

制备 纳米混悬剂的制备方法有介质研磨法、高压均质法、乳化法、溶剂蒸发沉降法、超临界流体萃取法、类乳化溶剂扩散法及固态反相胶束溶液法等。这些制备方法可划分为自底向上（bottom up）和自顶向下（top down）两种类型。自底向上法是将药物分子聚集成纳米尺度范围的结晶。自顶向下法是将大颗粒的药物晶体分散到纳米粒径范围。介质研磨法和高压均质法都属于自顶向下法，而乳化蒸发法属于自底向上法。每种方法都各有优缺点，多种方法联合使用可能会更有优势。介质研磨技术最早由纳米系统（Nanosystem）公司（现属于 Elan Drug Delivery 公司）所有，该法使用介质研磨机制备产品。该法可在 30~60 分钟内将药物粒子的粒径减小到 200nm 以下，适用于对水和有机溶剂均不溶的药物，制备过程简单，易于扩大生产。所制得的纳米混悬剂粒径分布范围窄，并且制备过程中可控制温度，适用于热不稳定的药物。缺点是在研磨过程中会出现研磨介质的脱落，使纳米混悬剂中含有一定量的研磨介质而造成污染。高压均质法先将药物制备成大颗粒混悬液，然后进入高压均质机，在高压泵的作用下，迅速通过匀化阀的狭缝。当药物混悬液离开狭缝时，气泡爆破所产生的力量使药物大颗粒粉碎至纳米尺寸，混悬液在狭缝内高速运动时粒子之间的相互碰撞也可使药物破碎成纳米粒子。该法广泛应用于制备静注纳米混悬剂。高压均质法适合制备无菌注射用纳米混悬剂，制备过程可以采用无菌生产技术，并且高压均质过

程本身也会对细菌产生破碎作用。高压均质法易于实现工业化生产。乳化蒸发法制备药物纳米混悬剂分为两步：第一步，先将药物溶解在与水不互溶的有机溶剂中制备水包油（O/W）型乳剂，药物包裹在内相油滴中；第二步，通过减压蒸发挥去有机溶剂，使药物析出形成纳米混悬液。该制备方法简单，不需要特殊的仪器设备。利用该法制备的紫杉醇清蛋白结合静注纳米混悬剂已在美国上市。

质量要求 纳米混悬剂不仅能解决药物溶解性和溶出度问题，还能改变药物的体内药动学特征，从而影响药物的安全性和有效性。水溶性差的药物制成纳米混悬剂后，由于药物的粒径减小，表面积增大，溶解度和溶出率均增加，吸收速率加快。纳米混悬剂用于口服给药时，因药物粒径小，对黏膜具有一定的黏附性，可使其在胃肠道内的滞留时间延长，增加在胃肠道中的吸收，提高药物的生物利用度。在肺部给药中，纳米混悬剂由于药物粒径小，且有较强的生物黏附性，可较好地解决常用混悬型气雾剂或粉雾剂易截留在咽部和易被肺纤毛运动快速清除等问题，可有利于药物更易于进入肺部深层部位、提高了药物的生物利用度，并且能有效解决干粉吸入剂的剂量难以控制、普通混悬型气雾剂的药物分布不均匀等问题。

（王坚成）

gānhùnxuánjì

干混悬剂（dried suspensions）

难溶性药物与适宜辅料制成粉状物或粒状物，临用时加水振摇即可分散成混悬液供口服的液体制剂。是混悬剂的一种特殊类型。制成干混悬剂的主要目的是解决

混悬剂在贮存过程的稳定性问题。干混悬剂既有固体制剂（颗粒）的特点，如方便携带、运输方便、稳定性好等，又有液体制剂的优势（方便服用，适于吞咽有困难的患者，如儿童、老年人）。

干混悬剂是在固体状态下按照混悬剂的质量要求进行制备，可以制粒也可以不制粒，其中要加入助悬剂。干混悬剂可将主药与筛选好的辅料直接混合后分装，也可制粒后分装。在质量检查中需检查沉降容积比，不必检查粒度。干混悬剂加水分散后，应符合混悬剂的质量要求，混悬液中的微粒应均匀分散，不应迅速下称，沉降后不应结成饼块，经振摇后应迅速再分散。

已经上市的干混悬剂商品种类较多，如阿奇霉素干混悬剂、头孢克洛干混悬剂、布洛芬干混悬剂等。《中华人民共和国药典》2015 年版规定：干混悬剂按各品种项下规定的比例加水振摇，应均匀分散，并按照沉降体积比检查法，应符合规定。

（王坚成）

rǔjì

乳剂（emulsions）

两种互不相溶的液体混合，其中一种液体以液滴状态分散在另一种液体中形成的非均匀性分散的液体制剂。又称乳浊液和乳状液。乳剂中至少包含两相：一种液体为水或水溶液为水相，用"W"表示；另一种与水不相混溶的液体为油相，用"O"表示。在乳剂中以小液滴状态存在的一相称为分散相、内相或不连续相，液滴直径一般为 0.1~100μm；另一相则称为分散介质、外相或连续相。乳剂属热力学不稳定的非均匀液体分散体系，受化学、物理和生物学等因素影响其稳定性会发生变化

（见乳剂稳定性）。

乳剂已经有几千年的历史，早在公元 2 世纪，希腊外科医生盖伦（Galen）首次记录了蜂蜡的乳化，但乳剂的真正发展是在 19 世纪以后，随着新乳化剂的问世和乳化设备的不断发展，乳化技术不断进步，产品稳定性不断提高，开拓了乳化技术在药物制剂中应用，如普通乳剂、复乳或微乳的缓释与靶向给药系统。20 世纪 40 年代末，美国市场就有含脂溶性和水溶性维生素药物的水包油（O/W）型乳剂，用于肌内注射。1957 年美国有可供静脉注射用脂肪乳商品上市。1959 年英国化学家舒尔曼（Schulman）首次定义微乳概念，随后微乳的理论和应用研究得以迅速发展，尤其是 20 世纪 90 年代以来，微乳应用发展很快。

分类 按分散相不同，乳剂可以分为水包油（O/W）型乳剂、油包水（W/O）型乳剂和复乳。当油相以液滴状态分散于水相时，称为水包油（O/W）型乳剂；当水相以液滴状态分散于油相时，称为油包水（W/O）型乳剂；复乳包括水包油包水（W/O/W）型复乳、油包水包油（O/W/O）型复乳。按乳滴粒径大小，乳剂可分为普通乳、亚微乳和微乳等。普通乳液滴在 1~100μm，形成不透明的乳白色液体；口服的乳剂粒径大十几至数十微米。按给药途径可分为外用乳剂、口服乳剂和注射用乳剂。外用乳剂可细分为搽剂、洗剂和乳膏剂等。

乳剂形成理论 分散相高度分散于分散介质中形成乳剂，由于大量相界面的存在使体系处于热力学不稳定状态，在乳剂制备过程中只有加入乳化剂才能得到稳定的乳剂。乳剂形成理论尚无统一，主要观点包括：①降低表面张力理论。借助于机械力的作用将油相以微滴形式分散于分散介质水中，在分散过程中如果没有加入乳化剂，一旦机械力解除，分散的液滴迅速合并重新分为油相和水相两层。如果借助于机械力分散的液滴中加入任何可显著降低油水界面张力的物质，都将有利于乳滴的稳定存在。加入表面活性剂作为乳化剂就可以使油水界面张力显著降低，可以形成稳定的乳剂。②界面吸附乳化膜理论。大分子物质或固体粉末吸附在油水界面上，同样也具有稳定乳剂的作用。乳化剂吸附在微滴表面并有规则的排列于微滴与介质之间的界面上形成界面吸附膜，这种界面吸附膜可阻碍液滴合并。乳化剂的种类不同，可在乳剂中形成不同结构的界面吸附膜，包括单分子膜、多分子膜、固体粉末吸附膜、复合凝聚膜等。常用的能形成不溶性单分子膜的物质有胆固醇、鲸蜡醇等。亲水性高分子化合物作为乳化剂可以在油水界面上形成多分子膜，如阿拉伯胶。由两种或两种以上的不同物质组成的混合乳化剂可以形成复合凝聚膜，如胆固醇和十六烷基硫酸钠。

制备 乳剂由水相、油相和乳化剂组成，三者缺一不可。用于制备药用乳剂的油有多种类型，包括简单的酯，不易挥发和挥发性油、烃类和萜类衍生物。这些油类可能本身就是药物，也可能作为药物的载体。乳化剂是乳剂的重要组成部分，在乳剂形成、稳定性及药效发挥等方面起重要作用。乳化剂的选择应根据乳剂的使用目的、药物性质、处方组成、乳剂类型及乳化方法等综合考虑，适当选择。在油和水两相混合的乳液中，必须加入乳化剂使其稳定。但是在利用乳化剂稳定微小乳滴存在之前，必须先利用外力做功的方式使内相分散成乳滴。

油相、乳化剂和乳剂类型的选择取决于乳剂的给药途径。对于外用乳剂，单独使用或与石蜡混合使用的矿物油被广泛用作药物载体；对于制备口服乳剂的油主要是非生物降解的矿物油和蓖麻油，鱼肝油或各类植物来源的不挥发性油类（如花生油、棉籽油和花生油）可作为营养补充剂。对于注射用乳剂所使用的油则有更严格的限制，主要有纯化的大豆油、红花油、中长链的甘油三酯混合油等。静脉注射乳剂在注射后，包括乳滴粒径、表面电荷和乳化剂性质等许多因素都会影响乳剂的体内命运，并且乳滴表面由于吸附了部分血液成分而可能发生性质改变。对于口服乳剂而言，胃肠液中低 pH 值和高离子浓度等因素也可能与乳化剂发生作用而改变乳剂性质。

用于乳剂制备的常用设备有电动搅拌器、胶体磨、超声波乳化器和高压乳匀机等。由于不同乳剂的粒径不同，故制备时采用的乳化技术也有差别，影响成乳的因素也有不同。在乳剂制备过程中，油相的选择、乳化剂的类型和用量、油水相体积比以及其他附加剂等因素，都可能会影响成乳效果。另外，乳化设备和工艺操作条件（温度、速率、压力、时间等）也会产生影响。乳剂是药物很好的载体，在乳剂中可加入各种药物并使其具有较好的治疗作用。在乳剂中加入药物的方法通常有：亲脂性药物溶解于油相，亲水性药物溶解于水相，对于两相中均不易溶解的药物可用亲和性大的液相研磨药物，然后将其制成均匀乳剂。

质量评价 乳剂的种类很多，起作用与给药途径各异，因此在质量评价上尚无统一标准。作为一些共性的乳剂性能考察，可以参照这些评价指标：①乳滴粒径测定。乳滴粒径大小是评价乳剂质量的重要指标，不同给药途径与用途的乳剂对乳滴粒径大小的要求不同，如静脉注射乳剂粒径约为 $0.5\mu m$ 以下，其他乳剂可根据要求作相应的规定。常用的乳滴粒径测定方法包括光学显微镜测定法、库尔特计数器测定法、激光散射光谱法等。②乳剂稳定性考察。采用升温或离心法考察乳剂稳定性，升温法加速实验首先将乳剂置于低温（-5℃）环境中，然后再24小时内逐渐升温至40℃，如此重复24次，期间观察乳剂的变化。离心法实验将一定量的乳剂置于离心机中，可设置不同的离心速度，在一定的时间内观察乳剂的分层情况，一般用高速离心5分钟，低速离心20分钟乳剂的状态作为比较评价的标准。

应用 乳剂临床应用广泛，可以口服、外用、肌内注射、静脉注射，其作用特点为：①乳剂中液滴的分散度很大，有利于药物的吸收和药效的发挥，提高生物利用度。②油性药物制成乳剂能保证剂量准确，而且服用方便，如鱼肝油。③水包油型乳剂可掩盖药物的不良臭味，也可加入矫味剂。④外用乳剂可改善药物对皮肤、黏膜的渗透性，减少刺激性。⑤静脉注射乳剂注射后分布较快，药效高，有靶向性，静脉营养乳剂是高能量营养输液的重要组成部分。

与其他剂型相比，乳剂在提高生物利用度和减少不良反应方面显示出明显的优势。水包油型或油包水型乳剂可作为治疗性药物或化妆品的载体广泛用于皮肤。通过乳剂覆盖作用或其中所含促渗成分，可有利于药物渗入或透过皮肤。《中华人民共和国药典》中涉及的口服乳剂绝大多数为水包油型，其作为亲脂性药物的载体能改善药物的口服吸收生物利用度和功效。例如，与混悬剂、片剂或胶囊剂相比，灰黄霉素制成 O/W 型乳剂能显著提高药物在胃肠道中的吸收效果。已经上市的口服乳剂还有鱼肝油乳剂。注射用 O/W 型乳剂可用于患者体内脂肪、碳水化合物和维生素的静脉给药，已经上市的注射用营养脂质乳剂，如维生素 K 乳和维生素 A 乳，其乳滴粒径类似于血液中天然脂肪微粒，这些微粒可传递摄入的脂肪进入淋巴和循环系统。此外，已经上市的注射用含药脂肪乳制剂还包括地西泮乳、克拉霉素乳、丙泊酚乳和两性霉素乳剂等。

（王坚成）

rǔhuàjì

乳化剂（emulsifiers） 能改善油水界面张力并形成均匀分散体或稳定乳滴的物质。乳化剂是乳剂的重要组成部分，在乳剂形成、稳定性及药效发挥等方面起重要作用。可用于制备普通乳、亚微乳、复乳或微乳。

常用的乳化剂主要有 3 类。①表面活性剂：这类乳化剂分子中有较强的亲水基和亲油基，乳化能力强，性质较稳定，容易在乳滴周围形成稳定的单分子膜。不同类型的表面活性剂混合使用乳化效果更佳。常用的表面活性剂有硬脂酸钠、十二烷基硫酸钠、卵磷脂、大豆磷脂、吐温类、司盘类、泊洛沙姆、单硬脂酸甘油酯、苄泽类等。②天然（高分子）乳化剂：这类乳化剂亲水性强，多用于形成水包油（O/W）型乳剂，多数有较大黏度，能增强乳剂稳定性，常用的高分子乳化剂有阿拉伯胶、明胶、西黄蓍胶等。③微粉化固体乳化剂：一些溶解度小，颗粒细微的固体粉末在乳化时可以吸附在油水界面而形成乳剂。常用的 O/W 型乳化剂有氢氧化铝、二氧化硅、皂土；油包水（W/O）型乳化剂有氢氧化钙、硬脂酸镁等。此外，还有辅助乳化剂，主要指与乳化剂合并使用能增加乳剂稳定性的乳化剂。辅助乳化剂乳化能力一般很弱或无乳化能力，但能提高乳剂的黏度，并增强乳化膜的强度，防止乳滴合并。

乳化剂的基本要求包括：①具有较强的乳化能力。能显著降低油水两相之间的表面张力，并能在乳滴周围形成牢固的乳化膜的能力。②有一定的生理适应能力，无毒，无刺激性，可以口服，外用或注射给药。③可使乳滴荷电量增加，可使分散介质黏度增加，这样可有利于微粒稳定。④应对乳剂处方中的药物、酸、碱、盐等物质具有较好的稳定性，并且贮存过程的温度变化应不影响其乳化效果。

乳化剂的选择应根据乳剂的使用目的、药物性质、处方组成、乳剂类型及乳化方法等综合考虑，适当选择。在乳剂的处方设计时应确定乳剂类型，根据乳剂类型选择所需的乳化剂。O/W 型乳剂通常选择亲水性较强的乳化剂，W/O 型乳剂则选择亲油性较强的乳化剂。用表面活性剂作乳化剂时，乳化剂的亲水亲油平衡值（HLB）决定乳剂的类型。通常

HLB 值在 8~16 范围内的表面活性剂可用于制备 O/W 型乳剂，HLB 值在 3~8 范围内的表面活性剂可用于 W/O 型乳剂。在口服乳剂处方中，应选择无毒无刺激性的天然乳化剂或某些亲水性高分子乳化剂，如多糖类或蛋白质物质。外用乳剂应选择对局部无刺激性、长期使用无毒性的乳化剂，一般不宜采用高分子溶液做乳化剂。注射用乳剂应选择磷脂、泊洛沙姆等安全性较高的乳化剂，这类乳化剂应无毒、无刺激性（肌肉、血管）、无致癌性和无溶血性。在实际应用中，单独使用某一种乳化剂会遇到乳化效果不理想的情况，可采用混合乳化剂来调整乳化效果。两种或两种以上乳化剂混合使用时，主要为了达到如下效果：①调节 HLB 值来满足形成不同处方组成形成稳定的乳剂。②改善界面膜稳定性，将亲油性和亲水性乳化剂混合使用，可在油水界面上形成复合膜，从而提高乳剂的稳定性。③增加乳剂的黏度，使乳剂分层速度降低，有利于口服乳剂稳定。在使用混合乳化剂时，应注意乳化剂之间以及乳化剂与药物之间的配伍变化。

（王坚成）

rǔhuà jìshù

乳化技术（emulsion technology） 能促进两种互不相溶的液体混合均匀并形成稳定分散乳滴的方法。该技术在乳剂制备中发挥重要作用。在两种互不相溶的水相和油相混合体系中，两种液体之间存在较大的界面张力，难以形成高分散度的乳滴。通常需要加入表面活性剂和外界做功方式，使乳滴在形成过程中有效降低界面张力或表面自由能，有利于形成和扩大新的油水界面。

乳化技术对于制备不同类型的乳剂至关重要。互不相溶的两种液相在乳化剂存在的条件下，采用外力（如人工或机械搅拌或研磨、乳匀机或超声等）做功乳化制备得到乳剂，其中亚微乳的乳滴粒径较小，制备时需做大量的功，但它的稳定性也高于普通乳和复乳。随着乳化技术不断发展，涌现出许多利用该技术制备的药物新剂型，如外用乳剂、口服乳剂及静脉注射用脂肪乳剂等。

在乳剂形成过程中，乳化技术首先要使分散相分散成乳滴，这一步通常需要外力做功，然后乳化剂再使乳滴稳定。根据不同做功方式，可以使用不同的设备得到不同粒径大小的乳滴。常用的乳化设备包括电动搅拌器、胶体磨、高速搅拌器、超声波乳化器、高压乳匀机等。除了乳化设备之外，乳化技术还涉及乳化剂和辅助乳化剂，这些组分对于降低乳滴界面张力和提高乳滴界面膜结构牢固性和柔顺性等方面具有重要作用。

常用的乳化技术包括以下几种。①油中乳化剂法：又称干胶法。先将水相加至含乳化剂的油相中制备初乳，再加水将初乳稀释至全量，即得乳剂。适用于以阿拉伯胶或阿拉伯胶与西黄蓍胶的混合胶为乳化剂的乳剂。②水中乳化剂法：又称湿胶法。先将乳化剂分散在水相中，将含有乳化剂的水相与油相相混合，用力研磨，制成初乳，再加水稀释至全量，混匀即得乳剂。③新生皂法：制乳用的油相中含有硬脂酸、油酸等有机酸，由于在制乳过程中加入氢氧化钙等，在高温 70℃ 下，于油水界面上生成新皂，这种新皂本身具有较好的乳化性能。所以在搅拌油水两相混合物时，

有乳剂生成。此过程中若生成钙盐，则可形成油包水（W/O）型乳剂。④两相交替加入法：在乳化剂中交替、少量多次地加入水或油，边加边搅拌，即可形成乳剂。天然（高分子）类乳化剂、微粉化固体乳化剂等可用此法制备。⑤机械法：将油相、水相、乳化剂混合后用乳匀机制乳，无混合顺序要求。混合均匀至得到合适粒径的乳剂。不同设备可得到粒径不同的乳剂。乳化机械主要有搅拌乳化装置、高压乳匀机、胶体磨、超声波乳化装置等。

（王坚成）

rǔjì wěndìngxìng

乳剂稳定性（stability of emulsion） 乳剂受化学、物理和生物学等因素影响而导致理化性质和生物学性质的变化程度。主要包括化学稳定性、物理稳定性和生物学稳定性。乳剂化学稳定性主要指药物、油相及乳化剂发生氧化、水解等化学降解反应而导致的变化。乳剂物理稳定性主要指放置过程中乳滴合并速度以及两相分层现象的发生情况。乳剂生物学稳定性一般指乳剂受微生物污染而变质或酸败情况。普通乳、复乳和亚微乳均属热力学不稳定的非均相分散体系，通常考察物理稳定性来判断它们的质量变化情况。

乳剂属热力学不稳定的非均匀液体分散体系，常发生不稳定现象包括分层、絮凝、转相、合并和破裂等。①乳剂分层：乳剂放置过程中出现分散相乳滴上浮或下沉的现象，又称乳析。分层主要是由于分散相与分散介质之间的密度差造成的。水包油（O/W）型乳剂一般出现分散相液滴上浮。乳滴粒径越小，上浮或下沉的速度就越慢。减小分散

相和分散介质之间的密度差，增加分散介质的黏度，都可以有效地减小乳剂分层的速度。通常分层的乳剂可以经振摇后仍能回复均匀的乳剂。②乳剂絮凝：乳剂中分散相的乳滴发生可逆的聚集现象。乳剂中的电解质和离子型乳化剂的存在是产生絮凝的主要原因，同时絮凝与乳剂的黏度、相容积比及流变性都有密切关系。乳剂的絮凝作用限制了乳滴的移动并产生网状结构，可使乳剂处于一种高黏度状态，有利于乳剂稳定。由于乳滴表面电荷及乳化膜的存在，阻滞了絮凝时乳滴的合并。③乳剂转相：由于某些条件的变化而导致乳剂类型的改变，如 O/W 型转变为油包水（W/O）型。产生转相主要是由于乳化剂性质改变而引起的，向某一类型的乳剂中加入相反型的乳化剂则可使乳剂转相。④乳滴合并与破裂：乳剂中乳滴的界面周边有乳化膜存在，但乳化膜破裂则会导致乳滴合并，合并现象进一步发展则产生油水两相的分界。乳剂中乳滴大小不均一，小乳滴通常填充于大乳滴之间，使乳滴聚集性增加，容易引起乳滴的合并。为了改善乳剂稳定性，通常在制备乳剂是尽可能保持乳滴大小的均一性。增加分散介质的黏度或调整乳化剂形成的乳化膜牢固程度等方法均可有效防止乳滴的合并与破裂。

乳剂不稳定的过程通常不是独立的，相互之间都有影响。实际上，分层和絮凝可能会同时发生，乳滴合并后会增加乳滴的大小会增加分层速度，这样可以形成一个絮凝沉淀状态。乳剂的合并、破裂不同于乳剂的分层和絮凝，是不可逆过程，此时乳滴周围的乳化膜已被破坏，乳滴已合

并变大，虽经振摇也不能恢复成原来的乳剂状态。

通常采用升温或离心法作为加速试验来考察乳剂的稳定性。升温法加速实验首先将乳剂置于低温（-5℃）环境中，然后再 24 小时内逐渐升温至 40℃，如此重复 24 次，期间观察乳剂的变化。离心法实验将一定量的乳剂置于离心机中，可设置不同的离心速度，在一定的时间内观察乳剂的分层情况，一般用高速离心 5 分钟，低速离心 20 分钟乳剂的状态作为比较评价的标准。《中华人民共和国药典》2015 年版制剂通则中规定：口服乳剂的外观应呈均匀的乳白色，以半径为 10cm 的离心机每分钟 4000 转的转速（约 1800×g）离心 15 分钟，不应有分层现象。乳剂可能会出现相分离的现象，但经振摇应易再分散。

（王坚成）

wēirǔ

微乳（microemulsions） 由油相、水相、乳化剂和辅助乳化剂在适当比例下自发形成的粒径通常为 10~100nm 的低黏度均匀透明或半透明液体制剂。又称纳米乳。乳滴多呈球形，大小均一，属于热力学稳定的油水分散体系。微乳的形成不需要外界做功，一般由表面活性剂与助表面活性剂共同起稳定作用。助表面活性剂通常为短链醇、氨或其他较弱的两性化合物。

历史沿革与发展 微乳的实际应用（如抛光蜡液、干洗剂等）早在 20 世纪 30 年代就已经出现，1959 年英国化学家舒尔曼（Schulman）首次提出微乳概念。随后，微乳的理论和应用研究开始迅速发展，尤其是 20 世纪 90 年代以来，微乳应用的研究发展很快，中国的微乳研究从 20 世纪 80 年

代初期开始发展以来，在理论和应用方面已经取得了相当快的发展。随着微乳化理论和技术的不断发展，微乳在药物新剂型研究开发中得以很好的应用。

特点 与普通乳剂相比，微乳的主要特点包括：①微乳具有热力学稳定性，易于制备，无需借助高速剪切设备而自发形成微小而稳定的乳滴，且具有长期贮存稳定性。微乳的结构不易受其他赋形剂加入顺序的影响，加热或离心不易使其发生分层现象。②能增溶大量的水溶性药物，也能增溶大量的油溶性药物。③具有缓释作用。④微乳还可提高药物的生物利用度，如蛋白多肽类药物口服给药，改善药物在胃肠道中的不稳定性。⑤易于过滤灭菌，黏度低，有利于减少注射时的疼痛。

分类 微乳可分为水包油（O/W）型、油包水（W/O）型和双连续相 3 种类型。在水浓度高的情况下，油相可在乳化剂和辅助乳化剂作用下可自发形成微小乳滴（O/W），而在水浓度较低情况下，微乳则由分散在油相中的微小水滴组成（W/O）。在每个相中，油和水被表面活性剂膜分开。在等量的油水两相体系中，形成均衡的双连续相结构，其中水和油形成相互渗透的微观结构。

制备 微乳的制备方法比较简单，关键在于处方中各组分比例的确定。处方组成中必需成分是油、水、乳化剂和助乳化剂，当油、乳化剂和助乳化剂确定好之后，可以通过三元相图找出微乳区域，从而确定它们的用量。在 4 个组分中，一般可将乳化剂及其用量固定，水、油、助乳化剂 3 个组分分别占正三角形的 3

个顶点，在恒温条件下制作三元相图（图）。图中有两个微乳区域，一个靠近水的顶点，为 O/W 型微乳区域，范围较小，另一个靠近助乳化剂与油的连线，为 W/O 型微乳区域，范围较大。从相图确定好处方各组分比例后，将各成分按比例混合即可制得微乳（无需做很大功）。通常制备 W/O 型微乳比 O/W 型微乳容易。如先将亲水性乳化剂同助乳化剂按照要求的比例混合，在一定温度条件下搅拌，再加入一定量的油相，混合搅拌后，用水滴定此浑浊液至澄明，即得微乳。在微乳液配制过程中，由于所选的油相、表面活性剂、助表面活性剂的种类不同，加入水相（或电解质水溶液）后形成微乳液的组成比例就不同，所需的水量有差别。

质量评价 微乳稳定性考察指标通常包括粒径、外观、澄清度及主药的含量等。微乳粒径与其稳定性密切相关，微乳乳滴细腻而均匀，则微乳稳定；反之则不稳定。微乳的粒径大小分布与其治疗和安全性也有关，在制备微乳制剂时要依据用药目的和给药途径，选择合适的粒径大小。由于微乳是由表面活性剂组成的系统，当温度升高超过该体系中表面活性剂的昙点时，微乳体系变浑浊，表面活性剂从微乳中析

出；当温度降低至昙点，该体系重新恢复澄清透明状态，这种现象表明微乳只要在组分比例适当的情况下，就可以自发形成。表面活性剂的亲水亲油平衡值（HLB 值）及用量对微乳稳定性起着至关重要的作用，通常乳化剂的用量为油相的 20%~30%。温度对微乳稳定性影响较大，温度越高，粒径变化越大。微乳系统的结构和稳定性可能会受到所载药物的影响。药物（尤其是具有表面活性的药物）从微乳系统中释放，可能会剧烈影响微乳的结构稳定性。

应用 微乳在药剂学中应用较为广泛。微乳作为药物载体最突出的优点是可以提高难溶性药物或蛋白质类大分子药物口服吸收生物利用度。微乳口服给药后可经淋巴吸收转运进入血液循环，从而克服肝药酶的首过效应以及大分子药物通过胃肠道上皮细胞层的生物障碍。已上市产品 Neoral 是瑞士山德士（Sandoz）公司生产环孢霉素 A 的口服微乳胶囊剂。在皮肤给药方面，微乳组成中含有较高的表面活性剂浓度，乳滴表面张力较低，容易润湿皮肤并有利于改变皮肤角质层结构，增加角质层脂质流动性，降低角质层屏障作用，容易使药物透过皮肤被人体吸收。

（王坚成）

yàwēirǔ

亚微乳（submicron emulsions）

由油相、水相、乳化剂和附加剂组成的粒径在 100~1000nm 的水包油（O/W）型静脉注射乳剂。外观不透明，呈

白色乳状，属于热力学不稳定分散体系。

特点 ①提高药物的溶解度，将难溶性药物溶解或增溶于适宜的油相中制成含药静脉注射用脂肪乳剂，可提高药物的溶解度。该法不需引入有机溶剂即可大大提高载药量。②增加药物稳定性，含药静脉注射用脂肪乳剂中，大部分药物分布在油相或油水界面，避免与水直接接触。对于易水解或对水敏感的药物，这种隔离起到了增加稳定性的作用。③有利于减轻不良反应，静脉注射用亚微乳不含或仅含少量有机溶剂，对血管刺激性较小；同时，外水相中药物较少，可有效降低由药物引起静脉炎的可能，增强患者的顺应性；另外，静脉注射用亚微乳具有一定的靶向性，可降低非靶区药物的浓度。

制备 静脉注射亚微乳由油相、水相、乳化剂和附加剂组成，其乳滴粒径大小比血管小才不会发生油栓堵塞。通常用于静脉注射的亚微乳通过两步法高压乳匀制成 O/W 型乳剂。当其作为给药载体时，脂溶性药物通常溶解在其油相中。临床常用的静脉注射亚微乳油相大多用大豆油，也有用其他植物油。静脉给药亚微乳最常用的天然乳化剂是卵磷脂和大豆磷脂，也常用合成乳化剂泊洛沙姆（ploxamer），附加剂用于调节亚微乳的 pH 值和张力，提高亚微乳的物理化学稳定性。常用盐酸或氢氧化钠调节 pH 值至 7~8，以便与生理环境相适应，并减少三酰甘油及磷脂的水解。甘油是静脉注射亚微乳最常用的等张调节剂。另外，为了防止主药和辅料的氧化，有时还需加入抗氧剂。

静脉注射亚微乳制备方法主

图 形成微乳的三元相图

要包括以下几种。①两步乳化法：首先在微热下将药物（也可包括乳化剂）溶解或分散在油相中，乳化剂、等渗调节剂等溶解或分散在水相中，将油、水两相分别加热至70℃，然后两相混合，在70~80℃用高速乳化器（搅拌器、组织捣碎机等）高速分散得粗乳，将粗乳迅速冷却至20℃以下，经高压乳匀机或微射流机乳化，即得亚微乳，调节pH值，过滤除去大粒子，分装，热压灭菌，即得。所有操作均在氮气流下进行。这种制备方法适合大批量生产。②分散乳化专利技术：主要针对油水都难溶的药物，将其以微粉或是纳米晶体表面活性剂溶液的形式加入空白乳剂中，经高压乳匀，得到含药亚微乳。采用这种技术，足够量的亲脂性药物可以结合到脂肪乳的亲脂核内或插入油水界面的乳化膜，用该技术可将油水均难溶的药物卡马西平、两性霉素B及依曲康唑等制成静脉注射乳剂。③干乳制备技术：静脉注射亚微乳在灭菌、贮存和运输过程中易发生分层、破裂，而且药物在液态下容易降解，乳化剂等辅料也容易发生氧化分解，为尽可能解决上述问题，早在20世纪60年代就制备了药物的干乳剂。静脉注射用的亚微乳以干乳剂形式制备得到，具有体积小、运输方便、稳定性高等优点。干乳剂的制备方法主要有冷冻干燥法、喷雾干燥法、减压蒸馏法、吸干法等，其中冷冻干燥法在注射给药中应用最多。

质量评价　静脉注射用亚微乳需满足无毒、无刺激性、无致癌性和无溶血性等要求，还必须满足渗透压的要求。除满足这些静脉注射液的基本要求外，还需对亚微乳的理化性质进行质量评

价。①乳滴粒径测定：一般要求静脉注射用亚微乳剂粒径在1μm以下。常用的乳滴粒径测定方法包括光学显微镜测定法、库尔特计数器测定法、激光散射光谱法等。②亚微乳剂稳定性考察：采用升温或离心法考察乳剂稳定性，升温法加速实验首先将乳剂置于低温（-5℃）环境中，然后再24小时内逐渐升温至40℃，如此重复24次，期间观察乳剂的变化。离心法实验将一定量的乳剂置于离心机中，可设置不同的离心速度，在一定的时间内观察乳剂的分层情况，一般用高速离心5分钟，低速离心20分钟乳剂的状态作为比较评价的标准。

应用　亚微乳作为营养型静脉乳剂，自20世纪瑞典卡比维切姆（Kabi Vitrum）公司成功开发Intralipid静脉脂肪乳以来，已有几十年的发展，其处方组成及工艺技术日渐成熟。作为肠外营养液，亚微乳可为手术前后或者消化吸收障碍的患者提供能量，且因毒副作用小、生物相容性好、给药剂量大等优点，在临床得到广泛应用。随着亚微乳技术研究地不断深入，亚微乳作为脂溶性或不溶性药物的良好载体正在不断被应用，已有依托咪酯、丙泊酚、地塞米松棕榈酸、前列腺素E、前列地尔等多个品种上市，在中药领域，也有鸦胆子油乳剂、榄香烯乳剂等亚微乳制剂上市应用。

（王坚成）

gānrǔjì

干乳剂（dry emulsions）　运用固体支撑剂和某种工艺手段将液体乳剂转换成固体状态的粉末或颗粒制剂。是一种新型的药物载体传递系统，具有普通乳剂和微乳的双重性质。干乳剂具有体积

小、运输方便、稳定性高等优点。主要含有两类独立成分，即乳剂组成成分和支撑剂（载体）。乳剂成分包括药物、油相、乳化剂或辅助乳化剂。支撑剂包括水溶性载体及水不溶性载体。常见的水溶性载体有明胶、甘氨酸、乳糖、麦芽糖糊精复合剂、甘露醇、聚维酮、蔗糖、淀粉等；常见的水不溶性载体有微分硅胶等。干乳剂中支撑剂的种类和数量的配比，直接影响干乳剂及复溶后样品的质量。

与传统液体型微乳剂相比，干乳剂在制备时加入了少量的乳化剂和辅助乳化剂，不存在表面活性剂大量使用的毒性安全问题。在储存过程中不会发生分层、破裂、转相等现象，物理稳定性好，同时也能提高药物的稳定性。在应用时与自微乳制剂一样加水或遇消化道内的胃肠液能迅速再分散成为原来的液体初乳，具有自乳化的特点。亚微乳以干乳剂形式制备得到，具有体积小、运输方便、稳定性高等优点，临用前加注射用水轻摇乳化即得可用于静脉注射的亚微乳。

干乳剂的制备方法主要有冷冻干燥法、喷雾干燥法、减压干燥法、吸干法等，其中冷冻干燥法在注射给药中应用最多。干乳剂是将含有水溶性或水不溶性载体的水包油（O/W）型乳剂中的水分除去，得到含油的粉末，可供制备成方便服用的片剂或胶囊等固体制剂，应用时遇水或消化道内的体液能迅速分散为原来的液体初乳。因此，干乳剂为亲脂性以及水溶性差的药物提供了一种非常有潜力的给药途径，并且作为固体粉末状态存在可以保护药物避免光照和氧化的破坏，有利于维持药物稳定性。中国已经

制备的干乳剂有甲氨蝶呤吸干乳剂、盐酸布比卡因冻干乳剂，以及减压干燥法制备的丹参酮干乳剂等。

（王坚成）

zìrǔhuà yàowù dìsòng xìtǒng

自乳化药物递送系统（self-emulsifying drug delivery systems, SEDDS）

由油相、表面活性剂和助表面活性剂组成的可在胃肠道内或适宜环境温度（通常指体温37℃）及温和蠕动或搅拌的条件下自发乳化形成粒径 100～500nm 乳滴的固体或液体制剂。形成的乳滴具有较大的比表面积，可极大地促进难溶性或亲脂性药物的口服吸收。

自乳化药物递送系统作为一种提高生物利用度的给药体系，主要特点包括：①在体温条件下，遇液体后可在胃肠道蠕动的作用下自乳化形成水包油（O/W）型乳剂，液滴粒径小于 500nm。②与胃肠液接触时可形成包含有药物的乳滴，乳滴中的药物呈溶解状态，在肠中可维持溶解状态，药物表面积大，且有利于穿过肠道黏膜，提高药物吸收的速度和程度。③药物被包裹在微小乳滴中，可避免或减少药物的水解，提高药物的稳定性。④药物存在于细小的乳滴中，减少对胃部的刺激，乳滴从胃中迅速排空，药物可以在整个胃肠道中广泛分布，从而减少了大量药物与胃肠壁长时间接触而引起的刺激。⑤微乳可经淋巴管吸收，克服了首过效应及大分子通过胃肠道上皮细胞时的障碍。⑥制备简单，将液体分装于软胶囊中，剂量准确，服用方便。以微球或微丸作为自乳化药物的载体，可有效实现缓释和控释的目的。⑦药物溶解于油相中，口服后形成乳剂，避免了

乳剂存放过程中的分层问题，有利于药物贮藏和运输。

自乳化药物递送系统所选择的药物多为难溶性或亲脂性药物，处方中的药物溶于油相。处方中的油相对药物的溶解度应较高，溶解大量药物的油相应有利于自乳化的形成，一般在处方中的质量分数为 35%～70%。早期常用的油相为天然植物油类，如大豆油、花生油等，但它们对药物的溶解和自乳化能力较弱。应用较多的为中链脂肪酸甘油酯和半合成中链衍生物，对药物具有较好的溶解性和自乳化能力，如椰子油 C_8/C_{10} 三酰甘油（miglyol 812）、椰子油 C_8/C_{10} 单酰或二酰甘油（campul MCM）等。处方中一般选择高亲水亲油平衡值（HLB = 11～15）的非离子型表面活性剂，其毒性低，能与大多数药物配伍，在处方中的质量分数为 30%～60%。高 HLB 值的表面活性剂亲水性强，可促进水包油型乳滴的形成和乳滴在水环境中扩散。

自乳化药物递送系统通常以软胶囊剂应用，但在一些以自乳化药物递送系统为内容物的胶囊剂中，醇和其他挥发性助溶剂易迁移入胶囊壳，降低脂溶性药物的溶解度，并导致沉淀。自乳化药物递送系统胶囊剂口服后药物释放较快，持续时间短。随着材料及制备工艺的发展，人们对自乳化药物递送系统制备成微球、微丸和片剂等新剂型进行了较多研究，并通过包衣或改变处方组成，制备缓控释制剂。国际上已成功上市了 3 种自乳化药物递送系统药物，分别是环孢素、利托那韦、沙奎那韦。

自微乳化药物制剂（加水可形成乳滴粒径范围 10～100nm）

是自乳化药物递送系统中的一种特殊制剂。该制剂基于微乳开发而来，在处方组成上包括油、乳化剂、助乳化剂及药物，通过三元相图确定好各组分比例后，将各成分按比例混合即可制得透明均一单油相的自微乳化药物制剂，临用前加入注射用水轻摇即得可静脉注射用的微乳液体（无需做很大功）。

（王坚成）

fùrǔ

复乳（multiemulsions）

由普通乳剂进一步乳化而形成的复杂乳剂体系。又称多层乳。如果是油包水（W/O）型乳剂进一步乳化分散在水中，则形成水包油包水（W/O/W）型复乳；水包油（O/W）型乳剂进一步乳化分散在油中，则形成油包水包油（O/W/O）型复乳。复乳中以 W/O/W 型研究应用较多，这种复乳结构中各相依次为内水相、油相和外水相，其粒径较大，一般为 10μm 以下。W/O/W 型复乳通常可作为多肽或蛋白质等水溶性药物的载体。

复乳的制备方法通常采用两步制备法，第一步先将水、油、乳化剂制成一级乳，再以一级乳为分散相与含有乳化剂的水或油制成二级乳。常用的 W/O/W 型复乳就是采用油溶性的非离子型乳化剂Ⅰ先制成 W/O 型初乳，再用水溶性的非离子型乳化剂Ⅱ的水溶液与初乳进一步制备得到。例如，由水溶性药物制备 $W_1/O/W_2$ 型复乳，可先将水溶性药物溶于水，分为 W_1 和 W_2 两部分，将 W_1 与油（亦可为溶解有药物的油溶液）用司盘 80（span80）搅拌制成 W_1/O 型初乳，再将 W_2 加入吐温 20（tween20），并加到 W_1/O 型初乳中，边加边搅拌，最

后通过乳匀机乳化即可得到。由两步乳化法得到的复乳不仅稳定性和重现性好，而且其各相中所含药物的量和释药行为可以进行调整。影响复乳成乳的因素包括油相的黏度、内水相比例以及乳化剂的种类和用量，液状石蜡适宜作口服的复乳，注射用油可作注射用复乳制备，非离子型乳化剂与离子型乳化剂相比有较高的复乳产率。为了提高复乳稳定性，可在内外水相中适当加入高分子物质作为稳定剂，如在外水相中加入聚乙二醇和泊洛沙姆，可降低复乳乳滴膜的流动性，增强复乳结构的稳定性。

复乳属于热力学不稳定体系，其主要表现为液膜破裂及内相外溢，以 W/O/W 为例，其稳定性主要受 3 个因素的影响：①内水相微滴的大小。②内水相和外水相之间的渗透性。③油膜的性质与厚度。

（王坚成）

合剂 héjì

合剂（mixtures） 含一种或一种以上药物成分，以水为溶剂的内服液体制剂。药物可以是化学药，也可以是中药提取物或生物技术药物，溶剂主要是水，为增加溶解度也可加少量乙醇。合剂中可以加入甜味剂、调色剂、防腐剂、稳定剂及香精等，合剂可以是溶液型、混悬型、乳剂型等液体制剂。单剂量包装的合剂称为口服液。合剂中口服液应用较多，口服液主要以水为溶剂，是澄清透明溶液或有极少量一摇即散沉淀物。中药合剂是在汤剂应用的基础上改进发展起来的一种新剂型，既是常用汤剂的浓缩制品，也常按药材成分的性质，综合运用多种浸出方法，浸出药材中多种有效成分，省去临时煎煮

的麻烦。合剂由于缩小体积、浓度高、用量小，便于服用、携带和贮存且临床疗效可靠。中药合剂不能随症加减，不能完全代替汤剂。

制备合剂（包括口服液）时应根据药材品种，采用适宜方法提取有效成分，精制、浓缩至规定的相对密度，加入添加剂，分装。口服液加入添加剂后需过滤至澄清。分装于单剂量容器（易拉盖瓶）中，流通蒸汽灭菌法灭菌。中药合剂的制法是药材煎煮过滤后需要净化、浓缩并添加防腐剂，再经浸出、净化、浓缩、分装、灭菌等步骤。应在清洁避菌的环境中配制合剂，及时灌装于无菌的洁净干燥容器中。中药合剂不得有酸败、异臭，产生气体或其他变质现象。必要时可加入较为适宜的附加剂、防腐剂，亦可含有适量乙醇，如清喉咽合剂等。

（胡 新）

洗剂 xǐjì

洗剂（lotions） 专供清洗或涂抹在皮肤的外用液体制剂。洗剂按分散系统分类可分为溶液型、混悬型、乳剂型和其他混合型液体制剂，其中以混悬型洗剂最常见，如炉甘石洗剂、复方硫黄洗剂等。制备洗剂的溶剂主要是水或乙醇，制备方法可按液体制剂中溶液剂、混悬剂或乳剂的制备要求进行。常加入甘油作助悬剂，溶剂蒸发后形成保护膜，使皮肤免受刺激。

洗剂应无毒、无局部刺激性。在储藏时，如为乳液，有可能油相与水相分离，但经振摇易重新形成乳液；如为混悬液，可能有沉淀物，但经振摇应易分散，并具足够稳定性，以确保给药剂量的准确。易变质的洗剂要临用前配制。洗剂一般应密闭储存，在

启用后最多可使用 4 周。洗剂的稳定性重点考察性状、含量、有关物质，对乳剂型洗剂应考察其分层现象，对混悬型洗剂应考察其分散性。

洗剂涂敷于皮肤多具有消毒、抗炎、止痒、杀菌、收敛、保护等局部作用。洗剂中的水分或乙醇在皮肤蒸发后，可产生冷却和收缩血管的作用，减轻炎症。溶液型洗剂中的乙醇除消毒止痒外，还可增强冷却作用。混悬型洗剂中常加入甘油和助悬剂，溶剂蒸发后在皮肤表面形成一层保护膜，使皮肤免受刺激；处方中的甘油可延长药效，保持水分，缓和刺激，使水分蒸发后残留的药物粉末不易脱落。乳剂型洗剂因含有乳化剂，使用时对皮肤表面具有润湿、去污等作用，且有利于药物穿透皮肤，为了增加药物透入皮肤起作用，可选择促进透皮作用较强的阴离子型或阳离子型表面活性剂作乳化剂。溶液型洗剂一般适用于糜烂性湿疹、渗出性溃疡及化脓性创面等，但以乙醇为溶剂时应考虑乙醇对皮肤的刺激性。混悬型洗剂禁用于糜烂面，以免结痂或引起继发病变。

（胡 新）

搽剂 chájì

搽剂（liniments） 药物用乙醇、油或适宜的溶剂溶解制成的供揉搽皮肤表面用的液体制剂。可为溶液型、混悬型和乳剂型液体制剂。常用溶剂有水、乙醇、液状石蜡、甘油或植物油等。根据药物的性质，搽剂的制备方法可按液体制剂中的溶液剂、混悬剂或乳剂的制备要求进行。

搽剂应无毒、无局部刺激性。在储藏时，如为乳液，有可能油相与水相分离，但经振摇易重新形成乳液；如为混悬液，可能出

现沉淀物，但经振摇应易分散，并具足够稳定性，以确保给药剂量的准确。搽剂应无酸败、变色等现象，根据需要可加入防腐剂或抗氧剂，易变质的搽剂要临用前配制。搽剂一般应遮光，密闭保存；启用后最多可使用 4 周。在标签上应注明"不可口服"。与洗剂相似，搽剂的稳定性重点考察性状、含量、有关物质，对乳剂型洗剂应考察其分层现象，对混悬型洗剂应考察其分散性。

搽剂中所含药物有些能够被表皮吸收，使用时可加在洁净的绒布或其他柔软物料上，轻轻涂搽患处，起镇痛、消毒、收敛、抗刺激与保护作用。保护性搽剂多用油或液状石蜡为溶剂，具有润滑、降低刺激性的作用。乳剂型搽剂多用肥皂类乳化剂，有润滑、利于药物渗透的作用。

（胡 新）

dī'ěrjì

滴耳剂（ear drops） 专供滴入耳腔内的外用液体制剂。以水、乙醇、甘油为溶剂，也可用丙二醇、聚乙二醇等。水的作用缓和但渗透性差；乙醇有渗透性和杀菌作用，但有刺激性；甘油有吸湿性但渗透性差，因此该制剂常用水、乙醇、甘油三者混合溶剂。根据治疗目的可加入溶菌酶、透明质酸酶等，能淡化耳内分泌物、促进药物分散，用于耳内消毒、止痒、收敛、抗炎和润滑。外耳有炎症时，pH 值在 7.1～7.8，常用的复方滴耳剂有硼酸滴耳剂、水杨酸滴耳剂、碳酸氢钠滴耳剂等。

（胡 新）

dībíjì

滴鼻剂（nasal drops） 专供滴入鼻腔内使用的液体制剂。溶剂通常用水、丙二醇、液状石蜡、植物油等。多数制备成溶液剂，也可制备成混悬剂、乳剂使用，但混悬剂和乳剂容易堵塞鼻孔，引起呼吸不畅。水易与鼻腔分泌物混合，易分布在鼻腔黏膜表面，但维持药效短；油为溶剂则刺激性小、作用久，但不与鼻腔黏液混合。为促进吸收，防止黏膜水肿，应适当调节渗透压、酸碱度和黏度。正常人鼻腔的 pH 值为 5.5～6.5，炎症发生时呈碱性，细菌繁殖增加，影响鼻腔分泌物的溶菌和纤毛正常运动，滴鼻剂需注意调节 pH 值 5.5～7.5，与鼻黏液等渗，不影响鼻黏液正常黏度，不影响鼻纤毛运动和黏膜分泌。常用有盐酸麻黄碱滴鼻剂、复方泼尼松龙滴鼻剂等。

（胡 新）

guànchángjì

灌肠剂（enemas） 经肛门灌入直肠使用的液体制剂。按照药用目的可分为泻下灌肠剂、含药灌肠剂和营养灌肠剂 3 类。泻下灌肠剂是以清除粪便、降低肠压、使肠道功能恢复为目的液体制剂，如生理盐水、50%甘油溶液、1%碳酸氢钠溶液、5%软肥皂溶液等，一次用量为 250～1000ml，施用时必须温热并缓缓灌入。甘油对肠黏膜有刺激性，故有用 50%～60%甘油水溶液灌肠，用量为 40～150ml。这类药剂使用后必须排出。含药灌肠剂是作用在直肠局部或经直肠吸收发挥全身作用的液体制剂。局部可起收敛作用，吸收后可起兴奋或镇静作用。此类灌肠剂需较长时间保留在肠中，故又称保留灌肠剂。对有胃刺激性、在胃内易破坏或不能口服给药的患者，可使用该制剂。有 0.1%醋酸、10%水合氯醛、25%～33%硫酸镁等。微型灌肠剂是一种直肠给药的新剂型，用量通常在 5ml 以下。一般制成溶液或使用凝胶辅料制成凝胶状制剂。药物以分子或微小粒子状态分散，没有栓剂的熔融、释放于体液的过程，有利于药物的吸收。患者不能经口摄取营养而经过直肠应用的含营养成分的液体制剂是营养灌肠剂，可以是溶液型也可以是乳剂，如5%葡萄糖溶液、鱼肝油及蛋白质等液体制剂等。

（胡 新）

hánshùjì

含漱剂（garles） 用于咽喉、口腔的清洗、去臭、防腐、收敛和消炎的作用的液体制剂。一般是药物的水溶液，也可含少量甘油和乙醇。制备时如用量较大，发药时可制成浓溶液，使用时再稀释，也可以制备成固体粉末，用前溶解。含漱剂要求微碱性，有利于除去口腔中的微酸性分泌物，溶解黏液蛋白。溶液中常加适量着色剂，以示外用漱口，不可咽下。如三氯羟苯醚含漱液清热解毒，用于口腔、咽喉红肿疼痛。茶多酚含漱剂可以抑制或减少牙菌斑的数量及其在牙面上的黏附，用于口腔护理具有价廉、来源丰富、安全可靠、无明显色素沉着、无蓄积毒性和防龋等优点。氯己定含漱液浓度为 0.1%～0.5%，有效的抗菌浓度为 100～0.1μg/ml，能完全抑制菌斑形成。0.01%～0.03%的甲硝唑含漱液为专性厌氧菌的特效药，能有效抑制菌斑形成，改善牙龈炎症状况。0.06%的四环素含漱剂对放线共生放线菌有特效，对牙龈类杆菌、韦荣菌等也有一定效果。药物含漱液一般应用于牙周洁治后和牙周手术后，不能作为长期漱口用，以免引起口腔内正常菌群失调和产生药物耐受。

（胡 新）

bàngùtǐ zhìjì

半固体制剂 (semi-solid preparations)

外观呈现半固体状的药物剂型。以软为特征，在轻度的外力作用或体温下易于流动和变形，使用时便于挤出，并均匀涂布，常用于皮肤、眼部、鼻腔、阴道、肛门等部位的外用给药系统。根据处方设计、给药部位不同，可起局部作用或全身作用。半固体制剂的类型很多，主要根据基质性质和给药途径分为凝胶剂、软膏剂、乳膏剂、糊剂、凝胶膏剂、眼膏剂等。

半固体制剂的制备常用到流变学（研究物体流动和变形的学科）理论，如软膏从管状包装中的可挤出性，在应用部位的涂展性等。软膏剂、凝胶剂等半固体制剂在其包装开盖时不应自动流出，当给予外力挤出时，则可缓慢的由包装软管挤出，停止挤压，则不流出，称为半固体制剂的可挤出性，可直接影响患者的用药依从性。软膏剂、凝胶剂等半固体制剂在皮肤上涂布延展的能力称为半固体制剂的涂展性。通过添加有触变性的流变添加剂，调节药品的稠度，给力时可使药品容易涂展，停止给力时，药物黏附于皮肤，则易于吸收。为了获得适宜的黏度，可适当加入增稠剂。

半固体制剂通常由药物、基质和附加剂组成。基质为天然、半合成或合成高分子材料，附加剂则包括保湿剂、抑菌剂、抗氧剂、乳化剂、增稠剂和渗透促进剂等。常采用混合、热熔、乳化的方法进行制备。药物可先与基质混合，再进行制剂；或先混合基质和附加剂，再采用适宜的方法加入药物。

半固体制剂应均匀、细腻，有适当的黏稠度，易于涂布于皮肤或黏膜而无刺激性。无酸败、异臭、变质、变硬等现象。

（黄　圆）

níngjiāojì

凝胶剂 (gels)

原料药物与能形成凝胶的辅料制成的有凝胶特性的稠厚液体制剂或半固体制剂。可涂布于皮肤表面、体腔及黏膜（如口腔、鼻腔、阴道、直肠、眼黏膜、消化道黏膜等）起到抗菌、抗炎、抗病毒等局部作用，或借助渗透促进剂使药物透过皮肤或黏膜产生治疗效果（如用于关节炎、痛风、哮喘的凝胶剂），具有生物相容性良好、生物利用度较高、易于涂布且不影响皮肤或黏膜正常生理功能等特点。

分类　药物以溶液型、混悬型或乳剂型存在于凝胶基质中，按分散系统则可分为单相凝胶和两相凝胶。单相凝胶：药物以分子分散于凝胶基质中形成的凝胶。外用凝胶剂一般均是有机高分子化合物的单相凝胶。两相凝胶：药物以胶体小粒子均匀分散于高分子网状结构的液体中。小分子无机药物（如氢氧化铝）胶体小粒子以网状结构存在于液体中，称为混悬型凝胶剂。其具有触变性，静止时形成半固体，而搅拌或振摇时成为液体。药物以乳滴形式存在于凝胶剂中称为乳剂型凝胶剂，简称乳胶剂。由天然高分子基质如西黄蓍胶制成的凝胶剂称为胶浆剂。

依据给药途径的不同，凝胶剂又可分为皮肤用凝胶剂、眼用凝胶剂、口腔用凝胶剂、鼻用凝胶剂、阴道用凝胶剂及直肠用凝胶剂等多种类型。按基质类型不同，分为水性凝胶剂和油性凝胶剂。随着新技术、新方法的应用，凝胶剂取得了许多新的发展，如环境敏感型凝胶剂，即制剂对pH值、磁性、温度或其他环境因素敏感，是较为智能的控释凝胶剂；脂质体凝胶剂，将脂质体的细胞亲和性、靶向性、缓释性、能够提高药物稳定性等特点与凝胶剂的优良理化性质结合，制备出理想的外用半固体制剂；包合物凝胶剂，如由β-环糊精包合物制备凝胶剂，能掩盖药物的不良臭味，增加药物的稳定性，降低药物的刺激性和不良反应等。

基质和附加剂　凝胶剂通常由基质和附加剂组成。基质可分为水性凝胶剂基质和油性凝胶剂基质。水性凝胶剂基质为天然、半合成或合成高分子材料，油性凝胶剂基质主要由低分子量有机物如烃类、脂肪醇类聚合而成，如液状石蜡与聚乙烯或脂肪油与胶体硅或铝皂、锌皂构成。附加剂根据需要可加入保湿剂、抑菌剂、抗氧剂、乳化剂、增稠剂和渗透促进剂等，可以通过均匀设计法、正交设计法，以外观、黏度、触变性、主药含量等作为指标进行最优处方的筛选。

制备　凝胶剂的制备方法是将高分子基质材料溶于适宜的溶剂中使之溶胀，形成凝胶基质，再将溶解或润湿后的药物及其他附加剂与凝胶基质均匀混合即可。制备时的注意事项：①主药、基质及附加剂之间不得存在配伍禁忌。②水溶性药物可直接溶于水或甘油后加入凝胶基质中，而水不溶性药物需与水或甘油混合研磨润湿后加入。③以卡波姆作为凝胶基质时应注意pH值对基质稠度的影响。④对于要求无菌的凝胶剂，如用于眼部手术后的凝胶剂，应无菌操作或以适宜的方法进行灭菌处理。

质量评价　《中华人民共和国药典》2015年版规定，凝胶剂除进行外观、性状、黏度、主药含量、稳定性、刺激性等检查外，一般还应检查 pH 值。除另有规定外，还应进行粒度、装量、无菌和微生物限度的检查。凝胶剂稳定性重点考察性状、均匀性、含量、有关物质、粒度，乳胶剂应检查分层现象。凝胶剂的稳定性加速试验宜直接采用温度 30℃±2℃、相对湿度 65%±5% 的条件进行。凝胶剂应均匀、细腻，在常温时保持胶状，不干涸或液化，不应与药物发生理化作用。混悬型凝胶剂中胶粒应分散均匀、不应下沉结块。除另有规定外，凝胶剂应避光，密闭储存，并应防冻。

应用　凝胶剂在临床上主要用于：①外科，应用较多的是非甾体抗炎药类凝胶。此外，用于皮肤创伤愈合的表皮生长因子，局麻的利多卡因、丁卡因等均可采用凝胶剂。②牙科，如甲硝唑凝胶用于牙病治疗时减少牙龈炎症。③皮肤科，主要用于皮肤真菌、病毒感染的治疗。④还可以用作医用超声耦合剂以及阴道用凝胶、眼用凝胶。

（黄　圆）

shuǐxìng níngjiāojì

水性凝胶剂（hydrogels）　药物与水性凝胶基质、适宜的附加剂均匀混合形成的凝胶剂。临床上应用较多。水性凝胶基质能够吸水膨胀，并将吸收的亲水性物质束缚在其高分子链交联形成的网格中，呈现具有弹性的半固体状态。与其他类型的凝胶剂相比，水性凝胶剂无油腻感，易于涂展和吸收、黏滞度较小而药物释放快、能够吸收组织渗出液、不妨碍皮肤或黏膜的正常生理功能等；但其易于失水和发霉，润滑作用较差。水性凝胶基质可分为天然高分子材料、半合成高分子材料

和合成高分子材料。常用的天然高分子材料有明胶、果胶、黄原胶、海藻酸盐、淀粉等；半合成高分子材料有纤维素类、改性淀粉等，如羟丙甲纤维素、乙基纤维素、羟丙纤维素、羧甲纤维素、壳聚糖等；合成高分子材料有卡波姆、聚乙烯醇、聚维酮、聚丙烯酸钠等。水性凝胶剂的制备通常为预先将水性基质材料在适宜溶剂中溶胀，得到凝胶基质；水溶性药物溶于水或甘油中，水不溶性药物粉末则与水或甘油研磨后，再与制备的凝胶基质均匀混合即可。水性凝胶剂应均一、细腻，能够在室温下保持弹性胶状，不干涸或液化，因此其制备过程中需加入保湿剂、防腐剂等增加稳定性，同时，注意密封置凉暗处储存，并防冻。

（黄　圆）

yóuxìng níngjiāojì

油性凝胶剂（oily gels）　药物与油性凝胶基质、适宜的附加剂均匀混合形成的凝胶剂。具有安全、无毒、生物相容性好、润滑作用强、对皮肤刺激性小等优点；但其有油腻感，容易污染衣物。临床应用较水性凝胶剂少，主要用于涂布在皮肤表面或黏膜，起到抗炎、抗皮肤真菌感染、抗病毒感染及治疗眼部疾病等作用。油性凝胶剂与水性凝胶剂相比，对亲水性药物的释放速率比亲脂性药物缓慢，从而可产生长效缓释的效果。油性凝胶剂的基质主要由低分子量有机物如烃类、脂肪醇类聚合而成，如液状石蜡与聚乙烯或脂肪油与胶体硅或铝皂、锌皂构成。制备方法与水性凝胶剂基本相同，先将油性凝胶基质溶于适宜的溶剂中使之溶胀，再将溶解或润湿后的药物及其他附加剂与凝胶基质均匀混合即可。

制备时的注意事项：①主药、基质及附加剂之间不得存在配伍禁忌。②水溶性药物可直接溶于水或甘油后加入油性凝胶基质中，而水不溶性药物需与水或甘油混合研磨润湿后加入。

（黄　圆）

ruǎngāojì

软膏剂（ointments）　原料药物与油脂性或水溶性基质溶解或混合制成的均匀的外用半固体制剂。中国古代膏药的创始最早为华佗之创用神膏（约公元 112～212 年）。东汉张仲景《金匮要略》中已有豚脂为基质的外敷药剂。在晋唐著名方剂著作如葛洪《肘后方》、孙思邈《千金方》中更载有用各种药物以豚脂、羊脂、麻油、蜂蜡等作基质调制的软膏剂，其制备方法与现代软膏剂相同。随着石油、化工和医药科学的发展，许多合成高分子材料作为新型的软膏基质不断涌现。此外，软膏剂生产与包装的机械设备也有了很大的发展，评价方法日益完善，这些均推动了软膏剂的发展。

分类　软膏剂的类型因药物在基质中的分散状态不同分为溶液型软膏剂、混悬型软膏剂。按照基质的性质不同可分为水溶性基质制备的软膏剂和油溶性基质制备的油膏剂。

处方设计　软膏剂由药物、附加剂和基质组成。软膏基质不仅是软膏剂的赋形剂和药物的载体，而且对软膏剂的质量与药物的疗效有重要影响。常用的基质包括油脂性基质和水溶性基质。根据需要还可加入软膏附加剂。

临床上使用的软膏剂主要用于治疗皮肤局部疾病，因此，软膏剂处方设计的目标是使药物能顺利从基质中释放，然后到达局

部治疗部位发挥疗效，同时避免药物通过皮肤吸收入体内。药物从基质释放后能否停留在皮肤表面发挥疗效，与药物的性质，如相对分子质量、溶解度、油水分配系数等有很大的关系。①药物相对分子质量：通常认为，药物吸收速率和相对分子质量之间存在反比关系。②油水分配系数：人类表皮细胞膜具有类脂质膜的特点，因此脂溶性大的药物更易于穿透皮肤。油、水中均难溶的药物很难透皮吸收，而亲油性强的药物可能聚积在角质层而不被吸收。③药物溶解度：药物的透皮过程是被动扩散过程，因此药物在基质中的溶解度决定其在吸收部位的浓度。浓度越高，则药物释放及透皮速率越快。有研究表明，药物的油水分配系数的对数 $\lg P \geqslant 1$，分子量 <500 易透过角质层，而 $\lg P \geqslant 3$ 时药物则有较好的皮肤贮留性。此外，软膏基质的选择及附加剂的应用均对药物的吸收产生很大的影响。

制备　软膏剂的制备方法根据基质类型、软膏种类及制备量一般有研合法和熔合法。①研合法：将半固体或液体油脂性基质在常温下通过研磨方式与药物均匀混合的方法。适用于小量制备，尤其适用于不耐热和/或不溶于基质的药物。制备时，先将药物研细过筛，与部分基质或适量液体研匀，递加其余基质至全量。小量制备时可使用软膏刀在陶瓷或玻璃软膏板上调制，也可使用乳钵研磨制得；大量生产可选用滚筒研磨机、电动研钵等。②熔合法：将熔点较高的基质加热熔融后，再与熔点较低的基质以及附加剂、药物等混合制备软膏剂的方法。适用于处方中基质熔点较高，常温下不能均匀混合的软膏

剂的制备，也可用于油脂性基质软膏剂的大量生产。制备时先将熔点最高的基质加热熔化，然后按熔点高低顺序依次加入其余的基质，最后加入液体成分。如有杂质，趁热用纱布或筛网过滤。将药物溶解或混悬于其中，搅拌混合均匀，直至冷凝。采用熔合法时还需注意：对热不稳定或挥发性成分应在低于其分解或挥发的温度时加入；冷却速率不能太快，以免基质中高熔点组分呈块状析出；冷凝成膏状后应停止搅拌，以免带入过多气泡。

影响因素：软膏剂中药物的性质、剂量等存在差异，使得药物的加入方法成为软膏剂制备的影响因素之一。药物加入的一般方法包括：①对于可溶性药物而言，油溶性药物可直接溶解在熔化的油脂性基质中，水溶性药物可直接加入水溶性基质中，也可用少量水、甘油等适宜溶剂溶解后，以羊毛脂吸收后再与其他的油脂性基质混合。②不溶于基质中任何组分的药物可研细后过 $100 \sim 120$ 目筛，先与少量基质研匀成糊状，再逐渐递加其余基质混合均匀，或将药物细粉加到不断搅拌下的熔融基质中，继续搅拌至冷凝。③含有樟脑、薄荷、麝香等挥发性低共熔成分时，可先使其共熔，再与基质混匀。④当中药浸出物为液体如流浸膏时，则先浓缩至稠膏状再与基质混匀。当中药浸出物为固体浸膏时，可与少量水或稀醇等研成糊状，再与基质混匀。

随着现代科技的进步，软膏剂的生产设备发展快速，生产设备对成品软膏剂的品质有重要的影响。如高压均质器（使悬浊液状态的物料在最高可达 413.4MPa 的超高压）作用下，高速流过具

有特殊内部结构的容腔（高压均质腔），使物料发生物理、化学、结构性质等一系列变化，最终达到均质的效果，用于处理黏度较低的基质，可使软膏更加均匀、细腻；胶体磨则能够很好地处理黏度较高的物料。某些超声波乳化设备，在将药物与基质均匀混合的同时，可使基质中的微生物受到破坏，从而产生一定的消毒杀菌作用。

质量评价　为确保软膏剂的质量，需要对软膏剂进行的质量评价，包括主药含量、物理性质、酸碱度、刺激性、稳定性及软膏剂中药物的释放与透过性能等检查。主药含量测定一般采用适宜的溶剂将药物从制剂中提取后进行测定，要注意软膏基质对于提取物的测定可能产生一定的干扰。软膏剂物理性质检测包括：①外观。②热敏性，主要是考察软膏剂能够遇热熔化而流动，同时在温度为体温以下时保持半固体状态。通过测定熔点和熔程进行考察。一般软膏剂的熔点以接近凡士林的熔点（45～60℃）为宜。熔程则以滴点表示，系指样品在标准条件下受热熔化后从管口落下第一滴时的温度。由于熔点测定不易观察清楚，生产上多采用滴点为 45～55℃ 的标准。③黏度与稠度：以锥入度表征，指在 25℃ 条件下，将一定质量的锥体从锥入度仪上释放，锥体 5 秒内下落后刺入待测样品中的深度。锥入度的单位以 0.1mm 表示，如锥入深度 30mm 即锥入度为 300。一般稠度大的样品锥入度小，黏度小的样品锥入度大。

基质的处理过程中可能需要用酸、碱处理（如凡士林、羊毛脂等），所以应对软膏剂的酸碱度加以控制。一般以接近中性为宜。

软膏剂涂布于皮肤或黏膜时，不得引起疼痛、红肿或斑疹等刺激性反应。刺激性实验可在动物或人体进行，测定方法为将待测物涂布于剃毛的家兔皮肤或眼黏膜上，观察 24 小时有无过敏现象。

稳定性的重点考察项目包括性状、均匀性、粒度、有关物质等，可采用加速实验法，将软膏装入包装容器中，置于 30℃ ±2℃，相对湿度 65%±5% 的条件下贮存 6 个月，定时检查上述项目变化情况。除对软膏剂进行物理性状、稳定性等检查外，还应对药物的释放进行评价，尤其对需要通过角质层或透皮产生治疗作用的药物。常用的方法有体内法和体外法。除另有规定外，软膏剂还应进行粒度、装量、无菌及微生物限度等检查。可参照《中华人民共和国药典》相关测定项下进行检测。含有不溶性固体药物的软膏剂中不得检出大于 180μm 的粒子；用于烧伤或严重创伤的软膏剂，应符合无菌要求。

软膏剂应均匀、细腻，涂于皮肤或黏膜上应无刺激性；应有适当的黏稠度，应易涂布于皮肤或黏膜上，不融化，黏稠度随季节变化应很小；性质稳定，无酸败、异臭、变色、变硬等变质现象；无刺激性、过敏性及其他不良反应；用于创面的软膏剂还应无菌。

应用 软膏剂在医疗上主要用于皮肤、黏膜表面，起局部保护和治疗作用。实际应用中由于皮肤病灶的深浅不同，要求作用产生的部位也不同，有些软膏须在皮肤外层发挥效用，如用作防护剂、角质溶解剂等；有些药物要求渗入表皮才能发挥局部疗效，如抗组胺类及皮质激素类药物；有些药物则要求通过透皮吸收产生全身治疗作用，如治疗心绞痛的硝酸甘油软膏等。

（黄　园）

ruǎngāo jīzhì
软膏基质（ointment bases）

赋予软膏剂半固体性状和有利于药物发挥作用的附加剂。又称药物载体。软膏基质不仅决定了软膏剂的外观、流变学性质，还影响制剂在皮肤表面的涂布、药物的释放及其在皮肤内的扩散等。理想的软膏基质应具备如下特性：无刺激、不致敏，对皮肤的生理活性无影响；化学惰性，与主药、附加剂均不发生配伍变化；稠度与黏性均适宜，易于涂布且具有优良的释药性能；具有吸收水分或创伤部位分泌物的能力；易洗除，不污染衣物。

软膏基质根据自身性质的不同，可以分为油脂性基质、水溶性基质。①油脂性基质：包括烃类、类脂类、油脂类及硅酮类等在内的具有疏水性的物质。烃类指从石油中得到的多种烃的混合物，其中大部分为饱和烃。如凡士林、石蜡、液状石蜡。类脂类为高级脂肪酸与高级脂肪醇化合而成的酯及其混合物，其物理性质与脂肪类似，但化学性质比脂肪稳定，具有一定的吸水性，常与其他油脂性基质合用，以改善油脂性基质的吸水性能。如羊毛脂、蜂蜡等。油脂类指从动、植物中得到的高级脂肪酸甘油酯及其混合物。油脂性基质的优点为具有润滑功能、对皮肤无刺激性；涂布于皮肤后通过形成封闭的油膜促进皮肤水合作用，对角化或皲裂的表皮有良好的保护作用；能与多种药物进行配伍；不易长菌。但由于其油腻、不易洗除、吸水性差等性质，其释放药物的能力较差，无法用于产生渗出液的创伤部位，并可能影响皮肤正常生理功能。油脂性基质通常不单独用于软膏剂制备，主要用作乳剂型软膏基质中的油相或水不稳定性药物的载体。②水溶性基质：天然或合成的水溶性高分子物质溶解在水中形成的半固体软膏基质。具有易溶于水、不油腻、释药性能良好、能与渗出液混合、易于清洗除去等优点。但存在润滑性差、水分容易蒸发导致基质变硬、易发霉等不足，在软膏剂中加入防腐剂、保湿剂等附加剂，可避免上述现象的发生。水溶性基质主要包括聚乙二醇、甘油、明胶等。

药物从基质中释放出来才能发挥疗效。因此，基质对药物的亲和力不应太大，否则药物将滞留于基质中，影响其向皮肤的转移。应根据皮肤的生理病理状况及应用需要选择适宜基质。油脂性基质能在皮肤上形成封闭的油膜，对皮肤有较好的保护和润滑作用，但不易洗除；水溶性基质易洗除，能与水性物质或渗出液混合，药物释放快，可用于湿润的或糜烂的创面，但因其吸湿作用，不宜用于肥厚、苔藓化的皮肤疾患，以免患处更加干燥。

（黄　园）

ruǎngāo fùjiājì
软膏附加剂（ointment additives）

软膏剂中除药物与基质以外的具有不同功能的成分。可以根据需要加入，达到改善药物治疗效果、提高软膏剂稳定性的目的。常用的软膏附加剂包括保湿剂、抑菌剂、抗氧剂、增稠剂及渗透促进剂等。

保湿剂：在水包油（O/W）型基质及水溶性基质中能防止水分蒸发散失而保持软膏柔软所使用的物质，如甘油、丙二醇、山梨醇及透明质酸等。

抑菌剂：能有效防止软膏剂被微生物污染的附加剂。软膏基质通常由多种物质组成，易受外界环境污染，而且水溶性基质软膏和乳膏基质中的水分，往往为制剂受到细菌或真菌等微生物污染提供条件。添加抑菌剂能有效地防止因微生物污染而导致的制剂变质。选择抑菌剂时应充分考虑其性质、作用机制和应用范围，避免与处方中成分发生配伍禁忌，同时应对皮肤无毒性、无刺激性、不致敏。常见的抑菌剂有羟苯酯类、苯甲酸、山梨酸、苯扎氯铵、三氯叔丁醇等。

抗氧剂：软膏剂中的某种成分被氧化可能导致其酸败、变质，影响制剂的使用，能防止其氧化的附加剂即抗氧剂。抗氧剂的加入能够提高软膏剂的稳定性，利于储存与使用。抗氧剂可分为水溶性抗氧剂和油溶性抗氧剂，在选用时应注意其是否会对制剂的pH值产生影响，同时不可与软膏剂中的其他成分发生配伍禁忌。在乳膏剂中应考虑抗氧剂在油/水两相中的分配比例，为提高防止氧化的效果，也可以混合应用两种以上的抗氧剂，或将水溶性抗氧剂和油溶性抗氧剂结合使用。常用的抗氧剂有维生素C、亚硫酸氢钠、二丁甲苯酚、维生素E等。除此之外，辅助抗氧剂通常和抗氧剂联合使用以增强抗氧化的效果，如金属络合剂依地酸、枸橼酸、酒石酸、二巯基乙基甘氨酸等，此类物质能与金属离子络合，抑制金属离子对氧化反应的催化作用。

增稠剂：用于改善或增加软膏剂黏稠度的物质，通常一些软膏基质兼具增稠剂的作用，如石蜡、液状石蜡、蜂蜡、鲸蜡、单

硬脂酸甘油酯等。

渗透促进剂：能够改变皮肤的通透性，促进药物扩散进入皮肤，显著提高药物的透皮吸收量和透皮速率的物质。

(黄　园)

yóugāojì

油膏剂（oleaginous ointments）

药物与油脂性基质均匀混合形成的均一、细腻的外用半固体制剂。对水不稳定的外用治疗药物常制备成油膏剂使用。油膏剂适用于存在渗出液的皮损，尤其病灶位于皮肤凹陷褶皱处，或溃疡面积较大时。油膏剂能很好地附着于皮肤表面，起到收敛和治疗的作用；同时其能够在皮肤表面形成封闭性油膜，使皮肤柔润，对增厚、角化或皲裂的表皮有良好的保护作用，亦作护肤之用。油膏剂常用的基质有凡士林、石蜡、羊毛脂等。其中凡士林吸水性较差，仅能吸收少量（约5%）水分，不适用于急性且有大量渗出液的患处，在凡士林中加入适量羊毛脂、胆固醇等能够增加其吸水性。基质的吸水性能可用水值（25℃时每100g基质能够容纳水的质量，以克为单位）进行评价，水值的测定方法是在定量基质中，边研磨边逐次加入少量水，研磨至基质不能再吸收更多的水且无水滴渗出为止。油膏剂多采用研合法制备，小量制备时可在陶瓷或玻璃软膏板上调制，也可使用乳钵研磨制得；大量生产可选用滚筒研磨机、电动研钵等。油膏剂的质量应符合《中华人民共和国药典》规定的各项要求，其质量评价包括主药含量测定、理化性质检测、酸碱度、刺激性、稳定性等，用于烧伤或严重创伤的油膏剂应无菌。

(黄　园)

róngyèxíng ruǎngāojì

溶液型软膏剂（solution-type ointments）

原料药物溶解或共熔于油脂性或水溶性基质中制成的细腻、均一的外用半固体制剂。溶液型软膏剂具有附着性好、涂展性佳及携带和使用方便等优点，常被涂布于皮肤、黏膜表面，起局部保护和治疗作用。可通过熔合法和研合法制备（见软膏剂）。常用的溶液型软膏剂基质包括油脂性基质和水溶性基质（见软膏基质）。油溶性药物可直接溶解在熔化的油脂性基质中，水溶性药物可直接加入水溶性基质中，也可用少量水、甘油等适宜溶剂溶解后，以羊毛脂吸收后再与其他的油脂性基质混合。药物的透皮过程是被动扩散过程，药物在基质中的溶解度决定其在吸收部位的浓度。浓度越高，药物释放及透皮速率越快。与混悬型软膏剂相比，溶液型软膏剂在基质中的溶解度更高，其药物释放与透皮速率更快。

(黄　园)

hùnxuánxíng ruǎngāojì

混悬型软膏剂（suspension-type ointments）

原料药物细粉均匀分散于软膏基质中制成的细腻、均一的外用半固体制剂。医疗上常用于涂布在皮肤或黏膜表面，起局部保护和治疗作用。难溶性的外用治疗药物常制备成混悬型软膏剂使用。制备混悬型软膏剂可采用熔合法和研合法（见软膏剂）。不溶于基质的药物，制备时，先将药物研细过筛后，与部分基质或适量液体研磨成细腻糊状后，递加其余基质研匀至涂于皮肤上无颗粒感为止。以软膏板与软膏刀研和用于小量制备。存在液体组分药物时，可采用研钵研合。大量生产时采用机械研

合法。亦可将药物溶解或混悬于加热融化混匀的基质中，并不断搅拌直至冷凝，使软膏均匀、细腻、无颗粒感。混悬型软膏剂外观应均匀、细腻，涂于皮肤或黏膜上应无刺激性。除另有规定外，应进行粒度检查，不得检出大于 $180\mu m$ 的粒子。

（黄　园）

hújì

糊剂（pastes）　大量的原料药物固体粉末均匀地分散在适宜的基质中所组成的、涂布于皮肤表面时保持软化而不熔化的外用半固体制剂。通常较软膏剂硬，涂布于皮肤表面时能够维持较长时间，可吸收创口的分泌液，起到干燥、止痒等作用，同时由于粉末状药物在基质中形成较多空隙，不会妨碍皮肤的正常生理。糊剂基质应均匀、细腻，涂于皮肤或黏膜上应无刺激性，应根据剂型的特点、药物的性质、制剂的疗效和产品的稳定性进行基质的选择。依据基质性质的不同，可将糊剂分为两种类型。①脂肪性糊剂：所含固体粉末为淀粉、氧化锌、白陶土、滑石粉、碳酸钙、碳酸镁等，含量一般在 25% 以上，甚至有高达 70% 者。此类糊剂的基质多用凡士林、羊毛脂或其混合物等，有的加入适量的药物增加其止痒、抗炎等作用。②水溶性凝胶糊剂：以甘油明胶、淀粉、甘油或其他水溶性凝胶为基质制成，其中固体粉末的含量一般较脂肪性糊剂少。水溶性凝胶糊剂常在不适宜脂肪性糊剂时使用。例如，在渗出液较多的创面上使用脂肪性糊剂时，由于分泌物不易混合，甚至阻留分泌液使之形成微生物繁殖的良好条件，使用水溶性凝胶糊剂较好，且洁净而极易洗去。糊剂制备时应预先以适宜的方法将固体药物磨成细粉，确保粒度符合规定；再通过研合法或熔合法与基质混合。除另有规定外，糊剂还应进行装量和微生物检查。

（黄　园）

rǔgāojì

乳膏剂（creams）　原料药物溶解或分散于乳剂型基质中形成的均匀半固体制剂。由主药、乳膏基质和适宜的附加剂组成。与乳剂相似，乳膏基质由油相、水相和乳化剂组成。其稠度适宜，易于涂布，不妨碍皮肤分泌物的分泌与水分的蒸发，对皮肤的正常生理功能影响较小，同时由于含有乳化剂（表面活性剂）而易于洗除，并利于药物与皮肤的接触。

分类　根据基质性质的不同，乳膏剂主要分为两类：油包水（W/O）型乳膏剂，基质为油包水型乳膏基质，即水相以液滴状态分散于油相中形成的半固体基质。W/O 型乳膏剂较水包油型乳膏剂更加稳定，不易酸败变质，油腻性比油脂性基质小，比水包油型基质大，而且水分从皮肤表面蒸发时有缓和的冷却作用。水包油（O/W）型乳膏剂，基质为水包油型乳膏基质，即油相以液滴状态分散于水相中形成的半固体基质。水包油型乳膏剂含水量大，对皮肤的渗透性和药物的释放性能均优于油包水型乳膏剂，且能够与水性分泌物混合，较易洗除，但由于其外相为水相，在储存过程中可能发生霉变，加入防腐剂、保湿剂等附加剂能增加其稳定性。乳膏基质中常用的油相成分为固体或半固体，如硬脂酸、石蜡、蜂蜡、高级脂肪醇以及用于调节稠度的凡士林、液状石蜡和植物油等。选用乳膏基质需要注意的是，遇水不稳定的药物（如金霉素、四环素等）不宜使用乳膏基质。当 O/W 型乳膏基质用于分泌物较多的病灶（如湿疹）时，其吸收的分泌物可重新进入皮肤而使炎症恶化。通常乳膏基质适用于亚急性、慢性、无渗出液的皮肤破损和皮肤瘙痒症，忌用于糜烂、溃疡、水疱和脓疮。

乳化剂　乳化剂是乳膏剂的重要组成部分，它决定着乳膏剂的类型和稳定性。乳化剂应化学性质稳定，不与药物或制剂中的其他成分发生作用，不影响药物吸收，不易受 pH 值及储存温度等影响。选择乳化剂的重要依据是其亲水亲油平衡值（HLB），一般将 HLB 值为 3~8 的乳化剂称为油包水型乳化剂，而将 HLB 值为 8~18 的乳化剂称为水包油型乳化剂，必要时可选择两种或两种以上的乳化剂混合使用，以达到最佳乳化效果。乳膏剂中常用的乳化剂多为表面活性剂，能促进药物与表皮的作用，如 O/W 型乳化剂有钠皂、三乙醇胺皂类、脂肪醇硫酸（酯）钠类（十二烷基硫酸钠）和聚山梨酯类；W/O 型乳化剂有钙皂、羊毛脂、单甘酯、脂肪醇等。

附加剂　乳膏剂可根据需要加入适宜的附加剂，如乳膏基质易受到微生物的污染，可加入羟苯酯类防腐剂；水包油型乳膏基质易失水变硬，可加入保湿剂如甘油；某些乳膏剂需加入抗氧剂、透皮促进剂等确保药效的充分发挥。选择附加剂时应注意其与处方中主药、基质之间可能发生的配伍变化，避免造成乳膏剂主药作用的丧失或外观的变化。

制备　乳膏剂的制备与乳剂相似，采用乳化法进行制备，即在一定温度下，加热熔融的油相与水相借助乳化剂的作用形成乳剂，最后在室温下形成半固体制剂。通常将处方中的油相成分（如凡士林、羊毛脂、硬脂酸、高级脂肪醇等）加热至80℃左右制成油溶液；另将水相成分（如氢氧化钠、三乙醇胺、十二烷基硫酸钠、保湿剂等）溶解在水中，加热至80℃左右制成水溶液，为防止两相混合时油相成分过早凝结析出，水相温度应比油相温度略高。最后将水相在搅拌下加入油相中，直至冷凝。

质量评价 乳膏剂与软膏剂的质量评价内容基本相同，但在稳定性考察时应注意考察有无油水分离现象。

（黄 圆）

níngjiāo gāojì

凝胶膏剂（gel ointments）

药物与适宜的亲水性基质混匀后，涂布于背衬材料制成的供皮肤贴敷的薄片状制剂。又称为巴布膏剂、巴布剂。可产生全身或局部作用。中国于20世纪80年代开始研究凝胶膏剂，2000年版、2005年版药典收载为巴布膏剂，2010年版《中华人民共和国药典》一部改称为凝胶膏剂，但均属于贴膏剂（中药提取物、饮片或和化学药物与适宜的基质或基材制成的供皮肤贴敷，可产生局部或全身性作用的一类片状外用制剂）。巴布膏剂的概念于19世纪60~70年代由欧洲、日本的学者提出，随后对其进行了一系列研究，20世纪70年代日本首先研制出巴布膏剂并进行工业化生产，其产品已在欧美、日、韩等许多国家或地区普遍使用。相比于传统贴剂，凝胶膏剂具有以下特点：载药量大、剂量准确、血药浓度稳定无峰谷现象；保湿性强，与皮肤的亲和性良好，不易老化；可以反复揭帖，随时终止给药，

使用安全方便；工业生产中避免使用有机溶剂，利于环保；不含传统膏药所特有的黄丹、香油等物质，不会产生铅中毒、皮肤过敏等不良反应，而且不会污损衣物。凝胶膏剂作为外用贴剂在临床多种疼痛性疾病和炎症的治疗中有良好疗效。临床实践表明，凝胶膏剂在消除淤血肿痛、关节肌肉疼痛方面有快速、温和、舒适的治疗效果，同时使用方便，局部刺激性较小，较少发生皮肤过敏。此外，凝胶膏剂还可用于人体物理降温（退热贴）、敷贴疗法治疗哮喘以及化妆品领域（如面膜）等。

分类 凝胶膏剂可分为泥状凝胶膏剂和定型凝胶膏剂两类。泥状凝胶膏剂是将有效成分与甘油、明胶、水或其他液体物质混合，涂布于脱脂棉，贴于患处，以绷带固定，起到保温和防止污染衣物的作用，属于软膏状剂型。定型凝胶膏剂是将药物与甘油、明胶、甲基纤维素、聚丙烯酸钠等良好的水溶性高分子物质的基质混合，涂布于无纺布做的背衬，表面覆盖聚乙烯或聚丙烯薄膜，按使用要求裁成不同规格，装入塑料袋或纸袋内。定型凝胶膏剂由于使用方便，不粘皮肤，无橡胶硬膏的皮肤过敏反应，以及有较好的保湿性，易使皮肤角质层软化，从而有利于药物的透皮吸收。因此，大多采用定型凝胶膏剂。

组成与制备 凝胶膏剂的主要的组成部分为：①背衬层，起到膏体载体和保护膏体完整的作用，一般为人造棉布、无纺布、法兰绒等。②膏体层，即药物储库，内含主药、基质及多种附加剂，是决定凝胶膏剂治疗效果优劣的核心因素。③使用前需除去

的保护层，即膏体表面的保护层，多选用聚酯、玻璃纸、聚丙烯及聚乙烯薄膜等。

基质 基质的性质对凝胶膏剂的疗效有着重要影响。凝胶膏剂基质应具有以下性质：不与主药发生配伍禁忌，性质稳定，无毒副作用；具有适当的弹性、黏度适宜；无刺激性，不致敏，除去制剂时无膏体残留；具有适宜的pH值，且不会被皮肤分泌的汗液软化，具有稳定性和保湿性。常用的凝胶膏剂基质有聚丙烯酸钠、羧甲纤维素钠、明胶、甘油和微粉硅胶等。依据基质的成型方式不同，可将其分为两类。①非交联基质：不含交联剂的动植物胶无需通过交联即可成型，但该类基质在环境湿度过高或皮肤分泌的汗液较多时可能发生吸潮、变软或溢出，制剂除去时往往出现膏体残留，污染衣物。②交联型基质：交联剂（高价金属离子）与水溶性高分子聚合物（如聚丙烯酸、羧甲纤维素等）形成交联网状结构的基质，极大地增强了基质内聚强度，避免出现膏体脱落，解决了凝胶膏剂膏体残留、污染衣物等问题。

附加剂 凝胶膏剂中除主药和基质外，还含有不同功能的附加剂。①黏合剂：是凝胶膏剂中产生黏性的主要成分，常用的黏合剂有明胶、淀粉、糊精、海藻酸、阿拉伯胶、甲基纤维素、甲基乙烯基醚和顺丁烯二酸酐的共聚物等。②保湿剂：凝胶膏剂含水量很大，可达60%左右，水分的挥发会影响药物的释放，因此凝胶膏剂多以甘油、丙二醇、聚乙二醇、山梨醇等解决自身保水、保湿的问题。③无机填充剂：加入凝胶膏剂中以利于成型一类无机物，其用量通常为基质量的

20%，以微粉硅胶、碳酸钙、高岭土、二氧化钛、皂土、氧化锌最为常用。④软化剂：可增加凝胶膏剂的柔软性的一类物质，常选用蓖麻油或其他油脂类物质。⑤渗透促进剂：如氮酮、二甲基亚砜、冰片、薄荷油等，浓度一般控制在 2%～10%，以增加主药的透皮性能。另有其他附加剂，如抗氧剂、防腐剂等用于增强凝胶膏剂的稳定性。凝胶膏剂中各种成分的性质与作用互不相同，它们的合理配比是形成良好基质的关键，一般采用正交试验或均匀试验，以膏体的黏着力、剥离强度等作为指标进行基质的处方筛选。

制备工艺　凝胶膏剂的制备工艺主要包括基质成型工艺的研究、涂布工艺的选择和工艺流程的选择，其制备工艺流程见图。

质量评价　凝胶膏剂的质量评价主要包括两方面：一是物理化学性质，如主药含量、外观、均匀性、稳定性、刺激性、药物释放度等；二是赋形性、黏附性、含膏量和重量差异。《中华人民共和国药典》2015 年版规定，凝胶膏剂需考查赋形性（成型的稳定性），即取供试品 1 片，置 37℃、相对湿度 64% 的恒温恒湿箱中 30 分钟，取出，用夹子将供试品固定在一平整钢板上，钢板与水平面的倾斜角为 60°，放置 24 小时，膏面应无流淌现象。此外，还需

测定初黏力来衡量凝胶膏剂的黏附力。初黏力是凝胶膏剂黏性表面与皮肤在轻微压力接触时对皮肤的黏附力，即轻微压力接触情况下产生的剥离抵抗力。采用滚球斜坡停止法（测试时，将适宜的系列钢球分别滚过置于斜板上的供试品黏性面，根据供试品黏性面能够黏住最大球号钢球，评价其初黏性的大小）测定。通过称重法测定含膏量，应符合各该凝胶膏剂品种项下的规定。

（黄　园）

gùtǐ zhìjì

固体制剂（solid preparations）

由药材细粉直接制成或者药物加入适当的辅料制成的外观为固态的药物制剂。常用的固体剂型有散剂、颗粒剂、片剂、胶囊剂、丸剂、膜剂等，在药物制剂中约占 70%。与液体制剂相比，固体制剂的共同特点是：物理、化学稳定性好，生产制造成本较低，服用与携带方便；制备过程的前处理经历相同的单元操作，以保证药物均匀混合与准确剂量，且剂型之间有着密切的联系；药物在体内首先溶解后才能透过生物膜，进而被吸收进入血液循环。

体内吸收的特点　口服固体制剂共同的吸收路径是给药后药物溶解，才能经胃肠道上皮细胞膜吸收进入血液循环而发挥其治疗作用。特别是对一些难溶性药物来说，药物的溶出过程将成为

药物吸收的限速过程。若溶出速度小、吸收慢，血药浓度就难以达到治疗的有效浓度。口服制剂吸收的快慢顺序一般是：溶液剂＞混悬剂＞散剂＞颗粒剂＞胶囊剂＞片剂＞丸剂。

对于多数固体剂型来说，药物的溶出速度直接影响药物的吸收速度。假设固体表面药物的浓度为饱和浓度（C_S），溶液主体中药物的浓度为 C，药物从固体表面通过边界层扩散进入溶液主体，此时药物的溶出速度（dC/dt）可用 Noyes-Whitney 方程描述：

$$dC/dt = KS(C_S - C)$$

$$K = D/V\delta$$

式中 K 为溶出药物的扩散度常数；D 为系数；δ 为扩散边界层厚度；V 为溶出介质的量；S 为溶出界面积。在漏槽条件下，$C_S \gg C$：

$$dC/dt = KSC_S$$

Noyes-Whitney 方程可以解释影响药物吸收的诸多因素，该式表明药物从固体剂型中的溶出速度与溶出速度常数 K、药物粒子的表面积 S、药物的溶解度 C_S 成正比。

制备工艺　在固体剂型的制备过程中，首先将药物进行粉碎与过筛后才能加工成各种剂型，如将混合均匀的物料进行造粒、干燥后分装即可得到颗粒剂；将制备的颗粒压缩成形，可制备成片剂。对于固体制剂来说，物料的混合度、流动性、充填性非常重要。固体物料的良好流动性、可充填性或助流剂的加入是改善流动性、充填性的主要措施之一。固体制剂制备工艺的操作流程：药物→粉碎→过筛→混合→造粒→压片。

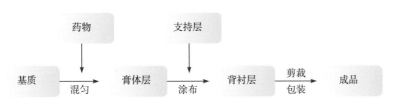

图　凝胶膏剂的制备工艺流程

固体制剂的辅料　辅料的种类和质量对药物制剂有重要影响。辅料开发的方式主要有 3 种：①研发新的化合物或化学改性。②对原有辅料进行物理修饰。③把两种或多种辅料预混处理得到新的复合辅料。常用辅料有：稀释剂，如淀粉、糊精、蔗糖、微晶纤维素、甘露醇、乳糖等；崩解剂，如羧甲基淀粉钠（CMS-Na）、交联聚维酮（PVPP）、泡腾崩解剂等；润湿剂，如蒸馏水、乙醇等；黏合剂，如糖粉与糖浆、淀粉浆、聚乙烯吡咯烷酮（聚维酮 PVP）、胶浆、糊精等；润滑剂，如硬脂酸镁、十二烷基硫酸钠等。

（吴正红）

zhìjì fěntǐ

制剂粉体（powders for preparation）

用于药物制剂的小于一定粒径的干燥、分散的固体颗粒。粉体的本质是固体，但是又具有液体、气体的某些性质，如粉体具有与液体相类似的界面与流动性，又具有与气体相类似的压缩性，在外力的作用下粉体可以变形，形成坚固的压缩体，而且又具有抗变形能力。制剂粉体的性质特点包括：①组成粉体的单个粒子的性质，如粒子的形状、大小、表面、比表面积等。②粉体集合体的性质，如制剂粉体空隙率、制剂粉体流动性、制剂粉体充填性、制剂粉体吸湿性、制剂粉体润湿性、制剂粉体黏附性、制剂粉体凝聚性及制剂粉体压缩成形性等，直接影响到药物的溶出与吸收等性质。

粉体的粒子大小与粒度分布及其测定方法　粒子大小是粉体的最基本性质，它对粉体的溶解性、可压性、密度、流动性等均有显著影响，进而影响药物的溶出与吸收等。

粉体的粒子大小　常用粒径来表示，粒径的表示方法如下。

几何学粒径　根据几何学尺寸定义的粒子径。①三轴径：用来反映粒子的三维尺寸，即粒子的长短高，包括长径、短径和高度。②定方向径：在粒子的投影平面上，某定方向直线长度，包括定方向接线径、定方向等分径、定方向最大径。③圆相当径：包括面积相当径和周长相当径。面积相当径是将粉体粒子的投影面积当作圆面积计算求得的直径；周长相当径是将粉体粒子投影面的周长当作圆周长求算得到的直径。④球相当径：包括体积相当径、表面积相当径和比表面积相当径。体积相当径是将粒子的体积当作球的体积计算求得的直径，同理表面积相当径是与粉体粒子具有同等面积的球的直径。

沉降速度相当径　在液相中与粒子的沉降速度相等的球形粒子的直径。又称有效径、Stock 径。

筛分径　当粒子通过粗筛网且被截留在细筛网时，粗细筛孔直径的算术或几何平均值。又称细孔通过相当径。

粒度分布　粉体是由不同粒径的粒子群组成的，粒度分布表示不同粒度粒子群的分布情况，用频率分布与累积分布来表示。频率分布，指各个粒径的粒子群在总粒子群中所占的百分数（微分型）。累积分布表示小于或大于某粒径的粒子群在总粒子群中所占的百分数（积分型）。

粒径测定方法　①显微镜法：在显微镜下直接观察各个粒子的外观、形状和大小，粒径是根据投影像测得的，可测定几何学粒径。光学显微镜可测定微米级的粒径，扫描电子显微镜可测定纳米级的粒径，一般需测定 200～500 个粒子才具有统计意义。②库尔特计数法：将粒子群混悬于电解质溶液中。该法测得的粒径为等体积球相当径，可用于混悬剂、乳剂、脂质体、粉末药物等粒径的测定，但只适合水不溶性物料的粒度测定。③沉降法：根据 Stock 方程求出的粒径，适用于 $100\mu m$ 以下的粒径的测定。④筛分法：使用最早、应用最广泛、且最简单、快速的粒径测定方法，测定范围在 $45\mu m$ 以上，常用于 $75\mu m$ 以上。⑤比表面积法：粉体的比表面积与粒径之间的定量关系式：

$$d = 6/(S_w \cdot \rho)$$

可用于计算无孔粒子群的平均粒径。

粒子形状　一个粒子的轮廓或表面上各点构成的图像。制剂粉体粒子的形状影响粉体的流动性和充填性，粒子的形状可用球形、片状、柱状、粒状等词来描述，其中球形的粒子流动性最好，而不规则的粒子流动性比较差。粒子形态和流动性关系：球形，流动性优；立方形，流动性优良；不规则形状，流动性一般差；片状或针状，流动性差。以上这些词只能反映粒子的大致形状特征，而且除此之外，一些不对称不规则形状的粒子很难准确的描述，因此可以通过球形粒子表面积、体积和粒径之间的关系来定量描述粒子的几何形状，如形状指数和形状系数。①形状指数：常用球形度和圆形度来表示。球形度是指用粒子的球体积相当径计算的表面积与粒子的实际表面积之比，其值越接近 1，表明粒子越接近球形。圆形度是指粒子的投影面积相当径计算的圆周长与粒子的投影面周长之比，表示粒子的投影面接近于圆的程度。②形状系数：在立体几何中，用特征长度计算体积或面积时，常常需要乘以系数，这种系数就叫形状系数，如体积形状系数，表面积形状系数，比表面积形状系数。

粒子比表面积　表征粉体中粒子粗细及固体吸附能力的一种量度。①粒子比表面积的表示方法：根据计算基准的不同分为体积比表面积和重量比表面积。体积比表面积是指单位体积粉体的表面积，用 S_v（cm^2/cm^3）表示；重量比表面积是单位重量粉体的表面积，用 S_w（cm^2/g）表示。②比表面积的测定方法：气体吸附法和气体透过法常用于直接测定粉体的比表面积。

粉体密度　单位体积粉体的质量称为粉体密度，单位是 g/cm^3。粉体的颗粒内部和颗粒间存在空隙，而粉体的体积具有不同的含义，可以分为真密度、颗粒密度、堆密度等。①真密度：粉体质量与真体积之比，颗粒的体积不包括颗粒内外空隙，仅为纯固体的体积。真密度是一个固定值，是物料的固有性质。②颗粒密度：粉体质量与颗粒体积之比，颗粒的体积包括开口细孔和封闭细孔在内的颗粒体积。③堆密度：粉体质量与粉体堆体积之比，按一定的方法将粉体填充到已知体积的容器中，堆体积实际是装填粉体的容器体积，包括了颗粒内外空隙所占的体积。测定堆密度时所用的力不同，粉体本身也有一定的压缩性，故得到的堆体积也不同，方法的重现性较差。当没有受外力时，体积较大，测得的密度叫松密度；受力较大时，体积较小，测得的密度为紧密度；经振实测得的密度为振实密度。粉体密度的测定方法有液浸法、压力比较法和量筒法等。

（吴正红）

zhìjì fěntǐ kòngxìlǜ

制剂粉体空隙率（porosity of pharmaceutical powder）　制剂粉体中总空隙所占的比率。即粉体颗粒间空隙和颗粒内空隙所占体积与粉体的充填体积之比。常用百分率表示。粉体的充填体积（V）为粉体的真体积（V_t）、粉体内空隙体积（$V_{内}$）与粉体间空隙体积（$V_{间}$）之和。由于颗粒内、颗粒间都有空隙，相应地将空隙率分为颗粒内空隙率、颗粒间空隙率、总空隙率（即粉体空隙率）等。颗粒的充填体积（V）是粉体的真体积（V_t）、颗粒内部空隙体积（$V_{内}$）及颗粒间空隙体积（$V_{间}$）之和，即

$$V = V_t + V_{内} + V_{间}$$

根据定义，颗粒内空隙率为

$$\varepsilon_{内} = V_{内} / (V_t + V_{内})$$

颗粒间空隙率为

$$\varepsilon_{间} = V_{间} / V$$

总空隙率为

$$\varepsilon_{总} = (V_{内} + V_{间}) / V$$

通过相应的密度计算求得：

$$\varepsilon_{内} = (V_g - V_t) / V_g = 1 - \rho_g / \rho_t$$

$$\varepsilon_{间} = (V - V_g) / V = 1 - \rho_b / \rho_g$$

$$\varepsilon_{总} = (V - V_t) / V = 1 - \rho_b / \rho_t$$

粉体是由固体粒子和空气所组成的非均相体系，粉体在压缩过程中体积减小，主要是因为粉体内部空隙减少的缘故，片剂在崩解前吸水也受空隙率大小的影响，一般片剂的空隙率为 5%~35%。

（吴正红）

zhìjì fěntǐ liúdòngxìng

制剂粉体流动性（flowability of pharmaceutical powder）　制剂粉体具有重力流动、压缩流动、振动流动、流态化流动等流动形式，对应的流动性的评价方法也有所不同，常用的粉体流动性的评价方法有休止角、流出速度、压缩度、豪斯纳比率法、卡尔（Carr）流动性指数法等。

休止角是粉体堆积层的自由斜面在静止的平衡状态下，与水平面所形成的最大角。

$$\tan\theta = 高度/半径$$

式中 θ 称为休止角，休止角越小，摩擦力越小，流动性越好，一般认为 $\theta \leqslant 30°$ 时，流动性较好，$\theta \leqslant 40°$ 时，可满足生产过程中流动性的需求。测定休止角是测定粉体流动性最简便的方法，测定休止角常用的方法有注入法、排出法和容器倾斜法。

流出速度是测量药物粉体单位时间内从容器（如量筒，漏斗等）开孔处通过的量，该方法相对休止角法是一种更为直观的方法，它模拟了药物粉体在设备中的流动性，流出时间越短，流动性越好。

压缩性反映了粉体间聚集的倾向，常用压缩度表示。将一定量的粉体轻装入量筒，测量最初的松体积 V_0（或松密度 ρ_0），采用轻敲法使粉体处于最紧密的状态，测得压实体积 V_f（或压实密度 ρ_f），然后根据以下公式计算得到粉体的压缩度 C：

$$C(\%) = 100 \cdot (V_0 - V_f) / V_0$$

$$C(\%) = 100 \cdot (\rho_f - \rho_0) / \rho_f$$

自由流动的药物粉末，因颗粒间相互作用较弱，松体积和压实体积数值上接近，C 值较小；

流动性较差的药物粉体，粒子间的相互作用较强，则松体积与压实体积差距较大，C 值较大。一般来说，压缩度在 20% 以下时流动性较好，压缩度增大时流动性下降，达到 40%~50% 时粉体很难从容器中自动流出。

（吴正红）

制剂粉体充填性

zhìjì fěntǐ chōngtiánxìng

制剂粉体充填性（packability of pharmaceutical powder）以比容、堆密度、空隙率、空隙比、充填率、配位数所表示的粉体集合体的基本性质。在散剂、颗粒剂、片剂、胶囊剂的装填过程中，对分装剂量的准确性有着重要影响。充填性的常用表示方法见表。

堆密度与空隙率直接反映粉体的充填状态，充填紧密时堆密度大，空隙率小。一般情况下，粉体粒子的大小直接影响着粉体的体积和孔隙率。当粒径超过一定值时，孔隙率不再发生改变，此时充填状态不受粒径的影响。

在充填过程中，粉体颗粒的排列方式、振动与否以及是否加入助流剂等均影响到粉体的充填状态，进一步影响到制剂的分剂量。不同形状的粒子在充填时排列方式不同，粒子与粒子之间接触点数不同，孔隙率也不同。在将粉体加入容器中时，给予振动或轻敲，粉体的体积减小，与不给予外力填充时的体积大小和孔隙率有明显的差异。加入助流剂的粉体，能增加粉体的流动性，增大充填密度，助流剂对粉体的作用，一方面是助流剂与粉体混合后附着在粒子的表面，减小了粒子间的黏附，从而增加了粉体的流动性，增大了充填密度；另一方面加入助流剂改善了充填粉体层的表观电阻率、绝缘性、介电常数，影响了粉体的电性质，增加粉体的流动性。

（吴正红）

制剂粉体吸湿性

zhìjì fěntǐ xīshīxìng

制剂粉体吸湿性（moisture absorption of pharmaceutical powder）固体制剂表面吸附水分的性质。药物粉体的吸湿性与空气状态有关。当空气中水蒸气分压（P）大于物料表面产生的水蒸气压（P'）时发生吸湿（吸潮）；P 小于 P' 时发生干燥（风干）；P 等于 P' 时吸湿与干燥达到动态平衡，此时含水为平衡水分。制剂中各种物料的吸湿性不仅影响粉体性质，而且还会影响制剂的化学稳定性，促进化学反应而降低药物的稳定性。因此防湿对策在药物制剂中很重要。

药物粉体的吸湿特性可用吸湿平衡曲线表示，即以物料的吸湿量（平衡含水量）和空气相对湿度之间关系作图，即可绘出吸湿平衡曲线。

水溶性药物在相对湿度较低的环境下，吸湿量很少，而当空气的相对湿度增大到某一定值时，吸湿量急剧增加，通常把吸湿量开始急剧增加的相对湿度称为临界相对湿度（critical relative humidity，CRH），是水溶性药物固有的特征参数。CRH 产生的主要原因是：在一定温度下，当空气中相对湿度达到某一定值时，药物表面吸附的平衡水分可以溶解药物形成饱和溶液，此时物料表面产生的蒸汽压小于空气中水蒸气压，因而物料不断吸湿，致使整个物料不断润湿或液化，含水量急剧上升。通常在 25℃ 下，临界相对湿度小于 50% 的物料，必须采取除湿措施。

在药物制剂处方中多数为两种或两种以上的药物或辅料组成的混合物。根据埃尔德（Elder）假说，在各成分间不发生相互作用时，水溶性药物混合物的临界相对湿度约等于各成分临界相对湿度的乘积，而与各组分的量无关。

临界相对湿度作为药物吸湿性指标，其意义在于：①物料的临界相对湿度越小则越易吸湿。②为生产和贮藏环境提供参考，即相对湿度要控制在药物的临界相对湿度值以下，以防止吸湿。③为处方设计提供参考，如水溶性成分的配伍、选择辅料等。

水不溶性药物的吸湿性随着相对湿度的变化而缓慢发生变化，没有相对湿度临界点。由于平衡水分吸附在固体表面，相当于水分的等温吸附线。水不溶性药物混合物的吸湿性具有加和性。

（吴正红）

制剂粉体润湿性

zhìjì fěntǐ rùnshīxìng

制剂粉体润湿性（wettability of pharmaceutical powder）制剂固体界面由固−气界面变为固−液界面的性质。粉体的润湿性对片剂、

表　表示充填状态的指标

充填性表示方法	定义	方程
比容（specific volume）	粉体单位质量（1g）所占体积	$v=V/W$
堆密度（bulk density）	粉体单位体积（cm^3）的质量	$\rho=W/V$
空隙率（porosity）	粉体的堆体积中空隙所占体积比	$\varepsilon=(V-V_t)/V$
空隙比（void ratio）	空隙体积与粉体真体积之比	$e=(V-V_t)/V_t$
充填率（packing fraction）	粉体的真体积与堆体积之比	$g=V_t/V=1-\varepsilon$
配位数（coordination number）	一个粒子周围相邻的其他粒子个数	

注：W 为粉体质量，V 为粉体的总体积，V_t 为粉体的真体积

颗粒剂等固体制剂的崩解性、溶解性等具有重要意义。固体的润湿性用接触角表示，当液滴滴到固体表面时，润湿性不同可出现不同形状，见图1。

液滴在固液接触边缘的切线与固体平面间的夹角称为接触角（contact angel），用 θ 表示。接触角越小润湿性越好。接触角最小为0°，最大为180°，水在干净而光滑玻璃板上的接触角约等于0°。水滴在不同固体界面上的接触角不同（表）。水银在玻璃板上的接触角约为140°，这是由水分子间的引力小于水和玻璃间的引力，

而水银原子间的引力大于水银与玻璃间的引力所致。液滴在固体表面上所受的力达到平衡时符合杨（Yong's）式：

$$\gamma_S = \gamma_{SL} + \gamma_L \cos\theta$$

因此，

$$\cos\theta = (\gamma_S - \gamma_{SL}) / \gamma_L$$

式中 γ_S、γ_L、γ_{SL} 分别为固-气、液-气、固-液间的界面张力；θ 为液滴的接触角。

接触角的测定方法：①将粉体压缩成平面，水平放置后滴上液滴直接由量角器测定。②在圆筒管中精密充填粉体，下端用滤纸轻轻堵住后浸入水中，用管式接触角测定仪（图2）测定水在管内粉体层中上升的高度与时间，根据沃什伯恩（Washburn）式计算接触角：

$$h^2 = r\gamma_1 \cos\theta \cdot t / (2\eta)$$

式中 h 为 t 时间内液体上升的高度；γ_1、η 分别为液体的表面张力与黏度；r 为粉体层内毛细管半径。毛细管的半径不好测定，常用于比较相对润湿性。片剂崩解时，水首先浸入片剂内部的毛细管中后浸润片剂，以上公式对预测片剂的崩解有一定指导意义。

（吴正红）

zhìjì fěntǐ niánfùxìng

制剂粉体黏附性（adhesion of pharmaceutical powder） 制剂粉体中不同分子间产生引力的性质。制剂粉体是无数个固体粒子的集合体，粉体中不同分子间产生的引力，如粉体的粒子与器壁间的黏附。黏附性不仅在干燥状态下发生，而且在润湿情况下也能发生，产生黏附性的主要原因：在干燥状态下，主要因不同分子间的范德华力与静电力所致；在润湿状态下，主要由粒子表面存在的水分形成液体桥或由于水分的减少而产生的固体桥发挥作用而产生。通常粉体粒子越小越易

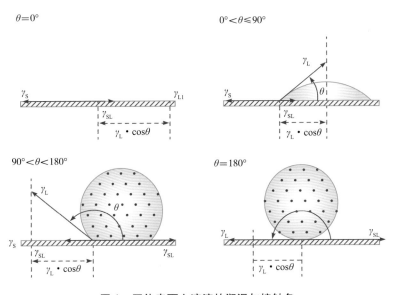

图1 固体表面上液滴的润湿与接触角

表 水滴在各种固体界面上的接触角

物质	接触角（°）	物质	接触角（°）
阿司匹林	74	乳糖	30
水杨酸	103	碳酸钙	58
吲哚美辛	90	硬脂酸镁	121
茶碱	48	硬脂酸钙	115
氨苄西林（无水）	35	玻璃	0
氨苄西林（三水）	21	蜡	108
咖啡因	43	水银	140
氯霉素	59	苯甲酸	61.5
地西泮	83	硬脂酸	106

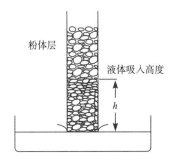

图2 管式接触角测定仪

发生黏附，从而影响制剂粉体流动性和制剂粉体充填性。可以通过造粒增大粒径或加入助流剂等手段防止粉体黏附。

(吴正红)

制剂粉体凝聚性（cohesion of pharmaceutical powder）

zhìjì fěntǐ níngjùxìng

制剂粉体中同分子间产生引力的性质。如粒子与粒子间发生的黏附而形成聚集体。制剂粉体的凝聚性不仅在干燥状态下发生，而且在润湿情况下也能发生，凝聚性产生的主要原因：在干燥状态下，主要由同分子之间的范德华力与静电力发挥作用；在润湿状态下，主要由粒子表面存在的水分形成液体桥或由于水分的减少而产生的固体桥发挥作用而产生。制剂粉体吸湿性粉末容易结块，主要是因在液体桥中溶解的溶质干燥后析出结晶时形成固体桥所产生的。一般情况下，粉体粒径越小越易发生凝聚，因而影响制剂粉体流动性和制剂粉体充填性。可采用制粒技术增大粒径或加入助流剂等防止粉体凝聚。

(吴正红)

制剂粉体压缩成形性（compression moldability of pharmaceutical powder）

zhìjì fěntǐ yāsuō chéngxíngxìng

制剂粉体在一定压力下可形成坚固压缩体的性质。粉体压缩特性的表现形式有：①可压缩性，粉体在压力下减小体积的能力，通常表示压力对空隙率（或固体分率）的影响。②可成形性，粉体在压力下结合成坚固压缩体的能力，通常表示压力对抗张强度（或硬度）的影响。③可压片性，粉体在压力下压缩成具有一定形状和强度的片剂的能力，通常表示空隙率对抗张强度（或硬度）的影响。以上三者从不同角度反映了制剂粉体的压缩特性。粉体的压缩成形性可用于片剂的制备，在物料的压片过程中，粉体的压缩性和成形性紧密联系在一起，因此通常把粉体的压缩性和成形性简称为压缩成形性。片剂的制备过程中，如果颗粒或粉末的处方不合理或操作过程不当就会产生裂片、粘冲等不良现象，以致影响正常操作。压缩成形理论以及各种物料的压缩特性，对于处方筛选与工艺选择具有重要意义。

(吴正红)

散剂（powders）

sǎnjì

药物或与适宜的辅料经粉碎、均匀混合而制成的干燥粉末状制剂。又称粉剂。可分为口服散剂和局部用散剂，口服散剂用于全身治疗，一般在水中溶解或悬浮后服用，或直接用水送服；局部用散剂用于皮肤、口腔、咽喉、腔道等疾病的治疗，一般撒在局部患处。还可根据散剂的应用方法将其分为内服散与外用散。散剂是中医常用的一种剂型，《中华人民共和国药典》一部（中药）规定，散剂系指药材或药材提取物经粉碎、混合均匀制成的粉末状制剂。

优缺点 散剂的优点：①粉碎程度大，粒径小，比表面积大，易于分散，起效快。②外用覆盖面积大，可以同时发挥保护和收敛等作用。③贮存、运输、携带比较方便。④制备工艺简单，剂量易于控制，适于医院制剂。⑤口腔科、耳鼻喉科、伤科和外科应用散剂较多，也适于小儿给药。缺点：①药物粉碎后比表面积增大，其臭味、刺激性及化学活性也相应增加。②挥发性成分易散失。③口感不好，剂量较大者易致服用困难。④剂量较大，

易吸潮变质；刺激性、腐蚀性强的药物及含挥发性成分较多的处方一般不宜制成散剂。

分类 散剂按医疗用途和给药途径可分为内服散和外用散。外用散又分为撒布散、调敷散、眼用散、吹入散、袋装散。内服散末细者可直接冲服，如川芎茶调散、七厘散；将饮片捣成粗末加水煮沸取汁服者称为煮散，如香苏散。外用散一般匀撒疮面上或患处，如生肌散、黄金散等；还有吹喉、点眼（如眼用散）等外用散剂，如冰硼散、八宝眼药等。按药物组成可分为单方散剂（俗称"粉"，由单味药制得，如川贝粉）和复方散剂（由两种以上药物制成）。按药物性质可分为含毒性药散剂、含液体成分散剂和含低共熔组分散剂。按剂量可分为剂量型散剂（将散剂分为单剂量，由患者按包服用的散剂）和非分剂量散剂（以总剂量形式包装，由患者按医嘱自己分取剂量应用的散剂）。此外，也可按成分或性质不同，将散剂分为剧毒药散剂（如倍散）、浸膏散剂、泡腾散剂等。

制备 散剂制备的一般工艺流程：粉碎、过筛、混合、分剂量、质量检查、包装。一般情况下，将固体物料进行粉碎前需要对物料进行前处理，物料的前处理是指将物料加工成符合粉碎所要求的粒度和干燥程度等。固体药物的粉碎是将大块物料借助机械力破碎成适宜大小的颗粒或细粉的操作。通常要对粉碎后的物料进行过筛，以获得均匀粒子。混合指使多种固体粉末相互交叉分散的过程或操作。通过此操作使散剂中各药物混合均匀，色泽一致。分剂量指将混合均匀的散剂，按照所需剂量分成相等重量

份数的操作。根据散剂的性质和数量的不同可分为目测法、重量法和容量法 3 种。散剂的质量除了与制备工艺有关以外，还与散剂的包装、贮存条件等密切相关。散剂的分散剂很大，吸湿性是影响散剂质量的重要因素，因此，必须了解物料的吸湿性以及影响吸湿性的因素。散剂一般采用密封包装与密闭贮藏。

质量评价 散剂质量评价的主要指标有：①粒度。对散剂的粒度要求有：除另有规定外，口服散剂为细粉，儿科用及局部用散剂为最细粉。也可根据用药部位不同另有规定，如对眼用散，一般规定为，应全部通过九号筛。除另有规定外，局部用散剂按单筛分法依次检查，通过七号筛的细粉重量不应低于 95%。"最粗粉"是指能全部通过一号筛，但混有能通过三号筛不超过 20% 的粉末；"粗粉"是指全部通过二号筛，但混有能通过四号筛不超过 40% 的粉末；"中粉"是指全部通过四号筛，但混有能通过五号筛不超过 60% 的粉末；"细粉"是指全部通过五号筛，并含能通过六号筛不少于 95% 的粉末；"最细粉"是指能全部通过六号筛，并含能通过七号筛不少于 95% 的粉末；"极细粉"是指能全部通过八号筛，并含能通过九号筛不少于 95% 的粉末。②外观均匀度。取供试品适量，置光滑纸上，平铺约 5cm²，将其表面压平，在亮处观察，应呈现均匀的色泽，无花纹与色斑。③干燥失重。除另有规定外，照干燥失重测定法测定，在 105℃ 干燥至恒重，减失重量不得过 2%。④水分。取供试品照水分测定法测定，除另有规定外，不得过 9%。⑤装量差异。单剂量包装的散剂，依法检查，装量差异限度应符合规定。

应用 散剂是药物剂型之一。药物研成粉末为散。可内服又可外用。内服：粗末加水煮服；细末用白汤、茶、米汤或酒调服。外用：研成极细末，撒于患处，或用酒、醋、蜜等调敷于患处。早在《黄帝内经》就有散剂治疗疾病的记载。散剂表面积较大，具有易分散、便于吸收、奏效较快的特点，至今仍是中医常用的治疗剂型。散剂制法简单，当不便服用丸、片、胶囊等剂型时，可改用散剂。古人曰"散者散也，去急病用之"，指出了散剂容易分散和奏效快的特点。散剂是古老而传统的固体剂型，广泛应用于临床。在中药制剂中的应用比西药更为广泛，《中华人民共和国药典》一部收载中药散剂有 50 余种。散剂表示具有药理活性的一种剂型。散剂作为粉末状可以作为其他剂型的基础物质，如进而可以制成颗粒剂、胶囊剂、片剂、软膏剂、混悬剂等。

（吴正红）

sǎnjì zhìbèi

散剂制备（powder preparation） 将药物或与适宜的辅料经粉碎、均匀混合而制成散剂的操作过程。散剂是中成药的基本剂型之一，也是固体制剂制备的基础，研究中药散剂的制法具有重要意义。其制备通常包括：物料粉碎，粉碎后物料筛分，按照处方的比例进行物料混合，混合后的物料进行分剂量分装，即散剂分剂量，以及对分装的散剂进行质量检查，并将质量合格的散剂进行包装。

单独粉碎与混合粉碎是现代散剂制备的主流物料粉碎方法。单独粉碎系指将处方中各药物分别粉碎成一定粒径范围的粉体后，混合配制成散；混合粉碎系指将处方中部分或全部药物共同粉碎至某一粒径范围的粉体后配制成散，如接骨散。

对于处方中的毒剧、贵细药或组分比例悬殊的散剂，应采用特殊制法，即等量递增法混合，如九一散。对于黏性或油性药材，可低温粉碎制备，适当的冷媒能提高粉碎效率及散剂品质，新型深冷低温粉碎设备能提供−150℃的工作环境。对于蜂王浆这类具有生物活性又难以干燥的物料，可用冷冻干燥法制备成细粉。

超微散是通过超微粉碎方法对传统散剂进行二次开发的重要方向。就制法而言，可分为混合超微粉碎与分别超微粉碎后混合两种方法。

液相粒子复合法系利用不同药物在液体中溶解度的不同，而实现多种药物微观结构上的重组。

机械法粒子设计技术利用了复方散剂配伍的基本特性，将性质较为稳定的药物作为"辅料"，性质不太稳定的药物作为"主药"，利用微粉条件下的表面效应，在超微振动磨中实现不同种类药物粉末的有序包裹。

（吴正红）

wùliào fěnsuì

物料粉碎（material grinding） 将大块物料借助机械力破碎成适宜大小的颗粒或细粉的操作。主要是固体药物的粉碎。通常把粉碎前的粒度与粉碎后的粒度之比称为粉碎度或粉碎比。药物粉碎的细度视药物性质、作用及给药途径而定。在内服散剂中，对于易溶于水的药物不必粉碎得太细，在胃中不稳定的药物、有不良嗅味的药物及刺激性较强的药物也不宜粉碎得太细；对于难溶性药物，为加速其溶解和吸收，应粉碎得细一些；对于用于治疗胃溃疡的不溶性药物，必须粉碎成最细粉，以利于发挥其保护作用及药效。外用散剂主要用于皮肤或伤口，多为不溶性药物，一般要求粉碎成细粉，以减轻对组织或黏膜的机械刺激。

机制 外力作用在被粉碎物料上，使其局部产生很大应力或形变，使物质分子间的内聚力受到破坏。开始表现为弹性变形，当施加应力超过物质的屈服应力时物料发生塑性变形，当应力超过物料本身的分子间力时即可产生裂隙并发展成为裂缝，最后则破碎或开裂。粉碎过程常用的外加力有冲击力、压缩力、剪切力、弯曲力、研磨力等。被处理物料的性质、粉碎程度不同，所需施加的外力也有所不同。脆性物质更适合用冲击、压碎和研磨的方法，纤维状物料则适合运用剪切方法；粗碎以冲击力和压缩力为主，细碎以剪切力、研磨力为主；要求粉碎产物能产生自由流动时，用研磨法较好。物料粉碎不同方法的机制见图。

物料粉碎过程中，会产生发热、振动和摩擦等作用，使能量大量消耗，从而使粉碎操作的能量利用率非常低。随着粉碎过程不断进行，物料的粒径越小，越不易粉碎。粉碎过程受许多复杂因素影响，很难精确计算出能量的消耗。研究者曾提出不少经验理论与计算公式，其中较为著名

的有雷廷智假说（1867年）、基尔皮切夫假说（1874年）及邦德假说（1952年）又称裂缝假说。

方法 根据物料粉碎时的状态、组成、环境条件、分散方法等不同可分为干法粉碎、湿法粉碎、单独粉碎、混合粉碎、低温粉碎、流能粉碎等，较常用的方法是干法粉碎与湿法粉碎。干法粉碎是将药物干燥到一定程度（一般是使水分小于5%）后粉碎的方法，湿法粉碎是在药物粉末中加入适量的水或其他液体再研磨粉碎的方法，这样，"加液研磨法"可降低药物粉末之间的相互吸附与聚集，提高粉碎的效果。

粉碎方法也可根据被粉碎物料的性质、产品的粒度要求及粉碎设备不同条件分为以下几种。①闭塞粉碎与自由粉碎：闭塞粉碎是在粉碎过程中，已达到粉碎要求的粉末不能及时排出而继续和粗粒一起重复粉碎的操作，常用于小规模的间歇操作。自由粉碎是在粉碎过程中已达到粉碎粒度要求的粉末能及时排出而不影响粗粒继续粉碎的操作，常用于连续操作。②开路粉碎与循环粉碎：开路粉碎是连续把粉碎物料供给粉碎机的同时不断地从粉碎机中把已粉碎的细物料取出的操作，即物料只通过一次粉碎机完成粉碎的操作，适合于粗碎或粒度要求不高的粉碎。循环粉碎是使粗颗粒重新返回到粉碎机反复粉碎的操作，适合于粒度要求比

较高的粉碎。③干法粉碎与湿法粉碎：干法粉碎是使物料处于干燥状态下进行粉碎的操作，在药品生产中多采用干法粉碎。湿法粉碎是指在药物中加入适量的水或其他液体进行研磨的操作，可避免操作时粉尘飞扬，减轻某些有毒药物或刺激性药物对人体的危害。④低温粉碎：利用物料在低温时脆性增加、韧性与延伸性降低的性质以提高粉碎效果的方法。对于温度敏感的药物、软化温度低而容易形成"饼"的药物、极细粉的粉碎常需低温粉碎。固体石蜡的粉碎过程中加入干冰，使低温粉碎取得成功。⑤混合粉碎：两种以上的物料一起粉碎的操作。

粉碎机 类型主要有研钵、球磨机、冲击式粉碎机、流能磨。此外，还有胶体磨、滚压粉碎机等。胶体磨为湿法粉碎机。典型的胶体磨由定子和转子组成，转子高速旋转，物料在对接在一起的定子和转子间的缝隙中受剪切力的作用而被粉碎成胶体状。粉碎产物在旋转转子的离心作用下从缝隙中排出。胶体磨常用于混悬剂与乳剂等分散系的粉碎。滚压粉碎机常用于半固体分散系的粉碎，如软膏剂、栓剂等基质中物料的粉碎等。使物料通过两个相对旋转的压轮之间的缝隙，物料受压缩力与剪切力的作用而被粉碎。

作用 固体物料经过粉碎，颗粒由大变小，物料单位质量的表面积增加，有利于提高难溶性药物的溶出速度及生物利用度；可以使药物粒子数目大量增加，从而可以提高药物的分散度；减小药物粒子的粒度，调节药物粉末的流动性；改善不同药物粉末混合的均匀性，降低药物粉末对创

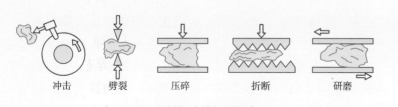

冲击　劈裂　压碎　折断　研磨

图　物料粉碎的机制示意

面的机械刺激性；对天然药物进行粉碎可以有助于有效成分的提取。

(吴正红)

yánbō

研钵（mortars） 用于研磨固体物质或进行粉末状固体混合的器皿。主要用于实验中研碎实验材料，配有钵杵，常用的为瓷制品（图），也有玻璃、玛瑙、氧化铝、铁的制品。其规格用口径的大小表示。硬质材料（如瓷或黄铜）制成的，通常呈碗状的小器皿，用杵在其中将物质捣碎或研磨。研钵的选择应根据被研磨固体的性质和产品的粗糙程度而选用不同的材质。一般情况用瓷制或玻璃制研钵，研磨坚硬的固体时用铁制研钵，需要非常仔细地研磨较少的试样时用玛瑙或氧化铝制的研钵。

(吴正红)

qiúmójī

球磨机（ball mills） 在不锈钢或陶瓷制成的圆柱筒内装入一定数量不同大小的钢球或瓷球构成的粉碎机。球磨机主要由圆柱形筒体、衬板、隔仓板（多仓磨机才具备）、主轴承、进出料装置和传动系统等部分组成，构造见图。

球磨机种类有很多，如管式球磨机、棒式球磨机、水泥球磨机、超细层压磨机、手球磨机、卧式球磨机、球磨机轴瓦、节能球磨机、溢流型球磨机、陶瓷球

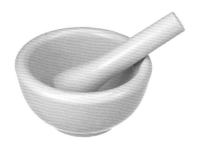

图　研钵

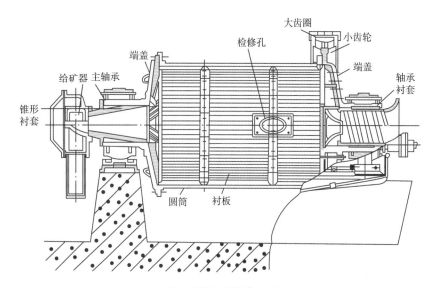

图　球磨机的构造示意

磨机、格子球磨机等。球磨机是由水平的筒体，进出料空心轴及磨头等部分组成，筒体为长的圆筒，筒内装有研磨体，筒体为钢板制造，有钢制衬板与筒体固定，研磨体一般为钢制圆球，并按不同直径和一定比例装入筒中，研磨体也可用钢段。电动机通过装在筒体上的齿轮使球磨机回转，在筒体内装有磨矿介质（钢球、钢棒或砾石等）和被磨的物料，其总装入量为筒体有效容积的25%～45%。物料由进料装置经入料中空轴螺旋均匀地进入磨机第一仓，该仓内有阶梯衬板或者波纹衬板，内装不同规格钢球，筒体转动产生离心力将钢球带到一定高度后落下，对物料产生重击和研磨作用。当球磨机筒体转动时候，研磨体由于惯性和离心力、摩擦力的作用，使它贴附近筒体衬板上被筒体带走，当被带到一定高度的时候，由于其本身的重力作用而被抛落，下落的研磨体像抛射体一样将筒内的物料给击碎。物料在第一仓达到粗磨后，经单层隔仓板进入第二仓，该仓内镶有平衬板，内有钢球，将物

料进一步研磨。粉状物料通过卸料板排出，完成磨粉工作。物料从筒体一端的空心轴颈不断地给入，而磨碎以后的产品经筒体另一端的空心轴颈不断地排出，筒体内物料的移动是利用不断给入物料的压力来实现的。

球磨机是普通的粉碎机之一，有100多年的历史。球磨机的结构及粉碎机制较为简单，该法粉碎效率较低，粉碎时间也较长，但密闭操作，粉尘少，所以在物料粉碎领域得到广泛应用：既可进行干法粉碎也可进行湿法粉碎；既可粉碎毒剧药品、贵重药品、吸湿性或刺激性强的药品，也可对易氧化药品在充入惰性气体条件下进行粉碎，还可以在无菌条件下粉碎眼用、注射用药物；对结晶性药物、硬而脆的药物来说，球磨机的粉碎效果尤佳，一般均能获得可过200目筛的极细粉。

(吴正红)

chōngjīshì fěnsuìjī

冲击式粉碎机（impact crushers） 使物料在粉碎机中通过产生应力将它们粉碎的机械装置。物体由于外因（受力、湿度、温

度场变化等）而变形时，在物体内各部分之间产生相互作用的内力，以抵抗这种外因的作用，并力图使物体从变形后的位置恢复到变形前的位置而产生的力称为应力。在粉碎机中应力只是存在于特定区域，粉碎机的基本特征是既要将物料给入粉碎机的应力区，又要使物料在被粉碎后很快离开应力区。粉碎的基本过程表现出来就是颗粒的断裂，而颗粒断裂又是因颗粒与机械产生接触力使颗粒变形而产生应力，当此应力足够大时便引起颗粒的断裂。冲击式粉碎机结构见图。

在冲击式粉碎机中，颗粒由于同旋转的或静止的工作部件撞击或者由于颗粒相互之间的碰撞而受力。冲击式粉碎机可按照供给能量的不同，分为旋转冲击式粉碎机和射流式冲击粉碎机两种。在旋转冲击式粉碎机中，能量通过转子直接传给颗粒，同时由于气流作用对极细颗粒可以间接传给能量，颗粒总是在粉碎机工作部件上受力。转子周速度可在 $40 \sim 120 \mathrm{m/s}$，在某些情况下可达 $160 \mathrm{m/s}$，根据物料不同粉碎粒度

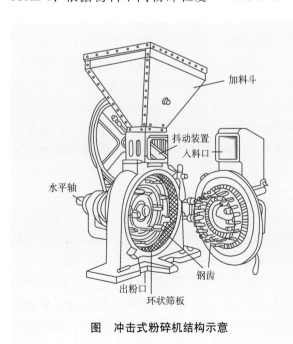

图　冲击式粉碎机结构示意

可达 $1.5 \sim 20 \mathrm{mm}$，有时会更细。

冲击式粉碎机对物料的作用力以冲击力为主，适用于脆性、韧性物料以及中碎、细碎、超细碎等，应用广泛，因此具有"万能粉碎机"之称。其典型的粉碎结构有锤击式和冲击柱式。冲击式粉碎机最突出的优点是能以较大的单位能量使单颗粒受力，粉碎产品很少结团或不结团，所产生的产品比压力粉碎时具有较大的速度，因而粉碎产物能较好地沿冲击板分布。冲击式粉碎时，粉碎机可以简单和分级机结合构成闭路。但是冲击式粉碎时颗粒的变形速度要比压力粉碎快，当粉碎黏弹性物料时，冲击式粉碎机所产生的黏性变形小，容易引起脆性断裂。

（吴正红）

liúnéngmò

流能磨（fluid-energy mills）　利用高速气流（$300 \sim 500 \mathrm{m/s}$）或过热蒸汽（$300 \sim 400 \mathrm{°C}$）的能量使颗粒互相产生冲击、碰撞和摩擦，从而导致颗粒粉碎的机械装置。又称气流式粉碎机。流能磨通常用来粉碎药物，是一种超细粉碎机，能将物料粉碎到 $44 \mu \mathrm{m}$（325目）以下（要求进料尺寸为 $2 \sim 20 \mathrm{mm}$）。

工作原理　流能磨的结构见图。物料被压缩空气引射进入磨的下部，压缩空气通过喷嘴进入粉碎室内同时产生超音速的高速气流，物料随即被气流分散、加速，并在粒子与

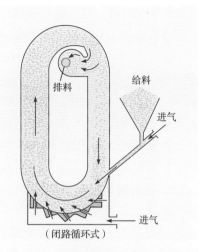

图　流能磨的结构示意

粒子之间、粒子与器壁之间发生高速撞击、冲击、研磨而进行粉碎。物料粉碎的程度与喷嘴的个数与角度、粉碎室的几何形状、气流的压缩压力及进料量等有关。

特点　①粉碎后的产品细度通常可达 $1 \sim 5 \mu \mathrm{m}$，物料的颗粒变细能改进物料的物理性能，吸收能力和加快化学反应速度。②产品具有细度均匀，粒度分布相对较窄、颗粒表面光滑、颗粒形状规则、纯度高、活性大、分散性好的特点；且操作时，粉碎后的细颗粒可自动分级，粗粒由于受离心力的作用，故不会混入产品中。③产品不受污染。气流粉碎机是根据物料的自磨原理而对物料进行粉碎，因此特别适于药品等不允许被金属和其他杂质玷污的物料的粉碎。④可粉碎低熔点和热敏性物料。气流粉碎机以压缩空气为动力，气体在喷嘴处的膨胀造成较低的温度，操作过程中不会产生大量的热。因此，对热敏性物料能起冷却作用。⑤实现联合操作。用热的压缩空气可同时进行物料的粉碎和干燥，此外也可作为混合机使用。⑥可在无菌状态下操作。

类型　主要类型如下。①扁

平式气流磨：所有气流粉碎机中，扁平式和循环管式的粉碎机应用最为广泛。比较典型的代表机种有美国斯特蒂文特（Sturtevant Mill）公司的 Micronizer 型和日本清新企业的 STJ 型、JOM 型，中国机种主要为宜兴化机厂的 GTM 型和上海化机三厂的 QS 型。②循环管式气流磨：主要由机体、机盖、气体分配管、粉碎喷嘴、加料系统、连接不锈钢软钢管、接头、分级叶轮、混合室、加料喷嘴、文丘里管等组成。压力气体通过加料喷射器产生的高速射流使加料混合室内形成负压，将粉体原料吸入混合室并被射流送入粉碎腔。粉碎、分级主体为梯形截面的变直径、变曲率"O"形环道，在环道的下端有由数个喷嘴有角度地向环道内喷射高速射流的粉碎腔，在高速射流的作用下，使加料系统送入的颗粒产生激烈的碰撞、摩擦、剪切、压缩等作用，使粉碎过程在瞬间完成。③靶式气流磨：利用高速气流夹带物料撞向冲击靶进行冲击粉碎的设备。相对前述两种气流磨来说，它更容易处理相对较粗的粒子，冲击的粉碎力很大，常用于高分子聚合物和纤维状物料的粉碎，但不可能获得很细的粒子，粒度分布也较宽。④对喷式气流磨：通常，物料由螺旋给料器输送，并随气流上升至旋转的分级轮处。物料经分级后，细粒在粉碎机顶部出口排出，粗粒则经过导管落至喷枪处并被喷嘴喷出的高速气流加速。加速后的粗粒随同气流离开喷枪，相互碰撞而得到粉碎。⑤流化床气流磨：压缩空气经过冷冻、过滤、干燥后，经喷嘴形成超音速气流射入粉碎室，使物料呈流态化，被加速的物料在数个喷嘴的喷射气流交汇点汇合，产生剧烈的碰撞、摩擦、剪切而达到颗粒的超细粉碎。

应用 流能磨的粉碎动力来源于高速气流，常用于物料的超微粉碎，因而具有"微粉机"之称。流能磨粉碎过程中高压气流（170~2070kPa）膨胀吸热，产生明显的冷却效应，可抵消粉碎产生的热量，故适于抗生素、酶、低熔点及不耐热物料的粉碎。流能磨相对一般的粉碎机具有其独特的优点，具有独特的超细粉碎能力，但耗能大，已得到广泛的应用，几乎遍及所有的工业部门。

（吴正红）

wùliào shāifēn
物料筛分（material screening）
利用筛网的孔径大小将物料进行分离的操作。物料粉碎后，通常粒径不均匀，筛分的目的是为了获得较均匀的粒子群，或去粗粉取细粉，或去细粉取粗粉，或去粗、细粉取中粉。

分类 物料筛分用的药筛按其制作方法分两种：一种为冲眼筛（模压筛），另一种为编织筛。冲眼筛系在金属板上冲压出圆形的筛孔而制成，其筛孔坚固，孔径不易变动，但孔径不能太细，多用于高速旋转粉碎机械的筛板及药丸的分档筛选。编织筛是用金属丝（如不锈钢丝、铜丝等）或其他非金属丝（如尼龙丝、绢丝等）编织而成，优点是单位面积上的筛孔多、筛分效率高，可用于细粉的筛选。尼龙筛具有一定弹性，耐用，一般不影响药物的稳定性，因此在制剂生产中广泛应用，但筛线易于移位致使筛孔变形，分离效率下降。

按照使物料充分运动方式可分为旋振筛和振荡筛分仪。旋振筛是一种高精度细粉筛分机械，其噪声低、效率高，快速换网需3~5分钟，全封闭结构，适用于粒、粉、黏液等物料的筛分过滤。旋振筛是由直立式电机作激振源，电机上、下两端安装有偏心重锤，将电机的旋转运动转变为水平、垂直、倾斜的三次元运动，再把这个运动传递给筛面。调节上、下两端的相位角，可以改变物料在筛面上的运动轨迹。旋振筛的主要优点：①体积小、重量轻、移动方便、出料口方向可任意调整，粗、细料自动排出，可自动化或人工作业。②筛分精度高、效率高，任何粉、粒、黏液类均可使用。③筛网不阻塞、粉末不飞扬、筛分最细可达 500 目（28μm）过滤最细可达 5μm。④独特网架设计（子母式）、筛网使用长久、换网方便、仅需 3~5 分钟、操作简单、清洗方便。

振荡筛分仪根据筛序，按孔径大小从上到下排序，最上为筛盖，最下为接收器，见图。把物料放入顶层筛上，盖上盖，固定在摇台进行摇动和振荡数分钟，即可完成对物料的分级。常用于测定物料的粒度分布。振荡筛分仪特点：①效率高、设计精巧耐用，任何粉类、黏液均可筛分。

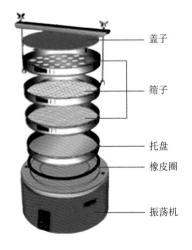

图 振荡筛分仪的结构

②换网容易、操作简单、清洗方便。③网孔不堵塞、粉末不飞扬、可筛至 600 目或 0.02mm。④杂质、粗料自动排出，可以连续作业。⑤独特网架设计，筛网使用时间长久，换网快只需 3～5 分钟。⑥体积小，不占空间移动方便。⑦筛机最高可以达到 5 层，建议使用 3 层。

药筛粉末的标准 药筛的孔径大小用筛号表示，中国有国家药典标准和工业标准。《中华人民共和国药典》规定的药筛选用国家标准的 R40/3 系列。药筛分 9 个号，粉末分 6 个等级，分别见表 1 和表 2。中国国家标准对金属丝以网孔尺寸为基本尺寸，以筛孔内径大小（μm）表示；工业用筛常用"目"表示，目是以 1 英寸（25.4mm）长度上所含筛孔数目的多少。如每英寸有 120 个孔的筛号称为 120 目筛，筛号数越大，粉末越细，凡能通过 120 目筛的粉末称为 120 目粉。

筛分设备的使用和维护 ①根据对粉末细度的要求，选用适宜号数的药筛。②筛内的药粉不宜过多，一般以药筛的 1/4 为宜。③有较大粉粒不能通过筛孔时，应取出重新粉碎，不可挤压，以防不适宜的颗粒通过或因压力

表 2 粉末的等级

粉末等级	能通过的筛号	补充规定
最粗粉	一号筛	混有能通过三号筛不超过 20% 的粉末
粗粉	二号筛	混有能通过四号筛不超过 40% 的粉末
中粉	四号筛	混有能通过五号筛不超过 60% 的粉末
细粉	五号筛	含能通过六号筛不少于 95% 的粉末
最细粉	六号筛	含能通过七号筛不少于 95% 的粉末
极细粉	八号筛	含能通过九号筛不少于 95% 的粉末

过大而损坏筛网。④药粉中含水分较高的时候，应取出重新干燥；易吸湿的药粉，应在干燥条件下过筛；含油脂的药粉，易粘结成块，可于脱脂后过筛。⑤操作时，注意防尘，毒剧药及刺激药物过筛时，应在密闭的装置中进行。⑥药筛用完后，用软毛刷刷净，必要时候用水冲洗，但应及时晾干。

（吴正红）

wùliào hùnhé

物料混合（material mixing）把两种或两种以上的组分均匀混在一起的操作。混合操作以实现物料含量均匀一致为目的，保证制剂产品的质量。在实验室中常借助搅拌、研磨、过筛等方式来混合，工业大批量大生产时常用的混合方式有搅拌和容器混合等。固体混合设备大致分为两类：容器旋转型混合机和容器固定型混合机。

机制 固体制剂（散剂、颗粒剂、片剂）的制备过程中，都有着必不可少的一步工艺，就是物料的混合，粒子在混合机中靠随机的相对运动进行混合，混合机制主要有 3 种运动方式。①对流混合：固体粒子群在机械转动作用下产生较大的位移时产生的总体混合。②剪切混合：粒子群的团聚状态破裂而产生的局部混合。③扩散混合：由于粒子的无

规则运动，在相邻粒子间相互交换位置而进行的局部混合。在实际的操作中，这 3 种混合方式并不是独立发生的，而是以其中某种方式为主，其他方式相伴。

影响因素 ①物料因素：主要是物料的粉体性质影响混合，包括混合的各组分的粒径、密度、形状、含水量等。②设备因素：混合机的不同类型（搅拌混合、研磨混合、过筛混合等）、不同尺寸、内部结构（搅拌形状、挡板等）产生不同的混合机制，应根据物料的性质和混合要求选择适宜的混合器。③操作因素：物料的装填容积比（物料容积与混合机容积之比）、装料方式、混合比、混合机的转动速度与混合时间等。

混合时考虑的因素 ①组分的比例：当各组分的混合比例较大时，应采用等量递加混合法（又称配研法），先称取小剂量的物料，再加入等体积的其他成分混匀，依次倍量增加，直至全部混匀。在混合时，有时为了观察混合度，使用混合指示剂（色素）监测。②组分的粒径差和密度差：组分的密度性质相同、密度基本一致的两种药粉容易混匀，但若密度差异较大时，应将密度小（质轻）者先放入混合容器中，再放入密度大（质重）者，这样可避免密度小者浮于上面或飞扬，密度大沉于底部而不易混匀。

表 1 药筛号与筛孔内径

筛号	目号	筛孔内径（μm）
一号筛	10 目	2000 ± 70
二号筛	24 目	850 ± 29
三号筛	50 目	355 ± 13
四号筛	65 目	250 ± 9.9
五号筛	80 目	180 ± 7.6
六号筛	100 目	150 ± 6.6
七号筛	120 目	125 ± 5.8
八号筛	150 目	90 ± 4.6
九号筛	200 目	75 ± 4.1

③组分的吸附性与带电性：因混合摩擦而带电的粉末常阻碍均匀混合，通常可加少量表面活性剂克服，亦可用润滑剂作抗静电剂，如硬脂酸镁、十二烷基硫酸钠等具有抗静电的作用。在混合时，若物料易吸附在容器壁上，可先加入不易吸附的物料垫底，再加入易吸附的成分。④含液体或易吸湿性的组分：这类组分在混合前应采取相应措施，方能混合均匀。如含结晶水（会因研磨放出结晶水引起湿润），可用等摩尔无水物代替。若是吸湿性很强的药物（如胃蛋白酶等），则可在密闭环境中，低于其临界相对湿度条件下，迅速混合，也可先将处方中其他固体成分或加入吸收剂来吸附。⑤含可形成低共熔混合物的组分：将两种或两种以上药物按一定比例混合时，在室温条件下，出现的润湿与液化现象，称为低共熔现象。应尽量避免形成低共熔物的混合比或各成分分装服用时混合。易发生低共熔现象的药物有水合氯醛、樟脑、麝香草酚等。

（吴正红）

róngqì xuánzhuǎnxíng hùnhéjī

容器旋转型混合机（container whirling type mixers）

靠容器本身的旋转作用带动物料上下运动而使物料混合的设备。

容器旋转型混合机的优点：①当混合具有摩擦性混合物料时，混合效果好。②当混合流动性好、物性相近似的混合物料时，可以得到较好的混合效果。③对易产生凝结和附着的物料混合时，需在混合设备内安装强制搅拌叶片或扩散板等装置。

容器旋转型混合机的缺点：①大容量混合机占地面积相对大，需要有坚固的基础。②装料系数较小，由于混合物料与容器同时转动进行整体混合，旋转型比固定型所需的能耗大。③需要制作特殊装置进行定位或停车。④当混合物料物性差距较大时，一般不能得到理想的混合物。⑤与固定型相比，旋转型的噪声相对较大。容器旋转型混合机主要包括圆筒型混合机、V型混合机及双锥型混合机。

圆筒型混合机　分为水平圆筒型和倾斜圆筒型。水平圆筒型的水平筒体在轴向旋转时带动物料向上运动，之后物料以重力作用下落。水平圆筒型混合机的混合度较低，但结构简单、成本低。操作中最适宜转速为临界转速的70%～90%；最适宜充填量或容积比（物料容积/混合机全容积）约为30%。而倾斜圆筒型改进了水平型的运动轨迹，不仅提高混合度，充填容积可达70%。圆筒型混合机的结构见图1。

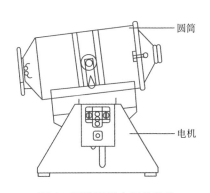

图1　圆筒型混合机的结构

V型混合机　由两个圆筒呈V形交叉结合而成。当V型混合机运转时，混合机内部的固体粒子开始时由于受到离心力的作用和被筒壁的阻力所牵制，先做圆周运动，在达到一定点之后，借重力作用脱离了圆周运动。粒堆表面的粒子先成不规则混乱状态流下，然后和粒堆一起，在两圆筒的交锥部分进行激烈的冲击，使原来集结在一起的粒堆分离开来。随着混合机的不继运转，于是在混合机内部的粒堆反复地、互相交替地在圆筒的交锥部分作激烈的冲击，进行三次元的交替叠加运动。于是混合物在很短时间内达到了良好的混合状态。V型混合机的结构见图2。

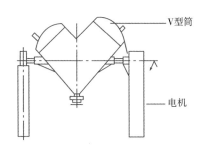

图2　V型混合机的结构示意

V型混合机混合原理是利用物料反复分离与合一。其有2种：①对称型V型混合机，缺点是回转高度高、两桶体相关线拼焊焊缝上易造成死角和交叉污染、无法彻底清洗，同时其混合运动只有横向纵向流动，造成混合均匀时间过长等。②不对称（长短桶体）V型混合机，容器两边高度不对称，其优点是运动时两边容器物料的周而复始地互相掺杂，达到良好混合效果，缺点是体积大、回转空间大、内部不易全抛光而形成死角、易造成交叉污染，但此种不对称V型混合机在制药工业中还有使用。

双锥型混合机　在短圆筒两端各与一个锥型圆筒结合而成，旋转轴与容器中心线垂直，混合机内的物料的运动状态与混合效果类似于V型混合机。双锥型混合机的运动方式只有单向运动，物料流动性差混合不彻底、混合效果不良，故制药工业一般不用。双锥型混合机的结构见图3。

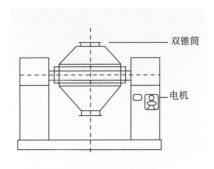

图3 双锥型混合机的结构示意

(吴正红)

róngqì gùdìngxíng hùnhéjī

容器固定型混合机（fixed container type mixers） 在固定容器内靠叶片、螺带或气流的搅拌作用将物料进行混合的设备。特点：①对凝结性、附着性强的混合物料有良好的适应性。②当混合物料之间差异大时，对混合状态影响小。③能进行添加液体的混合和潮湿易结团物料的混合。④装载系数大、能耗相对小。缺点（除类似Bolz-Summix圆锥螺杆混合器与气流搅拌式外）：①混合容器型一般难以彻底清洗，难以满足换批清洗要求。②卧式混合容器型出料一般不干净。③装有高速转子的机型，对脆性物料有再粉碎倾向，易使物料升温。容器固定型混合机对内聚性强的微粒粉体能达到高精度混合，可添加料液进行湿润混合。一般有间歇和连续工作操作，间歇式可兼作贮槽。在制药工业生产中，常用的容器固定型混合机有锥形垂直螺旋混合机、搅拌槽型混合机和双螺旋锥形混合机。该类混合设备一般适合大批量生产。

锥形垂直螺旋混合机 由锥形容器和内装一个至两个螺旋推进器组成（图1）。螺旋推进器的轴线与容器锥体的斜线平行，螺旋推进器在容器内既有自转又有公转，自转的速度约为60r/min，公转速度约为2r/min，容器的圆锥角约为35°，充填量约30%。在混合过程中物料在螺旋推进器的作用下自底部上升，又在公转的作用下在全容器内旋转，从而产生涡旋和上下循环运动。此种混合机的特点是：混合速度快，混合度高，混合比较大时也能达到均匀混合，混合所需动力消耗较其他混合机少。

搅拌槽型混合机 由断面为U形的固定混合槽和内装螺旋状二重带式搅拌桨所组成（图2）。混合槽可以绕水平轴转动以便于卸料。物料在搅拌桨的作用下不停地上下、左右、内外的各个方向运动，从而达到均匀混合。混合时以剪切混合为主，混合时间

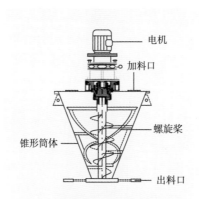

图1 锥形垂直螺旋混合机的结构示意

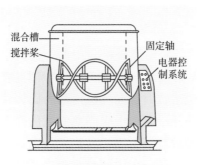

图2 搅拌槽型混合机的结构示意

较长，混合度与V型混合机类似。混合槽可以绕水平转动，以便于卸料。这种混合机亦适用于造粒前的捏合（制软材）操作。

双螺旋锥形混合机 该机自转均有一套电机及摆线针轮减速机来完成，采用两螺杆非对称搅拌，使物料搅拌范围大，混合速度快，对比重悬殊，混配比较大的物料混合更为适合。是一种新型、高效、高精度的混合设备，广泛适用于制药、化工、饲料等行业的各种粉状物料的混合。双螺旋锥形混合机的结构见图3。

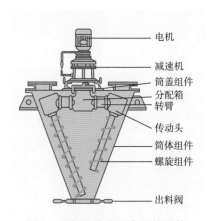

图3 双螺旋锥形混合机的结构示意

(吴正红)

sǎnjì fēnjì liàng

散剂分剂量（powder dividing doses） 将散剂中各成分混合均匀后，按照剂量的要求进行分装的操作。是散剂进行包装前的最后一个步骤。分剂量实际上是散剂生产过程中的最后一个环节，剂量分配是否准确直接关系散剂的质量是否合格。特别是对于散剂处方中各组分含量差异大或各组分密度差异大的散剂，其质量与制备过程的混合过程和分剂量过程直接相关。

散剂分剂量通常有目测法、重量法、容量法3种方式，机械

化生产多采用容量法。容量法是指用固定容量的容器进行分剂量的方法。容量法效率较高，可以实现连续操作，机械化生产多采用这种方法。但容量法的准确性不如重量法，并且散剂的物理性质，以及分剂量速度均能影响其准确性。

（吴正红）

róngyèsǎn

溶液散（solution powders） 制备时以粉末状分装，使用时将分装好的粉末状散剂溶于适宜的溶剂中形成的剂型。溶液散的概念隶属于散剂，换句话说，溶液散是散剂按照应用方法与用途分类中的一种。与之并列的还有煮散、内服散、外用散等。溶液散有些类似颗粒剂，但不同的是颗粒剂是将药物和辅料制备成颗粒后分装得到，而溶液散是将处方中各组分粉碎后分装得到的。

（吴正红）

nèifúsǎn

内服散（oral powders） 口服的散剂。又有调散和煮散之分。调散是将药物粉末用茶、酒或者蜜等调服，比如《局方》中提到的川芎茶调散。煮散是中药特有的剂型之一，粉末较一般散剂为粗，不直接吞服而采用酒浸或煎汤的方式煎制，服时有连渣吞服者，有去渣服汤者，视处方具体规定而异，如银翘散、五积散等。煮散起于先秦，兴于汉代，盛于唐宋，衰于明清，在漫长的中国传统医药学发展过程中起着举足轻重的作用。煮散既保持了传统汤剂的所有特性，又以其特有的节省药材煎煮时间短有效成分煎出率高等优势运用于临床，历经千年，虽经起起伏伏，但源远流长。由于煎煮制成的中药颗粒表面积增大，浸出率提高，可在短

时间内将有效成分浸出，既节省了时间，又保证了药效。煮散克服了汤剂在煎煮沸腾过程中，挥发性成分几乎随水蒸气一起挥发殆尽的缺陷，所以能较好地保留挥发性成分。此外，煮散可以帮助某些疾病对剂型的选择和节省资源等优点。

内服散有着许多优越性，首先是使用方便。散剂的方药组成、功效主治、剂型规格、服法用量等，都相对固定，便于医生、患者掌握。并可按要求或吞服或煎服。可省去调剂时间，便于携带，保管及贮藏。其次节约药源。在当前生药紧缺的情况下，使用散剂可比同一处方下的汤剂节约药材几倍，甚至几十倍。

（吴正红）

wàiyòngsǎn

外用散（topical powders） 用于外部治疗用的由一种或多种药物研碎混合而成的散剂。最常见的外用散剂是复方炉甘石散剂，另外还有氧化铅外用散、创伤外用散等。外用散在外观上主要呈现粉末状，用于外部身体组织部位的给药，多具有抗炎止痛、外用杀菌的药理作用，且常常是复方制剂。

复方炉甘石外用散成分为复方制剂，每100g含炉甘石58g、血竭2.2g、铜绿1.2g、乳香2.0g、自然铜2.0g、紫草3.0g、朱砂2.5g、磺胺嘧啶银4.0g、冰片3.0g、氧化锌20g、儿茶2.0g、麝香0.1g。其形状为淡紫色粉末。该散剂具有广谱抗菌作用，其50%浓度对变形杆菌、铜绿假单胞杆菌、金黄色葡萄球菌、大肠杆菌、乙型链球菌、卡他球菌、白色葡萄球菌、黄色干燥杆菌均有抗菌作用，并有抗炎止痛、收敛止痒、促进伤口愈合的作用。

眼用散是用于眼部治疗的散剂，也属于外用散。是将局部用散剂涂布在患处，在局部起到治疗作用。很多眼用药物不稳定，制备成滴眼液等剂型时，药物性质易发生变化，从而不易保存。所以可以将这些药物制备成眼用散剂，在使用时将散剂加入溶媒中充分溶解后再滴入眼中，从而提高药物的稳定性，增强药物的疗效。一般配制眼用散剂的药物多经水飞或直接粉碎成极细粉且通过九号筛，以减少机械刺激。眼用散剂的制备不同于一般外用或内服散剂，细度高、难度大。眼用散剂要求无菌，故配制的用具应灭菌，配制操作应在清洁、避菌环境下进行。成品灭菌，密封保存。

（吴正红）

bèisǎn

倍散（triturations） 在小剂量的毒剧药中添加一定量的填充剂制成的稀释散。属于散剂。稀释倍数由剂量而定：剂量在0.1~0.01g可配成10倍散（即9份稀释剂与1份药物均匀混合的散剂），0.01~0.001g配成100倍散，0.001g以下应配成1000倍散。配制1000倍散时应采用逐级稀释法。常用的稀释剂有乳糖、糖粉、淀粉、糊精、沉降碳酸钙、磷酸钙、白陶土等惰性物质，一般采用配研法制备，称量时应正确选用天平，为便于观察混合是否均匀，可加入少量色素。

制备倍散时，赋形剂起主要作用。因为赋形剂用量远比主药为大，所以可左右整个倍散的稳定性；为使药物休止角相接近，应先粉碎休止角小的。

凡含有麻醉药、毒药或剧药（主药的）的散剂，应制成倍散。饱和研钵，即先添加一定量的稀

释剂将研钵饱和，再加小剂量的药物；着色剂的添加采用少量多次原则以控制添加量；对于有共熔现象的混合组分，要尽量避免共熔现象的发生。

（吴正红）

sǎnjì zhìliàng píngjià

散剂质量评价 （quality control of powders）

从含量、外观均匀度、粒度、干燥失重、水分、装量差异、装量、无菌以及微生物限度多项指标对散剂进行的质量评价。散剂在生产与贮藏期间应符合下列有关规定：①供制散剂的成分均应粉碎成细粉。除另有规定外，口服散剂应为细粉，局部用散剂应为最细粉。②散剂应干燥、疏松、混合均匀、色泽一致。制备含有毒性药物或药物剂量小的散剂时，应采用配研法混匀并过筛。③散剂中可含有或不含辅料，根据需要可加入矫味剂、芳香剂和着色剂等。④散剂可单剂量包装也可多剂量包（分）装，多剂量包装者应附分剂量的用具。⑤除另有规定外，散剂应密闭贮存，含挥发性药物或易吸潮药物的散剂应密封贮存。

除另有规定外，散剂应进行以下相应检查。①含量测定：对于单散剂而言，应测定该散剂中的药物含量；复方散剂则需要对各种药物含量都进行测定；中草药散剂则要对主要成分的代表性化学物质进行测定。②外观均匀度：散剂要求混合均匀、色泽一致，如果混合不均匀，势必影响安全用药与疗效。但是有些散剂混合不均匀，造成不同包装袋内存在颜色差异，不仅影响产品外观，而且造成不同包装袋内药物含量差异大，结果影响药效，甚至造成不良后果。常用方法是取供试品适量，置于光滑纸上，平

铺约 $5cm^2$，将其表面压平，在亮处观察，应呈现均匀的色泽，无花纹与色斑。③粒度：根据散剂粉末性质与粒径大小范围选用不同方法，最常用的是过筛法。一般内服散剂应通过六号筛，用于消化道溃疡病、儿科和外用散剂应通过七号筛，眼用散剂则应通过九号筛，通过的量不少于 95%。④干燥失重：取供试品，混合均匀，取约 1g 或各品种项下规定的重量，置与供试品相同条件下干燥至恒重的扁形称量瓶中，精密称定，除另有规定外，在 105℃ 干燥至恒重。由减失的重量和取样量计算供试品的干燥失重。减失重量不得超过 2.0%。⑤水分：在重要散剂中规定水分的含量。取供试品按照卡尔费休法或者甲苯法进行水分测定，除另有规定外，不得超过 9.0%。水分测定仪分类如下：物理方法，红外加热水分测定仪和卤素加热水分测定仪；化学方法，卡尔费休滴定法水分测定仪和卡尔费休库仑法水分测定仪。⑥装量差异：对于单剂量包装的散剂，取散剂 10 包（瓶），除去包装，分别精密称定每包（瓶）内容物的重量，求出内容物的装量与平均装量。每包装量与平均装量（凡无含量测定的散剂，每包装量应与标示装量比较）相比应符合规定，超出装量差异限度的散剂不得多于 2 包（瓶），并不得有 1 包（瓶）超出装量差异限度 1 倍。凡规定检查含量均匀度的散剂，一般不再进行装量差异的检查。⑦装量：多剂量包装的散剂，照最低装量检查法容量法或者重量法进行检查，应符合规定（表）。⑧无菌：用于烧伤或创伤的局部用散剂，照无菌检查法进行检查，应符合规定。⑨微生物限度：除另有规定外，照微

生物限度检查法进行检查，应符合规定。

表　散剂装量差异限度要求

平均装量或者标示装量	装量差异限度
0.1g 及 0.1g 以下	±15%
0.1g 以上至 0.5g	±10%
0.5g 以上至 1.5g	±8%
1.5g 以上至 6.0g	±7%
6.0g 以上	±5%

（吴正红）

kēlìjì

颗粒剂 （granules）

药材的提取物与适量赋形剂或部分药材细粉混匀制成的干燥颗粒状剂型。习称冲剂、冲服剂。凡单剂量颗粒压制成块状的习称块形冲剂。《中华人民共和国药典》规定的粒度范围是大于一号筛 （2000μm） 的粗粒和小于五号筛 （180μm） 的细粒的总和不能超过 15%。若粒径在 105~500μm，又称为细粒剂。

颗粒剂一般按其溶解性能、形状进行分类。按溶解性能可分为可溶性颗粒剂、混悬型颗粒剂及泡腾颗粒剂。在西药颗粒剂中又增加了肠溶颗粒剂、缓控释颗粒剂。按成品形状可分为颗粒状冲击、块状冲剂，以前者应用最多，后者是将干燥的颗粒加润滑剂后，经压块机压制成一定重量的块状物，如刺五加颗粒剂。

颗粒剂是临床应用较广泛的剂型之一，其特点：①与散剂比较，颗粒剂的飞散性、附着性、聚集性、吸湿性均较小，有利于分剂量。②中药颗粒剂是在传统的汤剂和糖浆剂的基础上发展的剂型，既保持了汤剂作用迅速的优点，又克服了临时煎煮的麻烦和易发霉变质的缺点。③颗粒剂

可溶解或混悬于水中，有利于药物在体内吸收，保持了液体制剂起效快的特点，但较液体制剂性质稳定，便于服用、携带、贮存。④适当加入芳香剂、矫味剂、着色剂等，可制成色、香、味俱全的药物制剂，患者乐于服用，对小儿尤为适宜，某些颗粒剂含糖量较高，对老年人和糖尿病患者不适用，已有无糖的颗粒剂。⑤必要时对颗粒进行包衣，根据包衣材料的性质可使颗粒具有防潮性、缓释性或肠溶性等。⑥颗粒剂也有不足，由于颗粒大小不一，用容量法分剂量不易准确，特别是几种相对密度不同、数量不等的颗粒混合时，还存在混合性能较差、容易发生分层的现象。

颗粒剂制备的方法大体分为两大类，湿法制粒和干法制粒。无论采用什么制粒方法，首先将药物进行前处理，即粉碎、过筛、混合等。传统的湿法制粒是制备颗粒剂的主要方法。颗粒剂质量评价包括了除主药含量、外观外的多项指标。

（吴正红）

kē lì jì zhì bèi

颗粒剂制备（granule preparation）　将药材的提取物与适量赋形剂或与部分药材制成颗粒剂的工艺。

流程一般包括：原辅料的处理，制颗粒，颗粒干燥，整粒与分级，包衣和质量检查与分剂量等（图）。

原辅料的处理：分为原料药的提取、精制以及辅料的选用几个环节。因原料药的有效成分不同，不同类型颗粒剂对溶解性的要求也不同，可采用不同的溶剂和方法进行原料药的提取和精制。最常用的辅料为糖粉和糊精。此外，还根据应用需要选择使用β-环糊精和泡腾崩解剂。

制颗粒：常用湿法制粒和干法制粒等方法将制软材后的物料进一步加工成颗粒。

颗粒干燥：除了流化或喷雾制粒法制得的颗粒已被干燥以外，其他方法制得的颗粒必须再用适宜的方法加以干燥，以除去水分、防止结块或受压变形。常用的干燥方法有箱式干燥法、流化床干燥法等。

整粒与分级：在干燥过程中，某些颗粒可能发生粘连，甚至结块。所以必须通过整粒以制成一定粒度的均匀颗粒。一般采用过筛的方法整粒与分级。

包衣：为达到矫味、矫嗅、稳定、缓释、控释或肠溶等目的，可对颗粒剂进行包衣，一般采用薄膜衣。对于有不良嗅味的颗粒剂，可将芳香剂溶于有机溶剂后，均匀喷入干颗粒中并密闭一定时间，以免挥发损失。

质量检查与分剂量：将制得的颗粒进行含量检查与粒度测定等，按剂量装入适宜袋中。

（吴正红）

zhì ruǎn cái

制软材（soft material preparation）　将干燥的粉末状物料与液体黏合剂经混合，加工制备成具有一定湿度、可塑性和可成形性物料的过程。又称捏合。是颗粒剂制备的流程之一。

在制软材的过程中通常要注意液体的加入量。加入的量太少，粉末状的物料表面不能充分被液体润湿，制得的软材粉性大，不易制粒；加入的液体量太多，制得的软材太稀，制备颗粒时易形成条状颗粒或形成的颗粒黏在一起。只有当加入的液体的量适宜时，制成的颗粒松散，不粘结，容易干燥。通常需要依靠操作者的经验来判断加入的液体量是否适宜。制得的软材理想状态是"握之成团，触之即散"。现代技术科采用科学的方法，如测量液体加入的量对混合能量的变化来判断润湿程度是否适宜。

制软材时加入的液体主要有纯化水、乙醇等。纯化水适用于物料中含有遇水能产生黏性的成分，而乙醇则使用于物料遇水易变质，或用水润湿时黏性过强、润湿不均，或物料中含有的组分在水中溶解度过大等情况。

软材可采用卧式搅拌混合机

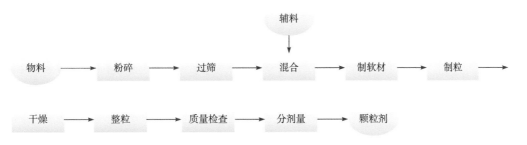

图　颗粒剂制备工艺流程

和立式搅拌混合机制备。①卧式搅拌混合机由 U 形混合槽、螺带搅拌叶片和传动部件组成。U 形混合槽的长体筒体结构，可确保被混物料（粉体、半流体）在筒体内的小阻力运动。螺旋叶片一般做成两层，外层螺旋将物料从两侧向中央汇集，内层螺旋将物料从中央向两侧分流，使物料在混合槽内形成对流混合，从而达到高均匀度混合。采用皮带轮带动摆线减速机驱动，相对于齿轮减速机的大扭矩，皮带传动的弹性连接具有在超载时保护传动部件的优势。卧式搅拌混合机按其工作部件可以分为搅拌杆和搅拌螺旋两种；按其搅拌轴数量有单轴及双轴两种形式。②立式搅拌混合机由混合筒和一、二个螺旋杆及电机组成；混合筒内的螺旋杆自转将物料向上提升，转臂慢速公转运动；使螺旋外的物料，不同程度进入螺柱，从而使混合筒内壁上的物料不断更新扩散，被提到上部的物料再向中心凹穴汇合，补充了底部的空缺，从而形成有效的对流循环混合效果。按其搅拌形式分为立式螺带混合机、双螺旋混合机。

（吴正红）

shīfǎ zhìlì

湿法制粒（wet granulation）

在粉状物料中加入适宜液体黏合剂制备颗粒的方法。是一种颗粒剂制备的方法。首先是黏合剂中的液体将药物粉末表面润湿，使粉粒间产生黏着力，然后在液体架桥和外加机械力的作用下制成一定形状和大小的颗粒，经干燥后最终以固体桥的形式固结。目的是增加密度，使制剂粉体易于控制，增加流动性、可压性、稳定性，无结块，无粉末，增加可湿性，易于分散等。

湿法制粒时粒子间的结合力包括 5 种：①固体粒子间的引力。②自由可流动液体产生的界面张力和毛细管力。③不可流动液体产生的附着力和黏着力。④粒子间的固体桥。在湿法制粒时产生的架桥液经干燥后固化，形成一定强度的颗粒。⑤粒子间的机械镶嵌。结合力较大，发生在块状颗粒的搅拌和压缩过程中，但一般制粒时所占比例不大。

传统的工艺过程主要包括制软材、制湿颗粒、湿颗粒干燥及整粒等过程。①制软材：将原辅料细粉置混合机中混合，在混合粉末中加入适当黏合剂或润湿剂，再混合、捏匀的操作过程。②制湿颗粒：软材通过筛网即得湿颗粒。③湿颗粒干燥：加热使水分从固体材料中蒸发制得水分含量低的固体的操作。④整粒：在干燥过程中，湿颗粒受到挤压和黏结，可使部分湿颗粒黏结成块，因此要对干燥后的颗粒给予适当处理，使结块或粘连的颗粒散开，使干颗粒大小一致，便于压片。

湿法制粒的方法有挤压制粒、流化制粒、喷雾制粒、转动制粒、复合型制粒、高速搅拌制粒、液相中晶析制粒等。

（吴正红）

jǐyā zhìlì

挤压制粒（extrusion granulation）

将药物粉末与处方中的辅料混合均匀后加入黏合剂制软材，然后将软材用强制挤压的方式通过具有一定大小的筛孔而制粒的方法。属于湿法制粒。

软材制备的好坏直接关系到挤出质量。软材的干湿程度应适宜，生产众多凭经验掌握，以手紧握能成团而不粘手，用手指轻压能裂开为度。润湿剂或黏合剂的用量视物料的性质而定。有些

物料挤出性能较好，能够混合均匀即可挤出，一般混合机都能达到要求；有些物料混合后必须炼制（捏合），否则无法挤出或挤出质量差，则需捏合机捏合。槽型混合机混料均匀迅速，并且有一定的剪切、捏合作用，是制作软材的优选设备。

混合好的软材经螺旋加料机定量加入挤压机完成制粒。挤出机种类较多，各有各的特点，常用的设备有：①摇摆式制粒机，制出的颗粒疏松，不利后续加工（易分散）。②旋转式制粒机，料条稍微结实一点，较疏松，不利后续加工（易分散）。③螺杆挤条机，按螺杆数量分为单螺杆及双螺杆挤条机；按出料方式分为前挤出及侧挤出。单螺杆挤条机靠摩擦送料，双螺杆挤条机靠泵送原理送料；前挤出的挤出力大，侧挤出的挤出力小；物料难输送的可采用双螺杆，易输送可采用单螺杆，二者产量差不多（直径相同）；若要求料条密度大一些采用前挤出，密度小一点采用侧挤出。螺杆挤条机挤出的物料条密度大于前两种设备。

挤压制粒的特点：①颗粒的粒度由筛网的孔径大小调节，可制得粒径范围在 $0.3 \sim 30mm$，粒度分布较窄。②颗粒的松软程度可用不同黏合剂及其用量调节。③制粒过程中经过混合、制软材，程度多、劳动强度大，不适合大批量生产。④制备小粒径颗粒时筛网的寿命较短等。

（吴正红）

liúhuà zhìlì

流化制粒（fluid bed granulation）

使药物粉末在自下而上的气流作用下保持悬浮的流化状态，黏合剂液体由上部或下部向流化室内喷入使粉末聚结成颗粒的方

法。可在一台设备内完成沸腾混合、喷雾制粒、气流干燥的过程（也可包衣），故又称一步制粒。属于湿法制粒。

在流化床制粒机中，压缩空气和黏合剂溶液按一定比例由喷嘴雾化并喷至流化床层上正处于流化状态的物料粉末上。首先液滴使接触到的粉末润湿并聚结在其周围形成粒子核，同时再由继续喷入的液滴落在粒子核表面上产生黏合架桥作用，使粒子核与粒子核之间、粒子核与粒子之间相互结合，逐渐形成较大的颗粒。干燥后，粉末间的液体桥变成固体桥，即得外形圆整的多孔颗粒。流化床制粒全过程不受外力作用，仅受床内气流影响，故制得的颗粒密度小、粒子强度低，但颗粒的粒度均匀，流动性、压缩成形性好。

流化床制粒设备有空气压缩系统、加热系统、喷雾系统及控制系统等组成。主要结构包括容器、空气分流板、喷嘴、过滤袋、空气进出口、物料排出口等。按其喷液方式的不同分为顶喷流化床、转动切喷流化床、底喷流化床3类。流化床制粒一般选择顶喷流化床。为了发挥流化床制粒的优势，出现了一系列以流化床为母体的多功能复合型制粒设备，如多功能流化床、搅拌流化制粒机、转动流化制粒机、搅拌转动流化制粒机等。

尽管流化床制粒受到诸多因素影响，但与其他制粒方式相比，该技术仍具有很多优点。①物料的干混、湿混、搅拌、颗粒成型、干燥都在同一台流化床设备内完成，减少了大量的操作环节，节约了生产时间。②使生产在密封环境中进行，不但可防止外界对药物的污染，而且可减少操作人员同具有刺激性或毒性药物和辅料接触的机会，更符合药品生产质量管理规范要求。③制得的颗粒粒度均匀、流动性、压缩成形性好。④可使在组分中含量非常低的药物在制得的颗粒中分布更均匀。此外，流化床还能制得多层和多相的功能性粒子。

流化床制粒是一个复杂的过程，受到很多因素的影响，可归纳为设备因素、工艺因素、处方因素等。设备因素与制粒机的构造有关，工艺因素与实际的操作条件密切相关，处方因素则与制粒材料和黏合剂的种类与浓度有关。

（吴正红）

pēnwù zhìlì

喷雾制粒（spray granulation）

将原辅料与黏合剂混合，不断搅拌成含固体量为 50% ~ 60% 的均匀混悬液，再用泵将其通过高压泵嘴或甩盘输入到特殊的雾化器中雾化，进一步干燥得到近似球形的细小颗粒的方法。属于湿法制粒。

喷雾制粒的特点：①在数秒内即完成药液的浓缩与干燥，原料液含水量可达 70% 以上。②由液体直接得到粉状固体颗粒。③热风温度高，但雾滴比表面积大，干燥速度非常快（通常只需数秒至数十秒），物料的受热时间极短，干燥物料的温度相对低，适合于热敏性物料的处理。④粒度范围在 30μm 至数百微米，堆密度在 $200 \sim 600 kg/m^3$ 的中空球状粒子较多，具有良好的溶解性、分散性和流动性。⑤优点是采用喷雾干燥制粒机一步制粒，即以适量细粉作载体，部分黏合剂或引湿剂进行喷雾干燥制粒，方法简便，机械化程度高，操作可控性好，颗粒松脆、粒度均匀、水

分可控性强，能保证制剂的质量。⑥缺点是设备高大、汽化大量液体，因此设备费用高、能量消耗大、操作费用高；黏性较大料液易粘壁使其使用受到限制，需用特殊喷雾干燥设备。

喷雾干燥制粒技术已应用于抗生素粉针的生产、微型胶囊的制备、固体分散体的研究以及中药提取液的干燥等方面。与传统的湿法两步制粒法相比，喷雾干燥制粒工艺优势明显，因此在固体制剂中应用已非常广泛，可用于片剂、颗粒剂、胶囊剂制粒，也可用于颗粒包衣等，但对全浸膏片还不能使用，主要原因是无细粉作载体，但也可采用喷雾干燥设备将浸膏一步干燥成细粉，再用细粉作载体，用浸膏或其他引湿剂喷雾制粒。

（吴正红）

pēnwù gānzào zhìlìjī

喷雾干燥制粒机（spray-drying granulation machines）

将喷雾干燥技术与流化床制粒技术结合为一体的新型喷雾制粒设备。可用于中成药和西药的制粒。该设备集液体物料和粉体物料的混合、喷雾干燥、制粒、颗粒包衣多功能于一体，可以用于喷雾干燥；也可以用于喷雾制粒。喷雾干燥制粒机的结构见图。

制粒时将一定的粉体物料放

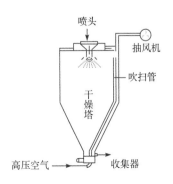

图 喷雾干燥制粒机的结构示意

入流化床内作为晶种，液态物料经泵送至喷嘴雾化器，首先与喷雾用高温空气瞬间接触除去大部分水分，残余水分则在底部流化床低温干燥完成，并同时成粒。原料液的雾化是靠雾化器来完成的，因此雾化器是喷雾干燥制粒机的关键零件。常用的雾化器有压力式雾化器、气流式雾化器、离心式雾化器 3 种形式。

喷雾干燥制粒机可以直接将大量液体物料与辅料一步制成颗粒，液体物料与固体粉末的比例大大高于其他制粒方法，可达 2∶1 以上。所制成的颗粒轻质多孔，溶解性好，近似圆形流动性好，便于进一步加工，并且在制粒过程中混合均匀，避免在其他制粒方法中复方成分不能充分混匀的缺点。可以在一台设备内完成几个工序几台设备的工作，占地省，投资省，自动化程度高，减轻工人的劳动强度，并且其是在密闭负压状态下工作，避免了通常混合制粒干燥过程中的粉尘飞扬问题。该设备结构合理无死角，清洗十分方便，因此特别适合于药品生产质量管理规范的管理需要，对企业实现药品生产质量管理规范认证极为有益。

但是在生产实践中发现喷雾干燥制粒机还有一些需要改进的问题。如对密度相差较大的物料处理尚不够理想，往往因为沸腾效果较差而可使颗粒结块或不很均匀；对中药浸膏与辅料的含量比有待提高，还须降低辅料量，尤对无辅料的纯浸膏喷雾，在雾化、干燥、成粒、粘壁等方面尚缺乏可靠的技术保障；要求喷入的液态物料相对密度较高，还须保持适宜的温度，而盛浆桶保温装置还不甚理想；辅风机能源消耗较大，噪声也较强，自动化程

度还要进一步提高，产品质量控制手段也待加强。

(吴正红)

zhuàndòng zhìlì

转动制粒（rotating granulation）

将混合后的物料至于容器中，在容器或盘底的转动下喷洒黏合剂而制备球形颗粒的制粒方法。该制粒方法使用较多，属于湿法制粒。该过程类似于日常生活中制作汤圆的过程。转动制粒的过程可以分为 3 个阶段。①母核的形成阶段：在这一阶段，通过向粉末物料中喷入少量黏合剂，在转动和黏合剂的作用下，物料会以液滴为核心而形成大量母核。这一过程也被称为"起模"。②母核长大的阶段：在这一阶段，先前形成的母核，其表面在转动过程中会继续被黏合剂所润湿，散布的药粉黏附并层积于母核表面，如此反复，母核渐渐形成一定大小的药丸。该过程也被称为"泛制"。③压实阶段：在这一阶段，药粉和黏合剂将不会再加入到体系当中，而是通过转动，将已形成的颗粒中多余的液体挤出，使之渗入到未被润湿的层积粉末中，从而使颗粒被压实而使其具有一定的机械强度。

转动制粒可用于制备 2~3mm 的微丸，形成的颗粒呈球形，并具有一定的强度。为了得到粒径分布均匀的颗粒，可以通过起模后过筛的方法，使得到的母核大小均一。之后使用均匀的母核进行泛制。

转动制粒需要使用转动制粒设备。用于转动制粒的设备有倾斜转动制粒锅、转动圆盘型制粒机等。倾斜转动制粒锅类似于实验室使用的包衣锅。实验室制备微丸时可以通过包衣锅来进行制备。转动圆盘型制粒机也被称作

离心制粒机，是通过物料在高速旋转的圆盘作用下受到离心作用而靠拢器壁旋转制得颗粒。

(吴正红)

fùhéxíng zhìlì

复合型制粒（compound granulation）

将搅拌制粒、转动制粒、流化床制粒等多种制粒技能结合在一起，完成混合、捏合、制粒、干燥、包衣等多元单个操作的制粒方法。属于湿法制粒。采用的设备主要是复合型制粒机，主要以流化床为母体进行多种组合，如搅拌流化制粒机、转动流化制粒机和搅拌转动流化制粒机。复合型制粒同样会受到黏合剂的性质、喷雾状况、流化空气的速度与温度、搅拌桨的形状与转速、流化板的通气方式以及装料量与净高的影响，优点是节省时间、工艺比较简单。复合型制粒机型有：①搅拌流化床型。其底部有空气分布板，空气分布板上是一强烈混合机，带搅拌刀和制粒刀，上部带喷枪喷制粒溶液或包衣液用。②转动流化床型。物料置于转动的板上，由于板转动时离心力作用，甩向器壁，转动板和器壁间隙通入流化气体，进行流化，上部也有包衣液喷枪。③搅拌转动流化床型。特点是空气分布板和搅拌都转动，带制粒刀及包衣喷枪。复合机型融合了搅拌造粒技术，转动造粒技术和流化床造粒、干燥、包衣技术。不同制粒设备比较见表。

(吴正红)

gāosù jiǎobàn zhìlì

高速搅拌制粒（high-speed agitation granulation）

在一个容器内，在高速搅拌的分散作用下，将黏合剂和物料均匀混合而制粒的方法。是湿法制粒制作片剂或颗粒剂的经典制粒方法。高速搅

表　制粒设备比较

项目		搅拌制粒	转动制粒	流化制粒	复合制粒*
单元操作	混合	好	不太好	不太好	好
	制粒	好	好	好	好
	干燥	不太好或不好	不太好或不好	好	好
	包衣	不好	好	不太好或不好	好
	冷却	不太好或不好	不太好或不好	好	好
性状	粒径（mm）	0.1~2.0	0.1~5.0	0.1~2.0	0.05~2.0
	形状	类球形凝聚体	近真球形	凝聚体	任意调节
	松密度	重	重	轻	轻、重可调节

注：* 指搅拌转动流化床式

拌制粒将传统的挤出制粒过程中物料的混合、制软材、制粒过程结合在一起，具有工序少、效率高、操作简单的特点。

高速搅拌制粒的机制：黏合剂在搅拌桨高速搅拌的作用下高度分散并与粉料充分混合，在旋转的离心作用下被甩向器壁后向上运动，形成较大颗粒；在切割刀的作用下将大块颗粒切割、绞碎，并和搅拌桨的搅拌作用相呼应，使颗粒得到强大的挤压、滚动而形成致密且均匀的颗粒。

高速搅拌制粒时一个关键的设备就是高速搅拌制粒机（又称三相制粒机、快速搅拌制粒机、高速混合制粒机），主要由制粒筒、搅拌桨、切割刀和动力系统组成。制粒机工作时，搅拌桨和小切割刀按各自的轴进行旋转运动，搅拌桨主要使物料上下左右翻动并进行均匀混合，切割刀则将物料切割成粒均匀的颗粒。国外制粒机已有较成熟产品，且21世纪初中国也研制出了多种规格的高速混合制粒机。

在使用高速搅拌制粒机的过程中，有两个因素对最终的产品质量起到重要作用。①搅拌桨的转速：在搅拌桨转动时，锅内的物料呈三维空间翻，同时形成物料从锅底沿锅壁旋转抛，其波峰正好一个接着一个，并将软材推向快速切割的制粒刀，这时无规则形状的软材被切割成大小不同的圆棱状颗粒，随着颗粒间相互翻滚，小颗粒棱角被磨圆逐渐呈球形。当搅拌桨转速慢时颗粒粒径小，转速逐步变快而颗粒粒径逐步增大。②浆料的浓度：一般做小片颗粒时浆料的浓度要低，做大片颗粒时浆料浓度则稍高。对于中药浸膏制粒时，如直接把浸膏浆料倒入搅拌锅内，会造成浸膏浆料与辅料无法混合均匀，还会造成制粒结块成大团的现象，最好先用95%以上的酒精冲入浸膏内稀释。

高速搅拌制粒既可以用于制备致密、高强度的适于填充胶囊的颗粒，又可以用于制备松软的、适合压片的颗粒，因而应用非常广泛，已被制药行业所广泛采用。

（吴正红）

yèxiàngzhōng jīngxī zhìlì

液相中晶析制粒（liquid phase crystallization granulation）　药物在液相中析出结晶的同时借液体架桥剂和搅拌的作用聚结成球形颗粒的制粒方法。又称球形晶析制粒法，简称球晶制粒法。属于湿法制粒。

液相中晶析制粒需要3种基本溶剂，包括使药物溶解的良溶剂、使药物析出的不良溶剂和使药物结晶聚结的液体架桥剂。液体架桥剂在溶剂系统中以游离状态存在，即不混溶于不良溶剂，并优先润湿析出的结晶使之聚结成粒。常用的架桥剂有氯仿、醋酸异丙酯、甲苯、醋酸异丁酯等。

液相中晶析制粒有两种方式：一种是湿式球形制粒法，当把药物溶液加至不良溶剂中时，先析出结晶，然后被架桥剂润湿、聚结成粒；另一种是乳化溶剂扩散法，当把药物溶液加入至不良溶剂中时，药物与良溶剂和液体架桥剂的亲和力较强，良溶剂来不及扩散到不良溶剂中，先形成亚稳态的乳滴，而后乳滴中的良溶剂不断扩散到不良溶剂中，乳滴中的药物不断析出而被残留的液体架桥剂架桥而形成球形颗粒。

液相中晶析制粒对溶剂系统的要求：架桥剂能溶解药物和高分子材料，与良溶剂互溶，与不良溶剂不互溶，同时能使药物和高分子材料在不良溶剂中聚结成丸。不良溶剂应对药物具有良好的溶解性，并且能与不良溶剂互溶。不良溶剂应对药物与高分子材料溶解性小。

液相中晶析制粒的优点：①制备过程简单，一步过程中同时进行结晶、聚结和制粒的操作。②利用药物与高分子材料的共沉淀法，可制备功能性球形颗粒。③制备的颗粒有很好的流动性，接近自由流动的粉体性质。④整个操作过程在液相中完成，操作简单，设备要求低，操作时间短。⑤实验条件选择范围大。目前球晶制粒法还局限于实验室研究阶段，未应用于工业化生产。

(吴正红)

gānfǎ zhìlì

干法制粒 （dry granulation）

将干粉经挤压、破碎、整粒，制成所需干颗粒的过程。是颗粒剂制备的一种方法。干法制粒尤其适用于对水敏感的成分和对热敏感的成分。普遍采用滚压法、压片法两种制粒方法。干法制粒是继第二代制粒方法"沸腾制粒"后发展起来的一种新制粒技术，在制药行业中较多应用于化学药品的制备。随着中药现代化的发展，干法制粒也逐渐扩展到了中药领域，在颗粒剂和新药研发中应用越来越多，而且应用效果良好。

工作原理 根据机械挤压原理，利用药物粉料本身的结晶水，由螺杆进料机将干粉状或微细晶体状原料经压轮挤压成薄片，随后通过破碎机构破碎、整粒、过筛，制成规定大小的、均匀的产品颗粒。整个过程由干法制粒机一次连续完成。干法制粒机的组成主要包括输料系统、换向输料系统、挤压系统、破碎系统、前罩系统、水冷系统、整粒系统、液压系统、机体组合、罩板组合、旋转屏系统。整机设计成机体内部和机体操作面板外工作部两大块，所有驱动部分和附属设施都

设计在机体内部，与物料接触的工作部设置在操作面板外，中间有多重密封隔离，工作部是在完全密封状态下进行工作，将经配料混合好的干粉物料，由专用加料机（气动或机动）加入到上料斗内，经螺旋输送器输送到压力室，根据机械挤压原理，两个高压力挤压轮将物料压制成高密度薄片，通过切制系统切制成小块，再根据制粒工艺原理，经两级整粒系统制成要求大小的颗粒，完成制粒过程。

方法 常用的干颗粒法制片主要包括压片法和滚压法两种，滚压法是在压片法基础上发展起来的。

干法制粒压片法 将干法制粒的颗粒进行压片的方法。工艺流程：药物+辅料→粉碎→过筛→混合→压块→粉碎→整粒→混合→压片。常用于热敏性物料、遇水易分解的药物，方法简单，省工省时。压片法需要注意的问题：①药物与辅料的性质要相近，这可以避免混合不均匀。物料的堆密度、粒度分布等物理性质相近时混合的均匀性才好，特别是当主药含量少时，成品需要做含量均匀度测试。②不溶性润滑剂最后加入。注意，一定要等其他的辅料混合均匀后，再加入不溶性润滑剂，并且要控制好混合时间，否则会影响崩解和溶出。③混合以后一定要做含量测定。④处方设计时一定要遵循先小试再中试，最后大生产的原则。⑤压片时要特别注意各种异常情况。压片过程中可能会因为设备震动等原因造成片子裂片、均匀度差、硬度片重不好等现象，应跟踪记录，及时解决，保证产品质量。

干法制粒滚压法 将药物和辅料混合均匀后，通过滚压机

（即橡胶工业上使用的双滚炼胶机），加工1~3次即压成所需硬度的薄片，将薄片通过摇摆式制粒机碎成颗粒，加润滑剂即可压片。滚压法的优点：能大面积而缓慢地加料，粉层厚薄易于控制，薄片的硬度较均匀，而且加压缓慢，粉末间空气可从容逸出，故此种颗粒压成的片剂没有松片现象。但由于滚筒间的摩擦常使温度上升，有时制的颗粒过硬，片剂不易崩解。

优点 ①可将物料制成理想的结构和形状。②可实行准确定量、配剂和管理。③可减少粉料的飞尘污染，并可以制成不同种类颗粒体系的无偏析混合体。④能防止某些固相物产生过程中的结块现象，并改进产品外观。⑤可改善分离状原料的流动特性，并增加粉料的体积质量，便于储存和运输。⑥可降低有毒和腐蚀性物料处理作业过程中的危险性。⑦能控制产品的溶解速度，调整成品的空隙率和比表面积。⑧能改善热传递效果和帮助燃烧。⑨适应不同的生物过程。

(吴正红)

kēlì gānzào

颗粒干燥 （granule drying）

利用热能将湿物料中的湿分气化，并利用气流或真空将气化的湿分带走，从而获得干燥固体产品的操作。属于颗粒剂制备的流程之一。湿分包括水分或其他溶剂。根据工作原理和所用干燥设备的不同，颗粒干燥可分为箱式干燥、流化干燥、喷雾干燥等。

湿空气的性质与干球温度和湿球温度有关。①干球温度（dry bulb temperature）是用普通温度计在空气中直接测得的温度，常用 t 表示。②湿球温度（wet bulb temperature）是在温度计的感温球

包以湿纱布放置在空气中，传热和传质达到平衡时所测得的温度，常用 t_w 表示。另外与空气的湿度和相对湿度有关。空气湿度（humidity，H）指单位质量干空气带有的水蒸气的质量。相对湿度（relative humidity，RH）指在一定总压及温度下，湿空气中水蒸气分压 P 与饱和空气中水蒸气分压 P_s 之比的百分数，常用 RH% 表示。

物料中水分的性质与平衡水分和自由水分有关，平衡水分（equilibrium water）指在一定空气条件下，物料表面产生的水蒸气压等于该空气中水蒸气分压，此时物料中所含水分为平衡水分，是在该空气条件下不能干燥的水分；自由水分（free water）指物料中所含的水分中多于平衡水分的部分，又称游离水分，是能干燥除去的水分。还与结合水分与非结合水分有关，结合水分（bound water）指以物理化学方式结合的水分，数字上等于 RH% 为 100% 时物料的平衡水分，这种水分与物料的结合力较强，干燥速度缓慢；非结合水分（nonbound water）指以机械方式结合的水分，与物料的结合力很弱，干燥速度很快。

干燥过程分为预热阶段、恒速干燥阶段和降速干燥阶段。湿物料的干燥方法有 4 种。①热传导干燥法：利用热传导方式将热量通过干燥器的壁面传给湿物料，使其中的湿分汽化。②对流传热干燥法：使热空气或热烟道气等干燥介质与湿物料接触，以对流方式向物料传递热量，使湿分汽化，并带走所产生的蒸汽。③红外干燥法：利用红外辐射元件所发射的红外对物料直接照射而加热的一种干燥方式。④微波干燥法：微波是一种高频电磁波，微波加热也是一种辐射现象。微波发生器中的微波管将电能转换为微波能量，再传输到微波干燥器中，对物料加热干燥。

（吴正红）

xiāngshì gānzào
箱式干燥（box-type drying）

将湿颗粒置于箱式干燥器中，通过吹入热干燥空气使湿颗粒的水分下降到适宜程度的方法。是湿法制粒过程后的一种颗粒干燥的方法。该方法是将湿颗粒放入物料盘后，置于在箱式干燥器的支架上，通过箱式干燥器的空气进口向干燥器内吹入干燥的空气。空气在干燥器内部的加热器作用下变为热空气。热空气流经物料盘表面，与湿颗粒接触，将湿颗粒加热。颗粒受热后水分挥发，被流动的热空气带走，从箱式干燥器的空气出口排出。如此反复，直至湿颗粒的水分下降到适宜的程度后，从干燥器内取出，用于后续压片。

箱式干燥的主要设备是箱式干燥器。箱式干燥器多采用部分废气循环法和中间加热法，以提高设备的热效率。从干燥的原理不难看出，箱式干燥器具有设备简单、适应性强、适用于小批量生产中物料的干燥等特点。但是箱式干燥器操作的劳动强度大，同时热量消耗也比较大。

箱式干燥操作使用的干燥器可分为穿流箱式干燥器和真空箱式干燥器等。穿流箱式干燥器不同于平行流式，其差别在于料盘底部为金属网。热风通过金属网穿过物料层，可大大提高传热传质效率，但物料必须有一定的形状以防漏料。而真空箱式干燥器则是使体密闭在减压状态下工作，减压后使湿分沸点降低，适用于热敏性物料的干燥。

使用箱式干燥操作时应特别注意被干燥物料的性质。如果物料属于热不稳定物质，在干燥过程中则可能产生性质的改变。

（吴正红）

liúhuà gānzào
流化干燥（fluid drying）

运用流态化技术对颗粒状固体物料进行干燥的方法。又称沸腾干燥。是一种颗粒干燥方法。热空气以一定速度自下而上穿过松散的物料层，使物料形成悬浮流化状态的同时进行干燥的操作，物料的流态化类似液体沸腾。

沸腾流化床干燥器由空气过滤器、沸腾床主机、旋风分离器、布袋除尘器、高压离心通风机、操作台组成。由于干燥物料的性质不同，配套除尘设备时，可按需要考虑，可同时选择旋风分离器、布袋除尘器，也可选择其中一种。一般来说，比重较大的冲剂及颗粒物料干燥只需选择旋风分离器，比重较小的小颗粒状和粉状物料需配套布袋除尘器，并备有气力送料装置及皮带输机供选择。

流化床干燥设备在不到 100 年的时间里，经过科研人员的不断改进和创新，得到了长足的发展和广泛的应用，其种类很多。沸腾流化床干燥器按照被干燥物料，可分为 3 类：①适用于粒状物料。②适用于膏状物料。③适用于悬浮液和溶液等具有流动性的物料。按操作条件不同，可分为连续式和间歇式两类。按结构状态，可分为一般流化型、搅拌流化型、振动流化型、脉冲流化型、碰撞流化型。

工作原理是散粒状固体物料由加料器加入流化床干燥器中，过滤后的洁净空气加热后由鼓风机送入流化床底部经分布板与固体物料接触，形成流化态达到气固的热质交换。物料干燥后由排料口排出，废气由沸腾床顶部排出经旋风除尘器组和布袋除尘器回收固体粉料后排空。

流化干燥适用于散粒状物料的干燥，如医药药品中的原料药、压片颗粒料、中药；中剂、化工原料中的塑料树脂、柠檬酸和其他粉状、颗粒状物料的干燥除湿，还用于食品饮料；中剂，粮食加工，玉米胚芽、饲料等的干燥，以及矿粉、金属粉等物料。物料的粒径最大可达 6mm。最佳为 0.5~3mm。

流化干燥器结构简单，投资费用低廉和维修工作量较小，热效率较高（非结合水分的干燥热效率可达 60%~80%），体积传热系数与气流干燥相当。此外，物料在床层内的停留时间，可根据对最终产品含湿量的要求随意调节，有较大适应性。由于流化干燥器具有这些优点，在化工生产中的应用比较广泛。

国外公司生产的流化床干燥设备由于采用了先进的技术，生产质量得到了较好的保证，中国由于起步晚，流化床干燥设备与国际先进水平相比还有一定的差距，但随着中国制药工业的发展，在学习国外先进技术和实践经验的基础上，选择特定的突破点，加大自主创新力度，与国际先进水平的差距正在缩小。

（吴正红）

pēnwù gānzào
喷雾干燥（spray drying）

将原料液用雾化器分散成雾滴，通过用热空气与雾滴直接接触而获得粉粒状产品干燥的方法。是一种颗粒干燥方法。工作原理是通过机械作用，将需干燥的物料，分散成很细的像雾一样的微粒（增大水分蒸发面积，加速干燥过程）与热空气接触，在瞬间将大部分水分除去，使物料中的固体物质干燥成粉末。

喷雾干燥技术已有 100 多年的历史，自 1865 年喷雾干燥最早用于蛋品处理以来，这种由液态经雾化和干燥在极短时间直接变为固体粉末的过程，已经取得了长足的进步。它使许多有价值但不易保存的物料得以大大延长保质期，使一些物料便于包装、使用和运输，同时也简化了一些物料的加工工艺。

喷雾干燥可分为 3 个基本阶段：一是料液雾化成雾滴；二是雾滴和干燥介质接触、混合及流动，即进行干燥；三是干燥产品与空气分离。第一阶段，料液雾化为雾滴和雾滴与热空气的接触、混合，是喷雾干燥独有的特征。雾化的目的在于将料液分散成微细的雾滴，使其具有很大的表面积，当其与热空气接触时，雾滴中水分迅速汽化而干燥成粉末或颗粒状产品。第二阶段，雾滴和空气的接触、混合及流动是同时进行的传热传质过程，即干燥过程，此过程在干燥塔内进行。雾滴和空气的接触方式、混合与流动状态决定于热风分布器的结构型式、雾化器在塔内的安装位置及废气排出方式等。研究雾滴的运动及干燥过程，主要是确定干燥时间及干燥塔的主要尺寸。第三阶段，喷雾干燥的产品大多采用塔底出料，部分细粉夹带在排放的废气中，废气在排放前必须将这些细粉收集下来，以提高产品收率，降低生产成本。排放的废气必须符合环境保护的排放标准，以防止环境污染。

喷雾干燥的优点：只要干燥条件保持恒定，干燥产品特性就能保持恒定；操作是连续的，其系统可以是全自动控制操作；喷雾干燥系统适用于热敏性和非热敏性物料的干燥，以及水溶液和有机溶剂物料的干燥；原料液可以是溶液、泥浆、乳浊液、糊状物或熔融物，甚至是滤饼等均可处理；操作具有非常大的灵活性，喷雾能力可达每小时几千克至 200 吨。喷雾干燥的缺点：设备较复杂，占地面积大，一次投资大；雾化器，粉末回收装置价格较高；需要空气量多，增加鼓风机的电能消耗与回收装置的容量；热效率不高，热消耗大。

（吴正红）

zhěnglì
整粒（granuling）

在制粒、干燥后，将制得的干颗粒按照粒度大小给予区分从而得到不同粒度的颗粒过程。属于颗粒剂制备的流程。整粒的目的通常有两个：首先，该操作可以将结块、粘连的颗粒分散开，从而提高颗粒的性质；其次，该操作过后可以得到粒度分布均匀的颗粒，即分级，而这对于颗粒剂和片剂的制备十分重要。

整粒操作一般采用筛分的方法。这与制作片剂和颗粒剂刚开始时，物料粉碎后过筛的操作类似，均是通过利用筛网的孔径大小，将不同粒度的物料进行分离。通常情况，筛分使用的药筛分为冲眼筛和编织筛两种。冲眼筛是指在金属钢板上冲出圆形的筛孔而制成的筛。冲眼筛的筛孔坚固，不易变形，多用于粗颗粒的筛分。编织筛是有具有一定机械强度的金属丝（如不锈钢、铁丝、铜网等）或其他非金属丝（如丝、尼龙等）编制而成的筛网。其中尼龙筛具有一定的弹性、耐用，一般不影响药物的稳定性，在制剂生产中使用较为广泛。编制筛的优点是单位面积上的筛孔多、筛分效率高，可用于筛分粒径较小的颗粒。但编织筛筛网的网线易于变形，会导致分离效果的下降。

筛分操作在实验室通常使用筛网手工操作。在工业大生产中，还要配合筛分装置一起使用才可以满足生产需求。典型的筛分设备有震荡筛分仪和旋筛仪等。震荡筛分仪是一种可以震荡的装置。在震荡装置的上部，根据筛序，按孔径的大小从上到下排列了一组筛网。在最上层的筛网上盖有筛盖，在最下层的筛网下有接收器。使用时把物料放入顶层筛网上，盖上筛盖，固定在震荡装置上进行摇动和震荡数分钟，即可完成对物料的分级。旋筛仪的筛网运动方向具有三维性，分离效率高，单位面积处理能力大，可用于批量生产。

（吴正红）

kěróngxìng kēlìjì

可溶性颗粒剂（soluble granules）

分散于水或其他适宜液体中具有一定溶解度直到完全溶解的干燥颗粒。是颗粒剂按其溶解性能进行分类的类型之一。

可溶性颗粒剂绝大多数为水溶性颗粒剂，如感冒退热颗粒剂、板蓝根颗粒剂等。水溶性颗粒剂指干燥颗粒分散于水中之后具有一定的溶解度，颗粒赋予水中呈云雾状下沉，动后完全溶解，能形成均一透明的真溶液的制剂。其主要特点是可以直接吞服，也可以冲入水中饮入，应用和携带比较方便，溶出和吸收速度较快。缺点是易潮解，对包装方法和材料要求高，适口性稍差（与包衣剂相比）。有些颗粒剂辅料单用蔗糖粉的水溶性颗粒称"干糖浆"。

另外，还有酒溶性颗粒剂，如养血愈风酒冲剂，每包颗粒剂加一定量饮用酒，溶解后即成药酒。

（吴正红）

hùnxuánxíng kēlìjì

混悬型颗粒剂（suspension granules）

将难溶性固体药物与适宜辅料混合制成的干燥颗粒状，临用前加水或其他适宜的液体振摇，即可分散成混悬液供口服的制剂。是颗粒剂按其溶解性能进行分类的类型之一。

制备成混悬型颗粒剂的药物一般为：凡要求的剂量在给定的溶剂体积内不能全部溶解的难溶性药物，或味道不适、难于吞服或2种液体混合时溶解度降低的药物，为了产生长效作用或提高在水溶液中稳定性的药物，等等。混悬型颗粒剂应符合颗粒剂的质量要求。混悬型颗粒剂中的药物与辅料应混合均匀，颗粒应干燥、色泽一致，无吸潮、结块、潮解等现象，其粒度和粒度分布应在一定范围内。混悬型颗粒剂对物理稳定性无特殊要求，因此辅料中不需要加入助悬剂、絮凝剂及反絮凝剂。

《中华人民共和国药典》中收载的混悬型颗粒剂有头孢克洛颗粒、头孢拉定颗粒、阿奇霉素颗粒等。颗粒剂一直以来在中药中应用广泛，因混悬型颗粒剂的独特优点，制备工艺相对简单稳定，且适用于难溶性药物，正促进着中药制剂的迅速发展。

（吴正红）

pàoténg kēlìjì

泡腾颗粒剂（effervescent granules）

以弱碱和有机酸为崩解剂制成的、投入水中会产生大量的气泡，并迅速溶解的颗粒剂。该类颗粒剂具有吸收快、生物利用度高，便于贮存、运输、携带，以

及口感好、患者易于接受等特点。它与普通固体制剂的不同之处即在于含有泡腾崩解剂，遇水时产生二氧化碳，使所含的药用成分也能快速溶解，有"固体口服液"之美誉。泡腾颗粒剂常用的酸源有柠檬酸、酒石酸、富马酸，常用的碱源有碳酸钠、碳酸氢钠、碳酸氢钾。泡腾剂在制备过程中最关键的是要控制水分，防止酸碱反应，因此应避免水及含水的润湿黏合剂的使用。

（吴正红）

chángróng kēlìjì

肠溶颗粒剂（enteric granules）

采用肠溶材料包裹颗粒或其他适宜方法制成的颗粒剂。该类制剂的特点：①可避免药物受到胃内酶类或胃酸的破坏。②避免药物对胃黏膜产生强烈刺激，引起恶心、呕吐等不良反应。③可将药物传递至肠部局部部位发挥作用。④可提供延迟释放作用。⑤可将主要由小肠吸收的药物尽可能以最高浓度传递至小肠。

肠溶性载体材料主要有以下几类。①纤维素类：肠溶包衣材料是由非肠溶性纤维素类包衣材料通过多元羧酸酐酰化后得到的。常用的纤维素类肠溶衣料有邻苯二甲酸醋酸纤维素（CAP）、1,2,4-苯三甲酸醋酸纤维素（CAT）、琥珀酸醋酸纤维素（CAS）、邻苯二甲酸羟丙基甲基纤维素（HPMCP）、1,2,4-苯三甲酸羟丙基甲基纤维素（HPMCT）、琥珀酸醋酸羟丙基甲基纤维素（HPMCAS）等。②聚丙烯酸树脂类：丙烯酸树脂是广泛应用的包衣材料，是由甲基丙烯酸酯、甲基丙烯酸和丙烯酸酯等单体按不同比例共聚而成的一类高分子聚合物，具有安全、惰性、溶解速度快等优点。比较常用的

丙烯酸树脂类肠溶材料有：肠溶型Ⅰ号树脂（Eudragit L30 D-55）；肠溶型Ⅱ号树脂（Eudragit L100）；肠溶型Ⅲ号树脂（Eudragit S100）；肠溶型Ⅱ号、Ⅲ号树脂混合；三元丙烯酸共聚物等。肠溶颗粒剂已在各种疾病的治疗中得到广泛应用。

（吴正红）

huǎnkòngshì kēlìjì

缓控释颗粒剂（sustained/controlled release granules） 用药后能在一段时间内缓慢或恒速释放药物的颗粒剂。同普通颗粒剂一样，也是由药物粉末与适宜辅料混合后制成的具有一定粒度的颗粒剂，只是缓控释颗粒所用的辅料中加入了缓控释制剂常用的材料，使颗粒中的药物在体内的释放速度和释放量达到设计的要求。制成的缓控释颗粒可直接吞服，也可分装到胶囊中，制成胶囊剂。

缓控释颗粒剂的制备过程同普通颗粒剂的制备一样，首先将药物进行前处理，即粉碎、过筛、与辅料混合，再制软材，即将药物与适当的辅料混合均匀后，加入适量的水或其他液体黏合剂，捏合，使其混合均匀，达到"手握成团，轻压即散"的状态，然后制粒、干燥、整粒分级、分剂量包装。

缓控释颗粒剂相对普通颗粒剂有其独特的优势，能在体内恒速或缓慢释放药物，对辅料、处方工艺的要求会更高，生产成本也会更高；而相比缓控释片剂，制备过程相对简单，工艺程序不复杂，生产成本也较低，这在一定程度促进了其工业化进程。

常见的缓控释颗粒剂除了在药学中有应用外，在农药和化肥业中也很常见，通常将许多农作物肥料制成缓控释颗粒，能在减少农药向环境散失的同时，保持足够长药效时间的农药新剂型，将其对环境危害降到最低。

（吴正红）

kēlìjì zhìliàng píngjià

颗粒剂质量评价（quality control of granules） 对颗粒剂的主药含量、外观、粒度、干燥失重、水分、溶化性及重量差异等进行检查的过程。

粒度检查除另有规定外，照粒度和粒度分布测定法检查，不能通过一号筛和能通过五号筛的总和不得超过供试量的15%。干燥失重检查除另有规定外，照干燥失重测定法测定，于105℃干燥至恒重，含糖颗粒应在80℃减压干燥，减失重量不得超过2.0%。水分检查按照水分测定法测定，除另有规定外，不得超过6.0%。

溶化性检查除另有规定外，可溶性颗粒剂和泡腾颗粒剂依法检查，应符合规定。其中可溶性颗粒检查法为：取供试颗粒10g，加热水200ml，搅拌5分钟，可溶性颗粒应全部溶化或轻微浑浊，但不得有异物。泡腾性颗粒检查法为：单剂量包装的泡腾颗粒剂3袋，分别置盛有200ml水的烧杯中，水温为15～25℃，应迅速产生气体而成泡腾状。5分钟内颗粒剂应完全分散或溶解在水中。混悬颗粒或已规定检查溶出或释放度的颗粒剂，可不进行溶化性检查。

装量差异检查方法为对单剂量包装的颗粒剂的检查，按下述方法检查，应符合规定。取供试品10袋/瓶，除去包装，分别精密称定每袋/瓶内容物的重量，求出每袋/瓶内容物的装量与平均装量。每袋/瓶装量与平均装量相比较（凡无含量测定的颗粒剂，每袋/瓶装量应与标示装量比较），超出装量差异限度的颗粒剂不得多于2袋/瓶，并不得有1袋/瓶超出装量差异限度1倍。凡规定检查含量均匀度的颗粒剂，一般不再进行装量差异的检查。装量检查方法为对多剂量包装的颗粒剂的检查，照最低装量检查法检查，应符合规定。颗粒剂装量差异限度要求见表。

表　颗粒剂装量差异限度要求

平均装量或标示装量	装量差异限度
1.0g及1.0g以下	±10.0%
1.0g以上至1.5g	±8.0%
1.5g以上至6.0g	±7.0%
6.0g以上	±5.0%

（吴正红）

piànjì

片剂（tablets） 药物与适宜的辅料混匀压制而成的圆片状或异形片状的固体制剂。中药还有浸膏片、半浸膏片和全粉片等。在药物制剂中，片剂的使用最为广泛，且品种多、产量大。

片剂历史悠久，最早是1843年英国人布罗克登（Brockedon W）发明的，并逐渐发展成手压模制片。尽管该法工艺粗糙，且制得的片剂质量并不尽如人意，但为片剂的发展奠定了基础。1872年，美国药剂师约翰·惠氏（John Wyeth）等发明了压片机，并提出了压制片的概念，压片机的出现大大提高了片剂的质量和生产效率，随后片剂逐渐被广泛应用于治疗各种疾病。19世纪以来，学者对片剂的研究不断深入，出现越来越多的新型片剂类型与品种，如薄膜包衣片、多层片、缓控释片、泡腾片、口腔崩解片、阴道片等。此外，随着片剂生产工艺的不断改进（如湿法制粒压片、干法制粒压片、粉末直接压片工艺等）、片剂相关理论（如片剂成形原理、崩解机制、溶出理论）的日益成熟以及片剂辅料与设备的发展，片剂不仅外形美观而且质量稳定性、溶出度、含量均匀度和生物利用度也有了明确的标准，并且不断提高。

优点 ①剂量准确：片剂以片数为剂量单位，药物含量差异小，患者按片服用，故给药剂量更准确；有些药片可压上凹纹，分成两半或四份，便于调整服用剂量而又不影响准确性。②质量稳定：作为一种密度较高、体积较小的固体制剂，片剂受外界空气、光线、水分等因素影响较小，物理化学稳定性较好。③携带、贮存、运输及服用均较方便。④生产的机械化、自动化程度高，产量大、成本低、售价较低。⑤种类丰富，可用于不同临床医疗或预防的需求，应用更广泛，可应用于多种给药途径，如口服给药、黏膜给药、腔道给药、植入给药等。

缺点 ①婴幼儿及昏迷患者等不易吞服。②与其他固体制剂相比，片剂的制备工序较多，技术难度较高。③压片时需添加的各类药用辅料，有时会影响药物的溶出和生物利用度。④含有挥发性成分的片剂，久贮后药物含量可能会下降。

分类 按用途和用法不同，片剂可分为普通片、包衣片、泡腾片、咀嚼片、分散片、缓释片、控释片、多层片、舌下片、含片、口腔贴片、溶液片、植入片、皮下注射用片、阴道片等。其中普通片是原料药物与适应辅料混合压制成的普通片剂，非包衣的片剂多为此类片剂，重量一般为0.1~0.5g。

制备 片剂是在压片机中压制而成的，需要加入适宜辅料与药物一起压制成片。通常，片剂由药物和药用辅料两部分组成。片剂包衣可使用包衣机完成，可进行糖包衣、薄膜包衣、肠溶包衣和水性薄膜包衣，形成糖衣片、薄膜包衣片和肠溶衣片。

辅料 片剂处方中除药物以外的物质的总称为辅料，又称赋形剂，通常为惰性的非治疗性物质。理想的辅料应无生理活性，性质稳定，不与主药发生反应，不影响主药含量测定，不干扰药物的溶出与吸收等。片剂的辅料一般包括稀释剂、润湿剂与黏合剂、崩解剂和润滑剂等。

（姚 静）

yāpiàn

压片（tablet compression） 通过压片机将药物与辅料的混合物料或颗粒压制成片状的过程。片剂是在压片机中压制而成的，为顺利地制备合格的片剂，除在主药中加入一定的赋形剂以外，还需要对原辅料进行预处理或加工，使其具有良好的流动性、压缩成形性和润滑性，这是片剂制备的3个基本要素。①流动性：保证物料能快速、顺利地充填到压片机模圈中，以避免片重差异和有效成分含量差异超出药典相关规定。②可压性：保证物料在压片操作时能够黏合在一起，且去除压力后仍相互黏附，从而避免裂片、松片等问题。③润滑性：完成压制工序后，应保证在不损害片剂或压片机的前提下，可将片剂从压片机中移开，以避免粘冲等问题。制粒工艺是最常见的解决片剂流动性和压缩成形性能的有效方法之一。

分类 主要有湿法制粒压片、干法制粒压片、粉末直接压片和空白颗粒压片4种，各自优缺点见表。

无论采用哪种压片方法，首先均需药物进行粉碎、过筛后，再混合均匀。一般原辅料粉末细度在80~100目；而毒性药品、贵重药及有色的原辅料宜更细一些，以保证混合更均匀，并可避免压片时产生裂片、粘冲和花斑等现象。对于各组分用量差异大的处

表 不同类别压片的特点

类别	优点	缺点	适用范围
湿法制粒压片	医药工业中应用最广泛的片剂制备方法，制得的片子表面性质较好，外形美观，耐磨性较强，压缩成形性好	工序较多，需时较长	适合对湿热稳定的药物
干法制粒压片	设备操作简单，省工省时	要注意高压下药物的晶型转变及活性降低等问题	适合热敏性物料、遇水易分解的药物
粉末直接压片	操作简单，工艺时间短，避免了水分和温度对药物的影响	对物料性质要求高，易出现分层和含量均匀性问题	适合对湿热不稳定的药物
空白颗粒压片	既可避免湿法制粒过程中湿热对药物稳定性的影响，又可改善物料的流动性和压缩成形性	工序较多、需时较长	适合对湿热不稳定的药物，尤其适合小剂量药物

方，应采用递增稀释法或溶剂分散法，以保证混合均匀。此外，在压片前，都需要进行"总料混合"，简称总混，此时，需加入润滑剂。采用制粒压片法时，在总混前还需进行整粒操作，目的是使干燥过程中结块、粘连的颗粒分散开，获得大小均匀的颗粒；过筛整粒时所选筛孔要略小于制粒时所用筛孔，整粒可用摇摆式颗粒机进行。挥发油类物质、剂量很小的组分、对湿热很不稳定组分，可用少量乙醇溶解后喷入干燥颗粒，密闭数小时，使挥发性药物渗入颗粒，室温干燥。

片重的计算　主要有两种方法：按主药含量计算片重和按干颗粒计算片重，各有不同的适用范围。①按主药含量计算片重：药物在压片前经历了一系列的操作，其含量有所变化，所以应对颗粒中主药的实际含量进行测定，然后按照下式计算片重：

$$片重=\frac{每片含主药量}{颗粒中主药含量}$$

②按干颗粒总重计算片重：在中药的片剂生产中成分复杂，没有准确的含量测定方法时，根据投料量与预定片剂个数按下式计算：

$$片重=\frac{干颗粒重+压片前加入的辅料量}{预定的压片数}$$

可能发生的问题及原因　片剂生产过程中出现的问题主要包括裂片、松片、粘冲、排片、片重差异超限、崩解迟缓、溶出超限、片剂中药物含量不均匀等。

裂片　片剂发生裂开的现象。常见有顶裂和腰裂两种形式，裂开的位置分别发生在药片的顶部（或底部）和中间。裂片通常是由于压片时片剂内部受力不均匀所致。产生裂片的处方因素有：

①物料中细粉太多，压片时空气不能及时排出，导致除去压力后气体膨胀而裂片。②物料的塑性较差，结合力弱，如易脆碎的物料和易弹性变形的物料。产生裂片的工艺因素有：①单冲压片机比旋转压片机易出现裂片。②快速压片比慢速压片更易裂片。③凸面片剂比平面片剂更易裂片。④一次压缩比二次或多次压缩易出现裂片。解决方法：①选用弹性小、塑性好的辅料。②选用适宜的制粒方法。③选用适宜的压片机和操作参数。

松片　片剂硬度不够，稍加触动即散碎的现象。主要原因：压力不够、受压时间太短、压片机转速太快、多重压片机上冲长短不齐、药物粉碎细度不够或富有弹性或油类成分较多而混合不均匀、黏合剂和润湿剂选择不当或用量不足等。解决方法：选择黏性更大的黏合剂、加大压力等。

粘冲　压片时片剂表面被冲头或模圈粘去一部分，导致片面粗糙不平或有凹痕的现象。若片剂的边缘粗糙或有缺痕，则可相应地称为粘壁。原因是颗粒水分大、物料易吸湿、润滑剂选择不当或用量不够、冲头或模圈不光滑等。需针对具体情况选择合适的方法解决，如增加润滑剂用量、更换新冲头等。

排片　压片时两片叠成一片的现象。又称叠片。原因是粘冲或上冲卷边等致使片剂粘在上冲，或者下冲位置过低，片剂未及时出片，同时颗粒仍持续填入模孔中重复压片，从而导致叠片。解决方法：解决粘冲问题，选择配套冲头，改进装冲模的精确性、排除压片机故障等。

片重差异超限　片重差异超

过药典规定范围。原因包括：①颗粒流动性不好。②颗粒内的细粉过多或颗粒的大小相差悬殊。③加料斗内的颗粒量过少。④冲头与模孔吻合性不好等。解决方法：重新制粒、控制颗粒中的细粉量、加入性能更好的润滑剂、保持加料斗内颗粒量在 1/3 量以上、更换冲头和模圈等。

崩解迟缓　片剂崩解时间超过了药典规定的崩解时限。主要原因：①片剂的压力过大，导致内部空隙小，影响水分渗入。②增塑性物料或黏合剂使片剂的结合力过强。③崩解剂性能较差。解决方法：主要是减小片子压力、选择性能优良的崩解剂等。

溶出超限　片剂在规定的时间内未能溶解出规定的药量。主要原因：片剂不崩解，颗粒过硬，药物的溶解度差等。解决方法：更换性能更好的崩解剂、更换黏合剂、采用水溶性润滑剂等。

片剂中的药物含量不均匀　主要原因：片重差异超限、药物的混合度差、可溶性成分的迁移等，应根据实际情况予以解决。小剂量药物更易出现含量不均匀的问题。可溶性成分的迁移是指在干燥过程中，可溶性成分随物料内部的水分向物料外表面的扩散而转移到颗粒外表面的现象。该过程导致颗粒内外的可溶性成分的含量不均匀，此外，干燥过程中，如厢式干燥时，亦有可能发生颗粒间可溶性成分的迁移，从而影响片剂的含量均匀度，因此通常厢式干燥时应经常翻动物料层。而采用流化床干燥时一般不会发生颗粒间的可溶性成分迁移，主要因为湿颗粒在干燥时处于流化运动状态，并相互未紧密接触。

（姚　静）

piànjì chéngxíng yuánlǐ

片剂成形原理（tablet forming principle）

药物和辅料形成的颗粒（或粉末）在压片机的压力作用下产生足够的内聚力及物料的粘结作用而紧密结合成形的原理。

粉末结合成颗粒的机制 粉末间相互结合成颗粒与粉末的黏附和内聚有关。在湿法制粒时，粉末间存在的水分可引起粉末的黏附；而干燥后，黏合剂的固化或固体桥的形成，均可加强粉末的结合。而无水粉末的分子间作用力（范德瓦耳斯力）很强，有助于使颗粒保持必要的强度。

颗粒压制成形的机制 片剂成形是多种因素综合的结果，包括机械力的作用、粒子间力的作用、熔融形成固体桥、重结晶形成固体桥等。

机械力的作用 颗粒的形态不规则、表面粗糙或压缩而形变，这些特性使其在压缩时粒子间相互嵌合，有助于片剂成形。例如，形态不规则的结晶直接压片时制得的片剂硬度较大。

粒子间力的作用 颗粒压缩时产生破碎或塑性变形等，缩短了粒子间距离，增大其接触面积，粒子间作用力（或范德瓦耳斯力）增大，有助于片剂成形。此外，颗粒（结晶）破碎亦有助于增加粒子表面能，增强结合力。

熔融形成固体桥 颗粒在压缩过程中可产热，产生热量的大小与压力等有关。颗粒的形态不规则，粒子间实际接触面很小，且药物与辅料的导热性很差，因此，压缩时粒子间接触点的局部温度可能很高，达到某些药物或辅料的熔点，导致其熔融后在粒子间形成固体桥，这有利于片剂成形。

重结晶形成固体桥 通常颗粒中均含有一定量水分，使片剂中的水溶性组分溶解形成饱和溶液。在压缩时，水（饱和水溶液）被挤到粒子间，失水后水溶性组分在粒子间结晶形成固体桥，有利于颗粒的固结成形。

片剂压缩成形性的评价方法 常用的评价参数有片剂硬度与抗张强度、脆碎度、弹性复原率、顶裂比与顶裂指数等。

片剂硬度与抗张强度 当片剂的直径或厚度相同时，在一定压力下，通常片剂的硬度越大，其压缩成形性越好。抗张强度是表示单位面积的破碎力（kPa或MPa），其大小反映物料的结合力和压缩成形性的好坏。抗张强度不仅可以评价片剂质量而且广泛应用于处方设计中。

弹性复原率（elastic recovery, ER） 将片剂从冲模中推出后，由于内应力作用发生弹性膨胀所引起的体积增加值与片剂在最大压力下的体积之比：

$$ER = (V-V_o)/V_o = (H-H_o)/H_o$$

式中 V、H 分别为膨胀后片剂的体积和高度；V_o、H_o 分别为最大压力下（膨胀前）片剂的体积和高度。片剂的弹性复原率一般不宜过大，否则硬度达不到要求，容易裂片。通常的弹性复原率在 $2\% \sim 10\%$。

顶裂比（capping ratio, CR） 普通片剂的破裂强度与加负荷片剂的破裂强度之比：

$$CR = (F_u - F)/F_u$$

式中 F 为普通破裂强度；F_u 为加负荷片剂的破裂强度。

顶裂指数（capping index, CI） 片剂残留侧壁压与片剂结合力之比：

$$CI = Q_r/P_c$$

式中 Q_r 为残留侧壁压；P_c 为片剂结合力。

片剂成形的影响因素 片剂成形的影响因素主要有物料的压缩成形性、药物的熔点及结晶形态、黏合剂和润滑剂、水分、压力等。

压缩成形性 物料在一定压力下形成特定形状的能力。物料在受压时可产生塑性变形和弹性变形，其中塑性变形产生结合力，促进片剂成形；而弹性变形则相反，会减弱或瓦解片剂的结合力，甚至导致裂片或松片。

药物的熔点及结晶形态 较低的熔点通常有利于形成"固体桥"，对片剂成形有利；但若药物的熔点过低，压片时容易发生粘冲。立方晶系因结晶对称性好、表面积大，压缩时易于压缩成形；鳞片状或针状结晶则易形成层状排列，压缩后容易裂片；而树枝状结晶虽易于压缩成形，但流动性极差。

黏合剂和润滑剂 黏合剂可增强颗粒间的结合力，易于压缩成形，但需控制其用量，如用量过多时可能导致粘冲，影响片剂的崩解与药物的溶出。疏水性的润滑剂（如硬脂酸镁）会减弱颗粒间的结合力，但润滑剂在片剂中用量较小，故在其常用量范围内，对片剂成形影响不大。

水分 适量的水分有利于物料压缩成形，但是水分过多易造成粘冲。此外，水分可溶解颗粒表面的可溶性组分，在药片失水时发生重结晶而在相邻颗粒间架起"固体桥"，从而使片剂的硬度增大。

压力 一般情况下，压力越大则颗粒间的距离越近，故片剂的结合力越强，制得片剂的硬度也越大；但当压力超过一定范围后，压力对片剂硬度的影响减小，甚至出现裂片。

（姚 静）

湿法制粒压片（wet granulation compression）

将药物和辅料混匀后加入黏合剂溶液或润湿剂制成湿颗粒，干燥后进行压片的方法。是片剂压片的一种方法。采用湿法制粒制得的颗粒外形美观、粒度均匀、流动性好、耐磨性较强、压缩成形性好，因此，湿法制粒压片是片剂制备中应用最广泛的方法，但不适宜用于热敏性、湿敏性、极易溶性等物料的制粒。工艺流程见图。

湿法制粒压片包括含水湿法制粒压片和非水湿法制粒压片。①含水湿法制粒压片：适合大多数药物，可提高药物的流动性、减小物料的弹性，物料表面包裹着亲水性聚合物，可提高润湿性，药物粒子与辅料相连从而降低分离的可能性。但该法费用较高，耗时、耗能，需要特定的机器，对于湿热敏感的药物采用该法制粒存在不稳定问题。在大多数情况下，该法主要采用水作为润湿剂或采用水为黏合剂的溶剂，有时也在一些特定条件下适用有机溶剂或水的混合物。②非水湿法制粒压片：可适用于水敏感的药物，真空干燥可减少或消除热能。但设备比较昂贵，需要防止爆炸和溶剂回收。该法采用有机溶剂（如乙醇）作为润湿剂，适用于药

物在水中不稳定，或水不能润湿粉末，或者湿颗粒干燥后含水量大会导致其分解，均可考虑采用非水湿法制粒压片法。

湿法制粒技术包括高速剪切制粒、低速剪切制粒、挤出/滚圆制粒、熔融制粒、沸腾（流化）制粒等。①高速剪切制粒：该法可更好地增加物料的致密性，但由于制粒时间较短，所以该过程对制粒液的加入量要求较高，而且液体的加入方法会影响产品的最终质量。通过喷雾方式慢慢加入液体，使液体加入更均匀，但会延长制粒时间。②低速剪切制粒：低剪切力通常不能保证粉末较好地混合，因为需要进行预混，且这一过程需要加入较多量的液体，从而延长制粒时间。由于没有足够的剪切力破坏塑性团聚粒子，团聚的球状粒子增大程度难以控制，需要用湿筛法来破碎大的团聚粒子。与高速剪切制粒法一样，液体的加入方式会影响产品的最终质量。③挤出/滚圆制粒：可制备得到球形或近球形颗粒。挤出/滚圆的两个必要因素有：物料在挤出过程中必须含有一定量的水；挤出颗粒必须具有适宜的流变性。④熔融制粒：突出优势在于可以一步完成制粒过程，无需干燥，可适于对水敏感的产品或工艺。但不适合对温度敏感的物质，不利于药物从高浓度黏合剂中迅速溶出。⑤沸腾（流化）制粒：又称一步制粒，生

产效率高，可实现自动化和程序控制，大大降低粉尘污染和劳动强度。制得的颗粒为多孔性柔软颗粒，密度小、强度小，且粒度分布均匀、流动性和可压性好。

（姚 静）

干法制粒压片（dry granulation compression）

将药物和辅料混合均匀后压成板状或大片状，再将其破碎成大小适宜的颗粒后进行压片的方法。是片剂压片的一种方法。该法工艺简单、省工省时，适用于对湿热敏感的药物，但由于高压状态下产热，要注意药物的晶型转变及活性降低等问题。工艺流程见图。

辅料的性质及类型　干法制粒压片中需有先将粉末压制成片后再粉碎成颗粒的过程，因此，对辅料的流动性和压缩成型性要求不高。干法制粒过程是通过高压缩力使粒子间产生结合力的，为保证初压大片成型和最终片剂的硬度或脆碎度达到要求，处方中需要添加黏合剂。此外，制备坯片时需要加入润滑剂。常用的辅料有微粉硅胶、微晶纤维素、低取代羟丙甲纤维素、乳糖、甲基纤维素等。

方法　一般用干法制粒机进行压片，干法制粒机的组成包括：料斗、加料器、润滑剂喷雾装置、滚压筒、滚压缸、粗碎机、滚碎机和整理机，原理是利用两个转速相同，但旋转方向不同的滚压

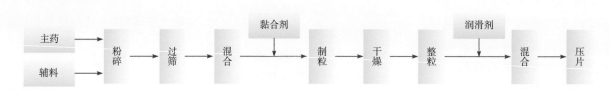

图　湿法制粒压片工艺流程

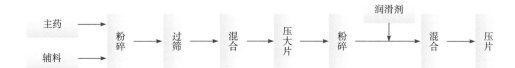

图　干法制粒压片工艺流程

筒将物料压成板状，然后再逐级粉碎后筛分出适宜的颗粒。通常包括压片法和滚压法两种方法。①压片法：将药物和辅料混合后，用重型的压片机（专供压大片）压制成坯片，再粉碎和筛分得到适宜粒径的颗粒，然后通过常规压片机压制成片剂。坯片的直径一般为 20~25mm，不要求其外形是否完整。该法设备操作简单，但生产效率较低，同时坯片成型较难、粉碎时的细粉多、耗时较长，且设备和物料均有损耗，故应用较少。常用的粉碎和筛分设备是摇摆式制粒机。②滚压法：将药物和辅料混匀后，通过滚压机将物料压成硬度适宜的薄片，再将薄片粉碎成一定大小的颗粒，然后通过常规压片机压制成片剂。滚压法制粒是工业化生产中常用的方法，产量较高，可大面积缓慢地加料，粉层厚度易于控制，制得的薄片硬度较均匀，同时加压缓慢，粉末间的空气易于排出。但该法制备的颗粒有时过硬或不够均匀，可能影响片剂崩解。

需注意的问题　①药物与辅料的性质要相近，以避免混合不均匀。因为物料的堆密度、粒度分布等物理性质相近时混合的均匀性更好，特别是当主药含量少时，成品需要进行含量均匀度检查，若混合不好则影响产品质量。②不溶性润滑剂最后加入。注意，应该在其他辅料混合均匀后，再加入不溶性润滑剂，并且应控制

好混合时间，否则会影响片剂崩解和溶出。③混合以后应该进行含量测定。④在处方设计时应遵循先小试再中试，最后大生产的原则。⑤压片时要特别注意各种异常情况。压片过程中可能会因为设备震动等原因造成片子裂片、均匀度差、硬度不好等现象，跟踪记录，及时解决，保证产品质量。

（姚　静）

fěnmò zhíjiē yāpiàn

粉末直接压片（powder direct compression）　将药物粉末和辅料粉末混合均匀后不进行其他工艺处理而直接压制成片状的压片方法。是片剂压片的一种方法。工艺流程见图。

优点　①该法省去制颗粒的步骤，减少了相应步骤中对设备和空间的要求、工艺认证和能力需求，缩短了操作时间、节约能源，工艺更简便。②避免了温度和水分对药物稳定性的不利影响，亦可避免预压或滚压筒压缩的高压力，故尤其适用于对湿热敏感的药物。③粉末直接压片制得的片剂崩解后产生的是物料粉末，

而不是制粒压片中的颗粒，更有利于促进药物的溶出。

缺点　粉末直接压片不能通过制粒工艺解决压片过程中存在的问题，故粉末直接压片对于药物和辅料的粉体学性质要求非常高，大大缩小其适用范围，例如，大剂量、压缩成型性较差的药物往往无法应用粉末直接压片。粉末直接压片在处方与工艺设计中，需要考虑辅料的种类与特性、物料混合均匀性、粉末流动性与压缩成型性、处方及工艺变量间的相互作用等。此外，粉末直接压片过程中物料容易出现分层现象，小剂量的药物需要注意潜在的均匀性问题。

辅料类型　应用于粉末直接压片的辅料应具备的性质：①良好的流动性。②良好的可压性。③高容量（与药物混合时仍保持自身的可压性）。④适宜的粒度及其分布，以避免与药物混合后分层。⑤较大的堆密度。⑥性能稳定，批次间差异小。

常用辅料如下。①微晶纤维素：白色或类白色粉末，不溶于水、乙醇、稀酸和氢氧化钠溶液，

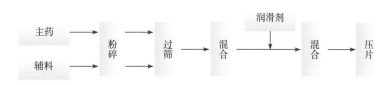

图　粉末直接压片工艺流程

具有一定吸湿性。多种型号均可用于粉末直接压片，例如：Avicel© PH101、102、105、200 等，其中 PH200 的粒径较大，可增加物料的流动性，改善片剂的含量均匀性和减小重量差异。②预胶化淀粉：白色粉末，可作为粉末直接压片的黏合剂（5%～20%）和崩解剂。又称可压性淀粉。③直接压片用乳糖：分为喷雾干燥乳糖和颗粒乳糖，其中喷雾干燥乳糖具有表面疏松多孔的球状形态，对药物有一定的吸附作用，且含有少量无定形乳糖（10%～20%），具有优良的压缩成型性和流动性；颗粒乳糖的形态不规则，比表面积大。④磷酸氢钙二水合物：具有较好的流动性和黏合力。由于其具有亲水特性，当湿度达 80% 时，不会被引湿，易溶于酸性介质。

辅料的选择对粉末直接压片的顺利完成至关重要，有时单独使用一种辅料无法获得理想效果，故常两种或两种以上辅料联合使用。此外，所选辅料不仅需保证压片过程的顺利完成，还需考虑辅料与药物、辅料与辅料之间的相容性等问题。除了填充剂外，处方中还需根据实际情况加入润滑剂或助流剂和崩解剂等。

（姚　静）

kòngbái kēlì yāpiàn

空白颗粒压片（drug-free granulation compression）

预先制备不含药物的辅料颗粒，然后与药物粉末混合后压制成片状的压片方法。是片剂压片的一种方法。工艺流程见图。

有些药物对湿热较敏感，不宜采用经典的湿法制粒压片制备片剂。因此，将辅料预先制成不含药的空白颗粒，再与药物和润滑剂混合压片，该工艺能够避免

湿法制粒中制粒、干燥等工艺过程对药物稳定性的影响，又可改善物料的粉体学特性，使压片过程顺利完成。该压片方法一般适用于对湿热敏感且压缩成型性能差的药物，亦适用于小剂量药物。

（姚　静）

yāpiànjī

压片机（tableting machines）

将含药物的干性颗粒或粉末通过模具压制成片状固体制剂的机械。压片机首先在欧美市场上出现，有近百年的历史。1949 年中国仿造成功英式 33 冲压片机。1960 年，中国自行设计制造成功 60-30 型压片机，具有自动旋转、压片的功能。

构造　主要由冲模、填充机构、加料机构、加压机构和出片机构构成。

冲模　压片机的基本部件，每副冲模由上冲、中模、下冲 3 个零件构成。冲模加工尺寸为统一标准尺寸，具有互换性，常用的共有 14 种规格。选择不同大小的冲模，可压制不同剂量的片剂。按结构形状，冲模可划分为圆形和异形。冲头端面的形状有平面形、斜边形、浅凹形、深凹形及综合形等，平面形、斜边形冲头用于压制扁平的圆柱体状片剂，浅凹形用于压制双凸面片剂，深凹形主要压制包衣片剂的芯片，综合形主要用于压制异形片剂。为了便于识别及服用药品，在冲模端面上还可以刻制文字、数字、

字母、线条等，也可以刻制出药品名称、剂量及纵横的线条等标志，以表明产品的名称、规格、商标等，线条便于将片剂一分为二或一分为三服用。

填充机构　通过改变模孔的内部容积来控制填入颗粒的量的机构，可以通过调节下冲冲头在模孔下端的高低来实现。在单冲式压片机上是直接通过调节螺母使冲杆上升或下降。旋转式压片机的充填是通过调节填充轨道的高低来实现的。

加料机构　靴形、月形栅式和强迫式 3 种。月形栅加料器是靠颗粒的自由下落而充填于模孔内，当颗粒流动性较差或颗粒中细粉量太多而易分层时，片剂的重量差异往往很大，因此对颗粒的质量要求较高。而强迫式加料器可多次迫使颗粒或粉末填满模孔，因而提高了压制片装量的均匀性和准确性。

加压机构　利用上下冲相对位置加压于定量颗粒，使其受压形成一定厚度和硬度的片状物。可通过加大或减少压力，使片剂的厚度随之发生变化。

出片机构　将中模孔内压制成型的片剂推出。

分类、工作原理及应用　压片机的机型可分为单冲式压片机、花篮式压片机、旋转式压片机、高速旋转式压片机及旋转式包芯压片机 5 种。

单冲式压片机　最早的压片机。单冲压片机的主要构造见

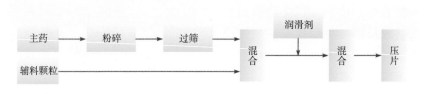

图　空白颗粒压片工艺流程

图1。粉末或颗粒可依次完成充填、压片和出片的工作循环，工作原理是以手工压模为基础的单向压片，即压片时下冲固定不动，仅上冲运动加压。这种压片的方式由于上下受力不一致，易造成片剂内部的密度不均匀，产生裂片等问题。但是这种压片机使用方便，易于维修，体积小，重量轻，适应实验室在少量试制时压制各种药片的要求。

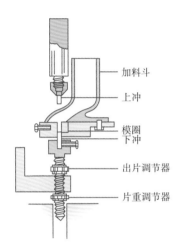

图1 单冲压片机的主要构造示意

花篮式压片机 继单冲压片机之后发展出的一种小型、连续自动压片机，适用于小批量的生产，可在实验室、医院等压制各种圆形、异型片剂。工作原理与单冲式压片机相同。

旋转式压片机 结构为双压式，有两套加料装置和两套轮，且具有多副模具均匀分布于旋转转台上。主要工作过程包括充填、压片、出片三道程序连续进行，充填和压片各有调节控制机构。当转盘旋转运动时，上下冲即随着曲线导轨作升降运动而达到压片目的，且多副模具可按一定轨迹作垂直往复运动，可将各种粉末或颗粒原料压制成圆片及异形

片，具有自动旋转、连续压片的特点，适合批量生产。机内配有吸粉箱，通过吸嘴可吸取机器转动时所产生的粉尘，避免粘结堵塞，并可回收原料重新使用。可解决单冲式压片机存在的单向压片缺点。另外，生产中上下冲可同时均匀地加压，使药物颗粒中的空气有充裕的时间逸出模孔，提高了片剂密度的均匀性，减少了裂片现象。机器振动小、噪声低、耗能少、效率高和压片重量准确。旋转式压片机的压片过程见图2。

高速旋转式压片机 冲杆随转台旋转的线速度 ≥60m/min 的旋转式压片机。其在产量、压力信号采集、剔除废片等技术上有了较大发展，最高产量一般都大于 30 万片/小时。

旋转式包芯压片机 采用压片的方式对芯片外层进行包衣，一般中间内层（即芯片）为缓释包衣，外层为速释（或控释）包衣，也可用于制备二组分药物的片剂。包芯片能提高药物的稳定性，也能分别控制各组分药物的释药速度。加芯装置是包芯压片机的关键，其作用是完成初填充、加芯、再填充到完成包芯片的压制。加芯装置涉及芯片位置的精确定位和检测。

发展现状 制药生产对压片机的模块化、自动化、规模化及先进的在线检测技术等不断提出了更高的要求。主要发展方向有：①高速、高产，如每小时产量达到 100 万片的压片机。②压片工艺环节的密闭性及人流、物流的隔离，减少交叉污染。③在位清洗：改善压片机的清洗功能，既要充分考虑各个部件的清洗，又要强调可快速拆卸性，保证清洗彻底性的同时大大降低设备使用成本。④在压片机上使用电子记录和电子签名：美国食品药品管理局（FDA）于 1997 年颁发的"电子记录、电子签名（ER/ES）"的有关条例和技术在压片机上的应用，可使压片机具有设备诊断记录日志、事故记录日志和警报提示日志。这些电子记录

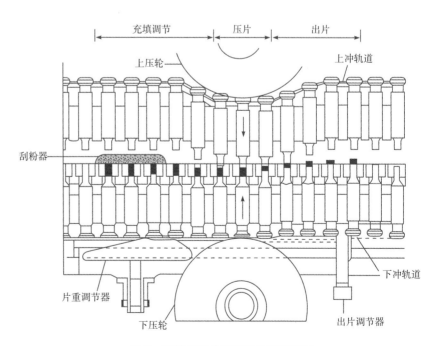

图2 旋转式压片机的压片过程示意

和电子签名上都详细地记录了各种操作数据和事故数据。所有数据都使用了电子签名功能，包括操作者姓名、日期、时间、序列号、问题、解决办法、工况数据。所有原始数据都是不可被人为地修改，保证了结果的可靠性和真实性。系统和用户存在的这些日志会自动存入整个"痕迹审查"文件夹。⑤与整条生产线连接的控制技术。可以可靠地、自动地与生产线的其他设备，例如筛片、吸尘、检测、输送等连接在一起，同步完成药片的压制生产任务。在外部设备上也采用不同的监测手段，如利用在线检测仪为压制的药片清除毛刺、飞边，清除粉尘；吸尘监控功能利用流量监控仪定期地对吸气管中指定位置的吸气压力进行检测，这一功能最大限度地保障了生产的可靠性，连续清除药片压制生产过程中的粉尘。⑥压片机的远程监测和远程诊断系统，包括人员的配备、网络的建设、硬件设施、软件的选择等，分别来完成故障的监测、分析、反馈、下达及实时解决，以保证整个系统的有效运行。

（姚　静）

piànjì bāoyī

片剂包衣（tablet coating）　在片剂表面包裹上适宜材料组成衣膜层的工艺过程。根据衣膜材料和工艺来分，片剂包衣主要有糖包衣、薄膜包衣、肠溶包衣、水性薄膜包衣和压制包衣等几种类型。包衣时使用包衣机，片芯要求具有一定的硬度、脆碎度，适宜的厚度和弧度，以及表面光滑平整。片剂包衣的目的：①提高药物的稳定性。包衣避免了外界环境因素（如外界物质、湿度、气体及光线等）与药物的直接接触，防止其发生物理化学变化，

起到避光、防潮等作用。②掩盖药物的不良嗅味，改善患者的服药依从性。③改变药物释放特征，如胃溶、肠溶等。④避免药物在胃肠道遭到破坏或其对胃肠道的刺激性。⑤提高药片的机械强度，保证在运输、贮存及使用等流通过程中的药片质量，如避免划片、引湿沾水等问题。⑥改善产品的外观和识别性，有助于增强用药安全性。此外，包衣后的产品表面更光洁，流动性更好，能减轻患者吞咽痛苦；同时，亦可减少使用者与药物（尤其是皮肤敏感性药物）的接触，降低潜在的不良影响。

（姚　静）

tángbāoyī

糖包衣（sugar coating）　在片剂表面包裹以蔗糖为主要材料的衣膜层的包衣工艺。糖包衣是一种传统的片剂包衣方法，包衣材料价廉易得、无毒、设备简单，但包衣时间长、辅料用量多（增重可达30%~50%）、防潮性能较差，正逐渐被薄膜包衣取代，但在中药片剂的包衣中仍有应用。此外，糖包衣以蔗糖为主要原料，且含有滑石粉，因此中老年患者和糖尿病患者不宜长期服用。

糖包衣一般由3种衣层组成，即隔离层、粉衣层和糖衣层。每种衣层的功能不同，故所用材料亦有所不同。糖包衣的生产工艺流程：素片→隔离层→粉衣层→糖衣层→打光→干燥→包装。生产工艺中的关键环节：①素片为深弧型冲头压出的片子，硬度较大。②隔离层是包糖衣的最内层，作用是防止包衣溶液中的水分渗入到片剂内部，使药物免受潮湿的影响。常用的隔离层材料：15%~20%虫胶乙醇溶液、10%玉米朊乙醇溶液、10%邻苯二甲酸

醋酸纤维素乙醇溶液或邻苯二甲酸聚乙烯乙酸酯乙醇溶液等。③粉衣层是隔离层外面的具有黏附性的包衣层，作用是消除片剂的棱角，形成平滑的片剂表面。粉衣层主要材料包括蔗糖溶液、滑石粉（或含适量的粉状物质如碳酸钙、碳酸镁或淀粉）和黏附溶液（如阿拉伯胶或明胶溶液）。粉衣层可消除药片棱角，但药片表面仍比较疏松、粗糙。④糖衣层。包粉衣层后的衣膜层，是糖包衣中最主要组成部分，作用是使疏松、粗糙的药片表面更光滑平整、细腻，主要材料是含有淀粉或碳酸钙的蔗糖糖浆。最后，需要包最外层——有色糖衣层，作用是增加识别性和美观度，主要材料是蔗糖溶液和着色剂。⑤打光。利用磨光机对衣膜层进行打磨抛光，是糖包衣的最后工序，目的是增加片剂的表面光泽，提高美观度；还可提高表面疏水性，兼具防潮作用。常用材料包括川蜡、棕榈蜂蜡、硅油等。

糖包衣过程中要注意：①糖浆最好用纱布（2~3层）过滤以除去杂质，使衣膜更美观。②糖浆用量是关键控制参数，如果糖浆用量过少，无法完全包覆素片；如果加入过多，则会引起素片相互黏附，故为获得预期效果通常需反复包裹数层糖衣层。③包衣过程中应控制水分。由于糖浆中含水，糖浆用量不宜过多，且应及时干燥，以免破坏衣层或导致药物分解。

（姚　静）

báomó bāoyī

薄膜包衣（film coating）　在固体制剂外包裹聚合物衣膜层的包衣工艺。是一种常见的片剂包衣方式。片剂、微丸、颗粒、胶囊均属于固体制剂。衣膜具有一定

的弹性和柔韧性，厚度通常在8～100μm。薄膜包衣的优点是片芯增重少（衣膜材料用量少，通常2%～4%）、包衣操作时间短（2～3小时）、操作工艺相对简便、可实现自动化、包衣后对片剂的崩解及药物的溶出影响较小、片面可以印字等。薄膜包衣的工艺流程：片芯转动→喷包衣液→干燥→固化→干燥→薄膜衣片，其中"喷包衣液→干燥"流程重复多次。

工艺 薄膜包衣工艺包括有机溶剂包衣和水分散体包衣（见水性薄膜包衣）两种，前者衣膜材料用量较少、衣膜美观，但需控制有机溶剂残留量和考虑生产安全与环保问题。

材料 薄膜包衣材料由高分子衣膜材料、增塑剂、溶剂、释放调节剂及其他材料（着色剂、遮光剂、抗黏剂等）组成。①高分子衣膜材料：主要用于包括普通型（胃溶型）、缓释型和肠溶型（见肠溶包衣）三大类剂型。普通型衣膜材料的作用主要是改善吸潮、防止粉尘污染、掩味或隔离复方组分等，常用纤维素衍生物（如羟丙基甲基纤维素、羟丙基纤维素、甲基纤维素、羟乙基纤维素等）和丙烯酸树脂Ⅳ号等高分子材料；缓释型衣膜材料通常在水中或整个生理pH值范围内均不溶解，其作用是控制药物的释放速度，常用乙基纤维素、醋酸纤维素、渗透型的甲基丙烯酸酯共聚物（如尤特奇RS100、RL100）等。②增塑剂：通过降低成膜材料的玻璃转变温度来改善衣膜物理机械性质（如柔韧性、可塑性）的赋形剂。常用的增塑剂包括水溶性增塑剂（如丙二醇、甘油、聚乙二醇400、山梨醇、乙二醇、甘露醇等）和水不溶性增塑剂

（如蓖麻油、邻苯二甲酸二乙酯、油酸乙酯和柠檬酸三乙酯等）。增塑剂的种类选择应根据衣膜材料的溶解性和药物性质选择，且应注意其用量，用量过多会导致衣膜过软。③溶剂：用于分散或溶解衣膜的材料，使其均匀分布到片剂的表面上，可在溶剂挥发后形成均匀薄膜。常用溶剂有乙醇、甲醇、丙酮、氯仿、水及混合溶剂等。④释放调节剂：又称致孔剂。在水不溶性衣膜中加入水溶性的致孔剂后，遇水致孔剂溶解，在衣膜上形成多孔膜，作为药物的释放通道，可调控药物的释放速度。常见释放调节剂有蔗糖、氯化钠、表面活性剂和聚乙二醇等。⑤着色剂：可用于增加片剂的识别性，改善片剂外观。常用材料有水溶性色素、水不溶性色素和色淀等。⑥遮光剂：可用于增加药物对光的稳定性。常用材料有二氧化钛等。⑦抗黏剂：主要用于克服聚合物因黏度过大而引起的片剂或颗粒的粘连。常用物质有滑石粉、硬脂酸镁、微粉硅胶等，一般用量为1%～3%。

常见问题 包括以下几种。①起皱：薄膜在片剂表面破裂导致形成皱褶，这可能与包衣时片剂表面薄膜的黏合性差有关。解决方法：降低干燥温度。②开裂：片剂表面未被完全包裹，这主要由于过湿的片剂相互黏附，包衣时片剂的运动导致薄膜裂开。解决方法：降低喷雾速率、增加干燥温度。③起霜：在贮藏过程中片剂表面暗淡，这主要是低分子量物质（如增塑剂、色素）迁移所致。解决方法：降低干燥温度、延长干燥过程、增加增塑剂分子量。④斑点：衣膜中颜色分布不均匀，是由于色素分布不均或色素迁移所致。解决方法：降低色

素用量和粒度，或选择水不溶性染料等。⑤裂缝、分裂与剥皮：膜边缘出现裂缝、开裂或剥离，主要是由于膜的高内应力超出了衣膜的拉伸强度所致。解决方法：增加增塑剂浓度，选择黏度更好的衣膜材料。

（姚 静）

chángróng bāoyī

肠溶包衣（enteric coating）
在固体制剂表面包裹肠溶型衣膜层的包衣工艺。是一种常见的片剂包衣方式。片剂、微丸、颗粒、胶囊均属于固体制剂。通常适用于在胃中不稳定的药物、对胃有刺激的药物、在肠道起效的药物或者需延迟释药的剂型等。肠溶包衣制剂的特点是在胃的偏酸性环境下不释放药物，而在肠道pH值环境下衣膜溶解，释放药物，从而避免药物在胃内降解或对胃产生刺激性，亦可实现肠内定位释药、脉冲给药系统和结肠定位给药系统。肠溶包衣设备与操作过程与薄膜包衣工艺相同。衣膜材料则选择肠溶型高分子材料，其特征是在胃中不溶，但在较高pH值条件或肠液中溶解。常用材料主要有纤维醋法酯、羟丙甲纤维素酞酸酯（HPMCP）、聚丙烯酸树脂Ⅰ、聚丙烯酸树脂Ⅱ、聚丙烯酸树脂Ⅲ等。纤维醋法酯又称醋酸纤维素酞酸酯，是应用广泛的肠溶型衣膜材料，在pH>6的条件下溶解，同时胰酶能促进其消化；羟丙甲纤维素酞酸酯在pH>5的条件下溶解；而聚丙烯酸树脂Ⅰ、Ⅱ、Ⅲ则分别在pH>5.5、pH>6、pH>7的条件下溶解。

肠溶包衣常见问题包括以下几种。①胃溶：在胃部环境仍有药物释放，主要原因包括衣膜材料选择不当，衣层与药物结合强度低、衣层厚度不均匀等。解决

方法：选择适宜 pH 敏感的衣膜材料等。②排片：药片由于无法在小肠环境下释放崩解或溶解，随粪便排出完整的片子，主要原因包括衣膜材料选择不当、包衣层过厚等。解决方法：优选衣膜材料、使用致孔剂或增加其用量，或调整衣膜厚度等。

(姚 静)

shuǐxìng báomó bāoyī

水性薄膜包衣 （aqueous film coating）

以水为溶剂系统，在固体制剂外包裹聚合物衣膜层的包衣工艺。是一种常见的片剂包衣方式。片剂、微丸、颗粒、胶囊均属于固体制剂。随着药物制剂水平的提高以及药用新辅料、新技术的不断应用，药品包衣也经历了糖包衣到有机溶剂薄膜包衣，再到水性包衣的演变。糖包衣要耗费大量工时、材料，且糖衣片存在吸潮、发霉、褪色等问题而逐渐被有机溶剂薄膜包衣所代替。由于有机溶剂成本提高、环境污染以及包衣锅的改进和喷雾系统的开发，自 20 世纪 70 年代以来，包衣介质已渐渐由有机溶剂向水性溶剂转移。其生产工艺过程与薄膜包衣工艺流程相同。

优缺点 ①水性薄膜包衣技术能达到甚至超过有机溶液薄膜包衣技术的包衣效果。②水性薄膜包衣较好地控制了黏度问题，所包制的片芯外观精美，冲字清晰。③采用水性薄膜包衣技术对环境无害，也无有机溶剂的易燃性和毒性，因此无防燥、挥发和二废问题。且配制工艺简单，既降低了生产成本，又有利于环境保护和劳动安全。④水性包衣技术可大规模应用于工业生产，并且可预先制成多功能包衣粉，供应用户，使厂家能更方便地掌握水性薄膜包衣技术，对全面推广

此项技术将有积极作用。但是，水性薄膜包衣所用溶剂水的蒸发潜热比大多数有机溶剂要高许多（约是乙醇的 3 倍）；蒸发速度较低时，水分可能会渗进片面从而导致片剂的物理性破坏或有效成分降解。

包衣材料 水性薄膜包衣所用包衣材料主要包括成膜材料、增塑剂、色素、致孔剂等。成膜材料主要有普通型（羟丙基基纤维素、甲基纤维素等）、缓释型（醋酸纤维素、乙基纤维素等）和肠溶型（醋酸纤维素钛酸酯、聚乙烯醇钛酸酯等）。增塑剂使高分子材料薄膜具有柔顺性，易于成膜，常用有甘油、丙二醇、聚乙二醇等。致孔剂是在水不溶性薄膜衣中加入水溶性物质，遇水先溶解形成多孔膜，可通过致孔剂的加入量控制药物的释放速度。常用水溶性致孔剂有蔗糖、氯化钠等。在工业生产中，常使用预混好的包衣辅料。使用时，将其加入水中，不溶性高分子材料在水中形成聚合物水分散体，状态类似牛奶，又称水分散体乳胶液。

成膜机制 将水分散体乳胶液配成一定浓度的包衣液之后，喷洒在片剂表面，初期聚合物粒子黏附于片剂表面，形成一个不连续膜，随后经热处理逐渐变为连续膜。此过程一般经历 4 个阶段。①第一阶段：片剂表面形成乳胶膜失水；在此过程中，要注意干燥速度不宜过快，以免衣膜产生"皱皮"或"起泡"，同时，干燥速度也不能过慢，以防"粘连"或"剥落"。②第二阶段：聚合物粒子从水膜中分离，形成致密的粒子排列。③第三阶段：粒子变形。④第四阶段：聚合物微粒扩散形成薄膜。

(姚 静)

bāoyījī

包衣机 （coating machines）

可以对片剂、丸剂等进行有机薄膜包衣、水性薄膜包衣、缓控释性包衣的高效、节能、安全、洁净的机电一体化设备。

构造 包衣机的基本构造包括包衣锅、吸粉罩、排风装置、喷枪、加热装置。

包衣锅 盛放片芯的装置。根据锅体材料的不同可分为不锈钢和紫铜两种。根据热交换效率可分为有孔包衣锅和无孔包衣锅。按大小可分为生产型和实验型。

吸粉罩 置于包衣机上方用于包衣生产时的劳动保护，减少粉尘飞扬。

排风装置 与吸粉罩相邻，吸入外界空气，除去其中的粉层和杂质，鼓入符合药品生产质量管理规范要求的洁净空气到包衣锅中，加速包衣锅内的空气流通，提高包衣效率，并排出符合环境要求的气体。

喷枪 将包衣浆液均匀喷洒在片芯表面的装置。主要包括喷嘴、气液分配头、枪体、枪针和枪体后盖等部分。包衣时，蠕动泵将包衣浆液通过一定的管路输送至喷枪，当包衣浆液到达喷嘴时，通过雾化压力使包衣液形成细小的雾滴，均匀地喷洒在片芯表面。根据喷枪装置的位置不同可以分为底喷和顶喷两种。

加热装置 包衣锅的加热装置，可加速包衣液中溶剂的挥发。加热的方式有两种：一种直接用电炉或煤气加热锅壁，此法具有升温快的优点，但缺点是受热不均匀；另一种通入干热空气，此法有受热均匀的优点，但升温速率较慢。所以一般是采用直接加热和通入干热空气的联合方式进行加热。

分类、工作原理及应用 包衣机可分为普通包衣机、埋管包衣机、高效水平包衣机、转动包衣机、流化包衣机。

普通包衣机 锅转动型包衣机。主要包括莲蓬性或荸荠性的包衣锅、动力部分、加热鼓风、吸粉装置等部分。包衣锅多用紫铜或不锈钢等性质稳定并由导热性能良好的材料制成。其中轴与水平面成一定的倾斜角度（一般呈30°~40°，有时更小）。片剂在锅内借助于离心力的作用，随锅转动时上升到一定高度后，在重力作用下在物料层斜面上往下滑动并做滚转运动。从喷枪喷出的包衣液喷洒在物料层表面，物料层的滚转运动使包衣液均匀涂在每个片剂表面，经反复喷洒和干燥获得包衣片。

包衣锅的转速直接影响包衣速率，如果转速过快，则离心力较大，片芯依附在锅壁上不能自由落下，不能滚翻；如果太慢，则片芯在锅底沿着锅壁滑动，也不能做翻滚运动。因此应根据包衣锅直径、片芯大小及硬度来调节包衣锅的转速，一般控制在20~40r/min为宜。

埋管包衣机 在普通包衣机底部安装有输送包衣溶液、压缩空气和热空气的埋管。包衣时，把该管插入到翻滚着的片床内，包衣材料由泵打出经气流式喷头连续的雾化，直到喷洒在片剂上。同时由下部吹来的热空气能穿透整个片床进行干燥。埋管包衣锅的优点：能减轻劳动强度，加速包衣及其干燥过程，提高劳动生产率。

高效水平包衣机 改善了传统的普通包衣机干燥能力差的缺点，具有封闭、防爆、防尘、热交换效率高的特点，并且可以根据不同类型片剂的不同包衣工艺，将参数一次性的预先输入微机，实现包衣过程的程序化、自动化、科学化。已成为包衣设备的主流，中国已有系列化产品，例如 BGB、GB、GBS、GBJ 等系列。高效水平包衣机转动锅壁上安装有带动颗粒向上运动的挡板，喷雾器安装于颗粒层斜面上部，向物料层表面喷雾包衣溶液，干燥空气从转锅前面的空气入口进入，透过颗粒层从锅的夹层排出。高效水平包衣机适合于薄膜包衣和糖包衣。

转动包衣机 结构与操作原理基本与转动制粒机相同，主要用于微丸的包衣。包衣时，将物料加于旋转圆盘上，圆盘旋转时物料受到离心力与旋转力的作用而在圆盘上做圆周旋转运动，并和圆盘外缘部缝隙中上升的气流一起沿壁面垂直上升，颗粒层上部粒子往下滑动落入圆盘中心，落下的颗粒在圆盘中重新受到离心力和旋转力的作用向外侧转动。这样粒子层在旋转过程中形成麻绳样旋涡状环流。喷雾装置安装于颗粒层斜面上部，将包衣液或黏合剂向粒子层表面定量喷雾，并由自动粉末撒布器撒布主要粉末或辅料。利用转动包衣装置可制备多层微丸。黏合剂的喷雾和粉末的撒布交替进行，使粉末在表面均匀黏附，防止颗粒间粘连，并受到圆盘外周部吹上来的空气的干燥作用在颗粒表面形成多层包衣，并保证了撒布的不同粉末的层层包裹，形成多层微丸。

转动包衣机的特点：粒子的运动主要靠圆盘的机械运动，无需强的气流，因此可减少颗粒包衣时粉末飞扬；粒子间剪切运动激烈，可减少颗粒间粘连；操作过程中可开启装置的上盖，因此可直观观察颗粒的运动和包衣情况。缺点包括：粒子运动激烈，易磨损颗粒，不适合脆性粒子的包衣；干燥能力相对较低，包衣时间较长；粒子的运动依靠圆盘的旋转作用，因此不适合垂直方向的放大。

流化包衣机 与转动包衣法相比，流化包衣具有以下优点：自动化程度高；包衣速度快、时间短、工序少，包制一般的薄膜衣约1小时即可完成，适合大规模工业化生产；整个包衣过程在密闭的容器中进行，无粉尘，环境污染少，并且节约原辅料，生产成本较低。常用的流化包衣机有流化型、喷流型和流化转动型3种形式。

流化型包衣机 包衣液的喷雾装置设在流化层上部，构造以及操作与流化制粒基本相同。流化型包衣装置的特点：粒子的运动主要依靠气流运动，因此干燥能力强，包衣时间短；装置为密封容器，卫生安全可靠。缺点：由于喷雾位置较高，包衣效果差；依靠气流的粒子运动较缓慢，因此大颗粒运动较难，小颗粒包衣易产生粘连。

喷流型包衣机 包衣液的喷雾装置设在底部，并配有圆筒，形成高强度的喷雾区。喷雾型包衣装置特点：喷雾区域粒子浓度低，速度大，不易粘连，适合小粒子的包衣；可制成均匀、圆滑的包衣膜。缺点：容积效率低，大型机的放大有困难。

流化转动型包衣机 在底部设有转动盘，包衣液由底部以切线方向喷入。特点：粒子运动激烈，不易粘连；干燥能力强，包衣时间短，适合比表面积大的小颗粒，甚至可进行粉末包衣。缺点：设备构造较复杂，价格高；

因粒子运动过于激烈而易磨损脆弱粒子。

（姚 静）

piànjì zhìliàng píngjià

片剂质量评价（quality control of tablets）

对片剂成品进行以理化性质检查、微生物学测定、生物学评价及稳定性评价为标准的质量评价过程。化学性质检查包括定性检测（如药物的鉴别）、定量检测（如药物含量测定）、含量均匀度检查等，一般按药品质量标准进行检测；物理性质检查包括重量差异、崩解时限、溶出度、硬度、脆碎度等指标；微生物学评价则是检测片剂中的细菌数、霉菌数或其他控制菌数，在中国一般按《中华人民共和国药典》的规定检测；生物学评价包括生物利用度和生物等效性测定；稳定性评价包括影响因素实验、加速实验和长期实验。常用质量检查项目如下。

外观 片剂外观应完整光洁，色泽均匀，有适宜的硬度和耐磨性，以免包装、运输过程中发生磨损或破碎，在规定的有效期内保持不变。

含量均匀度 小剂量药物在每个片剂中的含量偏离标示量的程度。如果每片标示量不大于 25mg 或主药含量不大于片重的 25%，应进行含量均匀度检查。片剂中往往加入大比例的辅料，故主药含量较低时，药物与辅料不易混合均匀，同时，药品的含量测定得到的若干片的平均含量，容易掩盖物料混合不均而导致的含量差异。

重量差异 取供试品 20 片，精密称定总重量，求得平均片重后，再分别精密称定每片的重量，每片重量和平均片重相比较（凡无含量测定的片剂，每片重量应与标示片重比较），按表中的规定，超出重量差异限度的不得多于 2 片，并不得有 1 片超出限度 1 倍。重量差异限度标准见表。

糖衣片的片芯应检查重量差异并符合规定，包糖衣后不再检查重量差异。薄膜衣片应在包薄膜衣后检查重量差异并符合规定。由于含量均匀度比片重差异更能精确地反映片与片之间有效成分的差异，凡规定检查含量均匀度的片剂，一般不再进行重量差异检查。

硬度 反映片剂抗磨损强度的片剂径向破碎力。是评价片剂强度最常用的两个指标之一。通常单位是千克或牛顿。片剂硬度过大，会影响药物的崩解或溶出速度，而硬度过小也对片剂的生产、运输和贮存带来诸多不便，如导致片剂磨损或破碎等，故片剂应有适宜的硬度，一般需根据实际情况设计片剂的硬度，如缓控释片或含片的硬度往往远大于普通片剂。硬度是片剂的重要质量标准之一，为控制片剂的质量往往需对片剂的硬度进行检查。有一些片剂无需进行硬度检查，如糖衣片和肠溶衣片。

生产中常用的硬度检查方法主要有指压法、压痕法、仪器测量法等，其中前两种方法仅能定性检查，不能定量检测。①指压法：将药片平置于两指之间，用拇指加压使其断裂来估计片剂硬度。该法是生产中检查硬度的常用方法。②压痕法：用坚固的圆锥体在药片施加一定的力，形成表面压痕；再根据压痕大小及深浅来评定其表面硬度。③仪器测量法：片剂硬度仪可定量检测片剂的硬度。硬度仪是根据抗挤压或剪切性能而设计的，原理是采用弹簧、杠杆或活塞泵等加压，通过适当方法记录片剂破碎时所需的压力，即破碎强度或硬度。测量片剂硬度的设备主要有孟山都（Monsanto）硬度计、YPJ-200 B 型片剂硬度计、Strong-cobb 型硬度计、片剂四用测定仪等。其中孟山都硬度计所测得的数据实际为抗张强度。YPJ-200 B 型硬度计可用于测定片剂、颗粒、丸剂的硬度，该仪器的测量精度和分辨率高、仪表指示直观性强、操作简单、耐用可靠。Strong-cobb 型硬度计采用油压机加压，用压力表显示压力，抗张强度用 Strong-cobb 单位表示。片剂四用测定仪可用于片剂的崩解度、溶出度、硬度和脆碎度的测定，其中测定硬度的装置及方法原理与孟山都硬度计相似，片剂压缩破裂强度即为片剂的硬度。采用不同的硬度仪检测结果往往有一定差异，因此，同一品种研究过程中宜采用同一设备检测，且准确记录硬度的单位。

脆碎度 反映片剂抗磨损、抗振动耐磨能力的重要检查项目。是评价片剂强度最常用的两个指标之一。若片剂比预期中更易碎，脆碎度检测可说明片剂质量不符合要求；但若片剂较硬，则单独脆碎度试验无法检测出存在的问题，就需要进行硬度检测。通常认为，普通片剂的硬度应在 50 牛以上，抗张强度在 $1.5 \sim 3.0$MPa 为好；而一般片剂的脆碎度应小于 1%。

片剂在生产、运输、贮藏过程中可能因震动或摩擦导致片剂破损，如引起碎片、破裂等，故

表 片剂重量差异限度标准

平均片重或标示片重	重量差异限度
0.30g 以下	±7.5%
0.30g 及 0.30g 以上	±5%

片剂需检测脆碎度。

片剂脆碎度检查法用于检查非包衣片的脆碎情况及其他物理强度，如压碎强度等。《中华人民共和国药典》2015 年版规定，按规定方法检查，片剂减失重量不得过 1%，且不得检出断裂、龟裂及粉碎的片。对于形状或大小在圆筒中形成严重不规则滚动或特殊工艺生产的片剂，不适于本法检查，可不进行脆碎度检查。对易吸水的制剂（如泡腾片、咀嚼片），操作时应注意防止吸湿（通常控制相对湿度小于 40%）。

片剂脆碎度检查仪内径约为 286mm，深度为 39mm，内壁抛光，一边可打开的透明耐磨塑料圆筒。筒内有一自中心轴套向外壁延伸的弧形隔片（内径为 80mm±1mm，内弧表面与轴套外壁相切），使圆筒转动时，片剂产生滚动（图 1）。圆筒固定于同轴的水平转轴上，转轴与电动机相连，转速为每分钟（25±1）转，每转动一圈，片剂滚动或滑动至筒壁或其他片剂上。

崩解时限　崩解指口服固体制剂在规定条件下全部崩解溶散或成碎粒，除不溶性包衣材料或破碎的胶囊壳外，应全部通过筛网。如有少量不能通过筛网，但已软化或轻质上漂且无硬心者，可作符合规定论。凡规定检查溶出度、释放度、融变时限或分散均匀性的制剂，不再进行崩解时限检查，如缓释片、阴道片、咀嚼片、含片等。崩解时限检查法可参照《中华人民共和国药典》2015 年版四部。片剂崩解时限测定装置为升降式崩解仪，主要包括吊篮和金属支架，并附有挡板。该装置含有 6 个玻璃管吊篮，管的底部是金属滤网（图 2）。每个管中放置一片药片。将含药片的

六管装置悬挂在一个以固定速度垂直移动的吊架上。此时，装置会在水中或缓冲溶液中垂直运动。记录每片药片的崩解时间，其崩解时间应该符合规范要求。《中华人民共和国药典》规定，不同类型片剂的崩解时限要求不同。

溶出度　活性药物成分从片剂、胶囊剂或颗粒剂等制剂在规定条件下溶出的速度和程度。是评价口服固体制剂（如片剂）质量标准的重要指标之一。要使用片剂溶出仪。检查溶出度的片剂不再进行崩解时限检查。难溶性药物从片剂中的溶出往往是其体内吸收的限速过程，大量研究证实，大部分片剂的体外溶出与其

体内吸收存在相关性，因此，溶出度测定可反映体内片剂吸收的程度。相比于体内生物利用度的测定方法，溶出度测定的方法更简单、容易操作。溶出介质的选择较重要，需要达到药物的漏槽条件，一般溶出介质的体积常为 900ml 或 1000ml；小剂量片剂亦可减小溶出介质的体积，以方便药物含量的定量检测。

释放度　口服药物从缓释制剂、控释制剂、肠溶制剂及透皮贴剂等固体制剂中释放的速度和程度。释放度检测中，除另有规定外至少取 3 个时间点，用于表征片剂在体外的药物释放度，即：①起始取样时间点（0.5～2 小

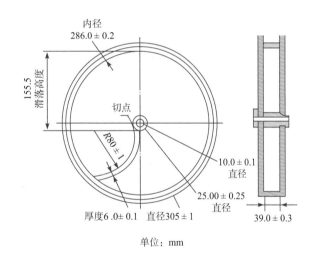

图 1　片剂脆碎度检查仪结构示意

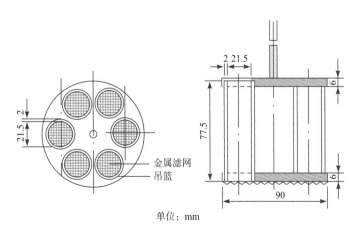

图 2　升降式崩解仪吊篮结构示意

时），用于考查药物释放是否存在突释。②中间取样时间点（释放约 50%），用于确定释药特性。③最后取样时间点，用于考察释药是否完全。

稳定性　药品的稳定性是药品质量评价的重要指标，是预测药品有效期和临床应用前景的重要参数。主要考察贮存条件（包括温度、光线、空气和湿度）和包装对药品稳定性的影响。影响因素实验为制剂的生产工艺、包装和贮存条件提供依据；加速实验则是探讨超常条件下药品的稳定性，为处方工艺改进、包装改进和贮存条件改进提供依据；而长期实验是研究在接近实际贮存情况下的药品稳定性，为制订药品有效期提供依据。

（姚　静）

piànjì róngchūyí

片剂溶出仪（tablet dissolution testers）　用于片剂质量评价时在规定介质中的测定溶出速度和程度的专用仪器。也可应用于测定其他固体制剂，如胶囊剂、微丸中的药物溶出速度和程度。是实现药品质量控制的重要设备。

1985 年，中国研制出符合《中华人民共和国药典》规定的第一代六杯溶出仪，并实现小批量生产；1990 年前后，研发了 ZRS-4 型 8 杯 6 杆溶出仪；2000 年以后，出现了一排式 8 杯 6 杆翻转型溶出仪、两排式 8 杯 8 杆翻转型溶出仪和升降式 8 杯 8 杆溶出仪 3 种类型的溶出仪，同时还可配套选择的离线或在线的智能溶出度自动取样系统。市场上销售的溶出仪主要有多种型号。

构造　主要由电动机、恒温装置、篮体、搅拌桨、溶出杯及杯盖等组成。不同的溶出度测定方法所用的溶出仪略有不同，但都包括以上几个部分。

检查方法分类　根据溶解装置的不同，溶出仪的检查方法有转篮法、桨法、流通池法、转筒法、桨碟法、中池法等。《中华人民共和国药典》2015 年版收载的溶出度测定方法有篮法（第一法）、桨法（第二法）和小杯法（第三法）3 种方法，均是通过搅拌或旋转在溶出介质中产生强制对流来进行混合；《美国药典》还收录了流通池法，多用于难溶性药物的溶出度检查，其可使样品一直处于均匀无漩涡的新鲜溶出介质中，从而克服难溶性药物难以达到漏槽条件的瓶颈问题。

篮法　篮法测定溶出度的仪器装置主要包括转篮、溶出杯、电动机等。转篮分为篮体与篮轴两部分，均为不锈钢或其他惰性材料（所用材料不应有吸附作用或干扰试验中供试品活性药物成分的测定）制成。其形状尺寸见图 1。溶出杯一般是由硬质玻璃或其他惰性材料制成的底部为半球形的 1000ml 杯状容器。溶出杯配

有适宜的盖子，盖上有适当的孔，中心孔为篮轴的位置，其他孔供取样或测量温度用。溶出杯置于恒温水浴或其他适当的加热装置中。篮轴与电动机相连，由速度调节装置控制电动机的转速，运转时整套装置应保持平稳。仪器一般配有 6 套以上测定装置。

桨法　桨法仪器装置除将转篮换成搅拌桨外，其他装置和要求与篮法相同。搅拌桨的下端及桨叶部分可涂有适当惰性材料（如聚四氟乙烯），其形状尺寸见图 2。

小杯法　小杯法测定溶出度的仪器装置（图 3）包括搅拌桨、

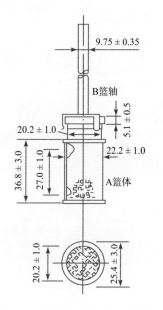

图 1　转篮结构示意（单位：mm）

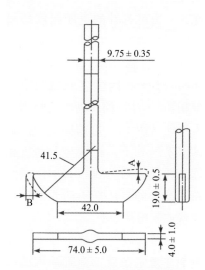

图 2　搅拌桨结构示意（单位：mm）

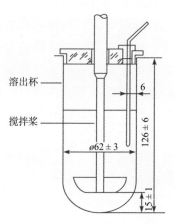

图 3　小杯法仪器装置示意（单位：mm）

容器和电动机。

流通池法 流通池法测定溶出度的装置（图4）由溶出介质存储瓶、恒流泵、温控流通池、过滤装置和样品收集器组成。

发展方向 溶出仪的自动化、在线、准确、快速和过程检测，以及检测结果的体内外相关性等是溶出仪的研发重点，主要发展方向包括：①智能溶出仪系列能进行准确的温度控制和转速控制。温度可在30~39℃内每隔0.1℃任意调节；转篮或桨的转速可任意调速，并采用微型计算机单片技术测量实际转速，转速准确，时间自动控制。②实时在线监测，实现实时、在线、准确、快速和过程监测，可全面直观地显示出溶出度曲线、吸收光谱和吸收度曲线，能同时用于快速鉴别、溶出度检查等。③数控仿生自动技术，模拟人工胃肠系统。

（姚　静）

yāzhìpiàn

压制片（compressed tablets）药物与药用辅料混合后经压片机压制而成的未经包衣的片剂。药典和习惯上所称的片剂均指压制片，通常用水口服。片重一般为0.1~0.5g；当片重过大时，可压制成异形片，以避免用药时吞咽困难。已开发出符合不同临床需求的多种类型的压制片，如含片、舌下片、分散片等都属于压制片。

压制片的形状有圆形和异形（椭圆形、三角形、菱形、心形、动物形状等），其中圆形片状最为常见。此外，片剂表面有平面或凸面、有刻度（1/2、1/3、1/4刻度）或无刻度；有标记或无标记、单层或多层等。

（姚　静）

múzhìpiàn

模制片（molded tablets）将药物与辅料的混合物料加入润湿剂或黏合剂制成可塑性团块后置于模具中成型，再干燥而制得的片剂。模制片最早出现在10世纪后叶，已很少应用。模制片的生产工艺简单，但机械强度较小，易出现磨蚀和破碎，故常需加入硬度剂，但硬度剂可能会降低片剂的溶出度，如硝酸甘油模制片。采用模制法制备的口腔速溶片也属于模制片，一般采用可溶性的原料和辅料（如糖类），其工艺为：将药物溶液或分散液在常压下干燥除去水分而成。

（姚　静）

bāoyīpiàn

包衣片（coated tablets）在片芯压制片的外表面包上一定厚度衣膜的片剂。包衣片能够隔湿、防潮、避光，增加药物的稳定性，掩盖药物的不良气味，提高患者用药的顺应性，增加药物的识别度、改善片剂的外观，以及调控药物的释放速率或释放部位等。

分类 根据包衣所用材料不同，包衣片可分为糖衣片、薄膜衣片、肠溶衣片。①糖衣片：以蔗糖为主要包衣材料进行包衣而制得的包衣片。它是最早的包衣片，20世纪70年代之前，糖衣片是包衣片中使用最广泛的一种，外表光滑美观，但由于糖衣片的衣膜含隔离层、粉衣层和糖衣层等多层，故片芯增重大，所用辅料用量大，品种多，生产工艺复杂且不能刻字、质量控制量化较困难等诸多问题，应用越来越少，已逐渐被薄膜包衣所取代。糖衣片主要在中药制剂中应用较多，例如千柏鼻炎片、银翘解毒片、牛黄解毒片等。②薄膜衣片：以高分子成膜材料进行包衣而制得的包衣片。常用的高分子成膜材料有羟丙甲纤维素、丙烯酸树脂等。薄膜衣片广泛应用于各类型药物的片剂，如尼索地平薄膜衣片、盐酸伐昔洛韦薄膜衣片等。薄膜衣片的性能更稳定，片型美观，不容易出现裂片、花斑等问题，崩解性好，且体积小，方便吞咽服用，应用范围更广。③肠溶衣片：用肠溶性包衣材料进行包衣的包衣片。针对不同的临床治疗目的，选择适宜的肠溶材料制备不同类型的肠溶衣片，为防止药物在胃内分解失效、避免对胃的刺激或控制药物在肠道定位释放，可对片剂包肠溶衣，如阿司匹林肠溶片；为治疗结肠部位疾病，可对片剂包结肠定位肠溶衣，其可利用胃肠道pH值差异、转运时间差异、特异性酶系统以及结肠内环境等原理设计，常用包衣材料包括果胶、偶氮类聚合物、葡聚糖、丙烯酸树脂类等。

制备 包衣片的制备方法主

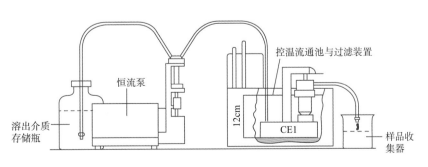

图4　流通池仪器装置示意

要有滚转包衣法、流化包衣法和压制包衣法，其中滚转包衣法又可以分为普通滚转包衣法、埋管包衣法和高效包衣锅法。

质量评价 包衣片的质量要求为外观应色泽均匀，衣膜平整（或圆整）、无缺陷，重量差异、崩解时限等项目均符合《中华人民共和国药典》制剂通则的相关规定。包衣片除进行片剂一般项目检查（见片剂质量评价）外，在生产中还需对包衣片外观、包衣增重、衣层强度及厚度、衣膜通透性及残留溶剂等进行检查。包衣片的衣膜应厚度均匀，且具有一定的强度。衣膜厚度可通过光切显微镜法检测，但此法仅局限于光可透过性薄膜。包衣片需要评价衣膜隔绝水蒸气、空气的能力，应进行衣膜通透性检查。常用检查方法有通透杯法，也可采用动力学检测方法。残留溶剂主要为水或有机溶剂，涉及包衣片的稳定性和安全性。残留水的检测方法主要有红外干燥、真空干燥和卡尔费休法；残留有机溶剂的检测主要用气相色谱。

(姚 静)

pàoténgpiàn

泡腾片 (effervescent tablets)

含有碳酸氢钠和有机酸，遇水可产生气体而呈泡腾状的片剂。泡腾片中的药物一般是易溶性的，加水产生气泡能溶解。有机酸一般用枸橼酸、酒石酸、富马酸等，其中枸橼酸最为常用。此外，除碳酸氢钠外，碳酸钠、碳酸钾、碳酸钙亦可作为泡腾崩解剂中产生二氧化碳的碱。

根据给药途径的差异，泡腾片可以分为口服泡腾片、口腔泡腾片和阴道泡腾片；亦可分为内服泡腾片和外用泡腾片（如阴道泡腾片）。①口服泡腾片：能在水中迅速崩解，形成澄清透明供口服的溶液。口服泡腾片以固体制剂形式生产、运输与贮存，携带方便、稳定性好；以溶液剂形式口服给药，给药方便、药物吸收快、起效迅速，尤其适用于儿童、老年人和有吞咽困难的患者，如维生素 C 泡腾片、阿司匹林泡腾片、布洛芬泡腾片等。②口腔泡腾片：泡腾片崩解时产生大量泡沫，增加药物与口腔局部病灶的直接接触，有利于发挥局部治疗作用，产生杀菌或收敛的作用；口腔泡腾片还可用于口腔清洁，故可作为口腔疾病的防治用药。此外，泡腾剂还可暂时麻痹味蕾而遮蔽一些药物的苦、涩等不良味道，发挥掩味作用，更适于口腔给药。③阴道泡腾片：比普通阴道片崩解速度更快。

泡腾片的处方主要包括药物、泡腾崩解剂、黏合剂、润滑剂、矫味剂和着色剂等。为满足泡腾片形成溶液的外观要求，所需辅料应具有适宜的水溶性，能够在水中溶解或在配伍后溶解；此外，处方中加入矫味剂和着色剂，可改善制剂的口感，提供患者用药的依从性。

泡腾片的制备过程中对环境湿度要求较高，相对湿度最好不要超过 30%；且制备过程中尽量避免水分的引入，优选采用非水湿法制粒压片（例如采用乙醇为润湿剂或黏合剂溶剂）、干法制粒压片或粉末直接压片的片剂制备工艺。

(姚 静)

jǔjuépiàn

咀嚼片 (chewable tablets)

口腔中咀嚼后吞服的片剂。片剂经咀嚼后形成小颗粒，便于吞服，且释药表面积大，可促进药物在体内的溶解与吸收，尤其可省去存在崩解困难问题的药物的崩解过程，能够提高其药效。此外，咀嚼片服用方便，无需用水送服，尤其适用于儿童、老年人、吞咽困难的患者，或者用于缺水的情况下服药，亦可减少药物对胃肠道的负担。例如维生素 C 咀嚼片、氨基酸咀嚼片、阿昔洛韦咀嚼片等。

鉴于剂型和给药方式的特点，咀嚼片所选的药物应在口腔或胃肠道中稳定，且对口腔和胃黏膜无刺激性；还应有良好的口感，无难以遮掩的不良气味。咀嚼片一般选择甘露醇、山梨醇、蔗糖等水溶性辅料作填充剂和黏合剂。此外，咀嚼片对口感要求高，故处方中常加入矫味剂（如蔗糖、薄荷等）。

咀嚼片在儿童用药方面的优势非常显著，应用范围很广，如寄生虫病类药物（如伊维菌素咀嚼片）、中药（如小儿健脾咀嚼片、双黄连咀嚼片）、钙类（如高钙片）、维生素类药物（如小金维他咀嚼片）等。临床上不良反应严重的药物制成咀嚼片，可降低不良反应的发生。例如，阿司匹林对胃黏膜有刺激性，制成咀嚼片后，经口腔黏膜吸收，可降低药物对胃肠道的不良反应，且药效发挥迅速。咀嚼片还可用治疗心血管类疾病药物（如心可舒咀嚼片）、骨质疏松症（如龙牡壮骨咀嚼片）、抗生素类（如头孢羟氨苄咀嚼片）、制酸药类（如铝碳酸镁咀嚼片）。此外，在食品及保健品中的应用日益广泛，如燕麦膳食纤维咀嚼片等。

咀嚼片硬度应适中，硬度太大，服用时不易咀嚼，影响口感；硬度太小，片剂在贮存、携带时易破碎。此外，咀嚼片应外表光洁，口感香甜。

(姚 静)

fēnsànpiàn

分散片（dispersible tablets）

在水中能迅速崩解并均匀分散的片剂。分散片中的药物是难溶性的，如阿奇霉素分散片、雷尼替丁分散片等。《中华人民共和国药典》2000 年版首次将分散片收载在片剂项下。

分散片的制备工艺简单、成本较低，且具有崩解迅速，溶出、吸收速度快，生物利用度高等优势；此外，分散片服用方便，可加水分散后口服，也可将分散片含于口中吮服或吞服。

分散片处方的基本组成与普通片剂相同，但为保证片剂迅速崩解，处方中需添加性能优良的高效崩解剂，常用崩解剂有交联羧甲基纤维素钠、交联羧甲基淀粉钠、低取代羟丙甲纤维素、交联聚乙烯吡咯烷酮、微晶纤维素等。分散片中崩解剂的用量较大，往往几种崩解剂联合应用，而崩解剂的加入方式会影响其崩解效果，一般内外加的加入方式的崩解效果较好。此外，分散片的原料、辅料通常会进行微粉化处理，以保证片剂崩解后形成更均匀、细腻的分散液。中药分散片的原料应尽可能地提纯、除杂，且原料在配方的比例不宜过大，以允许足够的加入各类型辅料改善分散片的性能与质量。

除符合普通片剂的质量要求外，分散片还应进行溶出度和分散均匀性检查。其中溶出度检查应按《中华人民共和国药典》2015 年版规定的片剂溶出度检查法检测，应符合规定。分散均匀性检查应取供试品 6 片，分别置250ml 烧杯中，加 15～25℃的水100ml，振摇 3 分钟，应全部崩解并通过二号筛。

（姚　静）

huǎnshìpiàn

缓释片（sustained release tablets）

在规定的释放介质中缓慢地非恒速释放药物的片剂。与普通片剂比较，缓释片的给药频率减少、血药浓度比较平稳、不良反应少、药物作用时间持久，且能增加患者的依从性。例如，庆大霉素缓释片、头孢克洛缓释片、复方布洛芬伪麻黄碱缓释片等。

缓释片中药物在一定时间内随时间变化先多后少非恒速释放，该过程为一级动力学过程。缓释片主要有膜控型缓释片和骨架型缓释片两种基本类型。膜控型缓释片是通过包衣膜来延缓或控制药物释放行为（如释放速率、释放时间和释放部位）的片剂。常用包衣材料为醋酸纤维素、乙基纤维素、乙烯-醋酸乙烯共聚物等在胃肠道内不溶解的聚合物为调控药物的释放速度，衣膜中常需添加致孔剂。骨架型缓释片是药物与一种或多种惰性固体骨架材料及其他辅料混匀后，直接压制或制粒后压制而成的片剂。根据骨架材料的性质还可以分为亲水凝胶骨架片、生物溶蚀骨架片、不溶性骨架片。亲水凝胶骨架片的释药过程是药物扩散和骨架溶蚀综合作用，常用材料包括羟丙甲纤维素、海藻酸钠等亲水性聚合物。生物溶蚀骨架片的释药过程以骨架溶蚀为主，常用材料包括棕榈酸甘油酯、聚氧乙烯 23-月桂醚等蜡质材料。不溶性骨架片的释药过程以药物扩散为主，常用材料包括乙基纤维素、聚乙烯、聚丙烯等不溶性聚合物材料。

缓释片应符合口服缓控释制剂质量评价有关要求并应进行释放度检查。

（姚　静）

kòngshìpiàn

控释片（controlled release tablets）

在规定的释放介质中缓慢地恒速或接近恒速释放药物的片剂。释药过程符合零级动力学过程。控释片的血药浓度更平稳，且能降低药物的不良反应、减小刺激性、延长药物作用时间、减少给药次数、提高患者用药的依从性。例如，格列吡嗪控释片、盐酸维拉帕米渗透泵控释片等。

控释片与缓释片的区分并不严格，名称也不统一。控释片的分类与缓释片基本相同，主要包括膜控型控释片、骨架型控释片及渗透泵型控释片等。其中渗透泵型控释片以渗透压为驱动力。将药物与适宜辅料压制成片芯，再包半透膜衣膜，并在衣膜层打一个或多个小孔作为释药孔。其释放行为不受介质环境 pH 值、胃肠蠕动和食物等因素的影响。常见类型有单室渗透泵片、多室渗透泵片、夹层渗透泵片和多孔渗透泵片等。

控释片应符合口服缓控释制剂质量评价的有关要求并应进行释放度检查。

（姚　静）

duōcéngpiàn

多层片（multilayer tablets）

由两种或两种以上不同物料经过两次或多次压制而成的片剂。每层中含有不同的药用辅料或药物，或者不同的物料配比，例如复方阿司匹林双层片、维 U 铝镁双层片等。

多层片的设计目的包括：①避免复方制剂中不同成分间的配伍变化。②调控药物释放速度。例如，将同一药物的速释颗粒和缓释颗粒压制成双层片以获得预定设计目的释药曲线；或者将需达到速释或缓释目的的两种药物分别制粒再压制成双层片，更好地控释复方制剂中药物的释放达到预定设计目的。③不同颜色的药物颗粒制成多层片，识别度更高，外形美观。

多层片的制备有两种形式：①将组分不同的颗粒分上、下两层或多层压制成。②先一种药物压成片芯，再将另一种药物包在片芯之外，形成片中有片的结构。

(姚　静)

róngyèpiàn
溶液片（solution tablets）　临用前能溶解于水的非包衣片或薄膜包衣片剂。又称可溶片和调剂用片。可供口服、外用、含漱等用。溶液片应溶解于水中，溶液可呈轻微乳光，其处方组分均应为可溶性成分。与液体制剂相比，溶液片可提高药物的稳定性，且制备简单，成本低。对于禁止内服的可溶片，应有醒目标志，以免发生中毒等不良反应。

溶液片需进行崩解时限检查，按《中华人民共和国药典》规定的崩解时限检查法测定，应在 3 分钟内全部崩解并溶化（见片剂质量评价）。

(姚　静)

yīndàopiàn
阴道片（vaginal tablets）　置于阴道内使用的片剂。阴道片的形状应易置于阴道内，可借助器具将阴道片送入阴道；阴道片在阴道内应易溶化、溶散或融化、崩解并释放药物，主要起局部抗炎杀菌作用，也可给予性激素类药物；具有局部刺激性的药物，不得制成阴道片。此外，阴道片还可通过阴道黏膜进入血液循环发挥全身性作用，且能避免肝首过效应，提高药物的生物利用度。

为了加速阴道片的崩解，常采用泡腾崩解剂制备成阴道泡腾片（vaginal effervescent tablets），如苦参碱阴道泡腾片、盐酸克林霉素阴道泡腾片等。与普通的阴道片和阴道栓相比，阴道泡腾片的崩解速度快，通常只需几分钟，因此，药物可快速释放，从而发挥疗效；同时，产生大量的泡沫增加了药物与阴道、宫颈黏膜的皱褶部位的接触，更利于药物的吸收。

阴道片的质量要求除满足普通片剂要求外，需进行融变时限检查。阴道泡腾片还应进行发泡量检查。

(姚　静)

shéxiàpiàn
舌下片（sublingual tablets）置于舌下能迅速溶化，药物经舌下黏膜吸收发挥全身作用的片剂。制备成舌下片制剂的药物应易于被直接吸收。舌下片主要适用于急症的治疗。

舌下片中药物经舌下黏膜吸收，舌下黏膜血管丰富，唾液多，故药物吸收迅速，起效快，同时，舌下给药还可避免肝首过效应和胃肠道首过效应，药物生物利用度较高。舌下片在心血管药物（如硝苯地平、硝酸甘油）、止痛镇静类药物（如硫酸阿托品、盐酸丁丙诺啡）、止吐药物、糖尿病药物、激素类药物（如前列腺素 E1）等类型药物中有较广泛的研究，但不是所有药物都适合制成舌下片，其一般适合于油水分配系数较大、pH 值小于 5 的口腔黏膜吸收较好的药物。舌下片中药物和辅料应是易溶的，且不应含有刺激唾液分泌的成分，以免药物溶于唾液中而被咽下。

舌下片的质量要求需严格控制崩解时限，按照《中华人民共和国药典》崩解时限检查法检测，除另有规定外，5 分钟内全部崩解并溶化。

(姚　静)

hánpiàn
含片（buccal tablets）　含于口腔中缓慢溶化起局部或全身作用的片剂。含片中的药物一般是易溶性的，主要起局部抗炎、杀菌、收敛、止痛或局部麻醉等作用，多用于口腔和咽喉疾病的治疗，如草珊瑚含片、青霉素 V 钾口含片等。含片硬度较大，不应在口腔内快速崩解，可产生持久的治疗作用。含片为口腔局部给药，应具有良好的口感，故处方中需添加矫味剂、着色剂等组分。使用含片时应注意，不可吞服和咀嚼，应严格按照药品使用说明书或医嘱使用。

在含片的质量要求中溶化性应照《中华人民共和国药典》崩解时限检查法检测，除另有规定外，崩解时限不得低于 10 分钟。

(姚　静)

kǒuqiāng tiēpiàn
口腔贴片（buccal adhesive tablets）　粘贴于口腔，经黏膜吸收后起局部或全身作用的片剂。又称口腔黏附片、颊额片。口腔贴片经口腔黏膜吸收，可进入血液循环发挥全身治疗作用，且能避免首过效应，使药物免受胃肠液或消化酶的破坏，可用于蛋白质、多肽类等生物技术药物；亦可用于口腔局部疾病的治疗，发挥抗菌、抗炎等作用，如甲硝唑口腔粘贴片、醋酸地塞米松粘贴片（意可贴）等。口腔贴片的质量要求中应进行溶出度或释放度检查。

(姚　静)

jiāonángjì
胶囊剂（capsules）　药物或添加适宜药用辅料充填于空心胶囊

或密封于软质囊材中形成的固体制剂。胶囊剂主要供口服用，此外尚有供其他给药途径应用的胶囊剂，如植入胶囊、干粉吸入胶囊、直肠和阴道胶囊等。构成胶囊外壳的材料，包括空心硬质胶囊或软质囊材，统称囊材。囊材的主要成分包括明胶、甘油、水，有些还包含色素、矫味剂、防腐剂等。

分类 胶囊剂根据其溶解与释放特性，可分为硬胶囊（通称为胶囊）、软胶囊（胶丸）、缓释胶囊、控释胶囊、肠溶胶囊、结肠定位胶囊和液体胶囊，主要供口服使用。硬胶囊和软胶囊的主要区别是囊壳物理性质不同，两者囊壳成分的比例不同，制备方法也不同。缓释胶囊（sustained release capsules）是在水或规定的释放介质中缓慢地非恒速释放药物的胶囊剂。控释胶囊（controlled release capsules）是在水或规定的释放介质中缓慢地恒速或接近恒速释放药物的胶囊剂。肠溶胶囊（enteric capsules）是用适宜的肠溶材料制备，或用经肠溶材料包衣的颗粒或小丸充填胶囊而制成的胶囊剂。肠溶胶囊不溶于胃液，但能在肠液中崩解而释放活性成分。结肠定位胶囊是口服后不在胃、十二指肠、空肠和回肠前端释放药物，而是转运至回肠、盲肠或结肠部位释放并发挥局部或全身治疗作用的胶囊剂。液体胶囊是填充液态内容物的硬胶囊。

特点 胶囊剂在使用上具有以下特点。①患者服药顺应性好：胶囊剂可以掩盖药物的苦味和不适的臭味；外形整洁、美观，于胶囊壳上印字或使用不同颜色便于识别；使液态药物固体剂型化，方便携带，易于服用。②生物利用度高，可使药物在体内迅速起效：胶囊剂在胃肠道中分散快、溶出快、吸收好，一般比片剂起效快，生物利用度高。③可弥补其他固体剂型的不足：液体药物或含油量高的药物不易制成片剂或丸剂，可以制成胶囊剂。剂量小、难溶于水、在消化道内不容易吸收的药物，可将其溶解或混悬在适宜的油脂性基质中，再制成胶囊剂，以利吸收。④可提高药物的稳定性：对光敏感、遇湿热不稳定的药物，如维生素、抗生素等，填装于胶囊中，可防止光线、空气中湿气和氧的作用，提高药物稳定性。⑤内容物具有多种形态：内容物可以是固体、液体或半固体，可以制备成粉末、颗粒也可以是小丸或小片，可以一种状态装于胶囊中，还可以两种状态的混合形式装于胶囊中，以适应临床不同的要求。⑥药物可具有不同释药特性：对需起速效的难溶性药物，可制成固体分散体，然后装于胶囊中；对需要制成长效制剂的药物，可将药物先制成具有不同释放速度的缓释颗粒或小丸，再按设计的比例混合均匀装入胶囊。⑦实现药物定位释放：对需要在小肠中吸收或发挥作用的药物可以制成肠溶胶囊；亦可制备成直肠或阴道给药的胶囊剂，使药物定位释放。治疗肠炎的药物或以结肠为主要吸收部位的蛋白、多肽类药物，可制成结肠定位释放的胶囊剂。

局限性 不能制成胶囊剂的药物和介质有：①易溶性药物，如氯化物、溴化物、碘化物、水合氯醛等，以及小剂量的刺激性药物，因这些药物在胃中溶解后能形成局部高浓度，对胃黏膜有刺激性。②易风化药物，药物风化后释出的水分可使胶囊壳软化。③吸湿性药物，吸湿性药物可夺取囊壁的水分使其干燥变脆，加入少量惰性油与吸湿性药物混合，可延缓胶囊壳变脆。④水或乙醇为介质，药物的水溶液、稀醇溶液和水包油型乳状液等能使胶囊壳溶胀或溶解，不能制成胶囊剂。

内容物 胶囊剂为适应临床的不同需求，根据制剂技术，可将不同形式内容物充填于空心胶囊中。①将药物粉末直接填充。②将药物加适宜的辅料如稀释剂、助流剂、崩解剂等制成均匀的粉末、颗粒或小片、小胶囊。③将药物制成包合物、固体分散体、药物微囊或微球。④将普通小丸、速释小丸、缓释小丸、控释小丸或肠溶小丸单独填充或混合填充，必要时加入适量空白小丸作填充剂。⑤溶液、混悬液、乳状液等也可采用特制灌囊机填充于空心胶囊中，必要时密封。

粉末与颗粒 粉末与颗粒是填充入硬胶囊的最主要的形式。填充入胶囊的药物粉末处方相对简单，有时甚至可以将药物粉末直接填充。但要求填充物应具有适宜的流动性，并在输送和填充过程中不分层。对于流动性差的药物，可加入一定量二氧化硅、滑石粉等助流剂改善物料的流动性或避免分层，保证药物快速而精确地填充入胶囊。助流剂的含量一般不超过2%。对于疏水性药物，可加入少量的崩解剂，如淀粉、低取代羟丙基纤维素等，以利于药物更好地分散和溶出，或加入甲基纤维素、羟乙基纤维素等亲水性物质，对药物进行处理以利于吸收。

小丸 由药物和辅料组成的直径小于2.5mm的圆球状实体。又称微丸。它是一种剂量分散剂型（多单元剂型），一个剂量由几十乃至一百多个单元组成，其剂量分散化，药物在胃肠表面分散面积增大，可减小药物对胃肠道的刺激，在胃肠道内的转运受食物影响较小，并且个别小丸的缺陷不会导致整个制剂的释药行为发生改变。因此小丸的释药规律具有明显的重现性与一致性。根据不同的目的添加适当辅料可以制备成具有不同释药行为的小丸：速释小丸、缓释小丸、控释小丸、肠溶小丸等。将速释、肠溶、缓释或控释的小丸填充于硬空心胶囊，可以使胶囊剂内容物以及释药行为呈现多样化。

液体与半固体 以液体、半固体为内容物的硬胶囊，称为充液胶囊。填充硬胶囊的液体与半固体处方组成与软胶囊内容物类似。为防止胶囊内容物泄漏，皆采用具有触变性质或熔融性质的内容物配方，使内容物仅在填充过程中因切变力增加或热作用而液化，随后切变力减小或冷却而立即固化。

质量评价 通过进行化学和物理性质的检验、微生物学测定、生物学评价及稳定性测定，对胶囊剂成品质量的评价。质量检查项目主要包括外观、水分、装量差异、崩解时限、溶出度、释放度和稳定性等。①外观：胶囊剂外观应光洁，不得有黏结、软化、渗漏或囊壳破裂现象，无异臭。②水分：水分过高会引起胶囊膨胀、皮软、变形、软化，进而导致微生物的滋长、药物融化等。其内容物的水分含量应低于9%。③装量差异：按照《中华人民共和国药典》（2015年版）规定进行检查，应符合规定。④崩解时限：按药典的方法进行崩解时限检查（如胶囊漂浮于液面，可加挡板）。凡规定检查溶出度或释放度的胶囊制剂，可不进行崩解时限检查。⑤溶出度：活性药物成分从片剂、胶囊剂或颗粒剂等制剂在规定条件下溶出的速度和程度，是评价口服固体制剂（如片剂）的质量标准重要指标之一。凡检查溶出度的胶囊剂不再进行崩解时限检查。除另有规定外，照药典方法测定。⑥释放度：口服药物从缓释制剂、控释制剂、肠溶制剂及透皮贴剂等固体制剂中释放的速度和程度。除另有规定外，照释放度测定法。⑦稳定性：稳定性试验包括影响因素试验、加速试验、长期试验。由胶囊剂的囊材性质所决定，包装材料与储存环境对胶囊剂的质量都有明显的影响。高温高湿条件容易使胶囊剂风化、软化、变黏、微生物滋生等。另外，如果填充的内容物为风化性药物（如含结晶水），应注意检查其对囊壁的软化作用。

应用 随着胶囊材料、填充新设备的不断问世，以及缓释技术、渗透泵技术、定位释药技术、包合技术、微囊化技术、固体分散技术等其他制剂新技术的渗入，胶囊剂从理论上和技术上得到了较大的发展，其应用也不断扩展，已成为临床最常用的剂型之一，品种数仅次于片剂、注射剂居第3位。《中华人民共和国药典》2010版收载胶囊剂约514种；《美国药典》（USP32）收载胶囊剂200余种；《英国药典》（BP2009）收载胶囊剂100余种。

（尹莉芳）

yìngjiāonáng

硬胶囊（hard capsules） 将药物或加适宜药用辅料制成粉末、颗粒、小片、小丸、半固体或液体等，充填于空心胶囊中制成的胶囊剂。硬胶囊制备一般分为空心胶囊的制备、填充物的制备、填充与套合囊帽、封口等工艺过程。硬胶囊可根据下列的制剂技术，制备不同形式内容物充填于空心胶囊中：①将药物粉末直接填充。②将药物加适宜的辅料如稀释剂、助流剂、崩解剂等制成均匀的粉末、颗粒或小片、小胶囊。③将药物制成包合物、固体分散体、微囊或微球。④将普通小丸、速释小丸、缓释小丸、控释小丸或肠溶小丸单独填充或混合填充，必要时加入适量空白小丸作填充剂。⑤溶液、混悬液、乳状液等也可采用特制灌囊机填充于空心胶囊中，必要时密封。硬胶囊是由囊体、囊帽紧密配合的空心胶囊，内填充药物而成的制剂；囊体由胶囊剂的囊材性质所决定，包装材料与储存环境，如温度、湿度和贮藏时间对胶囊剂的质量都有明显的影响。硬胶囊宜采用透湿系数小的玻璃容器泡罩等密封包装，其存放环境温度不高于30℃，湿度不高于60%，置于干燥阴凉处密闭保存，防止发霉、变质。硬胶囊的质量应符合2015年版《中华人民共和国药典》对胶囊剂的要求。

（尹莉芳）

kōngxīn jiāonáng

空心胶囊（hollow capsules） 由药用明胶加药用辅料精制而成的帽、体两节胶囊壳组成的胶囊。是用于硬胶囊剂制备的重要辅料。空心胶囊或软质囊材的主要材料为明胶，此外纤维素衍生物（如羟丙基纤维素）、淀粉、海藻多糖等植物来源的空心胶囊替代材料的研究与应用也在不断增加。

明胶是空心胶囊的主要成囊材料，是由骨、皮水解而制得的。由酸水解制得的明胶称为A型明胶，等电点pH7~9；由碱水解制得的明胶称为 B 型明胶，等电点 pH4.7~5.2。以骨骼为原料制得的骨明胶，质地坚硬，性脆且透明度差；以猪皮为原料制得的猪皮明胶，富有可塑性，透明度好。为兼顾囊壳的强度和塑性，采用骨、皮混合胶较为理想。还有其他材料的胶囊，如淀粉胶囊、甲基纤维素胶囊、羟丙基甲基纤维素胶囊等。

空心胶囊为圆筒状空囊，由可套合和锁合的帽和体两节组成，质地坚硬且有弹性。市售的空心胶囊有平口型（普通型）和锁口型两类，锁口型又分为单锁口和双锁口两种。锁口型的囊帽、囊体有闭合用槽圈，套合后不易松开。

常用的空心胶囊从大到小主要分为 000、00、0、1、2、3、4、5 号；以及容积更大的兽用空心胶囊 10、11 和 12 号，装量可分别达到 30、15 和 7.5g。

空心胶囊的质量控制包括性状、松紧度、脆碎度、崩解时限、黏度、亚硫酸盐、对羟基苯甲酸酯类、氯乙醇、环氧乙烷、干燥失重、炽灼残渣、铬、重金属和微生物等。

（尹莉芳）

yìngjiāonáng zhìbèi

硬胶囊制备（preparation of hard capsules）　由囊体、囊帽紧密配合的空心胶囊内填充药物

而成的制剂技术。硬胶囊的制备一般分为空心胶囊的制备、填充物料的制备、填充与套合囊帽、硬胶囊的封口和包装等工艺过程。制备硬胶囊的工艺流程见图 1。

空心胶囊制备　空心胶囊由囊体和囊帽组成，其主要制备流程：溶胶→蘸胶（制胚）→干燥→拔壳→切割→整理。为增加空心胶囊的韧性与可塑性，一般可在胶浆中加入增塑剂，如甘油、山梨醇、羧甲基纤维素钠、羟丙基纤维素、油酸酰胺磺酸钠等；为减小流动性、增加胶冻力强度，可加入琼脂等增稠剂；对光敏感药物，可加遮光剂二氧化钛（2%~3%）；为美观和便于识别，可加食用色素等着色剂；为防止发霉，可加防腐剂尼泊金等。以上组分并不是任一种空胶囊都必须具备的，而应根据具体情况加以选择。

填充物料的制备　若纯药物粉碎至适宜粒度就能满足硬胶囊的填充要求，即可直接填充。但多数药物由于流动性差等方面的原因，需加一定的稀释剂、润滑剂等辅料才能满足填充或临床用药的要求。一般可加入蔗糖、乳糖、微晶纤维素、改性淀粉、二氧化硅、硬脂酸镁、滑石粉、羟丙基纤维素等改善物料的流动性或避免分层，也可加入辅料制成颗粒后进行填充。空心胶囊的规

格应根据药物的填充量选择，首先按药物的规定剂量所占容积来选择最小空心胶囊，可根据经验试装后决定。还有常用方法是先测定待填充物料的堆密度，然后根据装填剂量计算该物料容积，以确定应选胶囊的号数。

硬胶囊的填充　可采用手工填充或机器填充。实验室和工厂多采用半自动和全自动胶囊填充机填充。硬胶囊剂的填充操作间应保持温度 20~30℃，相对湿度 30%~45%，以保持胶壳含水量不会产生较大的变化。温度与湿度过高可使胶囊软化、变形；在填充药物的过程中，应经常检查胶囊的装量差异；已填充好的硬胶囊应及时除粉打光，常使用胶囊抛光机，它借助于无级变速电机驱动，去除附着于胶囊上的粉尘。

手工填充　仅在小量制备胶囊时采用。手工填充药物的主要缺点是粉尘飞扬严重、装量差异大、返工率高、生产效率低。手工填充时先将药粉置于干净纸上或玻璃板上，用药刀铺成均一粉层，并轻轻压紧，其厚度为囊身高度的 1/4~1/3，然后戴指套持囊体，口向下插入药粉嵌入囊身内，如此压装数次至胶囊被填满。称重，如重量合格，即将囊帽套上，在充填时对囊身所施加的压力应均匀，并随时校准，使重量准确。充填好的胶囊，可用洁净

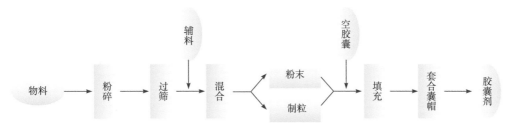

图 1　硬胶囊的制备工艺流程

的纱布包起，用手轻轻搓滚去除胶囊外面黏附的药粉，这一个过程亦可用胶囊磨光机来完成，最后装入适宜的干燥器中贮存。也可用模具进行手工填充药物。使用有机玻璃制成胶囊分装器，该器的面板上具有比囊身直径稍大一些的圆孔，孔数按需要而定。操作时可将底板两侧的活动槽向里移，盖上面板（使插入底板插孔里）将囊身插入面板的模孔中，使胶囊口与面板保持平齐，然后将药物分布于所有囊口上，并手持胶囊分装器左右摇摆振荡，待药物填满囊身后，扫除多余的药粉，然后将两侧的活动槽向外移，使面板落在底板上，底板即将囊身顶出，套上囊帽，把装好的胶囊倒在筛里，筛出多余药粉，拭净即得。

机器填充 根据内容物颗粒大小的不同可分为胶囊填充机、微片填充机和微丸填充机，包括半自动胶囊填充机和全自动胶囊填充机。填充机的内容物填充方式可分为 4 种类型（图 2）：a 型是由螺旋钻压进物料；b 型是用柱塞上下往复压进物料；c 型是自由流入物料；d 型填充管内，先将药物压成单位量药物粉块，再填充于胶囊中。从填充原理看，a、b 型填充机对物料要求不高，只要物料不易分层即可；c 型填充机要求物料具有良好的流动性，常需制粒才能达到；d 型适于流动性差，但混合均匀的物料，如针状结晶药物、易吸湿药物等。

硬胶囊的封口 空心胶囊由囊体、囊帽两节套合而成。根据套合方式分为平口和锁口两种，现生产胶囊剂多采用锁口空心胶囊，用锁口型胶囊填充固体内容物后，囊体与囊帽相互咬合锁口即完全密封，密闭性良好，不必封口。若采用平口空心胶囊，药物填充后，为了防止泄漏，封口是一道重要工序。常采用明胶封口液，含明胶 20%、水 40%、乙醇 40%。使用时将此胶液保持50℃，使封腰轮部分浸在胶液内，旋转使带上定量胶液，使囊体和囊帽接缝处涂上胶液，烘干，即得。也可直接用乙醇或明胶液于接缝口处浸润封口。带状封口可使胶囊强度增加，防止空气渗入，有助于内容物稳定；此外，也使胶囊不易打开，确保用药安全。亦有用超声波使胶囊封口的。小量制备时，可在胶囊上涂一层阿拉伯胶浆或蘸以少许 90% 乙醇，使胶囊上下节密封。

（尹莉芳）

ruǎnjiāonáng

软胶囊（soft capsules） 将油类或对明胶无溶解作用的溶液、混悬液、固体或半固体等封闭于软胶壳中而成的制剂。主要由内容物和囊材构成；囊材由明胶、甘油或其他适宜的药用材料单独或混合制成。软胶囊的主要特点为弹性大、可塑性强、装量差异小。内容物可以是稀释剂、自乳化系统、微乳、药物混悬液、固体或半固体等。

制备 软胶囊胶壳除主要材料为明胶外，还含有增塑剂（如阿拉伯胶、甘油）、防腐剂、遮光剂、色素、芳香剂、调味剂（如 5% 蔗糖）等成分，软胶囊与硬胶囊空胶壳的区别为各成分的比例与制备方法不同，软胶囊的胶壳中增塑剂所占比例较高，可高达20%。胶壳的弹性大小取决于胶壳明胶、增塑剂和水的比例，一般明胶与增塑剂的用量为 1:(0.4～0.6)，明胶与水用量比一般为 1:1。

软胶囊的制备方法主要包括手蘸法、板压法、压制法和滴制法。①手蘸法：制出空的软胶囊壳后，用注射器或滴头填充空胶囊壳制备胶丸的过程。②板压法：是一种批量生产工艺，它是用两个模具把两片湿明胶压在一起；两块模具使得明胶壳内形成真空，而后活性填充物加入其中。③压制法：将胶液制成厚薄均匀的胶片，再将药置于两个胶片之间，用钢板模或旋转模压制成胶丸的方法。又可分为钢板模压法及旋

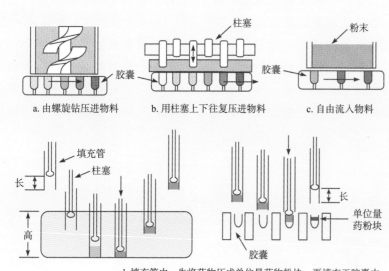

a. 由螺旋钻压进物料　　b. 用柱塞上下往复压进物料　　c. 自由流入物料

d. 填充管内，先将药物压成单位量药物粉块，再填充于胶囊中

图 2 不同类型硬胶囊填充机示意

转模压两种。④滴制法：采用软胶囊滴制机，将以明胶为主的软质囊材（一般称为胶液）与药液，分别在双层滴头的外层与内层以不同速度流出，使一定量的明胶液将定量的油状液包裹后，滴入另一种不相混溶的液体冷却剂（必须安全无害，且和明胶不相混溶，一般为液状石蜡、植物油、硅油等）中，胶液接触冷却液后由于表面张力作用形成球形，并逐渐凝固而成胶丸。

影响软胶囊成形的因素如下。①囊壁组成的影响：软胶囊的弹性与明胶、增塑剂间重量比例有关。若增塑剂用量过低或过高，则囊壁会相应的过硬或过软。在选择软质囊材硬度时应考虑到所填充药物的性质及药物与软质囊材之间的相互作用。在软胶囊的制备及放置过程中水分容易汽化而损失，因此，明胶与增塑剂的比例对软胶囊剂的制备及质量控制有着十分重要的影响。常用的增塑剂有甘油、山梨醇或两者的混合物，选择增塑剂时需考虑药物的性质，如对于吸湿性药物应采用冻力高、黏度小的明胶。②填充药物与附加剂的要求：软胶囊剂中可以填充各种油类或对明胶无溶解作用的液体药物、药物溶液或混悬液，也可以填充固体药物粉末或颗粒。制备软胶囊剂除少数液体药物（鱼肝油等）外，药物均需用适宜的液体辅料溶解或混合，常用的辅料有植物油、芳香烃酯类等。液体药物含水量不应超过5%；液体药物含挥发性、小分子有机化合物，如乙醇、酮、酸及酯等，均能使囊壁软化或溶解；醛类可使明胶变性；油/水型乳剂的内容物与囊壁接触后因失水而使乳剂破裂，囊壁变软；液体药物pH值以2.5~7.5为宜，否则易使明胶水解或变性，导致泄漏或影响崩解和溶出，可选用磷酸盐、乳酸盐等缓冲液调整pH值。混悬液作为软胶囊内容物时，分散介质常用植物油或聚乙二醇400。混悬液应具有良好的流变性和物理稳定性，固体粒子粒度常控制在80目以下并加入助悬剂，可提高其物理稳定性。对于油性内容物，常使用的助悬剂是10%~30%油蜡混合物。对于非油性基质，常使用的助悬剂为1%~15%聚乙二醇4000或聚乙二醇6000。在填充过程中需要不断地搅拌，使充填精确度提高，含量均匀度亦可保持在1%~2%。③软胶囊形状与大小的选择：软胶囊有球形、圆柱形、橄榄形等多种形状，分别有多种容量可供选择，常用形状为圆形和椭圆形，其包制体积为5.5~7.8ml。为便于成形，一般要求尽可能小一些。填充的药物一般为一个剂量。液体药物包裹时按剂量和比重计算囊核大小。混悬液制成软胶囊时，所需软胶囊的大小可用"基质吸附率"来决定。基质吸附率是指将1g固体药物制成填充胶囊的混悬液时所需液体基质的克数，计算公式：

$$基质吸附率=\frac{液体基质质量}{固体药物重量}\times100\%$$

质量要求 软胶囊质量要求除主药含量测定外，《中华人民共和国药典》2015年版四部"制剂通则"规定，软胶囊与硬胶囊一样应检查外观、溶出度（或释放度）、含量均匀度、微生物限度、装量差异、崩解时限等项目。特别要注意微生物限度的检查，因为明胶在含水量较大的情况下易滋生细菌。

应用 软胶囊剂可掩盖药物不良气味、防止挥发性成分挥发、提高药物稳定性，因此适合于具不良气味的药物、易挥发的药物及对光敏感易氧化的药物。此外，软胶囊剂也适于低熔点药物及油性药物，以及剂量极小、水溶性差的药物。

（尹莉芳）

ruǎnjiāonáng dīzhìjī

软胶囊滴制机（dripping machines for preparation of soft capsules） 用滴制法制备软胶囊的机械。制备过程中必须控制药液、明胶和冷却液三者的密度，以保证胶囊有一定的沉降速度，同时有足够的时间冷却。滴制时，胶液与药液的温度、滴头的大小、滴制速度、冷却液温度等因素均会影响软胶囊的质量。

滴制机主要由滴制部分、冷却部分、电气自控部分、产品收集部分构成（图）。

软胶囊滴制机的优点是设备简单，造价较低、投资少，设备操作相对简单，生产过程中胶皮利用率高，几乎不产生废胶，产品成本低。缺点是性状单一、药液装量小、胶液通常要求透明，加遮光剂后产品质量难控制。

（尹莉芳）

gǔnmóshì ruǎnjiāonángjī

滚模式软胶囊机（cylinder type soft capsule encapsulating machines） 由软胶囊压制主机、输送机、干燥机、电控柜、明胶桶构成的软胶囊制备设备。工作原理：通过涂胶机箱、鼓轮制出的两条胶带连续不断地向相反方向移动，部分被加压黏合，同时由填充泵准确灌注药液于两胶片之间经旋转模而轧成胶丸。剩余的胶带即自动切断分离。为了防止胶带与模孔粘连，在胶带与模孔接触面上涂润滑油。药液的数量

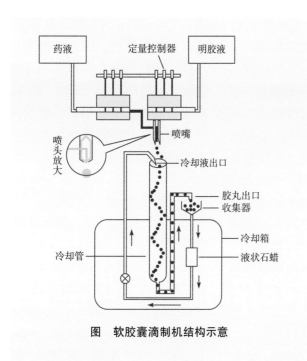

图 软胶囊滴制机结构示意

由填充泵准确控制。此种滚模式软胶囊机产量大、计算准确，物料损耗极少，装量差异不超过理论量的±3%。工艺流程为：明胶液→涂布在胶皮轮上→冷却成胶皮+药液由喷体喷出→滚模压断胶皮成软胶囊。滚模式软胶囊机的结构见图。

滚模式软胶囊机的优点是可制出不同形状的产品、药液装量大、可加遮光剂。缺点是设备结构复杂、造价高、设备操作复杂、胶皮不回收、浪费胶皮多。

(尹莉芳)

chángróng jiāonáng

肠溶胶囊 (enteric coated capsules)

使用适宜的肠溶性包衣材料制备硬胶囊或软胶囊，内充用肠溶性包衣材料包衣的颗粒或小丸制成的胶囊剂。肠溶胶囊不溶于胃液，但能在肠液中崩解而释放活性成分。肠溶胶囊制备方法分两种：①使胶囊内部的填充物具有肠溶性，如将药物与辅料制成颗粒或小丸后用肠溶材料包衣填充胶囊。②通过甲醛浸渍法或肠溶包衣法，使胶囊壳具有肠

溶性。肠溶胶囊临床治疗优点在于可防止药物在胃内分解失效、避免药物对胃的刺激或控制药物在肠道定位释放及治疗结肠部位疾病。常用肠溶包衣材料有国产丙烯酸树脂 I、II、III 号、尤特奇系列、醋酸纤维素钛酸酯（CAP）、羟丙甲纤维素钛酸酯（HPMCP）、聚乙烯醇肽酸酯（PVAP）等。

(尹莉芳)

jiécháng dìngwèi jiāonáng

结肠定位胶囊 (colon-specific capsules)

口服后能避免在胃、十二指肠、空肠和回肠前端释放药物，转运至回盲肠或结肠部位以速释（脉冲）、缓释或控释方式发挥局部或全身治疗作用的胶囊

剂。该剂型需要通过适宜的药物制剂手段和药物传递技术制成。结肠定位胶囊是结肠定位制剂的重要组成部分，可将药物靶向送至结肠部位，提高结肠局部药物浓度，增强药效，降低毒副作用，是治疗结肠疾病的有效手段。结肠定位制剂设计的原理有胃肠道时滞效应、胃肠道 pH 值差异、结肠微生物自我调节机制、结肠压力控制等。

(尹莉芳)

yètǐ jiāonáng

液体胶囊 (liquid capsules)

填充液态内容物的硬胶囊。常用的硬胶囊壳为明胶和羟丙甲基纤维素外壳。传统的胶囊通常分为两大类，即硬胶囊（适用于灌装粉末药物）和软胶囊（适用于鱼油、维生素 E、维生素 A 等有形液体药物等）。液体胶囊与传统的胶囊相比，优点在于透明度高，生产工艺简单，具有良好的耐热性、耐湿性、密封性及坚韧性，尤其适用于味道或气味不佳的或易氧化变色的液体药物、难溶性

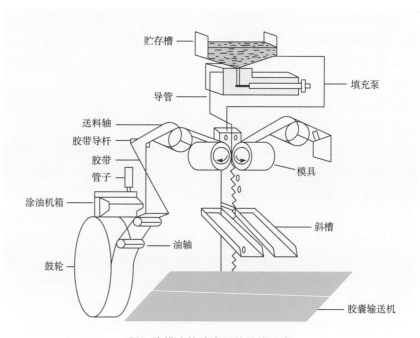

图 滚模式软胶囊机的结构示意

药物或保健品加工制成胶囊剂。液体硬胶囊技术应用的优点包括：①难溶性药物应用液体胶囊技术，通过用适宜的溶媒或载体将难溶性药物制成溶液、混悬液、微乳或熔融的内容物，可以改善药物吸收问题，提高生物利用度。②低熔点或室温下呈液态的药物难以制成固体粉末，常需加入大量的辅料，在片剂制备过程中的高温高压对熔点低的化合物会有影响，而采用液体胶囊技术可简化制备工艺，使制剂体积减小，提高患者顺应性。③低剂量或强效药物在液体灌装操作下可使装量差异控制在1%以内，保证小剂量药物具有良好的含量均匀度。④吸湿性药物加入亲水性或疏水性骨架可有效降低药物对湿度的敏感性。⑤缓释液体胶囊选用适宜的辅料可对液体胶囊的释药速度进行控制，达到缓释的目的。液体胶囊的缺点在于载药量较低，且受储存条件与辅料影响较大。液体硬胶囊可用液体硬胶囊灌装机实现全自动灌装，该机集机、电、气为一体，采用微电脑可编程控制器，触摸面板操作，配备电子自动计数装置。

（尹莉芳）

wánjì

丸剂（pills） 药物细粉或药材提取物与适宜的辅料以适当的方式制成的球形或类球形的固体制剂。优点：①溶散、释放药物缓慢，药效维持时间长，因而可降低毒性、刺激性，减少不良反应的发生，适用于慢性病患者。②可以承载药物量较高，是中药材原粉或提取物的理想剂型之一。③制备过程简单，适合工业化生产。④携带和存储方便。⑤具有速效作用，如水溶性滴丸。缺点：①由于赋形剂的特殊性，生产过程中容易造成崩解度不合格。②易染菌，卫生学不符合要求。③口味不佳。④用药周期较长。⑤服药量大。⑥不适合于急症用药等。

赋形剂 丸剂除了药物外，尚需加入其他赋形剂，主要包括润湿剂、黏合剂、稀释剂、吸收剂、崩解剂等。润湿剂：用于启发和提高药物黏性，降低丸块的硬度与防止丸块的，便于丸剂加工成型。主要包括水、酒、醋、水蜜、药汁等。黏合剂：主要作用为提高药物的黏性，使丸块具备合适的可塑性，以促进丸剂的形成。主要包括蜂蜜、米糊、面糊、浸膏提取物等。稀释剂或吸收剂：使丸剂具有一定的重量与体积，与润湿剂或黏合剂的协同作用，能提高丸块的可塑性，便于丸剂成形；吸收剂主要作用为吸收药材浸出物或挥发油类的物质，常用于含药物浸出油或挥发油类丸剂的制备。该类赋形剂主要有氢氧化铝凝胶粉、碳酸钙、甘油磷酸钙、糖粉、淀粉、糊精和乳糖等。崩解剂：促进丸剂的崩解或溶散，加快药物溶出。主要包括一些片剂常用崩解剂如微晶纤维素、低取代羟丙基纤维素等；某些表面活性剂如吐温80等由于可以提高丸剂的可润湿性，也能促进丸剂的溶散。包衣材料：丸剂包衣可使表面平滑美观、掩味以便于服用、提高药物稳定性或挥发、防潮、消化道定位释放等。丸剂包衣类型包括药物衣、防潮衣、肠溶衣等。

分类 按制备方法的不同，可将丸剂分为：塑制丸，如蜜丸、浓缩丸、糊丸等；泛制丸，如水丸、水蜜丸等；滴制丸，如滴丸等。按照制备丸剂的赋形剂的不同，可将丸剂分为水丸、蜜丸、糊丸、蜡丸等。还有新剂型微丸。

水丸 饮片及其提取物细粉以冷开水、药汁或其他液体（根据制法可用黄酒、醋和糖汁）为黏合剂制成的球形干燥丸剂。又称水泛丸。该类丸剂由于采用水性介质为黏合剂，因此服用后崩解、吸收较快，具有速效的作用；粒径较小，吞服与携带较为方便。

蜜丸 饮片及其提取物细粉以蜂蜜为黏合剂制成的球形干燥丸剂。可分为大蜜丸、小蜜丸、水蜜丸。根据蜜丸的大小重量差异又可将重量在0.5g以上的蜜丸称为大蜜丸，重量在0.5g以下的称为小蜜丸。该类丸剂崩解较为迟缓，具有长效的作用。

浓缩丸 将饮片或部分饮片提取浓缩或煎制后，取浓缩液或煎液，与适当的辅料或剩余的饮片细粉混合制成球状的干燥丸剂。又称浸膏丸或药膏丸。特点：体积小，服用量少，赋形剂量少，携带方便，但其疗效易受制备技术或过程的影响。

糊丸 饮片及其提取物细粉以米糊或面糊为黏合剂制成的小型球状干燥丸剂。当选用不同的糊粉和制糊方法时，制得的糊黏合力和性质也不同，可运用于不同的临床治疗当中。糊丸干燥后坚硬，在消化道崩解缓慢，不易被破坏，适用于作用剧烈或具有刺激性的药物。

蜡丸 饮片细粉以蜂蜡为黏合剂制成的球状丸剂。蜡丸多采用塑制法，将处方量的蜂蜡加热熔化后，待其冷却，当蜡液出现边缘凝固、表面结膜时，快速倒入处方量研磨好的药粉并搅拌均匀，而后制丸。适用于含有较多剧毒性或刺激性较强的药物，并要求在肠道吸收已实现治疗的药物。

滴丸 将固体或液体药物与

适当的物质（基质）混合均匀并加热熔化，而后将其通过口径适当的管口滴出要求剂量的液滴，液滴被滴入与其本身不相容的冷却溶剂中冷却、收缩、凝固成丸，最终制得的一种球状或类球状丸剂。根据药物本身的理化性质和使用要求，滴丸制备成功后还可加包糖衣或薄膜衣。基质包括水溶性基质和非水溶性基质，常用的有聚乙二醇6000、明胶和硬脂酸等。冷凝液必须安全无害，常用的有液状石蜡、植物油、甲基硅油和水等。滴丸可以根据需要制备成起效快，药效持续时间短的制剂，也可以制备成延缓药效的制剂。

微丸　由药物粉末和其他适当辅料构成的直径小于2.5mm的球状干燥丸剂。根据药物本身的理化性质和使用要求，微丸制备成功后还可加包糖衣或薄膜衣，也可以用蜡脂类物质包衣。最终将包好衣的微丸灌入胶囊或压成片剂服用。微丸作为新剂型具有很多优势，它可以提高药物的生物利用度，减少药物刺激性等。

制备　丸剂制备的工艺流程见图。

制备方法包括塑制法、泛制法、固体分散法、熔融法与溶剂熔融法等。①塑制法：饮片细粉加入适量黏合剂，混合均匀，制成软硬适宜、可塑性较大的丸块，再一次制丸条、分粒、搓圆而成

丸粒的一种制丸方法。工艺流程：物料准备→制丸块→制丸条→分粒与搓圆→干燥→整丸等。主要用于中药的蜜丸、糊丸和微丸等的制备。②泛制法：在转动的适宜的容器或机械中将药材细粉与赋形剂交替润湿、散布，不断翻滚，逐渐增大的一种制丸方法。工艺流程：物料准备→起模→泛制成型→盖面→选丸→包衣→打光等。主要用于水丸、糊丸和微丸等的制备。③固体分散法和熔融法：均为制备滴丸的方法，前者系指将药物以分子、微晶、胶态或无定形状态分散在一种载体介质中；后者系指将药物与载体的均匀混合体加热熔融后迅速冷却成固体的方法。固体分散法常用不溶性药物的制备，熔融法常用以将油性成分分散在基质中。这两种方法都在一定程度上解决了难溶性药物在水中的溶解度小、难以被机体吸收、在机体内消除速度过快的问题。采用固体分散技术制备丸剂后，可以得到缓释作用，增大了难溶性药物的溶解度、提高难溶性药物的生物利用度、使药物高效平稳长久的释放。④溶剂熔融法：制备滴丸的方法之一，将难溶性药物溶于有机溶剂后，与熔融基质混合后，采用滴制法制备滴丸的方法。

质量评价　主要包括水分检查、重量差异检查、装量差异检查、溶解时限检查和微生物限度

检查，丸剂应进行溶散时限检查。一般而言，影响丸剂的溶散时限因素包括：药物性质、物料粒径大小、赋形剂性质与用量、丸剂大小。

（尹莉芳）

wēiwán

微丸（pellets）　由药物粉末和其他适当辅料制备成的直径小于2.5mm的丸剂。微丸是一种剂量分散型剂型（多单元剂型），一个剂量由几十至一百多个单元组成。与单单元型给药系统相比，具有如下优点：每个小单元体积较小，因此吸收基本不受胃排空速率的影响，吸收的个体差异小；比表面积增大，提高了药物的生物利用度，减少了对消化道的刺激；还可以组合不同释药速率的微丸以达到特定的目的。

分类　根据释药速度可将微丸分为速释微丸和缓释微丸。根据微丸的释药机制可将其分为骨架型微丸、膜控型微丸和骨架膜控型微丸。根据微丸包衣材料选用的不同可分为肠溶型微丸和水不溶型微丸。肠溶型微丸是通过薄膜衣层控制药物在肠道中释放的一类微丸。人体肠道各个部位的pH值不同，因此可以通过选择不同的肠溶材料包衣将药物定位于肠道的不同部位释放；也可以根据药物的转运时间差异和肠道的特异性酶系统来设计肠溶包衣层。需要进行肠溶包衣的药物通

原料药 —粉碎、过筛→ 药物细粉 —润湿剂 黏合剂→ 制丸 → 湿丸 → 干燥、整理 → 干丸 —抛光、包衣→ 分装、包装

图　丸剂制备工艺流程

常具有在酸性条件下不稳定易分解、对胃刺激性较大等特点。水不溶型微丸是通过水不溶性衣膜包衣的一类微丸，不溶于水与胃肠液中。药物的释放由膜材的渗透性决定。

制备 将药物与适宜辅料均匀混合，选用合适的黏合剂或润湿剂并采用适宜的工艺技术制成球状或类球状颗粒的过程。微丸的形成机制包括成核、聚结、层结和磨蚀转移4个过程。成核是将液体加入药粉中形成丸核；聚结是丸核随机碰撞形成较大粒子的过程；层结是在成核体系中加入原粉使核成长的过程；磨蚀转移是丸芯在相互撞击过程中，物质从一个丸芯表面剥落而黏附到另一个丸芯表面的过程。微丸在制备过程中不断的挤压、摩擦、碰撞，因此微丸必须具备足够的机械强度以维持外形。而微丸机械强度与微丸结合力（使粉末或细粉结合成微丸的力）密切相关。微丸结合力包括成丸过程固体粒子间的相互作用力，黏合剂或润湿剂等成分产生的液体毛细管力和表面张力、固体桥中的黏附力和内聚力及机械连锁等。微丸的制备主要有旋转式制丸法、挤出滚圆制丸法和离心流化包衣造粒法等。

旋转式制丸法 将预先制好的丸核母核置于旋转的转子上作离心运动，形成丸核母核的粒子流，喷入包衣液及药物与辅料的混合物，滚动母核丸径增大，反复多次，直至形成符合要求的微丸的过程。通常也可称为包衣锅制法。形成机制主要包括成核、聚结和层结等过程，原粉粒子随机碰撞形成较大粒子（成核），然后聚结形成丸核，丸核以一定速度随容器旋转，在离心力与摩擦力的作用下，丸核间相互碰撞，表面棱角逐个消除，形成球状微丸（层结）。

旋转式制丸法主要设备是旋转式金属容器，常用包衣锅制备微丸。普通包衣锅可利用滚动和层积原理成丸，包衣锅组件主要包括各种形状与大小的包衣锅、供排气系统、喷雾系统、进料系统和动力系统。包衣锅制备微丸的制备工艺一般需要先制模，可以将药物和辅料粉末置包衣锅内，喷洒水、稀醇或黏合剂等，使滚动成球，也可以先将药物和辅料细粉与合适黏合剂混合制成湿粒再将其置包衣锅内滚动成球。21世纪初很多工艺都采用空白丸芯包衣取代上述的制模的过程，然后再以空白丸芯或者含药丸芯为种子，依次喷入黏合剂，药物与辅料的混合物粉（也可将药物溶解在溶液中喷包），干燥，循环反复操作，直至得到符合要求的微丸。影响微丸质量的主要因素有原粉粒子的大小和水分、黏合剂和赋形剂的种类和用量、包衣锅的种类和旋转速度以及干燥速度等。

挤出滚圆制丸法 利用挤出和滚圆两种设备联合完成。该技术发明于1964年，并于1970年应用于药剂学领域，它是制备微丸常用的方法之一。制备过程主要分为4个步骤。①制软材：将黏合剂（如交联聚维酮、羟丙甲基纤维素等溶液或水）加入药物细粉或药物和辅料（如微晶纤维素、糖粉、乳糖等）混合细粉中，将细粉制成具有一定可塑性的湿润软材，或将混料经造粒机制成湿颗粒。这一过程主要依赖毛细管作用与液桥作用，粒子的硬度取决于黏合剂的量。②挤出：将软材置挤压机内，经螺旋推进或碾滚等挤压成一定直径的圆柱体条状物。③滚圆：条状物在滚圆机中被分散成长短相当的短圆柱体并高速滚制，在摩擦力的作用，这些塑性条状物在板上不断地滚动，逐渐滚成大小均一，球形度好的微丸。④干燥：将滚制好的微丸放入设备中干燥处理。决定微丸质量的主要工艺因素有软材的质量、挤出速度和温度、滚圆速度和时间以及干燥方法等。

挤出滚圆机包括挤出机和离心滚圆机两部分。挤出机主要有螺杆式和叶片式两种。①螺杆式挤出机：由料槽、挤出螺杆、筒体、孔板等组成。工作原理：在螺杆的转动下，软材沿着螺旋方向被连续不断推送至出料端孔板处，并通过小孔被紧密地挤出，形成一定直径的圆柱体条状物。螺杆式挤出机造粒效率高，微丸大小均匀，球形度好，成品收率高但不适用于黏度大、流动性差的物料且清洗困难。②叶片式挤出机：由物料槽、孔板、进料器以及挤出器等组成，进料器以顺时针方向旋转，挤出器以逆时针方向旋转。工作时物料槽中的软材由内侧进料器的叶轮沿着顺时针方向转动依次送出，而外侧挤出器的叶片沿着转动方向堆积有上一轮留下的软材并随着叶片做逆时针运动。当二者相遇时，挤出器一侧的软材受到挤压，从孔板的小孔中挤出，形成圆柱体条状物。这一轮在进料器叶片上的软材，就是下一轮挤出器叶片上的软材。这样间歇式的持续出料。叶片式挤出机不仅造粒效率高，微丸大小均匀，球形度好而且挤出力大，黏度大流动性差的物料也能出条，其仪器部件拆卸、清洗方便；但设备制作难度大，价格昂贵。滚圆机由离心转盘、外筒体、热风干燥等组成。离心转盘表面开了很多小槽，起到增加摩擦的作用。工作原理：软材经过挤出机挤压至滚圆机内通过离心旋转与桶壁以及地板摩擦被切断成均匀的短圆柱状颗粒并迅速滚制成圆球。

离心流化包衣造粒法 药物以粉末的形式层积在丸芯表面的过程，通常在离心流化包衣造粒机内完成。形成机制主要包括聚结、层积、磨蚀和抛光干燥等过程。又称离心造粒法。离心造粒第一阶段包括原粉粒子在离心机中离心旋转，喷入雾化浆液润湿原粉粒子并形成微小颗粒，随着喷入液体增多微小颗粒进一步聚结形成母核。第二阶段为层积的过程，是微丸成长的主要过程也是离心造粒最关键的步骤。将筛分好的母核置于离心机中，喷撒雾化浆液和含药粉料，粉料黏附在母核上，同时母核在离心机中以一定的速度旋转及相互摩擦使其表面棱角逐渐被消除，形成合适大小的微丸。第三阶段为抛光干燥。微丸形成后在离心机中继续运转，在离心力和摩擦力的作用下，颗粒表面进一步抛光和干燥，形成表面光洁、真球度高且具有一定机械强度的微丸。与其他微丸制备技术相比，离心造粒法具有适用范围广、微丸真球度高、粒径均匀性好及重现性好等优势。

离心流化包衣造粒机主要由主机离心机、鼓风系统、供液系统、供粉系统、压缩空气系统、抽风系统及电控台等几大部分组成。离心流化包衣造粒机制备微丸工艺流程分为干粉混合、配液、制母、筛选母核、层积制丸、筛分微丸、抛光干燥以及包衣等8个步骤。影响微丸质量的主要工艺因素有主机转速、喷液速度、雾化条件、供粉速度、鼓风流量及抛光时间等。

质量评价 指标包括微丸粒径分布、圆整度、脆碎度、堆密度、水分含量、强度或硬度、释放度等。①粒径分布：微丸的大小可用粒度分布、平均直径、几何平均径、平均粒径和平均粒长等各种参数来表达。微丸粒子大小的分析，应用最多和最简单的方法是筛析法，较先进的粒度测定法是配有计算机辅助的成像分析法。②圆整度：是微丸的重要特性之一，可以反映微丸成形或成球的好坏。微丸的圆整度直接影响膜在丸面的沉积和形成，故可影响到膜控微丸的包衣质量，进而影响膜控微丸的释药特性。微丸圆整度的测定可采用圆整度测定仪进行测定。圆整度测定仪通过测定微丸最大直径与最小直径的比、平面临界稳定性、形状因子及休止角等评价微丸的圆整度。③堆密度：取100g微丸缓缓通过一玻璃漏斗倾斜倒至一量筒内，测出微丸的松容积即可计算出微丸的堆密度。④脆碎度：可评价微丸物料剥落的趋势。⑤水分含量：用加热天平，微丸经100℃加热20分钟测定失重。⑥强度（硬度）：可采用作用原理类似于片剂硬度仪的仪器测定。⑦孔隙率：微丸的孔隙率会影响已溶解药物的毛细管作用，进而影响微丸的释放速率；它还会影响包衣时膜的沉积和形成。可以用扫描电镜定性分析，用水银孔度计等定量测定。⑧释放度：药物的释放是微丸的重要特性，微丸的组成、载药量、硬度等都与释放有关。

（尹莉芳）

gǔjiàxíng wēiwán

骨架型微丸（matrix pellets）由亲水性、溶蚀性或水不溶性骨架材料与药物组成的微丸。包括亲水凝胶骨架微丸、溶蚀型骨架微丸、不溶型骨架微丸等。通常采用的水不溶性骨架材料包括可加热熔融硬脂酸、硬脂醇、氢化蓖麻油、蜂蜡、巴西棕榈蜡、脂肪酸甘油酯等；热塑性水不溶性骨架材料有乙基纤维素、乙酸丁酸纤维、聚乙烯-醋酸乙烯共聚物和聚甲基丙烯酸酯的衍生物；亲水性骨架材料是一类为水不溶但能吸水膨胀形成凝胶骨架的亲水性聚合物，如羟丙基纤维素等。或再加入一些利于成型的辅料（如微晶纤维素、蔗糖等）、调节释药速率的辅料（如聚乙二醇类、表面活性剂等），采用热熔挤压法或挤出-滚圆法制备而成。影响药物释放的原因包括骨架材料的孔隙率和药物本身的理化性质等。不同骨架材料的释药方式为：亲水性骨架材料遇水变为凝胶层，药物可通过凝胶层向外扩散释放；溶蚀性骨架材料可通过骨架溶蚀将药物分散溶出；水不溶性骨架材料可通过胃液肠液的渗入溶解药物后释放。

（尹莉芳）

mókòngxíng wēiwán

膜控型微丸（membrane-controlled pellets）由丸芯与芯外包裹的控释薄膜衣组成的微丸。丸芯除含药物外，还有稀释剂、黏合剂等药用辅料，所用辅料与片剂辅料大致相同。控释薄膜包衣材料及包衣液组成基本与片剂所述相同。根据所用包衣材料的类型的不同，可使微丸具备不同的释放特性。包括包亲水膜衣的微丸、包不溶性薄膜衣的微丸和微孔膜包衣的微丸等。膜控包衣的微丸，丸芯若有高渗物质组成，则微丸置于释放介质中时，膜内外所产生的渗透压差会影响释药的行为。该类包衣材料包括聚丙烯酸树脂、乙基纤维素、醋酸纤维素等。

（尹莉芳）

gǔjiàmó kòngxíng wēiwán

骨架膜控型微丸（matrix membrane-controlled pellets） 采用骨架与膜控技术相结合制成的微丸。是在骨架微丸基础上进一步通过包薄膜衣制备而成，可以从更多的角度来控制药物释放，获得更好的缓控释效果。首先，可以通过骨架材料的选择控制药物释放：对于水溶性药物，常加入一些水不溶性填充剂来控制其释放速率；对于水不溶性药物，可以在骨架材料中加入水溶性填充剂、表面活性剂或崩解剂，使药物首先分散成小颗粒，再进一步释放出来，亦可先将药物制成固体分散体后再制备骨架型微丸。其次，可通过衣膜材料的选择进一步调节药物的释放。

（尹莉芳）

dīwán

滴丸（dropping pills） 固体或液体药物经溶解、乳化或混悬于适宜的熔融基质中，通过适当规格的滴管滴入另一与之不相混溶的冷却剂中凝固而形成的丸剂。形成机制为由于表面张力作用，液滴在与之不相混溶的冷却剂中收缩成球状，并冷却成形。滴丸主要由基质、冷凝剂和添加剂等组成。滴丸基质具有载药赋形作用，并可通过自身性质，影响制剂的释放特性。基质应具有的特点：①熔点较低或加热（60~100℃）能熔化成液体，而遇骤冷后能凝成固体。②良好的化学惰性，既不与主药发生化学反应，也不影响主药的药效和质量检测，且对人体无毒副作用。③具有一定的内聚力（We），药液与冷凝

液间的黏附力（Wa）：

$$成型力 = We - Wa$$

当成型力为正值时，液滴才能成丸型。常用的水溶性基质有聚乙二醇 6000、聚乙二醇 4000、硬脂酸钠、甘油、明胶等；脂溶性基质有硬脂酸、单硬脂酸甘油酯、虫蜡、蜂蜡、氢化植物油等。冷凝剂的黏度和密度影响滴丸的外观形态，选择具有适宜相对密度、黏度和表面张力的冷凝剂，可使滴丸在其中缓慢上升或下沉，有足够的时间冷凝。冷凝剂必须安全无毒，与主药和基质不相混溶，且相互间无化学作用，不影响疗效。冷凝剂一般分为水性冷凝剂和油性冷凝剂，常用的水性冷凝剂有水、不同浓度的醇和稀酸等；油性冷凝剂有液状石蜡、甲基硅油、植物油等。滴丸的处方中，根据不同目的和要求需加入一些添加剂。加入添加剂可辅助控制滴丸剂质量；可以加快崩解，提高溶解速度；还可进行包衣，使滴丸具有防潮、避光、美观等作用。常用的添加剂主要有崩解剂、吸收促进剂、抗氧剂、防腐剂和色素等。

分类 常见的滴丸剂有速效滴丸、缓控释滴丸、肠溶滴丸和外用滴丸。

制备 基于固体分散法原理，采用滴制法获得球形丸粒的过程，即用一种熔点较低的脂溶性基质或水溶性基质将主药溶解或混悬后，立即滴入一种不相混溶的冷凝剂中，由于熔融物表面张力的作用而收缩成球形丸粒。其结果是药物以细微结晶、无定形微粒或分子形式高度分散在基质中，有利于药物从制剂中溶出。

一般利用滴丸机按以下流程进行制备：根据所用的药物性质

选择适宜的方法进行提取后再进行精制；将处理好的药物溶解、混悬或乳化于选好的熔融基质中，使其混合均匀；保持恒定的温度，经过一定大小管径的滴头，将药液滴入冷凝剂中，凝固收缩形成丸粒；从冷凝剂中取出丸粒，除去冷凝剂，冷风干燥后即得滴丸。

滴丸机的设计基于滴制法的制备原理，由保温系统、滴制系统、冷却系统和传送分离系统等构成。①保温系统：可确保药液在罐内以适宜的温度参数加热熔化。罐内设有液位传感器，为加料罐提供加料和停止加料信号。同时设有搅拌装置，保证药物不因久置而产生与基质分离的状况。②滴制系统：是滴丸机的核心，主要由滴头和温控装置构成。生产过程中控制滴制速度和剂量，使之恒定，保证丸重差异符合要求。③冷却系统：主要由制冷机、冷却柱、冷却液构成。冷却柱是冷却成丸并控制药丸达到理想的光滑度和圆度的重要部件，为适应不同产品的需要，可在设计中采用梯度冷却，达到更好的冷却效果。④传送分离系统：由传送机和传送链组成，以实现滴制后的药丸与冷凝剂的分离。该系统在滴丸分离时，应使滴丸所带冷凝剂尽量少，并尽可能保持冷却剂温度，减少外界环境干涉。

设备类型主要有以下几类。①滴丸干燥机：由转笼和滚动吹风干燥设备组成。转笼可以正转和反转，反转时实心滴丸在转笼内停留，通过风机进行鼓风干燥；正转时则被送入下一节转笼，直到被送出机外。②筛丸机：可用于筛选干丸和湿丸，通常含有一个二级振动筛，第一级转笼内不合格小丸被选出，第二级转笼内不合格大丸被选出，由此可以自

动完成对药丸直径大小的分选，保证成品丸剂的计量允许差与均匀度。③筛选干燥机：由筛选机和干燥机合并成的一体化设备，一般由振动筛、干燥转笼和风机组成。

质量评价 滴丸需要对生产过程和成品进行质量控制。滴丸的质量控制有赖于整个生产的过程控制，一方面需按药品生产质量管理规范要求进行生产，另一方面需对关键中间体的质量进行控制。滴丸成品质量一方面根据药典滴丸剂通则要求鉴别含量、检查、溶出度等，另一方面需要根据不同药物滴丸剂的特殊性，设定质量控制指标。

滴丸剂在生产与贮藏期间的质量要求：①滴丸剂应大小均一、色泽一致，无粘连现象。②含量均匀度和微生物限度等应符合要求。③滴丸在滴制成丸后，应除去滴丸表面的凝胶液。④根据药物的性质、使用与贮藏的要求，供口服的滴丸可包糖衣或薄膜衣。⑤除另有规定外，滴丸剂应密封贮存，防止受潮、发霉、变质。

对生产过程及成品进行的相应检查，除另有规定外，滴丸剂还应进行丸重差异、圆整度、溶散时限、溶出（释放）、微生物限度、耐热性、老化、玻璃化等项目的检查。①丸重差异：是一项重要指标，在生产过程及成品中均应进行检查，根据《中华人民共和国药典》2015 年版的方法检查，应符合规定：平均丸重 0.03g 及 0.03g 以下，重量差异限度为±15%；平均丸重 0.03g 以上至 0.30g，重量差异限度为±10%；平均丸重 0.30g 以上，重量差异限度为±7.5%。包糖衣丸剂应在包衣前检查丸心的重量差异，符合规定后方可包衣。包糖衣后不

再检查重量差异，薄膜衣丸应在包衣后检查重量差异并符合规定。②圆整度：采用肉眼观察外观或镜下观察，表面光滑，没有粗糙和污点，大小均匀。③溶散时限：凡规定检查溶出度、释放度、融变时限或分散均匀性的制剂，不再进行崩解时限检查。《中华人民共和国药典》2015 年版崩解时限检查法，规定了崩解仪的结构、试验方法和标准。滴丸剂按片剂装置，但不锈钢丝网的筛孔内径应为 0.425mm；除另有规定外，取供试品 6 粒，分别置于吊篮的玻璃管中，加挡板，启动崩解仪进行检查，应在 30 分钟内全部溶散，包衣滴丸应在 1 小时内全部溶散。如有 1 粒不能完全溶散，应取 6 粒复试，均应符合规定。以明胶为基质的滴丸，可在人工胃液中检查。④溶出/释放：在模拟体内消化道条件下，规定温度、介质 pH 值、搅拌速率等，对制剂进行药物释放速率试验，最后制订出合理的体外药物释放度，以监测产品的生产过程与对产品进行质量控制。⑤微生物限度：按《中华人民共和国药典》2015 年版四部"微生物限度检查法"检查，应符合规定。⑥耐热性：滴丸在生产过程中还应考察耐热指标。⑦老化：是滴丸剂常见的问题之一，药物在滴丸中通常以无定形、部分无定形、微细晶粒或亚稳定固态溶液的形式存在，这些药物状态不稳定，会趋向于重新聚集，从而导致溶散时限过长、溶出度降低、生物利用度下降。可加入稳定剂作为载体材料改性剂，或者加入多元基质提高稳定性，其次应保持适宜的贮藏条件。⑧玻璃化：有的药物与基质熔融后滴入冷凝液时，由于骤冷形成玻璃体，呈透明黏块、软丸，或

透明、质硬的滴丸，在空气中放置发软、吸湿、黏结。滴丸中应克服玻璃体形成，可加入其他物质或改变冷凝液种类或使用混合冷凝液。

应用 滴丸剂主要适用于难溶性药物、植物挥发油、液体药物或有刺激性的药物，制备方法属于固体分散技术的一种，可以增加药物的溶解度、提高药物稳定性、减少刺激性、掩盖不良气味等。

（尹莉芳）

sùxiào dīwán

速效滴丸（immediate release pills） 具有快速释放能力的滴丸。一般采用水溶性基质，如聚乙二醇（PEG4000、PEG6000）、泊洛沙姆等，使其在体内迅速释放药物，缓解症状。对于难溶性药物，需加入崩解剂或增溶剂等添加剂，以达到快速释放的目的。速效滴丸具有溶解快、吸收快、作用快、生物利用度高等特点，因此主要应用于心血管系统疾病的急救药物，如速效救心丸、复方丹参滴丸等，通过舌下含服，经黏膜吸收，直接进入血液循环，可在短时间（如 3 分钟）内起效。

（尹莉芳）

huǎnkòngshì dīwán

缓控释滴丸（sustained/controlled release pills） 药物在较长时间内缓慢释放或以恒定速度释放，可达到长效给药效果的滴丸。其作用可达数日甚至更长。与普通剂型相比较，该类剂型的优点在于：提高生物利用度，减少服药次数，避免血药浓度波动，降低毒副作用，提高患者顺应性。适合制备缓控释滴丸的药物包括心血管系统药、抗消化性溃疡药、解热镇痛药、抗精神失常药等。

缓控释滴丸的制备原理同常

规滴丸，即将固体或液体药物溶解、乳化或混悬在适宜的熔融基质中，然后用适当规格的滴管滴入不相混溶的冷却液中，在表面张力作用下，液滴收缩成球状，冷却凝固成丸剂。为实现药物长时间释放，一般可采用两种方法：①将包衣技术融合到滴丸制备中，以包载药物的速效滴丸为丸芯，通过包衣技术在丸芯表面包裹水不溶性材料制备而成。②利用固体分散体技术原理制备，药物以分子、胶体、无定形或微晶状态分散在适宜的载体材料中，如不溶性聚合物、肠溶性材料、脂质材料等，通过骨架的溶蚀或扩散作用，延缓或控制药物的释放。一些在临床应用的缓控释滴丸多采用该方法制备。

制备该类滴丸的基质材料主要包括水不溶性基质、肠溶性基质和起速释作用的水溶性基质，水不溶性基质包括硬脂酸、单硬脂酸甘油酯、氢化植物油、鲸蜡醇、十八醇等。肠溶性基质同肠溶滴丸。

（尹莉芳）

chángróng dīwán

肠溶滴丸（enteric pills）　采用在胃液中不溶而在肠液中溶解或渗透的材料作基质制成的或是包肠溶材料制成的滴丸。主要包括小肠定位与结肠定位滴丸。传统中药一般剂量较大，服用量多，口味不佳，有些药物对胃肠道有刺激作用，以固体分散体制成肠溶滴丸后，可减少对胃肠道的刺激性；对于对胃液不稳定的药物，制备成肠溶滴丸可以提高药物稳定性；对于在小肠部位能被很好吸收的药物，可以提高其生物利用度等；实现结肠局部疾病的治疗或系统疾病的治疗。

肠溶性包衣材料有醋酸纤维素酞酸酯、羟丙基甲基纤维素酞酸酯、聚丙烯酸树脂、丙烯酸树脂类、邻苯二甲酸醋酸纤维素等。这些材料已开发出其水分散体，避免有毒气体对操作人员的伤害和环境的污染。这些材料除了作为肠溶包衣材料之外，也可作为缓控释材料。

肠溶滴丸的制备方法一般有两种：①采用速释材料与药物混合，制成速效滴丸，再包肠溶衣，使其在肠道中崩解释放。②利用基质改变滴丸释药性能。滴丸基质是滴丸处方的重要组成部分，不但具有载药赋形作用，还可以通过自身性质，影响制剂的释放特性。滴丸基质可分为水溶性基质、非水溶性基质和混合基质。如果在水溶性基质中加入肠溶材料，就能控制药物在小肠部位释放，从而达到肠溶效果。

（尹莉芳）

wàiyòng dīwán

外用滴丸（topical pills）　在局部如眼、耳、鼻、直肠、阴道等部位使用的滴丸。主要包括耳用滴丸、牙用滴丸、眼用滴丸、直肠滴丸、溶液滴丸等。溶液滴丸在使用前加水溶解成一定浓度后使用；直肠滴丸可由直肠吸收而直接作用于全身。与液体外用制剂相比，外用滴丸剂具有局部药物浓度和生物利用度高、稳定性好、作用持久、使用方便等优点；并且一些易水解、氧化、分解的挥发性药物被包埋在滴丸中可以提高其稳定性。

（尹莉芳）

pífū niánmóyòng zhìjì

皮肤黏膜用制剂（skin and mucosal preparations）　将药物与适宜的载体材料制成的供人体腔道黏膜和皮肤部位吸收给药的制剂。药物经人体皮肤、眼、鼻、口腔、肺、直肠、阴道及子宫黏膜等部位吸收，可避免首过效应，提高生物利用度。黏膜给药方法简便，可以起到局部作用或转运进入体循环起全身治疗作用。

皮肤黏膜用制剂始于局部用药，主要用于虽有口服剂型，但具有首过效应，口服吸收个体差异大，生物利用度低的药物；或者口服易破坏，稳定性差或不易吸收的药物。

药物经皮肤或其他部位的黏膜给药，可以产生局部或全身治疗作用；与口服给药相比，药物通过皮肤、眼、鼻、口腔、直肠、子宫及阴道等部位黏膜吸收进入体循环，无首过效应；可以避免口服给药因胃肠道 pH 值、菌群及酶系统代谢分解而使生物利用度提高；脂溶性药物容易通过黏膜吸收；黏膜给药因部位不同、黏膜上皮的厚度不同、角质化与非角质化程度不同及不同部位黏膜的生理环境、生化特点、微生物的作用等影响药物吸收；黏膜给药通过特定区域黏膜吸收而具有一定靶向和缓释作用等特点，如鼻黏膜给药可达脑靶向目的；很多药物可通过皮肤或其他部位的黏膜吸收，甚至是多肽及蛋白质类大分子药物。

分类　根据不同部位黏膜的解剖生理及用药特点，皮肤黏膜给药制剂主要包括眼用制剂、鼻用制剂、耳用制剂、栓剂、膜剂、硬膏剂、气雾剂、喷雾剂、粉雾剂和雾化吸入剂，以及经皮给药制剂、口腔黏膜给药制剂、肺黏膜给药制剂、直肠黏膜给药制剂、阴道及子宫黏膜给药制剂等。用于经皮肤给药的剂型常用贴剂；用于眼黏膜给药的剂型有眼用凝胶剂、滴眼剂、脂质体、微粒剂、植入剂、眼内注射剂等；用于口腔黏膜给药的剂型有口腔贴片、舌下片、喷雾剂等；用于肺黏膜给药的有喷雾剂、气雾剂和粉雾剂；用于鼻黏膜给药的有鼻用凝胶剂、微球、脂质体、喷雾剂、粉雾剂等；用于直肠黏膜给药的剂型主要为栓剂及灌肠剂等；用于阴道及子宫黏膜给药的剂型有阴道膜剂、栓剂、片剂等。

处方设计　皮肤黏膜用制剂的主要辅料包括载体材料、吸收促进剂和黏膜黏附剂等。除此之外，还可能加入调节黏度、控制pH值、抑菌、促进活性成分溶解、提高制剂稳定性或能够赋形的辅料。

黏膜黏附剂可使制剂黏附于吸收部位，加强药物与黏膜接触的紧密性和持续性，控制药物吸收速率和吸收量，因而有利于药物吸收。

皮肤黏膜用制剂因为用药部位的吸收难易，可选择加入吸收促进剂，增加药物的吸收，如经皮给药。理想的吸收促进剂应无药理活性；对皮肤黏膜刺激小、无毒、无变态反应；起效快、促进作用强，作用时间可预测，适用于选择的药物；对皮肤黏膜屏障功能只单向降低，内源性物质不能通过黏膜扩散损失，黏膜功能可迅速恢复；吸收促进剂的理化性质与药物及其他辅料无配伍禁忌；若吸收促进剂是液体且用量大，应能作为药物的良好溶剂；在皮肤黏膜上具有良好的铺展性、相溶性且无不适感；价廉、无臭、无味。

黏膜给药的吸收促进剂主要有表面活性剂、螯合剂、脂肪酸、脂肪醇、脂肪酯、环糊精衍生物、蛋白酶抑制剂等。一般药物很难穿透过角质层，需要选用能促进药物扩散进入皮肤、降低药物通过皮肤阻力的一类物质，常用的经皮吸收促进剂包括有机溶剂类、有机酸与脂肪醇、月桂氮草酮及其同系物、表面活性剂、角质保湿与软化剂、萜烯类等。

制备　皮肤黏膜用制剂的制备方法根据不同的给药途径和选择不同的剂型，按照相应的剂型项下的制备方法制备。

质量评价　皮肤黏膜制剂种类很多，用途和给药部位各不相同，很难规定统一的质量标准。根据黏膜不同部位特点制备的各种药物制剂，应符合《中华人民共和国药典》制剂通则对各剂型质量要求的有关规定。黏膜给药制剂直接作用于人体各腔道黏膜部位，要求各种皮肤黏膜制剂必须对皮肤黏膜具有良好的相容性、无刺激性、稳定性。例如，眼黏膜制剂（如眼膏剂）要求药物必须极细，基质必须纯净，制成的眼膏应均匀、细腻、易涂布、无刺激性、无细菌污染等。皮肤黏膜制剂要求各种制剂含量准确，质量差异小；各种制剂在规定储藏期内不得变质；固体制剂的溶出度或释放度应符合要求并提供有关生物利用度资料；口腔黏膜制剂还应有良好的味觉。根据不同的给药途径，其质量评价方法如下。

经皮给药制剂质量评价　经皮给药制剂是指药物透过皮肤经毛细血管吸收进入体循环的一类制剂。这类制剂除满足相应制剂项下的要求外，还应该对药物的透皮速率进行评价，以保证药物的疗效。如透皮贴剂的检查项目包括重量差异、面积差异、释放度、黏附力、微生物限度等。

口腔黏膜给药制剂质量评价　口腔黏膜给药制剂系指用于口腔黏膜定位释放药物，发挥局部治疗作用或通过口腔黏膜吸收进入体循环发挥全身治疗作用的制剂。口腔黏膜给药可分为3类：舌下给药，药物通过舌下黏膜吸收进入体循环；颊黏膜给药，药物通过颊黏膜吸收进入体循环；局部给药，药物到达口腔黏膜、牙组织、牙周袋起局部治疗作用，如口腔溃疡、牙周疾病等的治疗。

口腔黏膜给药方便，易于去除，可随时终止给药，尤其适用于小儿和吞咽困难或在缺水条件下的患者服用；口腔黏膜有部分角质化，对刺激的耐受性较好，对可逆性刺激或破坏，当面积较小时，可较好地恢复；药物经口腔黏膜吸收主要是非离子型药物被动扩散，脂溶性非离子型药物易透过吸收；口腔黏膜给药吸收，可发挥局部作用和全身作用；与口服给药相比，可避免胃肠道影响和肝首过效应，可提高生物利用度。

口腔黏膜给药制剂的质量要求口腔黏膜制剂必须具有使用方便、容易给药和无口腔异物感等特点；所使用的药物及辅料对口腔黏膜应无毒性和刺激性。其质量评价项目除相应的制剂的检查项外，还包括膨胀率、黏附力、黏附时间、口腔黏膜透过、口腔释药量及口腔吸收等检查。如口腔黏膜给药常用的贴片大小一般限制在直径 5~8mm，柔性贴片的直径可增大至 13mm，最大面积为 $10\sim15cm^2$，最适面积为 $1\sim3cm^2$，贴片可在颊、牙龈、唇和舌下。贴片的厚度一般应当限制在 1~4mm，贴膜的厚度一般应当限制在 1~2mm；黏附基质选择，要求基质形态变化适宜，对黏膜有比较强的黏附力，无刺激性并能控制药物释放；口腔黏膜制剂有关含量的测定方法、体外溶出度测定等。

肺部黏膜给药制剂质量评价 肺部黏膜给药是将药物直接运送至肺部发挥局部或全身作用。主要用于治疗呼吸系统的疾病。根据肺部的特点,其质量检查除了制剂的常规检查项外,还包括每瓶总吸次、每吸主药含量、雾滴(粒)分布、肺部黏膜渗透性及疗效评价等。

阴道及子宫黏膜给药制剂质量评价 阴道及子宫黏膜给药制剂系将药物制成供阴道或子宫腔内直接纳入使用,起局部治疗作用或经黏膜吸收发挥全身治疗作用的制剂。阴道与子宫用药主要有两类用途,一为避孕,二为防治妇科疾病。与口服给药相比的主要优点有:可避免肝首过效应,提高生物利用度;有严重胃肠道反应的药物,如前列腺素,阴道给药则可避免引起胃肠道反应;阴道给药可避免多次口服给药所产生的"峰谷"现象;阴道给药不仅可以产生局部作用,且可吸收产生全身治疗作用;将避孕激素制成阴道给药系统,安全且避孕效果好,妇女很容易学会取放,使用方便;子宫首过效应,即一些激素类药物经阴道黏膜吸收后,直接转运至子宫的现象。阴道及子宫黏膜给药系统使用的载体材料要求无毒、无刺激性和具有良好的生物相容性。

(尹宗宁)

yǎnyòng zhìjì

眼用制剂(ophthalmic preparations) 直接用于眼部发挥局部治疗作用或经眼部吸收进入体循环发挥全身治疗作用的皮肤黏膜用制剂。又称眼黏膜给药制剂(eye mucosal drug delivery preparations)。属于无菌制剂。用于制备眼用制剂的药物主要有抗生素类、甾体

激素类、非甾体抗炎药、胆碱能神经类、肾上腺素能神经类、麻醉类及降压类药物等。

分类 眼用制剂可分为眼用液体制剂(如滴眼剂、洗眼剂、眼内注射剂)、眼用半固体制剂(如眼膏剂、眼用乳膏剂、眼用凝胶剂)、眼用固体制剂(如眼膜剂、眼丸剂、眼内插入剂)以及眼内植入剂、眼用脂质体和眼用微球等。眼用液体制剂也可以固态形式包装,另备溶剂,在临用前配成溶液或混悬液。

吸收方式 眼部药物的吸收主要是通过角膜渗透途径和结膜吸收途径。眼用制剂的吸收受多种因素的影响。眼部给药后,药物易从眼睑缝隙的损失,特别是对眼部有刺激的药物,会很快随着泪液而流失,还会随鼻泪导管排出、溢出。可以采取下列措施减少这种损失:增加制剂黏度,增加黏度可延长药物与角膜接触时间,有利于药物的吸收;还可以减少给药体积。除了药物的溢出损失之外,泪液对药液的稀释损失更大,因而应减少给药体积,增加滴药次数,有利于提高主药的利用率。pH 值和渗透压不合适对眼部刺激大,正常眼可耐受的 pH 值范围为 5.0~9.0,pH6~8 时无不适感觉,小于 5.0 或大于 11.4 有明显的刺激性。眼球能耐受的渗透压范围相当于 0.5%~1.2%的氯化钠溶液,超过 2%就会有明显不适,故眼用制剂应与泪液等渗。应用眼膏、膜剂、凝胶剂可延长药物与角膜接触时间而有利于药物吸收。提高眼用制剂的黏度可使药物在眼内停留时间延长。

角膜为脂质-水-脂质结构,故脂溶性药物易渗入角膜上皮内层,水溶性药物易渗入巩膜与角

膜基质层中,这对大多数亲水性药物构成眼部给药的扩散限速屏障。两相都能溶解的药物容易通过角膜,完全解离的药物难以透过完整的角膜。因此,药物需有适宜的油水分配系数,才能吸收。

附加剂 眼用制剂常见的附加剂包括渗透压调节剂、pH 调节剂、抑菌剂、抗氧剂与络合剂、表面活性剂、助悬剂与增黏剂等。

质量评价 眼用制剂虽大部分非直接进入血液或组织,但眼组织娇嫩,一旦受损后果严重,故不同于一般外用制剂,要求无菌。不同类型的眼用制剂还有其自身特殊的质量要求。眼用制剂包装容器应无菌、不易破裂,其透明度应不影响可见异物检查。眼用制剂的均匀度应符合要求。眼用制剂在启用后最多可使用 4 周。眼用制剂质量评价还包括对可见异物、粒度、沉降体积比、金属性异物、重量差异、装量、渗透压摩尔浓度、无菌等项目的检查。

可见异物 眼部黏膜非常敏感,可见异物可能对眼造成刺激或损伤,金属性异物更是可能对眼造成刺激或严重损伤。滴眼剂、眼内注射溶液可见异物检查法有灯检法和光散射法。眼用制剂的可见异物检查采用如下方法。液体型眼用制剂在静置一定时间后轻轻旋转时均不得检出烟雾状微粒柱,且不得检出金属屑、玻璃屑、长度或最大粒径超过 2mm 的纤维和块状物等明显可见异物。微细可见异物(如点状物、2mm 以下的短纤维和块状物等,或生物制品中半透明的小于 1mm 的细小蛋白质絮状物或蛋白质颗粒等微细可见异物)如有检出,除另有规定外,应分别符合下列规定:溶液型滴眼液被检查的 20 支

（瓶）供试品中，均不得检出明显可见异物。如检出有微细可见异物，应另取 20 支（瓶）同法复试，初、复试的供试品中，检出微细可见异物的供试品不得超过 3 支（瓶）。混悬型、乳状液型注射液及滴眼液，被检查的 20 支（瓶）供试品中，均不得检出金属屑、玻璃屑、色块、纤维等明显可见异物。

粒度 混悬型眼用制剂应进行粒度的检查。方法是取供试品强烈振摇，立即量取适量（相当于主药 10μg）置于载玻片上，显微镜检查粒度和粒度分布，大于 50μm 的粒子不得过 2 个，且不得检出大于 90μm 的粒子。混悬型眼用半固体制剂检查则是取供试品 10 个，将内容物全部挤于合适的容器中，搅拌均匀，取适量（相当于主药 10μg）置于载玻片上，涂成薄层，薄层面积相当于盖玻片面积，共涂 3 片，显微镜检查粒度和粒度分布，每个涂片中大于 50μm 的粒子不得过 2 个，且不得检出大于 90μm 的粒子。

沉降体积 混悬型滴眼剂的沉降体积比应不低于 0.90。

应用 眼用制剂主要用于抗炎、杀菌、散瞳、麻醉、治疗青光眼、降低眼压等。对于眼部的疾病，其他的给药方式，如口服或注射给药，药物需吸收进入血液循环后才能进入各种不同厚度的眼组织结构到达患病部位，因为存在血管-房水屏障，不易达到疗效，所以常采取眼部的局部给药。眼部给药方便、简单、经济，患者易于接受；经眼部吸收的药物可避免肝的首过效应；眼部组织与其他组织或器官相比，对于免疫反应不敏感，适用于口服吸收不理想的蛋白质类、肽类药物。但眼用制剂存在眼部刺激性问题，

眼感觉很敏感，如果药物有刺激性，不仅会损伤眼组织，而且会引起流泪，使药物稀释。此外，眼部用因容量小，一般眼部仅有 7μl 的容量，致药易流失。液体眼用制剂在眼部停留时间短，停留时间长的制剂（如眼膏剂）又对视线有障碍。

（尹宗宁）

dīyǎnjì

滴眼剂（eye drops） 由药物与适宜辅料制成的供滴入眼内的无菌外用液体制剂。属于皮肤黏膜用制剂。按分散系统的分散粒子大小或质点的大小可将滴眼剂分为水性或油性溶液、混悬液或乳状液。

处方设计 设计滴眼剂的处方应在保持药物有效性的前提下，尽可能满足药物稳定所需的条件。处方设计原则主要考虑药物的溶解度、稳定性、滴眼剂的 pH 值、渗透压、澄明度、黏度大小、刺激性、无菌等方面的内容，同时亦要结合眼的解剖生理特点及用药特点综合考虑。

正常眼所含泪液为 7μl，不眨眼时，最大容纳 30μl，通常眨眼，只能保持 10μl。因此，滴眼剂给药的理想容积是 5~10μl，滴眼剂的药物浓度宜高，滴入容积以少为好。药物溶液滴入结膜囊内主要经过角膜和巩膜-结膜两条途径吸收。滴眼剂以配成水溶性滴眼剂为宜，解决溶解度、稳定性、

有效性和安全性最为关键。滴眼剂常用附加剂包括 pH 调节剂、等渗调节剂、抗氧剂、助悬剂与增黏剂、防腐剂等。滴眼液在不影响主药稳定性的情况下，应用缓冲溶液调整适宜的 pH 值，以利增加药效，减少刺激性。常用的缓冲溶液有巴氏硼酸盐缓冲液、沙氏磷酸盐缓冲液、吉斐缓冲液、醋酸钠-硼酸缓冲液等。眼用溶液常用的等渗调节剂为氯化钠、硼酸、葡萄糖、硼砂、氯化钾、甘油等。在空气中的氧、金属离子、光线、温度作用下氧化变质的药物，为了避免氧化，可加入适当的抗氧剂。常用的抗氧剂有焦亚硫酸钠、亚硫酸氢钠、亚硫酸钠、硫代硫酸钠、维生素 C、硫脲等。滴眼剂中也可加入助悬剂与增黏剂，除增加分散媒的黏度、减慢微粒的沉降速度，还起到保湿作用，常用的助悬剂与增黏剂有甲基纤维素、羧甲基纤维素钠、羟丙甲基纤维素、聚乙烯醇、聚维酮等。

此外，眼科常用的滴眼剂为多剂量包装（5ml/支或 8ml/支），在使用和保存过程中有可能被泪液及空气中的微生物污染，严重影响治疗效果。故还可以加入防腐剂。各种眼科常用防腐剂能有效地抑制细菌和真菌，尤其是迅速杀灭对眼损害严重的铜绿假单胞菌。

制备 药物性质稳定者的制备工艺见图。

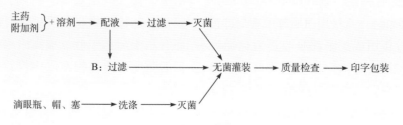

图 滴眼剂的制备工艺

主药不耐热的品种应全部用无菌操作法制备，如 B 路线。对用于眼部手术或眼外伤的制剂的工艺流程参照输液的要求完成。滴眼剂虽然是外用剂型，但质量要求类似注射剂，对渗透压、pH 值、无菌、可见异物等均应严格控制。

质量评价 滴眼剂属于无菌制剂。对眼部有外伤的患者或手术用的滴眼剂要绝对无菌，而且不得加抑菌剂，这类滴眼剂多为单剂量包装。一般滴眼剂（用于无眼外伤者）要求无致病菌，即不得含有铜绿假单胞菌和金黄色葡萄球菌。一般滴眼剂是多剂量包装，故应加抑菌剂。

由于眼的解剖生理特点及眼黏膜组织较为娇嫩，且一旦受到损伤后果严重，对滴眼剂的要求远高于普通外用液体制剂，尤其在 pH 值、渗透压、无菌及有关刺激性和安全性方面的要求类似于注射剂。滴眼剂可按注射剂的可见异物检查法检查。混悬液滴眼剂要求药物颗粒使用涂片法检查时，每个涂片中大于 50μm 的粒子不得过 2 个，且不得检出大于 90μm 的粒子，不应结块或聚集，不得有玻屑。

滴眼剂中所用辅料不应降低药效或产生局部刺激性。眼用制剂的 pH 值不当而引起的刺激性，可增加泪液的分泌，导致药物迅速流失，甚至损伤角膜。故该类制剂的 pH 值调节应兼顾药物的溶解度、稳定性、刺激性的要求，同时也应考虑 pH 值对药物吸收及药效的影响。滴眼剂的黏度适当增大可使药物在眼内停留时间延长，从而增强药物的作用，同时黏度增加后减少刺激作用，也能增加药效。适宜黏度为 0.004 ~ 0.005Pa·s。滴眼剂及其他眼用液体制剂均应与泪液等渗。眼球能耐受的渗透压范围相当于 0.5% ~ 1.2% 的氯化钠溶液，超过 2% 就会有明显不适。低渗溶液应该用合适的调节剂调成等渗。

应用 滴眼剂可供抗菌、抗炎、收敛、散瞳、缩瞳、局麻、降低眼内压、保护及诊断等。

（尹宗宁）

xǐyǎnjì

洗眼剂（collyriums） 由药物制成的供冲洗眼部异物或分泌液、中和外来化学物质的无菌澄明水性液体制剂。常见的洗眼剂有生理盐水、硼酸溶液等。洗眼剂常用附加剂主要包括 pH 调节剂、等渗调节剂、抗氧剂、抑菌剂等。洗眼剂属用量较大的眼用制剂，应尽可能与泪液等渗并具有相近的 pH 值。多剂量的洗眼剂可加入适当的抑菌剂。供手术、伤口、角膜穿通伤的洗眼剂不应加抑菌剂、抗氧剂或不适当的缓冲剂，且应包装于无菌容器内供一次性使用。洗眼剂的质量要求同滴眼剂。

洗眼剂的处方设计包括药物的溶解性能、稳定性、pH 值、渗透压、刺激性，以及制剂的无菌要求等多方面。洗眼剂的制备按输液生产工艺处理。洗眼剂需进行装量、渗透压摩尔浓度、无菌、可见异物检查等项目的检查。除另有规定外，每个容器的装量应不超过 200ml。包装容器应不易破裂，并清洗干净及灭菌，其透明度应不影响可见异物检查。

洗眼剂 pH 值不当可引起刺激、流泪，甚至损伤角膜。正常眼可耐受 pH 值范围在 5.0 ~ 9.0，pH 6 ~ 8 无不适感，pH < 5.0 或 >11.4 有明显不适感觉。洗眼剂的最佳 pH 值应是综合考虑刺激性最小、药物溶解度最大和制剂稳定性最强进行选择。

选用适当的缓冲液作眼用溶剂，可使洗眼剂的 pH 值稳定在一定范围内，保证对眼无刺激。常用 pH 缓冲液：pH 5.9 ~ 8.0 的磷酸盐缓冲液，pH 6.8 最常用；pH 6.7 ~ 9.1 硼酸盐缓冲液等。

洗眼剂应与泪液等渗，渗透压过高或过低对眼都有刺激性。眼球能适应的渗透压范围相当于浓度为 0.6% ~ 1.5% 的氯化钠溶液，超过耐受范围就有明显的不适。常用的等渗调节剂有氯化钠、葡萄糖、硼酸、硼砂等。

常用的抑菌剂：有机汞类，如硝酸苯汞；季铵盐类，如苯扎氯铵、苯扎溴铵、消毒净等；醇类，如三氯叔丁醇、苯氧乙醇、苯乙醇；酯类，如尼泊金类，包括甲酯、乙酯与丙酯；酸类，如山梨酸。采用复合抑菌剂可发挥协同作用。选择的抑菌剂要求：抑菌作用迅速，抑菌效果可靠，有合适的 pH 值，对眼无刺激，性质稳定，不与主药和附加剂发生配伍禁忌。

（尹宗宁）

yǎngāojì

眼膏剂（oculentums） 药物与适宜基质均匀混合制成的无菌溶液型或混悬型膏状的眼用半固体制剂。眼膏剂在结膜囊内保留时间长，较滴眼剂疗效持久；能减轻眼睑对眼球的摩擦，有助于角膜损伤的愈合，常用于眼科术后用药；亦可适于不宜使用滴眼液的小儿。缺点为有油腻感并使视物模糊。

眼膏剂中所用药物，能溶于基质或基质组分者可制成溶液型眼膏剂；不溶性药物应预先用合适方法制成通过 9 号筛的极细粉，再与基质研和均匀即成混悬性眼膏剂。眼膏剂所用原料药要求纯度高，且不得染菌。

眼膏剂的基质必须纯净，应对主药无影响，药物易释放，对眼无刺激性。眼膏剂常用的基质为油脂性的且化学惰性，适用于遇水不稳定药物，其组成为 8 份凡士林、液状石蜡与羊毛脂各 1 份。

眼膏剂的制备方法包括研和法及熔和法（见软膏剂）。基质为油脂性的半固体和液体组成时，在常温下通过研磨，使基质能与药物均匀混合者可采用研和法。对热不稳定的药物，可采用此法制备；由熔点高的组分组成的软膏基质，在常温下不能均匀混合，须用熔和法。

眼膏剂属于灭菌制剂，应在清洁、无菌的条件下配制。所用基质、药物、器械与包装容器等均应严格灭菌，以避免污染微生物而致眼感染的危险。配制与分装严格按无菌操作，所用药物、基质、器械及包装容器洗净后，均应严格灭菌后备用。眼膏剂所用的包装容器应紧密，易于防止污染，方便使用，并不应与药物或基质发生理化作用。

用于眼部手术或创伤的眼膏剂不得加入抑菌剂或抗氧剂；需对眼膏剂进行装量、金属性异物、粒度、无菌、微生物限度检查。除另有规定外，每个容器的装量应不超过 5g。无微生物污染，成品不得检出金黄色葡萄球菌和铜绿假单胞菌。眼膏剂应置遮光、灭菌容器中密封贮存。

（尹宗宁）

yǎnnèi chārùjì

眼内插入剂 （intraocular intercalators） 药物与适宜辅料制成的供插入眼穹隆处缓慢释放药物的无菌眼用固体制剂。眼内插入剂可达到较为理想的缓控释效果，但使用时会有异物感，且易从眼内掉出而失效。

眼内插入剂处方设计中可加入调节渗透压、pH 值、黏度以及增加药物溶解度和制剂稳定的药用辅料，根据不同的要求还可以加入固体制剂成型所需的辅料，所用辅料不应降低药效或产生局部刺激。眼内插入剂均不得加抑菌剂或抗氧剂或不适当的缓冲剂，且应包装于无菌容器内供一次性使用。

正常眼可耐受 pH 值范围在 5.0～9.0，pH6～8 无不适感，pH<5.0 或 >11.4 有明显不适感觉。碱性更易损伤角膜。眼内插入剂的最佳 pH 值，应是刺激性最小、药物溶解度最大和制剂稳定性最强。

渗透压过高或过低对眼都有刺激性。眼球能适应的渗透压范围相当于浓度为 0.6%～1.5% 的氯化钠溶液，超过耐受范围就有明显的不适。常用的等渗调节剂有氯化钠、葡萄糖、硼酸、硼砂等。

根据眼内插入剂为膜状、薄片状、小棒或小丸状的不同，可以分别采用膜剂、片剂、丸剂等的制备方法制备。

眼内插入剂的质量评价中要注意含量均匀度等应符合要求。除 pH 值、渗透压外，还需对其进行重量差异、无菌检查、微生物限度检查。

相比滴眼液，眼内插入剂可显著延长药物在眼内的释放时间，常用于治疗角膜溃疡及其他眼外部感染性疾病等的治疗。

（尹宗宁）

yǎnnèi zhírùjì

眼内植入剂 （ocular implants）

将药物与高分子材料混合制备成可经手术植入到眼部，从而使药物缓慢、持续释放，发挥疗效的制剂。该制剂也可装入微型装置中使用。植入剂的释药长达数月至数年，多用于治疗眼后段感染等疾病。

根据所使用材料的不同，可以分为眼内非蚀解型植入剂和眼内生物蚀解型植入剂两种，多用可生物降解型材料制成，无须手术取出。根据用药位置的不同，又可以分为巩膜外层植入剂（放置在眼的中纬线上）和玻璃体内植入剂（经外科手术放置在眼玻璃体内）。

眼部植入剂易于工业化生产，制备方法和质量要求与植入剂相同，为了满足眼部给药的需要，体积较小。给药后一般需手术植入和取出，特别是非蚀解型植入剂在植入玻璃体内后，一旦药物释完则需再行手术取出，换入新的含药植入剂，操作繁琐易引起并发症。植入玻璃体内的植入剂本身也可造成玻璃体积血、散光、视网膜脱离等并发症。

（尹宗宁）

yǎnnèi zhùshèjì

眼内注射剂 （intraocular injections） 药物与适宜药用辅料制成的无菌澄明溶液制剂。供眼周围组织（包括球结膜下、筋膜下及球后）注射或眼内注射（包括前房注射、前房冲洗、玻璃体内注射、玻璃体内灌注等）。

眼内注射剂中可加入渗透压剂调节、pH 调节剂、助溶剂、乳化剂、助悬剂以及增加药物溶解度和制剂稳定的辅料，不得加抑菌剂或抗氧剂或不适当的缓冲剂，且应包装于无菌容器内供一次性使用。所用辅料如渗透压调节剂不应降低药效或产生局部刺激。所用附加剂应不影响药物疗效，避免对检验产生干扰，使用浓度不得引起毒性或明显的刺激。

眼内注射剂的制备与注射剂相同，所用的原辅料应从来源及工艺等生产环节进行严格控制并应符合注射用的质量要求。注射剂所用溶剂必须安全无害，并不得影响疗效和质量。一般分为水性溶剂和非水性溶剂。

眼内注射剂常用容器有玻璃安瓿、玻璃瓶、塑料安瓿、塑料瓶（袋）等。容器的密封性，须用适宜的方法确证。除另有规定外，容器应符合有关注射用玻璃容器和塑料容器的国家标准规定。容器用胶塞特别是多剂量包装注射液用的胶塞要有足够的稳定性，其质量应符合有关国家标准规定。除另有规定外，容器应足够透明，以便内容物的检视。包装容器应无菌、不易破裂，其透明度应不影响可见异物检查。

接触空气易变质的药物，在灌装过程中，应排出容器内空气，可填充二氧化碳或氮等气体，立即熔封或严封。

眼内注射剂除另有规定外，眼内注射剂应符合注射剂项下有关规定。需对其进行可见异物、不溶性微粒、热原、装量差异、渗透压摩尔浓度、无菌等检查。此外，视品种的不同，有的尚需进行有关物质、降压物质检查、异常毒性检查、pH 值测定、刺激性、过敏试验及抽针试验。除另有规定外，眼内注射剂应遮光密封贮存。

（尹宗宁）

yǎnyòng níngjiāojì
眼用凝胶剂（ophthalmic gels）

由药物与适宜辅料制成的无菌凝胶状眼用半固体制剂。其黏度大，易与泪液混合。眼用凝胶剂一般为水凝胶（见水性凝胶剂），与普通滴眼剂相比，具有局部药物浓度高、对眼部刺激性小、药物剂量损失小、滞留时间长的优点，有利于药物吸收，并能产生

缓释的作用，因而疗效更佳。水凝胶相对眼膏剂的缺点是对水溶性药物很容易扩散。凝胶剂中药物释放的主要影响因素是基质的黏度。

对于眼用原位凝胶（见即型凝胶），该制剂以滴眼液形式滴入眼穹窿，在眼部生理条件下胶凝，形成黏弹性胶体，同时黏度也不宜太大，以免造成眼部不适。

眼用凝胶剂中可加入调节渗透压、pH 值、黏度以及增加药物溶解度和制剂稳定的辅料，并可加适宜浓度的保湿剂、抑菌剂和抗氧剂。所用辅料不应降低药效或产生局部刺激。常用的等渗调节剂有氯化钠、葡萄糖、硼酸、硼砂等。常用的 pH 缓冲液有磷酸盐缓冲液，pH 6.8 最常用；硼酸盐缓冲液；硼酸溶液等。常用的抑菌剂：有机汞类，如硝酸苯汞；季铵盐类，如苯扎氯铵、苯扎溴铵、消毒净等；醇类，如三氯叔丁醇、苯氧乙醇、苯乙醇；酯类，如尼泊金类，包括甲酯、乙酯与丙酯；酸类，如山梨酸。采用复合抑菌剂可发挥协同作用。对其要求与滴眼剂相同。

眼用水凝胶的制备方法可采用直接将高分子聚合物溶解制成凝胶基质，水溶性药物可直接加入，再加足量水搅匀即得；脂溶性药物可先用少量水或甘油研细分散后再与基质混匀即得。温度敏感型凝胶需采用冷溶法。眼用凝胶剂基质应过滤并灭菌，不溶性药物应预先制成极细粉。眼用凝胶剂应均匀、细腻、无刺激性，并易涂布于眼部，便于药物分散和吸收。除另有规定外，每个容器的装量应不超过 5g。包装容器应无菌、不易破裂，其透明度应不影响可见异物检查。

眼用凝胶剂质量控制项目中

除 pH 值、渗透压外，还包括黏度和释放度。需对其进行装量、金属性异物、无菌、可见异物等检查。此外，眼用凝胶剂还应符合凝胶剂的规定：局部用凝胶剂应均匀、细腻，无黏固的块粒，在常温时保持胶状，不干涸或液化。凝胶剂所用内包装材料不应与药物或基质发生理化作用；除另有规定外，凝胶剂应置避光密闭容器中，置阴凉处（不超过 25℃）贮存，并应防止结冰。

（尹宗宁）

yǎnmójì
眼膜剂（ophthalmic pellicles）

药物与高分子聚合物制成的可置于结膜囊内缓慢释放药物的无菌眼用固体膜式制剂。眼膜剂一般于眼结膜囊内，可以在眼结膜囊内被泪液逐渐溶解成药液，这种药液黏度大，不易溢出，可减少通过鼻泪管流出的损失，维持较长时间的有效治疗浓度，减少眼部用药的次数，避免液体眼用制剂易流失而致生物利用度低的不足，可以经非角膜途径（结膜-巩膜途径）进入眼部，提高药物在眼部给药的疗效。但眼膜剂有眼部异物感；固体形式植入可能在眼部移动，入睡后或揉眼时可能掉出，放入较困难。一般眼膜剂的厚度为 $0.1 \sim 0.2\mu m$，面积约 $0.5cm^2$。眼膜剂适用于在水中不稳定的药物的眼部给药。

根据释药速度可将眼膜剂分为眼用速释膜剂、眼用缓释膜剂、眼用恒释膜剂。眼膜剂生产工艺简单，成膜材料用量较小，药物吸收快，体积小，质量轻，应用、携带及运输方便。但这种制剂载药量小，只适合于小剂量的药物。

眼膜剂的处方中除了成膜材料外，还可以加入增塑剂、填充剂、着色剂、脱模剂等。眼膜剂

的成膜材料必须无毒、无刺激；性质稳定，无不良嗅味；成膜与脱模性良好且成膜后具有良好的强度和柔韧性；能速溶于水，或能在用药部位被降解、吸收、代谢和排泄。常用眼膜剂成膜材料有天然和合成的高分子物。天然的成膜材料包括胶原、阿拉伯胶、琼脂、虫胶等。合成的成膜材料有聚乙烯醇、乙烯-醋酸乙烯共聚物、聚乙烯醇缩醛、甲基丙烯酸酯-甲基丙烯酸共聚物、羟丙基纤维素、羟丙甲纤维素、聚维酮等。其中聚乙烯醇和乙烯-醋酸乙烯共聚物最常用。

眼膜剂的常用制备方法有匀浆制膜法、热塑制膜法、复合制膜法（见膜剂）。

眼膜剂应该无菌，在有创面的部位使用的眼膜剂不能加入抑菌剂。此外质量要求还应达到成膜材料及其辅料应无毒、无刺激性、性质稳定、与药物不起作用。药物如为水溶性，应与成膜材料制成具有一定黏度的溶液；如为不溶性药物，应粉碎成极细粉，并与成膜材料等混合均匀。眼膜剂外观应完整光洁，厚度一致，色泽均匀，无明显气泡。多剂量的膜剂，分格压痕应均匀清晰，并能按压痕撕开。眼膜剂所用的包装材料应无毒性，易于防止污染，方便使用，并不能与药物或成膜材料发生理化作用。眼膜剂应密封贮存，防止受潮、发霉、变质。此外，膜剂的质量差异应符合要求。

(尹宗宁)

yǎnwánjì

眼丸剂 （ophthalmic pills） 药物与适宜的辅料制成的无菌类球形或环形的眼用固体制剂。具有滴丸剂速效、高效、长效的特点。眼丸剂可通过眼黏膜直接吸收，进入血液循环，避免了进入胃肠道引起的肝首过效应，以及药物在胃内的降解损失，使药物高浓度到达眼部靶器官，迅速起效。眼丸剂还可加入具有缓释作用的辅料，明显延长药物在体内的半衰期，达到长效或控释的目的，其作用可达数日以上，如氯霉素控释眼丸。

眼丸剂的制备工艺可参考滴丸的制作工艺，常采用滴制法，即将药物均匀分散在熔融的基质中，再滴入不相混溶的冷凝液里，冷凝收缩成丸的方法，一般工艺流程为：药物加基质→混悬或熔融→滴制→冷却→洗丸→干燥→选丸→质检→分装。

制备眼丸剂所用的冷凝液要求必须安全无害，且与主药不发生作用；应与制备眼丸的液滴的密度接近，使眼丸缓缓下沉或上浮，充分凝固，丸形圆整；黏度适宜，使液滴与冷却液间的黏力小于液滴的内聚力，收缩凝固成丸。常用的冷凝液有液状石蜡、植物油、甲基硅油和水等。眼丸剂的基质包括水溶性基质和非水溶性基质，常用的有聚乙二醇类（如聚乙二醇 6000、聚乙二醇 4000 等）、泊洛沙姆、硬脂酸聚烃氧（40）酯、明胶、硬脂酸、单硬脂酸甘油酯、氢化植物油等。

眼丸剂生产设备简单、操作方便、利于劳动保护，工艺周期短、生产率高；工艺条件易于控制，质量稳定，剂量准确，受热时间短，易氧化及具挥发性的药物溶于基质后，可增加其稳定性；基质容纳液态药物量大，故可使液态药物固化；主药在基质中分散均匀，所以剂量准确，制备条件易控制。

眼丸剂应大小均匀、色泽一致，无粘连现象。需对眼丸剂进行重量差异、无菌、粒度、溶散时限等检查。除另有规定外，眼丸剂宜密封贮存，防止受潮、发霉、变质。

(尹宗宁)

yǎnyòng zhīzhìtǐ

眼用脂质体 （ophthalmic liposomes） 用于眼部给药的被类脂双分子层包封成脂质体固体制剂。脂质体用于眼部无异物感，且易于生物膜融合，促进药物对生物膜的穿透性，这可成为很多脂溶性或水难溶性的难于制成普通滴眼液的药物的眼部给药载体。脂质体具有良好的泪液膜仿生相似性，能延长药物在眼表面的滞留时间，具有良好的生理相容性，与传统的滴眼剂和眼膏剂相比具有缓慢释放的作用，对药物的包载还可以降低药源性的眼部刺激。眼用脂质体的制备与普通脂质体相同。其质量除满足眼用制剂的要求，还应对眼用脂质体进行形态、粒径及其分布、载药量或包封率、突释效应或泄漏率等指标的检查。脂质体含有的磷脂易氧化，还应进行氧化指数的测定。

(尹宗宁)

yǎnyòng wēiqiú

眼用微球 （ophthalmic microparticles） 用于眼部给药的溶解或分散在辅料中形成微小球状实体的固体制剂。眼用微球可克服滴眼剂存在的药物作用持续时间短和生物利用度低，眼膏剂由于基质作用使眼部有异物感、透明度较差、影响视力等问题。眼用微球制剂能达到缓、控释目的，且可混悬在介质中做成滴眼剂或眼内注射剂，以减少眼内不适感。

眼用微球的质量应满足眼用制剂的要求。此外还应对眼用微球的形态、粒径及其分布、载药量或包封率等进行检查。眼部给药的微球粒径不得超过 10μm，否则入眼后会使眼部产生异物感。当药物微球滴入眼内后，若粒子能滞留在眼穹隆中则更适合用于缓、控释，故制剂学上对粒径控制要求较高。

（尹宗宁）

biyòng zhìjì

鼻用制剂（nasal preparations）

直接用于鼻腔发挥局部治疗作用或经鼻腔吸收后起全身治疗作用的制剂。鼻黏膜面积大，黏膜下血管非常丰富，药液可迅速吸收，从血管进入体循环达到速效的目的。胃肠道中容易破坏的药物，极性大而胃肠道难于吸收的药物，鼻黏膜都能很好地吸收，分子量大的多肽类、蛋白类药物，也能在吸收促进剂的存在下较好地吸收。与口服给药相比，鼻腔给药可避免药物在胃肠液中降解和肝首过效应，生物利用度高。

分类　鼻用制剂可分为鼻用液体制剂、鼻用半固体制剂、鼻用固体制剂等。此外，还有鼻用气雾剂，指由原料药物和附加剂与适宜抛射剂共同装封于耐压容器中，内容物经雾状喷出后，经鼻黏膜递送沉积于鼻腔的制剂。

鼻用液体制剂　包括滴鼻剂、洗鼻剂和鼻用喷雾剂等。滴鼻剂是指由原料药物与适宜辅料制成的澄明溶液、混悬液或乳状液，供滴入鼻腔的鼻用液体制剂。洗鼻剂是指由原料药物制成符合生理 pH 值范围的等渗水溶液，用于清洗鼻腔的鼻用液体制剂，用于伤口或手术前使用者应无菌。鼻用喷雾剂是指由原料药物与适宜辅料制成的澄明溶液、混悬液或乳状液，供喷雾器雾化的鼻用液体制剂。

鼻用半固体制剂　包括鼻用软膏剂、鼻用乳膏剂和鼻用凝胶剂等。鼻用软膏剂指由原料药物与适宜基质均匀混合，制成溶液型或混悬型膏状的鼻用半固体制剂。鼻用乳膏剂指由原料药物与适宜基质均匀混合，制成乳膏状的鼻用半固体制剂。鼻用凝胶剂指由原料药物与适宜辅料制成凝胶状的鼻用半固体制剂。

鼻用固体制剂　包括鼻用散剂、鼻用粉雾剂、鼻用棒剂等。鼻用散剂指由原料药物与适宜辅料制成的粉末用适当的工具吹入鼻腔的鼻用固体制剂。鼻用粉雾剂指由原料药物与适宜辅料制成的粉末，用适当的给药装置喷入鼻腔的鼻用固体制剂。鼻用棒剂指由原料药物与适宜基质制成棒状或类棒状，供插入鼻腔用的鼻用固体制剂。

处方设计及制备　经鼻吸收的药物吸收受到很多因素的影响。因黏膜透过性的限制，分子量大于 1000 的药物较难透过鼻黏膜；鼻黏膜的纤毛能将药物快速地清除，且鼻腔中的酶系统对药物可致药物代谢失活；鼻腔的容积限制了单次用药剂量。

鼻用制剂通常含有如调节黏度、控制 pH 值、增加活性成分溶解、提高制剂稳定性或能够赋形的辅料。多剂量水性介质鼻用制剂应添加适宜浓度的抑菌剂。制剂本身如有足够抑菌性能，可不加抑菌剂。鼻用制剂可根据主药的性质和剂型要求选用适宜的辅料。鼻用液体制剂常用溶剂有水、甘油、液状石蜡、植物油等。鼻用半固体制剂常用基质有凡士林、羊毛脂等油脂性基质；肥皂、聚山梨酯等乳剂性基质；聚乙二醇、泊洛沙姆等水溶性基质。必要时可加入增溶剂、助悬剂、乳化剂、抑菌剂等。

质量评价　通过鼻黏膜系统给药的鼻用制剂可以在鼻腔内起局部或者全身治疗的作用。对于起全身作用的鼻用制剂还需要通过体外吸收或者体内的评价方法来考察其质量。这其中还包括药物对纤毛清除作用等安全性的评价。从制剂的角度看，鼻用制剂在生产与贮藏期间应符合下列有关规定。①鼻用制剂通常含有如调节黏度、控制 pH 值、增加活性成分溶解、提高制剂稳定性或能够赋形的辅料。除另有规定外，多剂量水性介质鼻用制剂应添加适宜浓度的抑菌剂。制剂本身如有足够抑菌性能，可不加抑菌剂。药材应按各品种项下规定的方法进行提取、纯化或用适宜的方法粉碎成规定粒度的细粉。②鼻用制剂多剂量包装容器应配有完整的滴管或适宜材料组合成套，一般应配有橡胶乳头或塑料乳头的螺旋盖滴管。容器应无毒并清洗干净，不应与药物或辅料发生理化作用，容器的瓶壁要有一定的厚度且均匀，除另有规定外，装量应不超过 10ml 或 5g。③鼻用溶液制剂应澄清，不得有沉淀异物；鼻用混悬液可能含沉淀物，但其中的颗粒应细腻，均匀分散，放置后的沉降物不应结块，经振摇易分散，摇匀后一般应在数分钟内不分层；鼻用乳液应分布均匀，可能有油水相分离，但经振摇易恢复成乳液。鼻用液体制剂也可以固体形式包装，另备溶剂，在临用前配成溶液或混悬液。④鼻用半固体制剂应柔软细腻，易涂布。⑤鼻用粉雾剂中药物及所用的附加剂的粉末粒径大多应在 30～150μm。⑥鼻用制剂应无刺激性，对鼻黏膜及其纤毛不应产生副作用。水性介质的鼻用制剂应等渗。⑦除另有规定外，鼻用制剂还应符合相应剂型制剂项下有关规定，如鼻用喷雾剂应符合喷雾剂的规定。⑧鼻用制剂含量均匀度应符合要求。多积累包装的鼻用制剂在启用后最多可以使用4周。除另有规定外，鼻用制剂应密闭贮存。⑨鼻用制剂应进行重量差异或装量差异、微生物限度、无菌等的检查。

（尹宗宁）

ěryòng zhìjì

耳用制剂（ear preparations）

用于耳部发挥局部治疗作用的制剂。耳科制剂多为液态或半固态，作用时间不持久，制成耳用固体制剂，如耳用丸剂，则可起到延效的作用。

分类 耳用制剂可分为耳用液体制剂、耳用半固体制剂、耳用固体制剂等。也可以固态形式包装，另备溶剂，在临用前配成溶液或混悬液。

耳用液体制剂 包括滴耳剂、洗耳剂、耳用喷雾剂等。滴耳剂指由药物与适宜的辅料制成的水溶液，或由甘油或其他适宜溶剂和分散介质制成的澄明溶液、混悬液或乳状液，供滴入外耳道用的液体制剂。洗耳剂指由药物与适宜的辅料制成的澄明水溶液，用于清洁外耳道的耳用液体制剂。通常是符合生理pH值范围的水溶液，用于伤口或手术使用者应无菌。耳用喷雾剂指有药物与适宜的辅料制成澄明溶液、混悬液或乳状液，借喷雾器物化的耳用制剂。

耳用半固体制剂 包括耳用软膏剂、耳用乳膏剂、耳用凝胶剂、耳塞等。耳用软膏剂指由药物与适宜的基质均匀混合，制成乳膏状的耳用半固体制剂。耳用乳膏剂指由药物与适宜基质均匀混合，制成乳膏状的耳用半固体制剂。耳用凝胶剂指药物与适宜的辅料制成的均一、混悬或乳剂型的乳胶稠厚液体或半固体耳用制剂。耳塞指有药物与适宜的基质制成，用于塞入外耳道的耳用半固体制剂。

耳用固体制剂 包括耳用散剂、耳用丸剂等。耳用散剂指由药物与适宜的辅料制成粉末入或吹入外耳道的耳用固体制剂。耳用丸剂指药物与适宜的辅料制成的球形或类球形的耳用固体制剂。又称耳丸剂。主要用于外耳道或中耳道，用作耳部的消毒、止痒、抗炎、抑菌等。用于治疗急性化脓性中耳炎及慢性单纯性中耳炎，效果良好。耳用丸剂相对于滴耳剂有一定的缓释效果，但不易深入耳道发挥深部治疗作用，故制备的耳用丸剂应在耳部环境温度下适当地黏附于耳道上，避免药物流失。如耳用滴丸，应用简便，疗效较好，用于患部能很快地溶解于脓液中而产生疗效，且不会阻塞外耳道，或被脓液冲失。

处方设计 耳用液体制剂常用溶剂为水、稀乙醇、甘油、丙二醇、聚乙二醇等。对于耳部黏膜，水溶液一般作用缓和，但使药物穿透能力较差；乙醇溶液穿透能力和杀菌作用强，但对内耳有刺激作用；甘油溶液无刺激性，在局部的保留之间长，但穿透能力差。根据治疗的需要，可以选用一种或多种溶剂混合适用，以达到较好的作用。外耳适用的制剂pH值最好为弱酸性。耳道常见疾病为中耳炎，由于分泌物的存在，药物很难达到中耳部位，还可与溶菌酶、透明质酸酶等合用，能液化分泌物，促进药物分散并加速肉芽组织再生。

耳用固体制剂和耳用半固体制剂相对耳用液体制剂在局部保留之间较长，一般要求在体温的条件下易于黏附于病患部位。而耳用固体制剂一般要求在耳内与患处直接接触，其基质迅速溶解或其辅料能让药物贴附在耳内。耳用滴丸的药物可以微细结晶等固体形式释放，疗效高，起到速释的作用，其未溶解部分仍以固体的形式存在耳内，起到缓释的作用，因此可解决滴耳液频繁滴耳的问题。耳用固体制剂具有局部药液浓度高、用药次数少、作用迅速持久、携带方便等优点，避免了滴耳液易流失的缺点。

耳用制剂是属于局部用药，要求药物对黏膜无刺激性。

制备 耳用制剂通常含有调节张力或黏度、控制pH值、增加药物溶解度、提高制剂稳定性或提供足够抗菌性能的辅料，耳用制剂要求溶剂不应对耳膜产生不利的压迫，多剂量包装的水性耳用制剂，应含有适宜浓度的抑菌剂。一般应配有橡胶乳头或塑料乳头的螺旋盖滴管，所用容器应无毒，不应与药物或辅料发生理化作用。装量一般应不超过10ml或5g。耳用制剂还应符合相应剂型通则项下有关规定，如耳用软膏剂还应符合软膏剂的规定。耳用制剂应密闭贮存。

质量评价 耳用制剂包括了固体、半固体和液体制剂，这3种状态的制剂针对各自的特点在质量要求上有一些不同，耳用制剂在生产与贮藏期间应符合下列有关规定。①耳用制剂通常含有调节张力或黏度、控制pH值、增加药物溶解度、提高制剂稳定性或提供足够抗菌性能的辅料，辅料应不影响制剂的药效，并应无毒性或局部刺激性。溶剂（如水、甘油、脂肪油等）不应对耳膜产生不利的压迫。除另有规定外，多剂量包装的水性耳用制剂，应含有适宜浓度的抑菌剂，如制剂本身有足够抑菌性能，可不加抑菌剂。②除另有规定外，耳用制剂多剂量包装容器应配有完整的滴管或适宜材料组合成套，一般应配有橡胶乳头或塑料乳头的螺旋盖滴管。容器应无毒并清洗干净，不应与药物或辅料发生理化作用，容器的瓶壁要有一定的厚度且均匀。装量应不超过 10ml 或 5g。③耳用溶液剂应澄清，不得有沉淀和异物；耳用混悬液放置后的沉淀物，经振摇应易分散，其最大粒子不得超过 $50\mu m$；耳用乳液如发生油与水相分离，振摇易后应易恢复成乳液。④耳用制剂应符合相应剂型制剂有关规定，如耳用软膏剂还应符合软膏剂的规定。⑤耳用制剂的含量均匀度等应符合规定。除另有规定外，耳用制剂应密闭贮存。多剂量包装的耳用制剂在启用后最多可使用 4 周。⑥对于混悬型滴耳剂适用沉降体积比的方法检查，沉降体积比应不低于 0.90。⑦单剂量包装的耳用固体或半固体制剂重（装）量差异限度，应符合规定。凡规定检查含量均匀度的耳用制剂，可不进行重（装）量差异的检查。单剂量包装的耳用液体制剂装量，应符合规定。多剂量包装的耳用制剂，照最低装量检查法检查，应符合规定。⑧用于手术、耳部伤口或耳膜穿孔的滴耳剂与洗耳剂，照无菌检查法检查，应符合规定。除此之外的耳用制剂，除另有规定外，照微生物限度检查法检查，应符合规定。⑨耳用丸剂除满足耳用制剂的质量要求外，溶出时限还应合格。

（尹宗宁）

shuānjì

栓剂（suppositories）　由主药、栓剂基质和适宜的栓剂附加剂制成供腔道给药的固体制剂。栓剂在常温下具有适宜的硬度与良好的韧性，进入人体腔道后，能在体温条件下迅速软化、熔融或被腔道分泌液溶解，逐渐释放药物起到局部或全身治疗作用。栓剂早在公元前 1550 年埃及的《埃伯斯纸草书》中便有记载。中国使用栓剂亦有悠久的历史，东汉医圣张仲景在《伤寒论》中记载有用于通便的肛门栓；晋葛洪的《肘后备急方》中有用半夏和水为丸纳入鼻中的鼻用栓剂和用巴豆鹅脂制成的耳用栓剂等；《千金方》《证治准绳》等药物典籍中亦载有类似的栓剂的制备与应用。栓剂最初被用于局部润滑、收敛、抗菌、杀虫及麻醉，如甘油栓、蛇黄栓、苯佐卡因栓等，后来研究发现栓剂还能通过直肠吸收进入血液循环，从而发挥全身治疗作用，如吗啡栓、克仑特罗栓等。

特点　栓剂用作全身治疗时与口服制剂比较，有以下特点：①药物不受胃肠道 pH 值的影响或酶的破坏。②对胃黏膜有刺激性的药物可通过栓剂实现直肠给药等，避免刺激。③药物直肠吸收，不受肝首过效应影响。④对于不能吞服片剂、丸剂或胶囊的患者，尤其是婴儿和儿童可通过栓剂给药。⑤对于伴有呕吐患者的治疗为一个有效给药途径。栓剂给药的缺点为使用不便，生产成本比片剂、胶囊剂高，生产效率低等。现代科技的进步与材料科学的发展，使得越来越多的新型基质被用于栓剂的制备，机械化生产与新型单个密封包装技术的应用，也使栓剂的种类与数量显著增加，中药栓剂也得到了广泛的关注。

分类　根据使用腔道不同，可将栓剂分为直肠栓、阴道栓、尿道栓、肛门栓、喉道栓、耳用栓、牙栓、鼻用栓等。为适应机体的不同应用部位，不同类型栓剂的形状和重量各不相同，如肛门栓通常为鱼雷形、圆柱形或圆锥形，利于括约肌收缩时将栓剂压入直肠内；阴道栓有球形、卵形、鸭嘴形等形状，其中鸭嘴形栓剂表面积最大，利于药物的释放与吸收。

根据栓剂的制备工艺和药物释放特点的差异，可将其分为中空栓、双层栓、微囊（微球）栓、渗透泵栓、缓释栓、泡腾栓、凝胶栓、海绵栓等。中空栓指外壳为空白或含药基质，中空部分填充有固体或液体药物的栓剂，具有起效快、生物利用度高、药物释放速率可控、制剂稳定性好等优点。双层栓可分为内外两层或上下两层，分别以亲水性基质或亲脂性基质将不同性质的药物分隔于不同层内，使药物具有不同的释放速度。微囊（微球）栓是将药物制成微囊（微球）后再与基质混合制成栓剂，利用微囊（微球）控释。渗透泵栓是利用渗透泵原理制成的一种控释栓剂，最外层为一层不溶性微孔膜，药物可由微孔中慢慢释出，维持较长时间的疗效。缓释栓指药物包合于可塑性的不溶性高分子材料制成的栓剂，该类栓剂在直肠内不溶解，不崩解，吸收水分后逐渐膨胀，缓慢释药。泡腾栓又称产气栓，是在栓剂中加入泡腾剂，使用时利用泡腾作用加速药物释放，有利于药物分布和渗入黏膜皱襞，多为阴道用。凝胶栓是利用凝胶为载体的栓剂，在体内逐渐吸水，缓慢膨胀，具有缓释作用，且柔软有弹性，无异物感。海绵栓指海绵状栓剂，多为阴道用，特点为可持久分散于黏膜表面，维持药效，增强疗效。

处方设计 栓剂的处方设计根据药物的药理作用，首先考虑以下问题。①用药目的：局部治疗还是全身作用。②用药部位：用于肛门、尿道或阴道。③药物快速作用，还是发挥缓慢或持久作用。然后根据药物、栓剂基质和栓剂附加剂的性质对栓剂中药物释放和吸收的影响，确定处方，选择合适的制备工艺。

影响吸收的因素 局部作用的栓剂，药物通常是不需要吸收或应尽量减少吸收；而用于产生全身作用的栓剂，药物则需要通过直肠吸收，直肠黏膜是类脂屏障，药物从直肠吸收机制主要是被动扩散，其影响因素主要有生理因素和制剂因素。①生理因素：用药部位直肠的解剖生理特性或状态对药物吸收的影响。栓剂的全身作用主要是通过直肠给药、吸收进入血液循环而达到。药物经直肠黏膜上皮细胞吸收途径主要有两条：一条是经直肠上静脉经门静脉而入肝，在肝代谢后转运至全身。另一条是通过直肠中静脉和直肠下静脉及肛管静脉而入下腔静脉，绕过肝而直接进入体循环。因此，栓剂引入直肠的深度愈小（距肛门约2cm处），栓剂中药物在吸收时不经肝的量愈多。一般为总给药量的50%～70%。尽管直肠给药有许多优点，但由于直肠无蠕动作用，表面无绒毛，皱褶较少，其有效吸收面积及局部体液容量比胃、小肠均要小得多，一般不是药物吸收的理想部位。②制剂因素：栓剂引入腔道后，首先要使药物从熔化的基质中释放出来并溶解于分泌液，才能被黏膜吸收而产生疗效；或者药物从基质中很快释放直接扩散到达黏膜而被吸收。

栓剂中药物吸收的限速环节之一是药物扩散到吸收药物的直肠黏膜部位的速率，所以药物从基质中释放得快，可产生较快而强烈的作用，反之则作用缓慢而持久。对于起全身作用的栓剂，要求药物在腔道里能从基质中迅速释放、扩散、吸收。但由于基质种类和性质不同，释放药物的速率和对药物影响的机制也不同。实验表明，基质的溶解行为正好与药物相反时，有利于药物释放，增加吸收；而药物的溶解度、粒径、解离度等理化性质将影响其释放，也会影响吸收。

制备 栓剂的制备方法主要有冷压法和热熔法。冷压法是将药物与基质粉末置于冷容器内混匀，用手工搓捏或通过模具挤压制成一定形状的栓剂。热熔法是通过加热熔化基质制备栓剂的方法，应用广泛，系将计算量的基质以水浴加热融化，然后将不同药物加入并研磨混合，使药物均匀分散于基质中，随后倾入涂有润滑剂的冷却栓模中，待基质完全凝固后，将栓剂推出模具并晾干即可。可按基质的不同和制备的数量选择制法。用油脂性基质制栓可采用任何一种方法，但水溶性基质多采用热熔法。

栓剂的大量生产主要采用热熔法并以自动化模制机制备，实现灌注、冷却、取出、清洁模具等全过程自动化，如自动旋转式制栓机。制壳材料为塑料和铝箔，既作为包装材料又作为栓剂的模具。成卷的包装用膜（如聚氯乙烯、聚氯乙烯/聚乙烯、双铝复合膜）经栓剂制带机正压吹塑成型后被送入灌注工序，已经搅拌均匀的药液通过高精度计量泵自动灌装入栓剂空壳中，按照预先设定的长度自动裁剪成段并送入冷

却装置降温，在通过冷却装置的若干时间内使药液凝固，成段的栓剂颗粒通过冷却装置后（也就是药液凝固后）进入封口阶段，同时整形，打批号，最后进一步裁剪成型。这种栓剂包装生产方便，且不需要冷藏保存，即使是在高温下栓剂熔化，冷却后仍能保持原来的形状，便于贮存。

不同的处方，用同一模型所制得的栓剂容积是相同的，但其重量则随基质与药物密度的不同而有所区别。因此，实际工作中，常根据置换价（即药物的重量与同体积基质的重量之比）对药物置换基质的重量进行计算。设纯基质栓的平均栓重为G，含药栓的平均栓重为M，含药栓中每个栓的平均含药量为W，那么$M-W$即为含药栓中基质的重，而$G-(M-W)$即两种栓剂中基质重量之差，亦即为与药物同体积的基质重量。置换价（DV）的计算公式为：

$$DV=W/[G-(M-W)]$$

用测定的置换价可以方便地计算出制备这种含药栓需要基质的重量x：

$$x=(G-W/DV)'\times n$$

式中n表示拟制备的栓剂枚数。

质量评价 栓剂需按照国家或地方有关药品标准规定进行质量评价。栓剂在生产与贮藏期间应符合有关规定：栓剂中的原料药物与基质应混合均匀，外形应完整光滑、无缝隙、不起霜或变色，塞入腔道后应无刺激性，应能融化、软化或溶化，并与分泌液混合，逐渐释放出药物，产生局部或全身作用；应有适宜的硬度，以免在包装或贮存时变形；

栓剂所用内包装材料应无毒，并不得与药物或基质发生理化作用；应在 30℃ 以下密闭贮存和运输，防止因受热、受潮而变形、发霉、变质。栓剂还应作重量差异、融变时限等项目检查，以保证产品质量。

栓剂重量差异指每粒栓剂与平均栓剂粒重比较的差异值。具体操作为取栓剂 10 粒，精密称出总重量，求得平均粒重后，再分别精密称定各粒的重量。取每粒重量与平均粒重相比较（凡标示粒重的栓剂，每粒重与标示粒重相比较），超出限度的药粒不得多出 1 粒，并不得超出限度 1 倍（表）。凡规定检查含量均匀度的栓剂（限度为 ±25%），一般不再进行重量差异的检查。

融变时限是测定栓剂在体温（37℃±1℃）下软化、熔化或溶解的时间。取栓剂 3 粒，室温放置 1 小时后，在融变时限检查的装置中进行检查。除另有规定外，脂肪性基质的栓剂应在 30 分钟内全部融化或软化变形或触压时无硬心，水溶性基质的栓剂应在 60 分钟内全部溶解。

栓剂还需进行微生物限度检查，即直肠给药栓剂细菌数每 1g 不得过 1000 个；霉菌和酵母菌数每 1g 不得过 100 个；金黄色葡萄球菌、铜绿假单胞菌、大肠埃希菌每 1g 不得检出。阴道给药栓剂细菌数每 1g 不得过 100 个；霉菌和酵母菌数每 1g 不得过 10 个；金黄色葡萄球菌、铜绿假单胞菌

表　栓剂重量差异限度

平均重量	重量差异限度
<1.0g	±10%
1.0~3.0g	±7.5%
>3.0g	±5%

每 1g 不得检出。

可采用《中华人民共和国药典》2015 年版四部中溶出度测定法的篮法测定栓剂的体外溶出速度，将待测栓剂置于透析袋或适宜的微孔滤膜中，浸入盛有介质的溶出设备中，于 37℃ 每隔一定时间取样测定，每次取样后补充适量溶出介质，使总容积不变，根据结果计算累计溶出百分率，作为在一定条件下基质中药物溶出速度的指标。栓剂的体内吸收试验可先用家兔或犬进行动物实验。开始时剂量不超过口服剂量，以后再 2 倍或 3 倍地增加剂量。给药后，按一定的时间间隔抽取血液或收集尿液，测定药物浓度，描绘出血药浓度-时间曲线（或尿中药量与时间关系），计算出体内药动学参数，最后求出生物利用度。志愿者体内吸收试验方法与此相同。

（黄　园）

shuānjì jīzhì

栓剂基质（suppository bases）

栓剂中除药物以外起填充作用和赋形作用的物质。18 世纪欧洲发现并应用可可豆脂作为栓剂基质，为改善可可豆脂的性质相继开发了半合成脂肪酸酯、全合成脂肪酸酯等油脂性基质，后来又发现采用水溶性基质可使药物起效及维持药效的特性与油脂性基质不同。栓剂基质不仅赋予药物成型，同时对药物的局部作用或全身作用产生重要影响。理想的栓剂基质应符合以下要求：①室温下具有适当的硬度和韧性，纳入腔道时不发生变形或碎裂，在体温条件下极易软化、熔融或溶解。②与主药不发生配伍禁忌，且不妨碍药物作用与含量测定。③对黏膜无刺激性、无毒性、不致敏，能够以适宜的速率释放药

物。④基质本身性质稳定，贮藏过程中其理化性质不改变，不影响药物的生物利用度。⑤基质的熔点与凝固点间距不宜过大，脂肪性基质的酸值应在 0.2 以下，皂化值应在 200~250，碘值低于 7。⑥适于冷压法或热熔法制备栓剂，易于洗脱。

栓剂基质可分为油脂性基质和水溶性基质两类。油脂性基质如可可豆脂、混合脂肪酸甘油酯、椰油脂、棕榈酸酯、硬脂酸丙二醇酯等，具有无刺激性、可塑性强、性质稳定等优点。水溶性基质如甘油明胶、聚乙二醇、吐温 61 等，具有弹性好，外形美观、纳入人体腔道后易于溶于分泌液等特点，但以此类基质制备的栓剂贮存时易失水，也亦滋长细菌等微生物，因此需加入防腐剂等。

（黄　园）

shuānjì fùjiājì

栓剂附加剂（suppository additives）

栓剂中除药物与栓剂基质以外的具有不同功能的成分。栓剂中加入适宜的附加剂能够改善其外观与性状、提高稳定性及增加药物吸收。在基质中加入表面活性剂能增加药物的亲水性，尤其对覆盖在直肠黏膜壁上的连续的水性黏液层有胶溶、洗涤作用，并造成有孔隙的表面，从而增加药物的穿透性；加入抗氧剂能增加对氧化作用敏感的药物的稳定性，如叔丁基羟基茴香醚、叔丁基对甲酚、没食子酸酯类等；加入硬化剂（改善栓剂硬度的物质，如白蜡、鲸蜡醇、硬脂酸、巴西棕榈蜡等）能避免栓剂在储存或使用时变软等；当栓剂处方中含有与基质不能相混合的液相，特别是在此相含量较高时（大于 5%），可加适量的乳化剂；当药物与基质混合时，由于混合物稠

度不足，造成机械搅拌情况不良，或因生理需要时，栓剂制品中可酌加增稠剂，如氢化蓖麻油、单硬脂酸甘油酯、硬脂酸铝等；起全身治疗作用、通过阴道或直肠吸收的药物所制备的栓剂，可利用非离子型表面活性剂、脂肪酸、脂肪醇和脂肪酸酯类以及尿素、水杨酸钠、苯甲酸钠、羧基纤维素钠、环糊精类衍生物等作为药物的吸收促进剂，以增加药物的吸收。另有防腐剂、着色剂等常用附加剂。

（黄 圆）

mójì

膜剂（films） 药物与适宜的成膜材料经加工制成的膜状制剂。膜剂的厚度和面积视用药部位的特点和含药量而定。厚度一般为 0.1～0.2mm，通常不超过 1mm。面积为 1cm^2 者供口服，0.5cm^2 者供眼用，5cm^2 者供阴道用，其他部位应用者可根据需要剪成适宜大小。膜剂的优点：生产工艺简单，易于自动化和无菌生产；药物含量准确、质量稳定；使用方便，适于多种给药途径；可制成不同释药速度的制剂；制成多层膜剂可避免配伍禁忌；体积小，重量轻，便于携带、运输和贮存。膜剂的不足：不适于剂量较大的药物制剂；重量差异难控制，收率不高。

分类 按结构特点膜剂分为单层膜剂、夹心膜剂、多层复方膜剂等。单层膜剂：药物分散在成膜材料中所形成的膜剂，可分可溶性膜剂和水不溶性膜剂两类。临床应用较多的就是这类膜剂，通常厚度不超过 1mm，膜的面积可根据药量来调整。夹心膜剂：在两层不溶性的高分子膜中间，夹着含有药物的药膜，以零级速度释放药物。这种膜剂实际属于

控释膜剂，是一类新型制剂。多层复方膜剂：由多层药膜叠合而成，可解决药物配伍禁忌问题，另外也可制备成缓释和控释膜剂。又称复合膜。为复方膜剂。

按给药途径膜剂分为口服膜剂、口腔膜剂、眼用膜剂、鼻用膜剂、阴道用膜剂、皮肤及黏膜用膜剂、植入膜剂等。口服膜剂：供口服的膜剂。一般用于口服的膜剂为 1cm^2 以下。如安定膜剂（即地西泮膜剂），用法同口服片剂。口腔膜剂：包括供口含、舌下给药（利用舌下黏膜血管神经丰富，舌下腺发达，且分泌的唾液较多，药物在此易溶解，疗效发挥迅速。如硝酸甘油膜剂）和口腔内局部贴敷（是临床用得最多的一种膜剂，常用于口腔溃疡和牙周疾病）。眼用膜剂：用于眼结膜囊内，可延长药物在眼部的停留时间，并维持一定的浓度。它能克服滴眼液及眼药膏作用时间短及影响视力的缺点，以较少的药物达到局部高浓度，可维持较长的作用时间。鼻用膜剂：膜剂用于鼻腔的膜剂。其溶化后呈半固体状，在鼻腔内滞留时间长，不易流向口腔，无药物的不良气味感，释药缓慢持久。阴道用膜剂：包括局部治疗用和避孕药膜。主要用于治疗阴道疾患或用于避孕，如克霉唑药膜、避孕膜剂等。皮肤黏膜用膜剂：用于皮肤或黏膜的创伤或炎症，这种膜剂既可起治疗作用又可起保护作用，有利于创面愈合，如止血消炎药膜、冻疮药膜等。植入膜剂：埋植于皮下（一般植入真皮下，真皮与皮下组织或脂肪组织之间）产生持久药效的膜剂。

按药物的释放特性还可以将膜剂分为缓释膜剂、控释膜剂，即具有缓慢释放或恒速释放药物

作用的膜剂。

处方设计 膜剂的辅料主要为成膜材料，对药效及质量有着直接的影响。成膜材料除应具备辅料的一般性能外，还应该生理惰性、无毒、无刺激、性质稳定，无不良嗅味，成膜、脱膜性能好。用于口服、腔道、眼用膜剂的成膜材料还应具有良好的水溶性，或能逐渐降解、吸收或排泄。外用膜剂能快速、完全的释放药物。常用的成膜材料包括天然的高分子化合物，如明胶、阿拉伯胶、琼脂等；合成高分子材料，如聚乙烯醇（PVA）、乙烯-醋酸乙烯共聚物（EVA）等。

制备 膜剂常用的制备方法包括匀浆制膜法、热塑制膜法、复合制膜法。制备膜剂时药物如为水溶性，应与成膜材料制成具有一定黏度的溶液；如为不溶性药物，应粉碎成极细细分，并与成膜材料等混合均匀。

匀浆制膜法 将成膜材料溶于适当的溶剂中滤过，与药物溶液或细粉及附加剂充分混合成药浆，然后用涂膜机涂膜成所需要的厚度，烘干后根据主药含量计算出单位剂量膜的面积，剪切成单剂量的小格，包装即得。小量制备时，可将药浆倾于洁净的平板玻璃上涂成宽厚一致的涂层即可。又称涂膜技术、流延技术。工艺流程：成膜材料浆液的配制→加入药物、辅料等→研磨→消泡→涂膜→干燥→脱膜→含量测定→分量包装。

热塑制膜法 有两种方法：①将药物细粉和成膜材料颗粒相混合，用橡皮滚筒混碾，热压成膜，再冷却脱膜。②将成膜材料加热熔融，在热熔状态下加入药物细粉，混合均匀，冷却成膜。特点是可以不用或少用溶剂，机

械生产效率高。

复合制膜法　以不溶性的热塑性成膜材料如 EVA 为外膜，分别制成具有凹穴的膜带，另将水溶性的成膜材料如 PVA 用匀浆制膜法制成含药的内膜，剪切成单位剂量大小的小块，置于 EVA 的两层膜带中，热封即得。这种膜剂根据选择的成膜材料和工艺的不同可制成为缓释膜剂。工艺流程：不溶性成膜材料→有凹穴的下外膜带和上外膜带水溶性成膜材料→含药的内膜带→剪切→下外膜带的凹穴→干燥→盖上外膜带→热封。

质量评价　除了用于创伤或烧伤等有创面的膜剂要求无菌外，其他膜剂在生产与贮藏期间均应符合以下规定。①成膜材料及其辅料应无毒、无刺激性、性质稳定、与药物不起作用。常用的成膜材料有聚乙烯醇、丙烯酸树脂类、纤维素类及其他天然高分子材料。②药物如为水溶性，应与成膜材料制成具有一定黏度的溶液；如为不溶性药物，应粉碎成极细粉，并与成膜材料等混合均匀。③膜剂外观应完整光洁，厚度一致，色泽均匀，无明显气泡。多剂量的膜剂，分格压痕应均匀清晰，并能按压痕撕开。④膜剂所用的包装材料应无毒性，易于防止污染，方便使用，并不能与药物或成膜材料发生理化作用。⑤除另有规定外，膜剂宜密封保存，防止受潮、发霉、变质。⑥膜剂的重量差异限度，应符合规定。除另有规定外，取膜片 20 片，精密称定总重量，求得平均重量，再分别精密称定各片的重量。每片重量与平均重量相比较，超出重量差异限度的膜片不得多于 2 片，并不得有 1 片超出限度的 1 倍。⑦膜剂还需对其进行无菌及微生物限度检查。

应用　膜剂可用于口服、舌下、眼结膜囊、口腔、阴道、体内植入、皮肤和黏膜创伤、烧伤或炎症表面等各种途径和方法给药，以发挥局部或全身作用。

（尹宗宁）

yìnggāojì

硬膏剂（plasters）　将药物溶解或混合于半固体或固体的黏性基质中，摊涂于纸、布等裱褙材料上，供贴敷于皮肤的外用剂型。可起保护、固定、封闭及治疗作用，且作用比软膏剂持久。按基质不同，硬膏剂可分为以下几类。①以铅肥皂为基质：主要为高级脂肪酸铅盐，如铅硬膏、膏药（包括黑膏药、白膏药等）。②以橡胶混合物为基质：如橡胶膏剂。③以树脂为基质：以树脂（如松香）或树脂与植物油加热熔合，再掺入药物混合而成，如松香膏等。④以动物胶为基质，如胶膏药。

硬膏剂是中国制剂中的一种极其传统的制剂，公元 495～499 年南齐龚庆宣《刘涓子鬼遗方》中记载含有松脂的 3 种硬膏剂。唐初孙思邈著《千金翼方》等均记载有黑膏剂的使用。自宋至明，铅硬膏已进入商品化，制作工艺已十分成熟。明、清硬膏剂的使用更为广泛，而且提出了外用膏剂不仅用于治疗皮肤及局部疾病，还可通过皮肤用药达到内治的目的。国外硬膏剂最早使用的也是铅硬膏，始于古希腊希波克拉底时代（公元前 5 世纪），但 12 世纪开始采用于疾病治疗。国外铅硬膏是用黄氧化铅与脂肪（豚脂）和脂肪油（花生油）加水共热制得，与中国黑膏药使用植物油与铅丹（四氧化三铅）在高温反应的工艺有所差异，与中国植物油与官粉（碱式碳酸铅）制成的白膏药工艺类似。硬膏剂是通过对患处体表的外敷，借经络走向以起到为病外治的作用，因此在中医临床及民间仍然广泛应用。硬膏剂的质量检查通常包括：①外观应平整无缺胶处，布面应不透油，尺寸大小符合规定。②重量差异。③含膏量。④黏附性试验（见凝胶膏剂）、耐热性试验。⑤软化点。

（黄　圆）

hēigāoyào

黑膏药（black plasters）　药材饮片、食用植物油与红丹炼制成膏料，摊涂于裱褙材料上制成的供皮肤贴敷的外用制剂。通常施于病者体表或患部，发挥活血化瘀、生肌止痛、通经走络、开窍透骨、祛风散寒等功能。黑膏药属于硬膏剂的一种。

膏药，是中药五大剂型——丸、散、膏、丹、汤之一，在战国秦汉时期出现的《黄帝内经》《神农本草经》《难经》等医学著作中已有相关记载，当时的膏药，是猪脂膏之类的软膏。魏晋时期炼丹术盛行，黑膏药已经出现。唐宋时黑膏药的制备逐渐完善，得到广泛使用。明清时已经成为普遍的用药之一。到了近代，由于汤药的发展及黑膏药自身制作工艺复杂，没有统一标准，不易进行质量控制，其临床应用在一定程度上受到限制。

黑膏药主要由基质和药料组成。基质主要包括食用植物油与红丹。植物油以质地纯净的麻油为好。优点是炼制时泡沫少，利于操作，且制成的膏药色泽光亮，性黏，质量好。亦可以采用棉籽油、菜籽油、花生油等，不宜用豆油。红丹又称章丹、铅丹、黄丹、陶丹，色橘黄，质重，粉末状，主要成分为四氧化三铅

（Pb₃O₄），纯度在 95% 以上，且不含水分。药料可分为粗料（一般药料）与细料两类。粗料为一般性的中药根茎叶等，细料为贵重药与芳香药。粗料按处方取好，并进行适当粉碎，加食用植物油炸枯；细料如麝香等研成细粉备用，摊涂时撒在膏药表面；可溶性或挥发性的细料如冰片、樟脑、没药、乳香等可先研为细粉备用（过 120 目筛），在摊涂前投入熔化的膏药中混匀，温度应不超过 70℃。

黑膏药的制备包括药料的提取（又称炸料）、炼油、下丹、去火毒及摊涂。①药料的提取（熬枯去渣）：以高温的植物油对药材进行提取的过程。②炼油：将上述药油继续熬炼，使之在高温条件下氧化、聚合、增稠，炼至"滴水成珠"（取少许药油滴于水中，不散开成珠状为度）。③下丹：向熬炼得到的药油中加入已处理过的铅丹，使药油和铅丹在高温下产生化学反应生成脂肪酸铅盐，进一步促使油脂氧化、聚合、增稠而成膏。④去火毒：油丹化合后膏药若直接使用，常对用药部位产生刺激性，轻则出现红斑瘙痒，重则发泡溃疡，俗称火毒。将制成的膏药放入冷水中，多次浸泡去除有毒物质即去火毒。⑤摊涂：将膏药均匀平摊涂抹在裱褙材料上即得。

黑膏药应乌黑光亮，无红斑，膏体油润细腻、老嫩适度、摊涂均匀、无飞边缺口，加温后能粘贴于皮肤上且不移动。除另有规定外，应进行软化点和重量差异检查。软化点：通过特定装置和方法（《中华人民共和国药典》2015 年版四部）测定膏药因受热下坠达 25mm 时的温度，用于检测膏药的老嫩程度，并可间接反映其黏性。还应进行重量差异检查，并符合规定。

（黄 圆）

báigāoyào
白膏药（white plasters）
药材饮片、食用植物油与宫粉炼制成膏料，摊涂于裱褙材料上制成的供皮肤贴敷的外用制剂。属于传统的硬膏剂（铅硬膏），用于解毒消肿、小儿胎毒、黄水湿疮无皮，或肿毒坚硬不溃、日久不愈等。如云南白药即属于白膏药。制法和质量评价均与黑膏药基本相同。其与黑膏药不同之处在于：①成品色泽不同，白膏药为黄白色或黄褐色，比黑膏药色浅明亮。②下丹温度不同，白膏药需将药油冷至 100℃ 左右。③基质原料不完全相同，除植物油外，白膏药使用宫粉（又称铅粉、水粉，主要成分是碱式碳酸铅）。④油丹比例不同，白膏药中铅粉的用量较黑膏药中铅丹多，与药油的比例是 0.5：1 或 1：1。⑤白膏药软化点较黑膏药低，稍遇热即可融化。

（黄 圆）

xiàngjiāo gāojì
橡胶膏剂（rubber plasters）
药物与橡胶等基质混匀后，涂布于背衬材料上制成的供皮肤贴敷的片状外用制剂。可产生局部或全身性作用，特点为黏着力强，不预热可直接贴于皮肤。橡胶膏剂与传统黑膏药等外用贴剂相比，具有独特优势。黑膏药因其生产时对操作人身体有害，环境污染大，且中药在高温油炸浓缩时有效成分易遭破坏影响其内在质量和临床疗效，使用时易污染衣服和可能造成铅中毒危险等缺陷，已被橡胶膏剂所代替。巴布膏剂与橡胶膏剂相比也存在缺陷，如膏体与皮肤密着性不好，膏体易失水硬化或失去黏性，以及巴布膏剂的大型生产设备缺乏等，均使得橡胶膏剂在临床使用的范围逐渐增大。

组成 橡胶膏剂通常由以下部分组成：①背衬材料，一般采用漂白细布。②膏料，由橡胶等基质与治疗药物组成。③膏面覆盖物，一般为塑料薄膜或玻璃纸，用以避免相互黏着及防止挥发性药物的挥散。基质是橡胶膏剂的重要组成部分，包括主要原料、增黏剂、软化剂和填充剂等。①主要原料：常用橡胶，具有弹性、低传热性、不透气和不透水的性能。天然橡胶基质材料是取自橡胶树中的胶乳、主要成分为聚异戊二烯的物质。属于综合性能优越的可再生天然高分子材料。具有高弹性、低透气和透水性、耐灭菌、良好的相容性等特性，在医药上的应用广泛。作为橡胶膏剂基质的主要材料，天然橡胶材料又被称为"骨架材料"，起支撑作用。理想的天然橡胶基质材料应具备的特性：无刺激、不致敏，对皮肤的生理活性无影响；化学惰性，与主药、附加剂均不发生配伍变化；具有良好的弹性，且具有优良的释药性能。②增黏剂：常用松香等材料，具有抗氧化、耐光、耐老化和抗过敏等性能。③软化剂：为凡士林、羊毛脂、液状石蜡、植物油等，可使生胶软化，增加可塑性，增加胶浆的柔性和成品的耐寒性，改善膏浆的黏性。④填充剂：常用氧化锌，其能与松香酸生成锌盐而使膏料的黏性上升，具有系结牵拉涂料与裱褙材料的性能，同时亦能减弱松香酸对皮肤的刺激，还有缓和的收敛作用。

制备 药物与橡胶等基质混匀后，涂布于被衬材料上制成橡胶膏剂的过程。一般采用溶剂展涂法和热压展涂法。①溶剂展涂法：制备过程中加入汽油等适量溶剂制备橡胶膏剂的方法。简称溶剂法。制备过程可分为原料药处理、制备膏料、涂布膏料、回收溶剂、切割加衬、包装等步骤。溶剂法在中国使用比较普遍，它是由氧化锌硬膏剂的工艺演变而来。其制浆工艺比较成熟，主要优点是由于膏浆内掺入了溶剂，容易涂展，涂膏后膏面均匀度好，成品质量比较稳定。溶剂法需使用大量汽油，填充剂氧化锌可占35%~40%。②热压展涂法：在炼胶机中将橡胶塑炼成网状薄片，加入油脂性药物等，待溶胀后再加入其他药物，炼压均匀，涂膏，切割，盖衬，包装的方法。简称热压法。制膏工艺类似于胶布等橡胶制品工艺，主要优点是在制膏工艺中省去了汽油，常用45%~50%的锌钡白作填充剂。锌钡白是硫化锌跟硫酸钡的混合晶体，俗称立德粉。以热压法制成的膏药黏性小而持久，剥离时不伤皮肤，成品香味也较好。但中国药厂采用不多。

质量评价 橡胶膏剂的涂料应涂布均匀，膏面应光洁，色泽一致，无脱膏、失黏现象；被衬面应平整、洁净，无漏膏现象。涂布中若使用有机溶剂的，必要时应检查残留溶剂。除另有规定外，橡胶膏剂应进行以下相应检查。①含膏量：通过采用有机溶剂提取测定后，按标示面积换算成 $100cm^2$ 的含膏量，应符合各该橡胶膏剂项下的规定。②耐热性：除另有规定外，取供试品 60℃ 加热 2 小时，放冷后，膏背面应无渗油现象；膏面应有光泽，用手指触试应仍有黏性。③黏附性试验：以持黏力评价橡胶膏剂敷贴于皮肤表面黏附性的大小，持黏力即橡胶膏剂抵抗持久性剪切外力所引起的蠕变破坏的能力。此外，重量差异检测应符合规定。

（黄 圆）

qìwùjì

气雾剂（aerosols） 原料药物或原料药物和附加剂与适宜的抛射剂共同封装于具有特制阀门系统的耐压容器中，使用时借助抛射剂的压力将内容物呈雾状物喷出，用于肺部吸入或直接喷至腔道黏膜、皮肤的药物制剂。药物喷出状态多为雾状气溶胶，雾滴一般小于 50μm，也可为泡沫状或微细粉末状，内容物喷出后呈泡沫状或半固体状。

气雾剂的概念源于 1862 年林德（Lynde）提出的用气体的饱和溶液制备加压的包装，直至 1931 年，挪威化学工程师埃里克·罗塞姆（Erik Rotheim）用液化气体制备了具有现代意义的气雾剂原形。1943 年，二氯二氟甲烷被作为抛射剂制备了便于携带的杀虫用气雾剂，是气雾剂发展过程中最具有实际意义的重要进展。20世纪 50 年代气雾剂主要用于皮肤病、创伤、烧伤和局部感染等，1955 年被用于呼吸道给药，《中华人民共和国药典》2015 年版二部收载气雾剂 6 种。

分类 气雾剂可以按照分散系统、处方组成、给药途径、定量与否等进行不同分类。

按分散系统分类 可分为溶液型、混悬型和乳剂型气雾剂。①溶液型气雾剂：药物以分子或离子形式溶解在抛射剂中形成澄清溶液，喷射后抛射剂汽化，药物成为极细的雾滴形成气雾。为了增加药物溶解度，常需要在抛射剂中加入潜溶剂和增溶剂，常用的潜溶剂是乙醇、丙二醇、甘油等，增溶剂为表面活性剂。②混悬型气雾剂：药物以固体微粒状态分散在抛射剂中形成混悬剂，喷射后抛射剂挥发，药物以固体微粒状态到达作用部位，故又称粉末气雾剂。为使药物分散均匀并稳定，常需加入表面活性剂作为润湿剂、分散剂和助悬剂。③乳剂型气雾剂：药物水溶液与抛射剂按一定比例混合形成水包油（O/W）或油包水（W/O）型乳剂，O/W 型乳剂在喷射时随着内相抛射剂的汽化而以泡沫状态喷出。W/O 型乳剂在喷射时随着外相抛射剂的汽化而形成液流。为提高乳剂的稳定性，处方组成中乳化剂的选择很重要，摇动时应能使油和抛射剂完全乳化成细小微滴，外观白而稠厚，至少在 1~2 分钟内不分离，并能保证抛射剂和药液同时喷出。

按处方组成分类 可分为二相气雾剂（气相与液相）和三相气雾剂（气相、液相与固相或液相）。①二相气雾剂：由气相和液相两相组成，属于溶液型气雾剂。药物溶解在抛射剂中形成的溶液为液相，抛射剂部分气化充满容器上部空间为气相。②三相气雾剂：由气相、液相、固相或者气相、液相、液相三相组成。前者为混悬型气雾剂，气相是抛射剂所产生的蒸气，液相为抛射剂，固相为不溶性药物微粒。后者为乳剂型气雾剂，药物与液化的抛射剂形成 O/W 或 W/O 型二相乳剂，另一相为气化的抛射剂。

按给药途径分类 可分为吸入气雾剂和非吸入气雾剂。①吸入气雾剂（aerosols for inhalation）：含药溶液、混悬液或乳状液，与适宜的抛射剂或液化混合抛射剂共同封装于具有定量阀门系统和一定压力的耐压容器中，使用时借助抛射剂的压力将内容物呈雾状物喷出，用于肺部的吸入的制剂，又称压力型定量吸入气雾剂（metered dose inhaler，MDI）。吸入气雾剂通过口腔直接吸入呼吸道，起效迅速，全身不良反应少，还具有携带方便，价格低等特点。1964年中国研制成功第一个吸入气雾剂产品－异丙肾上腺素气雾剂，相继又有多个产品如丙酸倍氯米松、沙丁胺醇气雾剂产品等上市。②非吸入气雾剂（aerosol for non-inhalation）：含药溶液、混悬液或乳状液与适宜的抛射剂共同封装于具有阀门系统的耐压容器中，使用时借助抛射剂的压力将内容物直接喷至腔道黏膜、皮肤等的制剂。腔道黏膜包括口腔、鼻腔、阴道等。阴道黏膜用的气雾剂，常用 O/W 型乳剂型气雾剂，主要用于治疗微生物、寄生虫等引起的阴道炎及避孕等局部作用。鼻用气雾剂系指经鼻吸入沉积于鼻腔的制剂，除局部作用外，还适用于多肽、蛋白质类药物的全身作用。皮肤用气雾剂主要起保护创面、清洁消毒、局部麻醉及止血等作用，烧伤、创伤用气雾剂应在无菌环境下配制。空间消毒与杀虫用气雾剂主要用于杀虫、驱蚊及室内空气消毒等，喷出的粒子极细（直径不超过 $50\mu m$），一般在 $10\mu m$ 以下，能在空气中悬浮较长时间，为了达到极细颗粒的要求，处方组成中抛射剂用量较大。

按定量与否分类 可分为定量气雾剂和非定量气雾剂。①定量气雾剂：采用定量阀门系统，每揿一次，内容物能定量喷出的气雾剂，主要用于肺部、口腔和鼻腔吸入给药。②非定量气雾剂：采用非定量阀门系统，揿动时内容物连续不断喷出直至关闭才停止的气雾剂，主要用于局部治疗

如皮肤、阴道和直肠给药。

制备 气雾剂由药物与附加剂、抛射剂、气雾剂容器（耐压容器）和阀门系统所组成。因临床需要，液体、半固体或固体药物均可制备气雾剂。为了制成质量稳定的气雾剂，必要时可加入适宜的附加剂，如潜溶剂、润湿剂、乳化剂、稳定剂等，也可加入矫味剂、防腐剂等。气雾剂的制备主要指气压制品的灌装工艺，其工序包括：容器与零部件的处理、药物溶液的配制、灌装、抛射剂的填充、阀门系统的接轧和质量检查。因其制备是带压操作，气体的逸出是难以察觉的，所以操作不当会造成很大的损失。因此不但需要特殊的灌装设备，还需要储罐和一些特殊的设备（见气雾剂制备）。

质量评价 首先对气雾剂的内在质量进行检测评定以确定其是否符合规定要求，如二相气雾剂应为澄清的溶液；三相气雾剂应为稳定的混悬液或乳液；吸入气雾剂的雾滴/粒大小应控制在 $10\mu m$ 以下，其中大多数应为 $5\mu m$ 以下；非吸入气雾剂每揿压一次，必须喷出均匀的细雾状的雾滴/粒，并应释出准确的剂量；皮肤用气雾剂喷射时应能持续释放出均匀的细雾状物质。然后，对气雾剂的包装容器和喷射情况，在半成品时进行检查。所有气雾剂都应进行泄漏和爆破检查，确保安全使用（见气雾剂质量评价）。

应用 气雾剂具有速效、定位、药物稳定性好、给药方便、可避免胃肠道破坏及肝首过效应等特点，既可在呼吸道、皮肤或其他腔道起局部或全身治疗作用，也可在在日常生活中供空间消毒、除臭或杀虫等。进入21世纪以来，气雾剂用于多肽与蛋白质类

药物的给药比较引人注目。多肽与蛋白质类药物由于分子量大难以从胃肠道吸收，而且不耐受胃肠道酶的破坏，只能注射给药，这对长期用药的患者来说是十分痛苦的。将多肽与蛋白质类药物如降钙素、胰岛素等制成气雾剂通过肺部、口腔或鼻腔给药具有广阔的前景。

（吴琼珠　刘珊珊）

qìwùjì róngqì

气雾剂容器（container for aerosol） 用于盛装气雾剂产品的一次性使用容器。主要包括耐压容器、阀门系统及盖帽（图1）。使用时气雾剂产品借助抛射剂的压力通过阀门并按所控制的形态喷射出来，是气雾剂产品的基本组成部分之一。

耐压容器 用于盛装气雾剂产品、具有一定耐压系数和冲击耐力的容器。又称气雾剂罐。作用常包括3个方面：一是作为气雾剂内容物的盛装容器。因其盛装的内容物中包括抛射剂，而抛射剂又在容器中呈液相和气相两相，气相会产生一定的压力，因此，需耐受一定压力。二是作为气雾剂阀门的基座。三是印贴标签说明。其制备材料包括金属、玻璃和塑料。盖帽是气雾剂容器不可缺失的附件，通常由塑料制成。不仅美观、使用方便，并且

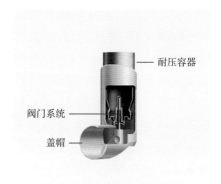

图1　气雾剂容器及其结构

具有识别品牌标志、防误用和发挥辅助功能等作用。

阀门系统 固定在耐压容器上的机械装置，关闭时保证内容物不泄漏，促动时使内容物以预定的形态释放出来。是气雾剂最为重要和关键的部件之一，常被视作气雾剂的心脏。常用的材料有塑料、橡胶、铝或不锈钢等。阀门种类较多，按是否定量可分为定量阀门和非定量阀门。定量阀门是每促动阀门一次，内容物能定量喷出的阀门；非定量阀门是促动时内容物连续不断喷出直至关闭才停止的阀门。按使用方法可分为正向式、倒向式和360°式阀门。按结构分为雄性和雌性阀门。按使用方式分为按压式和侧推式阀门等。

标准的阀门包括封帽、推动钮和喷出孔、阀门杆、橡胶封圈、内孔、膨胀室、弹簧和浸入管等（图2）。

封帽 把阀门系统固定在耐压容器上的部件，通常是铝制品，必要时可涂上环氧树脂薄膜，以防生锈。

推动钮和喷出孔 用来打开或关闭气雾剂阀门的装置，具有各种形状并有适宜的小孔与喷嘴相连，控制药液喷出的方向，一般用塑料制成。

阀门杆 简称阀杆，是阀门的轴芯，通常用尼龙或不锈钢制成，顶端与推动钮相接，有内孔（出药孔）和膨胀室。若为定量阀门，其下端应有一细槽（引液槽）或缺口供药液进入定量室。

内孔 阀门沟通容器内外的极细小孔，位于阀门杆的旁边，被弹性橡胶封圈封住，使容器内的物料不能逸出。当揿下推动钮时，内孔露出，与药液相通，药液即通过它进入膨胀室，然后从喷嘴喷射出来。

膨胀室 位于内孔之上阀门杆内。药液由内孔进入膨胀室时，部分抛射剂因减压气化而骤然膨胀，将药液雾化、喷出，进一步形成微细雾滴。

橡胶封圈 封闭或打开阀门内孔的控制圈，主要起封闭容器、封闭定量室小孔和控制阀门开关的作用。通常用丁腈橡胶制成，分进液与出液两个封圈，分别套在阀门杆上，并定位于定量室的上下两端，分别控制内容物由定量室进入内孔和从容器进入定量室。

弹簧 位于阀门杆（或定量室）的下部，由质量稳定的不锈钢制成，以避免药液变色。既可供给推动钮的上下弹力，又可对通过的药液起搅拌作用，使部分

物料进入膨胀室时更易挥发和雾化。

定量室 起定量喷雾作用，由塑料或金属制成。定量室下端伸入容器内的部分有两个小孔，用上下二个橡胶封圈控制药液不外溢，使喷出剂量准确。

浸入管 通常用塑料制成，连接在阀门杆的下部，作用是将容器内药液向上输送至阀门系统的通道，向上动力是容器的内压。如不用浸入管而仅靠引液槽则使用时需将容器倒置。

（吴琼珠 刘珊珊）

qìwùjì zhìbèi

气雾剂制备（aerosol preparations） 通过处方设计、药物溶液配制、灌装、阀门系统安装最终得到气雾剂产品的过程。制备流程：气雾剂容器的处理与装配→药物溶液的配制与灌装→抛射剂的填充→质量检查→包装→成品。

气雾剂容器的处理与装配 气雾剂容器应能耐受气雾剂所需压力，各组成部件性质稳定，且尺寸精度与溶胀性应符合要求。橡胶制品需在120～130℃烘热2小时，再浸入75%酒精24小时，以除去色泽并消毒，干燥备用；塑料和尼龙部件洗净后浸入95%酒精备用；不锈钢弹簧在1%～3%碱液中煮沸10～30分钟，用热水清洗，然后用蒸馏水洗2～3次，直至无油腻为止，再浸入95%酒精备用。最后按照阀门的结构进行装配。

药物溶液的配制与灌装 气雾剂的处方应根据临床用药的方式，结合药物的理化性质及工艺要求进行设计。药物溶液则按处方组成及所要求的气雾剂类型进行配制。溶液型气雾剂应将药物溶解在抛射剂中配制成澄清溶液后按规定量分装，但大多数品种

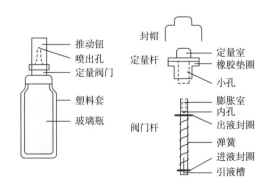

图2 气雾剂定量阀门系统装置外形及结构组成示意

需要加入乙醇、丙二醇、甘油等潜溶剂以增加药物溶解度。凡在抛射剂及潜溶剂中均不溶解的药物可制成混悬型气雾剂，为使分散均匀并稳定，常需加入表面活性剂作润湿剂、助悬剂和分散剂。配制时应将微粉化的药物与附加剂充分混合制得混悬液，如有必要，抽样检查合格后再按规定量分装。制备乳剂型气雾剂时先将药物、抛射剂、乳化剂等制成稳定的乳剂，药物在乳剂中可以是溶解状态，也可以是乳化状态。

抛射剂的填充　抛射剂指在气雾剂中使用的具有抛射作用的辅料。多为液化气体，在常压下其沸点低于室温，常温下其蒸汽压高于大气压，因此需要装入耐压容器内，由阀门系统控制。在阀门开启、压力解除的瞬间能急剧气化，将容器内药液以雾状喷出到达用药部位。因此，抛射剂是喷雾的动力，是气雾剂能否成功应用的关键。同时，抛射剂还影响雾滴的性质，如溶液型和混悬型气雾剂液滴的大小、干湿，乳剂型气雾剂泡沫的状态等。若为吸入气雾剂，雾滴大小还直接关系到药物喷入的深度、有效部位沉积量等。另外，抛射剂在耐压容器中呈液态，可作为溶液型气雾剂中某些药物的溶剂、混悬型气雾剂中的分散介质、乳剂型气雾剂中的分散相或连续相。最早使用的抛射剂主要是压缩气体、碳氢化合物等，其特点是易燃、易爆、难控制、生产成本高。1946年，采用氟氯烷烃类，又称氟利昂作为抛射剂制备的气雾剂系统，可操作性强，成本低，使气雾剂的应用得以推广。但由于该类抛射剂可破坏大气臭氧层，并可产生温室效应，1987年9月在联合国环境规划署的倡导下，

40个国家的政府在加拿大蒙特利尔签订了《蒙特利尔条约》，中国也已全面停止生产和使用含有氟氯烷烃类的气雾剂。且正在积极开发其替代品。1994年美国食品药品管理局注册了二个氢氟烷烃和二甲醚作为新型抛射剂。常用的抛射剂如下。①氢氟烷烃类（hydrofluoroalkane，HFA）：被认为是氟利昂替代品。它不含氯，不破坏大气臭氧层，对全球气候变暖的影响明显低于氟利昂，且在人体内残留少，毒性小，化学性质稳定，也不具可燃性，应用前景广阔。美国食品药品管理局注册的氢氟烷烃类抛射剂有四氟乙烷（HFA-134a）和七氟丙烷（HFA-227）。②二甲醚（dimethyl ether，DME）：常温下稳定，不易自动氧化；无腐蚀性、无致癌性、低毒性；压力适宜，易液化；对极性和非极性物质的高度溶解性，使其兼具抛射剂和溶剂的双重功能，可改变和简化气雾剂配方；水溶性好，尤其适用于水溶性的气雾剂。③碳氢化合物（hydrocarbon）：主要有丙烷、正丁烷、异丁烷、正戊烷和异丁烷。此类抛射剂虽然稳定，毒性不大，密度低，沸点较低，但易燃、易爆，不易单独应用，常与本类或其他类型抛射剂合用。④压缩气体（compressing gas）：是最早使用的抛射剂之一，系将氮气、二氧化碳和一氧化氮等在压缩状态下注入容器中，与有效成分不相混溶而起到对产品施加压力的作用。化学性质稳定，不燃烧。但液化后的沸点较低，常温时蒸汽压过高，对容器耐压性能要求高（需小钢瓶包装）。若在常温下充入其非液化压缩气体，则压力容易迅速降低，达不到持久的喷射效果，主要用于喷雾剂。

抛射剂填充需要特殊的设备及方法，主要有压灌法和冷灌法两种。①压灌法：将预先配制好的药物溶液在室温条件下灌入容器中，再将阀门装上并轧紧，然后抽去容器内的空气以免影响容器内的压力，最后通过压力灌装机从阀门压入一定量的抛射剂。一般大部分以水为溶剂的产品都必须采用压灌法，以防主要成分冷冻成冰，同时防止乳剂型配方中加入的乳化剂破坏，另外，以压缩空气为抛射剂的产品也采用压灌法。②冷灌法：将配制好的药物溶液（最好加入少量较高沸点的抛射剂作为溶剂，以免冷冻时产生沉淀）借助冷却装置冷却至−20℃左右，抛射剂冷却至沸点以下至少5℃，先将冷却的药物溶液灌入容器中，随后加入已冷却的抛射剂（也可两者同时加入），立即将阀门装上并扎紧，操作必须迅速完成，以减少抛射剂损失。55℃水浴中检漏，再经喷射实验检查压力与阀门是否正常，最后在按钮上盖好保护盖帽，即得。含水制品不宜用此法，也不适用于由于冷冻而处方效果有所改变的制品。

质量检查　首先对气雾剂的内在质量进行检测评定以确定其是否符合规定要求，如二相气雾剂应为澄清的溶液；三相气雾剂应为稳定的混悬液或乳液；吸入气雾剂的雾滴/粒应控制在$10\mu m$以下，其中大多数应为$5\mu m$以下；非吸入气雾剂每揿压一次，必须喷出均匀的细雾状的雾滴或雾粒，并应释出准确的剂量；外用气雾剂喷射时应能持续释放出均匀的细雾状物质；所有气雾剂都应进行泄漏和爆破检查，确保安全使用（见气雾剂质量评价）。

（吴琼珠　刘珊珊）

气雾剂质量评价（quality control of aerosols）

qìwùjì zhìliàng píngjià

通过对是否泄漏、每瓶总揿次、每揿主药含量、每揿喷量及喷射速率、喷出总量、粒度等项目的检查对气雾剂质量进行的评价。按照《中华人民共和国药典》2015年版的要求，气雾剂均应进行泄漏检查，以确保安全；定量气雾剂释出的主药含量应准确、均一，喷出的雾滴（粒）应均匀，因此需检查每瓶总揿次、递送剂量均一性、每揿主药含量、每揿喷量及微细粒子剂量等，这是影响药物在有效部位沉积的因素之一，因为只有非常微细（<10μm）的雾滴才能到达有效部位，发挥疗效；非定量气雾剂应检查喷射速率、喷出总量及装量等。所有气雾剂的微生物限度应符合规定，对于用于烧伤、严重创伤或临床必需无菌的气雾剂还应进行无菌检查。

泄漏率 所有气雾剂均应检查泄漏率。检查时，取供试品12瓶，用乙醇将表面清洗干净，室温垂直（直立）放置24小时，分别精密称重（W_1），再在室温放置72小时，分别精密称重（W_2），置4～20℃冷却后，迅速在铝盖上钻一小孔，放置室温，待抛射剂完全汽化挥尽后，将瓶与阀分离，用乙醇清洗，在室温下干燥，分别精密称定重量（W_3），计算每瓶年泄漏率：

$$年泄漏率 = 365 \times 24 \times \frac{W_1 - W_2}{72 \times (W_1 - W_3)} \times 100\%$$

平均年泄漏率应小于3.5%，并不得有1瓶大于5%。

每瓶总揿次 定量气雾剂应检查每瓶总揿次。检查时取供试品1瓶，释放内容物到废弃池中，揿压阀门，每次揿压间隔不少于5秒，每瓶总揿次应不少于每瓶标示总揿次。

递送剂量均一性 吸入气雾剂应检查递送剂量均一性。测定装置见图，包括一个带不锈钢筛网用以放置滤纸的基座，一个配有两个密封端盖的取样收集管和一个吸嘴接口适配器，以确保取样收集管与吸嘴间的密封性。基座端口连接真空泵、流量计。

测定时，取供试品1罐/瓶，振摇5秒，弃去一喷，将吸入装置插入适配器内，喷射1次，抽气5秒，取下吸入装置，重复上述过程收集产品说明书中的临床最小推荐剂量。用适当溶剂清洗滤纸和收集管内部，合并清洗液并稀释至一定体积。分别测定标示揿次前（初始3个剂量）、中（$n/2$吸起4个剂量，n为标示总揿次）、后（最后3个剂量），共10个递送剂量。采用各品种项下规定的分析方法，测定各溶液中的药量。10个测定结果中，若至少9个测定值在平均值的75%～125%，且全部在平均值的65%～135%，可判为符合规定。若2～3个测定值超出75%～125%，另取2罐/瓶供试品测定。若30个测定结果中，超出75%～125%的测定值不多于3个，且全部在平均值的65%～135%，可判为符合规定。

微细粒子剂量 吸入气雾剂应检查微细粒子剂量，除另有规定，微细药物粒子百分比应不少于每吸主药含量标示量的15%。

每揿主药含量 定量气雾剂应检查每揿主药含量。检查时，取供试品1瓶，充分振摇，除去帽盖，试喷5次，用溶剂洗净套口，充分干燥后，倒置于已加入一定量吸收液的适宜烧杯中，将套口浸入液面下至少25mm，喷射10次或20次（注意每次喷射间隔5秒并缓缓振摇），取出供试品，用吸收液洗净套口内外，合并吸收液，转移至适宜量瓶中并稀释成一定容量后，按各品种含量测定项下的方法测定，所得结果除以10或20，即为平均每揿主药含量，每揿主药含量应为每揿主药含量标示量的80%～120%。

每揿喷量 定量气雾剂应检查每揿喷量。取供试品4瓶，除去帽盖，分别揿压阀门试喷数次后，擦净，精密称定，揿压阀门喷射1次，擦净，再精密称定。前后两次重量之差即为1次喷量，按上法连续测出3次喷量；揿压阀门连续喷射，每次间隔5秒，弃去，至$n/2+1$次，再按上法连续测出4次喷量；继续揿压阀门连续喷射，弃去，再按上法测出最后3次喷量。计算每瓶10次喷量的平均值，除另有规定外，应为标示喷量的80%～120%。凡进行递送剂量均一性检查的气雾剂可不再进行每揿喷量检查。

喷射速率 非定量气雾剂应检查喷射速率，检查时取供试品4

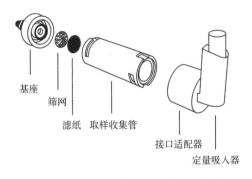

基座
筛网
滤纸　取样收集管
接口适配器
定量吸入器

图 吸入气雾剂的递送剂量均一性测定装置示意

瓶，除去帽盖，分别喷射数秒后，擦净，精密称定，将其浸入恒温水浴（25±1）℃中30分钟，取出，擦干，除另有规定外，连续喷射5秒，擦净，分别精密称重，然后放入恒温水浴（25±1）℃中，按上法重复操作3次，计算每瓶的平均喷射速率（g/s），均应符合规定。

喷出总量 非定量气雾剂应检查喷出总量。检查时取供试品4瓶，除去帽盖，精密称定，在通风橱内，分别连续喷射于已加入适量吸收液的容器中，直至喷尽为止，擦净，分别精密称定，每瓶喷出量均不得少于标示装量的85%。

粒度 对于吸入用混悬型气雾剂若不进行递送剂量均一性测定，应进行粒度检查。检查时取供试品1瓶，充分振摇，除去帽盖，试喷数次，擦干，取清洁干燥的载玻片1块，置距喷嘴垂直方向5cm处喷射1次，用约2ml四氯化碳小心冲洗载玻片上的喷射物，吸干多余的四氯化碳，待干燥，盖上盖玻片，移置具有测微尺的400倍显微镜下检视，上下左右移动，检查25个视野，计数，平均药物粒径应在5μm以下，粒径大于10μm的粒子不得超过10粒。

（吴琼珠　刘珊珊）

wēixì lìzǐ jìliàng

微细粒子剂量（fine particle dose）

用于评价吸入制剂质量的重要参数。吸入制剂指原料药物溶解或分散于适宜介质中，以蒸气或气溶胶形式递送至肺部发挥局部或全身作用的液体或固体制剂，包括吸入气雾剂、吸入粉雾剂、供雾化器用的液体制剂和转变成蒸气的制剂。影响药物在有效部位沉积的因素很多，其中

重要因素之一为气雾的雾滴（粒）大小，一般应非常微细（<10μm），才能到达有效部位，但即便如此，亦仅有1%～20%的药物能在有效部位沉积，发挥疗效。因此对吸入制剂进行微细粒子剂量检查是保证其制剂质量必不可少的，早在1973年就开始采用多层液体碰撞器进行检查，在试验条件严格控制的情况下进行吸入制剂体外模拟试验。1987年，双层液体碰撞器取代了多层液体碰撞器，可达该装置第二级的药物粒子的动态粒径均小于5μm。该装置操作方便，重现性较好。《英国药典》1993年版和《美国药典》23版均收载了双层液体碰撞器装置，中国仿制双层液体碰撞器装置稍作改变，也可进行有效部位药物沉积量的测定，并收入2000年版《中华人民共和国药典》。《中华人民共和国药典》2015年版四部吸入制剂微细粒子空气动力学特性测定法中收载了3种测定装置，包括双级撞击器、安德森级联撞击器和新一代撞击器（next generation impactor，NGI）。图1为双级撞击器，圆底烧瓶D及垂直管C处为第一级模拟喉管，相当于

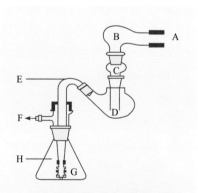

图1　双级撞击器装置示意
注：A. 吸嘴适配器，连接吸入装置；B. 模拟喉部；C. 模拟颈部；D. 一级分布瓶；E. 连接管；F. 出口，接流量计；G. 喷头；H. 二级分布瓶

主支气管；三角烧瓶H及弯管E处为第二级，相当于肺细支气管以下部位，即有效部位。

图2为安德森级联撞击器，包含8级及最后一层滤纸，每一级叠加在一起并用O型圈加心密封。测定气雾剂时，锥形入口层与L型连接管相连，选择合适的吸嘴适配器，以保证吸入剂与L型连接管的气密性。测定粉雾剂时，应在顶层加装预分离器，用于收集大量不可吸入的粉末，为满足大流量气流，连接撞击器与真空泵的软管内径应不小于8mm。为保证有效收集，可以将甘油、硅油或其他合适的液体溶于挥发性溶液后对收集板表面进行涂层。

图3为具有7级和1个微孔收集器（MOC）的NGI级联撞击器。装置主要由3部分组成：用于放置8个收集杯的底部支架，带喷嘴的密封部件和内嵌级间气道的盖子。气流以锯齿状通过撞击器。测定时将L型连接管与装置入口相连，对于粉雾剂，一般应在L型连接管和撞击器间加预分离器。选择合适的吸嘴适配器以保证吸入剂与L型连接管之间的气密性。装置中包含的末端微孔收集器（MOC）是一块有4032个孔的撞击板，孔径70μm。气体流速为60L/min时，MOC能收集80%的0.14μm的颗粒。为确保有效地收集颗粒，可以将甘油、硅油或其他合适的液体溶于挥发性溶剂中，在每级收集杯表面进行涂层。

《中华人民共和国药典》2015年版规定，品种项下未指明方法，采用双级撞击器进行测定。测定时，仪器装置按图1安装，在室温20～25℃下，在通风橱内进行操作。第一级分布瓶D中加入各品种项下规定的溶剂7ml作为接

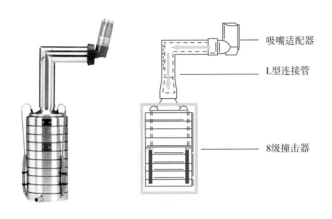

图2　安德森级联撞击器装置及其结构

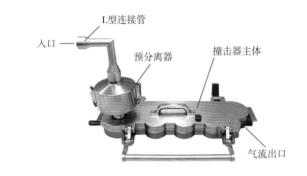

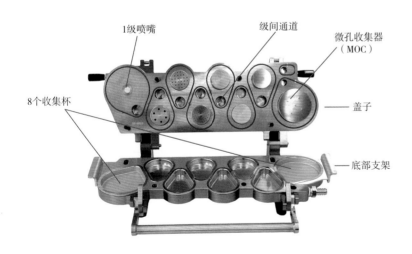

图3　新一代撞击器装置及其结构

受液，第二级分布瓶 H 中加入各品种项下规定的溶剂 30ml 作为接受液，连接仪器各部件，使二级分布瓶 H 内的喷头 G 的凸出物与

瓶底恰好相接触。用铁夹固定二级分布瓶 H，并保持各部位紧密连接，整个装置应处在一个垂直的平面上，使 C 与 E 平行，保持

装置稳定。将流量计入口与 F 相接，出口与真空泵相接；仪器入口处装好橡胶接口。并插入吸入装置，吸入装置嘴部必须与仪器喉部 B 水平轴平行，打开真空泵电源，调节流量计节流阀使流量达到（60±5）L/min，流速设定后，实验过程中不得调节节流阀，但需在实验过程中监察流量。按下列吸入气雾剂及粉雾剂不同类型分别进行测定。

对吸入气雾剂检测　取吸入气雾剂供试品 1 罐，在（22±2）℃至少放置 1 小时，充分振摇后，弃去数喷，将驱动器插入吸嘴适配器内，开启真空泵，振摇铝罐 5秒，将铝罐插入驱动器内，立即喷射 1 次，取下铝罐后，振摇铝罐5 秒，重新插入驱动器内，喷射第2 次，重复此过程，直到完成 10次喷射。在最后一次喷射后，取下驱动器和铝罐，计时，等待 5秒，关闭真空泵，拆除装置。

对胶囊型吸入粉雾剂检测
取供试品胶囊 1 粒，置吸入装置内，用手指揿压装置两侧按钮，将胶囊两端刺破，开启真空泵；吸入装置经适宜吸嘴适配器与模拟喉部 B 呈水平紧密相接，10 秒后取下吸入器。除另有规定外，重复操作，共测定 10 粒胶囊，关闭真空泵，拆除装置。

对多剂量吸入粉雾剂检测
除药品说明书另有规定外，旋转或揿压装置，开启真空泵，吸入装置经适宜吸嘴适配器与模拟喉部 B 呈水平紧密相接，10 秒后取下吸入器。重复上述操作，一共测定 10 剂量，关闭真空泵，拆除装置。

对供雾化器用的吸入喷雾剂检测　取供试品 1 剂量，置雾化装置内，经适宜吸嘴适配器与模拟喉部 B 呈水平紧密相接。开启真空泵（装有合适孔径的滤纸）10 秒后，启动雾化装置使雾化，60 秒后关闭雾化装置，等待 5 秒后关闭真空泵，拆除装置。

对多剂量定量吸入喷雾剂检测 取供试品 1 瓶，吸入装置经适宜吸嘴适配器与模拟喉部 B 呈水平紧密相接。启动雾化装置喷射 1 个剂量，等待 5 秒后，再启动雾化装置，除加有规定外，重复上述操作，共测定 10 个剂量。

最后，用空白接受液导入并清洗下部锥形瓶的导管内、外壁及垫片凸出物的表面，将洗液与下层接受液合并，定容，按品种项下的方法测定，所得结果除以取样次数，即为微细粒子剂量。吸入气雾剂的微细粒子百分比应不少于每撤标示含量的 15%，吸入粉雾剂的微细粒子百分比应不少于每撤标示含量的 10%。

（吴琼珠 刘珊珊）

pēnwùjì

喷雾剂（sprays） 原料药物或与适宜辅料填充于特制的喷雾装置中，使用时借助手动泵的压力、高压气体、超声震动或其他方法将内容物呈雾状物释出，用于肺部吸入或直接喷至腔道黏膜及皮肤等的制剂。喷雾剂无需抛射剂作动力，无大气污染；不需加压包装，生产处方与工艺简单，成本较低，作为氟氯烷烃类气雾剂的主要替代途径之一具有很好的应用前景。但喷雾剂喷射的雾滴粒径较大，不适用于肺部吸入，多用于舌下、鼻腔黏膜、皮肤等局部给药，但随着喷雾装置的不断改进，喷雾剂的应用范围也越来越广，用于全身给药的喷雾剂品种不断增多，如鼻腔用降钙素喷雾剂等。

分类 按内容物组成可分为溶液型、乳状液型和混悬液型喷雾剂。①溶液型喷雾剂：药物溶解在适宜溶剂中制成可供喷雾给药的澄清溶液。为了增加药物溶解度，常需要加入潜溶剂如乙醇、丙二醇、甘油等。②乳状液型喷雾剂：两种互不相溶的液体按一定比例混合制成可供喷雾给药的水包油（O/W）或油包水（W/O）型乳剂。③混悬液型喷雾剂：药物以固体微粒状态分散在液体介质中形成可供喷雾给药的稳定的混悬剂。为使药物分散均匀并稳定，常需加入表面活性剂作为润湿剂、分散剂和助悬剂。

按用药途径可分为吸入喷雾剂、鼻用喷雾剂及用于皮肤、黏膜的非吸入喷雾剂。①吸入喷雾剂：通过雾化器产生供吸入用气溶胶的溶液、混悬液或乳液。②鼻用喷雾剂：由药物与适宜辅料制成的供喷雾器雾化的鼻用液体制剂。③口腔用喷雾剂：由药物与适宜辅料制成的供喷雾器雾化的口腔用液体制剂。④外用喷雾剂：由药物与适宜辅料制成的供喷雾器雾化的皮肤、空间消毒等的液体制剂。

按给药定量与否，可分为定量喷雾剂和非定量喷雾剂。①定量喷雾剂：在喷雾装置中采用定量阀门系统，每撤压一次，内容物能定量喷出的喷雾剂。②非定量喷雾剂：在喷雾装置中采用非定量阀门系统，促动时内容物连续不断喷出直至关闭才停止的喷雾剂。

按使用方法可分为单剂量喷雾剂和多剂量喷雾剂。①单剂量喷雾剂：喷雾装置中只含有一次给药剂量的喷雾剂。②多剂量喷雾剂：喷雾装置中含有多个给药剂量的喷雾剂。

组成 常用的喷雾剂是利用机械或电子装置制成的手动泵进行喷雾给药，其组成包括药物溶液和喷雾装置。根据药物性质和临床需要，药物溶液可以是溶液、混悬液或乳状液。喷雾给药装置一般有专业公司生产和销售，通常由手动泵和盛药的容器两部分构成。手动泵和容器一般都是标准配件，通过螺纹口互相密封配合，相同的容器可根据需要与不同的手动泵相连，可组合出各种不同规格的产品，甚至可以定制特殊的装置，因此选择余地比较大，应用比较方便，患者的顺应性好（见喷雾装置）。

制备 包括处方设计、溶液配制、灌装、手动泵安装、质量检查等过程直到获得喷雾剂合格产品的系列技术。喷雾剂的处方设计与制备根据其内容物组成不同而不同，溶液型喷雾剂中的药液应配制成澄清的溶液，为了增加药物溶解度，常需要选择适宜的溶剂，也可加入潜溶剂如乙醇、丙二醇、甘油等，增溶剂如吐温 80 等。乳剂型喷雾剂中的液滴要求在液体介质中分散均匀，乳化剂的选择是制备的关键。混悬液型喷雾剂应将药物先粉碎成细粉，为使药物分散均匀并稳定，常需加入表面活性剂作为润湿剂、分散剂和助悬剂。喷雾剂处方中所加附加剂均应对皮肤或黏膜无刺激性。喷雾装置中各组成部件均应采用无毒、无刺激性、性质稳定、与药物不起作用的材料制备。喷雾剂的制备应在一定洁净度、灭菌条件、低温环境下进行，用于烧伤、严重创伤用喷雾剂应采用无菌操作或灭菌。制得的喷雾剂应置凉暗处贮存，防止吸潮等。

质量评价 喷雾剂检查内容与气雾剂类似，定量喷雾剂应检查每喷喷量、每喷主药含量；非定量喷雾剂应按最低装量检查法检查装量；多剂量喷雾剂应检查每瓶总喷次；单剂量喷雾剂应检查装量差异。对用于烧伤、严重创伤或临床必需无菌的喷雾剂应进行无菌检查。所有喷雾剂的微生物限度应符合要求等（见喷雾剂质量评价）。

应用 喷雾剂适用于溶液、乳状液、混悬液等的喷雾给药，可用于鼻腔、口腔、喉部、眼部、耳部和体表等不同部位。其中以鼻腔和体表的喷雾给药比较多见，如一些抗组胺药、抗交感神经药和抗生素常通过鼻腔喷雾给药来治疗鼻腔的充血、过敏、炎症或感染等；一些局麻药、抗菌药、止痒药或皮肤保护剂的喷雾剂等可用于治疗烫伤或晒伤；含抗菌剂、除臭剂和芳香剂的喷雾剂可用于治疗口臭、喉痛和喉炎等；其他一些喷雾剂可用于运动员的伤痛或真菌感染等。喷雾剂也可用于全身治疗，如通过鼻黏膜丰富的毛细血管使药物吸收进入体内起全身治疗作用。

（吴琼珠 刘珊珊）

pēnwù zhuāngzhì
喷雾装置（spray devices）
供装入含药溶液、乳状液或混悬液，使用时借助手动泵的压力、高压气体、超声振动或其他方法将内容物呈雾状物喷出的喷雾剂给药装置。常用的喷雾装置系利用机械或电子装置制成的手动泵进行喷雾给药，该系统采用手压触动器产生压力，使喷雾装置内含药液以所需形式释放，使用方便，仅需很小的触动力即可达到全喷量，适用范围广。

组成 喷雾装置一般由两部分组成：一是盛装药物溶液的容器，常用的有塑料瓶和玻璃瓶两种。对于不稳定的药物溶液，还可以装在一种特制的安瓿中，使用前打开安瓿，装上一种安瓿泵，即可进行喷雾给药。二是起喷射药物作用的手动泵。手动泵的种类非常多，从给药途径可分为口腔、喉部、鼻腔和体表给药装置；从喷雾形式上可分为喷雾和射流装置；从给药剂量上可分为单剂量和多剂量给药装置；从内容物组成上可分为溶液、乳状液、混悬液给药装置等。手动泵有不同规格，可以选择需要的标准喷雾剂量和需要的喷嘴长度等；有的手动泵可以旋转360°，既便于包装，又可使患者按自己适合的角度进行喷雾给药；有的手动泵可以计数，即显示已经使用的次数；有的手动泵在正置和倒置时均可正常喷雾给药，不受患者体位的影响；有的手动泵装有细菌过滤膜，而且只在喷雾的瞬间开启，内容物不含防腐剂，也可防止污染等。手动泵一般由泵杆、支持体、密封垫、固定杯、弹簧、活塞、泵体、弹簧帽、活动垫或舌状垫及浸入管等基本元件组成。采用的材料多为聚丙烯、聚乙烯、不锈钢弹簧及钢珠等。

定量喷雾器的结构（图1）较为复杂并且采用硬质塑料瓶身。其组装需遵循一定的次序；在压缩栓和压缩腔的卡口处嵌入止回珠用的不锈钢珠；将不锈钢弹簧放入压缩腔，再插入压缩栓，然后用封套顺着压缩栓套入并卡住在压缩腔内壁的凹槽上，插入浸入管；将压缩盖内的喷出管下口与压缩栓的上口衔接（中间垫套上瓶盖）；最后把瓶盖旋在瓶身上，盖上帽盖，即成。使用时利用压缩栓下压时挤出压缩腔内的药液，使其以较高的速度喷出小孔实现喷雾给药。非定量喷雾器的结构（图2）简单，扁形的瓶身用软质塑料制成，其雾化室的卡口处在插入浸入管后其四周仍留有空隙。使用时利用瓶身受到挤压时浸入管内的液滴进入雾化室和从卡口四周快速通过雾化室的空气混合喷出小孔实现喷雾给药。患者使用时只要取下帽盖，将喷出孔朝上对准鼻孔，按捏瓶身数次，药液即呈雾珠状进入鼻腔并均匀地分布在鼻黏膜上。

世界上各大医药公司积极研制开发新型的喷雾装置，大大提高了雾化传递效率，且使用方便、便于携带，较干粉吸入装置、定量吸入气雾剂更易于使用，可避免患者吸气与喷射给药不协调的问题等。

智能型喷射雾化器 HALO-LITE喷雾器是由一个手持的喷射

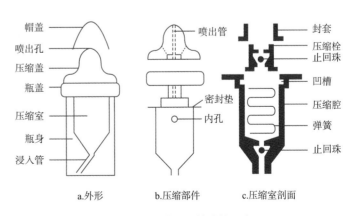

a.外形　　　b.压缩部件　　　c.压缩室剖面

图1 定量喷雾器的结构示意

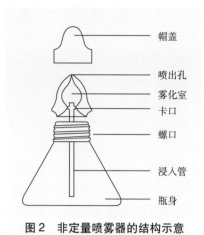

图2 非定量喷雾器的结构示意

（帽盖、喷出孔、雾化室、卡口、螺口、浸入管、瓶身）

雾化器与专用的压缩机相连接，其应用软件的监控系统可对药物的雾化传递及呼吸道沉降部位的呼吸参数（如吸入流量、呼吸频率、吸气时间等）进行监测。根据监测结果调整给药方案及剂量。如由于咳嗽、说话等原因引起暂时性的呼吸中断，喷雾装置暂时停止给药，直到患者恢复正常呼吸后再开始工作，确保给予准确剂量。它可以记录每次治疗的日期、时间和给药剂量等，还可以为患者给出呼吸模式和靶向喷雾传递的相关信息，以确保药物沉积于肺部，但是该装置较笨重，给药后需要严格清洗以便重复使用。

超声波雾化器 欧姆龙（Omron）公司开发的新型喷雾器可用于混悬剂。该喷雾器应用一种陶瓷材质的网（网孔大小在3~4μm）和双孔振荡器，在较低的电力作用下产生超声震动，使药物混悬液通过网孔，即可产生非常细小的液态气溶胶。具有雾化效果好、体积小、重量轻、便于携带，药液滞留体积小（仅0.3ml），动力来源简单，仅需4节普通电池即可，药物降解小等优点。

能倍乐（Respimat）喷雾器 将特定的药物制剂与给药系统结合为一体的手持式多剂量喷雾器。在给药装置中装有一个单相气动系统，与特定的药物溶液相匹配使用，一次能喷射出15μl的药物溶液，而且大部分沉积于肺部。使用时，首先将装置的下半部旋转180°，然后压紧弹簧，同时，药物溶液由贮药管进入定量室。按压剂量按钮开启弹簧启动装置。弹簧回复，定量室压力增强，使溶液通过喷嘴喷出。使用方便，不需要间隔装置或电源，只需更换贮药管后便可重复使用。

（吴琼珠 刘珊珊）

pēnwùjì zhìliàng píngjià

喷雾剂质量评价（quality control of sprays）

通过每瓶总喷次、每喷喷量、每喷主药含量和装量差异等项目检查对喷雾剂进行质量评价。定量喷雾剂应检查每喷喷量、每喷主药含量；定量吸入喷雾剂、混悬液型和乳剂型定量鼻用喷雾剂应检查递送剂量均一性。定量吸入喷雾剂还应检查微细粒子剂量；多剂量喷雾剂应检查每瓶总喷次；单剂量喷雾剂应检查装量差异；多剂量非定量喷雾剂应按最低装量检查法检查装量。所有喷雾剂的微生物限度应符合要求，但对用于烧伤、严重创伤或临床必需无菌的喷雾剂应进行无菌检查等。

每瓶总喷次 多剂量定量喷雾剂需要检查每瓶总喷次。检查时取供试品4瓶，分别除去帽盖，充分振摇，照使用说明书操作，释放内容物至收集器内，按压喷雾泵（注意每次喷射间隔5秒并缓缓振摇），直至喷尽为止，分别计算喷射次数，每瓶总喷次均不得少于其标示总喷次。

每喷喷量 定量喷雾剂需要检查每喷喷量。检查时取供试品4瓶，照使用说明书操作，分别试喷数次后，擦净，精密称定，再连续喷射3次，每次喷射后均擦净，精密称定，计算每次喷量，连续喷射10次，擦净，精密称定，再按上述方法测定3次喷量，继续连续喷射10次后，按上述方法再测定4次喷量，计算每瓶10次喷量的平均值。除另有规定外，均应为标示喷量的80%~120%。凡规定测定每喷主药含量的喷雾剂，不再进行每喷喷量的测定。

每喷主药含量 定量喷雾剂需要检查每喷主药含量。检查时取供试品1瓶，照使用说明书操作，试喷5次，用溶剂洗净喷口，充分干燥后，喷射10或20次（注意喷射每次间隔5秒并缓缓振摇），收集于一定量的吸收溶剂中（防止损失），转移至适宜量瓶中并稀释至刻度，摇匀，依法测定。所得结果除以10或20，即为平均每喷主药含量。每喷主药含量应为标示含量的80%~120%。凡规定测定递送剂量均一性的喷雾剂，一般不再进行每喷主药含量的测定。

装量差异 单剂量喷雾剂需要检查装量差异。检查时，取供试品20个，照各品种项下规定的方法，求出每个内容物的装量与平均装量。每个的装量与平均装量相比较，超出装量差异限度的不得多于2个，并不得有1个超出限度1倍。重量差异限度标准见表。凡规定检查递送剂量均一性的单剂量喷雾剂，一般不再进行装量差异的检查。

表 喷雾剂重量差异限度标准

平均装量	装量差异限度
0.30g以下	±10%
0.30g及0.30g以上	±7.5%

（吴琼珠 刘珊珊）

fěnwùjì

粉雾剂（powder aerosols） 一种或一种以上固体微粉化药物单独或与适宜的载体混合，以胶囊、泡囊或多剂量贮库形式，采用特制的干粉吸入装置，由患者吸入雾化药物至肺部的药物制剂。常称吸入粉雾剂，因药物以干粉状给药，又称干粉吸入剂（dry powders inhalation，DPI）。吸入药物经雾化可至支气管、肺部发挥药效。随着对肺功能以及哮喘、肺气肿、慢性阻塞性肺病等疾病研究的深入，肺吸入给药成为治疗上述疾病较为简单有效的给药途径。与其他的给药途径相比，具有吸收表面积大，吸收部位血流丰富，可避免肝首过效应，酶活性较低，上皮屏障较薄及膜通透性高等优点。肺吸入制剂包括雾化吸入剂、吸入气雾剂和吸入粉雾剂。雾化吸入剂依赖于雾化器等较笨重的给药装置，吸入持续时间长，不易普及，也不适宜于门诊患者使用。而吸入气雾剂由于存在启动与吸入不协调，启动时抛射剂快速蒸发而产生制冷效应等问题，使其应用受到一定的限制，尤其对于蛋白质和多肽类药物，因蛋白质在抛射剂中溶解性差，稳定性及剂量难以达到要求。

粉雾剂是在气雾剂的基础上，为了克服气雾剂的不足，综合粉体学知识而发展起来的一种新剂型，因其具有使用方便、不含抛射剂、药物呈干粉状、稳定性好、干扰因素少等特点而日益受到人们的重视。与气雾剂、喷雾剂相比，粉雾剂的特点包括：①患者主动吸入药物，不存在给药协同配合困难问题。②无抛射剂氟利昂，可避免对大气环境的污染和呼吸道刺激。③药物以胶囊或泡囊形式给药，剂量准确，无超剂量给药危险。④药物以固体干粉形式存在，稳定性好，且不含防腐剂及酒精等溶剂，对病变黏膜无刺激性。⑤给药剂量大，尤其适用于多肽和蛋白质类药物的给药等。

分类 根据给药部位不同，可分为经口吸入（肺吸入）粉雾剂和经鼻吸入粉雾剂（又称鼻用粉雾剂），其中经口吸入粉雾剂是粉雾剂中最受关注的一类，因为其有望取代气雾剂，为呼吸道给药系统开辟了新的给药途径。吸入粉雾剂给药途径见图。

鼻用粉雾剂是由药物与适宜辅料制成的粉末，采用适当的粉雾剂给药装置吸入鼻腔而起局部或全身治疗作用的鼻用固体制剂。药物与辅料的粉末粒径大多控制在 $30\sim150\mu m$，但对于依赖其迅速溶解并吸收产生全身作用的鼻用粉雾剂，其粒子可能更小（$5\sim10\mu m$）。鼻腔给药的方式由来已久，传统的鼻用制剂包括滴鼻剂、喷雾剂、鼻用散剂等，临床多用于治疗局部疾病如变应性鼻炎、鼻内感染、鼻充血等。鼻用散剂指由药物与适宜辅料制成的粉末，用适当的工具如传统的吹管方式吹入鼻腔的鼻用固体制剂。固体型的鼻用粉雾剂可以解决鼻用液体制剂中药物稳定性、难溶性或剂量较大等问题，而且与传统固体型的鼻用散剂也不同，它利用患者的吸气气流将药物粉末吸入鼻腔，剂量准确、使用方便，如鲑降钙素鼻用粉雾剂。

制备 粉雾剂主要由粉雾剂给药装置和供吸入用的微粉化药物干粉或与载体或其他附加剂混合后的干粉组成。合适的给药装置是粉雾剂发挥疗效的关键部件，常用的有胶囊型、泡囊型和多剂量贮库型给药装置。其中干粉可分为：①仅含微粉化药物。②药物加适量的辅料如润滑剂和助流剂，以改善粉末的流动性。③一定比例的药物和载体均匀混合。④药物、适当的润滑剂、助流剂以及抗静电剂和载体的均匀混合。

处方设计 主要针对影响粉雾剂疗效的因素进行研究，包括以下几方面。①粉末的特性及处方组成：不同的给药部位要求有不同大小的微粒，如肺吸入粉雾剂要求主药粒径小于 $5\mu m$，而鼻用粉雾剂的粒径则应为 $30\sim150\mu m$。另外，含药粉末应具有一定的流动性，以保证填充和吸入时剂量的准确性，并在使用时可最大限度地雾化。②粉雾剂给药装置的选择：根据主药特性选择适宜的给药装置，如主药性质不稳定的应选择单剂量给药装置，需长期用药的宜选用多剂量贮库型给药装置等。③患者的生理、病理状态：患者的年龄、性别、身高、体型和黏液分泌状况等均与粉雾剂的疗效有密切关系。药物经微粉化后，具有较高的表面自由能，粉粒易聚集成团。因此为了得到流动性和分散性良好的粉末，使吸入的剂量准确，处方中常加入较大的载体物质如乳糖、木糖醇，微细的药物粒子吸附在载体表面，吸入时，在吸入气流的作用下，药物粒子从其聚集状态或从载体表面分离。载体物质的加入还可以提高机械自动填充时剂量的准

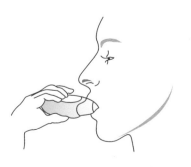

图 吸入粉雾剂给药示意

确度，当药物剂量较小时，载体还可作为稀释剂使用。为了增加粉末流动性和吸入时粉末的雾化性能，还可以加入少量润滑剂，如硬脂酸镁、胶体二氧化硅等。

工艺流程 原料药物→微粉化→与载体、其他附加剂混合→装入胶囊、泡囊或给药装置中→抽样检查→包装→成品。药物微粉化是粉雾剂制备取得成功的关键，常用的粉碎方法有研磨粉碎法、喷雾干燥法、超临界流体技术、超声结晶法等。①研磨粉碎法：借助外加的机械力将固体药物粉碎成适宜大小粒子的方法，其设备包括球磨机、胶体磨及气流粉碎机等。气流粉碎通常能得到 $1 \sim 20 \mu m$ 的粒子，但气流粉碎过程对粒子的粒径分布、形态及粒子的表面性质不易控制，而且粉碎过程需要大量能量输入，容易导致药物晶体结构的破坏和大分子药物的降解，因此可预先通过合成手段如交联或某些制剂技术如冷冻干燥或加入载体来增加药物的稳定性。②喷雾干燥法：利用雾化器将含有一定浓度的药物和辅料的液态物料喷射成雾状液滴，在一定流速的热气流作用下使之迅速干燥，从而获得多孔性粉状或颗粒状制品的一种方法。既可用于水性溶液，也可用于含醇溶液或有机溶剂。常将药物与辅料一同喷干以增加药物的稳定性。对于热不稳定的药物，可以采用喷雾冷冻干燥法制备，喷雾冷冻干燥法系将含有药物的雾化液喷入到液氮中，雾化液滴与液氮接触被冻结，然后冻干后得到多孔性粒子。③超临界流体技术：将药物溶液和超临界流体使用同轴的喷管喷出，超临界流体引起有机溶剂快速分散或萃取而形成药物粒子，通过控制压力、温度

和容积得到适宜大小的药物粒子的方法。超临界流体系指处于或位于临界温度和临界压力上、以单相存在的流体，拥有液体的溶剂力和气体的量转变性能。二氧化碳是最常用的超临界流体，由于其无毒，不易燃，价格低廉，临界温度低，对通常操作条件要求不高而被广泛应用。④超声结晶法：药物水溶液在超声条件下加入反溶剂使其快速结晶沉淀而得到微细粒子的方法。液体在超声波的作用下产生"空穴效应"，由于剧烈震动在液体内部产生空洞，促进成核，并能够形成粒径较为均一的粒子。

粉雾剂中的载体要求无毒、惰性、能为人体所接受的物质，在加工和充填时与药物粒子具有一定的内聚力，混合物不分离，而在经给药装置吸入时，药物可最大限度地从载体表面分离，混悬于吸入气流中。最常用的载体为乳糖，其他如环糊精、海藻糖、木糖醇也有望成为新型的载体。为了改善粉末混合物的性质，需对载体进行适当粉碎，最佳粒径为 $70 \sim 100 \mu m$，过于粗大则机械阻力增加，反之，粒子间则有内聚力。通常可将 $1 \sim 5 \mu m$ 的药物粒子、$50 \sim 100 \mu m$ 的载体以及为了提高粉雾剂的流动性加入的其他附加剂如表面活性剂、分散剂、润滑剂、抗静电剂等混合，装入胶囊、泡囊或给药装置贮库中，抽样检查，合格产品应置凉暗处贮存，防止吸潮。

质量评价 吸入粉雾剂需进行递送剂量均一性、微细粒子剂量检查；胶囊型及泡囊型粉雾剂应检查装量差异、排空率和含量均匀度；多剂量贮库型粉雾剂应检查每瓶总吸次、每吸主药含量等；给药装置使用的各组成部件

的材料均应无毒、无刺激性、性质稳定、与药物不起作用，所有粉雾剂均应检查微生物限度（见粉雾剂质量评价）。

应用 粉雾剂适用于多肽和蛋白质类药物的给药等。随着药物微粉化技术和给药装置的不断进步，粉雾剂的类型和数量不断增多，上市品种已由当初的色甘酸钠粉雾剂发展至遍及哮喘治疗的各环节及全身其他疾病的药物，达 10 个以上。药物也由单方制剂向复方制剂发展，例如复方硫酸沙丁胺醇-异丙托溴铵粉雾剂、复方沙美特罗-丙酸氟替卡松粉雾剂等。

(吴琼珠 刘珊珊)

fěnwùjì gěiyào zhuāngzhì

粉雾剂给药装置（powder aerosol inhalation devices） 供装入含药胶囊、泡囊或药物与载体粉末，经口、鼻吸入的装置。1971 年第一个给药装置 Spinhaler® 首先在英国上市，随后又发展了多种粉雾剂给药装置（图 1）。20 世纪 90 年代初上海天平制药厂仿制 Spinhaler® 开发成功天平牌吸入装置用于色甘酸钠吸入给药。

理想的给药装置应具有：①患者应用方便，在低剂量时易于吸入或喷入，小剂量时，剂量准确。②干粉易于雾化，对湿度不敏感，处方流动性许可无添加剂的纯药物也可吸入或喷入。③剂量重现性好，计数装置可提示患者吸入或喷入了多少剂量，无过剂量危险。④价格低廉，轻巧易携带，重量及体积与气雾剂相当。⑤可保证装置内药物稳定。⑥适用于多种药物和剂量等特点。

粉雾剂给药装置含有 4 个基本功能部分，即定量系统、气溶胶化系统、粉末解聚系统和气溶胶入口引入系统，Easyhaler® 贮库

型粉雾剂给药装置工作原理见图2。其物理组件包括：药物粉末和附加剂、药物储库或预先定量的单剂量药物储室、给药装置主体部分及防尘防潮盖。

根据预储药物方式不同，可分为胶囊型给药装置、泡囊型给药装置和贮库型给药装置，三者的优缺点比较见表。根据药物是否分剂量，又可分为单剂量型如胶囊型给药装置和多剂量型如贮库型给药装置。根据药物吸入力量来源不同，又可分为被动型和主动型给药装置。被动型给药装置，又称患者驱动装置，药物微粒进入呼吸道、重新分散的力量来源于患者的吸力，只需患者的自主呼吸产生分散作用，释药与患者吸气协同较好，但个体差异较大。主动型给药装置，又称动力驱动装置，利用压缩气体或使用电能、机械能来分散处方中的药物，减少剂量对患者呼吸的依赖。

（吴琼珠　刘珊珊）

jiāonángxíng xīrù zhuāngzhì

胶囊型吸入装置（capsule inhalation devices）　供装入含有药物与载体粉末的胶囊，通过外力使内置小针或刀片刺破胶囊，依靠患者吸入气流将药物吸入呼吸道的粉雾剂给药装置。每次给药时需装入一个胶囊作为一次给药剂量，属于单剂量吸入装置。药物从被刺破的胶囊壁小孔中的释放主要依靠患者的吸入气流，又属于被动型吸入装置。

胶囊型吸入装置（图）主要由吸入装置的主体、推进器及口吸器3部分组成。其主体外套为能够上下移动的套筒，套筒内上端两侧装有不锈钢针。使用时，先将主体与口吸器卸开，将扇叶固定于口吸器中心的转轴上，再将胶囊深色帽端插入扇叶的中孔

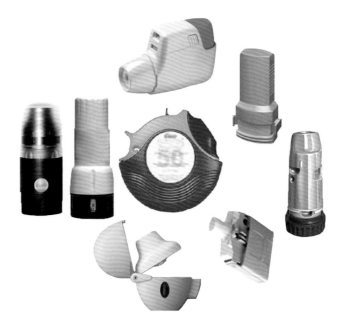

图 1　各种粉雾剂给药装置

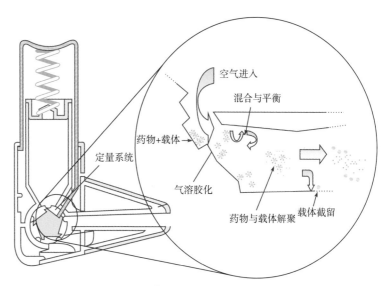

图 2　Easyhaler® 粉雾剂给药装置的工作原理示意

表　不同粉雾剂给药装置的比较

粉雾剂给药装置	优点	缺点
胶囊型	装置结构简单，内在阻力小，剂量准确	每次必须装药，防潮性较差，药物容易受潮凝聚而影响输出量，肺沉积率相对较低且肺吸入量受吸气流速影响明显
泡囊型	内在阻力小，剂量准确，密封性好，药物不易受潮，使用方便，肺沉积率较高且肺吸入量不受吸气流速影响，适用于4岁以上儿童	装置结构复杂，对制备工艺水平要求高
贮库型	使用相对方便，肺沉积率较高，有数字显示，适用于5岁以上儿童	装置结构复杂，对制备工艺水平要求高。内在阻力较高，肺吸入量受吸气流速影响明显，不适用于哮喘急性发作及婴幼儿

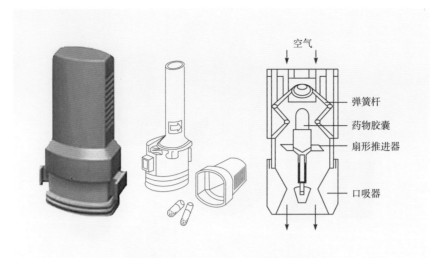

图 胶囊型吸入装置的外观及内部结构

空气

弹簧杆
药物胶囊
扇形推进器
口吸器

中，最后将 3 部分组合，旋紧。推动套筒，使两端的不锈钢针刺入胶囊，产生两个与外界相通的小孔，再提起套筒，使不锈钢针脱开。先深呼气，再把口吸器放入口中，深吸气并屏气 2～3 秒再缓慢呼气，当患者在吸嘴端吸气时，空气从另一端进入，经过胶囊壁上小孔将粉末释放出来，并由推进器扇叶扇动气流，将粉末分散成气溶胶吸入呼吸道起治疗作用。

具有结构简单、给药剂量准确可靠、携带方便、可反复清洗使用和直观的特点，且不存在药物释放与患者吸气的协同性问题，如果在胶囊内填充纯的或高浓度浓缩的药物粉末，可给予较高的给药剂量。但也存在不足：①每次使用前必须装入一个胶囊，使用后应及时清理并保持干燥，这对于急性哮喘发作、视力差、手抖或关节炎患者以及儿童来说较为困难。②药物粉末填充于胶囊中，易吸收空气中的水分而变潮，药物的防潮取决于储存胶囊的质量。③胶囊壳中含水量较大，且对储存环境湿度要求较高，易发生软化或碎片现象，胶囊碎屑容易吸入肺内。④当给药剂量小于

5mg 时，为保证胶囊填装的准确性，必须加入附加剂等。

（吴琼珠　刘珊珊）

pàonángxíng xīrù zhuāngzhì

泡囊型吸入装置 （vesicle inhalation devices）　专供装入含有药物与载体粉末的泡囊，使用时利用内置刺针刺破泡囊或转轮揭开密封的泡囊，由吸嘴依靠患者吸入气流将药物吸入呼吸道的粉雾剂给药装置。因其先将药物粉末按剂量分装于铝箔上的泡囊中，故称泡囊型吸入装置。给药时可一次装入多个泡囊，吸完一个泡囊后，转轮可自动转向下一个泡囊，又属于多剂量吸入装置。但泡囊中药物粉末的释放需要依

靠患者的吸入气流，因此属于被动型吸入装置。

最早使用的泡囊型吸入装置是由英国艾伦和汉伯里（Allen & Hanburys）公司推出的圆盘状吸入装置 Diskhaler®，又称碟式吸纳器，由含 4 个或 8 个药物泡囊的转盘和底座组成，使用时，从吸嘴上打开保护帽，拉出并推回内置部分，使装满并密封的转盘置于使用位置上，上推盒盖，刺针刺破泡囊后，由吸嘴吸气，药物粉末随吸入气流进入呼吸道起治疗作用，给药结束后转轮可自动转向下一个泡囊（图 1）。每一个给药装置装有 8 个剂量的硫酸沙丁胺醇（每个剂量 200μg 或 400μg），足以供应一位患者两日的用药剂量。该类装置设计精美、使用方便，其外形像个扁平的盒子，方便患者随时携带。它是对胶囊型给药装置的改进，患者无需重新安装便可以吸入几个剂量，且泡囊包装的防湿性能要优于胶囊。但是由于铝箔上泡囊有限，仍然需要经常更换药板，不能满足患者长期用药的需要。

Diskus®/Accuhaler® 是由葛兰素史克公司于 20 世纪 90 年代推出的一种新型泡囊型吸入装置，人们习惯称之为胖胖鱼或准纳器

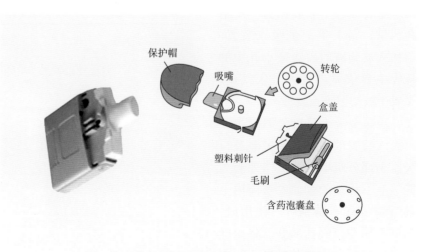

保护帽
吸嘴
转轮
盒盖
塑料刺针
毛刷
含药泡囊盘

图 1　Diskhaler® 碟式吸纳器的外观及内部结构

（图2），含有60个剂量单位，药物置于盘状输送带的囊泡内，通过转盘输送。使用时压下装置外侧的手柄，带动引轮、收缩轮及底轮旋转。引轮释放一段铝箔带，一个泡囊向口器方向移动，这时收缩轮将铝箔带的一面拉开露出药粉，底轮将另一面腾空的铝箔卷起来，同时带动剂量显示器旋转，以显示剩余的剂量个数。由于其吸药部分的结构并不复杂，装置的内在阻力也较低，可用于4岁以上儿童。准纳器中每个剂量单位都是单独包装并密封，使药品的防潮性能得到了极大的改善，并且保证了释放剂量的一致性；另外剂量显示窗可准确提示患者所剩余的吸药次数；囊泡带包括60个单独的剂量，满足了患者长期用药的要求，使治疗更为简便可靠，提高了患者治疗依从性。

（吴琼珠　刘珊珊）

zhùkùxíng xīrù zhuāngzhì

贮库型吸入装置（depot inhalation devices）

将药物的多个剂量贮存在给药装置中，使用时旋转装置，药物即由药物贮库释放到转盘上，单个剂量的药物粉末即进入吸气通道中的粉雾剂给药装置。给药装置中一次可装入多个剂量，属于多剂量吸入装置。另外，给药时，患者的吸入气流是药物粉末雾化进入呼吸道的唯一动力，又属于被动型吸入装置。药物粉末在湍流气流的作用下，从聚集状态分散，可在支气管和肺部产生良好沉积而发挥药效。

1988年阿斯利康公司推出了第一个储库型吸入装置Turbuhaler®，又称都保（图），用于硫酸沙丁胺醇粉雾剂吸入给药。圆筒形的都保作为贮库型吸入装置的代表，自上市以来一直被视为标准产品，它包含200个给药剂量，由激光打孔的转盘精确定量，其口器部分的内部结构采用独特的双螺旋通道设计，气流在局部产生湍流，有利于药物粉末的分散，增加了小粒子的输出量和肺部沉积量。使用时，打开密封吸入器的瓶盖，来回旋转彩色的剂量分配轮旋转把手，单个剂量的药物即由贮库释放至旋转药盘上，同时被刮刀刮至药物通道处，使其在气流通道中定位，经过吸嘴的一次吸入，单个剂量的药物将会旋转并混合，然后分布到支气管黏膜上发挥治疗作用。类似的贮库型吸入装置还包括美国先灵葆雅（Schering-Plough）公司的Twisthaler®和意大利凯西（Chiesi）医药公司的Pulvinal®等。

贮库型吸入装置结构相对简单，造价较低，应用广泛，种类繁多。使用期间患者不需换药，故使用方便。剂量可以很小，且无需添加附加剂。装置上还带有彩色的剂量指示器，当药盒内只有20个剂量的药物时，指示器可立即显示剩余药物的量，临近额定的最后剂量时，指示窗显示红色标记。是较受欢迎的吸入装置之一，适用于5岁以上儿童及成人。但此类装置存在分剂量不准确，患者有过量用药的危险，而且防潮性能不佳，常需要加入干燥剂防止水分造成的不利影响。

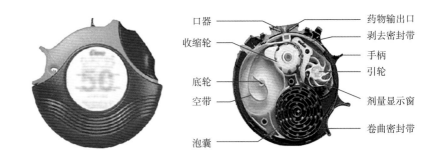

图2　Diskus®/Accuhaler®准纳器的外观及内部结构

口器　收缩轮　底轮　空带　泡囊

药物输出口　剥去密封带　手柄　引轮　剂量显示窗　卷曲密封带

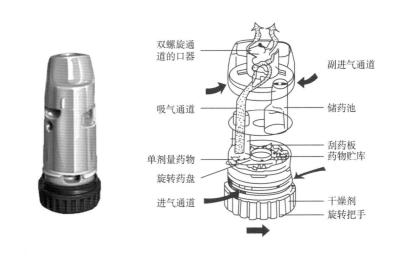

双螺旋通道的口器　吸气通道　单剂量药物　旋转药盘　进气通道

副进气通道　储药池　刮药板　药物贮库　干燥剂　旋转把手

图　都保的外观及内部结构

由于储药池位于装置的上端，使用时必须垂直旋转。

（吴琼珠　刘珊珊）

粉雾剂质量评价

fěnwùjì zhìliàng píngjià

粉雾剂质量评价（quality control of powder aerosols）　通过对递送剂量均一性、微细粒子剂量和每瓶总吸次等项目的检测对粉雾剂进行质量评价。粉雾剂是由为数众多的单个粒子组成的集合体，其理化特征既受单个粒子性质的影响，也与粒子间的相互作用有关，其中粒子大小及分布是影响粉雾剂质量的关键参数，一般药物粒径应控制在 10μm 以下，大多数应在 5μm 以下。

递送剂量均一性　测定装置同气雾剂质量评价指标递送剂量均一性的测定装置，但取样收集管和滤纸的尺寸需要与流速相匹配。装置入口端安装合适的适配器，确保吸入剂吸嘴端口与样品收集管口平齐。在基座内放入圆形滤纸，固定于取样收集管的一端。基座端口与真空泵相连，连接装置。取吸入装置，插入适配器，开启真空泵，打开双向磁通阀，调节流量 ≤ 100L/min。保持流速不变，流速记为 Q，计算抽气时间 $T = (4×60)/Q$，单位为秒。测定时，根据产品说明书准备供试品，将供试品插入适配器，开启真空泵，抽吸 T 秒。关闭真空泵，取下吸入装置，重复上述过程收集产品说明书中临床最小推荐剂量。以空白溶剂清洗滤纸和收集管内部，合并清洗液并稀释至一定体积。胶囊或泡囊型粉雾剂重复上述过程测定 10 个剂量。贮库型粉雾剂分别测定标示撤次前（初始 3 个剂量）、中（2/n 吸起 4 个剂量，n 为标示总撤次）、后（最后 3 个剂量），共 10 个递送剂量。采用各品种项下规定的分析方法，测定各溶液中的药量。10 个测定结果中，若至少 9 个测定值在平均值的 75% ~ 125%，且全部在平均值的 65% ~ 135%，可判为符合规定。若 2 ~ 3 个测定值超出 75% ~ 125%，另取 2 罐/瓶供试品测定。若 30 个测定结果中，超出 75% ~ 125% 的测定值不多于 3 个，且全部在平均值的 65% ~ 135%，可判为符合规定。

微细粒子剂量　吸入粉雾剂应照各品种项下规定的装置与方法，依法测定并计算微细粒子剂量。除另有规定外，微细粒子百分比应不少于每吸主药含量标示量的 10%。

排空率　胶囊型及泡囊型粉雾剂需要检查排空率。检查时取供试品 10 粒，分别精密称定，逐粒置于吸入装置内，用（60±5）L/min 的气流抽吸 4 次，每次 1.5 秒，称定重量，用小刷或适宜用具拭净残留内容物，再分别称定囊壳重量，求出每粒的排空率，应不低于 90%。

每瓶总吸次　多剂量吸入粉雾剂需要检查每瓶总吸次，检查时取供试品 1 瓶，在设定的气流下，将吸入剂撤空，记录撤次，不得低于标示总吸次。

每吸主药含量　多剂量贮库型吸入粉雾剂需要检查每吸主药含量。检查时，取供试品 6 瓶，分别除去帽盖，弃去最初 5 吸，采用吸入粉雾剂释药均匀度测定装置（图），装置内置 20ml 适宜的接收液。吸入器采用合适的橡胶接口与装置相接，以保证连接处密封。吸入器每旋转 1 次（相当于 1 吸），用（60±5）L/min 的抽气速度抽吸 5 秒，重复操作 10 次或 20 次，用空白接收液将整个装置内壁的药物洗脱下来，合并，定容，依法测定，所得结果除以 10 或 20，即为每吸主药含量。每吸主药含量应为每吸主药含量标示量的 65% ~ 135%。

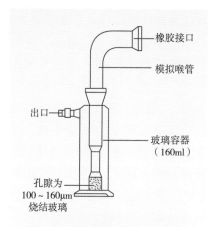

图　吸入粉雾剂释药均匀度测定装置示意

（吴琼珠　刘珊珊）

雾化吸入剂

wùhuà xīrùjì

雾化吸入剂（nebulizers）　将药物溶液、混悬液或乳状液经雾化器产生气溶胶，通过口或鼻吸入呼吸道和/或肺部的吸入制剂。包括供雾化器用的液体制剂和可转变成蒸汽的制剂。可转变成蒸汽的制剂系指可转变成蒸汽的溶液、混悬液或固体制剂。通常将其加入到热水中，产生供吸入用的蒸汽。具有使用简便，实际操作时不需和患者吸气同步，对婴儿、老年人及没有自主呼吸的人工呼吸患者也适用等特点。可用于局部或全身治疗。

处方设计　雾化吸入剂包括药物溶液和雾化器。药物溶液的处方较为简单，通常采用注射用水作溶剂，为增加药物溶解度，必要时可加入适当的潜溶剂如乙醇或丙二醇等，增溶剂如表面活性剂吐温 80 等，使用前其 pH 值应在 3.0 ~ 8.5。对于水溶性较低的药物，也可制成混悬剂或乳剂再雾化给药，但混悬剂和乳剂振摇后应具备良好的分散性，可保证递送剂量的准确性。多剂量水性雾化溶液中可加入合适浓度的抑菌剂。

雾化器 通过高压气体、超声振动或其他方法将药物溶液转化为气溶胶的一类给药装置。根据所采用的动力源不同，可分为气动式（喷射雾化器）和电动式（超声雾化器）两种。喷射雾化器是利用压缩空气或氧气的高速气流通过细孔喷嘴时，将药物溶液卷进高速气流而被粉碎成大小不等的雾滴，其工作原理见图1。较为常用的喷射雾化器有 LC® Star、LC® Plus 和 AeroEclipse®。布地奈德吸入混悬液（Pulmicort Respules®）采用 LC® Plus 喷射雾化器，用于1周岁以上婴幼儿的哮喘治疗，是美国食品药品管理局于2000年批准上市的第一个雾化吸入型糖皮质激素类药物。

超声雾化器是利用超声波在药物溶液中产生的空化作用，使药物变成颗粒细微（雾粒直径1~5μm）的气溶胶吸入而起治疗作用。结构包括超声波发生器、盛蒸馏水的水槽、盛药液的雾化罐/杯和口含嘴（或面罩），其工作原理见图2。超声波发生器输入的高频电能，通过水槽底部的晶

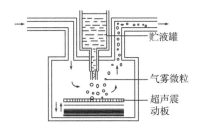

图2 超声雾化器的工作原理示意

体换能器转化成超声波能，作用于雾化罐内的药物溶液，使之成为微细的雾滴，通过连接管和口含嘴吸入。2004年，美国食品药品管理局批准伊洛前列素雾化吸入溶液上市，用于肺动脉高压的治疗。

质量评价 供雾化器吸入的液体制剂应检查递送速率和递送总量、微细粒子剂量和无菌。可转变成蒸汽的制剂应检查微生物限度。递送速率和递送总量：测定装置（图3）由呼吸模拟器和过滤系统组成。呼吸模拟器需能够模拟不同呼吸特性，过滤系统为经验证的低阻滤纸，能够定量收集气溶胶，并通过适宜溶剂回收活性物质。测定时，连接呼吸模拟器和滤纸，按药品说明书，取一定体积的药品置于雾化器中，将雾化器吸嘴与滤纸装置连接。开启呼吸模拟器，将雾化器的工作时间设为（60±1）秒，在呼吸循环的起始时启动雾化器，雾化器的工作时间应能保证定量分析所需的活性物质的量，若滤纸

上沉积的活性物质不能满足定量分析要求，可延长雾化器的工作时间，若滤纸饱和，则可缩短雾化器的工作时间。雾化结束后，关闭雾化器。在过滤装置中放置一张新的滤纸，继续雾化直至雾化完毕。采用各品种项下规定的分析方法，测定各时间段内滤纸和滤纸装置中收集的活性物质量。第一张滤纸收集的活性物质量与收集时间相比，即为递送速率，所有滤纸和滤纸装置收集的活性物质的总和，即为递送总量。

（吴琼珠 刘珊珊）

yàowù fēnsàn xìtǒng

药物分散系统（drug disperse systems） 药物分散于载体材料中形成的分散体系。其中药物可以以分子、胶态、微晶、无定形等状态分散在载体材料中，也可以被包裹于载体材料中。主要包括固体分散体、药物包合物和药物微囊3部分。制备药物分散系统的目的，包括增加难溶性药物的溶解度和溶出速率、控制药物的释放行为、改善药物的不良性质、促使液体药物固体化等。

（方亮）

gùtǐ fēnsàntǐ

固体分散体（solid dispersions） 药物以分子或胶态、微晶等状态均匀分散在某一固态载体材料中形成的药物分散体系。固体分散体于1961年由日本学者关口（Sekiguchi）和奥比（Obi）报道，他们将难溶性药物磺胺噻唑和水

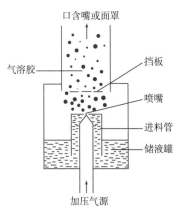

图1 喷射雾化器的工作原理示意

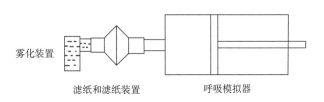

图3 吸入液体制剂递送速率和递送总量测定装置示意

溶性载体材料尿素混合在一起，通过加热使该混合物至熔融态，并快速将其冷却制得药物与载体材料的低共熔混合物。由于药物均匀分散在此低共熔混合物中并且载体为水溶性材料，药物的溶出速率大大提高。此后，药剂研究者逐渐将研究放在固体分散技术的应用上。

药物固体分散体根据其使用的载体材料不同大致分为 3 代：第一代固体分散体使用水溶性的晶体材料，如尿素和糖类等为载体；第二代固体分散体以聚乙烯吡咯烷酮（PVP）、羟丙基甲基纤维素（HPMC）和聚乙二醇等高分子聚合物为载体材料；第三代固体分散体以具有表面活性及自乳化功能的材料为载体材料，如菊糖、泊洛沙姆 188、泊洛沙姆 407 和 HPMC 等。

将药物制备成固体分散体后，可以增加难溶性药物的溶解度和溶出速率，控制药物释放，利用载体的包蔽作用，掩盖药物的不良嗅味和刺激性，使液体药物固体化等。固体分散体也存在一些不足，如不易大规模生产，药物分散状态稳定性不够高，长期贮藏易产生老化现象等。

分类 固体分散体按照药物的分散状态主要分成固体溶液、简单低共溶混合物、共沉淀物和玻璃溶液 4 种类型。

固体溶液 药物以分子状态在载体材料中均匀分散，分散体具有类似于溶液的分散性质。按药物与载体材料的互溶情况，可分为完全互溶或部分互溶固体溶液。如果药物与载体的分子大小接近，则一种分子可以代替另一种分子进入其晶格结构产生置换型固体溶液，这种固体溶液往往在药物与载体材料各种组成比例

时均能形成，称为完全互溶固体溶液；若两组分分子大小差异较大时，则一种分子只能填充进入另一分子晶格结构的空隙中形成填充型固体溶液，这种固体溶液只在特定的组分比时形成，称为部分互溶固体溶液。按晶体结构，可分为置换型与填充型固体溶液。固体溶液中药物以分子状态存在，分散程度高，表面积大，可极大提高药物的溶出度，增溶效果较低共熔混合物更好。

简单低共熔混合物 药物与载体以适当的比例，在一定温度下熔融，得到完全混溶的液体，当温度降低药物与载体材料固化时形成微晶分散的混合物。药物与载体以低共熔比例组成时，可以在较低温度下熔化，降低温度，药物与载体同时固化，二者相互抑制结晶的增长，药物粒径较小，分散均匀。简单低共熔混合物药物粒径小、分散均匀，载体材料可以改善药物的润湿性，因此可大大提高药物的溶出度。

共沉淀物 由药物与载体材料二者以恰当比例形成的非结晶性无定形物。多以溶剂法制备。共沉淀物可以使药物快速溶出，提高其生物利用度。

玻璃溶液 由药物和无定型的载体材料组成。药物以分子状态或者无定型沉淀分散在载体材料中。以无定型状态分散于载体的药物可能会随着时间的推移，逐步转化为药物结晶。玻璃溶液常用的载体材料多为糖类，如葡萄糖、果糖、半乳糖、海藻糖、蔗糖和各种类型的菊糖，以及无定型高分子材料，如 PVP、聚维酮-醋酸乙烯共聚物（PVPVA）和 HPMC 等。最早的药物玻璃溶液应用 PVP 作为载体材料。

制备 将药物制成固体分散

体的方法主要有熔融法、溶剂法、溶剂熔融法、研磨法和液相中溶剂扩散法等（见固体分散技术）。

质量评价 制得的固体分散体需进行物相鉴别，以确定药物在载体中的分散状态。最常用的鉴别方法包括溶解度及溶出速率等。（见固体分散体质量评价）

应用 固体分散体应用于生物药剂学分类 Ⅱ 类的药物，即低溶解度、高渗透性的药物，旨在提高生物利用度。它是一种制剂的中间体，添加适宜辅料并通过适宜的制剂工艺科进一步制备成片剂、胶囊剂、滴丸剂、颗粒剂等。

（方亮）

gùtǐ fēnsàn jìshù

固体分散技术 （solid dispersion technology）

将药物制成固体分散体所采用的制剂技术。主要包括熔融法、溶剂法、溶剂熔融法、研磨法和液相中溶剂扩散法等。

熔融法 将药物与载体材料混匀，加热到其熔点以上至熔融，也可将载体加热熔融后，再加入药物搅拌熔融，迅速冷却成固体。日本学者关口（Sekiguchi）和奥比（Obi）首次报道了应用熔融法制备药物的固体分散体。为防止某些药物析出结晶，宜迅速冷却固化，然后将产品置于干燥器中，进行干燥。此法最大的优点就是不使用有机溶剂，避免了有机溶剂残留及对环境的污染，生产成本低廉。

溶剂法 将药物溶于有机溶剂中，根据载体能否溶于此溶剂，可将此法分为共沉淀法和溶剂分散法。此法的优点是可以在低温下操作，适用于将热不稳定的药物制成固体分散体。但是此法用到有机溶剂，会带来有机溶剂残留、环境污染等问题。此外，找

到合适的溶剂及后续的干燥过程同样会制约此方法的广泛应用。

共沉淀法 将药物与载体材料共同溶解于有机溶剂中，蒸去有机溶剂后使药物与载体材料同时析出，干燥即得。此法主要适用于熔点较高或不够稳定的药物和载体的固体分散体的制备。本法制备的固体分散体，分散性好，但使用有机溶剂，且用量较多，成本较高，且有时难于除尽。

溶剂分散法 药物溶于有机溶剂中，将不溶于此溶剂的载体材料分散于其中，与药物混匀，蒸去有机溶剂，干燥即得。此分散物也可采用喷雾干燥或冷冻干燥得到。此法不用选择药物和载体的共同溶剂，只需选择能溶解药物的溶剂即可。溶剂法制得的固体分散体的理化性质可能会异于熔融法制备的固体分散体。

溶剂熔融法 将药物用适当的溶剂溶解后，与熔融的载体混合均匀，蒸去有机溶剂，冷却固化而得。此法可适用于液态药物，如鱼肝油、维生素 A、维生素 D、维生素 E 等。但只适用于剂量小于 50mg 的药物。

研磨法 将药物与较大比例的载体材料混合后，强力持久地研磨一定时间，不需加溶剂而借助机械力降低药物的粒度，或使药物与载体材料以氢键相结合，形成固体分散体。研磨时间的长短因药物而异。常用的载体材料有微晶纤维素、乳糖、聚维酮类、聚乙二醇类等。

液相中溶剂扩散法 直接制备难溶性药物固体分散体微丸的新技术。此法将固体分散技术与球晶造粒技术有机地结合在一起，使药物和固体分散载体在液相中共沉，并在液体架桥剂的作用下聚结，在搅拌作用下形成微丸等过程在一步过程中完成。制备过程简单，重现性好，收率高，微丸圆整。

（方 亮）

gùtǐ fēnsàn zàitǐ cáiliào

固体分散载体材料（solid dispersion carriers） 制备固体分散体的载体材料。可以改善难溶性药物的润湿性，增加其溶出度，提高药物的生物利用度。同时，载体材料在保证安全有效性的前提下，还要保证药物在储存过程中理化性质的稳定。因此，选择合适的载体材料尤为重要。固体分散体所用载体材料可分为水溶性载体材料、难溶性载体材料、肠溶性载体材料三大类。

水溶性载体材料 常用材料有高分子聚合物、表面活性剂、有机酸以及糖类等。

聚乙二醇类 聚乙二醇（PEG）为结晶性聚合物。最适宜的分子量在 1000 到 20 000，熔点（55～65℃），毒性小。化学性质稳定（但 180℃ 以上分解）能与多种药物配伍。不干扰药物的含量分析。用于增加某些药物的溶出速率，提高药物的生物利用度。也可作为缓释载体材料。药物从 PEG 分散物中溶出速度主要受 PEG 分子量影响。一般随 PEG 分子量增大，药物溶出速度降低。药物为油类时，宜用分子量更高的 PEG 类作载体，如 PEG12000 或 PEG6000 与 PEG20000 的混合物作载体。单用 PEG6000 作载体，则固体分散体变软，特别是温度较高时载体发黏。

聚维酮类 聚维酮（PVP）为无定形高分子聚合物，无毒、熔点较高，易溶于水和多种有机溶剂。由于熔点高不宜采用熔融法，而宜采用溶剂法制备固体分散物。PVP 对许多药物有较强的抑晶作用，用 PVP 制成固体分散体，药物的体外溶出度有明显提高，在体内起效快，生物利用度也有显著改善，但 PVP 易吸湿，制成的固体分散物对湿的稳定性差，贮存过程中易吸湿而析出药物结晶。

表面活性剂类 作为载体材料的表面活性剂大多含聚氧乙烯基，特点是溶于水或有机溶剂，载药量大，在蒸发过程中可阻滞药物产生结晶，是较理想的速释载体材料。常用的有泊洛沙姆 188（poloxamer 188），其为片状固体，毒性小，对黏膜刺激性极小，采用熔融法和溶剂法制备固体分散体，可大大提高溶出速率和生物利用度。

有机酸类 常用的有枸橼酸、琥珀酸、酒石酸、胆酸、去氧胆酸等。此类载体材料的分子量较小，易溶于水而不溶于有机溶剂。

糖类与醇类 糖类常用有右旋糖酐、半乳糖和蔗糖等，醇类有甘露醇、山梨醇、木糖醇等。它们的特点是水溶性强，毒性小，因分子中有多个羟基，可同药物以氢键结合生成固体分散体，适用于剂量小、熔点高的药物，尤以甘露醇为最佳。

难溶性载体材料 常用材料有乙基纤维素、聚丙烯酸树脂类、脂质类等。

乙基纤维素 乙基纤维素（ethylcellulose，EC），无毒、无药理活性，是理想的不溶性载体材料。EC 能溶于乙醇、苯、丙酮、四氯化碳（CCl_4）等多种有机溶剂。固体分散体多采用乙醇为溶剂，采用溶剂分散法制备。广泛应用于缓释固体分散体。在 EC 为载体的固体分散体中加入羟丙基纤维素、聚乙二醇、聚维酮等水溶性物质作致孔剂可以调节释药速率。

聚丙烯酸树脂类 此类载体材料为含季铵基的聚丙烯酸树脂Eudragit（包括 RL 和 RS 等几种）。此类产品在胃液中可溶胀，在肠液中不溶，广泛用于制备缓释固体分散体的材料。此类固体分散体中加入聚乙二醇或聚维酮等可调节释药速率。

脂质类 胆固醇、β-谷固醇、棕榈酸甘油酯、胆固醇硬脂酸酯、巴西棕榈蜡及蓖麻油蜡等脂质材料均可作为载体制备缓释固体分散体。这类固体分散体常采用熔融法制备。脂质类载体降低了药物溶出速率，延缓了药物释放。可加入表面活性剂、糖类、PVP等水溶性材料，以适当提高其释放速率，达到满意的缓释效果。

肠溶性载体材料 常用材料有纤维素类、聚丙烯酸树脂类等。

纤维素类 常用的有醋酸纤维素酞酸酯（CAP）、羟丙甲纤维素酞酸酯（HPMCP）及羧甲乙纤维素（CMEC）等，均能溶于肠液中，可用于制备胃中不稳定的药物在肠道释放和吸收、生物利用度高的固体分散体。也可采用肠溶材料制备缓释固体分散体，此类固体分散体在胃中药物不溶出，在肠液中溶出，控制了药物的释放，使制剂获高效、缓释的效果。

聚丙烯酸树脂类 常用Ⅱ号及Ⅲ号聚丙烯酸树脂，前者在 pH 6 以上的介质中溶解，后者在 pH 7 以上的介质中溶解，有时两者联合使用，可制成缓释速率较理想的固体分散体。

（方 亮）

gùtǐ fēnsàntǐ shìyào jīzhì

固体分散体释药机制 （solid dispersion release mechanism）固体分散体在体内释放药物的

作用机制。主要包括速释和缓释两种。

速释原理：固体分散体使药物呈高度分散状态，使药物迅速释放，这是由于：①增加了药物的分散度。药物以分子状态、胶体状态、微晶态高度分散于载体材料中，药物的溶出并不需要额外的能量来打破晶体药物的晶格，有利于药物的溶出与吸收。②药物分子形成高能状态（亚稳态）。在固体分散体中的药物以无定型或亚稳态的晶型存在，处于高能状态，这些分子扩散能量高、溶出快。

载体的作用：①提高了药物的溶解度。常见的固体分散体载体，如聚维酮类和聚乙二醇类等均具有一定的增溶能力，而表面活性剂载体材料，如泊洛沙姆类等增溶能力更强。由于载体材料的作用，药物在体系中的溶解度大大增加，而且药物的增溶能力与载体材料的浓度呈正相关。在溶出过程中，首先载体材料迅速溶解形成载体材料的溶液，随后对药物产生增溶作用，使药物快速溶出。②载体材料对药物结晶有抑制作用。在固体分散体制备过程中，冷却时由于载体材料分子与药物分子以氢键络合，或形成的高分子网络作用黏度大，抑制了结晶的形成、增长或晶型转化。如药物与聚维酮（PVP）形成共沉淀物时，药物分子沿 PVP 链以氢键结合而抑制结晶。氢键结合能力与 PVP 的分子量有关，PVP 的分子量越小，越易形成氢键，氢键结合能力的大小顺序是PVPK15>PVPK30>PVPK60。药物与载体材料也可形成稳定常数较大的络合物。③保证了药物高度分散性。固体分散体中药物（分子、晶粒等）被载体材料包围，

载体材料可以防止药物的聚集，保证药物以高度分散的形式存在于载体中。然而载体材料的用量会影响到药物的分散性，药物量与载体材料量比值越小，药物分散程度越高。④润湿性。以水溶性载体材料制备固体分散体时，每一个药物微晶均被载体紧密包围，这些水溶性材料的溶解可促进药物与水的接触、润湿，轻微搅拌即可形成极其细小均匀的混悬液，有利于药物的溶出。

缓释原理：采用疏水或脂质类肠溶性材料、水不溶性载体材料制成的固体分散体具有缓释作用。其原理同骨架型缓控释制剂中骨架片的缓释原理基本相同，可以认为药物分子或微晶分散于载体材料中，药物的溶出必须通过载体骨架或凝胶扩散屏障，或首先将包围药物的骨架材料溶蚀，故释放速度缓慢。其释药速率受载体材料的种类、黏度、用量、制备工艺等因素影响。

（方 亮）

gùtǐ fēnsàntǐ zhìliàng píngjià

固体分散体质量评价 （quality control of solid dispersions）通过对溶解度及溶出速率等项目的检查进行固体分散体的质量评价。固体分散体不是药物与载体的物理混合物，制得的固体分散体必须对其进行物相鉴别，以确定药物在载体中的分散状态。另外，固体分散体在贮存过程中容易出现老化等问题而造成物相的改变，借助物相鉴别方法可了解分散状态是否有改变。常用的鉴别方法包括溶解度及溶出速率，显微法，热分析法，粉末 X 射线衍射法，红外光谱法，拉曼光谱法及核磁共振谱法等。

溶解度及溶出速率 将药物制成固体分散体后，其溶解度和

溶出速率有改变。对于难溶性药物而言，固体分散体比原药溶出快，从溶出曲线中可判定固体分散体的形成，例如布洛芬-聚维酮共沉淀物与布洛芬原药比，溶出速率明显增大，且随着聚维酮（PVP）含量的增加，溶出速率加快。对于以改善药物溶出为目的的固体分散体的制备，溶出速率是一个非常重要的评价指标。将固体分散体的溶出结果与纯药物以及药物-载体物理混合物的溶出结果进行比较，则可推断出载体促进药物溶出的机制。若固体分散体的溶出与物理混合物相当，则可推断促溶机制主要在于载体对于药物的润湿和增溶作用；若固体分散体的溶出结果显著优于物理混合物，则可推断除了上述机制外，分散度的增加是主要促溶机制。

显微法　应用显微手段来研究固体分散体的多晶型及形态学性质。

热分析法　研究多组分体系物理化学性质应用最为广泛的方法。其中又以差示热分析法和差示扫描量热法最为简便、常用。热分析法可显示所测体系的热焓随温度变化的特征。基本原理是测量升温过程中未保持原物相的样品与参比物相同温度所需的热量补偿变化。如果受试品发生吸热的相变，则受试品需要额外补偿热量以保持与参比物相同的升温速率，记录的是在程序升温过程中的热补偿的变化，可反映受试品的热变化情况。①差示热分析法（differential thermal analysis，DTA）：受试品和参比物处于程序升温或降温的相同环境中，测量两者的温度差随温度（或时间）变化的关系。差示热分析仪可以直接记录在加热过程中样品随温度变化所引起的物理化学变化。②差示扫描量热法（differential scanning calorimetry，DSC）：使受试品和参比物处于程序升温或降温的相同环境中，用补偿器测量使两者的温度差保持为零所必需的热流量对温度（或时间）的依赖关系。差示扫描量热法如未检出药物的熔融峰，则表明药物是以无定型形式存在，而不是以晶体形式存在。但该法尚无法定量测定药物在固体分散体中的结晶度，当晶体太小时无法检出。

粉末 X 射线衍射法　粉末 X 射线衍射技术可以用于了解固体分散体的分散性质。比较药物、载体、药物与载体机械混合物和固体分散体的 X 射线衍射图谱，可确切了解药物的结晶性质及结晶度大小。药物与载体机械混合物的衍射图谱是药物与载体各自衍射图谱的简单叠加，衍射峰位置及强度无改变；如果药物在固体分散体中以无定形状态存在，则药物的结晶衍射峰消失。

红外光谱法　主要用于确定固体分散体中有无复合物形成或其他相互作用。在没有相互作用的情况下，固体分散体的红外图谱应与药物和载体物理混合物红外图谱相同。在两者形成复合物或有强氢键作用产生时，药物和载体的某些吸收峰将消失或发生位移。

拉曼光谱法　拉曼（Raman）光谱是一种源自非弹性光散射的分子振动光谱，主要由对称振动、非极性基团及同原子键产生，如 $S=S$、$S-S$、$N=N$、$C=C$ 和 O_2 等。其分析原理类似于红外光谱法，但后者主要由非对称振动、极性基团以及异原子键产生，如 $C=O$、$O-H$ 等。因此将拉曼光谱与红外光谱法结果合并分析，对于阐释固体分散体中分子间相互作用具有很大帮助。

核磁共振谱法　主要用于确定固体分散体中有无分子间或分子内相互作用。

（方　亮）

yàowù bāohéwù

药物包合物（inclusion compounds）　药物分子被包藏在另一种分子的空穴结构内形成的复合物或络合物。又被形象地称为"分子胶囊"。包合物是一种分子的空间结构中全部或部分包入另一种分子而形成。两种分子间的这种结合不以化学键结合为特征，包合过程是物理过程，故属于一种非键型络合物。形成包合物的两种分子分别为主分子和客分子，具有包合作用的外层分子称为主分子，被包合到主分子空间中的小分子物质称为客分子。在药物包合物中，药物通常是作为客分子被主分子所包合，如主分子环糊精包合药物的立体结构（图）。

结构特点　①主分子均需有一定形状和大小的空洞、特定的笼格、洞穴或沟道，以容纳客分子。主分子需具有较大的空穴结构，足以将客分子容纳在内。客分子的大小、分子形状应与主分子能提供的空间相适应。若客分子小，选择的主分子较大，包合力弱，客分子可自由进出洞穴；若客分子太大，嵌入空洞内困难或只有客分子侧链或一部分进入空洞，包合力也弱，均不易形成稳定的包合物。只有当主、客分子大小适当时，主、客分子间隙小，可以产生足够强度的范德瓦耳斯力，形成稳定的包合物，一般是形成主、客分子比为 $1:1$ 的包合物。如果 2 个客分子的体积大小恰好与主分子洞穴相匹配，则会形成主、客分子比为 $1:2$ 的

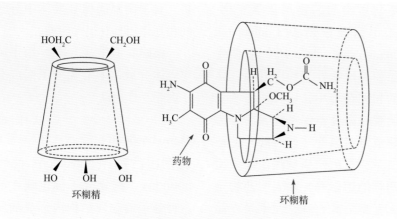

图　主分子环糊精包合药物的立体结构示意

包合物。②包合物的形成取决于主分子和客分子的主体结构以及二者的极性。包合物的稳定性依赖于两种分子间范德瓦耳斯力的强弱，如色散力、偶极子间引力、氢键、电荷迁移力等，这种结合力有时为单一作用力，但多为几种作用力的共同作用。③包合物的主分子可以是单分子物质如直链淀粉、环糊精等；也可以是以氢键结合的多分子聚合而成的物质，如氢醌、尿素等。在药剂上具有应用前景的是环糊精类作为主分子而形成的包含物。1903年莎丁格（Schardinger）从发酵液中成功得到β-环糊精，自此之后研究人员在环糊精的制备、性质和应用等方面取得了巨大的进展，环糊精已被广泛运用于各个领域，如医药、食品、农业、化妆品、分析化学等。随着环糊精工业化生产的发展，其在药剂学上的应用令人瞩目。药物环糊精包合物在提高药物的溶解度、溶出速度、生物利用度等方面日益显示出独特的性能和应用价值，因此环糊精是改进药剂处方的有效辅料。美国、日本、中国等国家的药典已将β-环糊精收载为口服辅料，前列腺素和吡罗昔康β-环糊精包合物制剂已在日本和欧洲上市。

药物包合物还可以进一步制备成环糊精包合物脂质体，将环糊精包合物和脂质体两种给药系统相结合，兼备二者的优点，并弥补各自的缺陷，改变包合物的体内药物代谢动力学性质。

制备　通过一定工艺技术和手段将药物客分子包封进主分子空穴中的过程称为药物包合技术，主要有饱和水溶液法、研磨法、超声波法、冷冻干燥法、喷雾干燥法。

质量评价　通过对药物包合物的鉴别、包合常数、包合率及包合比的测定进行的质量评价（见包合物质量评价）。

作用　①增加药物的溶出度，提高生物利用度：如环糊精制剂提高了难溶药物的水溶性，并且药物的环糊精包合物与药物相比通常表现出较高的溶出特性。当溶解度和溶出速率限制了药物的吸收利用度时，包合物的这两个特性可以改善药物口服生物利用度。②提高药物的稳定性：如环糊精在药物制剂中常用作稳定剂。无论在溶液还是固体制剂中，环糊精能够阻止或延缓水解、脱卤、氧化、脱羧和异构化等反应而起到稳定药物的作用。这主要取决于环糊精对敏感基团的包合作用，

一般来说如果敏感基团被包合，药物的稳定性则增加；如果敏感基团未被包合，则不会提高药物的稳定性，往往还会降低药物的稳定性。原因可能是立体效应或是环糊精的羟基（或其他衍生物的官能团）和药物易于水解基团的相互作用所致。③液体药物粉末化、可防止药物挥发：适合于一些挥发性物质，包括香料、香精、精油等药物，制备成环糊精包合物显著地降低了挥发性；包合物使得药物由液体转变成固体粉末，因此产品后续的工艺处理上更为可行和容易。④掩盖药物不良臭味，降低刺激性：如环糊精包合物减少了药物和组织黏膜间的接触作用，可以减少药物的组织刺激性；药物包合在环糊精空腔内而远离味觉受体，减少了药物与味觉受体的接触量；此外由包合作用而增加的亲水性使受体表面的药物更容易除去。

（丁平田）

yàowù bāohé jìshù

药物包合技术（drug inclusion technology）　通过一定工艺技术和手段将药物客分子包封进主分子空穴中的过程。用于制备药物包合物。药物包合技术中主分子主要是环糊精类。

环糊精类包合材料　常用的有环糊精、环糊精衍生物。环糊精（cyclodextrin，CD）是淀粉经酶解环合后得到的由6~12个葡萄糖分子连接而成的环状低聚糖化合物。又称环状糊精。天然常见的环糊精是由6、7、8个葡萄糖分子通过α-1，4苷键连接而成，包含6、7或8个葡萄糖单位，分别称为α-环糊精、β-环糊精、γ-环糊精。环糊精具有圆筒形空间结构，内腔疏水，两端亲水，其特殊结构能将难溶性药物

或基团以非共价键的形式嵌入其分子空腔中，改善药物分散度等理化性质的同时，借助其本身的亲水性，使包合物具有良好的可润湿性，从而增加了药物在水中的溶解性。尤其是此类药物与亲水性强的环糊精衍生物包合后，增加了其水溶性，为许多水溶性差的药物制成不同剂型提供了解决途径。而疏水性环糊精衍生物与水溶性药物形成包合物后，可利用环糊精自身水溶性低的特点来延缓药物的释放，制成的缓释制剂能延长药物作用时间，方便患者应用。β-环糊精具有空腔尺度适中、包合方法简单等优点；但β-环糊精在水中溶解度低，其形成的包合物最大溶解度仅为1.85%，使它在药剂学中的应用受到一定限制，因此促使人们研究寻找水溶性大，应用范围更广的环糊精衍生物。为了进一步改善环糊精的性质，科学家对其衍生物，特别是β-环糊精的衍生物进行了大量深入的研究。制备了不少环糊精的衍生物，如将甲基、乙基、羟丙基、羟乙基等基团引入β-环糊精分子中与羟基进行烷基化反应，破坏了β-环糊精分子内的氢键形成，使其理化性质特别是水溶性发生改变。美国的《药用辅料手册》（*Handbook of Pharmaceutical Excipients*）中收载的β-环糊精衍生物，包括：二甲基-β-环糊精；2-羟乙基-β-环糊精；2-羟丙基-β-环糊精、3-羟丙基-β-环糊精；三甲基-β-环糊精。越来越多环糊精衍生物的问世，使其在药剂学中的应用已经扩展到缓控释、靶向、透皮和黏膜给药系统等领域。在新型给药系统的开发中，进一步研究环糊精及其衍生物具有十分重要的意义。

分类 环糊精包合物的制备技术主要有饱和水溶液法、研磨法、超声波法、冷冻干燥法、喷雾干燥法，其中前3种制备方法较为常用。①饱和水溶液法：又称沉淀法和共沉淀法。将环糊精饱和水溶液同药物或挥发油（客分子）按一定的比例混合，在一定温度和一定时间条件下搅拌、振荡，经冷藏、过滤、干燥即得环糊精的包合物。因搅拌包合所用设备不同又分为电动搅拌法、磁力搅拌法、超声波法、高速组织捣碎机法等。此方法在包合过程中影响包合率的主要因素包括投料比、包合温度、包合时间、搅拌方式等。②研磨法：环糊精中加入2～5倍量的水研匀，加入客分子药物充分混匀，研磨成糊状，经低温干燥，溶剂洗涤，再干燥即得包合物。此方法又可分为手工研磨法和胶体磨法。为了工业化大生产，多采用胶体磨法制备包合物。③超声波法：在饱和溶液法中，常用超声波破碎仪或超声波清洗机，选择合适的强度、超声时间代替搅拌力，以提高包合物的收率。④冷冻干燥法：主客体多以1∶1分子比溶解后，冷冻干燥而得包合物。一些易溶于水的药物、干燥过程中易分解、变色的药物常用此方法制成环糊精包合物，其产物疏松、溶解度好。⑤喷雾干燥法：适用于难溶性或疏水性药物、易溶于水的药物、遇热后性质较稳定的药物，制得的包合物可增加药物溶解度，提高生物利用度。喷雾干燥的温度相对高，受热时间短则产率相对较高。

影响包合作用的因素 不同的包合方法、包合温度、搅拌速率及时间、干燥过程的工艺参数等均可影响包合效率。环糊精包合物制备中影响包合作用的因素较多，可以概括为：①主客分子尺寸要匹配。客分子的大小和形状应与环糊精主分子的空穴相适应才能获得性质稳定的包合物，如果客分子太大，嵌入主分子空穴困难，只有侧链或某些基团被包合，性质不稳定；客分子太小，则不能充满空穴，包合力弱，容易自由出入而解离，包合不稳定。②客分子具有一定极性。环糊精是一种新型的药物包合材料，具有环状中空筒型空穴，环外亲水，环内疏水的特殊结构和性质。由于其特殊的空间结构和性质，环糊精能与许多物质，特别是脂溶性物质形成包合物。环糊精对难溶性药物在水溶液中的增溶作用与所用的环糊精及被增溶的药物分子的结构和性质有关。疏水性或非解离型药物易进入，包合形成稳定的包合物；极性药物可嵌在空穴口的亲水区，与环糊精的羟基形成氢键结合。自身可缔合的药物，往往先发生解缔合，然后再进入环糊精空穴内。③药物与环糊精具有一定比例。由于环糊精提供的空穴尺寸是确定的，可以将某些药物包嵌在空穴中。通常环糊精与药物按1∶1的摩尔比形成分子囊，即包合物。但在包合物的形成过程中主分子所提供的空穴数，往往不能完全被客分子占有，即包合物中主客分子的比例成为非化学计量关系。包合物中主客分子的比例取决于客分子的性质。

（丁平田）

huánhújīng bāohéwù zhīzhìtǐ

环糊精包合物脂质体（liposomes entrapped drug cyclodextrin complex） 将药物的环糊精包合物装载到脂质体中的给药系统。是一种新型给药系统。它将环糊精包合物和脂质体两种给药系统相结合，兼备二者的优点，并弥补各自的缺陷。将包合物载入脂质体中可以改变包合物的体内药物代谢动力学性质，这在药剂学上具有重要意义。但是对环糊精包合物脂质体的研究还处于起步阶段。

1994年英国科学家麦科马克（McCormack）和格里高利亚迪斯（Gregoriadis）提出环糊精包合物脂质体的概念。其中环糊精能将水不溶性分子作为客分子包入其疏水性空腔形成水溶性药物包合物。而脂质体包封药物后可以具有靶向性，还可以用来控制药物在体内的清除速度及组织分布等。但脂质体包封难溶性药物常受到药脂比及药物性质的限制，某些药物还对磷脂双分子层具有破坏作用，使得很多有价值的药物难以制备成脂质体。药物以包合物的形式装载到脂质体中可减少药物的解离，并且能改变药物的动力学行为；并可把环糊精提高药物的水溶解度和脂质体的缓释靶向优势结合起来，将水溶性的环糊精包合物包封在脂质体的内水相中，可提高药脂比，增加脂质体的稳定性，抑制药物从包合物中的释放，改变药物在体内的动力学行为，提高药物的治疗效果，扩大适用药物的范围。

制备　环糊精包合物脂质体的制备方法归纳起来有两种：①两步法，即先制成药物环糊精包合物（见药物包合技术），然后进一步制备环糊精包合物脂质体，这一步与传统制备脂质体的方法相似。②一步法，直接制备药物环糊精包合物脂质体。

质量评价　环糊精包合物脂质体的质量评价指标：①粒径大小及分布。环糊精包合物脂质体的粒径大小主要由其制备方法决定。②zeta电位。环糊精包合物脂质体表面的荷电性与选用脂质的电性有关，环糊精的种类和加入量对其zeta电位影响很小。③相变温度。环糊精包合物脂质体膜的相变温度与普通脂质体类似，主要取决于选用磷脂的种类，加入的环糊精对膜的相变温度影响不大。④药脂比。环糊精包合物脂质体将脂溶性药物以包合物形式包裹入脂质体的内水相，使载药量明显提高，因而也提高了药脂比。⑤包封率。脂溶性药物制备成水溶性的环糊精包合物后包封入脂质体后，药物分布由原来的脂质双分子层转移到脂质体的内水相，制备方法及药物性质均对药物包封率有显著影响。

作用　①提高易水解药物稳定性。药物环糊精包合物包封入脂质体，使药物受到双重保护，可提高药物的化学稳定性。②提高易氧化或易光解药物的稳定性。将光不稳定性药物与环糊精制成包合物后再包入含有光吸收剂和抗氧剂的脂质体中，由于药物受到环糊精、脂质体、光吸收剂及抗氧剂的保护，稳定性提高。③提高药物在血浆中稳定性。药物环糊精包合物脂质体中药物的释放有两种方式：药物首先从环糊精空穴中释放出来，再分布到脂质体磷脂膜双层中，然后释放入外介质；或者药物以环糊精包合物形式通过磷脂双层膜释放入介质。药物环糊精包合物的尺寸较大，因而从脂质体中的泄漏较慢。包合物脂质体使药物释放缓慢，具有缓释作用，药物包合物脂质体提高了药物在血浆中的稳定性，延缓了药物释放，这可能与药物包合物脂质体有利于保持其在血浆中的结构完整有关。④改变药物在体内的分布。有研究表明，药物环糊精包合物静脉注射后，由于血浆对药物的稀释、血浆脂成分或胆固醇与药物竞争环糊精空穴，以及血浆蛋白与药物的亲和作用力等，即使具有较高环糊精包合常数的药物，大部分药物也会在血浆中快速解离，在体内广泛分布，血药浓度迅速降低。因此，即使环糊精包合物可提高难溶性药物的溶解度，能够以静注形式给药，但它并不能改变药物的体内行为。制备成药物包合物脂质体后，脂质体能减少环糊精的排泄，抑制药物从环糊精包合物中解离，改变了药物环糊精包合物的体内药物代谢动力学行为。⑤降低药物毒性，提高药物治疗效果。药物环糊精包合物脂质体在血循环中可能作为一个贮库，使药物缓慢释放到感染组织。药物被环糊精包合后再装载到脂质体，减慢了药物从载体中解离进而降低了与红细胞或组织结合速度，减缓了药物的消除，增加了药物的体内稳定性，有助于改善药物的治疗指数。药物缓释的另外一个机制可能是药物环糊精包合物脂质体选择性被巨噬细胞吞噬，由于药物从环糊精包合物中解离缓慢，因而药物在巨噬系统中的代谢不单依赖于药物包合物从脂质体中的解离速率。⑥降低药物溶血性。许多药物静脉注射后迅速与红细胞膜作用，引起溶血。将药物制备成脂质体静脉注射后，药物包封在脂质体中，药物缓慢释放，避免了与红细胞膜迅速结合，降低了溶血性。若将药物制成环糊精包合物脂质体，可进一步增加药物在脂质体中的稳定性，药物需要经过两道屏障，即环糊精和脂质体才能游离于血液中与红细胞结合，因而溶血性进一步降低。

（丁平田）

bāohéwù zhìliàng píngjià

包合物质量评价（quality control of inclusion compounds） 通过对药物包合物的鉴别、包合常数、包合率及包合比的测定进行的质量评价。

包合物的鉴别 药物包合物的成功制备是应用基础，因此包合物的鉴别尤为重要。药物客分子包合进入环糊精疏水空腔后，受此空腔内非极性场的束缚，药物的理化性质会发生明显变化。①包合物形成后会使药物光学性质发生改变，环糊精疏水空腔内电子云密度较高，会对被包合药物分子的电子云产生干扰，促进其电子云流动，从而使药物分子的吸收光谱峰位迁移或增强。②客分子被环糊精包合形成包合物后，溶解度一般会发生改变，可能线性增加或有一定限度的增加，也可能降低，这取决于药物性质及环糊精的种类。③环糊精或客分子的晶体状态在包合前后可能会发生改变。因此通过仪器检测上述理化性质的变化，然后测定包合物、客分子（药物）、环糊精及环糊精-客分子物理混合物等体系各种指标的变化，综合比对它们之间的差异可以确证是否形成了环糊精包合物，从而进行包合物形成的确认并解析包合的作用机制。有时某个性质的差别并不明显，此时应进行多种性质的测定并全面、综合地比较它们的差别，以确证是否形成了环糊精包合物，并且彼此间的结果应相互印证和支持。药物包合物可采用物理鉴别方法进行验证。这些验证技术包括 X 射线衍射法、热分析法、核磁共振谱法、红外光谱法、紫外分光光度法、荧光光谱法、圆二色谱法、相溶解度法等。

X 射线衍射法 一种鉴定晶体化合物的常用技术。结晶体物质在相同的角度处具有不同的晶面间距，从而显示衍射峰。该方法是利用结晶性药物的 X 射线衍射性质随药物的结晶度改变而变化的特点进行鉴别。一般来说，结晶程度高的药物有比较强的特征衍射峰，在经环糊精包合后，结晶程度下降或消失，在 X 射线衍射图谱上药物原来的特征衍射峰会消失或减弱。分别做药物、环糊精、两者的机械混合物和包合物粉末的 X 射线衍射谱，可以进行比对鉴别。

热分析法 基于结晶性药物在熔化过程中吸热来对其结晶程度进行定性或定量分析的方法。包括差示热分析法和差示扫描量热法。药物被环糊精包合后，药物的结晶程度大大减弱甚至消失，因此药物结晶的吸热峰在热分析图谱上会减小或消失。通常分别做药物、环糊精、机械混合物和包合物粉末的热分析图谱，进行比对可以鉴别包合作用是否产生。

核磁共振谱法 当客分子与环糊精发生包合作用，其疏水区进入环糊精空腔后，会由于客分子周边局部微环境极性的改变，或者药物和环糊精碳氢链之间的范德瓦耳斯力，使客分子在核磁共振法测定中发生去屏蔽效应，客分子中位于环糊精腔内的质子化学位移将向低场位移。环糊精空腔内部的 H-3 和 H-5 受客分子的屏蔽作用，其化学位移会向高场位移（低 δ 值）；而位于腔外的 H-2、H-4、H-6 一般不受影响。但实际上由于包合后环糊精环状刚性结构的改变，其化学位移有时也会发生改变。核磁共振谱法可从核磁共振谱上碳原子的化学位移大小，推断包合物的形成。可根据药物的化学结构有选择性地采用碳谱和氢谱。一般对含有芳香环的药物，可以采用 ^{1}H-核磁共振谱技术，而对于不含有芳香环的药物，可以采用 ^{13}C-核磁共振谱技术。

红外光谱法 客分子被环糊精包合后，其红外谱带通常会发生迁移或者强度发生改变。红外光谱法是比较药物包合前后在红外区吸收的特征，根据吸收峰的变化情况，确认吸收峰的降低、位移或消失，由此证明药物与环糊精产生的包合作用，并可确定包合物的结构。因此分别做药物、环糊精、二者机械混合物和包合物的红外吸收光谱，并进行比较。但是包合物中含量占多数的环糊精特征性谱带，几乎不受包合作用的影响。客分子的变化通常会被主分子的谱带所掩盖。羰基在 $1680 \sim 1700 \mathrm{cm}^{-1}$ 处有特征吸收，被环糊精包合后此特征峰会被显著覆盖或发生迁移，所以该法主要用于含羰基药物的包合物研究。

紫外分光光度法 可从两个方面证实包合物是否形成：一方面是从紫外可见吸收曲线的轮廓与吸收峰的位置和高度来判断；另一方面是最大吸收波长的位置和吸收强度。分别做药物、环糊精、二者机械混合物和包合物的紫外吸收光谱，并进行比较。

荧光光谱法 比较药物与包合物的荧光光谱，从曲线与吸收峰的位置和高度来判断是否形成包合物。

圆二色谱法 平面偏振光通过光学活性物质时，圆偏振光除发生旋转外，还发生被吸收的现象，导致左右旋转圆偏振光的能量不同，振幅也不同，此现象称为圆二色性。由于左右旋转圆偏振光的振幅不同，合成后沿椭圆轨迹运动，成为椭圆偏振光。若在不同波长测定圆二色性物质的旋光度 α 或椭圆率 Q，并以旋光度 α 或椭圆率 Q 为纵坐标，波长为横坐标作图，若得具有峰尖和峰谷的曲线，则表现出科顿（Cotton）效应，此曲线称为科顿效应曲线，此曲线总是位于光学活性物质的吸收峰附近。环糊精存在着不对称场，会对非手性客分子诱导出圆二色性。因此客分子处于环糊精腔内会产生科顿效应，且诱导科顿效应的符号及强度受客分子的取向及环糊精结构的刚性影响。所以对非光学活性药物，可分别作药物与包合物的科顿效应曲线，即圆二色谱，从曲线形状判断包合物是否形成以及药物与环糊精的包合方式。

相溶解度法 以药物浓度为纵坐标，环糊精浓度为横坐标做相溶解度图。难溶性药物包合后溶解度增大，通过测定药物在不同浓度的环糊精溶液中的溶解度，绘制溶解度曲线，可从曲线判断包合物是否形成，并得到包合物的溶解度。若溶解度曲线是斜率为正的直线，称 A_L 型包合，药物与环糊精的化学计量比为 1:1，即一分子环糊精包合一分子药物。

包合率 包合物中包合的药物和药物投料量的比率。用以衡量包合效率的高低。包合率测定采用最多的方法是光谱法和色谱法。客分子化合物被环糊精包合后，光谱特征会发生较大变化。所以包合率测定时，必须将包合物溶解破坏并使被包合的药物客分子完全释放出，否则可能会导致测定结果不准确，即不能用客分子的标准品建立的标准曲线直接来测定包合物中客分子的含量。

包合比 药物与环糊精形成包合物时主分子和客分子摩尔数的比例。又称主客分子比。包合比是表征包合物包合性质的一个重要参数，与包合常数也密切相关。晶态环糊精包合物与水溶液中环糊精包合物结构不同，溶液中客分子及相应的基团位于环糊精腔内，整个分子被水合层包围。而晶态时，客分子不仅可位于腔内，也可位于环糊精分子间，有的环糊精分子甚至仅包合着水分子。因此，晶态包合物的晶格点阵与水溶液中的不同，单个晶态的包合物无严格的包合比。一般来说，水溶液中以 1:1 的包合比占优势，但是在晶态，确切组成的包合物很少存在。

包合常数 药物包合物在溶液中与游离的客分子药物处于一种动态平衡状态。制备包合物时，其他药物或有机溶剂与被包合的药物客分子会产生竞争结合，将原包合物中的药物置换出来而影响包合率。包合物的包合反应是一个可逆的过程，其反应式如下。

$$CD + D \xrightarrow{K_c} CD \cdot D$$

式中 CD 为环糊精；D 为药物；K_c 为包合常数，又称包合稳定常数、包合平衡常数，是衡量环糊精对药物包合作用强弱的重要参数。一般 K_c 越大，形成的包合物越稳定。影响 K_c 的因素很多，如药物极性、环糊精种类、药物与环糊精的投料比、温度、pH 值等，均可影响 K_c 大小。所以在制备环糊精包合物时，应根据不同药物的性质而酌情加以选择，并对影响包合物自身稳定性的因素予以充分的关注。环糊精包合常数的测定方法主要有相溶解度法、紫外-可见分光光度法、荧光法、电化学法、高效液相色谱法。在研究工作中应根据具体情况选择合适的 K_c 值测定方法。

(丁平田)

药物微囊（microcapsules）利用天然、半合成或合成的高分子材料制成的药物微囊材料，将固态或液态药物（即囊心物）进行包裹而成的微型胶囊。简称微胶囊、微囊，又称小胶囊。属于药物分散系统。除药物外，囊心物中尚可加入附加剂，包括稳定剂、稀释剂、阻滞剂、促进剂和增塑剂等。微囊的形状可以是圆球形、类球形或不规则形，粒径 1~1000μm，《中华人民共和国药典》中将微囊定义为"固态或液态药物被辅料包封成的微小胶囊，通常粒径在 1~250μm 的称微囊"。微囊有单核微囊与多核微囊，可继续制成散剂、颗粒剂、片剂、胶囊剂、膜剂、注射剂和外用软膏剂等。微囊的结构见图 1。

微囊是在解决鱼油等油脂类物质的流动性和稳定性过程中发展而来。1927 年 8 月出现了制备鱼油粉末的专利，1936 年 12 月，美国化学家泰勒（Taylor）申请了以明胶为主要材料，用类似乳化冷凝法制备流动性好、稳定性高的脂溶性维生素（包括鱼肝油）小颗粒的专利。根据专利所描述的制备工艺，该小颗粒微观结构属于微囊。这是首次采用微囊化技术制备脂溶性维生素、鱼肝油的报道。

在微囊化发展史中，由美国威斯康星（Wisconsin）大学的沃

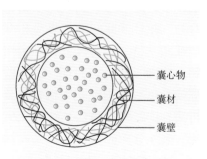

囊心物
囊材
囊壁

图 1 微囊的结构示意

斯特（Wurster DE）等发明的一种经典的方法，称为 Wurster 法，即利用流化床及一个干燥鼓，将悬浮在空气中的细粉包敷，并于 1949 年申请专利，该方法已在医药工业上被广泛地采用。

1953 年 6 月，美国胶体化学家格林（Green BK）同时申请了两个专利，在这两个专利中出现了"microscopic gelled hydrophilic colloid capsules"，并在权利要求项中出现了"microscopic capsules"词，这是与微囊（microcapsule）最接近的词。该专利以阿拉伯胶与明胶为囊材，采用相分离复合凝聚法制备含油微胶囊。此法开创了微囊技术的新时代，在制备无碳复写纸等方面得到广泛应用。微囊在医药、食品、涂料、油墨、感光材料、示温材料、胶黏剂、纺织、农药、饲料、化妆品、洗涤剂等行业中得到了广泛应用。2015 年版《中华人民共和国药典》收录了微囊、微球与脂质体制剂指导原则。

特点 将药物制备成微囊具有如下特点：①可以掩盖药物的不良气味和口味。②提高药物的稳定性，包括物理稳定性（如减少挥发性药物的损失）和化学稳定性。③防止药物在胃内失活或减少对胃的刺激。④将液态药物固态化，便于取样、运输、应用与贮存。⑤改善药物的理化性质，如颜色、形状、密度、吸湿性和分散性能等。⑥增加药物的流动性、可压性，控制药物释放速率。⑦减少复方药物的配伍变化。⑧使药物浓集于靶区，提高疗效，降低毒副作用。⑨可以包囊活细胞或生物活性物质，减少或避免排异现象与活性损失。

制备 制备药物微囊的系列技术即药物微囊化技术，主要有物理化学方法、物理机械法和化学法。所用囊材有天然高分子囊材、半合成高分子囊材、合成高分子囊材，其中合成高分子囊材又可分为生物不降解材料（包括非 pH 值响应材料、pH 值响应材料）和生物可降解材料。阿拉伯胶明胶微囊就是以天然的阿拉伯胶和明胶为微囊材料制成的微囊制剂。

释药机制 微囊药物释药机制主要包括 3 种：透过囊壁扩散、囊壁溶解和囊壁消化降解。了解释药机制可以帮助选择囊材和微囊化方法，以使微囊在指定的条件，如 pH 值、温度、胃肠道不同部位释放。

质量评价 包括含药量、形态、粒径及其分布、载药量、包封率、药物释放速率、有机溶剂残留量、突释效应等指标。①含药量：微囊中药物的含量。一般采用溶剂提取法进行测定。所选溶剂应能最大限度地溶解药物，最小限度地溶解载体材料，溶剂本身也不应干扰测定。②形态：可采用光学显微镜、扫描电镜、透射电镜或原子力显微镜观察，均应提供照片，并在照片上注明放大倍数或长度标尺。③粒径及其分布：可以采用光学显微镜法、电感应法、光感应法或激光衍射法等，测定不少于 500 个的粒径，并提供粒径的平均值及其分布的数据或图形。④载药量：微囊中所含药物的重量百分率：

$$载药量 = \frac{微囊中含药量}{微囊的总重量} \times 100\%$$

⑤包封率：

$$包封率 = \frac{系统中的总药量 - 液体介质中未包封的药量}{系统中的总药量} \times 100\%$$

⑥药物释放速率：为了掌握微囊中药物的释放规律、释放时间及起效部位，必须对微囊进行释药速率的测定。⑦有机溶剂残留量：凡制备工艺中采用有机溶剂者，应测定有机溶剂残留量，并不得超过中国药典规定的限量。⑧突释效应：在体外释放试验时，表面吸附的药物会快速释放的现象。开始 0.5 小时内的释放量要求低于 40%。

应用 20 世纪 80 年代，美国罗宾斯（A. H. Robins）公司采用乙基纤维素，以 NRC-GREEN 发明的复凝聚法对氯化钾微晶进行包衣，得到囊心物氯化钾占 80%、囊壁占 20% 的微囊，并成功开发上市了微囊型氯化钾缓释胶囊。氯化钾晶体被不溶性聚合物包裹，在体内逐渐溶解形成氯化钾溶液，并慢慢通过囊壁向外扩散，达到缓释目的。临床研究结果表明，该产品具有释放速度均匀、补钾效果好、对胃刺激性小等特点。

临床上早已应用包囊的活性炭进行体外循环，为肾衰竭或肝功能失调的患者解毒。也可将微囊化技术应用于敏感的生物分子，如蛋白质、酶、激素、肽类，甚至应用于活细胞，从而减少这些生物药物的活性损失或变性。随着基因工程和细胞培养技术的发展，用活细胞治疗各种疑难疾病成为可能，如 1 型糖尿病可采用猪胰岛细胞移植来治疗。异体细胞移植存在免疫排斥问题，应用微囊化技术将细胞包裹，产生物理隔离作用，从而解决此种问题，实现异体细胞移植目的。微囊包裹细胞发挥治疗作用见图 2。

新西兰的细胞治疗科技（Living Cell Technologies）公司利用海藻酸为主要囊材制备幼猪胰岛细胞微囊 DiabeCell，该微囊的

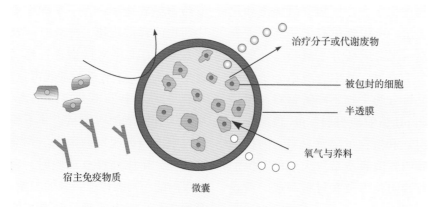

图 2　微囊包裹细胞发挥治疗作用示意

平均粒径为 $300\sim400\mu m$，多数微囊内含有 3 个胰岛细胞，可以通过简单的腹腔镜手术植入患者腹部，治疗 1 型糖尿病，正在进行 Ⅱ 期临床。

微囊化技术的发展在药物制剂与临床诊断、治疗领域商品化的速度远慢于其他新型给药技术。限制该给药系统从研发走向临床的瓶颈在于：①被美国食品药品管理局批准用于临床的生物可降解聚合物品种及其规格有限。②微囊化工艺放大过程重现性较差。③对于微囊进入机体后行为的了解尚不全面。④各国的药品评审机构尚未出台专门针对微囊剂型的评审要求。⑤药物制剂研发人员尚未充分认识到微囊制剂在临床应用上优越于其他剂型的独特之处。

(邓意辉)

yàowù wēináng cáiliào

药物微囊材料（microcapsule materials）

药物制成微囊所需的天然的或合成高分子材料。对囊材的一般要求是：①性质稳定。②有适宜的药物释放速率。③无毒、无刺激性。④能与药物配伍，不影响药物的药理作用及含量测定。⑤有一定的强度及可塑性，能完全包封囊心物。⑥具有符合要求的黏度、穿透性、亲水性、溶解性、降解性等。囊材按照来源可分为 3 类，即天然高分子囊材、半合成高分子囊材与合成高分子囊材。

天然高分子囊材：天然来源的高分子材料。具有无毒、成膜性好的优点，主要包括明胶、阿拉伯胶、海藻酸盐和壳聚糖等。

半合成高分子囊材：在天然高分子材料的基础上进行改构和衍生化而得，多系纤维素类衍生物。特点是毒性小、质量稳定、理化性质范围广等，主要包括羧甲基纤维素盐、醋酸纤维素钛酸酯、乙基纤维素、甲基纤维素、羟丙甲纤维素。

合成高分子囊材：由简单的小分子化合物经过聚合反应或缩聚反应而成，包括各种单聚物（如聚乳酸、聚羟基乙酸、聚乙二醇、聚乙烯吡咯烷酮等）和共聚物（如乳酸-羟基丙酸共聚物、泊洛沙姆等）。合成高分子囊材分为生物不降解材料和生物可降解材料两类。①生物不降解材料：按是否受 pH 值影响又可分为非 pH 值响应材料和 pH 值响应材料。非 pH 值响应材料：理化性质，如溶解性、体积、形态等，与环境的 pH 值大小（或者酸碱性）无关，随着 pH 值的变化，材料的理化性质不发生相应的变化。包括聚酰胺、硅橡胶、聚乙烯醇等。pH 值响应材料：属于智能型材料，随着 pH 值的变化，高分子材料的理化性质，如溶解性、体积、形态等发生相应的变化。应用最为广泛的 pH 值响应材料为聚丙烯酸树脂。②生物可降解材料：在生物体内可被降解或者溶蚀的一类材料，高分子物质的化学键断裂而成为小分子或者单体，主要包括聚碳酸酯、聚氨基酸、聚乳酸、乙交酯丙交酯共聚物、聚氰基丙烯酸烷酯类等。聚酯类是迄今研究最多、应用最广的生物可降解高分子化合物。

(邓意辉)

yàowù wēinánghuà jìshù

药物微囊化技术（microencapsulation）

制备药物微囊的系列技术。又称微囊的制备方法。可分为三大类，即物理化学法、物理机械法和化学法。

物理化学法　在液相中进行，囊心物与药物微囊材料（简称囊材）在一定条件下形成新相析出，故称相分离法。基本工艺过程包括囊心物的分散、囊材的加入、囊材的沉积、微囊的固化等。相分离工艺已成为药物微囊化的主要工艺之一，它所用设备简单，高分子材料来源广泛，可将多种类别的药物微囊化。21 世纪初，又发展了二氧化碳超临界方法和制备不同功能型微囊的方法，如聚电解质 LbL 微囊，具有 pH 值和糖响应特性。根据形成新相的方法不同，可分为单凝聚法制备微囊、复凝聚法制备微囊、溶剂-非溶剂法制备微囊、改变温度法制备微囊和乳化-溶剂蒸发法制备微囊等。改变温度法指通过控制温度（升高或者降低）来改变囊材性状，特别是改变囊材的溶解度，从而将药物包裹成囊的方法。溶剂-非溶剂法是在囊材溶液中加入一种对囊材不溶的溶剂（非溶剂），降低囊材的溶解度，引起相分离，将药物包裹成囊的方法。

物理机械法 主要是借助流化技术，使囊心物与囊材的混合液同时分散成雾滴，并迅速蒸发或冻结成微囊。亦可将囊心物单独分散、悬浮，用囊材包裹而成。常用的方法包括喷雾干燥微囊化技术、喷雾凝结微囊化技术、流化床包衣微囊化技术、多孔离心微囊化技术、锅包衣法等。

喷雾干燥微囊化技术 将囊心物分散在囊材溶液中，采用喷雾干燥技术制备微囊的方法。含药囊材溶液（或者乳液、混悬液）经雾化而成为无数液滴，在热气流中迅速蒸发除去溶剂，囊材收缩成壳，将囊心物包裹。影响因素主要包括溶液的黏度、囊心物与囊材的比例、喷雾的方法和速度等。喷雾干燥法制备微囊见图1。

喷雾凝结微囊化技术 将囊心物分散于熔融的囊材中，并将此分散体系喷雾加入冷气流，从而凝固成微囊的方法。室温为固体，在较高温度能熔融的囊材均可以采用此法，如蜡类、脂肪酸和脂肪醇。粒径在 $80 \sim 100 \mu m$。

流化床包衣微囊化技术 利用垂直强气流使囊心物悬浮在气流中，将囊材溶液通过喷嘴喷射于囊心物表面，热气流将溶剂挥干，囊心物表面便形成囊材薄膜而制得微囊。又称空气悬浮法。1949 年 1 月，威斯康星校友研究基金会提出了利用沃斯特（Wurster）发明的空气悬浮法，并申请了固体微粒微胶囊化的专利，故称 Wurster 法。其原理：以药物细粉、微晶、微小颗粒等作为囊心物，高分子聚合物为囊材包衣液。将囊心物置于流化床内，在气流的作用下快速规则运转，当囊心物通过包衣区域时，包衣液在气压作用下呈雾化状均匀喷射在囊心物表面，并在囊心物表面铺展，同时有机溶剂蒸发，高分子材料沉积在囊心物表面上。这个过程反复不断进行，最终在囊心物表面形成连续的囊壁，制得微囊。流化床能提供较高的蒸发热，故包衣效率高，在囊心物密集于包衣区内，物料混合均匀，被雾滴喷射的概率相等，包衣均匀度好。

流化床包衣微囊化技术见图2。

多孔离心微囊化技术 利用圆筒的高速旋转使囊心物产生离心力，另使囊材溶液形成液态膜，囊心物高速穿过液态膜形成微囊，再经过不同方法加以固化（用非溶剂、凝结或挥去溶剂等），即得微囊。

锅包衣法 是一种最古老的方法，常用于对颗粒、片剂进行包衣。利用包衣锅将囊材溶液喷在固态囊心物上，挥干溶剂形成微囊，导入包衣锅的热气流可加速溶剂挥发。

化学法 通过聚合反应或缩合反应，将溶液中单体或高分子化合物连接形成囊壁，进而制备微囊的方法。特点是不加凝聚剂，先制备油包水（W/O）型乳液，再利用化学反应或用射线辐照交联固化。包括界面缩聚微囊化技术和辐射交联微囊化技术。前者又称界面聚合法，是在分散相（水相）与连续相（有机相）的界面上发生单体的缩聚反应，从而形成牢固的囊壁。后者是将明胶在乳化状态下，经 γ 射线照射发生交联，再处理制得粉末状微囊。特点是工艺简单，不在明胶中引入其他成分。

（邓意辉）

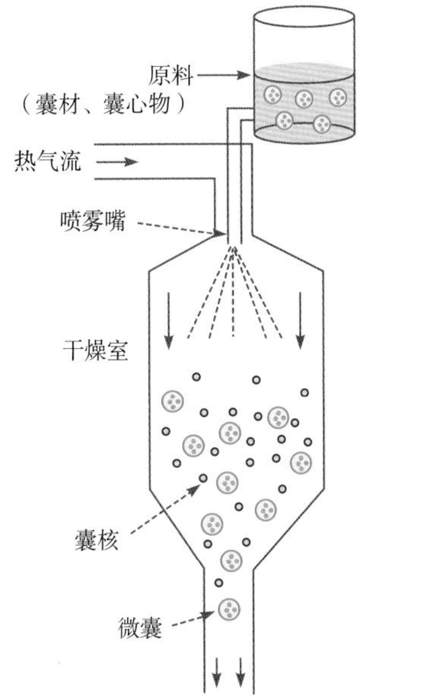

原料
（囊材、囊心物）

热气流

喷雾嘴

干燥室

囊核

微囊

图1 喷雾干燥法制备微囊示意

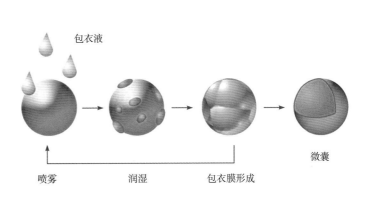

包衣液

喷雾　　　润湿　　　包衣膜形成　　　微囊

图2 流化床包衣微囊化技术示意

dānníngjùfǎ zhìbèi wēináng

单凝聚法制备微囊（preparing microcapsules by simple coacervation）

在高分子囊材溶液中加入凝聚剂以降低高分子囊材的溶解度，辅以适当搅拌，从而凝聚成囊的技术。属于药物微囊化技术中的物理化学法。基本原理是利用高分子囊材的水化膜形成与破坏，改变溶解性能，结合离心力的作用形成微囊。主要特点是高分子囊材的凝聚过程为可逆过程，一旦解除凝聚的条件（如加水稀释），就可发生解凝聚，使微囊很快消失。这种可逆性在制备过程中可反复利用，直到凝聚微囊形状满意为止。最后再采取措施加以交联，使之成为不聚集、不粘连的球形或类球形微囊。1953年，全美现金出纳机公司（National Cash Register Company, NCR Co.）申请了一项含油微囊专利。在该专利中描述了单凝聚法制备含油的明胶微囊，其权利要求为明胶、硫酸钠、硫酸铵在制备微囊中的应用。

以明胶为囊材通过单凝聚法制备微囊的工艺过程：①将固体粉末或液体药物（不溶于水）分散在已配好的明胶溶液（3%~5%，50℃）中，搅拌均匀或者乳化（如果药物是固体粉末，将形成混悬剂；如果是油性药物，则形成乳剂，这时明胶起乳化作用）。②将混悬液或乳状液用10%醋酸溶液调节pH值至3.5~3.8，随后加入60% Na_2SO_4 溶液，使明胶凝聚成囊。③加入稀释液，即 Na_2SO_4 溶液，稀释液的温度为15℃，加入量为凝聚囊系统体积的3倍。稀释液的浓度要高于凝聚囊系统中 Na_2SO_4 浓度的1.5%，如系统中 Na_2SO_4 浓度为a%，需要加入的稀释液浓度为（a+

1.5)%。所用稀释液浓度过高或过低，可使凝聚囊粘连成团或溶解。④加入37%甲醛作为交联剂固化微囊。交联反应的pH 8~9。⑤水洗、过滤、干燥得明胶微囊。

囊材浓度与胶凝温度是影响微囊形成的主要因素，为了找出适宜的处方，可以绘制三元相图，获得胶凝区域。另外，单凝聚法在水性介质中成囊，因此要求药物在水中极微溶解，但也需要考虑药物与明胶的亲和力。明胶与药物的接触角 θ 应满足 $0° < \theta < 90°$。如果药物易溶于水、过分亲水或过分疏水，均不易成囊。

（邓意辉）

fùníngjùfǎ zhìbèi wēináng

复凝聚法制备微囊（preparing microcapsules by complex coacervation）

使用带相反电荷的两类高分子材料作为复合囊材，将药物分散于囊材溶液中，在适当条件下，使带相反电荷的高分子材料之间由于静电作用而相互吸引，溶解度降低并产生了相分离，凝聚形成微囊的技术。属于药物微囊化技术中的物理化学法。复凝聚法是经典的微囊化方法，适合于难溶性药物的微囊化，具有操作简便、容易掌握、重现性好、可工业化生产、形成的微囊囊壁机械强度高等优点。

根据复凝聚法制备微囊的必要条件是相关两种聚合物离子电

荷相反的特点，选用具有良好的生物相容性和生物降解性、无免疫原性、使用安全的天然高分子材料，且这些材料组合中必须至少包含一种阳离子材料和一种阴离子材料。阳离子化合物常用明胶、壳聚糖、白蛋白、聚赖氨酸；阴离子化合物常用阿拉伯胶、羧甲基纤维素钠、海藻酸钠、明胶、白蛋白。这些材料的组合方式有许多种，如明胶-阿拉伯胶、明胶-羧甲基纤维素钠、明胶-海藻酸钠、壳聚糖-阿拉伯胶、壳聚糖-羧甲基纤维素钠、壳聚糖-海藻酸钠、白蛋白-阿拉伯胶、白蛋白-羧甲基纤维素钠、白蛋白-海藻酸钠、聚赖氨酸-阿拉伯胶、聚赖氨酸-羧甲基纤维素钠、聚赖氨酸-海藻酸钠、明胶-壳聚糖-阿拉伯胶、明胶-壳聚糖-羧甲基纤维素钠、明胶-壳聚糖-海藻酸钠、明胶-阿拉伯胶-羧甲基纤维素钠、明胶-壳聚糖-羧甲基纤维素钠-海藻酸钠等。特别要强调的是，虽然明胶常作为阳离子材料与阿拉伯胶组合，但在采用壳聚糖时，由于壳聚糖分子结构中含有游离氨基，仅带正电荷，在复凝聚法中可以利用调节pH值使明胶带负电荷，从而形成明胶-壳聚糖复合微囊。复凝聚法比较适合于难溶性药物的微囊化，也可以用于制备磁性微囊。复凝聚法的工艺流程见图。

（邓意辉）

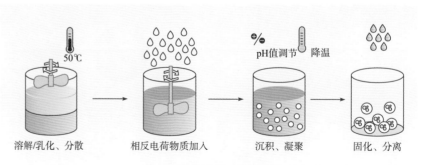

图　复凝聚法的工艺流程

rǔhuà-róngjì zhēngfāfǎ zhìbèi wēináng

乳化-溶剂蒸发法制备微囊

（preparing microcapsules by emulsion-solvent evaporation technique） 先将含有囊材与药物的液体作为分散相，分散在与之互不混溶的另一相液体中形成乳剂，然后除去乳剂中的挥发性溶剂而固化成囊的技术。属于药物微囊化技术中的物理化学方法。液中干燥法包括两个工艺，即乳化工艺和干燥工艺。乳化工艺用于制备单乳（水包油型、油包水型、油包油型）和复乳（水包油包水型、油包水包油型）；干燥工艺包括溶剂萃取过程（两液相之间）和溶剂蒸发过程（液相与气相之间）。

以水包油型乳剂为例说明制备工艺：①囊材溶液配制。将聚合物溶解于所选定的有机溶剂中，即得。②药物可以溶解或以混悬状态存在于上述聚合物溶液中。③乳化。将聚合物溶液分散到含表面活性剂的水相中形成水包油型乳剂。④在搅拌条件下，分散相中的有机溶剂不断挥发，直至聚合物固化形成微囊。⑤收集微囊，洗涤。⑥干燥即可得到微囊粉末。乳化-溶剂蒸发法制备微囊的工艺流程见图。

（邓意辉）

wēináng yàowù shìyào jīzhì

微囊药物释药机制（mechanism of drug release from microcapsules） 微囊中药物在体内释放的机制。体内释药受到许多因

素的影响，包括：药物的理化性质、药物在囊材中的溶解度等；囊材的分子量、结晶度、交联度、孔隙率、孔隙弯曲程度、膜的厚度等；载药量、形状、粒径大小、粒子分布、增塑剂、填充剂等。归纳起来，主要是3种释药机制：透过囊壁扩散、囊壁溶解和囊壁消化降解。药物释放规律可能符合零级释放规律或一级释放规律，也可能符合希古契（Higuchi）方程。了解释药机制，可以有意识地选择囊材和微囊化方法，使微囊在指定的条件，如pH值、温度、胃肠道不同部位释放。

透过囊壁扩散，囊壁不溶解。随着溶媒（包括释放介质、体液，如胃液、肠液）渗透进入微囊，药物逐渐溶解（可形成饱和溶液），并透过囊壁扩散出来，直至囊膜内外的浓度达到平衡。这一个过程符合菲克定律（Fick's law），药物扩散的快慢决定着药物的释放速率。此时，某些吸附或黏附在囊壁外的药物首先会快速释放出来，这一现象被称为突释效应，随后才是扩散。因此，该机制可分为4个阶段：①初期的突释。②慢速释放。③较快速的稳态扩散释放，来自药物饱和溶液，维持时间最长。④最后较缓慢的释放。透过囊壁扩散的释药机制见图1。

通过囊壁溶解。囊壁溶解导致药物释放。药物释放速率主要取决于囊壁溶解的快慢；而囊壁

溶解的快慢主要取决于囊材的性质、体液的体积、组成、pH值和温度等，但不包括酶的作用。除囊壁溶解外，应注意囊壁因外力、摩擦等因素而引起的裂缝和破裂，也会加速药物释放。最初释药阶段主要靠扩散，这时影响药物扩散能力的各因素决定了释药速率，此后释药速率主要取决于囊材的溶解。通过囊壁溶解的释药机制见图2。

通过囊壁消化降解。这是在酶作用下的生化降解过程。当微囊进入人体内后，囊壁可受胃蛋白酶或其他酶的消化降解成为体内的代谢产物，其第一阶段可以仅表现为囊壁材料分子量变小，而微囊的外形无变化，囊材仍保持不溶性；进一步的降解使囊材开始溶解，微囊的外形也开始变化。这两个阶段都可以提高药物的释放速率。通过囊壁消化降解的释药机制见图3。

（邓意辉）

ālābójiāo míngjiāo wēináng

阿拉伯胶明胶微囊（acaciagelation microcapsules） 采用阿拉伯胶和明胶作为囊材，以复凝聚法制备而成的微囊。该类微囊记载于美国胶体化学家格林（Green BK）等于1953年申请以chlorinated diphenyl（trichlorodiphenyl）为油相制备微囊的专利中，以阿拉伯胶与明胶为囊材，采用相分离复合凝聚法制备含油微胶囊。

阿拉伯胶分子结构中含有较多的羧基，呈酸性，荷负电，具有良好的乳化特性和良好的成膜特性。明胶是由多种氨基酸组成的线性高分子，既含羧基又含氨基，它所带电荷与体系pH值有关，在等电点以下为正电荷，在其他pH值下带负电荷。只要调节明胶在等电点以下，其荷正电，

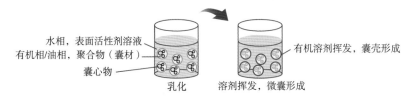

水相，表面活性剂溶液
有机相/油相，聚合物（囊材）
囊心物

乳化

有机溶剂挥发，囊壳形成

溶剂挥发，微囊形成

图　乳化-溶剂蒸发法制备微囊的工艺流程

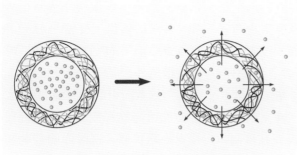

图 1 微囊药物透过囊壁扩散的释药机制示意

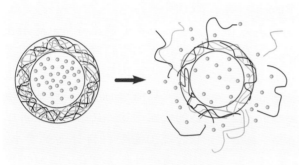

图 2 微囊药物透过囊壁溶解的释药机制示意

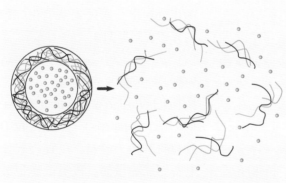

图 3 微囊药物通过囊壁消化降解的释药机制示意

正负电荷相互作用导致溶解性下降，便能形成阿拉伯胶明胶微囊。欲获得不可逆的微囊，同时还要求微囊的粘连较少，必须加入交联剂进行交联固化。常用的交联剂为甲醛，通过胺醛缩合反应使明胶分子互相交联，固化囊壁，形成不可逆的微囊，最佳 pH 值为 8～9。若药物在碱性环境中易被降解，可选用戊二醛代替甲醛，在中性介质（pH 7～8）中使明胶交联。戊二醛与明胶通过形成

Schiff 碱的希夫反应（Schiff reaction）使明胶交联固化，其反应原理：R—NH$_2$+OHC—(CH$_2$)$_3$—CHO+NH$_2$—R→RN═CH—(CH$_2$)$_3$—CH═NR′+2H$_2$O。

以 5％鱼油微囊为例说明相关制备工艺，见图。①5％阿拉伯胶的配制：称取阿拉伯胶粉末5g，撒于 80ml 蒸馏水表面上，置于小烧杯中，加热至 60℃ 左右，轻轻搅拌使溶解，补加蒸馏水至100ml，搅匀，即得。②5％明胶溶液配制：称取 B型明胶（等电点为 pH 4.7～5.0）5g，用蒸馏水适量（通常 30ml）浸泡溶胀后，加热溶解，加蒸馏水至 100ml，搅匀，即得。并于 50℃ 保温备用（注意：温度在明胶胶凝温度之上，pH 值在明胶的等电点之上）。③乳化：取鱼油 5g（囊心物），用阿拉伯胶溶液进行乳化（也可联用明胶溶液），获得水包油型乳剂。④凝聚成囊：将鱼油乳转入1000ml 烧杯中，置于 50～55℃ 水浴上，加入 5％明胶溶液 100ml，轻轻搅拌使得混合均匀。在不断搅拌下，滴加 10％醋酸溶液于混合液中，调节 pH 值至 3.8～4.0

（在明胶的等电点之下，明胶荷正电）。⑤微囊的固化：在不断搅拌下，将温度约为 30℃ 的蒸馏水400ml 加至上述微囊液中（降低浓度，避免微囊的粘连），将含微囊液的烧杯自 50～55℃ 水浴中取出，在不断搅拌下，自然冷却至32～35℃。持续搅拌下，向其中加入冰块适量，急速降温至 5～10℃，随后加入 15％甲醛溶液5ml，搅拌 15 分钟，再用 20％NaOH 溶液调节 pH 值至 8～9，继续搅拌 45 分钟，直至微囊析出。⑥分离：倾去上清液，将沉淀物过滤或者离心，所得微囊继续用水洗除残余甲醛。⑦干燥。

囊材浓度、囊心物与囊材比、成囊 pH 值、成囊温度、固化剂和固化时间等因素均会影响最终产品的质量，可以通过绘制阿拉伯胶-明胶-水的三元相图，对处方工艺进行优化。

质量评价方法同药物微囊的质量评价。

（邓意辉）

xīnxíng gěiyào xìtǒng

新型给药系统（new drug delivery systems） 将必要量的药物在必要的时间内递送至必要部位的先进药物制剂。与常规制剂相比，新型给药系统通过先进的制剂工艺和新型的药用辅料改变释药行为，使之更符合不同疾病治疗的需要，从而提高药物的治疗效果，降低药物的不良反应。

新型给药系统的研究始于 20世纪 50 年代末，60 年代以后，各种新型的聚合物材料和新技术逐渐开始用于制备各种新型给药系统，70 年代起纳米粒载体被应用于该系统，80 年代初期开始出现了透皮给药系统和生物技术药物给药系统。21 世纪初，各类新型给药系统的研制和生产已经取得

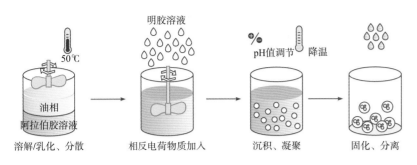

图　5%鱼油微囊的制备工艺

了突破，以口服缓控释制剂等为代表的各种新型给药系统产品不断进入临床。中国在 20 世纪 70 年代末开始了新型给药系统的研究，21 世纪初，新型给药系统的研发和生产取得了很大进展，在新型给药系统产品的数量、质量和新产品的研制等方面缩短了与先进国家的距离。新型给药系统的研究与开发已经成为药剂学研究的前沿与热点。新型给药系统按其作用特点可分为口服速释制剂、口服缓控释制剂、微球、脂质体、纳米给药系统、靶向给药系统、透皮给药系统、生物技术药物给药系统和智能给药系统等。

（乔明曦）

kǒufú sùshì zhìjì

口服速释制剂 （oral immediate release dosage forms）　口服给药后，可以迅速崩解、释放药物的药物制剂。其有别于普通口服制剂，由于药物释放溶出迅速，一般起效迅速。这类制剂通常利用特殊技术（如冷冻干燥技术）制备，或处方中含有泡腾剂、超级崩解剂等可以促进制剂快速崩解、药物迅速释放溶出的辅料。

口服速释制剂早期主要是速释固体制剂，1927 年美国的研究人员应用起泡原理制成了奎宁速崩片。20 世纪 60 年代初，固体分散体技术应用于制药领域，使得以固体分散体技术为基础的速释速效制剂得到了较快的发展。口崩片的发展始于 20 世纪 70 年代末，1981 年，采用冷冻干燥技术制备出了高孔隙率的口服冻干制剂。这是一种可快速溶解于口中的多孔冻干薄片。除了冷冻干燥工艺以外，人们还尝试使用其他方法制备口腔速溶片。20 世纪 90 年代出现了一些新的专利技术，与冻干技术一样，也是基于制备高孔隙率结构的思路，如固态溶液技术、喷雾干燥技术等，均制备出了可达到口腔速溶目的的片剂。由于上述方法工艺相对复杂，随着一些性能优良的新辅料的出现，工艺简单的直接压片法引起了人们的关注。速释固体制剂的优点：速崩、速溶、吸收充分，生物利用度高，起效快；速释固体制剂适用于需急速起效且有效血药浓度与中毒浓度相差较大的药物（治疗窗较宽的药物），一些急救药物、非甾体抗炎药、解痉止吐药及镇痛药等比较适合制成速释片。口腔速崩片、口服膜剂等服用方便、依从性好，为患者尤其是老人、儿童和取水不便者的服药提供了便利。

此后口服速释制剂得到了进一步发展，出现了自（微）乳化释药系统，是一种新型药物传递系统，可作为疏水性、难吸收、易水解药物的载体，能够提高难溶性、脂溶性药物的溶解度，进而提高药物口服生物利用度，减少药物吸收个体间的差异。

分类　口服速释制剂按照综合分类，大体包括口崩片、分散片、自微乳化释药系统、膜剂、固体分散体技术制备的滴丸剂等。膜剂由于辅料用量少、溶解迅速，具有释药快、药物稳定性好等特点。采用固体分散体技术制成的滴丸剂，药物高度分散在水溶性或亲水性基质中，所以释药迅速、起效快，呈现出速释制剂的特点。

速释机制　涉及崩解、溶解以及载体材料对药物溶出的促进作用。①崩解迅速：分散片中主要手段是运用超级崩解剂，可为一种崩解剂，也可是几种性能互补的崩解剂以一定比例联用。②溶解迅速：药物吸收的限速步骤往往是药物的溶解速度，尤其是对于难溶性药物来讲，溶解速度慢就会导致生物利用度降低。口腔速溶片遇到唾液后，短时间内即可迅速崩解和溶解，使药物呈液体状态，药物表面积增大使得药物的溶出速度也随之加快，能很快地吸收起效。冷冻干燥法和固态溶液法制备的速溶片，处方中并无崩解剂存在，但它有极高的孔隙率，且骨架多为亲水性成分，当遇到水分时水分可由孔隙迅速进入片剂内部，导致片剂迅速溶解掉。③载体材料对药物溶出的促进作用：载体材料可保证药物的高度分散性，提高药物的可润湿性。药物单独微粉化时，随着粒径的减小，比表面积的增大，药物的溶出度会有一定程度的提高；然而若粒径过小，粒子易重新聚集，会减少比表面积，反而影响药物的溶出。但若将小剂量药物与较大数量的亲水性辅料共同研磨混合，由于后者的存在可防止其药物颗粒的聚集，在增大药物有效比表面积的同时，还增加了润湿性，从而提高主药的溶出度。有的载体材料对药物还有抑制结晶增长的作用，药物和载体材料由于氢键作用、络合作用，载体材料能抑制药物晶核的形成及成长，使药物成为非结晶态或者无定形状态分散于载体材料中，增加了药物的溶出速率。

制备　不同类别的口服速释制剂制备方法有所不同。例如，口崩片一般由冷冻干燥法和直接压片法制备，还可采用固态溶液法、喷雾干燥法、闪释技术等制备。分散片的制备工艺与一般片剂基本一致，但由于分散片的特殊质量要求，要进行特殊工艺处理，有别于普通片剂。自微乳化释药系统的基本处方包括药物、油相、药用表面活性剂（乳化剂）和助表面活性剂（助溶剂）等。自微乳化释药系统多将自微乳液灌装于软胶囊或硬胶囊中给药，或直接以液体形式服用，其制备技术关键在于处方组成的选择。

质量评价　制备口服速释制剂的目的主要是促进难溶性药物的溶出，提高溶出度，进而提高药物的生物利用度。所以药物溶出度的测定是质量评价的重要内容。此外不同剂型还有自己独特的指标。

（丁平田）

kǒubēngpiàn

口崩片 （orally disintegrating tablets）

在口腔内不需要用水即能迅速崩解或溶解的片剂。又称口腔速崩片、口腔速溶片。属于口服速释制剂。口崩片一般适合于小剂量原料药物，常用于吞咽困难或不配合服药的患者。口崩片应在口腔内迅速崩解或溶散、口感良好、容易吞咽、对口腔黏膜无刺激性。一般吞咽后发挥全身作用。特点是服药时不用饮水辅助，由于采用的辅料多数为水溶性的物质，遇到唾液后大部分可溶解，特别适合于吞咽困难的患者或老年人、儿童。处方中常加入山梨醇、赤藓糖、甘露醇等作为矫味剂和填充剂，如法莫替丁口腔速溶片、硫酸沙丁胺醇口崩片。口崩片作为一种新型速释固体制剂，由于其全新的用药方式带来的便利性，受到老年人、儿童和吞咽困难患者的欢迎，并在精神病患者用药中发挥着独特的优势，已成为各研发机构和制药公司研究开发的热点剂型之一。

速溶机制　口崩片的速溶机制按照其制备方法的不同而略有差别，但主要的原理是基于片剂内部具有较高的孔隙率，当遇到少量水分时，水分可在短时间内沿孔隙进入片剂内部，使片剂迅速崩解、溶解。

制备　口崩片具有多种制备工艺，但一般采用冷冻干燥法和直接压片法制备，此外还可采用固态溶液法、喷雾干燥法、闪释技术等制备。

冷冻干燥法　冷冻干燥工艺已十分成熟，很多口腔速溶片采用这种技术生产。其制备工艺是将不溶性药物或水溶性药物同水溶性基质及一些其他的辅料制成混悬剂定量分装于模具中，迅速冷冻成固体，于真空条件下通过升华作用除去水分，从而得到高孔隙率的片状制剂。冷冻干燥法制得的冻干片结构疏松，在口腔中能迅速溶解，口感良好，但成本高，需要大型冻干设备，生产周期长，制备时需严格筛选处方和控制制备条件，产品机械强度不高，易碎，对包装要求较严格。

直接压片法　采用普通压片技术制备速溶片的方法。药物流动性好可直接压片，能提高难溶药物的溶出速度。在辅料选择中关键是选择性能优良的崩解剂。直接压片法对药物和辅料的流动性有特殊要求，但该法工艺简单，成本低，成了口崩片的主流生产工艺之一。

固态溶液法　用第一溶剂溶解骨架材料，并加入药物及矫味剂等，降温冷冻固化第一溶剂。加入与第一溶剂可互溶的、但与骨架材料不互溶的第二溶剂，用第二溶剂将第一溶剂置换出来，然后挥发掉第二溶剂，得到高孔隙率的药物骨架。使用固态溶液技术制得的口溶片强度高于冻干片，空隙均一，但是对于药物和溶剂的选择要求严格，成本过高，若采用有机溶剂，还存在溶剂残留问题。

喷雾干燥法　将含有静电荷的聚合物及电荷相同的增溶剂和膨胀剂加入到含乙醇等挥发性溶剂的缓冲液中，以喷雾干燥法制得多孔性颗粒，作为片剂的支持骨架。再加入药物及其他辅料，以普通压片技术制备片剂。喷雾干燥法制得的口崩片内部颗粒间存在静电荷的相互排斥作用，在遇到唾液后片剂迅速崩解，片剂强度也较大，但工艺复杂，药物和辅料的选择范围有限。

闪释技术　美国富滋（Fuisz Technologies）公司采用闪释技术将葡萄糖、蔗糖等糖类载体物质制成棒状剪切骨架结构，在结晶引发剂的作用下进行初结晶（类似棉花糖的纤维结构），棒状剪切骨架与药物及添加剂混合制成流动性好的可压性微粒后，以较小压力直接压片，制成闪释片。此技术可克服小剂量药物混合不均匀，大剂量药物流动性和可压性差的问题。

质量评价 除口服冻干片外，口崩片应进行崩解时限检查，方法：口崩片，除另有规定外，照下述方法检查。仪器装置的主要结构为一能升降的金属支架与下端镶有筛网的不锈钢管。检查时将不锈钢管固定于金属支架上，浸入 1000ml 杯中，杯内盛有水约 900ml，温度为（37±1）℃的，调节水位高度使不锈钢管下降位时筛网在水面下（15±1）mm。启动仪器，取本品 1 片，置上述不锈钢管中进行检查，应在 60 秒内全部崩解并通过筛网，如有少量轻质上漂或黏附于不锈钢管内壁或筛网，但无硬心者，可作符合规定论。重复测定 6 片。均应符合规定。如有 1 片不符合规定，应另取 6 片复试，均应符合规定。

对于难溶性药物制成的口崩片，还应进行溶出度检查；对于经肠溶材料包衣的颗粒制成的口崩片，还应进行释放度检查；采用冷冻干燥法制备的口崩片，可不进行片剂脆碎度检查。溶出度和释放度检查方法同其他片剂。此外，口崩片可在口腔中快速崩解，其口感也是重要的质量评价指标。口感的评价可以采用健康志愿者的主观感觉进行评价；也可以使用特殊设备（例如电子舌 α-ASTREE）来评价口腔崩解片的口感。

（丁平田）

dònggānpiàn

冻干片（freeze-dried tablets）

将主药和辅料用水制成混悬液，定量分装在一定模中，由冷冻干燥工艺除去水分后而制备得到的高孔隙率薄片或片状固体制剂。一般由口服途径给药，属于口崩片的一种。该剂型和技术出现于 20 世纪 70 年代末，1981 年，采用冷冻干燥技术制备出了高孔隙率的口服冻干制剂。代表性产品如抗组胺药氯雷他定冻干片、5-HT$_3$ 拮抗剂奥旦西酮速溶片、奥沙西泮速溶制剂、法莫替丁速溶片等。

优势 ①崩解速度快，在口腔中遇到唾液能迅速溶解分散，一般在 30 秒内。相比压片法崩解速度可提高 10 倍以上。使用的辅料少，通常片重<50mg，真正实现了无水服药。②改善口感，无异物感，冻干片可根据处方需要加入适量甜味剂和香精。尤其适合吞咽困难的老年人、儿童、严重病危患者以及紧急情况下不方便取水时。③在口腔内快速溶解后，部分药物可通过口腔、舌下黏膜吸收进入血液，避免了药物的首过效应。④起效快，药物经过微粉化，可快速崩解、吸收，迅速达到有效血药浓度，适合于需要迅速起效的药物，如镇痛类、催眠类药物。⑤提高患者依从性。

局限性 ①生产成本高，使用冻干技术设备投资大、批产量小、能耗高，需要特殊的包装材料价格较高，其成本至少为普通压片工艺生产成本的 10 倍。②由于技术的限制，冻干片的载药剂量多小于 10 毫克/片。③矫味困难，许多不良味道（如苦、麻）的药物难以通过矫味技术达到令人满意的口感。

制备 冻干片制备工艺过程：①将药物溶于或分散于（取决于药物的溶解度）载体溶液中。②将此混合物按重量（或体积）分剂量，注入预制泡罩包装底板的凹槽内。③冷冻干燥除去水分。④干燥完成后，覆盖铝箔层。应注意以下几点：①药物的粒径应小于 50μm，否则在制备工艺中药物容易在冻干前在底部析出。颗粒大于此粒径会使患者口感欠佳，口腔内有异物感和沙砾感。②为得到质地疏松多孔的产品，药物溶液或混悬液中必须有一定量的气泡，可在药物溶液中加入一定量的表面活性剂来实现，如卵磷脂、吐温、司盘等；并且冻干工艺中的冷冻应采用速冻法。③为得到均匀的混悬剂，可加入一些助悬剂，如阿拉伯胶、甘露醇、葡聚糖、聚乙烯吡咯烷酮等；这些辅料还可以赋予片剂较高的强度、刚性和非晶型结构，使成品质地最佳化。④芳香剂与甜味剂这类辅料的加入可改善口感，增加令人愉悦的味道，提高患者的顺应性。

质量评价 口服冻干片不用进行崩解时限和脆碎度检查。对于难溶性药物制成的冻干片，应进行溶出度检查。

（丁平田）

shǎnshìpiàn

闪释片（flash dose tablets）

将载体物质制成棒状剪切骨架结构，在结晶引发剂的作用下进行初结晶，剪切骨架与药物及添加剂混合制成流动性好的可压性微粒后，以较小压力直接压片获得的药物制剂。此法可克服小剂量药物混合不均匀，大剂量药物流动性和可压性差的问题。常用的载体物质是蔗糖等糖类物质。

闪释片的特点：①崩解速度快，闪释片剂数秒内就能崩解。②压片的中间体颗粒流动性好，具有可压性。③压缩后可以保持高度微结构完整性。④闪释片剂具有相对较好的硬度，有利于药品的包装和运输。⑤闪释片具有良好的外观和优良的药物释放性能。⑥加入芳香剂与甜味剂等可改善口感，增加令人愉悦的味道，提高患者的顺应性。

闪释片采用闪释技术制备而成，工艺过程如下。①剪切骨架的制备：是将载体材料经过闪流处理过程制备的基质；闪流过程可以通过多种途径实现，其中闪热和闪切是两种常用的处理方法。②剪切骨架、药物及其他添加剂混合，形成流动性和可压性良好的颗粒。③压缩成片。其中，用来制备剪切骨架的载体材料应该具备承受与闪流过程相关的物理和化学变化的能力，并且在处理过程中能形成无定型凝聚物；通常载体材料可以选用糖类或糖衍生物，如蔗糖、麦芽糖、乳糖等。

闪释片的质量评价与口崩片相同。

(丁平田)

zìwēirǔhuà shìyào xìtǒng
自微乳化释药系统 （self-microemulsifying drug delivery systems，SMEDDS）

由药物、油相、药用表面活性剂和助表面活性剂形成的、可在胃肠道自发形成纳米乳状的口服固体或液体制剂。一般分装于软胶囊或硬胶囊中。自乳化释药系统在胃肠道内或37℃环境、温和搅拌下可自发形成水包油（O/W）型乳剂，粒径一般在100~500nm。如果自发形成 O/W 型微乳（又称纳米乳，粒径在 10~100nm），即为自微乳化释药系统。与自乳化释药系统相比，自微乳化释药系统的最大优点是自乳化后乳剂的粒径小、溶液澄清透明、药物增溶量大、稳定性更好。该系统是脂溶性药物体内吸收的有效的载体，在药

剂学中已广泛用于保护不稳定药物，可控制药物释放，增加药物溶解度，增加生物利用度。自微乳化释药系统最早应用成功的实例是 1994 年 5 月在德国上市的环孢素 A 微乳浓缩液。

制备 自微乳化释药系统的基本处方组成与自乳化释药系统相同，包括药物、油相、药用表面活性剂（乳化剂）和助表面活性剂（助溶剂）等。其特殊性在于乳化剂的用量大大增加，当乳化剂的用量达到一定比例时，自乳化粗乳将转变成自乳化微乳。原因是自乳化释药系统各成分只有在特殊的比例下才可以自发的形成稳定的澄清微乳。目前研制的自微乳化释药系统多将自微乳液灌装于软胶囊或硬胶囊中给药，或直接以液体形式服用，其制备技术关键在于处方组成的选择。

油相 通常占 30%~70%，油相可以最大限度地溶解药物，并在低温贮藏条件下也不会有药物析出；油相还可以促进药物在肠内淋巴系统的转运，利用甘油脂肪酸酯的特性提高药物的吸收。常用中长链脂肪酸甘油酯类作为油相，其具有良好的流动性、溶解性能和自乳化性能，尤其是经过结构改造后的链长在 C_8~C_{18} 的中等链长的脂肪酸酯类。

乳化剂 自微乳化释药系统所用乳化剂通常有氢化蓖麻油、吐温、普朗尼克、十二烷基磺酸钠、磷脂、十二烷基磺酸钠、聚氧乙烯蓖麻油及胆固醇等。其中常用的乳化性能较好的乳化剂有聚氧乙烯氢化蓖麻油 RH-40、吐温，其亲水亲油平衡值在 12~16。乳化剂常用的比例为 30%~60%。但应注意，表面活性剂的用量过高或亲水亲油平衡值过大时，药物可能被包裹在形成的胶束中，

导致药物在溶出介质中释放减缓，并且长期使用可引起胃肠道壁渗透性的可逆性转变。因此要充分全面考虑表面活性剂的用量和安全性。

助表面活性剂 助表面活性剂可以辅助溶解药物，也可以降低表面张力，增加界面膜的流动性，调节亲水亲油平衡值而起到助乳化的作用。助表面活性剂分子嵌入表面活性剂分子中，从而共同形成胶束的界面膜，由此形成微乳的乳滴直径可小于100nm。可作为口服自乳化释药系统或自微乳化释药系统的助表面活性剂物质有乙醇、丙二醇、异丙醇、甘油、聚乙二醇、乙二醇单乙基醚、二甲基异山梨酯等。

质量评价 自微乳化释药系统的体外评价项目与自乳化释药系统相同，主要包括粒径及其分布、微粒形态、自微乳化时间、药物溶出速度等。不同的是自微乳化释药系统的微粒粒径要远远小于自乳化释药系统，并且前者的溶液外观完全澄明。粒径及其分布可以通过粒径测定仪测定；微粒形态可以通过扫描电镜观察微粒的外观、粒径；自微乳化时间，可以采用目测法或紫外法进行测定；药物溶出可以采用溶出仪、透析袋等方法进行测定，绘出溶出曲线图进行评价。

(丁平田)

kǒufú huǎnkòngshì zhìjì
口服缓控释制剂 （oral sustained/controlled release dosage forms）

药物在口服后，可缓慢地非恒速释放或缓慢恒速及接近恒速释放的制剂。目的是可达到每日用药次数与相应普通制剂比较至少减少一次或用药间隔时间有所延长。可以分为口服缓释制剂和口服控释制剂两类。两类的

主要区别在于释药速率的差异，口服缓释制剂的药物释放属于非恒速释放过程，而口服控释制剂在药物释放的任意时间间隔内，释药速率基本恒定。因此，服用口服控释制剂后的血药浓度更加平稳。广义的口服控释制剂还包括可以在特定的胃肠道部位或特定时间释放药物并发挥治疗作用的一类制剂。

口服缓控释制剂的研究始于20世纪50年代末，70年代以后，缓控释制剂的研制和生产取得了突破，中国在20世纪70年代末开展了口服缓控释制剂的研究。已上市的口服缓控释制剂的药物品种很多，如盐酸二甲双胍缓释片、茶碱缓释片、硝苯地平缓释片等。

特点 与普通制剂相比，口服缓控释制剂具有如下特点。①降低给药频率：对于半衰期短的药物，普通制剂一般需一日给药数次，以维持治疗效果。口服缓控释制剂可在较长时间内保持有效的血药浓度，一日给药 1~2 次即可，提高了患者用药的顺应性。②释药徐缓，减少血药浓度波动：普通制剂多次给药的方式容易产生较大的血药浓度峰谷波动现象，缓控释制剂可通过控制药物的释放速率，减少血药浓度波动的状况，有利于降低药物的毒副作用。③降低药物对胃肠道的刺激：普通制剂在胃肠道中迅速崩解溶出，可对胃肠道产生较大的刺激作用，缓控释制剂释药缓慢均匀，可缓解药物产生的胃肠道黏膜刺激。④可减少用药总剂量，用最小剂量达到最大的药效。⑤可实现定时、定位释药，发挥药物的最佳治疗效果。口服缓控释制剂也存在不足：①临床使用中对剂量调节的灵活性较差，

如服用时如产生明显副作用，不能立刻停止治疗。②相同的制剂单元中，缓控释制剂的剂量明显高于普通制剂，存在药物"突释"的风险。③制备缓控释制剂所涉及的设备和工艺费用较普通制剂昂贵。

释药机制 口服缓控释制剂释药机制与口服缓控释制剂的结构特征及发挥缓控释作用的口服缓控释材料密切相关，主要包括溶出机制、扩散机制、溶蚀机制、扩散-溶蚀结合机制、渗透压机制和离子交换机制。（见口服缓控释制剂释药机制）

分类 口服缓控释制剂按其释药行为特点可分为口服定速释放制剂、口服定位释放制剂和口服定时释放制剂 3 种类型。口服定速释放制剂是对药物从制剂中的释放速率进行控制，使药物在一定时间内缓慢或均匀释放，具有缓释和长效的特点。口服定位释放制剂侧重于对药物在胃肠道中释放部位的控制，可使药物在胃、小肠或结肠中释放，有效地增加局部药物浓度，从而提高药物的治疗效果或增加药物吸收。口服定时释放制剂侧重于对药物从制剂中释放时间的控制，设计的理念是根据疾病的发作时间，控制药物从制剂中的释放，发挥治疗作用。

口服缓控释材料 具有延缓药物释放作用的一类高分子材料。根据延缓药物释放的机制，口服缓控释材料可分为缓控释骨架材料、缓控释包衣材料和缓控释树脂材料 3 类。所制成的制剂有骨架型缓控释制剂、膜控型缓控释制剂、渗透泵控释制剂、多单元缓释制剂和离子交换型缓控释制剂、口服定位释放制剂、口服定时释放制剂、中药缓控释制剂。

质量评价 通过检查制剂的体外释放度、体内生物利用度和体内外相关性及常规的质量检查项目可以进行口服缓控释制剂质量评价。

（乔明曦）

kǒufú huǎnkòngshì cáiliào

口服缓控释材料 （oral sustained/controlled release excipients）

口服缓控释制剂中具有延缓药物释放作用的高分子材料。根据延缓药物释放的机制，口服缓控释材料可以分为缓控释骨架材料、缓控释包衣材料和缓控释树脂材料 3 种。

缓控释骨架材料 主要用于制备骨架型缓控释制剂，根据其骨架材料的性质可分为亲水凝胶骨架材料、溶蚀性骨架材料和不溶性骨架材料。

亲水凝胶骨架材料 主要是一类具有水化胶凝性质的亲水性高分子材料，特点是在水性介质中迅速溶胀，形成稠厚凝胶层，药物通过扩散作用和凝胶骨架的溶蚀释放，释放速度因凝胶屏障的作用而具有缓释特征。常用的亲水凝胶骨架材料有：①天然产物及其提取物，如海藻酸钠、黄原胶、西黄蓍胶、琼脂、明胶、虫胶、果胶、瓜尔胶、角叉菜胶等。②纤维素衍生物，如甲基纤维素、羧甲基纤维素钠、羟丙甲基纤维素、羟丙基纤维素、羟乙基纤维素等，其中羟丙甲基纤维素（黏度 4000 Pa·s~100 000 Pa·s）为最常用亲水凝胶骨架材料。③非纤维素多糖类，如甲壳素、甲壳胺、脱乙酰壳聚糖（壳聚糖）、卡波姆、半乳糖甘露聚糖等。④人工合成高分子聚合物，如丙烯酸树脂、聚维酮、乙烯聚合物、聚乙烯等。

溶蚀性骨架材料 主要是一

类疏水性强的脂肪类或蜡质类骨架材料，特点是在体温下骨架逐渐溶蚀，使药物从骨架中释放，释放速率取决于骨架材料的用量及溶蚀性。常用的溶蚀性骨架材料有硬脂酸（十八酸）、硬脂醇（十八醇）、单硬脂酸甘油酯、巴西棕榈蜡、蜂蜡、氢化植物油等。

不溶性骨架材料 主要是一类不溶于水或水溶性极小的高分子聚合物材料，特点是口服后不被机体吸收，药物缓慢从骨架材料中扩散释放。常用的不溶性骨架材料有乙基纤维素、丙烯酸树脂、聚甲基丙烯酸甲酯、硅橡胶等，其中乙基纤维素是最常用的不溶性骨架材料。

缓控释包衣材料 具有良好的成膜性，形成的衣膜可以有效延缓药物的释放。根据衣膜的溶解性，缓控释包衣材料可分为不溶型包衣材料和肠溶型包衣材料。

不溶型包衣材料 形成的衣膜不溶于水和胃肠液，药物分子可通过衣膜扩散释放，药物的释放速度受衣膜的渗透性影响显著。常用的不溶型包衣材料包括乙基纤维素、醋酸纤维素、聚丙烯酸树脂（尤特奇）等。聚丙烯酸树脂有高渗型丙烯酸树脂（尤特奇RL）和低渗型丙烯酸树脂（尤特奇RS）两种，两者混合应用可获得不同渗透性的缓释包衣膜。醋酸纤维素主要用于渗透泵制剂的包衣材料。

肠溶型包衣材料 形成的衣膜在酸性条件下不溶，在近中性条件下（小肠环境 pH 值）逐渐溶解，释放药物。常用的肠溶型包衣材料包括肠溶型聚丙烯酸树脂（尤特奇 L 和尤特奇 S）、邻苯二甲酸羟丙基甲基纤维素酯、醋酸纤维素酞酸酯、羟丙甲纤维素琥珀酸酯、聚醋酸乙烯酞酸酯、虫胶等。

缓控释树脂材料 分子结构中含有离子交换基团的一种功能高分子材料，又称离子交换树脂。在水溶液中能解离出某些阳离子（如 H^+ 或 Na^+）或阴离子（如 OH^- 或 Cl^-），同时吸附溶液中其他阳离子或阴离子型药物。根据离子交换基团性质的不同，离子交换树脂可分为阳离子交换树脂和阴离子交换树脂两类。阳离子交换树脂的分子结构中含有磺酸基（—SO_3H）、羧基（—$COOH$）等酸性基团，基团中的氢离子能与溶液中的阳离子进行交换。常用的阳离子交换树脂包括聚磺苯乙烯型阳离子交换树脂、聚异丁烯酸乙烯苯碳酸型阳离子交换树脂等。阴离子交换树脂的分子结构中含有季铵基[—$N(CH_3)_3OH$]、胺基（—NH_2）或亚胺基（—NHR）等碱性基团，在水中生成 OH^- 离子，可与各种阴离子进行交换。常用的阴离子交换树脂包括聚苯乙烯季铵型阴离子交换树脂、聚苯乙烯胺型阴离子交换树脂等。

（乔明曦）

kǒufú huǎnkòngshì zhìjì shìyào jīzhì

口服缓控释制剂释药机制

（oral sustained/controlled release mechanism） 药物从制剂中缓慢恒速或非恒速释放的相关基础理论。其与口服缓控释制剂的结构特征以及发挥缓释作用的口服缓控释材料密切相关，主要包括溶出机制、扩散机制、溶蚀机制、扩散-溶蚀结合机制、渗透压机制和离子交换机制。

溶出机制 通过延缓固体药物的溶出速率从而达到缓慢释放的一种缓释机制。固体药物的溶出过程可用诺斯-惠特尼（Noyse-Whitney）方程表示，即式（1）。

$$\frac{dC}{dt} = \frac{SD}{Vh}(C_s - C) \qquad (1)$$

式（1）中 dC/dt 为药物溶出速度；S 为固体的表面积；D 为药物的扩散系数；V 为溶出介质的体积；h 为扩散层厚度；C_s 为药物溶解度，即药物饱和溶液的浓度；C 为 t 时间药物浓度。根据诺斯-惠特尼方程，药物的溶出速度与药物的溶解度和溶出表面积成正比。减小药物的溶解度和溶出表面积可以降低药物的溶出速度，达到缓慢释放的目的。利用溶出机制达到缓释作用的方法包括：将药物制成溶解度小的盐类或酯类和增加药物颗粒的尺寸。

扩散机制 通过控制溶解后的药物分子从制剂中的扩散速率达到缓慢释放的一种缓释机制。药物分子从口服缓控释制剂中的扩散主要包括贮库型扩散和骨架型扩散两种类型的扩散方式。

贮库型扩散 药物分子从衣膜中扩散释放，释放过程符合菲克（Fick）第一定律。如药物处在水不溶性包衣膜的贮库中，其释放速度可用式（2）表示：

$$\frac{dM}{dt} = \frac{ADK\Delta C}{L} \qquad (2)$$

式（2）中 dM/dt 为释放速度；A 为扩散表面积；D 为扩散系数；K 为药物在膜与囊心之间的分配系数；L 为包衣层厚度；ΔC 为膜内外药物浓度差。

如药物处于含水溶性孔道的包衣膜贮库中，其释放速度可用式（3）表示：

$$\frac{dM}{dt} = \frac{AD\Delta C}{L} \qquad (3)$$

式（3）中各项参数与式（2）相同，但缺少参数 K。由于包衣膜中存在的多孔扩散通道，药物在膜与囊心之间的分配系数（K）并不会影响药物分子的扩散速率。

骨架型扩散 药物分子从缓控释材料的骨架中扩散释放，其扩散过程在固体制剂内部和释放介质之间进行，即骨架内部药物首先溶解，然后通过骨架材料的孔道扩散至骨架材料外层，最终扩散至释放介质中。如果药物的扩散满足以下几个条件：①药物的释放保持伪稳态。②药物颗粒的粒径远小于药物扩散的平均距离。③释放满足理想的漏槽条件。④药物的扩散系数恒定。⑤存在过量的溶质。骨架型扩散过程可用 Higuchi 方程描述，即式（4）：

$$Q = kt^{1/2} \qquad (4)$$

式（4）中 Q 为药物释放量，k 为常数，t 为释放时间。骨架型扩散过程中药物的释放量与时间的平方根成正比。

溶蚀机制 生物溶蚀性骨架型制剂的释药机制属于由于网状骨架结构的溶蚀瓦解释放药物的一类缓释机制。由于药物的释放难免存在扩散过程，药物的释放多表现为扩散-溶蚀结合机制，单纯溶蚀机制释药的口服缓控释制剂并不多见。对于骨架型缓控释制剂，如果骨架的溶蚀速度明显大于药物的溶解速度，可表现为溶蚀机制为主的释药过程，在此情况下，释药速率的快慢将取决于骨架的溶蚀速率。

扩散-溶蚀结合机制 药物通过生物溶蚀性骨架孔道扩散释放的同时，部分药物由于骨架结构的溶蚀瓦解而释放的一类缓释机制。与单纯扩散机制相比，扩散-溶蚀结合机制更为复杂，两种释放机制同时存在，并可因药物或骨架性质不同，表现出某一种缓释机制为主的释药特征。亲水

凝胶骨架片和溶蚀性骨架片主要表现为扩散-溶蚀结合机制的释药特征。药物从生物溶蚀性骨架材料释放的过程可用 Peppas 方程表示，即式（5）：

$$\frac{Q_t}{Q_\infty} = kt^n \qquad (5)$$

式（5）中 Q_t 和 Q_∞ 分别为 t 和 ∞ 时间的累积释药量，k 为骨架结构的几何常数，n 为释放指数，用以表示药物从制剂中的释放机制。对于片剂，当 $n = 0.45$ 时，表明药物从片剂中以扩散机制释放；当 $0.45 < n < 0.89$ 时，表明药物从制剂中以扩散-溶蚀结合机制释放；当 $n \geq 0.89$ 时，表明药物以溶蚀机制释放。对于微丸剂，当 $n = 0.43$ 时，表明药物从微丸中以扩散机制释放；当 $0.43 < n < 0.85$ 时，表明药物从微丸中以扩散-溶蚀结合机制释放；当 $n \geq 0.85$ 时，表明药物从微丸中以溶蚀机制释放。

渗透压机制 通过制剂内部渗透压活性物质溶解后产生的渗透压为驱动力，控制药物从制剂中的释放速率，达到缓慢恒速释放的一种控释机制。与其他几种缓控释机制相比，渗透压机制可以实现药物的零级释放，即药物的释放速率基本维持恒定。渗透压机制是渗透泵控释制剂实现药物控制释放的作用机制。单室渗透泵片的释药速率可以用式（6）表示：

$$\frac{dQ}{dt} = \frac{kA}{h}\Delta\pi C_s \qquad (6)$$

式（6）中 dQ/dt 为释药速率，k 为膜的渗透系数，A 为膜的面积，h 为膜的厚度，$\Delta\pi$ 为膜内外的渗透压差，C_s 为膜内药物饱和溶液的浓度。由于 k、A、h 和

$\Delta\pi$ 在任一渗透泵制剂中均为常数，只要渗透泵制剂膜内药物维持饱和浓度，（即 C_s 保持恒定），则释药速率恒定。当渗透泵制剂的释药后期，由于膜内药物浓度下降，释药速率缓慢降低。

离子交换机制 利用人体生理环境中相同电荷离子的交换作用，将结合于树脂上的药物置换出来，达到缓慢释放的目的。离子交换机制是离子交换型缓控释制剂实现药物缓释的作用机制。离子交换的过程：树脂$^+$—药物$^-$ + X$^-$→树脂$^+$— X$^-$＋药物$^-$；树脂$^-$—药物$^+$＋Y$^+$→树脂$^-$— Y$^+$＋药物$^+$。其中 X$^-$ 和 Y$^+$ 分别为消化道中的阴离子和阳离子。药物被离子置换出来后，需要从树脂中扩散出来，才能够实现有效的释放。药物从树脂中的释放还收到树脂的扩散面积、扩散路径的长度和树脂的交联程度等因素所影响。

（乔明曦）

gǔjiàxíng huǎnkòngshì zhìjì
骨架型缓控释制剂（matrix sustained/controlled release dosage forms） 药物与一种或多种骨架材料制成的片状或其他形式的固体制剂。属于口服缓控释制剂。骨架型缓控释制剂在胃肠道生理环境中能形成或维持三维网络状的骨架结构，从而延缓并控制分散在骨架结构中的药物释放。骨架型缓控释制剂主要包括骨架型缓控释片和骨架型缓控释微丸两类制剂，骨架型缓控释片具有制备工艺简单、辅料成本低且易于工业化生产等优点，在口服缓控释制剂中占有十分重要的地位。

骨架型缓控释片 根据骨架材料的性质，骨架型缓控释片可分为亲水凝胶骨架片、溶蚀性骨架片和不溶性骨架片。

亲水凝胶骨架片 采用亲水性聚合物为骨架材料制成的一类缓释片剂，在胃肠道生理环境下发生水化作用形成凝胶，从而延缓药物的释放。常用的亲水凝胶骨架材料包括羟丙甲基纤维素、羟丙基纤维素等亲水性聚合物。

释药过程 可大致分为3个阶段。①骨架片接触消化液，表面润湿形成凝胶层，浅表层药物向消化液中扩散。②骨架继续水化，溶胀，凝胶层增加，片芯内溶解的药物通过凝胶亲水的孔道扩散至表层，然后释放。③凝胶层在水分作用下不断溶蚀，释放内部包裹的药物。凝胶层最终完全溶蚀，药物全部释放。因此，药物从亲水凝胶骨架片中的释放遵循扩散-溶蚀结合机制。药物的性质可明显影响骨架片的释药机制，对于水溶性药物，释放以扩散机制为主，水难溶性药物的释放以骨架溶蚀机制为主。

影响亲水凝胶骨架片释药速率的因素有很多，主要包括：药物性质，骨架材料的理化性质和用量，骨架片中稀释剂的种类与用量。

由于亲水凝胶骨架片中亲水性药物主要以扩散机制释放，而水难溶性药物主要以溶蚀机制释放，当采用相同的骨架材料时，亲水性药物的释药速率明显高于水难溶性药物。对于亲水性药物，骨架水化形成凝胶层越快，药物溶出越缓慢，并且骨架的黏度对亲水性药物的释放速率无明显影响。对于水难溶性药物，骨架的黏度对其释放速率影响明显，黏度越高，释药速率越低。

骨架材料 亲水凝胶骨架材料的理化性质可明显影响药物的释放速率，如羟丙甲基纤维素分子羟丙基含量、黏度和粒径。羟丙基的含量越高，羟丙甲基纤维素分子的水化速率越快，药物的释放速率越低。羟丙甲基纤维素的黏度越高，凝胶层溶蚀的速率越低，药物的释放也越低。此外，羟丙甲基纤维素的颗粒大小对水难溶性药物的释放有一定影响，表现为颗粒的粒径越小，释药速率越慢。

亲水凝胶骨架片常用的稀释剂有乳糖、淀粉、微晶纤维素、乙基纤维素、硬脂酸等。稀释剂的溶解性可对药物的释放产生不同的影响，水溶性稀释剂可增加凝胶骨架的孔隙率和加速凝胶骨架的溶蚀，因此可增加药物的释放速率；水难溶性稀释剂则可降低凝胶骨架的溶蚀，从而降低药物的释放速率。

溶蚀性骨架片 采用固体脂肪或蜡等生物溶蚀性骨架材料制成的一类缓释片剂，药物释放主要是通过骨架材料的逐渐溶蚀完成。常用的溶蚀性骨架材料包括硬脂酸、硬脂醇、单硬脂酸甘油酯等脂质。

释药过程 主要由骨架材料的溶蚀情况控制，影响溶蚀性骨架片释药速率的因素主要包括：药物性质；骨架材料的理化性质和用量；制备工艺。

亲水性药物可通过溶蚀性骨架片中的孔道扩散释放，因此，当采用相同的骨架材料和制备工艺时，亲水性药物的释放速率明显高于水难溶性药物。

骨架材料 溶蚀性骨架材料的孔隙率与溶蚀速率可明显影响药物的释放，孔隙率越高，溶蚀速率越快，药物的释放速率越快。此外，在处方中骨架材料的用量越多，药物的释放速率越低。溶蚀性骨架片的制备工艺对药物的释放也有一定影响。采用融熔法混合后制备的片剂释药速率低于普通混合方法制备的片剂，其原因在于采用融熔法混合制备的溶蚀性骨架具有较低的孔隙率和溶蚀速率。

不溶性骨架片 采用水不溶性或水溶性极小的聚合物为骨架材料制成的一类缓释片剂，其不溶性骨架在胃肠道中保持完整，药物主要通过扩散从片剂中释放。常用的不溶性骨架材料包括乙基纤维素、丙烯酸树脂等。

释药过程 大致分为3个阶段：①消化液渗透进入不溶性骨架内部。②药物颗粒溶解于消化液中。③溶解的药物分子通过不溶性骨架中的孔道扩散释放。水难溶性药物在消化液中溶解度很低，其释药速率过于缓慢，因此水溶性药物适合制备成此种骨架缓释制剂。

影响不溶性骨架片释药速率的因素主要包括：药物溶解性；骨架材料的理化性质和用量；骨架片中稀释剂的种类与用量。

药物在水溶液中的溶解性对其从不溶性骨架片中的释药影响较为明显，一般情况下，溶解度越高的药物释放速率越快。

骨架材料 骨架材料的理化性质如黏度、孔隙率等对药物的释放行为影响明显，黏度越高、孔隙率越小的骨架材料释放药物越缓慢。此外，骨架材料的用量越大，释药速率越低。

不溶性骨架片中加入亲水性的稀释剂如乳糖、蔗糖、氯化钠、羟丙甲基纤维素等可明显增加药物的释放速率，其原因在于亲水性材料的加入可明显增加不溶性骨架材料的孔隙率和药物的扩散速率。

骨架型缓控释片的制备工艺与普通片差异不大，一般采用湿法制粒压片、干法制粒压片和粉末直接压片的工艺，利用压片机制备。溶蚀性骨架片还常采用融熔法或溶剂蒸发法混合药物与溶蚀性骨架材料。融熔法是将药物混悬分散于熔融的骨架材料中，冷却后粉碎过筛，经制粒后，压片制得骨架型缓控释片的方法。溶剂蒸发法是将药物与辅料的溶液或混悬液蒸发除去溶剂，经干燥、制粒后，压片制得骨架型缓控释片的方法。

骨架型缓控释微丸 药物与一种或多种骨架材料制成的微丸状多单元制剂，通常填充至胶囊中供患者服用借助于骨架材料形成的网络状的结构，延缓并控制药物释放。

（乔明曦）

xiāoběndìpíng huǎnshìpiàn
硝苯地平缓释片（nifedipine sustained release tablets） 由药物硝苯地平和亲水性聚合物为骨架材料制成的骨架型缓控释制剂。属于亲水凝胶骨架片，片芯由硝苯地平药物、羟丙甲基纤维素、乳糖和微晶纤维素等辅料组成。其中，羟丙甲基纤维素为缓释骨架材料，乳糖为亲水性辅料，在处方中可调节制剂的释药速率。除羟丙甲基纤维素之外，其他的亲水性聚合物也可作为骨架材料，如海藻酸钠。硝苯地平缓释片进入体内时，在胃肠道的生理环境下，制剂中的亲水性聚合物骨架材料迅速发生水化作用，形成凝胶，从而延缓片剂中药物的释放。硝苯地平为水难溶性药物，因此其主要通过骨架材料的溶蚀机制释放。

硝苯地平为临床常用的抗高血压、防治心绞痛药物之一。硝苯地平普通制剂在服用后药物迅速释放，血药峰值浓度过高，常

导致头胀、头痛、面红及心率快等副作用。由于硝苯地平在体内消除较快，普通制剂需每日服用3~4次，以维持治疗效果。硝苯地平缓释片药物释放缓慢，可有效避免由于血药浓度过高产生的上述副作用。硝苯地平缓释片的释药周期为24小时，1日仅需服用1次。硝苯地平缓释片较普通制剂，血压控制更平稳，并能更好地预防和减少并发症，其疗效和安全性以及依从性均优于普通制剂。

硝苯地平缓释制剂已被《中华人民共和国药典》2015年版收录，美国药典、英国药典、日本药典也有收录。

（乔明曦）

fēiluòdìpíng huǎnshìpiàn
非洛地平缓释片（felodipine sustained release tablets） 由药物非洛地平和亲水性聚合物为骨架材料制成的骨架型缓控释制剂。属于亲水凝胶骨架片，片芯由非洛地平药物、羟丙基纤维素、羟丙甲基纤维素、乳糖和微晶纤维素等辅料组成，其中，羟丙基纤维素和羟丙甲基纤维素为缓释骨架材料，乳糖为亲水性辅料，在处方中可调节制剂的释药速率，微晶纤维素为稀释剂，在处方中主要用于调节片剂的重量。非洛地平缓释片在胃肠道的生理环境下，亲水性聚合物骨架材料可迅速发生水化作用，形成凝胶，从而延缓片剂中药物的释放。非洛地平为水难溶性药物，因此其主要通过凝胶骨架材料的溶蚀机制释放。

非洛地平为临床常用的抗高血压药物之一，主要用于用于轻、中度原发性高血压的治疗。非洛地平控制血压的有效中浓度为4~6nmol/L。非洛地平的半衰期

适中，一般为11~16小时。大部分受试者每日一次口服10mg非洛地平普通片剂的血药时间曲线的峰谷浓度约为20nmol/L和0.5nmol/L。非洛地平谷浓度明显低于有效中浓度，因此普通制剂日服1次不能实现控制血压的目的。而且血药浓度的波动范围较大，易产生副作用。非洛地平缓释片药物释放缓慢，口服10mg非洛地平缓释片的血药时间曲线的峰谷浓度分别为7nmol/L和2nmol/L。硝苯地平缓释片较普通制剂，血药浓度波动范围更小，血压控制更平稳，1日仅需服用1次，其疗效和安全性以及依从性均优于普通制剂。

非洛地平缓释制剂已被美国药典所收录。

（乔明曦）

mókòngxíng huǎnkòngshì zhìjì
膜控型缓控释制剂（film coated sustained/controlled release dosage forms） 用一种或多种聚合物包衣材料对片剂或小丸进行包衣，通过衣膜控制药物释放速率的缓控释制剂。属于口服缓释制剂。广义的膜控型缓控释制剂还包括利用衣膜控制药物释放时间（见口服定时释放制剂）和释放部位（如肠溶制剂和结肠定位制剂）的一类制剂。与骨架型缓控释制剂相比，膜控型缓控释制剂更适合于制备水溶性极好药物的缓控释制剂。对于水溶性极好的药物，由于其溶解性好、扩散速率高，制备成骨架型缓控释制剂常面临药物的突释或释药速率过快的问题，将其制备成膜控型缓控释制剂可以获得较好的缓释效果。这是因为膜控型缓控释制剂的外层包裹一层不溶性聚合物包衣膜，在胃肠道生理环境中能够维持制剂的单元结构，利用

包衣膜的渗透性限制药物从制剂中的扩散速率，控制药物从制剂中的释放。与骨架型缓控释制剂相比，膜控型缓控释制剂需采用包衣工艺制备，因此制备工艺相对复杂。

分类 膜控型缓控释制剂根据其制剂形成不同可分为膜控型缓控释片和膜控型缓控释微丸两种。根据包衣膜的性质不同，膜控型缓控释制剂也可分为无孔膜包衣缓控释制剂和微孔膜包衣缓控释制剂。

膜控型缓控释片 又称包衣缓控释片。根据包衣膜的性质，膜控型缓控释片可以分为无孔膜包衣缓控释片和微孔膜包衣缓控释片。

无孔膜包衣缓控释片 采用水不溶性包衣材料对片芯进行包衣制备的一类膜控型缓控释片。常用的水不溶型包衣材料为聚丙烯酸树脂类（商品名尤特奇）聚合物，如尤特奇 RS、尤特奇 RL等。渗透性包衣膜的特点是不溶于水和胃肠液，但包衣膜材料分子间存在一定大小的孔隙，水分子可通过衣膜材料分子间的孔隙渗透进入片芯，使药物溶解，药物分子分配至衣膜中，并经衣膜的孔隙扩散而释放。药物从渗透膜包衣缓控释片中的释放符合扩散机制。药物从渗透膜包衣缓控释片中释放速率受衣膜的渗透性和厚度影响，衣膜的渗透性越低、厚度越高，药物的释放速率越慢，反之，药物的释放速率越快。此外，包衣膜中增塑剂的性质也可以影响药物的释放速率，当选择水溶性增塑剂时，由于增塑剂可被胃肠液中的水分溶解，在衣膜中形成细小的孔道，部分药物可由增塑剂形成的孔道快速释放，造成释药速率加快。当选择疏水性增塑剂时，由于其在水中不溶，不会影响药物的释放速率。选择不同渗透性的包衣成膜材料与调节衣膜的厚度，可控制药物从制剂中的释放速率。

微孔膜包衣缓控释片 采用水不溶性包衣材料和水溶性致孔剂包衣制备的一类膜控型缓释片。常用水不溶性包衣材料为乙基纤维素、醋酸纤维素等，常用致孔剂有乳糖、聚乙二醇、羟丙甲基纤维素等。微孔包衣膜的特点是，在胃肠道中由于水溶性致孔剂的溶解形成大量微小孔道的衣膜，水分子通过微孔进入片芯内部使药物溶解，药物分子可直接经衣膜的孔道扩散释放。药物从微孔膜包衣缓控释片中的释放符合扩散机制。药物从微孔膜包衣缓控释片的释放速率受衣膜的厚度与致孔剂用量影响，衣膜越厚、致孔剂用量越少，药物的释放速率越慢，反之，药物的释放速率越快。调节衣膜厚度与致孔剂的用量可以控制药物从制剂中的释放速率。

膜控型缓控释微丸 与膜控型缓控释片的分类、包衣材料、释药机制均相同。二者的区别在于制剂的形式不同，膜控型缓控释微丸一般是指直径为 0.5～1.5mm 的多个圆球状或类球状含药小丸。与膜控型缓控释片相比，膜控型缓控释微丸的有效释药面积更大，在患者体内的释药行为的差异性更小，因此患者服用的个体差异小。

制备 膜控型缓控释片的制备方法包括片芯的制备和包衣两个步骤（见压片和片剂包衣）。膜控型缓控释微丸的制备方法见多单元缓释制剂。

质量评价 膜控型缓控释制剂的质量评价的主要检查项目包括体外释放度、体内生物利用度和生物等效性等（见口服缓控释制剂质量评价）。

（乔明曦）

yánsuān'èrjiǎshuāngguā huǎnshìpiàn

盐酸二甲双胍缓释片（metformin hydrochloride extended release tablets） 含药二甲双胍片芯和缓释衣膜组成的膜控型缓控释制剂。片剂外层的缓释衣膜由水不溶性甲基丙烯酸共聚物（丙烯酸树脂）、水溶性羟丙甲基纤维素和聚乙二醇组成。盐酸二甲双胍是高度水溶性药物，且在处方中占比较高，如制成骨架型缓释制剂，药物的初期释放比例较高，会造成血药浓度过高，从而产生副作用。甲基丙烯酸共聚物为水不溶性聚合物，在胃肠道生理环境中不会溶解，从而能够维持片剂的完整结构，利用包衣膜的低渗透性，可以限制片芯中盐酸二甲双胍分子的扩散速率，从而有效降低片剂的初期释药速率。甲基丙烯酸共聚物衣膜的渗透性较低，可导致释药速率过低的现象。因此，其包衣层还可应用水溶性聚合物如羟丙甲基纤维素或聚乙二醇作为致孔剂，调节片剂衣膜的渗透性。水溶性致孔剂在胃肠道的水性环境中可溶解形成微小的孔道，便于水分子和药物分子通过孔道扩散，从而提高药物的释药速率。在处方开发过程中，一般可以通过调节不溶性聚合物乙基纤维素和致孔剂的比例，灵活调整药物的释放速率，使之符合预期。

盐酸二甲双胍用于单纯饮食控制不满意的 2 型糖尿病患者，尤其是肥胖和伴高胰岛素血症者。盐酸二甲双胍普通制剂药物释放迅速，盐酸二甲双胍在体内清除较快，普通制剂需 1 日服用多次，维持降糖效果。盐酸二甲双胍缓释片药物释放缓慢，可有效避免由于血药浓度波动产生的副作用，其释药周期为 12 小时，1 日服用 2 次即可维持较好的降糖效果。盐酸二甲双胍缓释片副作用更少，其疗效、安全性及依从性均优于普通制剂。盐酸二甲双胍缓释片已被美国药典所收录。

（乔明曦）

shèntòubèng kòngshì zhìjì

渗透泵控释制剂（osmotic pump controlled release dosage forms）

利用制剂内部渗透压活性物质接触水后形成的高渗透压作为释药动力，且药物以恒定的速率缓慢释放的制剂。属于口服缓控释制剂。其恒定的速率缓慢释放即零级释放。渗透泵控释制剂最常见的剂型为片剂，通常称为渗透泵片。渗透泵片最早由美国阿尔扎（Alza）公司于 1970 年开发成功，并将这种控释技术命名为 OROS™ 技术。国际上已有多种产品上市，如硝苯地平渗透泵片、硫酸沙丁胺醇渗透泵片等。

功能特点 渗透泵控释制剂除具有口服固体制剂的特点之外，还具有如下特点。①与普通制剂相比，药物恒速释放时间明显延长（通常为 12~24 小时），可减少服药次数，提高患者用药的顺应性。②与其他类型的缓释制剂相比，渗透泵控释制剂的释药速度恒定，可使血药浓度稳定地保持在所需的治疗浓度范围内，降低药物血药浓度波动的峰谷现象，以及由血药浓度波动所产生的毒副作用。③渗透泵控释制剂的释药速率受胃肠道可变因素（如 pH 值、胃肠道蠕动和胃排空时间等）的影响小，因此血药浓度的个体差异小。渗透泵控释制剂被认为是迄今为止口服缓控释制剂中释药行为最为理想的一种。然而，

渗透泵控释制剂的制备工艺相对复杂，生产成本较高，在一定程度上制约了这类制剂的产业化和普及程度。此外，渗透泵控释制剂存在释药孔被胃肠道中某些物质堵塞而导致无规则释药的风险。

一般情况下，适宜制备渗透泵控释制剂的药物包括：①在体内消除速度较快，需要频繁口服的药物。②药物治疗浓度范围窄，即血药浓度波动易产生较强毒副作用的药物。③在水性介质中自身具有一定的溶解度或借助于某些增溶技术后具有一定溶解度的药物。

结构特点、分类 渗透泵控释制剂一般由片芯和包衣膜两部分组成，按其结构特点可分为单室渗透泵片、多室渗透泵片、微孔膜渗透泵片和液体渗透泵给药系统等。单室渗透泵片的片芯为包含药物与渗透压活性物质的单层结构。多室渗透泵片的片芯为双层或三层结构，由一层或两层含药层和一层含有渗透压活性物质的助推层组成。微孔膜渗透泵片的片芯结构与单室或多室渗透泵片相同，但其包衣膜中含有水溶性物质，在水性介质中可在衣膜中形成微小孔道，帮助释药。液体渗透泵的结构类似软胶囊，胶囊外层有半透膜包衣层和释药小孔，内部包含渗透压活性物质层和液体药物。

制剂组成及影响因素 渗透泵控释制剂主要由药物、渗透压活性物质、半透膜材料和/或助推剂组成，其制剂的基本结构由一个渗透压活性物质的药物片芯和外层具有一定机械强度和释药小孔的半透膜组成。渗透泵控释制剂是利用片芯内部药物和/或渗透压活性物质溶解后所产生的相对恒定的渗透压驱动水分子进入制

剂内部和药物溶液通过半透膜上释药小孔释放，也称为渗透压控释机制。

影响渗透泵控释制剂释药速率的主要因素包括半透膜内外的渗透压差和包衣膜的通透性。为确保释药速度相对恒定，片芯内部产生的渗透压需要至少比膜外胃肠液的渗透压大 4 倍，且在释药周期内相对稳定。包衣膜的通透性在一定程度上可影响释药的时滞和释药速率的快慢。包衣膜的通透性越高，释药的时滞越小，释药速率越快。包衣膜的通透性可通过包衣膜中加入的致孔剂用量、包衣膜的厚度灵活调整。此外，释药孔的大小也会影响药物的释放速率。

制备 渗透泵控释片制备工艺通常包括片芯处方设计与制备（见压片）、半透膜包衣（见片剂包衣）和激光打孔 3 个步骤。为了获得均匀恒定的释药速率，渗透泵片的处方除药物外，还需要渗透压促进剂、助渗剂、半透膜包衣材料和致孔剂。①渗透压促进剂：溶解后可产生明显渗透压的物质。又称渗透压活性物质或促渗透剂。主要用来调节片芯内部的渗透压，并维持释药周期内渗透压的恒定，从而获得稳定的释药速率。常用的渗透压促进剂有氯化钠、氯化钾、乳糖、甘露醇、果糖等。②助渗剂：一些可以吸水膨胀的聚合物。又称促渗透聚合物。助渗剂膨胀后产生的推动力可推动药物从释药孔中释放。常用的助渗剂有聚乙烯吡咯烷酮、聚氧乙烯、聚羟基甲基丙烯酸烷酯、甲基纤维素等。③半透膜包衣材料：包裹在渗透泵片芯外面的成膜聚合物。形成衣膜后仅允许水分子通过，不能透过离子或药物。常用的半透膜包衣材料有

醋酸纤维素、乙基纤维素、丙烯酸树脂等。④致孔剂：为水溶性物质，遇水溶解后可在半透膜表面形成细小的孔道，调节药物的释放速率。又称半透膜通透性调节剂。常用的致孔剂有羟丙甲基纤维素、聚乙烯吡咯烷酮、丙二醇、山梨醇、乳糖等。

质量评价 渗透泵控释制剂的质量评价除了包括制剂的常规质量检查项目如外观性状、含量、稳定性等，还应进行制剂的体外释放度检查，制剂的释放曲线应符合缓控释制剂的相关要求。

(乔明曦)

dānshì shèntòubèngpiàn

单室渗透泵片 （elementary osmotic pump tablets） 药物与可提供适宜渗透压的活性物质组成的单层片芯结构渗透泵片。属于渗透泵控释制剂。单室渗透泵片的结构见图。单室渗透泵片主要用于制备水溶性药物的渗透泵型控释制剂。单室渗透泵片在水性环境中，水分子经半透膜扩散进入片芯内部，使片芯中的渗透压活性物质和药物溶解，从而在片芯内形成较高渗透压的溶液。片芯内外的渗透压差可使水分子持续进入片芯内部，由于半透膜为刚性结构，即在一定压力范围内体积维持恒定，片芯内部的药物溶液从半透膜上的小孔中释放。片芯内外的渗透压差可在一定时间内维持基本恒定，水分子以恒定速率进入片芯内部，因此可达到

恒速释药的效果。单室渗透泵片的制备工艺与薄膜包衣片制备工艺类似，将药物与填充剂、渗透压活性物质等辅料混合均匀后制粒，干燥，压制成片芯，用半透膜包衣材料进行包衣，最后用激光打孔机或机械制孔方法在包衣膜打释药孔即得。单室渗透泵片的生产工艺：药物、填充剂、渗透压活性物质等辅料，混合均匀→混合物料，加入黏合剂→软材，过筛，制粒→湿颗粒，干燥，过筛整粒→干颗粒，加入润滑剂→压片颗粒，压片→片芯，包衣→包衣片，干燥，打孔→单室渗透泵片。

(乔明曦)

duōshì shèntòubèngpiàn

多室渗透泵片 （multichamber osmotic pump tablets） 由药物、辅料和促渗透聚合物所构成的双层或三层片芯结构的渗透泵片。又称推拉型渗透泵片。属于渗透泵控释制剂。根据片芯的结构，多室渗透泵片可分为双层渗透泵片（图1）和三层渗透泵片（图2）。多室渗透泵片主要用于制备水难溶性药物的渗透泵控释制剂。针对水难溶性药物，其水溶解度

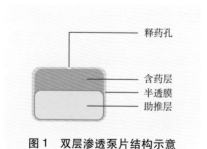

图1 双层渗透泵片结构示意

较低，难以在片芯内部形成较高浓度的药物溶液和恒定持久的渗透压来维持恒定的释药速度，因此需要借助含有促渗透聚合物和渗透压促进剂的助推层实现恒速释药。聚氧乙烯等高分子量促渗透聚合物和氯化钠等渗透压促进剂常用来制备助推层。助推层的促渗透聚合物具有吸水膨胀的性质，体积增加明显，进而产生一定的膨胀推动力，促使含药层中的药物混悬液不断从释药孔中释放。渗透压促进剂可通过调节半透膜内外的渗透压差，影响水分子通过半透膜的速率，调节释药速率。与单室渗透泵片相比，多室渗透泵片的片芯制备工艺相对复杂，需要分别制备含药层和助推层颗粒，然后采用特殊的压片机压制双层片或三层片芯，采用半透膜包衣材料进行包衣（见片剂包衣），最后用激光打孔机或机械制孔方法在包衣膜打释药孔即得。主要有3步。步骤1：药物、填充剂、渗透压活性物质等辅料，混合均匀→混合物料，加入黏合剂→软材，过筛，制粒→湿颗粒，干燥，过筛整粒→含药层干颗粒。步骤2：促渗透聚合物、渗透压活性物质等辅料，混合均匀→混合物料，加入黏合剂→软材，过筛，制粒→湿颗粒，干燥，过筛整粒→助推层干颗粒。步骤3：含药层干颗粒+助推层干颗粒→双层片芯，包衣→包衣片，打孔→多室渗透泵片。

(乔明曦)

wēikǒngmó shèntòubèngpiàn

微孔膜渗透泵片 （micro-porous osmotic pump tablets） 采用含有致孔剂的半透膜材料溶液对片芯进行包衣制成的渗透泵片。属于渗透泵控释制剂。微孔膜渗透泵片的结构与单室渗透泵片类

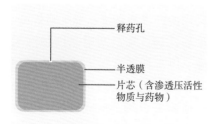

图 单室渗透泵片结构示意

图2 三层渗透泵片结构示意

似，具有单层的片芯结构，但其包衣膜与其他类型渗透泵片略有不同，膜材中含有水溶性致孔剂。微孔膜渗透泵片在水性环境中，包衣膜中致孔剂溶解，形成细小的孔道，水分子经由半透膜和孔道进入片芯内部，使片芯中的渗透压活性物质和药物溶解，借助于孔道释放药物。微孔膜渗透泵片主要用于制备水溶性药物的渗透泵控释制剂。水难溶性药物可使用适宜的包合材料如磺丁基醚β环糊精等制备药物包合物，增加药物的溶解度，也可制备成微孔膜渗透泵片。与其他类型的渗透泵片相比，微孔膜渗透泵片的制备不需要使用激光打孔机或其他设备打孔，因而制备工艺更为简化，其片芯的制备和包衣工艺与单室渗透泵片类似，将药物与填充剂、渗透压活性物质等辅料混合均匀后制粒，干燥，压制成片芯，然后用含有致孔剂的半透膜包衣材料进行包衣，即得。通常的工艺流程：药物、填充剂、渗透压活性物质等辅料，混合均匀→混合物料，加入黏合剂→软材，过筛，制粒→湿颗粒，干燥，过筛整粒→干颗粒，加入润滑剂→压片颗粒，压片→片芯，包衣→微孔膜渗透泵片。

（乔明曦）

yètǐ shèntòubèng gěiyào xìtǒng

液体渗透泵给药系统 （liquid osmotic pump delivery systems）

由依次包裹液体药物的阻滞层、渗透助推层和控释层结构组成的软胶囊形式的渗透泵制剂。主要用于制备室温下为液体形态药物的渗透泵控释制剂。液体渗透泵给药系统的结构见图1，阻滞层为软胶囊的囊壳，其内部为液体药物的贮库。渗透助推层通常由渗透压活性物质（如氯化钠）和遇水可膨胀的助渗剂（如聚氧乙烯）组成，渗透压活性物质在接触水分后产生渗透压，导致控释层内外产生渗透压差，使水分子持续通过控释层进入制剂内部。助渗剂具有吸水膨胀的性质，吸水后体积增加明显，可产生一定的膨胀推动力，促使液体药物从释药孔中释放。渗透助推层中渗透压活性物质的用量可影响控释层内外的渗透压差，从而控制水分子通过控释层的速率和制剂的释药速率。控释层通常由半透膜包衣材料组成（如醋酸纤维素），可允许水分子自由通过，进入制剂内部。液体渗透泵给药系统在水性环境中，水分子经外层控释膜渗透进入渗透助推层，引起助推层吸水材料膨胀，产生推动力，促使胶囊内药物溶液不断从释药孔中释放。释药过程见图2。

（乔明曦）

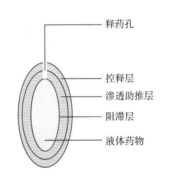

图1 液体渗透泵给药系统结构示意

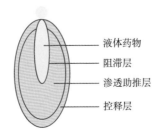

图2 液体渗透泵给药系统释药过程示意

jīguāng dǎkǒngjī

激光打孔机 （laser drilling machines） 利用脉冲激光和数控技术设计的用于渗透泵片打孔的设备。主要原理是利用高能量激光束照射时产生的高温使渗透泵片的衣膜材料瞬间气化形成一定形状的孔洞。

激光打孔机主要由激光器系统、电气系统、光学系统、药片传送系统和检测系统组成。激光器系统的功能是产生并发射高能量激光束。电气系统的功能是对激光器供给能量和控制激光输出方式。光学系统是将激光束精确地聚焦到药片表面的打孔部位上。药片传送系统的功能是运送药片至打孔区域。检测系统用于检测并识别没有打孔或打孔不合格的药片。

根据激光和药片的运动行为可分为移动式激光跟踪打孔机和静止式激光打孔机。移动式激光跟踪打孔机是采用激光跟随移动的药片进行的方式打孔，光路中具有一个光学转换系统，由可以旋转的反光镜和聚焦镜组成，当药片运动至打孔区域时，反光镜会以相同的速度随药片旋转，二者相对静止，可获得形状规则的圆形小孔。移动式激光跟踪打孔机要求机械设计准确、加工精密，由于反光镜频繁高速旋转，关键部件磨损较高，仪器使用寿命较低。静止式激光打孔机采用静止与药片均静止的方式打孔，确保打孔形状规则，孔径准确，同时避免了移动式激光打孔机成本高、寿命低的缺点。静止式激光打孔机主要由激光器系统、药片排序与定位系统、控制系统、光学系统和检测系统构成（图）。

（乔明曦）

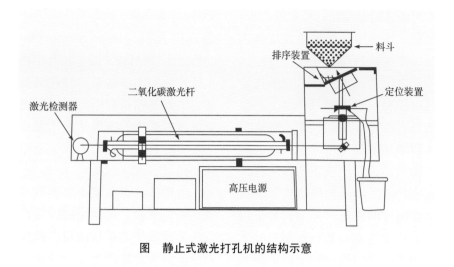

激光检测器　二氧化碳激光杆　排序装置　料斗　定位装置

高压电源

图　静止式激光打孔机的结构示意

硝苯地平渗透泵控释制剂

（nifedipine push-pull osmotic pump tablets） 具有双层片芯结构的硝苯地平渗透泵片。是一种渗透泵控释制剂。由药物层、助推层、包衣膜和释药小孔组成。药物层处方包括硝苯地平、聚环氧乙烷（分子量 20 万）、羟丙甲基纤维素、氯化钾、硬脂酸镁；助推层处方包括聚环氧乙烷（分子量 500 万）、氯化钠、硬脂酸镁；包衣液处方包括醋酸纤维素和聚乙二醇 4000。硝苯地平渗透泵控释制剂进入体内时，水分子透过包衣膜进入片芯内部，助推层吸水匀速膨胀，缓慢推动含药层从释药孔恒速释放药物。

硝苯地平为临床常用的抗高血压、防治心绞痛药物之一，普通制剂在服用后药物迅速释放，血药浓度峰值过高，常导致头胀、头痛、面红及心率快等副作用。硝苯地平在体内消除较快，需每日服用 3～4 次，以维持治疗效果。硝苯地平渗透泵控释制剂的药物释放缓慢且恒定，可有效避免由于血药浓度过高产生的上述副作用。硝苯地平渗透泵控释制剂的释药周期可长达 24 小时，故 1 日仅需服用 1 次。此外，胃肠道的 pH 值变化、胃肠运动及食物对硝苯地平渗透泵控释制剂的释药均无明显影响，故饭前或饭后均可服用。硝苯地平渗透泵控释制剂由于其制剂控制药物释放的优势，血压控制更平稳，在控制血压波动性方面更具优势，并能更好地预防和减少并发症，其疗效和安全性以及依从性均优于普通制剂。硝苯地平渗透泵控释制剂已被美国药典所收录。

（乔明曦）

多单元缓释制剂

（multiparticulate sustained release dosage forms） 通常包装于胶囊中且由释放速度相同或不同的多个圆球状微丸组成的缓释制剂。又称微丸型缓释制剂。微丸的直径一般介于 0.5～1.5mm，为圆球状含药小丸。属于口服缓控释制剂。与其他类型的口服缓控释制剂相比，多单元缓释制剂具有很多优点，主要包括：①释药速率调控方便、灵活。多单元缓释制剂是由许多微丸组成，采用不同释药速率的多种微丸进行组合，可方便地调控释药速率，以达到设计要求。②释药稳定，服用后药物吸收个体差异小。微丸具有相对固体的表面积，在胃肠道中不易破碎，释药面积相对恒定，且远大于片剂，从而具有较稳定的释药速率。③局部刺激性小。微丸以单个小丸的形式在胃肠道中广泛分布，其分布面积远大于片剂，有效地避免了局部药物浓度过大，从而降低了药物的刺激性。④生物利用度较高。微丸在胃中的滞留时间可达 4～6 小时，大于片剂，对在胃和十二指肠上部有吸收的药物，微丸相对于片剂吸收较好，生物利用度较高。⑤微丸的载药范围较宽，适合于剂量大的药物。微丸的载药范围可达丸芯的 90% 以上，且密度较高，在填装胶囊时比粉末和颗粒有较大的装量。⑥外形美观，流动性好，易于分装。微丸呈规则的圆球形，流动性很好，易于实现胶囊的分装。然而，多单元缓释制剂的制备工艺相对片剂复杂，生产周期较长，曾在一定程度上制约了这类制剂的产业化和普及程度。随着现代化制药机械设备和制备工艺的不断发展成熟，多单元缓释制剂以其独特的优越性，已逐渐成为口服缓控释制剂研究的热点。

结构、分类及释药机制 多单元缓释制剂通常由丸芯和外层聚合物包衣膜组成，按丸芯结构的特点可分为骨架型多单元缓释制剂和膜控型多单元缓释制剂。

骨架型多单元缓释微丸 丸芯主要由药物和骨架材料组成，丸芯中的骨架材料具有一定程度的阻碍药物释放的作用。骨架型多单元缓释微丸的缓释机制为骨架型扩散，药物分散在骨架材料中，释药速率主要受骨架材料和药物性质的影响。骨架材料的性质不同，其释药机制略有不同，有亲水凝胶骨架、生物溶蚀性骨架和水不溶性骨架 3 种。亲水凝胶骨架和生物溶蚀性骨架的释药机制主要是扩散-溶蚀结合机制，即药物的扩散与骨架材料的溶蚀共同控制。其中水溶性药物释药以扩散机制为主，水难溶性药物的释药以溶蚀机制为主。水不溶性骨架的释药以药物扩散机制为主。与难溶性药物相比，在相同的处方和制备工艺条件下，水溶性药物的释药速率更快。

膜控型多单元缓释微丸　丸芯主要由药物和一般辅料组成，丸芯中的辅料作为赋形剂使用，并不具有缓释作用。膜控型多单元缓释微丸的缓释机制为贮库型扩散，药物被包裹在聚合物衣膜中，释药的速率主要受包衣膜和药物性质的影响。包衣膜的通透性增加，释药速率增加。因此，包衣聚合物的种类、厚度、包衣膜中致孔剂和增塑剂的类型及用量都会影响药物的释放速率。与难溶性药物相比，水溶性药物的溶解度高，扩散速率快，相同的处方和制备工艺条件下，释药速率更快。

制备　多单元缓释制剂的制备主要是制备微丸，根据设备类型和制备工艺过程主要分为旋转式制丸法、离心流化包衣制丸法、挤出滚圆制丸法和流化床制丸法。

旋转式制丸法　将空白丸芯置于包衣锅中，在旋转过程中将药物与辅料的混合液喷于丸芯的表面，利用旋转产生的离心力与摩擦力形成圆形微丸的方法。又称包衣锅制丸法。其制备微丸的过程是将药物的粉末、混悬液或溶液在黏合剂的作用下不断层积在丸芯的表面，直到获得一定大小和含药量的微丸。旋转制丸法是最早的机械制丸工艺，设备主要是旋转式糖衣锅或普通包衣锅。

离心流化包衣制丸法　应用离心流化包衣造粒机制备微丸的一种技术。该法是将空白丸芯置于离心转盘内，在离心力和气流的作用下，使丸芯在转盘内形成涡旋运动的粒子流，将黏合剂喷于丸芯表面，利用旋转产生的离心力与摩擦力形成圆形的微丸。其制备微丸的过程与旋转制丸法近似，都是将药物的粉末、混悬液或溶液在黏合剂的作用下不断层积在丸芯的表面，从而获得一定大小和含药量的微丸。

挤出滚圆制丸法　应用挤出滚圆机制备微丸的一种技术。该法制备微丸的工艺过程包括：①物料混合，将药物的粉末与适宜的辅料粉末混合均匀。②制软材，将混合粉末加入黏合剂，混合均匀，制备具有适宜黏性的软材。③软材挤出，将软材置于挤出机中，在螺杆的旋转过程中将软材通过一定孔径的筛板挤出，制成条状挤出物。④挤出物滚圆，将挤出物置于滚圆机的摩擦板上，在旋转作用下降挤出物制成圆球形的小丸。⑤小丸干燥，将滚圆后的小丸干燥，即得。该法制备的微丸密度高、结构紧密不易破碎。

流化床制丸法　应用流化床制备微丸的一种技术。该法是利用空气使空白丸芯或粉末呈沸腾状运动，通过喷入黏合剂与药物的混悬液或溶液至丸芯或粉末表面，将水分蒸发后制备得到微丸。

质量评价　微丸型缓释制剂的质量评价指标主要包括粒径与粒径分布、圆整度、堆密度、脆碎度和体外释放度等。

粒径与粒径分布　多采用筛分法测定，是将一定质量的微丸通过一系列不同目数的筛网，通过测量微丸在不同筛网间的质量分布得到。

圆整度　微丸质量评价的重要特征指标之一，主要用于评价微丸成球的好坏。有几种方法可用来评价微丸的圆整度：①测定微丸的最大直径和最小直径的比值，比值越小，其圆整度越好。②测定微丸的形状参数，通过计算机辅助成像分析法测定微丸的投影面积及其周边长，计算形状参数，如纵横比，比值越接近 1 表明微丸的圆整度越好。③测定微丸的平面临界角，将一定质量的微丸置于平板上，将平板一端抬起，测定微丸开始滚动时平板与水平面的夹角，角度越小，表明微丸的圆整度越好。④测定微丸的休止角，休止角越小，微丸的圆整度越好。其中测定法③和④并不是直接测定微丸的圆整度，而是通过测定相关参数，间接反映其圆整度。

堆密度　一般将 100g 微丸置于量筒内，记录微丸所占体积，即可计算出微丸的堆密度。

脆碎度　评价微丸物料在振动作用下剥落的程度，脆碎度大的微丸在包衣过程中易破碎。可通过将微丸与一定大小的玻璃珠在脆碎测定仪中旋转一定时间后，然后测定其重量降低的程度。

体外释放度　微丸的体外释放度测定一般采用溶出度测定仪进行测定，可按《中华人民共和国药典》溶出度测定法第一法操作。

（乔明曦）

gǔjiàxíng duōdānyuán huǎnshì zhìjì

骨架型多单元缓释制剂（matrix multiparticulate sustained release dosage forms）　药物与一种或多种骨架材料制成的多单元

缓释制剂。又称骨架型缓释微丸。骨架型多单元缓释制剂在胃肠道生理环境中能形成或维持三维网络状的骨架呈结构，从而延缓并控制分散在骨架结构中的药物释放。根据骨架材料的性质，骨架型多单元缓释制剂又可细分为3种：亲水凝胶骨架多单元缓释制剂、溶蚀性骨架多单元缓释制剂和不溶性骨架多单元缓释制剂。其中亲水凝胶骨架多单元缓释制剂指采用亲水性聚合物为骨架材料制成的一类缓释微丸，在胃肠道生理环境下发生水化作用形成凝胶，从而延缓药物的释放。常用的亲水凝胶骨架材料包括羟丙甲基纤维素、羟丙基纤维素等亲水性聚合物。溶蚀性骨架多单元缓释制剂指采用固体脂肪或蜡等生物溶蚀性骨架材料制成的一类缓释微丸。药物释放主要是通过骨架材料的逐渐溶蚀完成，如布洛芬缓释胶囊。常用的溶蚀性骨架材料包括硬脂酸、硬脂醇、单硬脂酸甘油酯等脂质。不溶性骨架多单元缓释制剂指采用水不溶性或水溶性极小的聚合物为骨架材料制成的一类缓释微丸，不溶性骨架在胃肠道中保持完整，药物主要通过扩散从微丸中释放。常用的不溶性骨架材料包括乙基纤维素、丙烯酸树脂等。

药物从亲水凝胶骨架和溶蚀性骨架多单元缓释制剂中的释放符合扩散-溶蚀结合机制，从不溶性骨架多单元缓释制剂中的释放符合扩散机制。释药速率主要受骨架材料和药物性质的影响，其影响规律与骨架型缓释片一致。

（乔明曦）

bùluòfēn huǎnshì jiāonáng
布洛芬缓释胶囊 （ibuprofen extended release capsules） 以药物布洛芬和由蔗糖和淀粉为骨架材料制成的骨架型多单元缓释制剂。丸芯主要由药物、蔗糖、淀粉和硬脂酸构成，此外含有少量聚维酮作为黏合剂。片芯的骨架材料为蔗糖和淀粉。蔗糖、淀粉和硬脂酸可形成一种溶蚀性骨架，在胃肠道的水性环境中可缓慢溶蚀，逐渐释放药物。因此，布洛芬缓释胶囊属于溶蚀性骨架多单元缓释制剂，此类结构的多单元缓释制剂并不常见，其通常不适于制备具有一定水溶性药物的缓释制剂。水不溶性的淀粉和硬脂酸混合骨架可在一定时间内维持制剂结构在胃肠道内的完整性，且布洛芬在水中的溶解度极低（小于 1mg/ml），因此分散在上述的骨架材料中的药物颗粒在水性环境中缓慢溶解并通过骨架扩散，从而具有缓释特征。

布洛芬为临床常用的解热镇痛类药物，适用于风湿性关节炎、类风湿性关节炎、轻或中等疼痛和普通感冒或流行性感冒引起的发热等症状的治疗。布洛芬的血浆半衰期较短，其普通制剂每日需服用 3~4 次，频繁的服药次数可导致血药浓度的波动，易产生消化道溃疡等副作用。布洛芬缓释胶囊较普通制剂释药时间更长，每日仅需服用 2 次，即可维持治疗效果，提高了患者服药的顺应性。同时，缓释制剂的血药浓度波动较小，可减少副作用的发生率和程度。此外，布洛芬缓释胶囊由若干具有缓释特征的小丸组成，其在胃肠道中的分散性较好，可减少单一单元制剂（如片剂）可能产生的胃肠道吸收差异较大的缺点。布洛芬缓释胶囊被《中华人民共和国药典》2015 年版二部和英国药典收录。

（乔明曦）

mókòngxíng duōdānyuán huǎnshì zhìjì
膜控型多单元缓释制剂 （film coated multiparticulate sustained release dosage forms） 由丸芯和缓释衣膜组成的多单元缓释制剂。又称膜控型缓释微丸。根据缓释衣膜性质不同，膜控型多单元缓释制剂可以分为渗透膜包衣多单元缓释制剂和微孔膜包衣多单元缓释制剂。

渗透包衣膜的特点是衣膜不溶于水和胃肠液，水分子可通过衣膜中聚合物分子间的孔隙进入丸芯，溶解药物，药物分子通过衣膜的孔隙扩散释放。药物从渗透膜包衣多单元缓释制剂中的释放符合扩散机制。药物的释放速率由衣膜的渗透性和厚度决定，选用不同渗透性的膜材或调解衣膜的厚度，可调控药物从缓释片中的释放速率。

微孔包衣膜通常由水不溶性包衣膜和水溶性致孔剂组成，特点是衣膜在胃肠道中由于水溶性致孔剂的溶解形成大量微小孔道，水分子通过微孔进入丸芯内部使药物溶解，药物分子可直接经衣膜的孔道扩散释放。药物从微孔膜包衣多单元缓释制剂中的释放符合扩散机制。药物的释放速率受衣膜的厚度与致孔剂用量影响显著，通过调节衣膜厚度与致孔剂的用量可控制药物从缓释片中的释放速率。

根据丸芯的结构与性质的不同，膜控型多单元缓释制剂还可分为单一膜控型多单元缓释制剂和膜控骨架型多单元缓释制剂。单一膜控型多单元缓释制剂指采用普通丸芯进行薄膜包衣制备的膜控型缓释制剂。特点是丸芯不具有缓释作用，单纯依靠包衣膜的渗透性控制药物的释放速率。膜控骨架型多单元缓释制剂指采用合适的骨架材料（一般为亲水凝胶骨架）制备丸芯，然后进行薄膜包衣。特点是丸芯为具有缓释作用的骨架材料构成，依靠骨架材料和包衣膜的性质共同控制药物的释放速率。膜控骨架型多单元缓释制剂常用于水溶性极好的小分子药物缓控释制剂的制备，此类药物扩散速率较快，单纯依赖骨架缓控释技术通常不能够成功制备缓释微丸制剂。

（乔明曦）

liúsuānmǎfēi huǎnshì jiāonáng

硫酸吗啡缓释胶囊（morphine sulfate extended release capsules）

含药硫酸吗啡的丸芯和缓释衣膜组成的膜控型多单元缓释制剂。缓释衣膜由水不溶性甲基丙烯酸共聚物（丙烯酸树脂）和水溶性羟丙甲基纤维素组成。硫酸吗啡缓释胶囊进入体内时，含药丸芯外层的甲基丙烯酸共聚物衣膜可保持制剂的完整性，胃肠道中的水分可溶解衣膜中的羟丙甲基纤维素，在衣膜表面形成大量微小孔道，水分子可通过微孔和衣膜中聚合物分子间的孔隙扩散进入丸芯内部，溶解药物，药物分子经衣膜的孔道缓慢扩散释放，产生缓慢释放的效果。

硫酸吗啡为阿片类镇痛药物，临床用于其他镇痛药无效的急性锐痛如严重创伤等和晚期癌症疼痛的治疗。硫酸吗啡普通制剂药物释放迅速，血药浓度峰值较高，常导致腹痛、便秘、头痛等胃肠道和中枢神经系统不良反应。此外，由于硫酸吗啡在体内清除较快，普通制剂需 1 日服用多次，才能维持镇痛效果。硫酸吗啡缓释胶囊释药缓慢，其释药周期为 12 小时，1 日服用 2 次即可维持镇痛效果。患者服用硫酸吗啡缓释胶囊血药浓度波动较小，可有

效避免由于血药浓度峰值过高产生的上述不良反应。与普通制剂相比，硫酸吗啡缓释胶囊镇痛效果更好，不良反应更少，其疗效、安全性及依从性均优于普通制剂。硫酸吗啡缓释胶囊已被美国药典所收录。

（乔明曦）

lízǐ jiāohuànxíng huǎnkòngshì zhìjì

离子交换型缓控释制剂（ion exchange sustained/controlled release dosage forms）

通过胃肠道消化液中的离子置换出离子交换树脂与离子型药物结合的复合物中的药物，从而达到缓慢释放的缓控释制剂。属于口服缓控释制剂。离子交换树脂是一种分子结构中含有离子交换基团的功能高分子材料，在水溶液中能解离出某些阳离子（如 H^+ 或 Na^+）或阴离子（如 OH^- 或 Cl^-），同时吸附溶液中其他阳离子或阴离子型药物。离子交换型缓控释制剂有不同的制剂形式，药物树脂复合物可混悬于液体中制成液体混悬剂，或直接装入胶囊制成胶囊剂，亦可压成片剂，其中以离子交换型混悬剂最为常见，如右美沙芬口服缓释混悬剂。

与其他缓控释制剂相比，离子交换型缓控释制剂具有如下特点。①药物的释放不依赖于胃肠道内的 pH 值、酶活性、温度及胃肠道消化液的体积。②由于胃肠道消化液中的离子种类及强度维持相对恒定，药物在体内可以恒定速率释放。③药物和离子交换树脂形成药树脂复合物可抑制药物在胃肠道内的降解，提高药物的稳定性。④形成的药树脂可掩盖药物的不良异味，提高患者服用的顺应性。⑤药物树脂复合物制备成稳定性良好的液体缓控释混悬剂，可供有吞咽困难的患者

服用，如儿童及某些老年患者。离子交换型缓控释制剂的缺点包括：①仅适用离子型药物，结合药量受离子树脂交换容量的限制。②长期口服可能产生胃肠道正常离子被交换后带来的生理离子紊乱问题。

离子交换树脂分类 根据离子交换基团性质的不同，离子交换树脂可分为阳离子交换树脂和阴离子交换树脂两类。阳离子交换树脂的分子结构中含有磺酸基（—SO_3H）、羧基（—$COOH$）等酸性基团，基团中的氢离子能与溶液中的阳离子进行交换。常用的阳离子交换树脂包括聚磺苯乙烯型阳离子交换树脂、聚异丁烯酸乙烯苯碳酸型阳离子交换树脂等。阴离子交换树脂的分子结构中含有季铵基 [—$N(CH_3)_3OH$]、胺基（—NH_2）或亚胺基（—NHR）等碱性基团，在水中生成 OH^- 离子，可与各种阴离子进行交换。常用的阴离子交换树脂包括聚苯乙烯季铵型阴离子交换树脂、聚苯乙烯胺型阴离子交换树脂等。

根据树脂的物理结构特点，离子交换树脂可分为凝胶型离子交换树脂和大孔型离子交换树脂两类。凝胶型离子交换树脂的分子中孔径较小，有利于控制药物分子的释放速率，是最常用的离子交换树脂。大孔型离子交换树脂的分子中孔径较大，释药较快，很少用于制备药物树脂复合物。

释药机制 离子交换型缓控释制剂释药的主要机制是离子交换树脂对药物的结合与释放介质中的离子对药物的置换。此外，药物在树脂中的扩散也具有一定程度的调节药物释放速度的作用。离子交换树脂的理化性质可明显影响药物的释放速率，低交联度、

粒径小的弱酸性或弱碱性树脂和药物吸附量高的树脂释药速率较快，高交联度、粒径大的强酸性或强碱性树脂和药物吸附量低的树脂释药速率较慢。

制备 药物与离子交换树脂复合物的载药方法主要有两种，即静态交换法和动态交换法。制备好的载药树脂通常需进行包衣，进一步控制药物的释放速率。

静态交换法 将离子交换树脂加入适量的去离子水，在搅拌下加入药物混匀，静置，待离子交换树脂和药物的吸附达到平衡后，用去离子水洗去树脂表面吸附的未结合药物，在适当温度下干燥，即得药物树脂复合物。静态交换法制备药物树脂操作简单，对设备要求低，可分批进行。静态交换法制备药物树脂复合物的缺点是药物与树脂的结合不完全，药物的交换容量较低。

动态交换法 将高浓度药物溶液从离子交换树脂柱上端缓缓注入，当加入液和流出液的药物浓度大致相等时，表明树脂与药物的交换接近饱和，随后用去离子水洗去树脂表面的未结合药物，在适当温度下干燥，即得药物树脂复合物。动态交换法可将交换后的药物溶液和树脂分离，并使溶液在整个树脂层中进行多次交换，因此树脂与药物交换完全，药物的交换容量较高。

质量评价 离子交换型缓控释制剂除了要进行缓控释制剂相应的检查项目之外，一般还需计算离子交换树脂交换容量。交换容量表示单位质量的树脂所能交换的药物离子的质量。树脂交换容量的测定可采用下式计算：

$$X = \frac{(C_o - C_e) \times V}{M}$$

式中 X 为树脂交换容量；C_o 为交换前溶液中药物浓度；C_e 为交换达到平衡后溶液中药物浓度；V 为溶液体积；M 为离子交换树脂质量。

（乔明曦）

yòuměishāfēn kǒufú huǎnshì hùnxuánjì

右美沙芬口服缓释混悬剂

（dextromethorphan oral sustained release suspensions） 由右美沙芬苯乙烯-二乙烯苯共聚物载药树脂与去离子水制备形成的离子交换树脂型缓释液体制剂。其中载药树脂为分散微粒，去离子水为分散介质。活性成分为右美沙芬，辅料包括苯乙烯-二乙烯苯共聚物、吐温80、丙二醇、黄原胶、乙基纤维素、蔗糖、羟苯乙酯等。右美沙芬缓释混悬液进入体内后，载药树脂微粒与胃肠道内阳离子进行交换，缓慢释放药物，药物释放速率与胃肠道内 pH 值、酶活性等因素无关。

右美沙芬是一种安全有效的镇咳药物，广泛用于治疗各种类型的咳嗽。右美沙芬疗效确切，且没有可待因的成瘾性和依赖性。右美沙芬在人体内的生物半衰期较短（一般为 4~6 小时），普通制剂需频繁给药，并存在口感苦、吸收个体差异大等缺点。而通过离子交换树脂技术制备的口服缓释混悬液，将右美沙芬吸附在离子交换树脂上，然后在该药树脂颗粒外层包衣，控制药物的释放速率。右美沙芬口服缓释混悬剂每日仅需服用 2 次。此外，药物释放不依赖于胃肠道内 pH 值、酶活性和食物种类等因素的影响，降低了药物吸收的个体差异。右美沙芬本身较苦，采用离子交换树脂处理后使药物的苦味降低，提高了患者用药的顺应性。右美

沙芬口服缓释混悬剂已被美国药典所收录。

（乔明曦）

kǒufú dìngwèi shìfàng zhìjì

口服定位释放制剂

（oral site-specific dosage forms） 利用胃肠道的局部 pH 值、胃肠道酶和制剂在胃肠道的转运规律等生理学特性，使制剂在消化道中特定部位（胃、小肠或结肠）长时间滞留或释放药物，达到局部治疗或增加特殊部位对药物吸收的制剂。与口服定速释放制剂相比，口服定位释放制剂更侧重于对药物在胃肠道中释放部位的控制，而不是药物的释放速率控制。口服定位释放制剂的优点包括：①可有效增加消化道局部的药物浓度，从而增加药物的吸收，提高药物的生物利用度。②靶位药物浓度高，疗效提高，同时避免药物对胃肠道非病变部位的毒副作用。③降低个体差异造成的药物被动吸收。根据制剂在胃肠道内的释药部位不同，口服定位释放制剂可分为胃内滞留制剂、肠溶制剂和结肠定位制剂 3 种。

制备 各种口服定位释放制剂的设计充分考虑了消化道的环境和制剂在胃肠道的转运特点，比如，利用动力学漂浮原理制备密度小于胃液的制剂，使制剂长时间漂浮于胃液上方，制备胃内滞留制剂；利用胃和小肠生理环境的 pH 值差异，采用在酸性条件下（胃 pH 1~3）不溶解，在中性 pH 值条件（小肠 pH 6.8）溶解的高分子材料可制备肠溶制剂；利用结肠与胃和小肠生理环境的 pH 值差异或酶差异，采用在 pH>7 溶解的高分子材料或是结肠酶降解的高分子材料可制备结肠定位制剂。口服定位释放制剂的制剂形式多为片剂或微丸，相应

制剂的制备方法可见压片、片剂包衣和多单元缓释制剂。

质量评价 口服定位释放制剂质量评价的主要检查项目包括体外释放度、体内生物利用度和生物等效性等（见口服缓控释制剂质量评价）。除上述常规评价方法，还可采用γ-闪烁扫描技术研究制剂在胃肠道中不同部位的滞留。γ-闪烁扫描技术是一种图像技术，它能在正常生理条件下，通过非伤害性手段，使口服定位释放制剂在胃肠道内的转运行为可视化，这些转运行为包括制剂转运的时间和部位、分散程度、胃内滞留时间、通过小肠和结肠的时间以及在不同部位药物的释放量等。γ-闪烁扫描技术是将制剂或药物采用放射性锝（^{99}Tc）标记，采用动物或健康受试者口服制剂，采用闪烁扫描监测制剂在胃肠道转运的全过程，从而评价制剂定位释放的特点。

应用 口服定位释放制剂具有靶向递送的特点，在消化道中转运至不同部位时释放药物，提高药物治疗的效果。该类制剂对于消化道局部疾病的治疗以及蛋白多肽类药物的口服给药都具有重要意义。

（乔明曦）

wèinèi zhìliú zhìjì

胃内滞留制剂（gastric retention dosage forms） 可在胃中长时间滞留并释放药物的口服定位释放制剂。其他口服制剂胃中滞留时间一般为2~3小时，而胃内滞留制剂在胃部滞留的时间可长达5~6小时，其显著增加了制剂在胃肠道中的滞留时间，因此胃内滞留制剂具有如下优点：①显著改善主要在胃内及十二指肠部位吸收的药物口服吸收效果。②显著改善在肠道环境中溶解度低或不稳定的药物。③增加胃部及十二指肠局部治疾病治疗药物的药效。

分类 根据胃内滞留制剂产生胃滞留的原理不同，胃内滞留制剂主要分为漂浮型胃内滞留制剂、黏附型胃内滞留制剂、膨胀型胃内滞留制剂和磁力导向型胃内滞留制剂4种。

漂浮型胃内滞留制剂 通过维持制剂自身密度小于胃内容物密度，从而在胃中呈漂浮状态的一类制剂。根据胃内漂浮机制不同，漂浮型胃内滞留制剂可分为非泡腾型和泡腾型胃内滞留制剂两种。非泡腾型胃内滞留制剂利用自身密度小于为内容物密度而在胃中呈漂浮状态。该类制剂通常采用可吸水膨胀的亲水性聚合物（如羟丙甲基纤维素、羟丙基纤维素）、密度相对较低的辅料（如脂肪醇类、脂肪酸类）组成，制剂在胃中吸水膨胀，使其密度小于胃内容物而实现漂浮。泡腾型胃内滞留制剂通常由可吸水膨胀的亲水性聚合物和起泡剂组成，起泡剂的主要成分主要是碳酸氢钠/碳酸钠与枸橼酸/酒石酸，其与酸性胃液接触时，发生化学反应生成二氧化碳，使制剂迅速漂浮，同时亲水聚合物吸水膨胀，形成凝胶维持制剂的密度小于胃内容物，从而保持长时间的漂浮。

黏附型胃内滞留制剂 通过某些具有黏附能力的高分子材料或配体使制剂对胃黏膜产黏性，从而长时间滞留在胃内的一类制剂。根据黏附机制不同，黏附型胃内滞留制剂可分为非特异性生物黏附和特异性生物黏附胃内滞留制剂两种类型。非特异性生物黏附胃内滞留制剂是借助高分子材料吸收水分后产生的黏性使制剂黏附在胃黏膜表面，延长制剂在胃内的滞留时间，促进药物的吸收。此类胃内滞留制剂的缺点在于食物中的某些成分或胃蠕动会导致制剂的脱落。特异性生物黏附胃内滞留制剂是借助特异性的配体识别胃黏膜表面细胞的特定受体，并与之相互作用使制剂黏附于胃内。与非特异性生物黏附相比，特异性生物黏附可以产生细胞黏附，实现制剂与胃黏膜的紧密结合，从而克服非特异性生物黏附的缺点。

膨胀型胃内滞留制剂 通过某些亲水性高分子材料在胃内吸水膨胀至原体积的几倍至几十倍，从而无法通过胃幽门而长时间滞留于胃内的一类制剂。胃内容物的尺寸会影响其从胃中排空的时间，通常直径在12~18mm的制剂不会通过幽门被胃排空。常用的膨胀型聚合物有羟丙甲基纤维素、聚乙烯吡咯烷酮等。

磁力导向型胃内滞留制剂 通过体外磁场的作用将制剂导向并定位于胃内的一类制剂。此类制剂由对人体无毒害作用且磁导率较高的磁性材料，如三氧化二铁（Fe_2O_3）、四氧化三铁（Fe_3O_4）与辅料组成，服用后可对体外的磁场产生响应。

应用 由于胃不是人体的主要吸收器官，胃内滞留制剂临床主要用于一些仅十二指肠段有较好吸收的药物，可通过制剂在胃中缓慢释放，待胃排空，通过十二指肠吸收，可明显增加药物的生物利用度，避免制剂快速通过十二指肠所致的药物吸收程度下降。

（乔明曦）

chángróng zhìjì

肠溶制剂（enteric release dosage forms） 在胃内能保持完整，基本不释药，待制剂转运至小肠中释放药物的口服定位释放制剂。特点：①制剂在胃中不释放药物，可减轻某些药物服用后对胃黏膜的刺激，减轻服药后的胃部不适，提高患者用药的顺应性。②可避免某些酸不稳定药物在胃中的降解，增加其口服生物利用度。③肠道中释放药物可发挥局部治疗作用或缓释作用，提高药物的治疗效果。按照制剂的形式不同，肠溶制剂可分为肠溶片和肠溶微丸胶囊。按照制剂在肠道中释药机制不同，肠溶制剂可分为pH依赖型肠溶制剂和时滞型肠溶制剂。

pH依赖型肠溶制剂是利用胃和小肠之间的pH值差异，通过溶解性具有pH值依赖特点（即酸性pH值不溶，中性pH值溶解）的材料阻滞药物在胃中释放，实现制剂在小肠中释药的一类制剂。pH依赖型肠溶制剂的设计主要基于胃和小肠的生理环境pH值的差异，胃内pH值在1.0~4.0（空腹较低，进食后pH值增加），小肠从十二指肠、空肠到盲肠的pH值依次为4.0~5.5、5.0~7.0和7.0。因此，利用环境pH值的差异可实现小肠内释药。pH依赖型肠溶制剂通常由普通片剂或微丸和肠溶包衣聚合物材料组成，借助于肠溶包衣聚合物形成的外层衣膜维持制剂在胃中的完整性，待制剂被转运至小肠中，由于小肠pH值升高，包衣膜溶解，导致药物的释放。常用的包衣聚合物材料有丙烯酸树脂类、邻苯二甲酸羟丙基甲基纤维素、邻苯二甲酸醋酸纤维等。目前已经上市的肠溶制剂绝大多数为pH依赖型肠溶制剂，如奥美拉唑肠溶胶囊。

时滞型肠溶制剂是通过控制制剂开始释放药物的时间与制剂转运至小肠的时间相一致，使制剂在小肠中释放。时滞型肠溶制剂的设计主要基于制剂在胃和肠道的转运时间，胃的排空时间为2~3小时，在小肠的转运时间为3~5小时，因此，可以通过调节制剂释药的时滞，即制剂从口服至药物从制剂中的释放时间，控制药物在小肠中释放。时滞型肠溶制剂的处方设计可借鉴时滞时间为3~6小时的口服脉冲式给药系统，制剂通常由可吸水膨胀的片剂或微丸和包衣聚合物材料组成，通过调整吸水膨胀材料的用量与包衣膜的厚度，调节片芯或丸芯膨胀使包衣膜破裂并释放药物的时间。此外，有机酸诱导型释药系统也可用来制备时滞型肠溶制剂，其制剂由含有有机酸（如琥珀酸）的片芯或丸芯和非pH依赖的成膜材料（如尤特奇RS）组成。制剂口服后水分通过衣膜渗透进入片芯或丸芯内部，溶解有机酸，使包衣膜的渗透性突然增加，制剂中的药物迅速释放。该制剂的释药时滞可通过调节包衣膜的厚度来控制。

（乔明曦）

àoměilāzuò chángróng jiāonáng

奥美拉唑肠溶胶囊（omeprazole enteric release capsules）

涂有肠溶包衣的含药奥美拉唑微丸分装而成的硬胶囊。由含药丸芯、隔离层和肠溶包衣层组成。含药丸芯的处方包括奥美拉唑、蔗糖、甘露醇、羟丙甲基纤维素、吐温80和磷酸氢二钠；隔离层处方包括羟丙甲基纤维素、甘露醇；肠溶包衣层处方包括尤特奇L30D、柠檬酸三乙酯、滑石粉。其中，隔离层又称保护层，位于丸芯和肠溶包衣层之间，主要用于避免奥美拉唑与肠溶包衣层直接接触，防止酸性的肠溶聚合物降解主药。奥美拉唑肠溶胶囊属于典型的pH依赖型肠溶制剂，其借助于肠溶包衣聚合物尤特奇L30D形成的外层衣膜维持制剂在胃中的完整性，待制剂被转运至小肠中，由于小肠pH值升高，包衣膜溶解，导致药物的释放。

奥美拉唑属于质子泵抑制剂，可以选择性地作用于胃壁细胞的H^+-K^+-ATP酶，使胃壁细胞的H^+不能转运至胃腔中，从而减少胃酸的分泌。临床上主要用于胃、十二指肠溃疡，反流性食管炎等疾病的治疗。奥美拉唑是一种苯并咪唑类化合物，在碱性条件下稳定，在酸性条件下易降解，pH值在4以下时，降解半衰期少于10分钟，pH = 6.8时，降解半衰期为18小时。为避免奥美拉唑在胃中被降解，需将其制成肠溶制剂，在小肠内释放药物。奥美拉唑肠溶胶囊已被《中华人民共和国药典》2015年版二部、美国药典、英国药典和日本药典所收录。

（乔明曦）

jiécháng dìngwèi zhìjì

结肠定位制剂（oral colon specific dosage forms）

药物在胃和小肠内均不释放，待被转运至结肠中才释放的口服定位释放制剂。常被称为口服结肠定位释药系统。特点：①可将某些治疗结肠疾病的药物靶向递送至病灶部位，增强药物治疗效果，避免了常规制剂的毒副作用，提高患者用药的顺应性。②由于结肠内蛋白水解酶远少于较胃和小肠，结肠定位制剂可提高某些大分子药物如多肽、蛋白等药物口服给药的生物利用度。

分类 按照制剂在结肠内释药的设计原理不同，结肠定位制剂可分为 pH 依赖型结肠定位制剂、时间控制型结肠定位制剂、酶控制型结肠定位制剂和压力控制型结肠定位制剂 4 种。

pH 依赖型结肠定位制剂 利用结肠与胃和小肠之间的 pH 值差异,通过溶解性具有 pH 依赖特点(即胃和小肠内 pH 值条件下不溶,结肠内 pH 值条件下溶解)的材料阻滞药物在胃和小肠中释放,实现制剂在结肠中释药的一类制剂。美沙拉嗪结肠定位片属于典型的 pH 依赖型结肠定位制剂,pH 依赖型结肠定位制剂的设计主要是基于结肠与胃和小肠的生理环境 pH 值的差异,胃内 pH 值介于 1.0~4.0(空腹较低,进食后 pH 值增加),小肠的 pH 值介于 4.0~6.8,结肠的 pH 值介于 6.5~7.5。因此,利用生理环境 pH 值的差异可实现结肠内释药。pH 依赖型结肠定位制剂通常由普通片剂或微丸和包衣聚合物材料组成,借助于包衣聚合物形成的外层衣膜维持制剂在胃和小肠中的完整性,待制剂被转运至结肠中,由于小肠 pH 值升高(pH>7),包衣膜溶解,导致药物的释放。常用的包衣聚合物材料为丙烯酸树脂(尤特奇 S100)。由于结肠的 pH 值与小肠差异不大,有时可能由于结肠病变或细菌作用使 pH 值低于小肠,所以 pH 依赖型结肠定位制剂存在释药不完全或不释药的风险。

时间控制型结肠定位制剂 通过控制制剂开始释放药物的时间与制剂转运至结肠的时间相一致,从而使制剂在结肠中释药的一类制剂。时间控制型结肠定位制剂的设计主要基于制剂在胃和肠道的转运时间,食物从口腔至结肠的转运时间为 5~8 小时,因此,可以通过调节制剂释药的时滞,即制剂从口服至药物从制剂中的释放时间,控制药物在结肠中释放。时间控制型结肠定位制剂的处方设计可借鉴时滞时间为 5~8 小时的口服脉冲式给药系统。由于制剂的在胃和小肠内的转运时间受食物影响较大,时间控制型结肠定位制剂不能确保制剂在结肠内释放药物。

酶控制型结肠定位制剂 利用结肠内特殊的酶如偶氮还原酶、糖苷酶等,通过酶的水解作用控制制剂选择性地在结肠内释放药物的一类制剂。例如,结肠内的糖苷酶可降解多糖及环糊精类物质,可将药物与之化学键合,形成前体药物,在结肠内被糖苷酶水解而释放活性药物;或将该类物质作为骨架及包衣材料,制备口服固体制剂,使制剂在进入结肠内释放药物。酶水解载体材料的速度较慢,有可能会导致制剂的生物利用度降低。

压力控制型结肠定位制剂 利用结肠蠕动对内容物产生的压力明显高于胃和小肠,通过结肠蠕动时对制剂产生的压力使制剂的衣膜破碎,从而释放药物的一类制剂。此类制剂由内表面涂有乙基纤维素生物明胶胶囊和含有药物的聚乙二醇内容物组成,服用后,由于囊壳外层明胶溶解,制剂呈球状,转运至结肠后由于肠内压力增大其乙基纤维素衣膜破裂,从而释放药物。

应用 结肠定位制剂可将药物运送至人体消化道的结肠部位释放,从而发挥治疗作用,临床上主要用于治疗结肠局部疾病(如溃疡性结肠炎、结肠癌等)的治疗,提高药物治疗的效果。此外,由于结肠部位的酶较少,结肠内的生物环境有利于保障蛋白多肽类药物的稳定性,结肠定位制剂也可用于提高某些蛋白和多肽类药物的口服吸收。

(乔明曦)

měishālāqín jiécháng dìngwèipiàn
美沙拉嗪结肠定位片(mesalazine colon specific tablets)

由含药美沙拉嗪片芯和丙烯酸树脂(尤特奇 S100)包衣膜组成的结肠定位制剂。尤特奇 S100 包衣膜具有膜包衣结构,其溶解性具有 pH 依赖特点,即在胃和小肠中均不溶解,可保持制剂的完整性,在结肠内由于 pH 值升高(pH>7),包衣膜溶解,制剂迅速释放药物。美沙拉嗪结肠定位片属于典型的 pH 依赖型结肠定位片,利用结肠与胃和小肠之间的 pH 值差异(胃内 pH 值介于 1.0~4.0,小肠的 pH 值介于 4.0~6.8,结肠的 pH 值介于 6.5~7.5),通过包衣层阻滞药物在胃和小肠中释放,制剂被转运至结肠中释放药物。

美沙拉嗪结肠定位片临床主要用于治疗溃疡性结肠炎。由于此类疾病的病变部位位于结肠段,需要将药物递送至结肠段发挥治疗作用。如将美沙拉嗪制备成常规制剂或肠溶制剂,其释药部位分别在胃或小肠内,并不能在病变部位释放药物,发挥应有的治疗作用。如将美沙拉嗪制备成缓释制剂,虽可在结肠段有部分药物释放,但局部药物浓度较低,不能确保较好的治疗效果。因此,需借助 pH 依赖型结肠定位技术将美沙拉嗪制备成结肠定位制剂。美沙拉嗪结肠定位片可在制剂被递送至病灶部位(结肠)时释放药物,从而增强药物治疗效果,避免了缓释制剂的对胃和小肠的副作用,提高患者用药的顺应性。但尚未被各国药典收录。

(乔明曦)

口服定时释放制剂（orally chronopharmacological drug release dosage forms）

可使药物定时定量释放的口服缓控释制剂。又称口服脉冲释放制剂。是根据人体生物节律变化特点，针对不同疾病的易发病时间设计的。与控制药物从制剂中释放速度和释放部位的缓控释制剂（见口服定位释放制剂）相比，口服定时释放制剂侧重于对药物从制剂中释放时间的控制，设计的依据是某些特殊疾病常在某一特定时间发作，根据疾病的发作时间规律，通过适宜的技术手段控制药物的释放时间，按照疾病治疗的需要释放药物。例如，冠心病、心绞痛和哮喘等常在凌晨发作，给患者的服药带来极大的不便，因此患者可在晚间临睡前服用口服定时释放制剂，凌晨释放药物，发挥治疗作用。第一个口服定时释放制剂是 Searle 公司研制的"盐酸维拉帕米定时释放制剂"（Covera-HS）在美国已经获准上市（见维拉帕米脉冲给药系统），患者在临睡前服用，服药 4～5 小时后释放药物，避免高血压患者在凌晨由于体内儿茶酚胺水平增高导致心血管意外的发生。

分类 定时释放制剂的设计关键是释药时滞的控制，根据制剂的时滞控制的原理不同，口服定时释放制剂可分为渗透泵型定时释放制剂、包衣型定时释放制剂、柱塞型定时释放胶囊（定时脉冲胶囊）3 种。

渗透泵型定时释放制剂 采用渗透泵技术制备的定时释放制剂。又称渗透泵型脉冲释药制剂。由一个单层渗透泵片或双层渗透泵片和可溶蚀的薄膜衣层组成（图 1 和图 2）。制剂在胃肠液中外层的衣膜会不断溶蚀，水分子逐渐通过半透膜进入片芯内部，使药物和/或渗透压活性物质溶解后产生渗透压，驱动药物溶液通过半透膜上释药小孔释放（渗透压控释机制）。渗透泵型定时释放制剂的释药时滞主要是通过溶蚀包衣层和半透膜的水透过性控制，溶蚀包衣层的厚度越大，半透膜的透水性越差，制剂的释药时滞越长，反之，制剂的释药时滞越短。渗透泵型定时释放制剂还具有渗透泵制剂的释药优点，药物的释放符合零级动力学过程，即在释药周期内，释药的速度恒定。美国上市的盐酸维拉帕米定时释放制剂（Covera-HS）就是采用此种技术制备的。

包衣型定时释放制剂 采用包衣技术制备的定时释放制剂。又称包衣型脉冲释药制剂。由包含药物的片芯或丸芯和包衣层组成。根据制剂释药时滞控制的原理不同，包衣型定时释放制剂可分为包衣膜定时爆释制剂和包衣膜溶蚀定时释放制剂两种。

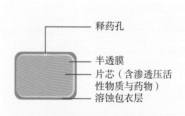

图 1　单层渗透泵定时释放制剂示意

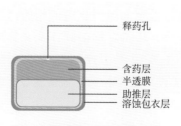

图 2　双层渗透泵定时释放制剂示意

包衣膜定时爆释制剂 可由具有溶胀性质的片芯或丸芯与包衣层组成，此类制剂在胃肠液中随水分子通过包衣膜不断进入，片芯或丸芯逐渐吸水膨胀，最终涨破包衣膜，释放药物。包衣膜定时爆释制剂的释药时滞可通过溶胀性材料的用量和包衣膜的厚度及透水性控制，片芯或丸芯中的溶胀性材料越多，包衣膜的厚度越薄或透水性越好，释药时滞越短，反之，制剂的释药时滞越长。常用的溶胀性材料包括低取代羟丙基纤维素、羧甲基纤维素钠、交联聚维酮等。包衣材料通常为水不溶性聚合物，如乙基纤维素等。包衣膜的透水性可通过在包衣材料中加入水溶性的致孔剂进行调节，致孔剂的用量越多，包衣膜的透水性越好。包衣膜定时爆释制剂也可由胶囊与不溶性包衣层组成，又称定时爆释胶囊（图 3）。将普通胶囊经乙基纤维素或其他不溶性包衣材料包衣后，胶囊的底部用机械方法制成许多直径约为 400μm 的小孔，胶囊内下部由低取代羟丙基纤维素或其他溶胀性材料组成膨胀层，膨胀层上为药物贮库。此类胶囊在胃肠液中，水分子可由胶囊底部小孔进入内部，膨胀层吸水膨胀，渗透压增加，最终胀破胶囊释放药物。通过改变胶囊包衣层的厚度和膨胀层中溶胀性材料的用量

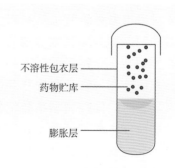

图 3　定时爆释胶囊示意

可控制制剂释药的时滞。

包衣膜溶蚀定时释放制剂 单纯依靠包衣层阻滞药物从片芯或丸芯中的释放，此类制剂在胃肠液中包衣层不断被溶蚀，内部药物在包衣层逐渐溶蚀后释放。包衣膜溶蚀定时释放制剂的释药时滞可通过调节包衣层的厚度和包衣聚合物的种类控制。包衣层的厚度越大，包衣聚合物的溶蚀越慢，制剂的释药时滞越长，反之，释药时滞越短。常用的包衣层材料为水溶性聚合物，如羟丙甲基纤维素等。

柱塞型定时释放胶囊 采用不同类型的柱塞阻滞药物从胶囊中释放的一类定时释放制剂。柱塞型定时释放胶囊通常由水不溶性胶囊壳体、水溶性胶囊帽、药物贮库和定时柱塞组成。根据定时柱塞的性质，可分为膨胀型柱塞、溶蚀型柱塞和酶降解型柱塞3 种（图 4~7）。柱塞型定时释放胶囊在胃肠液中，水溶性胶囊帽迅速溶解，定时柱塞吸水膨胀脱离胶囊壳体（膨胀型柱塞），或逐渐溶蚀（溶蚀型柱塞），或在酶作用下降解（酶降解型柱塞），药物从贮库中快速释放。柱塞型定时释放胶囊的释药时滞是通过定时柱塞来控制。膨胀型柱塞通常由具有吸水膨胀性质的亲水性聚合物组成，如羟丙甲基纤维素、聚氧乙烯等。溶蚀型柱塞由溶蚀性聚合物如聚维酮、低分子量羟丙甲基纤维素等组成。酶降解型柱塞有单层和双层两种类型，单层柱塞由酶和底物混合组成，双层柱塞则分别由酶层和底物层组成。常用的酶和底物有果胶和果胶酶。

制备 口服定时释放制剂的制剂形式为片剂、微丸或胶囊剂，相应制剂的制备方法见压片、片剂包衣、多单元缓释制剂和硬胶囊制备。

质量评价 口服定时释放制剂的质量评价的主要检查项目包括体外释放度、体内生物利用度和生物等效性等（见口服缓控释制剂质量评价）。

应用 口服定时释放制剂可根据疾病发作的时间规律，在疾病发作前释放药物，从而发挥预防和治疗作用，临床上可方便患者的服用，提高药物治疗的效果。

（乔明曦）

wéilāpàmǐ màichōng gěiyào xìtǒng

维拉帕米脉冲给药系统（verapamil pulsatile release delivery systems） 采用渗透泵技术制备的含药维拉帕米口服定时释放制剂。又称维拉帕米脉冲制剂。第一个在美国上市的产品为 Covera-HS。维拉帕米脉冲给药系统为一种双层结构的包衣渗透泵片，片芯药物层由维拉帕米、促渗剂聚氧乙烯（分子量30 万）及聚维酮组成，助推层由聚氧乙烯（分子量 700 万）、氯化钠、羟丙甲基纤维素等组成，其

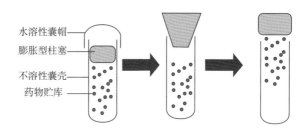

图 4 膨胀型柱塞定时释放胶囊示意

水溶性囊帽
膨胀型柱塞
不溶性囊壳
药物贮库

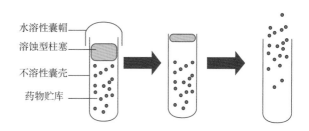

图 5 溶蚀型柱塞定时释放胶囊示意

水溶性囊帽
溶蚀型柱塞
不溶性囊壳
药物贮库

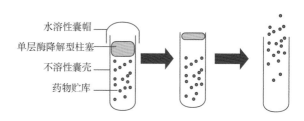

图 6 单层酶降解型柱塞定时释放胶囊示意

水溶性囊帽
单层酶降解型柱塞
不溶性囊壳
药物贮库

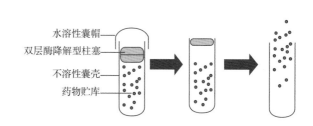

图 7 双层酶降解型柱塞定时释放胶囊示意

水溶性囊帽
双层酶降解型柱塞
不溶性囊壳
药物贮库

中聚氧乙烯和氯化钠为渗透压物质。半透膜包衣材料为醋酸纤维素，半透膜外层为羟丙甲基纤维素和聚乙二醇组成的溶蚀性包衣膜。维拉帕米脉冲给药系统进入体内时，在胃肠道的生理环境下，

最外层的包衣膜逐渐溶蚀，水分子通过半透膜进入片芯内部，使药物和/或渗透压活性物质溶解后产生渗透压，驱动药物溶液通过半透膜上释药小孔释放，因此药物主要通过渗透压控释机制释放。维拉帕米脉冲给药系统的释药时滞约为5小时。

维拉帕米临床常用于治疗高血压、心绞痛和心律失常等疾病。高血压患者在凌晨3点左右由于体内儿茶酚胺水平增高，心率加快，发生心血管意外事件（心肌梗死、心血管猝死）的概率大大高于其他时间。维拉帕米脉冲给药系统可于夜晚临睡前服用，次日凌晨释放药物，有效地预防心血管意外事件的发生。维拉帕米脉冲给药系统已被美国药典所收录。

（乔明曦）

zhōngyào huǎnkòngshì zhìjì

中药缓控释制剂（Chinese herbal medicine sustained/controlled release dosage forms）

药物口服后可缓慢地非恒速或恒速释放的中药单方或复方制剂。目的是减少每日用药次数或延长用药间隔时间。狭义的中药控释制剂指药物在规定的溶剂中，按要求缓慢地恒速或接近恒速释放的一类中药制剂。广义的中药控释制剂还包括可以在特定的胃肠道部位或特定时间释放药物并发挥治疗作用的一类制剂。与化学药口服缓控释制剂类似，中药缓释制剂和中药控释制剂的主要区别在于释药速率的差异，缓释制剂的药物释放属于非恒速释放过程，而控释制剂在药物释放的任意时间间隔内，释药速率基本恒定。

中药历史悠久，疗效确切的方剂数量众多，然而，与化学药口服缓控释制剂相比，中药缓控释制剂的研究起步较晚，发展也较缓慢，极大地落后于化学药口服缓控释制剂的发展。中药缓控释制剂研究面临的主要难点：①中药具有多组分、多作用、多途径、多靶点整合调节的作用，它不同于结构清楚、成分单一、作用靶点明确的化学药品，难以建立中药缓控释制剂质量监控的指标和方法。②中药缓控释制剂的理论研究起步相对较晚，还未形成自己的理论与技术体系，其理论与技术大多是借鉴化学药的缓控释制剂的研究成果。由于中药固有的特性，化学药缓控释理论及技术有时不完全适用于中药。③中药具有多组分的特点，其中活性成分的理化性质差异很大，很难借助于一种制剂工艺手段实现多组分的同步缓控释。上述的难点也导致中药缓控释制剂的制剂品种较少。随着中药现代化研究的进展和制剂技术的不断发展，中药缓控释制剂研究已成为中药制剂研究的热点，一些中药缓释制剂如中药缓控释制剂获得新药证书，如银杏叶缓释片、冠心苏合缓释胶囊、灯盏花素缓释片、环常绿黄杨碱缓释片、银杏叶提取物缓释胶囊等已经陆续进入临床研究。

分类 与化学药口服缓控释制剂类似，中药缓控释制剂按其制剂形式不同可分为中药缓控释片和中药缓控释微丸。按其活性成分释放行为的特点可分为定速释放中药制剂、定位释放中药制剂和定时释放中药制剂3种类型。①定速释放中药制剂：采用适宜的技术和辅料调控活性成分从制剂中的释放速率，使活性成分在一定的时间内缓慢或均匀释放的一类中药制剂。②定位释放中药制剂：采用一定技术和辅料使制剂能在消化道中胃、小肠或结肠等特定部位长时间滞留，释放活性成分，达到局部治疗作用或增加特殊部位对活性成分吸收的一类中药制剂。根据制剂在胃肠道内的停留部位不同，定位释放制剂可分为胃内滞留中药制剂、肠溶中药制剂和结肠定位中药制剂。③定时释放中药制剂：根据人体生物节律变化特点，针对不同疾病的易发病时间，使活性成分定时定量地从制剂中释放的一类中药制剂。

释药技术及骨架材料 定速释放中药制剂是研究最多、制剂技术相对最为成熟的一类中药缓控释制剂，主要是通过适当的方法降低制剂中活性成分的溶出速度和扩散速度，从而降低活性成分从制剂中的释放，达到缓慢释放的目的。定速释放中药制剂常用的缓控释技术主要包括以下几种。①骨架型缓控释技术：将高分子辅料与中药组分混合，制备缓控释骨架达到控制活性成分释放的一类技术。常用的缓控释骨架材料有亲水凝胶骨架材料、溶蚀性骨架材料和不溶性骨架材料。亲水凝胶骨架材料指一类亲水性聚合物，其在胃肠道生理环境下发生水化作用形成凝胶，从而延缓活性成分的释放。常用的亲水凝胶骨架材料包括羟丙甲基纤维素、羟丙基纤维素等亲水性聚合物。溶蚀性骨架材料指一类固体脂肪或蜡等材料，活性成分通过骨架材料的逐渐溶蚀缓慢释放。不溶性骨架材料指一类不溶性聚合物，活性成分通过骨架材料的微小孔道逐渐扩散释放。②膜控型缓控释技术：将普通中药固体制剂（片剂或微丸）进行缓控释包衣，使活性成分从包衣膜内缓慢扩散的一类技术，主要采用不溶型和渗透型包衣膜。③渗透泵控释技术：利用制剂内部渗透压活性物质接触水后形成的高渗透压作为释药动力，控制活性成分缓慢恒速释放的一类技术。

中药制剂中含有多种有效成分，不用性质的活性成分从骨架材料中的释放速率不一致，因此，具有相似理化性质和释药行为的活性成分适于采用上述制剂技术制备缓控释制剂。

质量评价 中药缓控释制剂的质量评价主要包括制剂的体外评价和体内评价两个方面。体外评价主要是指制剂的体外释放度测定，体内评价是指制剂的体内生物利用度和体内外相关性。与化学药口服缓控释制剂质量评价不同的是，由于中药制剂中含有多种活性成分，通常需要对已知的多种活性成分进行体外释放度、体内生物利用度和体内外相关性的测定。在活性成分未知的情况下，也可采用对一种或多种指标成分进行体外和体内评价的方法，建立中药缓控释制剂的质量评价标准。需要指出的是，由于中药制剂组分复杂、活性成分不明且缺乏定量检测手段，给中药缓控释制剂的体内评价带来很大困难，有时需要借助药理效应法进行测定，即通过测定制剂服用后反映治疗效果的某些药理效应指标（如血压、心率、心功能指标等）进行评价。

（乔明曦）

kǒufú huǎnkòngshì zhìjì zhìliàng píngjià

口服缓控释制剂质量评价

（quality control of oral sustained/controlled release dosage forms） 通过检查体外释放度、体内生物利用度和体内外相关性及药物含量、有关物质等，对口服缓控释制剂进行的质量评价。其中，体外释放度、体内生物利用度和体内外相关性是口服缓控释制剂区别于其他制剂的质量检查项目。

体外释放度 缓控释制剂在规定介质中释放的速度和程度。测定体外释放度的方法与仪器装置与口服固体制剂体外溶出度的方法与仪器装置一致，但二者考察的内容不同。体外溶出度测定是考察固体制剂中药物在规定时间内溶出的量，要求溶出量大于标示量的某一百分数。体外释放度测定是考察缓控释制剂中药物在规定的不同时间范围内药物的释放量。

《中华人民共和国药典》2015年版收录了3种口服制剂体外释放度测定法：第一法为篮法，第二法为桨法，第三法为小杯法。在口服缓控释制剂的释放度测定方法中，篮法和桨法应用最多，其优点是方法操作简单，仪器易普及，能在一定程度上模拟制剂在体内的释药情况。缓释制剂释放度测定常用的介质有水、0.1mol/L盐酸溶液（模拟胃液）、pH 6.0~8.0的磷酸盐缓冲液（模拟肠液，无酶）。通常篮法和桨法使用的释放介质体积有250、500、750、900和1000ml，其中900ml和1000ml最为常用。体外释放度的测定一般应在漏槽条件下进行，即药在释放介质中的浓度应小于其饱和浓度的1/3，也可以理解为溶出介质的体积应不少于药物形成饱和溶液所需体积的3倍。对于水难溶性药物，在规定体积的释放介质中常不能满足漏槽条件，需要在释放介质中加入低浓度的表面活性剂如十二烷基硫酸钠、吐温80等，增加药物在释放介质中的溶解度，使其满足要求。体外释放度测定的温度一般为（37±0.5）℃。

口服缓控释制剂的体外释放度标准规定，不用的时间段药物有不同的释放量。一般应至少选择三个取样时间点：第一个是时间点通常为1~2小时，药物释放量一般控制在15%~40%，该取样时间点用于考察缓控释制剂是否存在药物突释效应；第二个时间点接近给药时间间隔的中间时间点，药物释放量一般控制在50%左右，该取样时间点用于确定释药特性；第三个时间点为接近药时间间隔的75%时间点，药物释放量一般要求大于70%，该取样时间点用于考察缓控释制剂的释药是否完全。缓控释制剂释放度的标准要求药物缓慢释放，保证药物没有突释并且药物在规定时间内释放完全。

生物利用度 口服缓控释制剂后药物被吸收进入体循环的速度与程度，是保证制剂产品质量的重要指标之一。研究方法有血药浓度法、尿药浓度法和药理效应法，其中血药浓度法最为常用。口服缓控释制剂的临床前生物利用度研究一般在动物（犬）体内进行，获得临床批准后需在人体内进行评价。一般应选择健康自愿受试者18~24例，分别口服受试缓控释制剂和参比制剂（已经上市销售的同类产品），通过定时抽取血浆样本，然后测试血浆中药物的浓度，计算相应的药动学参数，并进行生物等效性评价。与普通制剂相比，缓控释制剂应具有较长的达峰时间、较低的峰值浓度、较长的维持血药浓度时间和较小的血药浓度波动程度。《中华人民共和国药典》用于血药浓度波动程度评价的参数为波动度（DF）和峰谷波动百分数

（*PTF*%），可用下式计算：

$$PTF\% = DF = [(C_{max} - C_{min})/C_w] \times 100\%$$

式中 C_{max} 和 C_{min} 为多次给药血药浓度达到稳态后最后一个给药剂量的实测药物峰浓度值和谷浓度值；C_w 为稳态平均血药浓度。

体内外相关性 为建立一种描述口服药物缓控释制剂体外释药特性与制剂的体内响应的预测性数学模型。通常用药物释放的速率和程度表示制剂的体外释药特性，用血药浓度或药物吸收表示制剂的体内响应。口服缓控释制剂的体内外相关性建立后可以用相对简单的体外释放度来预测药物的体内生物利用度。

口服缓控释制剂的体内外相关性一般分为 3 种情况。①A 水平相关：整个体外释放曲线和整个体内吸收曲线存在相关关系。又称点对点相关。这种相关性分析应用了所有体内外数据，可以反映曲线的全部形状，故是一种最高水平的相关，可以用体外释放度的试验结果来预测体内药物吸收行为。②B 水平相关：利用统计矩原理将体外平均释放时间和体内平均滞留时间或体内平均溶出时间进行比较而建立的相关

性。又称统计矩参数相关。可以一定程度反映体内吸收过程和体外释放过程的参数的关系，是一种较高水平的相关。③C 水平相关：制剂体外释放曲线中某一参数（如 $t_{50\%}$、$t_{90\%}$）与体内某一药动学参数（如 AUC、C_{max} 或 t_{max}）存在相关关系。又称单点相关。采用普通的药动学参数作为体内参数与体外释放数据进行相关性分析，是一种部分相关，因此是最低水平的相关。C 水平相关又可进一步分为 3 种情况：某一特定时间点体外释放量和体内药动学参数的相关性；体外释放某一百分数所需时间和体内药动学参数之间的相关性；体外释放参数如一级释放速度常数、零级释放速度常数或平均释放时间与体内药动学参数之间的相关性。

（乔明曦）

wēiqiú

微球（microspheres） 药物溶解或分散在高分子材料基质中形成的微小球状实体。属于基质型骨架微粒，基本结构见图。通常粒径在 $1\sim250\mu m$ 的称为微球，粒径在 $0.1\sim1\mu m$ 的称为亚微球，粒径在 $10\sim100nm$ 的称为纳米球。

微球用于药物载体的研究始

于 20 世纪 70 年代中期，发展十分迅速。药物制成微球后，因其对特定器官和组织的靶向性及微粒中药物释放的缓释性，已成为缓控释剂型研究的热点。

药物制成微球后的优点：掩盖药物不良气味；提高药物的稳定性，防止药物在胃内失活或降低药物对胃的刺激；可使药物缓慢释放从而延长药效；可保护多肽蛋白类药物避免酶的破坏；通过控制吸入给药的微球粒径，可降低给药剂量及全身毒副作用；可直接注射于癌变部位或动脉栓塞部位提高疗效；可利用磁性达到定位释放等。水溶性药物和脂溶性药物均可被有效包载于微球中，因此微球能够负载或包覆多种药物，并可有效地控制药物释放速度。

分类 根据给药途径不同，微球可分为静脉注射微球、皮下或肌内注射微球、关节腔注射微球、动脉栓塞微球、吸入微球、鼻用微球、眼用微球、口服微球等。鼻用微球：鼻腔给药不仅可治疗鼻腔局部疾病，而且可发挥全身作用。鼻黏膜表面积大，皮下血管丰富，利于药物吸收，且鼻腔给药可避免胃肠道降解和肝

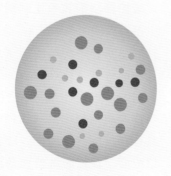
存在固体微区微球

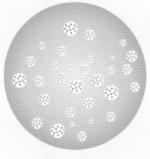
无固体微区微球

药物以分子形式分散于微球

图 微球的结构示意

首过效应，具有生物利用度高、起效快、患者顺应性好等特点。但鼻腔对异物清除很快，液体和固体粉末的停留半衰期仅为15分钟左右。生物黏附微球可通过吸水膨胀或表面润湿使之与鼻黏膜紧密接触，从而产生生物黏附作用，延长药物在鼻黏膜表面的滞留时间而增加药物吸收。眼用微球：由于受到角膜屏障泪液的稀释作用和泪道的引流等因素的影响，许多局部眼用制剂的生物利用度较低，在治疗应用时受到限制。生物黏附微球与一般眼用溶液剂相比，可减少药物的流失，提高生物利用度。口服微球：主要用来提高药物的生物利用度或控制药物在用药部位的吸收。当药物以黏附微球为载体时可明显延长药物在胃肠道的滞留时间，增强药物与胃肠黏膜表面的充分接触，增加药物对胃肠道上皮细胞的穿透力，显著提高药物的生物利用度。

根据高分子载体性质可分为生物降解微球、非生物降解微球。根据高分子载体功能可分为生物黏附微球、磁性微球。生物黏附微球：选择具有生物黏附性的天然或合成的高分子材料作为载体，制备成微球这种多单元剂型，通过与黏膜表面分泌的黏液产生作用力，从而增加药物在黏膜部位的滞留时间，提高生物利用度；其多分散特性可避免药物局部浓度过高而产生不良反应；通过延长与黏膜的接触时间和接触面积，从而达到缓慢释药及吸收的目的。黏膜给药是生物黏附微球最常用的给药方式，如鼻腔、眼部、胃肠道、口腔、肺部、阴道等部位的黏膜均是药物吸收的良好部位。药物经黏膜吸收可避免首过效应，提高生物利用度，达到全身治疗

的目的，在定位、缓释、提高生物利用度等方面优势显著。生物黏附材料是决定微球性质的关键因素，常用的黏附材料有淀粉、壳聚糖等天然高分子材料；羟丙基甲基纤维素、羧甲基纤维素钠等半合成高分子材料；聚乙烯醇、卡波普、聚羧乙烯等合成类高分子材料。这些载体材料的生物黏附性主要是材料与黏膜表面的黏液蛋白相互作用所致，其作用类型包括以氢键结合、静电吸附、范德华力、化学渗透及纠缠作用。材料的分子量、黏度、吸水性决定黏附性能。

此外，根据包载药物的性质可分为小分子微球、疫苗微球、蛋白多肽微球等。根据临床用途分为靶向微球和非靶向微球。

释药机制 药物从微球中的释放可通过若干途径，包括表面溶蚀、药物扩散、酶解等。可生物降解载体材料的降解方式是影响药物释放的重要因素之一，主要有两种方式：本体降解和表面降解。本体降解是指均匀发生在整个聚合物骨架材料中的降解过程，基质内部的聚合物降解速度等于或快于基质表面。聚酯类材料的降解机制属于本体溶蚀，其降解产物是机体的内源性物质乳酸和羟基乙酸，两者通过三羧酸循环最终分解为二氧化碳和水排出体外。仅在材料表面进行的降解过程称为表面降解，即聚合物基质的降解过程按由外向内的顺序进行。聚酸酐类或聚原酸酯的降解机制为表面降解。

微球的释药一般经历水合作用、扩散作用、溶蚀作用3个过程。根据聚合物的降解规律和机制，微球中药物的释放可分为3个阶段。①突释期：微球表面或近表面的部分药物迅速释放。

②缓慢释放期：随着水分子渗入基质，孔隙间的药物逐渐溶解扩散出来。③快速释放期：随聚合物的不断降解，骨架结构破坏，药物出现第二次大量释放。微球表面或近表面存在的药量越大，药物的水溶性越好，微球内部越易形成孔道，或孔道对水的摄取能力越强，微球的突释量就越高。另外，突释量还与所用的载体材料性质、处方组成、工艺参数、微球粒径及载药量等因素有关。药物从微球中的释放机制，除受聚合物本身理化性质的影响外，还受药物在微球中的分布、附加剂类型、微球大小和密度等诸多因素影响。

制备 制备微球的高分子材料包括天然和合成高分子材料，常用的制备微球的方法有乳化-溶剂蒸发法、喷雾-低温固化法、喷雾干燥法、相分离法和乳化交联法等（见微球制备）。

质量评价 微球质量评价的指标包括形态、粒径及其分布、载药量及药物包封率、突释效应、有机溶剂残留量、聚合物的玻璃化转变温度与晶型、体外释放行为、含量均匀度、聚合物载体降解、通针性、微球水分含量，注射微球尚需要无菌和内毒素检查。

（毛世瑞）

wēiqiú zhìbèi

微球制备（preparation of microspheres） 制备微球的技术。微球制备中常用的方法有液中干燥法、喷雾干燥法、相分离法和乳化交联法，21世纪初又发展了新的微球制备技术，如采用低温喷雾提取法、超临界流体法、超声雾化法、电喷法。要成功研发一种药物的微球给药系统，不仅要求有适宜的载药量，合适的粒径分布范围，而且要求所包封的

药物稳定，可控制释药速率，突释小。微球的制备方法对微球的特性有非常重要的影响。

材料 制备微球的高分子材料包括天然和合成高分子材料。其中天然高分子材料主要包括多糖（如壳聚糖、海藻酸钠、透明质酸、淀粉、右旋糖酐）和蛋白（白蛋白，胶原蛋白，明胶等）类。天然高分子材料在纯度和理化特性方面有较大差别，释药速度较快并可能具有一定的免疫原性。合成的高分子材料包括聚酯类、聚酸酐类、聚原酸酯类、含磷聚合物（如聚磷酸酯）等。其中聚酯类和聚酸酐两类材料已被美国食品药品管理局（FDA）批准用于医药领域。聚酯类是在药学领域应用最广泛的合成可降解聚合物材料，其中包括聚乳酸（PLA）、聚羟基乙酸（PGA）以及二者的共聚物聚（乳酸羟基乙酸）共聚物［poly (lactic-co-gly-colic acid)，PLGA］。这些聚合物可通过利用环状内酯单体开环聚合反应合成。根据单体比例和聚合程度，可获得不同疏水性的PLGA。聚酯类的降解源于酯键的断裂水解。和PGA相比，PLA更加疏水，因此PLA微球的吸水速度更慢，降解速率更低。PLGA是美国FDA批准的第一个应用于临床的可生物降解聚合物，于20世纪70年代起即用作外科手术缝合线和骨科固定件材料。它除具有良好的生物相容性、无免疫反应、安全性较高的优点外，可通过调整乳酸和羟基乙酸的比例调整PLGA共聚物的降解速度。通常乳酸含量高的PLGA和羟基乙酸含量高的PLGA相比，降解更慢。市售的PLGA按照其分子量、乳酸与羟基乙酸的比例以及聚合物末端基团（羧基或酯基）分为不同的规格。常用的有PLGA 50：50，75：25，85：15。例如德国勃林格英格翰（Boehringer Ingelheim）公司的 Resomer 有502、503和502H、503H等多种不同的规格，前者代表酯基封端，后者带H的代表羧基封端。PLGA共聚物中的羟基乙酸比例增加，溶蚀速度加快，乳酸与羟基乙酸的摩尔比达到50：50时，聚合物降解速度最快。合成的高分子材料因可通过改变单体的摩尔比或改变分子量和黏度等参数调节聚合物的降解速度，控制药物在体内外的释放速率，因而成为制备缓控释注射微球的主要骨架材料。

方法 微球制备中常用的方法有乳化-溶剂蒸发法（见乳化-溶剂蒸发法制备微球）、喷雾-低温固化法（见喷雾-低温固化法制备微球）、喷雾干燥法、相分离法和乳化交联法等。

喷雾干燥法 将药物和载体材料用适当的溶剂溶解，或制成乳液、混悬液后以雾滴形式喷入干燥室内，同时送入热空气流，使雾滴中的水分快速蒸发、干燥，即得微球。该法制备条件温和，受高分子材料性质的影响较小，制得的微球具有粒度分布窄、包封率高等特点，用于不稳定药物微球化的大规模生产极具潜力。工艺影响因素包括混合液的黏度、均匀性、药物及材料的浓度、喷雾的速率、喷雾方法及干燥速率等。该法工艺简单、重现性好、易工业化生产，所得微球表面光滑、包封率较高，但收率较低、粒径较小。该法与溶剂挥发法相比，避免了乳化过程中的高速搅拌及药物与有机溶剂的长时间接触，可有效保护生物样品的活性，为制备性质不稳定药物的微球开辟了新途径。此外，干燥过程中因溶剂的快速挥发可保持液滴温度低于干燥空气温度，因此有利于对温度敏感药物微球的制备。

采用喷雾干燥法制备黏附微球，载体溶液中需加入适量的抗黏剂以减少微球粘连，或在制备过程中采用连续喷雾而无间歇，也可减少粘连。常用的抗黏剂如硬脂酸金属盐、滑石粉、微粉硅胶、单硬脂酸甘油酯等对微球的流动性和表面光滑性有明显的改善作用。

相分离法 在高分子材料溶液中，将药物溶解或分散成混悬液或乳状液，通过降低温度、调节pH值或加入脱水剂、非溶剂等方法，使高分子材料溶解度降低而从溶液中析出，最后固化成球。其微球形成主要有3个过程：高分子溶液发生相分离；高分子聚合吸附到药物上；表面微球的固化。相分离法主要用于包载水溶性药物，如蛋白质、多肽、疫苗等。常用的有机溶剂有二氯甲烷、乙腈、醋酸乙酯和甲苯。制备过程受高分子材料性质影响较大，还有溶剂残留问题。

乳化交联法 利用带有氨基的高分子材料易和其他化合物相应的活性基团发生反应的特点，交联制得微球。这些高分子材料包括壳聚糖、明胶和蛋白质类等，交联剂用戊二醛、甲醛等，由于交联剂中的醛基可以和高分子材料的氨基发生醛胺缩合作用使微球固化，药物则溶解或者分散在材料溶液中。以药物和材料的混合水溶液为水相，用含乳化剂的油为油相，混合搅拌乳化，形成稳定的油包水（W/O）或水包油（O/W）型乳状液，加入化学交联剂，即得载药微球。

(毛世瑞)

乳化-溶剂蒸发法制备微球

（preparing microspheres by emulsion-solvent evaporation technique） 先将含有骨架材料与药物的有机溶液分散在与之互不混溶的另一相液体中形成乳剂，再从乳剂中除去挥发性溶剂以制备微球的方法。根据乳剂类型通常分为单乳化法和复乳化法。

单乳化法：可分为水包油（O/W）、油包水（W/O）和油包油（O/O）型。O/W 型单乳化法是制备疏水性药物微球最常用的方法，工艺流程见图1。将聚合物溶解于二氯甲烷等有机溶剂中，药物可以溶解或以混悬状态存在于上述聚合物溶液中，然后将聚合物溶液分散到含表面活性剂的水相中形成 O/W 型乳剂。在搅拌条件下，分散相中的有机溶剂不断挥发，直至聚合物固化形成微球，收集微球，洗涤，干燥即可得到微球粉末。W/O、O/O 型与 O/W 型单乳化法的制备工艺类似，适于水溶性药物。

复乳化法：水包油包水（W/O/W）型复乳法常用于制备水溶性药物微球，也是制备多肽或蛋白类药物微球较普遍的方法，工艺流程见图2。一般将聚合物溶解在二氯甲烷等有机溶剂中，再加入药物或活性成分的水溶液，搅拌或超声乳化。然后，将 W/O 型初乳分散到含表面活性剂的外水相中形成 W/O/W 型复乳。最后，搅拌下除去有机溶剂，使高分子材料固化成球，最后收集微球，洗涤，干燥。影响微球性质的主要因素有聚合物的分子量和浓度、内水相的浓度和体积、油相体积、外水相的体积、内水相和外水相比例、外水相表面活性剂的种类及浓度、制备初乳和复乳的搅拌条件、药物浓度、溶剂挥发的温度及各种添加剂等。制备过程中产生的机械应力、剪切力和溶剂化可能会导致蛋白质天然结构的改变和生物活性的丧失。

作为传统 W/O/W 型复乳法的一种改进方法，膜乳化法制得的微球相对更均匀，微球制备中通常采用膜管式无机微孔玻璃膜，即膜一侧的分散相在压力作用（通常是 N$_2$ 加压）下通过微孔膜并在另一侧出口处形成液滴长大，当液滴粒径达到一定程度，就会在连续相的流动剪切力作用下从膜上脱落，以小液滴的形式分散到连续相中，得到乳剂。可通过玻璃膜孔的大小和外部水相中乳液的浓度来控制粒径的大小。

（毛世瑞）

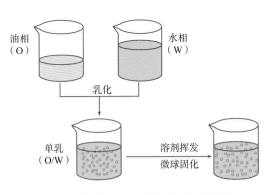

图1　O/W 单乳化法制备微球工艺流程

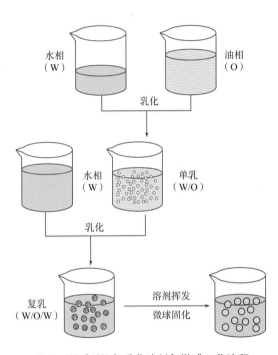

图2　W/O/W 复乳化法制备微球工艺流程

喷雾-低温固化法制备微球

（preparing microspheres spray-low temperature curing method） 将含药溶液或混悬液喷雾于冷的蒸汽相中使其冻结，将冻结物置于冷冻干燥器中干燥得到干燥粉末以制备微球的方法。该法为制备蛋白、多肽类微球的一种新方法，工艺流程见图。蒸汽相下面是低温液，小液滴通过蒸汽相的时候开始冻结，当接触到低温液体层时小液滴完全冻结，将收集得到的冻结物置于冷冻干燥器中干燥，低温低压下使冰升华，得到干燥粉末。冷的蒸汽相常使用液氮，低温液体层常用乙醇，喷雾形成的小液滴通过液氮蒸汽相时开始冻结，当接触到乙醇低温液体层时小液滴完全冻结。喷雾-低温固化法是喷雾干燥和冷冻干燥法两者的互补结合，该法是

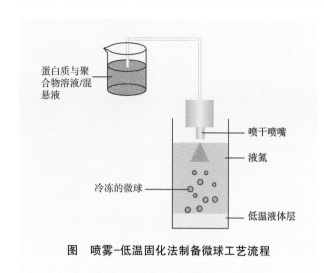

蛋白质与聚合物溶液/混悬液

喷干喷嘴

液氮

冷冻的微球

低温液体层

图 喷雾-低温固化法制备微球工艺流程

在比喷雾干燥低的温度下进行，所以通常会对蛋白质产品带来较少的破坏。该法制备的产品具有良好的稳定性和很好的复水性，比传统冷冻干燥具有更好的品质，所以特别适用于具有较高市场价值的产品制备和具有较高共晶点和玻璃化转变温度的溶液。这种方法已被成功用于开发人生长激素微球，并已经美国食品药品管理局批准上市，成为第一个蛋白质药物的缓释微球。该法不像喷雾冷冻干燥那样将溶液喷射到冷的蒸汽相中，这是该技术的主要标志。此法的优点是工艺简单、药物稳定性好、包封率高、批间重复性好，但仪器复杂、成本高。

（毛世瑞）

zhùshèyòng wēiqiú

注射用微球（microspheres for injection） 将药物溶解或分散于生物可降解材料制成的基质骨架型球形或类球型实体中通过注射途径给药的长效制剂。注射用微球的应用形式为干燥粉末，临用前分散到配套的液体溶剂中。注射用微球主要通过皮下注射或肌内注射给药，可大大降低给药频率，稳定血药浓度，提高治疗效果，降低药物毒副作用，还可以增强药物的稳定性和提高患者依从性，已广泛应用于多肽、蛋白类药物制剂。

和其他长效制剂相比，注射用微球的优点包括：①直接注入病灶，减轻系统不良反应，增加治疗效果。②减少给药次数，提高患者顺应性。③可控制药物持续恒速释放几周甚至数月，使患者血药浓度趋于平缓，降低常规制剂反复多次给药造成的血药浓度峰谷波动，提高药物的安全有效性。④由传递系统本身，而不是波动的机体生物因素控制药物的吸收，降低了个体差异，提升了用药的安全性和有效性。⑤制剂可应用的范围宽泛，可通过调节聚合物的理化性质调整药物的释放速率和释放持续时间，因而适用于不同的药物。⑥由于微储库作用，可保护药物在体内环境中不被破坏，提高药物的稳定性。同植入剂和注射黏稠的聚合物溶液相比，通过皮下或肌内注射微球的优势在于其重新分散性及可注射性能更好。和植入剂注射前后都会引起患者不适相比，注射微球的小粒径和良好的分散度使其更容易被患者所接受。

制备 注射用微球的制备与一般的微球制备相同。在选择制备注射用微球的载体时，需要考虑基质材料的化学组成、物理和机械性质、降解机制及其降解速度、安全性及其是否已批准在该领域使用，需要选用生物可降解、生物相容性好的高分子材料作为载体。聚（乳酸羟基乙酸）共聚物［poly（lactic-co-glycolic acid），

PLGA］是应用较广泛的注射用微球骨架材料，药物分子包埋在PLGA分子中，通过扩散-溶蚀方式向注射部位周围组织缓慢释放药物。PLGA在生物体内可降解为乳酸和羟基乙酸，最终形成二氧化碳和水排出体外。

注射用微球所注射的药物剂量取决于载药量、微球在重新分散混悬液中的浓度，以及皮下或肌内注射的体积。基于药物的亲水性，聚合物的疏水性和生物降解行为，药物的载药量会有很大差异。通常，对于载水溶性药物如多肽的缓释超过1周的微球制剂，载药量达到20%几乎是上限了。考虑到注射时的黏度不能太大，重新分散的混悬剂中微球的浓度一般不超过20%［重量（W）/体积（V）的比值］。同时，考虑到皮下或肌内注射途径有一定的体积限制（不超过2ml），微球更适于递送药效强、总给药剂量小的药物。由于其规模化生产和工艺过程验证存在一定的复杂性和挑战性，微球的成本和工艺研发时间显著高于植入剂和注射凝胶。除了复杂的制造过程，当使用一种新型的生物可降解聚合物作为微球载体时，要想使最终产品获得批准要面临严格审查。而且，尽管微球制备技术已相当成熟，由于技术自身的局限性，仍然存在缺陷：①微球制备工艺较复杂，周期相对较长。②药物的包封率，特别是水溶性药物的包封率低，增加了制剂的成本。③彻底去除微球中残留的有机溶剂较困难。④不能使用常规的热压灭菌方法，工艺过程中的超滤灭菌操作成本高。因此，虽然微球作为注射给药系统已经得到了广泛认可，这些障碍的存在使市场上出现新微球产品

的速度很慢。注射用醋酸亮丙瑞林微球、注射用利培酮微球等多种长效微球制剂已投放市场。

质量评价 微球的粒径及其粒径分布是影响药物释放速度和释放持续时间的两个重要因素，同时根据所选择的注射针头的型号不同，这两个因素也会影响通针性和可注射性。注射用微球产品需要是无菌和无热原的，因此其产品或需要在无菌条件下制备，或需要通过射线实现最终灭菌。（见微球质量评价）

（毛世瑞）

zhùshèyòng cùsuānliàngbǐngruìlín wēiqiú

注射用醋酸亮丙瑞林微球

（leuprorelin acetate microspheres for injection） 主要组成成分为醋酸亮丙瑞林的注射用长效微球制剂。又称醋酸亮丙瑞林长效注射剂。为肌内注射给药的醋酸亮丙瑞林混悬剂。注射用醋酸亮丙瑞林微球为全球第一个通过美国食品药品管理局认证的长效促性腺激素释放激素激动剂。

亮丙瑞林缓释1个月的微球注射剂由日本武田化学制药公司开发，1989年首先在日本、美国等国家获准上市，1993年起中国有售，已在世界范围内广泛使用。3个月缓释制剂于1995年在美国上市。2009年中国北京博恩特药业有限公司生产的醋酸亮丙瑞林缓释微球获准上市。

结构与组成 主要组成成分为醋酸亮丙瑞林和辅料聚（乳酸羟基乙酸）共聚物〔poly（lactic-co-glycolic acid），PLGA〕75∶25、聚乳酸（PLA）、明胶、D-甘露醇。助悬剂主要组成成分为D-甘露醇、聚山梨酯80。可缓释1个月和可缓释3、4个月微球的区别主要在于前者采用PLGA，后

者采用PLA作为微球骨架材料。

市售的系列产品有可缓释1个月的Lupron Depot®，Lupron Depot®-Ped，可缓释3个月的Lupron Depot®。Lupron Depot系列产品采用单剂量包装，每剂量装于两个西林瓶，一瓶为含有PLGA或PLA，明胶和甘露醇组成的醋酸亮丙瑞林微球的冻干粉针，另一瓶为可将冻干粉末重分散为混悬液的配套溶剂。配套溶剂由羧甲基纤维素钠、甘露醇、乙酸、聚山梨酯80溶于注射用水而成。

除可采用复乳化法制备注射用醋酸亮丙瑞林微球外，应用Epic Therapeutics公司的ProMaxx技术平台亦可制备醋酸亮丙瑞林注射缓释微球。ProMaxx技术即将蛋白质和水溶性聚合物如葡聚糖、聚乙二醇、人血清白蛋白等制成水溶液，控制合适的pH值（接近蛋白质的等电点）、离子强度和其他条件，蛋白质与聚合物会呈微球而非无定型物沉淀出来，水溶性聚合物可经离心除去。该工艺简单，不使用有机溶剂，载药量高。采用该ProMaxx技术制备的醋酸亮丙瑞林微球（LeuProMaxx）可缓释4周，2004年4月在墨西哥上市。

功能特点与应用 亮丙瑞林是一种由9个氨基酸组成的强效促性激素释放激素的高活性衍生物，在体内易被酶降解，$t_{1/2}$较短，常规制剂为注射液和粉针剂，每日肌内注射1次，当用于抑制垂体-性腺系统功能时需要长期频繁注射给药，且不良反应大，因此制备其缓释注射剂型意义重大。注射用醋酸亮丙瑞林微球在临床上用于治疗内异症、伴有月经过多和下腹痛的子宫肌瘤、雌激素受体阳性的绝经前乳腺癌、中枢性性早熟、前列腺癌等。

亮丙瑞林极易溶于水，这对药物包封是一个不利因素，因为制备过程中药物极易从内水相渗漏到外水相中。但是实验结果表明药物仍然有较高的包封率，这主要是因为制备过程中形成的油包水（W/O）型初乳黏度大，黏稠的载体材料包裹在药物液滴外层，阻止了药物向外水层的扩散。因此所成初乳的黏度对包封率起了决定性的作用。而初乳的黏度取决于聚合物材料的浓度，聚合物浓度高则包封率相应也高。所以，聚合物浓度对药物包封率影响最大。但黏度大会造成制备过程中材料和药物的损失，降低收率。因此，聚合物浓度必须调整到一个适宜的范围。

亮丙瑞林微球在体外表现出两相释放的模式。根据释放曲线可以推测，药物的释放由两种机制控制。初期为表面和浅层药物的扩散，后期为材料溶蚀后的释放。初期吸附在微球表面的药物释放后，释药速率相对下降，后期PLGA/PLA溶蚀，药物大量释放出来，释药速率再次上升。亮丙瑞林的药理作用与剂量和给药方式密切相关。当以生理脉冲频率（每90分钟1次）短期、小剂量给药时，对垂体-性腺系统的功能起促进作用，临床用于治疗激素过低导致的疾病，如不孕、性功能低下、青春期延缓等；而以非生理脉冲频率长期、大剂量给药时，可抑制垂体分泌黄体生成素和尿促卵泡素，导致性腺分泌激素能力下降，性器官萎缩，临床用于治疗一些激素依赖性疾病，如前列腺癌、子宫肌瘤、乳腺癌、子宫内膜异位等。皮下注射醋酸亮丙瑞林微球后，药物吸收进入体内产生一过性的垂体-性腺系统兴奋作用（急性作用），随后抑制

垂体生成和释放促性腺激素，进而抑制卵巢和睾丸对促性腺激素的反应，从而降低雌二醇和睾酮的生成（慢性作用）。药物的连续释放对体内睾酮形成了持续的抑制。这与体外释放的结果相吻合。注射用醋酸亮丙瑞林微球已被英国药典收录。

（毛世瑞）

zhùshèyòng lìpéitóng wēiqiú

注射用利培酮微球（risperidone microspheres for injection）

主要组成成分为利培酮的注射用长效微球制剂。又称利培酮长效注射剂。注射用利培酮微球制剂为肌内注射给药的混悬剂，是第一个由非典型性精神分裂症药物开发而成的长效缓释微球制剂。注射用利培酮微球由阿尔科姆斯（Alkermes）和杨森公司（Johnson & Johnson）共同开发，于2002年8月在英国和德国上市，2003年7月在法国上市，并在同年10月获得美国食品药品管理局批准上市。2006年，杨森的利培酮缓释微球在中国上市。

结构与组成 该注射剂由缓释注射微球和注射用配套溶剂两部分组合而成，即注射用利培酮微球是以一个剂量包的形式提供的，它包括一个装有利培酮微球粉末的样品瓶，含有2ml稀释剂的预填充注射器，连接盛装配套溶剂的注射器和样品瓶的SmartSite®无针瓶接入装置（Alaris Medical System），两个Needle-Pro®安全针头（一个带有针保护装置的21G UTW一英寸针头用于三角肌给药，一个带有针保护装置的20G TW两英寸的针头用于臀肌给药），以及一个可分离的标签。缓释注射微球是一种白色或类白色、自由流动的粉末，每小瓶利培酮的剂量是12.5、25、37.5或50mg。注射用配套溶剂是无色透明溶液，组成包括聚山梨酯20、羧甲基纤维素、二水磷酸氢二钠、无水柠檬酸、氯化钠、氢氧化钠和注射用水。在注射前将微球分散到稀释剂中，这些微球被润湿分散在水性稀释剂中制成混悬剂。利培酮微球粉末需要在 $2 \sim 8°C$ 冷藏，避光保存。在25°C或以下可稳定长达7天。

该制剂采用具有相容性的生物可降解聚合材料将利培酮包入微球，使之混悬于溶液中，肌内注射。所用聚合物材料为聚（乳酸羟基乙酸）共聚物[poly(lactic-co-glycolic acid)，PLGA]75∶25，药物与聚合物的重量比约为2∶3，每克微球含有381mg利培酮。有关的体内外实验均表明，药物在24小时内经扩散作用释药量较小，随后在 $2 \sim 3$ 周内随聚合物的降解而均匀释放，$4 \sim 6$ 周内维持稳定的治疗血药浓度，有效避免了每天服药的高峰和低谷期。PLGA可降解为易被人体排泄的化合物而不会在体内累积。

功能特点与应用 利培酮是一种精神病治疗药物，临床常用的剂型包括薄膜包衣片剂、口服溶液、口服滴剂。对于利培酮普通剂型，通常必须每天按时服药，这对于大多数精神病患者是比较困难的，这也是在治疗过程中导致病情恶化的一个很重要的因素。利用微球技术，利培酮给药频率从每日 $1 \sim 2$ 次，降低到每2周给药1次，单次肌内注射量不超过50mg，连续给药4次后可达稳态血药浓度水平。它可显著改善患者依从性，提高药物的疗效和安全性，降低复发风险。利培酮长效注射剂应每2周深部肌内注射，可由三角肌或臀肌注射。每次注射应由专业人员使用适当的封闭的安全针头给药。对于三角肌给药，使用1英寸的针注射给药，在两手臂之间交替。对于臀肌给药，使用2英寸针，在两臀部交替注射。在剂量相同时，三角肌和臀肌肌内注射是生物等效的，因此两种给药途径可以互换。不能静脉注射给药。

当将微球注入体内后，PLGA逐渐在体内通过水解机制降解，释放出一定剂量的利培酮，最终的聚合物分解成乳酸和乙醇酸，以二氧化碳和水的形式从体内消除。单次肌内（臀部）注射利培酮长效注射剂后，最初有少量的药物释放（<1%），然后是3周的时滞。药物的释放主要从3周后开始，在第 $4 \sim 6$ 周能够维持释放，肌内注射后7周消除。因此，患者在第一次注射利培酮长效注射剂后，应继续口服利培酮，并持续3周（然后停药），以确保在利培酮从注射部位释放前维持足够的治疗血药浓度。当开始联合使用口服和注射时，患者可能在几周内症状有所改善。在单剂量给予利培酮长效注射剂后，利培酮、9-羟基利培酮（主要代谢物）和利培酮加9-羟基利培酮的药动学在 $12.5 \sim 50mg$ 的剂量范围内呈线性关系。药物的缓慢释放曲线和治疗剂量利培酮长效注射剂（肌内注射，每2周）相结合，可使药物保持在治疗浓度。4次注射给药后药物可达到稳态血药浓度，最后一次注射后可维持 $4 \sim 6$ 周。经过多个剂量25mg和50mg的利培酮长效注射剂注射给药后，利培酮、9-羟基利培酮和利培酮加9-羟基利培酮的血浆浓度呈线性。

注射用利培酮微球在临床上主要用于治疗抑郁症、急性和慢性精神分裂症，以及其他各种精神病状态明显的阳性症状（如幻觉、妄想、思维紊乱、敌视、怀疑）和明显的阴性症状（如反应迟钝、情绪淡漠及社交淡漠、少语），也可用于治疗与精神分裂症有关的情感症状（如抑郁、负罪感、焦虑）。

（毛世瑞）

dòngmài shuānsè wēiqiú
动脉栓塞微球（artery embolization microspheres） 用于病变组织或器官的靶供应血管内，使之发生闭塞，阻断血供的微球制剂。这是通过插入靶动脉的导管将空白或载药微球有控制地注入病变组织或器官的靶供应血管内，通过闭塞血管，阻断血供，以达到控制出血，治疗血管性病变、肿瘤，以及消除病变器官功能的目的。截至2016年底，采用微球对不可手术治疗的肝肿瘤进行栓塞化疗已成为首选方法。此外，栓塞微球已广泛用于子宫平滑肌瘤、神经系统肿瘤、骨肿瘤等的栓塞治疗中，并且显示出优越的栓塞性能和良好的临床疗效。

微球作为最常用的固体栓塞剂，相比吸收性明胶海绵和聚乙烯醇（PVA）海绵等不规则的栓塞颗粒具有更多的优势：①准确、单一的尺寸适于相应内径血管的选择性栓塞。②规整的球形易闭塞血管的全截面，具有更可靠的栓塞效果。③弹性结构，具有可塑性，加压注射可使其变形，进入更末梢的血管中，从而更接近于末梢栓塞，有效减少侧支循环。④多种可供选择的粒径为各种肝段或亚肝段动脉栓塞提供了可能，例如小粒径球体适用于末梢栓塞，以直接阻塞肿瘤血管，而大粒径球体适用于近端栓塞，以中断肿瘤血供，促使其坏死。⑤载药微球能作为药物储库，在肿瘤部位缓慢持久地释放药物。其治疗机制见图。

分类 动脉栓塞微球可采取不同的分类方式。

按是否载药分类 分为空白栓塞微球和载药栓塞微球。

空白栓塞微球 以载体材料制备的非载药微球。临床上主要用于栓塞病变部位的血管，通过切断供血达到抑制病变组织（如肿瘤）生长的目的。生物圈医疗（Biosphere Medical）公司开发的EMBOSPHERE和EMBOGOLD微球是最早应用于临床的空白栓塞微球，它们是明胶-丙烯酰胺交联微球，在体内为非降解性，具有良好的亲水性与变形能力。由于微球外表面包有一层可以促进细胞附着的物质，空白微球在体内与组织的生物相容性良好，有不同粒径的微球（100～300、300～500、500～700、700～900μm）可供选择。Biocompatibles公司开发了PVA栓塞空白微球（BEAD BLOCK）。

载药栓塞微球 又称载药洗脱微球（drug-eluting beads，DEB），将化学治疗药物负载于栓塞剂——微球中，其在单次影像导引下可同时实现药物与栓塞剂的动脉递送，即既可阻断肿瘤血供，使得肿瘤缺少必要的营养供应，同时可在肿瘤部位持续而缓慢的释放药物，使药物在病灶部位长时间维持有效浓度，降低全身血药浓度水平和系统毒性。理想的载药栓塞微球应具有如下特点：可通过微导管递送；粒径大小适宜，可栓塞目标血管；载体材料无免疫原性，具有良好的生物相容性；与给药装置无相容性问题；药物的负载量满足所需治疗剂量；以可控的、预期的方式在局部释放药物，并达到组织治疗水平。已成功上市的载药栓塞微球有DC Bead和Hepasphere，两者均可负载阿霉素用于肝癌的治疗。阿霉素-DC Bead于2003年在中欧获得上市许可，是首个用于肝细胞癌治疗的载药栓塞微球。临床上使用的DC Bead最小粒径范围70～150μm，Hepasphere溶胀后最小粒径范围120～240μm。

按载体降解能力不同分类 分为可生物降解动脉栓塞微球和非生物降解动脉栓塞微球。

可生物降解动脉栓塞微球 理想的可生物降解的栓塞微球可以人为控制其降解时间，降解后血管再通，可进行多次反复栓塞治疗，能在体内相关酶作用下逐渐降解，缓慢释放药物，具有良好的生物相容性，不会引发严重的炎症反应。研究比较成熟的生物可降解栓塞微球的基质主要有淀粉、明胶、白蛋白、壳聚糖、葡聚糖、聚乳酸。淀粉微球于

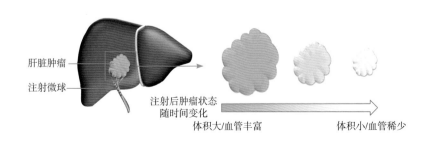

图 动脉栓塞微球的治疗机制示意

1974 年由恩思曼（Rnthman）引入栓塞技术中，由瑞典法玛西亚生物股份公司（Pharmacia biosytems aktiebolag）生产的可降解淀粉微球已正式上市，商品名为 Spherex®。该微球粒径 45μm 左右，体外的降解半衰期为 20~35 分钟，在体内能被血液中的淀粉酶逐渐降解，用于动脉血管的短暂栓塞。理论上认为，可生物降解型动脉栓塞微球更具有合理性，这是因为：①仅在治疗期间栓塞动脉并释放化疗药物至肿瘤，减轻栓塞后综合征，尤其是长期综合征。②微球的质量与机械强度随着时间推移而降低，组成材料将逐渐被周围组织吸收，栓塞后血管具有再通性，对于非靶向栓塞造成的损伤是可逆的。③考虑到细胞生长周期，同一病灶采取多次间段式栓塞可能更有益，而生物吸收性微球为后续化疗提供了可能。但实际上，尚无统计学意义上的研究结果证实可生物降解型微球对于肝动脉化疗栓塞更有益。

非生物降解动脉栓塞微球栓塞动脉后能够持久停留，具有强大的栓塞作用，可有效地阻断血流，造成局部组织缺血、缺氧、血管通透性增加，化疗药物从微球中缓慢释放，栓塞、化疗共同长时间作用，对栓塞远端和周围组织形成不可逆损伤，导致肿瘤组织坏死，起着真正的永久性栓塞作用。已上市并投入临床使用的几种不可生物降解的微球如下。

Embosphere 微球：是一种包裹有胶原蛋白的丙烯酸树脂微球，该微球粒径均一，表面光滑亲水，变形度为 20%~30%，容易通过导管。其特有的胶原蛋白层对血管壁的黏附性结合及其不可生物吸收的特点，保证了对血管完全持久的栓塞。3-丙烯基明胶微球

1993 年在欧洲上市，美国食品药品管理局（FDA）于 2000 年批准其用于一般的栓塞治疗，2002 年批准其用于子宫肌瘤的栓塞治疗。

聚乙烯醇微球：已上市的聚乙烯醇微球有两种，分别是 ContourSE 和 BeadBlock™。两者粒径规格一致，但由于制备方法不同，两者的性质具有很大的差异。ContourSE 是一种血管末梢栓塞剂，2002 年分别在欧洲和美国上市，美国 FDA 于 2004 年 4 月批准其用于子宫平滑肌瘤的治疗。BeadBlock 微球是被普施安蓝染色的 PVA 水凝胶微球，分别于 2002 和 2003 年在美国和欧洲上市，美国 FDA 批准其用于富血管肿瘤和动静脉畸形的栓塞治疗。

DC Bead™ 微球：经过磺酸基修饰的 PVA 聚合水凝胶微球，是第一个成功应用于临床的药物洗脱微球。该微球于 2002 年在欧洲上市，并被美国 FDA 批准用于富血管瘤和动静脉畸形的栓塞治疗。它能够与带有相反电荷的药物尤其是蒽环类药物如阿霉素等结合，并通过离子交换机制持续缓慢地释放药物。

HepaSphere 微球：由聚乙烯醇、丙烯酸钠共聚物构成的微球。由日本学者 Dr. Shinichi Hori 于 1996 年发明并称之为高吸水性聚合物微球（superabsorbent polymer microspheres，SPMS），Hepasphere 是其欧洲上市的商品名，美国 FDA 于 2006 年 11 月批准其用于栓塞治疗，商品名为 Quadrasphere。市售 Hepasphere 为冻干粉形式，干燥颗粒的粒径范围为 50~200μm，临用前加 0.9% 氯化钠注射液复水溶胀，接触水后 10 分钟内体积增至原体积的 2~4 倍，膨胀后的微球柔软，变形性好，容易通过大多数的微导管。

Hepasphere 结构中富含羧基基团，通过静电吸引可负载正电荷药物，如盐酸阿霉素、盐酸依立替康、顺铂、奥沙利铂等。阿霉素（Hepasphere）于 2007 年在欧洲上市，在临用前将微球与阿霉素混合制得，25mg Hepasphere 最高可负载阿霉素约 75mg。

Embozene 微球：结构类似于 Embosphere 微球，是以聚甲基丙烯酸甲酯水凝胶为核心，外包裹一层厚约 30nm 的聚 2-三氟乙氧基磷氮烯（Polyzene-F）层，该微球于 2008 年被美国 FDA 批准使用。其特有的 Polyzene-F 包裹层具有抗炎、抗菌的特性，ContourSE、BeadBlock™、Embosphere 和 Embozene 对动物肝动脉栓塞的结果表明 Embozene 引发的炎症反应最轻，能够有效降低肿瘤血管的再生率。该微球粒径范围窄（粒径 ± 5%），有 40、100、250、400、500、700、900、1100 和 1300μm 等多种规格。

对于非降解型微球采用小粒径进行末梢微血管栓塞，不影响主动脉供血与正常组织功能，也可有效地延缓因主要供血动脉栓塞导致侧支循环的建立，且末梢微血管栓塞也不妨碍再次栓塞操作。此外，即使为非降解型材料，其造成的栓塞效应也并非永久性的，仍具有再通的可能性，而且栓塞操作方案同样会影响血管再通率。截至 2016 年底，临床上用于肝细胞癌治疗的基本上属非降解型微球。

制备 动脉栓塞微球的制备方法与一般微球制剂的制备方法一致（见微球制备）。

质量评价 与一般的微球制剂的质量评价方法一致（见微球质量评价）。

（毛世瑞 张 欣）

shùnbó shuānsè wēiqiú

顺铂栓塞微球（cisplatin embolization microspheres）

将顺铂包载于微球中临床上用于栓塞治疗的制剂。属于动脉栓塞微球。顺铂栓塞微球用于晚期肝细胞癌的治疗疗效较好。

结构与组成 顺铂微球的载体材料包括可生物降解材料明胶、壳聚糖、葡聚糖、白蛋白、聚乳酸等，不可生物降解材料乙基纤维素等。临床上常用顺铂明胶微球，其粒径为 $50\sim100\mu m$。以明胶微球为例，制备过程包括：油包水（W/O）法制备空白明胶微球、交联固化明胶微球、明胶微球浸渍载药。明胶在体内容易降解，需要交联固化以延长体内降解时间，使明胶微球具有缓释效应。一般采用戊二醛固化明胶，通过改变明胶与戊二醛比例，可调节微球中明胶的交联度，从而使明胶微球在体内有不同的降解时限。戊二醛交联过程消耗的是明胶分子中赖氨酸或羟基赖氨酸残基上的氨基，而顺铂是通过分子结构中的—NH_3与明胶分子中的—$COOH$结合而载药，因此用戊二醛固化明胶不会影响顺铂的负载，但残留的醛基会影响药物的稳定性，所以固化后的明胶微球需用甘氨酸钝化残存醛基。临床应用中通过明胶微球自身的逐渐降解达到缓释顺铂的效果。

功能特点与应用 顺铂为化疗药物，多用于治疗原发性肝癌及生殖系统癌症，但肾毒性和神经毒性较大，因此临床应用受限。而且在原发性肝癌的治疗中，单纯的化疗和肝动脉栓塞治疗不能获得理想的治疗效果。采用顺铂微球，经选择性插管注入至肝癌供血动脉，栓塞于小动脉，可阻断肿瘤供血，产生栓塞效应。同时微球又作为顺铂载体，在肿瘤局部缓释出顺铂，并长期在肿瘤区域保持高浓度，在局部发挥化疗作用，使肿瘤的栓塞和化疗有机结合在一起，达到化疗性栓塞的目的。

顺铂微球动脉栓塞治疗肝癌的优点：①栓塞效果明显，阻塞于肝窦前小动脉，使侧支循环不易形成。②微球可于局部缓释出顺铂并长期保持高浓度。肝的血管较为丰富，其血流的快速冲刷及酶降解作用使肿瘤内的药物浓度迅速下降，很难持久维持抗癌作用。微球注入后阻断血流，改变了化疗药物的体内代谢分布，并于局部缓慢释放出顺铂，向周围组织弥散，局部保持高浓度，提高化疗效果。而且微球使药物免受肝代谢酶的作用而失活，减少了药物与血浆蛋白的结合，增强了药物的疗效。③采用顺铂微球可长期使肿瘤局部的栓塞化疗同时发生作用，互相促进，增强效果。④采用顺铂微球作为栓塞剂，肿瘤局部药物浓度高，而全身药物浓度低，因此大大降低了药物的全身毒性，临床应用无严重并发症发生。

（毛世瑞）

cíxìng wēiqiú

磁性微球（magnetic microspheres）

在一般载药微球基础上，加入磁性材料而形成的新型靶向给药系统。由磁性材料、载体材料、药物等几部分组成，采用静脉注射、动脉导管、鼻腔吸入、口服等方式给药。制备磁性微球常用的磁性物质材料种类有很多，由于四氧化三铁稳定性较好且对生物体的毒害作用小，制备方法简单，截至2016年底磁性微球所采用的磁性材料主要以四氧化三铁为主。常用的载体材料为生物可降解聚合物。所载药物以抗肿瘤药物为主。

与普通给药方式相比，磁性载药微球是一种高效、低毒的新型给药系统，具有如下优点：①通过外磁场作用，可以定向定位输送药物，能使药物有选择性地聚集到病变部位。②在磁场作用下，磁性载药微球被磁化聚集在一起，可以引起癌变组织血管栓塞，造成该组织的缺血、缺氧，对化疗药物的敏感性提升。③未被聚集的磁性微球进入毛细血管内，穿过内皮细胞可进入癌变组织间隙或被癌变细胞摄取，可以在该组织间隙或细胞内释放抗癌药物。④磁性载药微球尺寸可控，可穿过生物膜并穿透血脑屏障对颅内疾病进行治疗。

磁性微球按照结构可以分为4类（图）：内核为磁性材料，壳为聚合物的核/壳式结构；以高分子材料为核，磁性材料作为壳层的核/壳式结构；内层、外层皆为高分子材料，中间层是磁性材料的壳-核-壳式结构；微球整体为高

聚合物材料

磁性材料

图 磁性微球的4种结构模型

分子材料，磁性物质混杂其中的结构。研究和应用较多的是前 2 种核/壳式微球。

在磁性颗粒表面形成高分子壳层是制备磁性载药微球的关键，首先制备包裹磁性材料的空白磁性聚合物微球，再将抗癌药物渗入聚合物中，得到磁性聚合物载药微球。磁性载药微球的主要制备方法：①把具有磁性的物质与高分子溶液混合在一起，选择合适的乳化剂，将高分子材料与磁性材料良好乳化，加入药物后，制得具有磁核的磁性高分子载药微球。②在磁性材料和抗癌药物共同存在的情况下，利用高分子单体聚合形成磁-核结构的磁性载药微球。③具有磁性的物质同时与抗癌药物被聚合物包埋在一起得到磁性载药微球。④把膜材溶解于有机溶剂并用水溶液包封后经超声减压得到磁性载药微球。⑤融化聚合物并把药物注入熔融液经搅拌冷却制得磁性微球。⑥利用有机溶剂制备油相并使其与水相在超临界 CO_2 中制备载药微球。

磁性微球的质量评价与微球质量评价相同。

（毛世瑞）

miǎnyì cízhū

免疫磁珠（immunomagnetic microspheres）

包被有免疫配基或特定化学基团的磁性微球。是免疫微球制剂中的一种。免疫配基包括抗原、抗体或凝集素等，配基具有生物专一性，可特异性地与靶物质结合形成具有磁响应性的"抗原（抗体）-抗体（抗原）-磁性微球"结构的复合物，而且载体和微球与配基结合不影响或改变配基原有的生物学特性，保证了微球的特殊识别功能。该技术被广泛用于抗原的分离浓缩、细胞分离、蛋白质分离、疾病免

疫检测等。

制备免疫磁珠的过程需要关注磁性微球的大小、表面活化基团、抗体的选择和偶联量、封闭及保存等方面。首先要针对其粒径和表面活化基团进行选择。磁珠的粒径一般在纳米至微米水平，国外常见的商业用磁珠大小一般在 $1 \sim 4.5 \mu m$，磁性较好，能通过外层大量的活性基团偶联抗体，从而结合体积相当的富集产物聚集到磁场下，实现细胞、病原微生物及其他微米级颗粒的分选和富集。纳米级的免疫磁珠每单位重量具有更大表面积，分散性更好，对磁场的反应性极敏捷，适用于医学诊断、治疗和高通量分析。制备后的免疫磁珠表面仍存在较多未结合抗体的位点，因此需要以一些不与抗原反应的小分子把表面活性位点封闭，以减少富集过程中的非特异性吸附。常用的封闭剂有牛血清白蛋白、吐温 20、明胶和甘氨酸。牛血清白蛋白和明胶适合于封闭较大的疏水性磁珠，吐温 20 与甘氨酸适合封闭亲水性的小磁珠。

该类制剂的质量评价与微球质量评价的方法相同。

（毛世瑞）

yìmiáo wēiqiú

疫苗微球（vaccine microspheres）

将各种抗原（蛋白、多肽、DNA、毒素和病毒等）包封于微球中制备的疫苗递送系统。包封抗原的聚合物微球，只需一次注射即可在较长的时间内控制释放抗原，这种新型的免疫方式称为"一次性免疫"。该疫苗给药系统称为"一次性疫苗"。不同病原体感染途径不同，因此疫苗微球免疫途径也不同，主要包括口服、皮下、腹腔、静脉、鼻腔、肺部、阴道等，其中免疫效果较好的是皮下

和黏膜免疫。第一个被世界卫生组织批准的一次性注射疫苗是破伤风类毒素微球注射剂。

疫苗微球的特点：①微球具有内在佐剂效应，将抗原疫苗包封于微球中可增强免疫原性差抗原的体液和细胞免疫应答，其佐剂效应优于传统的铝盐佐剂。②微球可使药物免受体内各种酶的降解，充分发挥药物的治疗作用和免疫效果。③被包裹的抗原从微球中持续释放出来，从而不断刺激淋巴细胞和抗原提呈细胞，避免多次免疫。④通过表面修饰，微球可将疫苗靶向递送至产生抗体的特定细胞。⑤生物可降解微球还可诱导产生吞噬作用，易被吞噬细胞或树突细胞摄取，可增强抗原的呈递和细胞因子的释放，引发细胞免疫反应。

疫苗微球主要有 3 类。①灭活和减毒病原体疫苗微球：许多疫苗为减毒或灭活的病原体，可以制备成免疫微球制剂，其具有的缓释微球技术为取消重复接种、提高免疫覆盖率提供了可能。②多肽和蛋白疫苗微球：由组分抗原、多肽抗原和重组蛋白抗原等制备，大多以注射用溶液或冻干粉剂应用于防病，常需多次给药才能达到效果，将大分子药物通过可生物降解的微球系统给药，不仅能有效防止药物在体内快速降解，还能靶向体内有效部位，达到缓释长效目的。微球作为蛋白抗原的佐剂，可提高疫苗的免疫应答和免疫保护效果。③DNA 微球疫苗：DNA 疫苗的常用剂型为水溶液和冻干粉注射剂，肌内注射为常用的给药方法。但 DNA 疫苗表达的抗原在肌肉组织不能被抗原提呈细胞提呈，且相对分子量大，水溶性强，易于被 DNA 酶降解而失活。DNA 疫苗制备成微球给药

剂型后，可通过吞噬细胞等抗原提呈细胞的吞噬而具有靶向作用，提高转运效率和免疫效果。

微球作为疫苗的递送系统主要分为两类：一类是缓释递送系统，最初靠突释抗原免疫，继而持续释放抗原，诱导免疫应答；另一类是脉冲式送递系统，可以模拟疫苗多次给药的免疫方式，诱导免疫应答。生物可降解微球在给药初期释放出位于微球表面和接近表面的抗原，完成首次免疫。经过一段时间后，通过微球基质的降解，释放微球内部的抗原。这种脉冲式释放可以模拟多次给药，有效模拟疫苗多次免疫效果，从而减少接种次数和免疫原的使用总量。

疫苗微球的制备同微球制备。

疫苗微球的质量评价同微球质量评价。

（毛世瑞）

dànbáiduōtài wēiqiú

蛋白多肽微球（protein and peptide microspheres）

采用高分子聚合物作为载体包裹蛋白多肽类药物制成的微球制剂。该制剂可在几周或几个月内以一定速率释药，维持有效血药浓度、减少给药次数、增强疗效及提高患者服药依从性。

蛋白、多肽类物质普遍具有分子量大、亲水性强、稳定性差、透膜性差、体内生物半衰期短等特点，使它们在治疗领域的应用受到很大限制。截至 2016 年底，这些药物大多以注射用溶液或冻干粉针剂应用于临床，但常需频繁给药，患者的顺应性较差，治疗费用较高。将大分子药物通过微球系统给药，不仅能有效防止药物在体内很快降解，还可能将药物靶向递送至体内有效部位，达到缓释长效目的。促黄体素释放素（luteinizing hormone releasing hormone，LHRH）及其类似物的长效可降解微球是多肽微球中研究最早、最成功的一个。肯特（Kent）等于 1980 年报道将黄体激素释放激素类似物−聚（乳酸羟基乙酸）共聚物 50：50 微球对雌性大鼠皮下注射后，能够连续 24 天抑制大鼠动情。1986 年，醋酸曲普瑞林聚（乳酸羟基乙酸）共聚物缓释微球生产上市，可缓释 1 个月，这是第一个多肽微球商品。截至 2016 年底，美国食品药品管理局批准上市的蛋白类药物微球制剂为可缓释 1 个月的重组人生长素长效注射微球。

分类　根据给药途径，蛋白及多肽类微球制剂主要有注射用缓释微球、口服微球、鼻用微球、肺部吸入微球等。

影响制剂功效的因素　制备蛋白多肽微球的过程中蛋白质的稳定性差、包封率低、载药量小、体内外释放具有明显突释效应等问题严重影响着这类制剂的发展。微球化过程中往往需要进行搅拌、超声处理，并使用有机溶剂，这些外界因素的干扰可能影响蛋白质的结构，使其发生聚集、吸附、沉淀、氧化、水解等一系列物理或化学变化。而且，多肽及蛋白类药物的亲水性和不稳定等特点，使得聚合物材料包裹蛋白质的能力较低。另外，微球在体内释放过程中，蛋白质长期处于一个产酸和/或疏水且逐渐降解的聚合物微环境中，易遭受不可逆性的集聚和/或降解以及非特异性的吸附，会影响其在微球中的稳定性和释放。

突释效应　在体外释放试验时，表面吸附的药物会快速释放的现象。普通微球开始 0.5 小时内的释放量要求低于 40%。对长效制剂，突释一般指第一天前后迅速大量释放药物的现象，可用 24 小时累积释药率表示。大量研究表明，多肽蛋白类药物的突释效应多在 20%~30%，有时可能更高。短时间内释放大量药物一方面可能导致体内血药浓度接近或超过中毒水平，产生明显不良反应；另一方面也可能影响后期释药水平而降低治疗效果。因此，突释效应已成为多肽蛋白类药物长效注射微球推广应用的限制性因素之一。

降低蛋白多肽微球突释的策略　主要包括以下几方面。

通过结构修饰改善药物性质　改善药物性质，可以控制药物迁移，降低微球表面或近表面的药量。方法有：①制成前药。采用化学手段进行结构修饰，制成亲水性较弱的前药，可减少因水溶性较大引起的突释。②进行聚乙二醇（PEG）化修饰。采用复乳化法制备微球时，有大量油水界面产生，多肽蛋白类药物由于具有较弱的两亲性，可聚集在油水界面，快速溶出导致突释。将该类药物与 PEG 结合形成 PEG 化的多肽或蛋白质后，PEG 链段可抑制药物在油水界面的聚集，使药物更多地分布于内水相，同时 PEG 化蛋白质的空间体积增大，难以向微球表面或内部小孔扩散，从而降低突释作用。

改变微球表面性质及结构　选择合适的载体材料、加入添加剂、改进制备工艺或控制微球粒径及载药量，使微球表面性质及微球结构发生变化，使药物缓慢向微球表面迁移。方法有：①改变聚合物组成比。聚（乳酸羟基乙酸）共聚物［poly（lactic-co-glycolic acid），PLGA］由乳酸（LA）和羟基乙酸（GA）两种单体按一定比例聚合而成，两种单体间的共聚比例会影响微球骨架亲水性。在一定范围内随羟基乙酸比例上升，使 PLGA 亲水性增强，微球中药物突释量增大；反之，药物突释量降低。②提高聚合物分子量。微球表面的孔隙率和内部的致密度与突释效应直接相关，而这两者又与聚合物分子量直接相关。分子量高的聚合物溶液黏度大，形成的微球骨架密度大，孔隙率低，突释量小。此外，聚合物分子量也影响水分渗入骨架的速率。聚合物分子量大，疏水性强，水分不易渗入聚合物骨架，突释量减少。③聚合物联用。将 PLGA 和聚乳酸（PLA）等多种聚合物材料以适当的比例混合，利用药物与聚合物亲和力的差异，控制药物在微球中的分布，可起到降低微球突释的作用。④添加剂的选用。采用复乳化法制备多肽蛋白类药物微球时，在内、外水相或油相中加入合适的添加剂，可有效控制微球突释水平。多肽蛋白类药物表现出较弱的两亲性，可迁移聚集至油水界面，固化成球后就吸附在微球表面或近表面。若在内水相加入乳化剂吐温 20，可与药物竞争聚集在油水界面，减少药物的聚集，从而降低微球突释量。

制备　蛋白多肽微球的制备同微球制备。

质量评价　蛋白多肽微球的制备同微球质量评价。

（毛世瑞）

rǔjì-wēiqiú hùbiànxíng huǎnshì
zhùshèjì

乳剂-微球互变型缓释注射剂

（emulsion-microsphere enantiotropic sustained release injection）　在将内油相（O$_1$）/外油相（O$_2$）乳剂注入体内水性环境的瞬间发生乳剂到微球转变形成的缓释注射剂。又称原位微球系统（in situ microparticle systems, ISM）。通常将可生物降解聚合物溶解于能与水互溶的有机溶剂中，并加入药物和表面活性剂，混合均匀组成内油相（O$_1$）；将内油相乳化分散到外油相（O$_2$）中形成 O$_1$/O$_2$ 乳剂。该乳剂注入体内水性环境的瞬间，与水混溶的溶剂消散，水分渗透进入有机相，导致相分离，聚合物从 O$_1$ 相析出固化形成微球，药物可从微球中缓慢释放。

最常用的聚合物是聚乳酸（PLA）和聚乳酸羟基乙酸共聚物（PLGA）。常用的溶解聚合物的溶剂为甲基吡咯烷酮（NMP）、二甲基亚砜（DMSO）与 2-吡咯烷酮，它们能够形成高浓度的聚合物溶液。注射用油，如花生油、大豆油，可作为生物相容性的外油相。脂肪油常用于注射给药。然而，它们是否适用于该系统需要根据药物的性质并通过实验验证，特别是对多肽类药物，使用脂肪油可能引起抗原性不良反应。

优点　①肌肉毒性显著降低。②与原位植入剂（in situ implant, ISI）系统（聚合物溶液）相比，原位微球系统拥有较低的黏度，更易于注入体内。③与传统的微球制备方法相比，制备过程更加简单可控，生产成本降低。④原位微球系统系统的制备，包括最后的过滤工序，可以做到无菌，也可采用终端 γ 辐射灭菌。⑤与原位植入剂系统（聚合物溶液）相比，原位微球系统由于外油相的存在，突释显著降低。因此，与需要多步骤制备的微球体系相比，这种简单地以液体形式存在的微粒药物载体是替代长效注射药物递送系统的一个很有前景的制剂。该递药系统可解决注射长效微球存在的局限性，例如载药量低、微球制备过程复杂、需要控制多个参数且微球大小不易控制等。

需解决的问题　尽管原位微球系统有很多优势，其能在临床应用的前提条件是必须保证所制备的乳剂在应用前能稳定存在。但制备稳定的非水乳剂并非易事，与水性乳剂相比，动力学稳定的非水乳剂很难制备得到。由于缺乏非水溶剂系统中乳剂稳定机制的基本知识，适宜稳定剂的选择是一大挑战。美国化学家格里芬（Griffin WC）于 1949 年提出的亲水亲油平衡值并不适合于该系统。应用一种适宜的与油不相溶的，基本上可以代替水的极性液体，如甲酰胺，或通过设计具有两个不兼容基团的表面活性剂，其中每个基团可被选择性地溶于其中一种不混溶的液体中，可以实现非水乳剂的稳定化。但是截至 2016 年底这些物质没有被批准用于注射给药。实验研究表明，应用皂化剂作为稳定剂可能成为稳定非水乳剂的有效措施。加入单硬脂酸甘油酯作为稳定剂可使非水乳剂的稳定性从几分钟延长到12 小时以上，主要是因为加入单硬脂酸甘油酯增加了连续相的黏度，并在乳滴界面形成单硬脂酸甘油酯的液晶层，其稳定效果优于常用的稳定剂如司盘 80、泊洛沙姆 F68 和硬脂酸铝。非水乳剂的稳定性以及药物从原位微球系统的释放在很大程度上受聚合物的性质、聚合物药物比例、表面活性剂浓度、内外油相比例等的影响，需系统考察。

制备　原位微球系统制剂的制备可以采用经典的乳化技术，如 ULTRA-TURRAX 搅拌和超声制备成可直接注射的乳剂。但乳剂贮存期间的稳定性是一限定因素。可使用两个注射器，这两个注射器通过聚丙烯接口相连接，在注射之前将两相混合形成乳剂。聚丙烯连接器的内径为 1.5mm，已经商业化用于将微粒在给人注射之前制备成混悬液。乳剂-微球互变型缓释注射剂制备过程见图。

质量评价 乳剂-微球互变型缓释注射剂的质量评价方法与乳剂相同。

（毛世瑞 张 欣）

wēiqiú zhìliàng píngjià

微球质量评价（quality control of microspheres）

对微球进行的包括形态、粒径及其分布、载药量及药物包封率、突释效应、有机溶剂残留量、聚合物的玻璃化转变温度与晶型、体外释放行为、含量均匀度、聚合物载体降解、通针性、微球水分含量等项目的检查。注射微球尚需要无菌和内毒素检查。《中华人民共和国药典》从 2000 年版开始收载微球的质量研究指导原则。

形态 通常采用扫描电镜或透射电镜观察微球的形态。该方法直观，需注意拍摄的样本应具有代表性。照片上应注明放大倍数或长度标尺。应观察微球的形状、表面形态（光滑或多孔）、大小及其均匀性。必要时，可以拍摄微球的剖面图用以观察微球内部结构（孔隙率及内部细腻致密状态）。

粒径及其分布 微球质量控制的重要指标，对微球的释药速率、药物包封率、产品通针性、体内吞噬细胞的摄取、皮下注射后微球在生物体内的分布及疗效和不良反应有很大影响。注射用微球的粒径通常小于 50μm。

应提供微球粒径的平均值及其分布的数据或图形。测定粒径有多种方法，如光学显微镜法、电感应法、光感应法或激光衍射法等。测定不少于 500 个的粒径，由计算机软件等方法计算获得。

光学显微镜适宜测量粒径大于 10μm 的微球大小，可使用带有图像分析功能的显微镜分析其粒径分布，可直观观察微球的形态以及聚集情况。微球的粒径及其分布多采用激光散射方法测定。

载药量及药物包封率 微球必须提供载药量及包封率的数据。载药量是指微球中所含药物的重量百分率，计算公式：

$$载药量 = \frac{微球中所含药物重}{微球总重} \times 100\%$$

药物包封率检测方法一般采用合适的有机溶媒将微球骨架材料溶解后，使其中包埋的药物释放或提取出来进行检测。计算公式为：

$$包封率 = \frac{微球中包封的药量}{微球中包封与未包封的总药量} \times 100\%$$

包封率不得低于 80%。

突释效应 药物在微球中的分布情况一般有吸附、包入和嵌入 3 种。在体外释放试验时，表面吸附的药物会快速释放。开始 0.5 小时内的释放量要求低于 40%。

有机溶剂残留量 微球制备过程中使用的，但在工艺过程中未能完全除去的有机溶剂。一般采用气相色谱法检测有机溶剂的残留量。各国药典对药物制剂的有机溶剂残留量都有严格要求。《中华人民共和国药典》2015 年版规定的微球制备工艺有关的有机溶剂限度见表。

聚合物的玻璃化转变温度与晶型 聚合物的玻璃化温度（Tg）改变是微球制备前后经常出现的现象。聚合物的 Tg 可以影响聚合物中药物的迁移速度、制剂工艺过程以及制剂的稳定性等。在温度低于 Tg 时，聚合物以无定型玻璃状态存在；温度高于 Tg 时，聚合物的空间体积增大，支链分子沿主链方向运动增强，使聚合物骨架内包埋的药物迁移速度加快。当聚合物与药物或溶剂共同存在时，两者之间容易产生亲和力，往往使聚合物的 Tg 降低。多肽蛋白类药物微球的聚合物，由于多肽分子结构中的碱性氨基酸与聚（乳酸羟基乙酸）共聚物〔poly

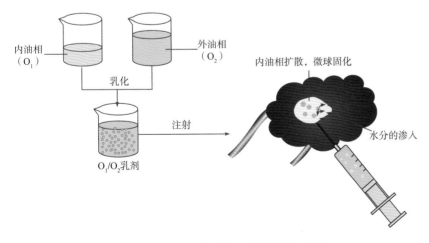

图 乳剂-微球互变型缓释注射剂制备过程

表　《中华人民共和国药典》2015 年版规定的微球有机溶剂残留限度

有机溶剂	类别	限度（%）
苯	I	0.0002
乙腈	II	0.041
三氯甲烷	II	0.006
环己烷	II	0.388
二氯甲烷	II	0.06
N，N-二甲基乙酰胺	II	0.109
N，N-二甲基甲酰胺	II	0.088
正己烷	II	0.029
甲醇	II	0.3
N-甲基吡咯烷酮	II	0.053
四氢呋喃	II	0.072
醋酸	III	0.5
丙酮	III	0.5
正丁醇	III	0.5
二甲基亚砜	III	0.5
乙醇	III	0.5
乙酸乙酯	III	0.5
乙醚	III	0.5
乙酸甲酯	III	0.5
异丙醇	III	0.5

（lactic-co-glycolic acid），PLGA]末端羧基间存在相互作用，其 T_g 可能有所升高。聚合物 T_g 的测定常采用差示扫描量热法（DSC），可确定聚合物 T_g 降低是由药物还是残留溶剂引起的。微球应在低于聚合物 T_g 的温度下贮存以保持其稳定性。

聚合物结晶度和晶型变化也是微球质量评价需考察的项目，它们与药物的释放速率和微球骨架材料的降解速度有关。X 射线衍射法、拉曼光谱法是检测聚合物结晶度和晶型的常用的手段。

体外释放　主要考察在特定条件下微球中药物的释放速率和程度。常用的测试方法有摇床法、透析法和流通池法。释放介质的组成、pH 值、离子强度、渗透压、表面活性剂种类及浓度、介质温度以及是否存在分解酶等对释药速度有较大影响。

摇床法　将一定量的微球直接置入一定体积的介质中，在一定频率下振荡，定时取样，在取样的同时补充相应的新鲜介质或在测试后再将取出的介质放回去。优点是操作简便，成本低；主要缺点是取样过程中很难避免微球的损失，此外随着聚合物酸性降解产物的形成和积累，介质的 pH 值可能会持续下降。上市的微球制剂的释放度检查大多使用该法。

透析法　将药物微球放入透析袋（管），置于相应介质中进行测试，此法有利于透析膜外介质的交换，可避免样品处理过程中微球的损失和释放介质 pH 值的改变，操作成本比摇床法高。

流通池法　仪器由溶剂存储瓶、恒流活塞泵、温控流通池、滤过系统、取样系统和样品收集器组成。基本原理为溶媒通过气泵的压力从储液泵中抽取，往复通过放有样品的样品池。流通池法具体分为两种：一种是循环式流通池法（闭合式系统，与传统溶出度方法接近）。另一种是开放式流通池法（开放式系统），与闭合式系统的主要区别是溶出介质通过流通池后不再返回，在通过流通池后使用自动取样装置按时间点进行取样，其特点是使大量新鲜的溶出介质不断地经过被测样品，使样品随时与新鲜溶出介质接触，而使药物逐渐溶解直至释放完全，能够一直保持适宜的漏槽条件，适合溶解度非常小的药物。此法能较好地模拟体内环境，缺点是设备较为复杂、成本较高。

长效微球的体外释放试验必须解决两个问题：一是确定适宜的体外释放条件，使微球在该条件下的释药行为与其在体内的释药行为有良好的相关性。二是确定加速释放实验条件。由于长效微球的体内外释药周期通常为数周，需要建立一种体外加速释放试验方法，允许在较短的时间内预测常规释药方法需要几十天取得的试验数据。常用的加速释放方法为提高释放介质的温度或改变释放介质的 pH 值，但方法的选择应基于药物的稳定性。提高温度方法应用较多，与实际释药曲线有较好的相关性，有可能成为微球质量控制的潜在方法。通常温度的选择取决于药物的稳定性和聚合物的玻璃化转变温度。

聚合物载体降解　作为微球骨架材料的聚合物，如聚（乳酸羟基乙酸）共聚物［poly（lactic-co-glycolic acid），PLGA］或聚乳酸（PLA），在贮存期间或在体内外环境中随着时间延长有可能发生不同程度的水解，水解作用将导致聚合物分子量逐渐减小，变成寡聚物甚至分解为单体，如乳酸和羟基乙酸。微球中药物的释放伴随着聚合物骨架的水解。所以，在进行微球体外释药试验时必须定时检查释放介质的 pH 值、观察微球形态并测定聚合物的分子量。聚合物的分子量一般采用凝胶渗透色谱法（GPC）检测。通过分子量的变化可了解聚合物的降解速度。

通针性 理想的注射给药应满足的参数条件：①持续时间短（≤10 秒）。②针的尺寸小（≥20G）。③低的最大注射压力（≤20N）。

（毛世瑞）

zhìzhìtǐ

脂质体（liposomes） 药物包封在类脂质双分子定向排列形成的薄膜中间所制成的超微型球状载体制剂。又称类脂小球、液晶微囊。脂质体的粒径大小可由十几纳米到几十微米，通常含有一层或多层磷脂膜，且每一层均为脂质双分子层，各层之间被水相隔开，形成一种具有生物膜双分子层结构的微囊。

脂质体的膜材由磷脂和适当的附加剂组成。磷脂是脂质体的骨架膜材，而胆固醇是构成脂质体最重要的附加剂，二者共同形成脂质体双分子层的基础物质。磷脂为两亲性物质，其结构中的磷酸基团和含氨的碱基为亲水基团，而两个较长的烃链则为疏水基团。常用的用于脂质体制备的天然磷脂是卵磷脂和大豆磷脂，其组成成分主要以磷脂酰胆碱为主；其他常用的磷脂类包括磷脂酰乙醇胺、磷脂酰丝氨酸、二棕榈酰-DL-α 磷脂酰胆碱、二硬脂酰磷脂酰胆碱等，都可作为脂质体的双分子层的基础物质。胆固醇亦属于两亲性物质，但其亲油性大于亲水性，它能嵌入磷脂膜，改变磷脂膜的相变温度，从而影响膜的通透性和流动性，具有稳定磷脂双分子层膜的作用。

特点 脂质体作为药物载体有以下特点。①生物相容性和生物降解性：膜材料磷脂是生物膜组成部分，无毒、无免疫原性，体内存在分解酶，可生物降解。脂质体具有类细胞结构，与细胞膜亲和力强，可增加被包载药物穿透细胞膜的能力，生物相容性良好。②靶向性：未经修饰的脂质体主要被单核吞噬细胞系统（MPS）吞噬，使药物在肝、脾、肺、骨髓、淋巴等组织器官中蓄积，有利于治疗这些组织器官的疾病，这种作用被称为天然靶向性或被动靶向性。经配体（抗体、酶、蛋白、糖等）修饰的脂质体可将药物定向递送到特定组织或器官，增加病灶部位的药物浓度，提高疗效，这种作用被称为主动靶向。温度或 pH 敏感脂质体则可在特定部位释药。③长效作用：脂质体可改变药物在体内的分布和药动学性质，脂质体包载的药物在血循环中保留时间比游离药物长，有利于降低药物的消除速率，延长药物作用时间。④降低药物毒性：脂质体包载药物可降低化疗药物的毒副作用，减少药物在非病灶部位的蓄积，从而提高药物的治疗指数，减少用药次数和剂量，降低毒性。⑤既可包载亲水性，又可包载疏水性药物，一般亲水性药物被包含在膜的内水相中，亲油性药物则包夹在脂质双分子层中间。

分类 脂质体有多种不同的分类方法。

按结构和粒径分类 脂质体可分为单室脂质体、多室脂质体（图）和多囊脂质体。

单室脂质体 由一层类脂质双分子层构成的脂质体。它又分为大单室脂质体（粒径在 0.1～1μm）和小单室脂质体（粒径 0.02～0.08μm）。单室脂质体中水溶性药物的溶液包封于类脂质双分子层形成的空腔中，脂溶性药物则分散于双分子层中。凡经超声波分散的脂质体混悬液，绝大部分为单室脂质体，大单室脂质体通过膜滤过后可以得到小单室脂质体。

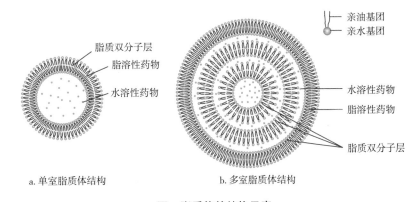

a. 单室脂质体结构　　b. 多室脂质体结构

图　脂质体的结构示意

多室脂质体 由多层类脂质双分子层构成的脂质体,又称多层脂质体。一般由 5 层或更多层同心板组成,粒径在 1~5μm。水溶性药物溶液被几层脂质双分子层隔开,形成不均匀的聚集体,脂溶性药物则分散于几层双分子层中。多室脂质体包封率较高,稳定性较好,制备较容易,但其在循环系统中的保留时间比小单室脂质体短。

多囊脂质体 没有相同圆心的、内部包含许多大小不一、形状不规则的小囊的脂质体。这些小囊之间相互连接、紧密堆积在一起,并被脂质双层膜隔开。多囊脂质体的脂质膜具有较强的机械强度,稳定性优于普通脂质体,并能用于药物的缓控释。多囊脂质体的粒径一般为 5~50μm。在组成上,多囊脂质体除含有磷脂和胆固醇外,还需使用三甘油酯起到连接、架桥、稳定内部小囊的作用。

按膜的结构性能分类 脂质体可分为一般脂质体和特殊性能脂质体。

按表面荷电性分类 脂质体可分为中性脂质体、阴离子脂质体和阳离子脂质体。

中性脂质体 净电荷为零的脂质体。采用中性脂质制成的脂质体显电中性。磷脂酰胆碱、磷脂酰乙醇胺、神经鞘磷脂都属于中性磷脂。

阴离子脂质体 由酸性磷脂制成的脂质体荷负电,又称负电性脂质体。酸性磷脂能与阳离子特别是二价阳离子如 Ca^{2+} 和 Mg^{2+} 强烈结合,导致静电荷消失,双分子层聚集,脂质体膜的密度增加,脂质膜的相变温度提高,有助于克服中性脂质体存在的包载药物的渗漏、凝聚、融合成大的

团块等物理稳定性问题。

阳离子脂质体 采用含碱基(胺基)的脂质制成的脂质体荷正电,又称正电性脂质体。在基因给药系统研究中,正电性脂质体阳离子脂质极性头上的正电荷可自发地与 DNA 链上的负电荷发生静电相互作用,从而使 DNA 压缩,形成脂质-NDA 复合物,并在胞质内促进 DNA 释放,克服了 DNA 包封率低的问题。

按用途和给药途径分类 脂质体可分为聚合膜脂质体、气雾化脂质体、长循环脂质体、柔性脂质体、靶向脂质体、纳米脂质体、泡囊等。根据脂质体的靶向性,又可分为*被动靶向脂质体、主动靶向脂质体*和*物理化学靶向脂质体*。

聚合膜脂质体 将具有聚合能力的官能团加入到类脂分子中作为单体,然后在脂质体中使类脂分子聚合形成稳定的聚合膜。聚合膜脂质体脂质双层中的脂质分子相互交联形成网状结构,可降低脂质体粒子的融合与聚集,使脂质体中药物的渗漏显著降低,稳定性提高,有效期延长。聚合膜脂质体还可以在一定程度提高脂质体在胃肠道的稳定性。常用含丁二炔基团的卵磷脂或带有乙烯基极性端的表面活性剂来制备聚合膜脂质体,制备过程中需加入引物或者在特殊条件下引发聚合反应。

气雾化脂质体 利用气雾剂装置的特点,将有机相(于抛射剂中的类脂)和水相分成二室,药物溶解于有机相或水相。给药时,气雾剂的阀门装置使定量的有机相与水相在加压下在混合室中混合,瞬时产生脂质体被抛射到空中成为气雾剂。这种脂质体包封率高达 70%,可用于治疗呼

吸窘迫综合征等呼吸道疾病。

长循环脂质体 含有神经节苷脂 GM1 或聚乙二醇(polyethylene glycol,PEG)衍生物的脂质体。又称长效脂质体、空间稳定脂质体或隐形脂质体。主要有两种类型:神经节苷脂 GM1 脂质体和二硬脂酰磷脂酰乙醇胺的聚乙二醇衍生物(PEG-DSPE)脂质体。神经节苷脂 GM1 从天然材料中分离和人工合成上都存在困难,使神经节苷脂 GM1 脂质体在治疗应用中受到限制。PEG-DSPE 易于大量人工合成,纯度高,是脂质体治疗应用中常使用的物质。PEG-DSPE 脂质体具有适于体内作为药物载体的药动学特征,可作血管内药物的缓释系统,以及体内特异性组织或器官的靶向药物载体。

纳米脂质体 粒径在 50nm 以下的脂质体,是一种较为理想的纳米药物载体。纳米脂质体药物载体的优点是:①由磷脂双分子层包覆水相囊泡构成,生物相容性好。②载药重现性好,可包载水溶性、脂溶性和两亲性药物。纳米粒子使药物在人体的传输更方便,可以通过被动和主动两种方式达到靶向作用。

泡囊 由非离子型表面活性剂组成的,具有类似脂质体封闭双层结构的药物传递系统,又称类脂质体、囊泡。泡囊的粒径大小通常在几十纳米至几十微米,比脂质体稳定,也不容易泄漏。粒径小于 50nm 的泡囊,不易被单核吞噬细胞吞噬,可以延长药物在体内的滞留时间,可以被动靶向到肿瘤、炎症、梗死区等具有渗漏性血管的组织,因此具有天然的被动靶向性。此外,泡囊还具有缓释性、降低药物毒副作用和提高药物稳定性等特性。

制备 脂质体发现以来，已经发展了几十种制备技术，但大多数只适用于实验室的研究工作，能大生产的方法不多。脂质体药物的制备技术，涉及脂质体的形成与药物的装载两方面。如果脂质体形成和药物的装载在同一步骤完成，称为脂质体被动载药法。如果先形成空白脂质体，再借助特定的梯度，如 pH 梯度或硫酸铵梯度来装载药物，则称为脂质体主动载药法。应用较多的被动载药技术有薄膜分散法、超声分散法、逆相蒸发法、溶剂注入、复乳法等；主动载药技术有 pH 梯度法、硫酸铵梯度法、醋酸钙梯度法等。很多制药企业十分重视脂质体的工业化生产问题，制药新设备不断被引入脂质体制备过程，发明了许多新方法、新工艺。

质量评价 脂质体是一个正在发展中的新剂型，脂质体质量评价标准尚在逐步完善之中。根据脂质体的特点，其质量应在以下几个方面进行控制。①脂质体形态观察、粒径和粒度分布测定。②主药含量测定。③包封率：药物在脂质体内的包封率是评价含药脂质体质量的重要指标。药典规定分散在液态介质中的脂质体应测定包封率。④渗漏率：表示脂质体产品在贮藏期间包封率的变化情况，是脂质体不稳定性的主要指标。⑤磷脂的氧化程度：磷脂容易氧化，这是脂质体突出的问题。在含有不饱和脂肪酸的脂质混合物中，磷脂的氧化过程很复杂，氧化程度很难用一种试验方法评价。

应用 脂质体是 20 世纪 70 年代以来发展起来的新型药物递送系统，作为一种新剂型被应用于疾病的治疗与诊断，如抗肿瘤药、抗寄生虫药、酶系统疾病治疗药、解毒剂、激素、多肽蛋白质、基因药物、免疫活化剂和抗菌药、抗结核药等的载体。

脂质体适用于多种给药途径，包括静脉、肌内和皮下注射给药、口服给药或经眼部、肺部、鼻腔和皮肤黏膜给药等。国际上已有多种脂质体制剂被批准上市，还有很多制剂在进行临床研究。作为一种新型药物传递系统，脂质体也有不足之处，如原材料（如磷脂）稳定性不佳、包封率偏低、易被单核吞噬细胞系统吞噬，血液循环中的时间较短、对单核吞噬细胞系统以外的组织和器官靶向性不理想等。针对上述不足加以改进，力图克服其缺点，已研发的品种有纳米脂质体、隐形脂质体、柔性脂质体、免疫脂质体、热敏脂质体、pH 敏感脂质体、磁性脂质体、前体脂质体、泡囊等。两性霉素 B 脂质体（AmBisome）是世界上第一个上市的脂质体药物制剂，阿霉素脂质体是世界上第一个上市的抗癌药物脂质体药物。

（方晓玲）

róuxìng zhīzhìtǐ

柔性脂质体 (flexible liposomes)

在普通脂质体中加入表面活性剂形成的具有高度柔性和变形性的脂质药物载体。又称变形脂质体、传递体。柔性脂质体可转运各种极性药物透过皮肤，具有柔韧性好、渗透性强的特点，为一种经皮给药的药物载体，其透过皮肤进入血液的量几乎与脂质体皮下注射相当。

柔性脂质体的基本组分（摩尔百分数）为：磷脂 20%~50%，乙醇或丙二醇 3%~7%，胆酸盐、脂肪酸山梨坦 80、聚山梨坦 80 等表面活性剂适量。在非封闭式给药条件下柔性脂质体应用于皮肤表面时，随着皮肤表面水分的蒸发，脂质体开始失水，失水后受到水合梯度的作用发生变形透过皮肤。其变形能力比普通脂质体大 5 个数量级，可穿过自身大小 1/5 的小孔，粒径大小为 200~300nm 的柔性脂质体可以通过完整皮肤。柔性脂质体也能够迫使被包封的高分子药物的分子变形，顺利通过比其自身小得多的皮肤微孔。

水合梯度是柔性脂质体渗透穿过皮肤的驱动力，因此给药方式是影响其渗透效果的重要因素。在非封闭给药时，随着水分不断蒸发，皮肤表层到深层组织形成依次增加的水合梯度，驱使柔性脂质体穿透皮肤。而封闭式给药时可以消除水合梯度，使柔性脂质体难以渗透进入皮肤。柔性脂质体在水合梯度作用下具有较强的变形能力的原因可能是：胆盐分子能在高压力部位蓄积产生形变，这些分子有形成高曲度结构的趋势，从而减小形变过程的能量消耗，促进柔性脂质体的形变。

柔性脂质体的特点：①其透皮转运药物的驱动力是水合梯度。②柔性脂质体膜具有高度形变性，通过角质层时发生多次形变。③柔性脂质体与水分子有相似的透皮速率。④柔性脂质体穿过皮肤后其组成不变。⑤柔性脂质体的穿透率是屏障孔径和弹性能的函数。⑥柔性脂质体经皮转运无种属及部位差异。

柔性脂质体可作为不同大小分子量的药物或者具有不同溶解性能药物的经皮给药载体。已报道的应用柔性脂质体技术的药物有利多卡因、他莫昔芬、双氯芬酸、皮质类固醇、环孢素、牛血清白蛋白、菊粉、超氧化物歧化酶、胰岛素、干扰素α、白介素-2、膜缝隙结合蛋白、肝素等。

（方晓玲 王建新）

靶向脂质体 （targeted liposomes）

bǎxiàng zhīzhìtǐ

具有靶向性给药特点的脂质体剂型药物。脂质体是一种具有多种功能的药物载体，包载药物后具有靶向性、缓释性和低毒性三大特征，成为研究较多的一类药物传递系统。其作为载体的优势之一是能够改变被包载药物的体内分布，携带药物分布到特定的组织或细胞，因此，靶向性是脂质体作为药物载体最突出的特征。脂质体作为靶向给药载体具有以下特点：①制备简单，磷脂成分无毒、无免疫性，脂质体具有类细胞结构，生物相容性好。②易携带和释放各种药物，保护药物延缓其生物降解。③在载药脂质体表面结合不同的配基，如抗体、配体、糖脂等，可将药物传递到特定靶组织或靶细胞。

靶向脂质体进入体内后，首先要能够到达靶组织，并识别靶细胞或它的周围环境，然后在靶部位释放药物，从而使药物浓集定位于靶部位发挥疗效。主要是通过以下几种方式实现脂质体的靶向作用。①定位靶向：靶部位（组织、器官）直接给药。②被动靶向：被单核吞噬细胞系统摄取或通过通透性增加的血管被动累积（见被动靶向脂质体）。③物理化学靶向：在靶部位不正常的pH值或温度的基础上实现靶向，如肿瘤、炎症；或者利用外加磁场的作用，将药物导向病变部位（见物理化学靶向脂质体）。④主动靶向：利用与病变部位有高度亲和力的导向分子，例如表面联接有识别分子（即所谓的配体）的脂质体，能够通过识别分子的特异性与靶细胞表面的互补分子相互作用，在靶区释放药物（见主动靶向脂质体）。

（方晓玲）

被动靶向脂质体 （passive targeting liposomes）

bèidòng bǎxiàng zhīzhìtǐ

静脉注射给药后，被体内单核吞噬细胞系统吞噬而产生靶向性的普通脂质体药物。主要被肝和脾中的单核吞噬细胞吞噬，因此此种脂质体药物可作为治疗肝寄生虫病、利什曼病等单核吞噬细胞系统疾病的载体。另外，某些肿瘤组织、炎症及感染组织由于血管壁缺损，毛细血管通透性增加，普通脂质体可以被动靶向到肿瘤、炎症、梗死区等具有渗漏性血管的病变组织。利用普通脂质体的天然靶向性可显著提高药物的治疗指数、降低毒性、提高疗效。

表面经聚合物（如聚乙二醇）适当修饰后，可避免血液中的单核吞噬细胞吞噬，从而在循环系统中稳定存在并使半衰期延长的脂质体称为长循环脂质体。长循环脂质体能够增加药物在肿瘤组织的聚集量，还可通过缓释作用使药物直接作用于病变部位，从而增强治疗效果。表面经聚合物化的阿霉素脂质体已于1995年在美国上市，用于治疗与艾滋病相关的Kaposi肉瘤，针对晚期乳腺癌、子宫癌、头颈部恶性肿瘤、小细胞肺癌和其他癌症的临床研究也取得了很好结果。

（方晓玲）

主动靶向脂质体 （active targeting liposomes）

zhǔdòng bǎxiàng zhīzhìtǐ

通过脂质体表面连接有识别能力的分子制备成的脂质体药物。又称配体靶向脂质体。表面连接有识别分子（即配体）的脂质体，能够通过配体分子的特异性专一地与靶细胞表面的互补分子相互作用，在靶区释放药物。连接不同配体的脂质体，对不同的受体细胞有专一的靶向性，可以根据给药的不同需要，来选择脂质体的配体。这类利用靶向部分即配体偶联到脂质体表面来选择性的传递药物到特定部位，通常被认为是"主动靶向"载体。例如，叶酸受体在卵巢癌、宫颈癌、子宫内膜癌、乳腺癌、结肠癌、肺癌等肿瘤细胞表面充分表达。叶酸作为配体具有非免疫原性、高肿瘤渗透性、易与药物结合等优点。叶酸修饰的脂质体可以通过肿瘤细胞膜上的叶酸受体介导，内吞进入细胞，靶向叶酸受体表达丰富的肿瘤细胞，选择性地杀灭癌变细胞。

研究者已经将多种配体联接在脂质体表面，形成了多种不同类型的配体修饰的脂质体。这些不同类型的配体有：完整的抗体或抗体片段、天然或合成的细胞表面受体的配体如叶酸、转铁蛋白、载脂蛋白、生长因子、植物凝集素、半乳糖、甘露糖、多肽RGD等小分子、多肽、糖类化合物、糖蛋白和其他蛋白质等。

抗体修饰的脂质体称为免疫脂质体，其磷脂膜表面结合有特殊的抗体或抗体片断。抗体是一种能够连接在脂质体表面的多功能配体，具有细胞特异性，能够与表面表达相关抗原的细胞结合，从而将载有药物的脂质体选择性地运送到靶细胞，通过细胞吞噬内化进入细胞内，对病变细胞的杀伤活性较非特异抗体脂质体的活性强。例如将癌细胞作为抗原细胞，使产生对抗这种癌细胞的单抗，然后将这种抗体结合到脂质体上，形成结合癌细胞单抗的免疫脂质体。能够在肿瘤部位呈现较高的药物浓度，对肿瘤靶细胞呈现明显的选择性杀伤作用。

将天然或人工合成的糖脂掺入到磷脂膜表面，使其在体内组织分布和靶向性发生改变的脂质体称为多糖被覆脂质体。可以用作掺入糖基的物质有唾液糖蛋白、半乳糖、甘露糖衍生物、葡聚糖、支链淀粉、神经节苷岩藻等。糖基属于一类能够特异性地与靶细胞表面的受体相互作用的配体，不同的糖基具有不同的靶向性，因此连接不同糖基的脂质体，对不同的受体细胞具有专一的靶向性。例如，表面带有半乳糖残基的脂质体，可被肝实质细胞所摄取而特异性靶向肝脏细胞。带有氨基甘露糖衍生物的脂质体，在提高稳定性的同时改变了药物的组织发布，特别是增加了肺内的积蓄。

（方晓玲）

wùlǐ-huàxué bǎxiàng zhīzhìtǐ

物理化学靶向脂质体 （physical and chemical targeting liposomes）

通过外力或利用其他物理化学因素的改变使包封在脂质体中的药物富集在机体某个部位或病灶，或者利用这些外力条件或因素的改变而显著改变脂质膜的通透性，使其能够选择性地释放的脂质体药物。这些物理化学因素包括 pH 值、温度、磁场、光照、微波、声波等。pH 敏感脂质体、热敏脂质体、光敏感脂质体、磁性脂质体、微波敏感脂质体、声波敏感脂质体等都属于此类。

热敏脂质体：由相变温度稍高于体温的脂质组成的脂质体，又称温度敏感脂质体。此类脂质体的膜材选择相变温度较高的磷脂，如二棕榈酰磷脂（DPPC，相变温度 41℃）、二棕榈磷脂酰甘油（DPPG，相变温度 41℃）和二硬脂酰磷脂酰胆碱（DSPC，相变温度 54℃）按一定比例配合使用时，可以达到需要的相变温度。其原理是温度升高至相变温度时，磷脂膜发生从凝胶态到液晶态的变化，膜的通透性急剧增加，被包封的药物快速释放。静脉注射此类剂型药物，同时将靶部位局部加热至 41℃ 或更高温度，当热敏脂质体在体内循环到达靶部位时，就会发生相变导致被包封的药物迅速释放。

pH 敏感脂质体：对 pH 值变化（特别是向低 pH 值）敏感的脂质体。它是基于细胞核内体的 pH 值较细胞外液低，以及某些肿瘤组织、炎症及感染组织或局部缺血组织会出现异常酸化的现象而设计的。在生理 pH = 7.4 时，pH 敏感脂质体保持稳定，而当外界 pH 值降低到酸性环境（pH 值为 4.5 ~ 6.5 时），脂质体膜中的不稳定成分如磷脂酰乙醇胺便会触发脂质膜的物态变化，从紧密的双层结构变成疏松的六方晶相结构，将包封的药物释出。

磁性脂质体：含有磁性颗粒的脂质体。一般由磁性物质、脂质及药物等组成。当其进入体内后，利用体外磁场的效应可以引导药物在体内定向移动，在靶部位定位集中。这种脂质体的靶向性和专一性更强，诊断、治疗更加快速、准确。

（方晓玲）

zhīzhìtǐ bèidòng zǎiyàofǎ

脂质体被动载药法 （passive drug-loading method）

利用脂质体被稀释后，包封率显著下降，使药物迅速从脂质体中释放的制剂技术。被动载药技术通常只适用于和脂类物质尤其是磷脂有强烈相互作用的脂溶性或亲脂性药物，否则就会造成：①药物的包封率和载药量不能满足临床要求。②当脂质体制剂以液体形式贮存时，药物会从脂质体中大量渗漏率。③对稀释效应特别敏感，脂质体制剂被稀释较大倍数后，使包封率显著下降，药物迅速从脂质体中释放。最后一点对于静脉注射给药的脂质体制剂尤为重要。如果药物为水溶性，与磷脂无相互作用，又无法采用主动载药技术。采用被动载药法制备脂质体时，需要采用特殊的制备方法，如复乳法比较适合水溶性药物；也可以通过提高制备温度或磷脂浓度等方法，提高药物的包封率和载药量。被动载药法可以分为以下 10 类。

薄膜分散法 最原始、最基本和应用最广泛的脂质体制备方法。通常是将脂质和脂溶性药物混合溶于氯仿或其他有机溶剂中，在低温减压条件下，置于圆底烧瓶等旋转容器中蒸发有机溶剂，使脂质干燥并均匀贴附在烧瓶的内壁，形成脂质薄膜，然后加入水相分散并形成脂质体。采用此法一般都形成多室脂质体，包封的水相容积仅占总容积的 5% ~ 10%，因此，不适于包裹水溶性药物，而对脂溶性药物的包封率可高达 100%。采用该法制得的脂质体粒径一般在 0.2 ~ 5μm，可进一步通过探头式超声、高压匀质、加压挤出等手段，在一定程度上降低脂质体的粒径及其分布范围。

超声波分散法 将脂质和待包封药物一起溶解于有机溶剂中，混合均匀后，旋转蒸发除去有机溶剂，加入一定量适宜水合介质后，采用超声波处理，分离，即得含药脂质体。该法可以用于改善脂质体的粒径大小及特性，是制备小脂质体的常用方法，但应注意超声波可能引起某些药物降解。

冻融法 在薄膜分散法制备含药脂质体的基础上，采用反复冻融技术制备适宜粒径和高包封率脂质体的方法。薄膜分散法制得的多室脂质体通常粒度分布不均匀，由于"溶质挤出效应"，层与层之间的溶质可能分布不均匀。为了改善溶质在层与层之间的分布，可以对脂质体进行反复冻融处理，这是由于在快速冷冻过程中，形成的冰晶使脂质体膜破裂，形成冰晶片层与破碎磷脂膜的不稳定共存状态，在缓慢融化过程中，暴露处的磷脂膜互相融合重新形成脂质体，提高脂质体的包封率。

复乳法 先将少量含药水相与较多量的脂质材料有机溶剂相进行第一次乳化，形成油包水（W/O）型初乳，减压除去部分溶剂或不除去也可，然后加较大量的水相进行第二次乳化，形成水包油包水（W/O/W）型复乳，减压蒸发除去有机溶剂，即得含药脂质体。该法制得的脂质体包封率较高，但粒径较大。

注入法 将类脂质和脂溶性药物溶于有机溶剂中（油相），然后把油相均速注射到恒温在有机溶剂沸点以上的水相（可含水溶性药物）中，搅拌挥尽有机溶剂，即制得大多室脂质体，其粒径较大，不适宜静脉注射。再高压乳匀或超声得到含药单室脂质体。注入法的常用溶剂有乙醇、乙醚等，溶剂的选择一般根据药物性质而定。一般乙醚注入法形成的脂质体大于乙醇注入法。

逆相蒸发法 将磷脂等膜材料溶于有机溶剂中，如氯仿、乙醚等，加入适量含药水溶液进行超声振荡，直至形成稳定的 W/O 型乳剂。然后减压蒸发除去有机溶剂，当达到胶态时，滴加缓冲液，旋转蒸发使器壁上的凝胶脱落，然后在减压下继续蒸发，制得水性混悬液，除去未包封的药物，即得大单层含药脂质体。又称反相蒸发法。此法可包裹较大的水容积，一般适用于包封水溶性和大分子生物活性物质等。

加压挤出法 将多层脂质体置于高压乳匀机 150kPa 下通过小孔压出，反复进行，可获得小单层脂质体。低压 100kPa 下则生成中等大小的单层脂质体。该方法简单、重现性好、包封率比较高，可使用较高类脂浓度来制备大容积的脂质体。

表面活性剂处理法 将脂质薄膜、多层脂质体或单层脂质体与胆酸盐、脱氧胆酸盐等表面活性剂混合，通过离心法或凝胶过滤法或透析法除去表面活性剂，就可以获得中等大小（30～180 nm）的单层脂质体。该法来自于重组膜技术，适用于各种脂质的混合物，适合于包封酶及其他生物大分子，但不适于由单一的酸性磷脂所组成的脂质体。表面活性剂处理法特别适合于制备脂溶性蛋白质类药物的脂质体，可将蛋白质嵌入脂质双层膜中间，包封率最高可达到 100%。另外，该法通过控制除去表面活性剂的操作条件，可以改变粒径，并可获得粒径高度均一的脂质体。

前体脂质体法 将制得的多层脂质体通过喷雾干燥或冷冻干燥处理，可得到干燥、具有良好流动性的颗粒或粉末，称为前体脂质体，又称重建脂质体。该系统系脂质体的前体形式，贮存稳定，临用前与水水合即可分散或溶解成多层脂质体，具有脂质体制剂的一系列作用特点。前体脂质体解决了稳定性和高温灭菌等问题，为工业化生产奠定了基础。

交叉流注射技术 该技术适用于以乙醇、磷脂和水三相混合物为基础的脂质体制备。技术的核心在于设计一个独特的交叉流注射腔。使用该腔室，脂质溶液高速通过一个狭小的孔径，被注射到与它流动方向垂直的水相缓冲液中。当脂质的乙醇溶液与水相溶液接触后，乙醇迅速扩散，导致磷脂分子聚集形成闭合的双分子层，即形成了脂质体。同时高速流动的脂相溶液与水相溶液以垂直方向相互接触，形成的巨大撞击力可以起到粉碎脂质体，降低其粒径的作用。使用该项技术，脂质体制备的两个关键步骤即磷脂的水化和粒度的降低可以在同一过程中完成。

很多制药企业都十分重视脂质体的工业化生产问题，制药新设备不断被引入脂质体制备过程，发明了许多适用于工业化大生产的新方法、新工艺。

（方晓玲）

zhīzhìtǐ zhǔdòng zǎiyàofǎ

脂质体主动载药法（active drug-loading method） 利用药物结构的分子型与其离子型的性质差异，通过脂质体膜内、外水相的 pH 梯度，包封药物形成载药脂质体的制剂技术。原理为：在一定制备条件下，药物以电中性的形式跨越脂质双层进入脂质体中，而在脂质体内离解形成的药物电离形式却不能跨越脂质膜回流到脂质体外，从而包封药物形成载药脂质体。该方法对药物结构有较严格的要求，需要药物分子在生理 pH 值附近有可以离解的基团，具有合适的油水分配系数，主要用于弱酸弱碱型药物的包载。

由于弱酸弱碱药物的油水分配系数受介质 pH 值和离子强度影

响较大，用常规被动载药法制得的脂质体包封率很低。主动载药法可以通过形成脂质体膜内、外水相的 pH 梯度差异，使脂质体外水相的药物自发地向脂质体内部聚集。例如，包封强酸弱碱药物时，常将脂质体外水相的含药酸性溶液用碱调节至中性或弱碱性，建立起脂质体内外相的 pH 梯度；药物在外水相的高 pH 值环境下以亲脂性的分子型形式，透过脂质双层膜进入脂质体内；当药物进入脂质体的低 pH 值内水相中，药物被质子化转为亲水性的离子形式，难以通过脂质体双层回流到外水相而被包封在脂质体中。

主动载药法与被动载药法的差异就在于脂质体的形成和药物的装载不在同一个步骤中完成。其制备步骤通常包括：①制备空白脂质体。②通过透析、柱层析等手段创造特定的梯度。③在合适温度下，将膜内外已经形成梯度的空白脂质体和待包封药物孵育，使脂质体外水相的药物向脂质体内部聚集，完成药物的包载。制备空白脂质体的技术与被动载药法相同，可以根据实际需要任意选择。所不同的是，制得的空白脂质体包封的不是药物溶液，而是特定的内相缓冲液，至于使用何种内相缓冲液，要根据选择的主动载药法而定。主动载药法使用的梯度可以为离子引起的扩散电位梯度、pH 梯度或其他适宜的梯度如醋酸钙梯度，最常用的是 pH 梯度和硫酸铵梯度。

pH 梯度法　通过调节脂质体内外水相的 pH 值，使内外水相之间形成一定的 pH 梯度差，根据弱酸或弱碱药物在不同 pH 值中存在的状态不同，产生分子型与离子型药物浓度之差，从而使药物以离子型包封在内水相中。根据 pH

电离理论，每个 pH 值单位的变化，会产生分子型与离子型药物浓度 10 倍之差。由于分子型药物易与脂质体双分子膜结合，在 50～60℃温育时，脂质体处于液晶态，双分子膜的通透性大大增加，从而加快了药物分子的跨膜向内转运过程，因此被称为"主动载药"的制备方法。用该法制备的脂质体药物包封率可达 90% 以上。该方法的操作程序：首先根据药物的性质选择内相缓冲液和外相缓冲液。如果药物为生物碱，则内相缓冲液应为酸性缓冲液，通常使用的酸性缓冲液应为多元有机酸，如枸橼酸、酒石酸等，要求药物能够和有机酸根复合形成胶态沉淀；外相缓冲液的 pH 值应接近生理 pH 值，可以很好地溶解待包封的药物，并且其 pH 值能保证绝大多数药物以非离解的形式存在，以便在加热孵育过程中可以有效穿透脂质双分子层。确定内外相缓冲液后，就可以根据需要，选择适宜的方法制备空白脂质体，要注意的是水化时使用的缓冲液为内相缓冲液。所制得的空白脂质体经过进一步处理使其粒度降低到所需的范围后，再使用交叉流透析、柱层析及 pH 值调整等手段置换脂质体外相，造成脂质膜内外的 pH 梯度。形成跨膜梯度后，可以在适宜的温度完成药物的装载。选用的温度与磷脂膜的组成和药物的性质有很大关系。如果磷脂膜的解链温度（T_m 值）较低，则室温就可以完成药物的装载；反之，载药过程必须在较高温度下进行。

硫酸铵梯度法　类似于 pH 梯度法，但制备时不是使用一定 pH 值的酸性溶液，而是使用一定浓度的硫酸铵溶液。在脂质体内外相之间制造一定的硫酸铵梯度而

不是 pH 梯度。制备过程：首先使用硫酸铵缓冲液制备空白脂质体，然后采用交叉流透析等手段除去脂质体外相的硫酸铵，造成磷脂膜内外的硫酸铵梯度，最后在加热的条件下完成药物的装载。硫酸铵梯度法适用于包封弱碱性药物。起初的研究认为，硫酸铵梯度法能够实现药物的装载，可能与游离的氨跨膜扩散，造成磷脂膜内外的 pH 值差异有关。但是严谨的理论推导表明，使用硫酸铵梯度法完成药物的装载，是一个比较复杂的双向扩散过程，pH 梯度的形式可能只是其中的一个影响因素。硫酸铵梯度法的优势在于制备空白脂质体过程中，pH 值接近中性的硫酸铵溶液不会引起过多的磷脂分子水解。采用传统的 pH 梯度法时，如果使用饱和磷脂脂质体，需要在较高的温度下完成，容易发生磷脂水解。

醋酸钙梯度法　通过醋酸钙的跨膜运动产生的醋酸钙浓度梯度（内部的浓度高于外部），使得大量质子从脂质体内部转运到外部产生 pH 梯度。醋酸的渗透参数（6.6×10^{-4} cm/s）比 Ca^{2+}（2.5×10^{-11} cm/s）大 7 个数量级，所以主要由醋酸分子参与质子转运。采用醋酸钙梯度法制备的双氯芬酸钠脂质体的包封率约 100%，而传统的反相蒸发法仅为 1%～8%。对于弱酸性药物，可以使用醋酸钙梯度法制备含药脂质体，其工艺流程与 pH 梯度法相似。

（方晓玲）

āméisù zhīzhìtǐ

阿霉素脂质体（liposomal doxorubicin）
阿霉素的脂质体制剂药物。阿霉素是临床常用的蒽环类抗恶性肿瘤药物，通用名为多柔比星，抗瘤谱广，疗效好，但该药毒性作用较为严重，可以引起

骨髓抑制、胃肠道毒性及脱发，尚可引起严重的心脏毒性，表现为各种心律失常，累积量大时可引起心肌损害甚至心力衰竭。20世纪70年代末开始研究脂质体作为蒽环类抗肿瘤药物的有效载体。药动学研究表明，阿霉素脂质体具有剂量非依存药动学。药物包封于脂质体中，一方面可增加阿霉素向肿瘤部位的输送；另一方面减少了心脏等敏感部位对阿霉素的摄取，因而降低了心脏等敏感部位的毒性，改善了治疗效果。

世界上第一个上市的抗癌药物脂质体——阿霉素脂质体（Doxil）于1995年底获得美国食品药品管理局（Food and Drug Administration，FDA）批准，之后在欧洲获得批准。Doxil是阿霉素的长循环脂质体。脂质体内部包封的是阿霉素的盐酸盐形式。脂质体的组成中含有聚乙二醇的二硬脂酸磷脂酰乙醇胺（DSPE）的衍生物PEG-DSPE，即将脂质体双分子层中的部分磷脂PEG化，使脂质体外面包裹一层"聚乙二醇层"，这样可以很大程度地阻止调理化作用，延长血液循环时间，因此脂质体可以有效地到达病变部位。该药主要应用于由于人类免疫缺陷病毒（human immunodeficiency virus，HIV）引起的卡巴瘤，针对晚期乳腺癌、子宫癌、头颈部恶性肿瘤、小细胞肺癌和其他癌症的临床研究也取得了很好的结果。另一个长循环脂质体产品商品名是Caelyx，系将盐酸阿霉素包封于表面结合有甲氧基聚乙二醇的脂质体中，于2000年晚期在英国上市，已进入中国市场。枸橼酸阿霉素普通脂质体已上市产品的商品名为Myocet，于2000年8月在欧洲上市，主要用于与环磷酰胺合用作为转移性乳腺癌的一线治疗药物。该药品上市产品为三瓶装，分别为药物溶液、脂质体和缓冲盐。阿霉素脂质体可用作一线全身化疗药物，或者用作治疗病情有进展的由HIV引起的卡巴瘤患者的二线化疗药物，也可用于不能耐受下列两种以上药物联合化疗的患者：长春新碱、博莱霉素和多柔比星（或其他蒽环类抗生素）。

（方晓玲）

liǎngxìngméisù B zhīzhìtǐ

两性霉素 B 脂质体 （liposomal amphotericin）

两性霉素 B 的脂质体制剂药物。两性霉素 B 是治疗全身性真菌病中最有效的多烯类抗生素，它通过与真菌细胞膜上的麦角固醇结合，造成膜通透性改变胞内容物流出而使真菌细胞死亡，但两性霉素 B 也能结合哺乳动物细胞膜中的胆固醇，这可能是其对动物和人类有毒性的原因。临床应用发现，两性霉素 B 肾毒性比较大。脂质体作为两性霉素 B 的载体，可使两性霉素 B 尽可能在疏水层中保留最大的含量，降低与人体细胞膜中胆固醇的结合而增强对真菌细胞麦角固醇的结合，选择性地将两性霉素 B 送达真菌细胞，从而发挥两性霉素 B 的最大杀菌能力，同时可以显著降低药物毒性。大量临床试验结果表明，与普通制剂相比，脂质体制剂对念珠菌、曲霉菌和隐球菌等感染患者的疗效更为显著，而急性毒性、输液相关毒性和肾毒性等不良反应的发生率则明显降低。临床上两性霉素 B 脂质体适用于系统性真菌感染者，尤其是病情呈进行性发展或其他抗真菌药治疗无效者，如败血症、心内膜炎、脑膜炎（隐球菌及其他真菌）、腹腔感染（包括与透析相关者）、肺部感染、尿路感染等；也适用于因肾损伤或药物毒性而不能使用有效剂量的两性霉素 B 的患者。

截至2016年底国际上使用的有3种两性霉素 B 脂质体。两性霉素 B 脂质体制剂（AmBisome）是世界上第一个上市的脂质体药物制剂，是由两性霉素 B 与氢化大豆磷脂酰胆碱/二硬脂酸磷脂酰甘油/胆固醇（2：0.8：1）组成的小单层脂质体，于1990年底在爱尔兰被批准上市，随后在欧洲上市，已进入欧洲、北美、亚洲和澳大利亚、新西兰等国治疗致命的综合真菌感染的药物。第二种两性霉素 B 脂质体为两性霉素 B 胶体分散体（Amphocil），于1994年在欧洲上市，是由两性霉素 B 与胆甾醇硫酸酯组成的圆板状胶体分散体，已在英国、爱尔兰和俄罗斯获准上市，在巴西、丹麦和新加坡被获准用于对常规治疗失败的全身性真菌感染患者。第三种两性霉素 B 脂质体制剂是两性霉素 B 脂质复合物（Abelcet），于1995年初在欧洲上市，是由两性霉素 B 与二肉豆蔻酸磷脂酰胆碱/二肉蔻酸磷脂酰甘油（7：3）组成的带状两层膜结构的复合物。这3种两性霉素 B 脂质体制剂的形态虽然有所不同，粒径也不同，从50~80nm到大于1μm，但三者均有很好的疗效，而且都能有效降低游离两性霉素 B 在治疗过程中引起的肾毒性，已经成为临床上治疗并发隐球菌脑膜炎、全身性隐球菌病的首选药和治疗重度全身性真菌感染的主要药物。中国上海新先锋药业的两性霉素 B 脂质体（锋克松）于2004年上市。截至2016年底各国药典尚未收载两性霉素 B 脂质体的质量标准。

（方晓玲）

zhìzhìtǐ zhìliàng píngjià

脂质体质量评价（quality control of liposomes）

根据脂质体制剂的特点建立的质量评定标准。脂质体是一个正在发展中的新剂型，其质量评定标准尚在逐步完善之中。根据脂质体制剂的特点，其质量应在以下几个方面进行控制。

脂质体形态观察、粒径和粒度分布测定 脂质体属于胶态系统，具有一定的均一性，其粒径大小和粒径分布与其包封率和稳定性相关，直接影响脂质体在机体组织的分布和行为。脂质体为封闭的多层囊状或多层圆球，形态观察多采用高倍显微镜或电子显微镜，应提供照片。粒径测定方法有光学显微镜法、电子显微镜法、库尔特（Coulter）计数法、激光散射法、离心沉降法和微孔滤膜-光密度法等。应用激光散射仪测定样品时，自动计数仪可记录各档次粒径粒子、数目、计算出分布概率或绘制粒径分布图。

主药含量测定 脂质体中的主药可采用适当方法提取、分离后用分光光度法或高效液相色谱法测定含量。如以柱层析分离结合分光光度法测定含量，也可以用表面活性剂破坏脂质体双分子层，使药物释放后再进行测定，并与标准品对照计算含量，或者以有机溶剂溶解脂质体后，进行测定。

包封率 药物在脂质体内的包封率是评价含药脂质体质量的重要指标。影响脂质体包封率的最主要因素是被包封的药物性质，其他如类脂膜的组成和脂质体制备的工艺条件也有一定影响。分散在液态介质中的脂质体应测定包封率。包封率测定方法包括直接对制剂进行测定（总药量）和分离出脂质体测定，常用的分离方法有葡聚糖凝胶过滤超滤膜过滤法、超速离心法、微型柱离心法和透析法等。包封率常采用重量包封率表示，即测定包入脂质体内的药量与系统中包封与未包封的总药量的重量百分比，其计算公式为：

$$包封率(EE\%) = \frac{脂质体中包封的药量}{脂质体中包封与未包封的总药量} \times 100\%$$

《中华人民共和国药典》规定，作为产品开发时，脂质体的包封率不得低于80%。

渗漏率 表示脂质体产品在贮藏期间包封率的变化情况，是脂质体不稳定性的主要指标。渗漏率是脂质体在贮藏一定时间后渗漏到介质中的药量与贮藏前包封的药量之比，其计算公式为：

$$渗漏率 = \frac{产品贮藏后渗漏到介质中的药量}{产品贮藏前包封的药量} \times 100\%$$

渗漏率测定方法是一定条件下贮藏（灭菌）脂质体，定期取样，用测定包封率的方法测定脂质体包封的药量或游离的药量，与贮藏前包封的药量比较，再根据公式计算渗漏率。影响脂质体中药物渗漏率的因素最主要是药物的性质，此外，还受脂质体结构类型、温度、稀释、类脂膜的组成和性质等因素影响。

磷脂的氧化程度 磷脂容易氧化，这是脂质体突出的问题。在含有不饱和脂肪酸的脂质混合物中，磷脂的氧化过程很复杂，氧化程度很难用一种试验方法评价。《中华人民共和国药典》采用氧化指数为指标，规定测定卵磷脂脂质体时，氧化指数应控制在0.2以下。其原理是氧化偶合后的磷脂在波长230nm左右具有紫外吸收峰而有别于未氧化的磷脂。测定方法是：将磷脂溶于无水乙醇配成一定浓度的澄明溶液，分别测定在波长233nm和215nm的吸光度：

$$氧化指数 = A_{233nm}/A_{215nm}$$

（方晓玲）

nàmǐ gěiyào xìtǒng

纳米给药系统（nanoparticle drug delivery systems）

运用纳米化技术研究开发的新型药物制剂。又称纳米制剂。与传统药物制剂相比，纳米给药系统具有较高的生物利用度、较好的溶解性、靶向性和缓控释性等，能提高药效、降低不良反应，是国际上医药学研究的前沿和热点。常见纳米给药系统尺度及结构见图。

分类 纳米给药系统是纳米科技与现代制剂技术交叉融合产生的新型给药系统，包括纳米药物和纳米载药系统。纳米药物是通过纳米沉淀技术或超细粉碎技术直接制备药物的纳米颗粒，包括纳米晶体和纳米混悬剂。用适当材料制成的纳米数量级的粒子被称为纳米载体，药物以溶解、分散、包裹、吸附、偶联等方式载入纳米载体，即构成纳米载药系统。普遍研究的纳米载药系统包括高分子纳米载药系统，包括合成高分子纳米载药系统和天然高分子纳米给药系统、固体脂质纳米载药系统、脂质纳米粒、微乳和纳米乳载药系统、纳米凝胶载药系统和无机纳米载药系统以及功能性纳米给药系统等。紫杉醇白蛋白纳米粒是美国批准的第一个运用白蛋白结合纳米粒技术的药物。

相关理论和概念 纳米是一种计量单位，与毫米和微米一样，是一个尺度概念，$1nm = 10^{-9}m$。物质达到纳米尺度以后，性质可

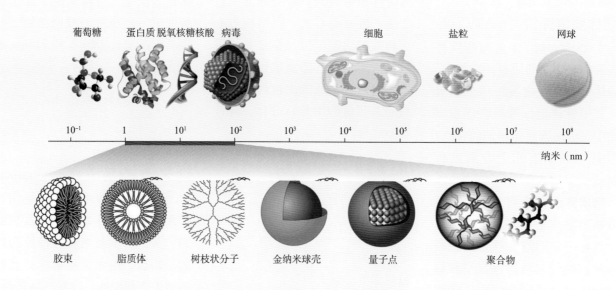

葡萄糖　蛋白质 脱氧核糖核酸　病毒　　细胞　　盐粒　　网球

10^{-1}　　1　　10^1　　10^2　　10^3　　10^4　　10^5　　10^6　　10^7　　10^8

纳米（nm）

胶束　　脂质体　　树枝状分子　　金纳米球壳　　量子点　　聚合物

图　常见纳米给药系统尺度及结构

能会发生突变，出现不同于原来组成的原子分子，也不同于宏观物质的特殊性能，称为纳米效应。现代药物学研究表明，药物发挥药效作用，除了与药物本身的性质，如化学成分、分子结构等密切相关外，还与药物的存在状态，如粒径大小、表面电荷等有关。纳米化技术可以改变药物在制剂中的存在状态，从而使药物的递释更加"智能化"，如具备缓控释特性、靶向性、高生物利用度和低毒副作用等。

在对实体肿瘤的研究中发现，正常组织中的微血管内皮间隙致密、结构完整，纳米粒子不易透过血管壁，而实体瘤组织中血管丰富、血管壁间隙较宽、结构不完整，淋巴回流缺失，造成纳米粒子具有高通透性和滞留性，这种现象被称为实体瘤组织的高通透性和滞留效应（enhanced permeability and retention effect of solid tumor），简称 EPR 效应。EPR 效应是一种典型的纳米效应，促进了大分子类物质在肿瘤组织的选择性分布，是一种被动的靶向作用，可以增加药效，并减少对正常组织的毒副作用，因此，纳米给药系统在肿瘤研究中得到广泛的应用。

制备　纳米给药系统分类众多，不同的纳米药物或纳米载体有不同的制备方法。

纳米药物制备　通过物理或化学方法可以将药物制备成超微小的纳米晶体，纳米晶体可以直接给药，也可以片剂、胶囊、颗粒剂、小针剂、冻干粉针剂、输液、凝胶剂、贴剂和滴眼剂等常规制剂形式出现。纳米混悬剂的制备有沉淀法和分散法两种基本方法，沉淀法包括反溶剂沉淀法和化学反应沉淀法，分散法包括研磨法和高压均质法。

纳米载体制备　分为单体聚合法和聚合体分散法。单体聚合法又细分为乳化聚合法和界面缩聚法。聚合体分散法分为乳化-溶剂蒸发法、乳化-溶剂扩散法、盐析法、沉淀法、热固化法和超临界流体法等。

纳米载体药物载入技术　纳米载体制备过程中或制备完成后，药物可通过包封和吸附等方法载入纳米药物载体中。包封药物的方法主要包括：①使用溶剂法或熔融法将药物和载体材料制成溶液或分散液，随后去除溶剂或冷凝溶液，使药物分散于载体材料中形成固溶体，如乳化-溶剂蒸发法、高压均质法等。②对药物表面成膜进行包封，水溶性高分子纳米载体通常采用此法载入药物。③药物自外相扩散进入纳米载体。④利用自组装技术，在具有层状结构的纳米载体的不同界面上载入药物。⑤利用静电作用，载入带有相反电荷的药物。吸附药物主要利用纳米载体的高表面活性，通过物理吸附或化学吸附将药物载至纳米药物载体。

质量评价　纳米药物的生物效应与其粒度、形貌、释药行为等理化特性密切相关，因此，纳米药物的质量评价除了常规制剂的质量研究内容以外，还包括粒径及其分布、电荷、包封率、释放度、药物物理状态等。此外，纳米给药系统研究中必须考虑安全性问题。当物质加工到纳米尺寸，粒子会具有一些特殊效应，从而表现出很多特殊性质，这些性质是否会导致纳米给药系统对人体产生不利影响？越来越多的合成材料和高分子材料被应用到纳米给药系统研究中，这些材料对人体是否安全？因此安全性评价也是纳米给药系统质量评价环节中极其重要的一部分。纳米给药系统质量评价中对纳米给药系统的安全性评价首先应遵循新药毒理学研究的一般原则，同时应结合纳米粒的生物学特性，有针对性地展开研究工作，如重点考察纳米给药系统与细胞及生物大分子的相互作用、纳米给药系统对机体免疫系统的影响等。

应用 纳米混悬剂的应用主要在于提高口服给药系统难溶性药物的体外溶出度，此外还可以用于静脉给药和肺部给药，提高药物的生物利用度，同时改变药物分布，提高靶向性。纳米载药系统已经在多个领域中得到应用，纳米载体可以包裹抗肿瘤药物或基因药物用于癌症等疾病的诊断和治疗；可以作为口服药物载体，避免药物受到胃酸和胃肠道酶类的作用，提高药物的生物利用度；可以包载用于眼科疾病治疗的药物，使药物经角膜吸收效果增加，而非角膜吸收减少，从而减少不良反应，提高疗效。

（陆伟跃 刘 敏）

héchéng gāofēnzǐ nàmǐ gěiyào xìtǒng
合成高分子纳米给药系统

（synthetic polymeric nano-drug delivery systems） 采用合成高分子材料制备的纳米给药系统。又称聚合物纳米给药系统。聚合物材料具有多样性，使得聚合物纳米给药系统具有多样化的功能，通过调整聚合物材料的溶解性、纳米载体的 pH 值、ζ 电位及载药方式等，可以控制药物在体内的释放；通过表面改性和修饰，可以延长聚合物纳米给药系统的体内循环时间和制备具有不同靶向性能的纳米给药系统；采用可生物降解的聚合物材料可以使纳米给药系统具有更好的生物相容性。

分类 根据组成材料及所形成纳米颗粒的结构不同，聚合物纳米给药系统可分为聚合物纳米粒、聚合物胶束、聚合物泡囊和聚合物圆盘等。

聚合物纳米粒 由高分子材料组成，粒径范围在 10～100nm 的纳米载体，药物可以溶解、包裹在其中或者吸附在表面。聚合物纳米粒可以分为骨架实体型聚合物纳米球和膜壳药库型聚合物纳米囊。前者具有不同多空水平的固体基质骨架结构，药物分子以物理状态均匀分布于整个体积或吸附在表面；后者是由小泡组成的系统，固体或溶液化的药物被聚合物薄膜所包围，具有囊状结构，药物包覆在囊腔内。聚合物纳米粒的制备可以采用单体聚合法和聚合体分散法。聚合物纳米粒既可以载疏水性药物又可以载亲水性药物，根据材料性能，适合于注射给药、口服给药及黏膜给药等不同给药途径。

聚合物胶束 一类水溶性嵌段共聚物或接枝共聚物，共聚物同时具有亲水性基团和疏水性基团，在水中溶解后自发形成胶束，完成对药物的增溶和包覆。聚合物胶束具有亲水性外壳和疏水性内核，适合于携带不同性质的药物，亲水性外壳还具备隐形的特点。聚合物胶束的制备方法主要包括自组装溶剂蒸发法、透析法和乳化-溶剂挥发法。

聚合物泡囊 泡囊是由非离子型表面活性剂组成的具有封闭的双分子层结构的纳米载体，又称类脂质体。以人工合成的聚合物作为膜材料，采用薄膜分散法或逆相蒸发法可以制备聚合物泡囊，由于共聚物的相对分子质量较大，疏水段相对较长，形成的聚合物泡囊较一般泡囊更为稳定。

聚合物圆盘 由磷脂和聚乙二醇（PEG）修饰的磷脂组成，通常 PEG 修饰磷脂的比例在 15%～30% 的纳米圆盘。PEG 修饰磷脂倾向于分布在圆盘边缘，而无 PEG 修饰的磷脂则倾向于分布在圆盘上下表面。某些两亲性多肽对纳米圆盘边缘具有高亲和性，可以吸附在此区域，这种药物包载方法简便，且包封率高。同时，聚乙二醇长链能够起到很好的保护药物作用，避免血浆中蛋白等成分的破坏。因此，聚合物圆盘作为一种新型的药物载体，具有很好的应用前景。

常用聚合物材料 制备合成高分子纳米给药系统所采用的聚合物材料要具有良好的生物相容性，常用的聚合物材料可分为亲水性聚合物材料、亲油性聚合物材料和两亲性聚合物材料。制备合成高分子纳米给药系统最常用的亲水性聚合物材料是相对分子质量小于 20 000 的聚乙二醇，此外还有聚乙烯吡咯烷酮（PVP）和聚乙烯醇（PVA）；亲油性聚合物材料中应用广泛的是脂肪族聚酯，如聚乳酸（PLA）、聚羟基乙酸（PGA）、聚（乳酸羟基乙酸）共聚物（PLGA）、聚己内酯（PCL）等；两亲性聚合物材料通常由亲水性聚合物和亲油性聚合物链段共聚或接枝共聚形成，得到具有两亲性的嵌段共聚物，是制备聚合物胶束所需的材料。

表面修饰 对合成高分子纳米给药系统进行表面改性或靶向修饰，可以延长其在体内的循环时间或实现主动靶向给药。

表面改性 合成高分子纳米给药系统进入人体后，机体会将其视为异物，并产生抗体与之吸附，血浆中的多种成分，如血浆蛋白、脂蛋白和免疫蛋白等也会吸附到纳米载体上，加速单核吞噬细胞系统的识别，最终被巨噬细胞吞噬从而被清除体循环。合成高分子纳米给药系统的亲水/亲油性和表面电荷等性质可决定纳米载体在体内的处置过程。通常情况下，表面为亲水性或双亲性和表面电荷为中性的合成高分子纳米给药系统在体内循环时间较长。表面改性主要采用两种方法：①以亲水性聚合物或表面活性剂修饰聚合物纳米递药系统表面。②直接以具有亲水链段的共聚物制备聚合物纳米递药系统。使用比较广泛的表面修饰材料有聚乙二醇和聚氧乙烯等。

主动靶向修饰 利用聚合物纳米载体表面的活性基团，通过活化剂活化（如将聚合物纳米载体上的羧基通过与碳二亚胺衍生物上的氨基反应而被活化），连接上具有主动靶向功能的靶标分子，使得纳米载体能够将药物递送至特定的器官、组织和细胞，到达预定目标的靶向给药。常用的主动靶向功能分子包括配体和抗体，分别利用配体-受体和抗体-抗原特异性结合等机制实现主动靶向给药（见主动靶向给药系统）。

应用 合成高分子纳米给药系统可以改变药物的体内分布特征，具有缓控释和靶向给药特性，能增加药物的稳定性，提高药物的生物利用度，已被用于注射给药、胃肠道给药、黏膜给药和透皮给药等各种给药途径研究，成为国际药学领域研究的前沿和热点。合成高分子纳米给药系统应用中遇到的最大挑战是聚合物材料的生物安全问题，需开展更加深入的研究工作解决这一难题。

(陆伟跃 刘 敏)

tiānrán gāofēnzǐ nàmǐ gěiyào xìtǒng

天然高分子纳米给药系统

（natural polymeric nano-drug delivery systems） 由天然高分子材料构成的纳米给药系统。天然高分子材料具有毒性低和生物相容性好的优点，同时也存在成分复杂、批间差异较大和纯化困难等缺点。常用的天然高分子材料的主要有壳聚糖、天然蛋白、明胶、普鲁兰、海藻酸钠、改性纤维素、淀粉、葡聚糖、藻朊酸、透明质酸和肝素等。白蛋白纳米粒和壳聚糖纳米粒是天然高分子纳米给药系统的主要代表。

白蛋白纳米粒（albumin nanoparticles） 以白蛋白作为材料，包封或吸附药物，经过固化分离而形成的纳米实心球体。20 世纪 70 年代已有制备白蛋白纳米粒的相关报道，最初仅将其作为诊断剂。经过几十年的发展，白蛋白纳米粒已成为一种相对成熟的纳米载体，具有生物相容性良好、毒性及刺激性低和无抗原性等优点。血清白蛋白是机体体循环血浆中含量最高的蛋白质，承担着体内各种贮存和运输工作。血清白蛋白可以和很多种药物结合在一起，作为药物载体可防止药物从注射部位流失，使药物在注射部位缓慢地释放。应用较为广泛的白蛋白主要有人血清白蛋白（human serum albumin，HSA）、牛血清白蛋白（bovine serum albumin，BSA）和重组人血清白蛋白（recombinant HSA，rHSA）。其中，重组人血清白蛋白是由酵母细胞经遗传工程表达的蛋白质，其安全性、机体的耐受性和药动学过程都与天然的人血清白蛋白非常接近，可作为天然的人血清白蛋白的替代品，应用于多种疾病治疗。

白蛋白纳米粒的载药形式有化学偶联和物理结合两种。化学偶联白蛋白纳米粒可改善药物的体内药动学特性，如延长药物半衰期、增强药物活性等。物理结合白蛋白纳米粒可优化药物的一些体外特性，包括溶解性和稳定性的提高。为了解决白蛋白作为药物载体应用中存在的一些不足，如载药量低和靶向性差等问题，一些白蛋白修饰及改性的研究开始兴起。白蛋白纳米粒的制备方法主要包括去溶剂化法、乳化固化法、pH 凝聚法、快速膨胀超临界溶液法和基于二硫键形成法的 nab™ 技术等。白蛋白纳米粒能够包裹的药物有 100 多种，包括抗肿瘤药、抗结核药、降糖药、抗菌药、激素和支气管扩张剂等，并可通过静脉注射、肌内注射、关节腔内注射、口服和呼吸系统等多途径给药。白蛋白纳米粒的应用主要将其作为抗肿瘤药物的载体，增加靶向性，减少不良反应，提高疗效（见紫杉醇白蛋白纳米粒）。

壳聚糖纳米粒（chitosan nanoparticles） 以壳聚糖为材料制备的纳米实心球体。壳聚糖是壳多糖（chitin）脱乙酰基的产物，含 β-(1,4)-2-乙酰胺基-D-葡糖单元和 β-(1,4)-2-氨基-D-葡糖单元的共聚物，后者一般超过 65%。根据不同的制备方法，可以获得不同脱乙酰程度和平均分子量的壳聚糖。壳聚糖作为药物载体的优势：①壳聚糖是天然多糖，组织相容性好。②具有良好的生物可降解性。③带正电和良好的生物黏附性使其在黏膜表面负电荷条件下黏附性增加，药物滞留时间延长。④壳聚糖分子内具有活性基团—NH$_2$，可与含有醛基或酸酐的药物化学偶联，使药物大量分布于偶联结构内，缓慢释放。

壳聚糖纳米粒的制备方法主要包括共价交联法、离子凝胶法、沉淀法、乳滴聚结法、乳化扩散法和自组装法等。壳聚糖纳米粒粒径在 10～500nm，呈固态或胶态，药物可位于粒子内部，也可位于粒子表面。壳聚糖纳米粒作为一种新型的药物载体，具有良好的生物相容性和生物可降解性，可提高药物的稳定性，改变给药途径，增加药物的吸收，提高药物的生物利用度，使药物在体内达到控释和靶向治疗的作用。壳聚糖已成为靶向和缓控释研究的热点，特别适合于基因、蛋白质和多肽等生物活性大分子药物的包载，具有广阔的应用前景。运用现代分子设计思想和先进合成技术对壳聚糖纳米粒表面进行修饰，使其对器官、组织和细胞具有靶向性，也是研究的发展趋势。

（陆伟跃 刘 敏）

zhīzhì nàmǐlì

脂质纳米粒（lipid nanoparticles）

以与生物相容的脂质材料为载体，将药物包裹于脂质核或吸附于脂质纳米粒表面的新型纳米给药系统。脂质纳米粒能改善药物吸收、改变药物体内过程、缓控释药物、提高药物体内外稳定性、增强疗效和减少不良反应。脂质纳米粒主要包括固体脂质纳米粒和纳米结构脂质载体，其制备方法主要包括高压均质法、乳化超声分散法、乳化-溶剂蒸发法、微乳法、高速剪切均质法和超声法等。

固体脂质纳米粒（solid lipid nanoparticles，SLN）：以长链饱和脂肪酸和脂肪酸甘油酯等可生物降解的天然或合成的类脂材料为载体制备，粒径在 10～1000nm 的固体胶粒。主要成分包括 3 类：①脂质，如脂肪酸甘油酯类及脂肪酸类等。②乳化剂和助乳化剂，如磷脂、聚山梨醇、胆酸盐等。③药物，SLN 在包载脂溶性较强的药物方面有很好的优势，也可将亲水性药物通过酯化等方法制成脂溶性强的前体药物后再制备固体脂质纳米粒。固体脂质纳米粒可以包载蛋白、多肽、小分子药物和基因，通过注射、口服或局部用药等方式治疗疾病。

纳米结构脂质载体（nano-structured lipid carriers，NLC）：在固体脂质纳米粒基础上发展起来的，以中碳链脂肪酸甘油酯等液体脂质与固体脂质的混合物为材料制备的新一代脂质纳米载药系统。其熔点低于原固态脂质，在正常体温条件下仍为固态。与固体脂质纳米粒相比，纳米结构脂质载体具有载药量大，物理化学稳定性好，并能够形成局部的过饱和浓度，具有良好的控制药物释放的性能。纳米结构脂质载体中脂质的微观结构可分为 3 种类型：①具有高度不规整的脂质基质，纳米粒中大量晶体处于晶格缺陷状态。②脂质基质呈无定形状态。③形成液态脂质/固态脂质的多相结构，液态脂质的微小液滴分散在脂质微粒的固体基质中，成为含有"液态纳米室"的固态脂质纳米粒。

固体脂质纳米粒和纳米结构脂质载体均可采用高压均质法进行工业化生产，其水分散液可进行高压灭菌或 γ 辐射灭菌，具有良好的物理化学稳定性，也可通过冷冻干燥或喷雾干燥制成固体粉末。脂质纳米粒在药剂学领域受到广泛关注，已用于口服、注射、肺部、眼、鼻腔、经皮和经黏膜等多种给药途径的研究，是具有产业化前景的一类纳米给药系统。尽管脂质纳米粒具有良好的生物相容性，不存在长期细胞毒性和免疫调节方面的影响，但有研究发现固体脂质纳米粒被淋巴细胞等吞噬后，可诱导淋巴细胞的凋亡。因此，脂质纳米粒的生物安全性评价仍需深入的研究。

（陆伟跃 刘 敏）

wújī nàmǐ gěiyào xìtǒng

无机纳米给药系统（inorganic nano-drug delivery systems）

使用无机材料制备的纳米给药系统。具有易于制备、粒径可控、毒性低和易于功能化修饰等特点，已逐渐成为药学和材料学的热点。常用的无机纳米材料包括金属纳米材料、碳纳米材料、无机氧化物纳米材料和磁性纳米材料。无机纳米给药系统主要包括金纳米粒、介孔二氧化硅、碳纳米管和磁性纳米粒（即功能性纳米给药系统）。

金纳米粒（gold nanoparticles，GNP）：利用化学和物理技术合成的粒径在 1～200nm 的金纳米颗粒。金纳米粒最常用的制备方法是化学还原法。其金核是生物惰性的，具有较大的比表面积，可对其进行功能化修饰，制备具有主动靶向功能的纳米给药系统。如在金纳米粒表面修饰聚乙二醇，增加其水溶性和血液循环时间。金纳米粒以 4 种方式参与肿瘤治疗：①自身的作用，金纳米粒对肿瘤血管有明显的抑制作用。②以金纳米粒为载体携带药物，一方面增强了药物在肿瘤部位的蓄积，另一方面由于金纳米粒自身抑瘤作用可较少药物的用量。③光热疗法，即金纳米粒在肿瘤部位蓄积后，通过红外线照射，使金纳米粒吸收红外线发热来消灭肿瘤细胞。④金纳米粒携带的药物和光热的综合疗法。

介孔二氧化硅（mesoporous silica）：由空心介孔二氧化硅为材料制备的纳米颗粒。介孔二氧化硅具有良好的亲水性、热稳定性、化学稳定性和生物相容性，在体内可避免被单核吞噬细胞系统清除。介孔二氧化硅具有均匀可调的孔道和丰富的硅烷基可作为和有机客体分子反应的新的活性位点，有利于结合在活性位点上的药物均匀地分散在孔道内，并具有缓释作用。介孔二氧化硅表面有大量羟基等活性基团，可以通过物理吸附和化学偶联将化学药物以及酶、抗体和 DNA 等生物大分子与纳米粒结合。介孔二氧化硅纳米载体除了在其表面和孔内进行功能化修饰外，还可与其他材料形成核-壳复合材料，一方面可以保护核的稳定性，另一方面可实现药物的靶向传输和缓慢释放，是一种理想的药物传输和多相分离载体。

碳纳米管（carbon nanotubes, CNT）：由单层或多层石墨片卷曲而成的无缝纳米管状物。每个碳纳米管是 1 个碳原子通过 sp^2 杂化与周围 3 个碳原子键合而成的，基本结构是六边形碳环，还有少量的五边形与七边形碳环，结构见图。经功能化修饰的碳纳米管具有良好的单分散性和生物相容性，可作为小分子化学药物、蛋白质和 DNA 等生物大分子体内输送的纳米载体。

(陆伟跃 刘 敏)

nàmǐ yàowù

纳米药物（nanomedicines）直接将原料药粉碎加工制备得到的纳米颗粒型药物。属于纳米给药系统。它是一种普遍适用于难

溶性药物的制剂形式，具有较大的表面积，可促进药物溶解，提高其吸收。同时，药物较容易穿透组织间隙，分布较广，可提高其生物利用度。纳米药物可以减少或消除不安全辅料的使用，增加药物的安全性。药物直接纳米化，无需载体材料，因此不存在包封率和载药量的限制，可用于临床大剂量给药。

分类 包括纳米晶体和纳米混悬剂。纳米晶体（nanocrystal）指药物经物理或化学方法直接制成的纳米级晶体，可直接给药或作为其他制剂的原料。纳米晶体具有高比表面积和高溶出速率。纳米混悬剂（nanosuspensions）指在表面活性剂等稳定剂的存在下，将纳米级的药物颗粒分散于水中形成的稳定分散体系。与普通混悬剂不同，纳米混悬剂中药物粒子的粒径小于 1000nm，多数在 200~500nm。纳米混悬剂的优点：①提高药物的溶解度、溶出速率，以及生物利用度。②与黏膜组织具有较好的黏附性，延长药物在体内的滞留时间。③提高药物制剂的稳定性。④提高药物制剂的安全性。⑤可通过对药物粒子的表面修饰，实现靶向给药。⑥适用于多种给药途径。⑦适用范围广，几乎适用于所有的难溶性药物。纳米药物从医药技术理论转化为实际产品发展很快，在短短几年内就实现了上市产品，2000年第一个纳米混悬剂产品西罗莫司成功上市，临床结果显示其生

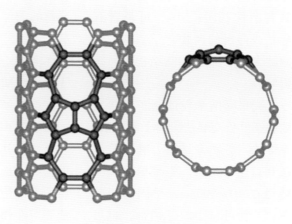

图 碳纳米管的结构示意

物利用度显著高于该药物的其他口服剂型。

制备 纳米晶体采用纳米化技术制备。在纳米混悬剂制备过程中，为得到稳定的纳米混悬剂，常加入稳定剂和助表面活性剂。为了进一步的处方优化，还需加入缓冲液、渗透压调节剂和冻干保护剂等附加剂。对于易发生化学降解或光降解等不稳定药物，可将纳米混悬剂制成冻干粉末，避光保存。纳米混悬剂的制备方法主要有沉淀法和分散法两种；其中沉淀法包括反溶剂沉淀法和化学反应沉淀法；分散法包括研磨法和高压匀质法。

反溶剂沉淀法 将难溶性药物溶解于良溶剂形成溶液后，在搅拌条件下加入到可混溶的非良溶剂中，在这个过程中药物析出结晶，形成药物颗粒。通过调节搅拌速度、药物含量、温度等条件控制晶核形成和生长的速度得到纳米粒径的药物结晶。沉淀法的优点是操作简便，易于大规模生产。缺点在于不能适用于既不溶于水又难溶于有机溶剂的药物，且有机溶剂的使用和残留会造成环境污染和影响人体健康。

化学反应沉淀法 将具有酸

碱依赖性的药物溶解在酸溶液或碱溶液中，在搅拌条件下加入到含有稳定剂的碱溶液或酸溶液，酸碱中和反应使得药物过饱和而析出药物结晶。稳定剂的存在可以抑制结晶颗粒的增长，使药物颗粒的大小控制在纳米级范围。

研磨法 将药物分散在表面活性剂溶液中，再将研磨介质和药物的分散液放入介质研磨机，通过药物粒子之间及其与研磨介质、研磨室内壁发生的猛烈碰撞，经过多次循环和研磨，使药物破碎形成纳米级颗粒。研磨法可用于水和有机溶剂均不溶的药物，工艺简单、稳定，可大规模生产。但该法生产周期长，在生产过程中可能受到微生物的污染；同时在研磨过程中还会出现研磨介质的磨损，使纳米混悬剂受到一定程度污染。

高压均质法 预先将药物微粉化，再将微粉化药物混悬于含有表面活性剂的水溶液中，该粗分散体系经过高压均质机多次循环后得到纳米级的药物颗粒。高压均质法不仅适用于一些水溶性差的药物，还可用于水和有机溶剂均不溶的药物。另外，高压均质法还具有技术简单、易于扩大生产和批间差异小等优点，适合工业生产。

应用 纳米混悬剂适合于多种途径给药，根据给药途径不同可分为口服混悬剂、注射用混悬剂和吸入混悬剂等。①口服给药：将水溶性差的药物制成口服纳米混悬剂后，由于药物的粒径减小，表面积增大，溶解度和溶出速率均增加，吸收速率加快。而且，口服纳米混悬剂因药物粒径小，黏膜黏附性增加，其在胃肠道内的滞留时间延长，增加其在胃肠道中的吸收，提高药物的生物利用度。②注射给药：纳米混悬剂中纳米级的药物颗粒不会引起血管的栓塞，且与胶束溶液、脂质体等相比，其理化性质较稳定。在制备过程中使用的表面活性剂等添加剂相对较少，安全性较高。③吸入给药：纳米混悬剂药物粒径小，且有较强的生物黏附性，可较好地解决常用混悬型气雾剂或粉雾剂易截留在咽部和易被肺纤毛运动快速清除等问题。研究表明，纳米混悬型气雾剂更易于深入肺部，能提高药物的生物利用度；并且由于其添加的表面活性剂、聚合物助悬剂较少，安全性大大提高。④其他途径给药：包括鼻腔给药、眼部给药和中枢神经系统给药等。将难溶性药物制成纳米混悬剂，通过鼻腔给药，其能被鼻黏膜快速吸收入血，且由于其药物粒径小，溶解速率快，更易于鼻黏膜组织吸收。由于其黏附作用，药物不易被纤毛清除，延长了药物在鼻腔内的滞留时间，从而提高药物的生物利用度。

（陆伟跃 刘 敏）

gōngnéngxìng nàmǐ gěiyào xìtǒng

功能性纳米给药系统 （functionalized nano-drug delivery systems）

由功能化材料制成或表面经物理或化学修饰得到的具有一定功能的纳米给药系统。常见的功能性纳米给药系统包括长循环纳米给药系统、磁性纳米给药系统、温度敏感纳米给药系统、pH 敏感纳米给药系统、纳米凝胶和药质体。

长循环纳米给药系统 （long-circulating nano-drug delivery systems） 以物理吸附或化学键合的方式在普通纳米给药系统的表面修饰长链亲水化合物，如聚乙二醇（PEG）、聚氧乙烯（PEO）和泊洛沙姆（poloxamer）等，增加了纳米给药系统表面亲水性和空间位阻，使其不易被吞噬细胞识别和吞噬，延长了血液循环时间。又称隐形纳米给药系统（stealth nano-drug delivery systems），纳米给药系统表面修饰长链的柔韧性、长度及长链之间的距离是影响其长循环效果的主要因素。聚乙二醇化纳米给药系统是应用广泛的长循环纳米给药系统，表面聚乙二醇分子量大小或包被密度对其长循环效果有明显影响。

磁性纳米给药系统 （magnetic nano-drug delivery systems） 将药物和磁流体共同包载于纳米给药中形成的具有超顺磁性的纳米给药系统。常用的磁流体为纳米级（粒径小于 10nm）的三氧化二铁或四氧化三铁。一般的磁性纳米给药系统结构为以金属氧化物为磁性核，高分子材料组成壳的核壳结构。磁性纳米给药系统同时具有纳米粒的相关性质和磁学性质，可利用实体瘤组织的高通透性和滞留效应被动靶向到肿瘤组织，也可以在外加磁场的作用下，携带药物到达特定的靶部位，发挥治疗作用。磁性纳米给药系统除了用于载药外，还可用于肿瘤热疗。由于肿瘤组织对热的耐受性很差，在高温（大于 42℃）下肿瘤细胞会大量死亡，然而正常组织细胞对高温有一定的耐受性，因此当纳米给药系统靶向蓄积于特定部位时，在一定剂量的电磁辐射下，磁性材料吸收电磁能量后辐射出热能，能局部加热靶区域达到高温，从而杀伤肿瘤组织，且对正常组织副作用小。此外，磁性纳米给药系统还可以作为核磁共振显像的磁性造影剂进行肿瘤的诊断。

温度敏感纳米给药系统 (thermal sensitive nano-drug delivery systems) 利用一些对温度敏感的材料制备得到的纳米给药系统，能在一定温度变化下改变其理化性能，从而加速药物的释放。温度敏感的材料不同，其药物释放的机制也不同。其中，热敏脂质体在正常的体温下脂质体膜呈致密排列的胶晶态，亲水性药物很难透过脂质体膜而扩散出来。当脂质体随血液循环经过被加热的靶器官时，大于脂质体相变温度的局部高温使脂质体磷脂的脂酰链紊乱度及活动度增加，膜的流动性增大，导致脂质体膜的通透性发生改变，脂质体内部包封的药物借助于跨膜浓度梯度而大量扩散到靶器官中，在靶部位形成较高的药物浓度，从而达到局部治疗的作用。

pH 敏感纳米给药系统（pH sensitive nano-drug delivery systems） 利用一些对 pH 值敏感的材料制备得到的纳米给药系统，在特定的酸碱环境下改变其稳定性或结构，从而加速药物的释放。由于人体不同的组织器官酸碱度有一定差异，其中肿瘤部位的 pH 值略偏酸性，这种人体的 pH 值差异的存在使得 pH 敏感纳米给药系统在不同部位具有不同的释药速率。此外，pH 敏感纳米给药系统可用于口服将药物运送到胃肠道某特定部位，在胃肠道特定的 pH 值环境下释药。

免疫纳米给药系统（immuno-nano-drug delivery systems） 将纳米给药系统与单克隆抗体共价结合，利用抗体与靶细胞表面的抗原结合，将携带药物的纳米给药系统运送至靶细胞，释放出药物特异性杀伤靶细胞，从而达到治疗的目的。主要用于恶性肿瘤的治疗，在选择性杀死或抑制肿瘤细胞的同时，对正常组织的毒副作用很小，能够有效提高化疗药物的治疗指数。

纳米凝胶（nanogels） 纳米尺度的分子内交联三维聚合物凝胶，具有典型的网络结构。在适当的溶剂中，纳米凝胶能显著溶胀，稳定的分散成纳米尺寸的凝胶颗粒。它具有高的药物负载能力及稳定性，且对外界环境，如 pH 值、温度、光强度和离子强度等具有响应性，可以承受快速的体积变化，也可以通过外界环境刺激来控制药物的释放。另外，可以通过对纳米凝胶进行化学修饰达到长循环和靶向递药的目的。与传统剂型相比，纳米凝胶具有纳米尺寸效应，能通过 EPR 效应增强纳米凝胶在肿瘤部位的蓄积。因此，纳米凝胶作为药物载体具有广阔的应用前景。

药质体（pharmacosomes） 药物通过共价键与脂质结合后，在介质中由于溶解性质的改变而自组装形成的纳米给药系统。药质体以超微囊泡、胶束或聚集体的形式存在，粒径范围一般在 10~200nm。形成药质体的药物一般含有羧基或者活泼氢原子，含有羧基的药物分子可与甘油酯和磷脂等脂质的羟基酯化，含有活泼氢原子的药物分子通过间隔基团与脂质中的羟基成酯，得到带脂溶性长链的脂质前体，在水中可自组装成高度分散的聚集体。并非所有药物都能制成药质体，只有前体药物的稳定达到要求才能制成药质体。药质体同时具有脂质前药和高度分散微粒体系的特点，具有以下优点：①药质体中的药物既作为活性成分又充当载体，使用天然脂质与药物结合，既可避免一般纳米载体材料或其降解产物的毒性，提高载药系统的生物相容性，又可避免药物从载体中的突释，载药量高，稳定性好。②可促进药物穿过黏膜等生理屏障。③可促进药物穿过细胞膜进入细胞，提高药效。④脂质前药在血液或器官清除比原药慢，具有一定的缓释效果。⑤通过控制药质体的粒径，可以提高药物的靶向性，根据其粒径大小分布可分别靶向单核细胞巨噬细胞系统（如肝、脾）或者通过实体瘤组织的高通透性和滞留效应靶向肿瘤部位。

（陆伟跃 刘 敏）

nàmǐhuà jìshù
纳米化技术（nanolization） 将原料药物直接加工成纳米级粒子或制备包载药物的纳米载体的技术。将原料药物直接加工成纳米级粒子的方法，称为直接加工法。直接加工法运用了两种原理：一是通过控制药物晶体的增长形成纳米晶体；二是利用巨大的机械力或撞击力等将药物粉碎成纳米尺度的粒子。制备一种纳米尺度的载体，将药物分散、包封、吸附于载体上制成纳米制剂的方法，称为纳米载体制备法。

直接加工法 一般又分为"由大到小"和"由小到大"两种。利用"由小到大"的技术制备纳米药物，即通过控制溶液中分子结合程度来形成细小的纳米尺度药物晶体。该技术需要寻找一种溶媒，它能够良好控制纳米晶体的增长速度，实际操作存在一定的难度。超临界流体法可以解决上述问题，因此得到广泛应用。"由大到小"的技术即将大粒径的原料药物通过研磨或均质的方法制备得到纳米粒子，一般包括研磨法和高压均质法。无论是研磨法还是高压均质法，都是通过增加药物表面积来改变难溶性药物的溶解性和生物利用度等性质。"由大到小"的技术虽然存在着高耗能、引入污染的可能性及难以制得粒径在 100nm 以下的纳米粒子的缺点，但具有适用于药物种类多、生产速度快、操作过程简单等优点，已被广泛用于工业生产中。

纳米载体制备法 分为单体聚合法和聚合体分散法。

单体聚合法 运用物理或化学方法作为引发剂使得单体发生聚合反应而制备纳米载体的方法。可细分为乳化聚合法和界面缩聚法。①乳化聚合法：在机械搅拌下，将聚合物单体分散于含有药物的水相中（乳化剂不是必需的），在阴离子或高能射线等引发剂的作用下，单体发生聚合反应而制得载药纳米粒的方法。它是一种快速简易的制备方法，较易在实验室中制备。这种方法一般按照连续相是有机的还是水相分为两类。以有机相作为连续相会使用大量有机溶剂，难以除去，使得纳米粒具有毒性。而以水作为连续相的乳化聚合法是制备纳米粒常用的一种方法。②界面缩聚法：在含有或者不含表面活性剂的情况下，将药物和聚合物溶于有机相中，在搅拌下将其滴入水相中形成液滴，两种单体相互反应在界面上形成多聚体薄膜而形成纳米粒的方法。该法适合脂溶性药物的纳米囊制备，具有高包封率和载药量的特点。在单体聚合法中，聚合反应中的单体和表面活性剂等会残留在聚合介质中，产生毒性，需要繁琐的纯化方法，且大多数的聚合物的生物降解能力差。

聚合体分散法 利用现成的聚合物在介质中进行再分散制成纳米载体的方法。该法避免了单体聚合法存在的问题。聚合体分散法可分为乳化-溶剂蒸发法、乳化-溶剂扩散法、盐析法、沉淀法、热固化法和超临界流体法等。①乳化-溶剂扩散法：将大量的水溶液加入事先制备好的水包油（O/W）型乳液，使得 O/W 型乳液中内相对有机溶剂扩散出来而引起有机相中的聚合物突然析出形成纳米粒。相对于其他制备纳米载体的方法，乳化-溶剂扩散法能较好地包载脂溶性的药物。这种方法具有高包封率，粒径分布窄，无需均化处理，操作简单，以及易扩大规模等特点。②盐析法：将溶解有药物和聚合物的可与水互溶的有机溶剂作为油相，将溶有高溶度盐析剂和适量胶体稳定剂的水溶液作为水相，在机械搅拌下形成 O/W 型乳液，然后将乳液用大量的水稀释，从而引起有机溶剂扩散到水相中，继而有机溶剂中的聚合物形成纳米载体。盐析法与乳化-溶剂扩散法有很多相似之处，可以看成是乳化-溶剂扩散法的一种改进，它们之间最主要的区别在于盐析法中聚合物的溶剂与水是完全互溶的。盐析法主要的优点是在制备过程中无需提高温度，从而适合对热敏感物质的制备。另外还有一种利用盐析原理制备纳米粒的方法，被称为盐析凝聚法，指先将聚合物加入含有药物的稀水溶液中，使其吸水溶胀，再在水溶液中加入盐析剂，使得聚合物脱水凝聚，最后用交联剂固化，制得载药纳米载体。③沉淀法：通过自乳化形成内相为含有药物和聚合物的有机溶剂，外相为水溶液的 O/W 型乳液，内相的聚合物有机溶剂扩散至外相水溶液中，聚合物沉淀形成纳米载体。又称溶媒置换法和溶媒-非溶媒法。沉淀法具有对于脂溶性药物包封率高、操作流程简单、制备快速、经济和可重复性强的优点，有利于大规模生产。④热固化法：利用蛋白质受热变性凝固的机制，在 95～180℃ 的条件下加热使内相固化并分离制备纳米载体的方法。该法只适合对热不敏感的药物的纳米载体的制备。

应用 在药剂学领域，关于纳米粒的研究要早于"纳米化技术"概念的出现。早在 20 世纪 70 年代，药剂工作者已经开始对纳米载体进行研究，如脂质体纳米粒、纳米球和纳米囊等。纳米化技术通过将药物颗粒纳米化以及构建包载药物的纳米载药，推进了纳米药物的发展。纳米化技术提高了药物的溶解度，增加了药物的吸收，降低毒性，提高了生物利用度。

（陆伟跃 刘 敏）

gāoyā jūnzhìfǎ

高压均质法（high pressure homogenization technique） 利用高压均质设备，将微粉化药物进一步崩碎，形成纳米级药物粒子的纳米化技术。在制药行业中高压均质技术得到了广泛的应用，如制备亚微乳、脂质体和纳米悬浮液等制剂。随着高压均质技术的提高，药物制剂的粒径不断减小，且粒径分布窄。高压均质设备分为柱塞型和交互容腔型两种类型。柱塞型高压均质机由高压泵和均质阀组成，其原理是将金属筒中的粗混悬液经活塞高速推进导入均质缝隙中，物料以极高的流速撞击在碰撞环上，由于强大撞击力、剪切力和空穴效应的作用，其粒径迅速减小。交互容腔型高压均质机又称微射流均质机，主要由高压泵和振荡头组成，其原理是利用两股液流相互碰撞，产生极大冲击力，再加上空穴效应从而降低物料的粒径（图）。

高压均质法制备纳米制剂已从实验室走向工业化，市场上已经出现了高压均质法制备的纳米制剂。美国食品药品管理局 2005 年 1 月 7 日批准了 Abraxane 用于治疗转移性乳腺癌的新药申请。Abraxane 是经高压均质法得到的紫杉醇白蛋白纳米粒。此外高压均质法还广泛用于脂质体、脂肪乳和亚微乳的制备。高压均质法既可以使用水相介质，也可使用非水介质，适用于大部分药物的制备。高压均质法在工业化上具有生产速度快和可批量生产的优势，但也存在能耗高的不足。

（陆伟跃 刘 敏）

rǔhuà-róngjì zhēngfāfǎ

乳化–溶剂蒸发法（emulsion-solvent evaporation technique）

在一定压力或搅拌的条件下通过蒸发除去乳液中分散相的挥发性溶剂制备得到纳米粒子的纳米化技术。又称乳化–溶剂挥发或乳化–液中干燥法。是 20 世纪 70 年代后期发展起来的一种制备纳

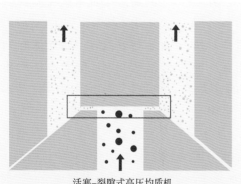

活塞–裂隙式高压均质机

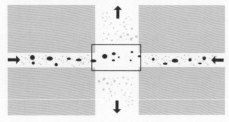

喷流式高压均质机

图 高压均质机原理示意

米给药系统的方法。

乳化–溶剂蒸发法可以包载水溶性和脂溶性药物。包载水溶性药物，先将含亲油性乳化剂和材料的有机溶液与含药物的水溶液制成油包水（W/O）型乳液，再加入含亲水性乳化剂的水溶液制备出水包油包水（W/O/W）型复乳，最后蒸发除去有机溶剂得到纳米给药系统。包载脂溶性药物，将材料和药物溶解或分散在有机溶液中，然后在表面活性剂或者乳化剂作用下与水溶液形成水包油（O/W）型乳液，再通过蒸发出去有机溶剂即得纳米给药系统。

采用乳化–溶剂蒸发法制备纳米给药系统的过程中，乳滴的大小直接影响纳米粒子的粒径，因此材料、溶剂和乳化剂的选择，以及水相和油相体积比，都可能对纳米粒的粒径造成影响。此外，在去除溶剂的过程中，搅拌的时间和速度也会对纳米粒子的形成造成影响。乳化–溶剂蒸发法作为一种经典的方法，在实验室中的制备较为常见，但却难以进行大规模的制备，所以其运用多限于实验室研究阶段。

（陆伟跃 刘 敏）

chāolínjiè liútǐfǎ

超临界流体法（supercritical fluid method）

利用物质达到临界温度和临界压力以上形成的流体（即超临界流体）来制备得到药物粒子的纳米化技术。二氧化碳、氨、乙烯、丙烷、丙烯和水等在临界条件下

形成的超临界流体具有良好的溶解和渗透性能，其中二氧化碳具有价格低廉、无毒、无污染、对大多数物质成惰性，且临界状态很容易达到且接近室温，是使用较多的超临界流体。

超临界流体法根据流体在结晶过程中所起作用主要分为超临界流体的快速膨胀技术和超临界流体反溶剂技术。①超临界流体的快速膨胀技术通过快速膨胀超临界流体来制备物质微细颗粒，其先将固体药物溶解在超临界流体中，然后通过喷嘴在极短的时间内将溶液喷出至膨胀室内，由于膨胀室内部环境压力（常压或真空）小于临界压力，超临界流体快速膨，因而对固体的溶解能力迅速降低，固体因过饱和而析出。整个过程都是在一瞬间完成的，使得粒子来不及长大，从而得到超细颗粒粒径且分布均匀（图）。②超临界流体反溶剂技术是利用溶质在超临界流体中不溶或溶解度很小，但溶剂能溶于超临界流体形成的纳米化技术。该技术是首先将药物溶解于有机溶剂中，然后将该溶液和超临界 CO_2 分别经过喷嘴喷入沉淀室内中，当溶液与超临界流体在沉淀室内混合时，超临界流体 CO_2 作为不良溶剂使得溶液体积发生快速膨胀，密度下降，导致了对溶质的溶解能力下降，从而药物析出得到纳米药物。

（陆伟跃 刘 敏）

zǐshānchún báidànbái nàmǐlì

紫杉醇白蛋白纳米粒（paclitaxel albumin nanoparticles）

利用白蛋白结合纳米粒技术制备得到的紫杉醇制剂。与其他紫杉醇制剂比较，紫杉醇白蛋白纳米粒提高了疗效、降低了毒性、提高了患者的顺应性。

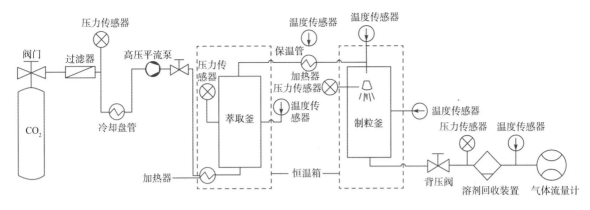

图　超临界流体的快速膨胀技术原理示意

品名　2005 年 1 月美国食品药品管理局（FDA）批准了第一个运用白蛋白结合纳米粒技术的药物——Abraxane 用于治疗转移性乳腺癌，适用于联合化疗失败后或辅助化疗 6 个月内复发的乳腺癌患者。其在中国市场的通用名为注射用紫杉醇（白蛋白结合型），英文名称为 Paclitaxel For Injection（Album in Bound）。

理化性质　白色至淡黄色，无菌冻干块状物或粉末，溶剂化后形成粒径为 130nm 的纳米粒，Zeta 电位为 −31mV。Abraxane 中紫杉醇以疏水作用与白蛋白的结合，以非晶态或无定型状态存在。体外和体内的药物释放研究表明，经静脉注射进入体循环后，紫杉醇纳米粒很快分解成更小的白蛋白-紫杉醇复合物，其粒径与血液中的内源性白蛋白分子粒径相当。紫杉醇白蛋白纳米粒不含克列莫佛（Cremophor）等有机溶剂，从而避免了 Cremophor 导致的过敏反应。过敏反应的减少，可以提高紫杉醇的给药剂量，提高疗效。对于疗效的提高，紫杉醇白蛋白纳米粒还存在其他机制。白蛋白能与细胞表面的白蛋白受体（gp60）结合，使得紫杉醇白蛋白纳米粒通过受体介导跨膜转运，进入肿瘤细胞。同时，白蛋白能通过与多种肿瘤过度分泌的富含半胱氨酸的酸性分泌蛋白结合，增强了紫杉醇白蛋白纳米粒与肿瘤细胞的接触。上述作用机制有利于紫杉醇白蛋白纳米粒在肿瘤部位的蓄积，增强了对肿瘤细胞的杀伤力。

制剂处方　市售规格为每瓶含紫杉醇 100mg 和人血白蛋白约 900mg，紫杉醇为药物活性成分，人血白蛋白作为辅料，起到分散、稳定微粒和运载主药的作用。注射前，加入适当溶剂使紫杉醇白蛋白纳米粒的浓度为 5mg/ml。

制备工艺　紫杉醇白蛋白纳米粒的生产制备工艺的流程如图所示。中国无锡圆容生物医药股份有限公司开发了利用重组人血白蛋白来制备紫杉醇白蛋白纳米粒的方法，方便了原料来源，降低了成本，提高了紫杉醇白蛋白纳米粒的产业化前景。

适应证与临床应用　该品适用于联合化疗治疗失败或辅助化疗 6 个月内复发的转移性乳腺癌，建议使用剂量为 260mg/m²，静脉滴注 30 分钟，每 3 周给药 1 次。

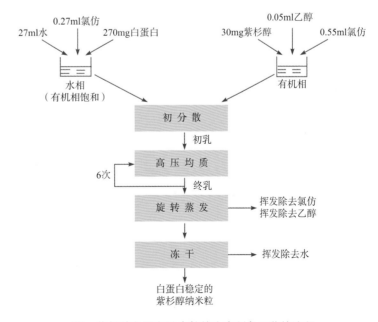

图　紫杉醇白蛋白纳米粒的生产制备工艺的流程

如无明显禁忌证，患者在使用该品前应接受过蒽环类药物治疗。该品被批准用于卵巢癌、乳腺癌和非小细胞肺癌的一线和二线治疗。临床上也可用于头颈癌、食管癌、精原细胞瘤，以及复发非霍奇金淋巴瘤等。与其他紫杉醇制剂比较，虽然紫杉醇白蛋白纳米粒的毒性有了大幅度降低，但仍存在中性粒细胞减少、感觉神经病变、心电图异常、肌无力和脱发等不良反应。

（陆伟跃　刘　敏）

nàmǐ gěiyào xìtǒng zhìliàng píngjià

纳米给药系统质量评价（quality control of nano-drug delivery systems）　对纳米制剂的质量评价。纳米给药系统又称纳米制剂，隶属于药物范畴，它的质量评价应满足有效性、安全性、稳定性和均一性4个方面的要求。

与普通制剂不同，纳米制剂的粒子尺度达到了纳米级别，在理化性质和生物特性方面表现出了特殊的效应，即纳米制剂尺度效应。与普通制剂比较，纳米制剂尺度效应使其具有许多优势，如药物溶解度增大、生物体吸附增强、口服吸收生物利用度提高和具有靶向特性等。鉴于纳米制剂尺度效应引起纳米制剂的理化性质和生物特性的改变，在研究开发过程中常采用很多技术对纳米制剂进行表征，以此来评价和保证纳米制剂的质量。

纳米制剂表征技术　对纳米制剂进行表征，常采用扫描电镜法、透射电镜法、原子力显微镜法、动态光散射法和X射线小角散射法等技术。

扫描电镜法　利用一种电子束切换可见光，以电磁透镜代替光学透镜的成像方式。特点在于有较高的放大倍数，成像富有立体感，并可直接观察各种样品表面的细微结构等。

透射电镜法　利用高速聚集的电子束与样品的原子发生碰撞而改变方向，形成散射。散射角的大小与样品的密度和厚度相关，因此可以形成明暗不同的影像，影像将在放大和聚焦后在成像器件上显示出来。透射电镜法是一种颗粒测定的绝对方法，因而具有可靠性和直观性。特点是样品使用量少，不仅可以获得样品的外观形态、粒径大小和粒径分布，还可以获得特定区域的元素组成及物相结构信息。

原子力显微镜法　利用对力敏感的微悬臂来感受探针针尖与样品之间的作用力，在探针的扫描的过程中，探针和样品的作用力被记录了下来从而获得了样品的表面的结构，还可以对材料的硬度、弹性、塑性和表面微区摩擦等性质进行研究。

动态光散射法　以一单色平行光束作光源，照射于含有适当浓度的样品溶液，光被颗粒物散射，由于溶液中纳米级颗粒在做布朗运动，除入射光方向以外，借助检测器记录散射光中微小频移及其角度依赖性来得到散射质点的动态行为。利用累积分析法根据散射光强度相关函数计算纳米粒粒径。适用于纳米颗粒粒径及其分布的测定，以及纳米粒生成动力学过程和影响因素的研究，具有样品用量少、自动化程度高、快速、重复性好和可在线分析等优点。

X射线小角散射法　以一束极细的X射线穿过一超细粉末层时，由于粉末颗粒内电子的散射，X射线在原光束附近的小角域内分散开来，其散射强度分布与粉末粒径及分布密切相关。其粒度分析结果所反映的超微粒子的原始尺寸，而不是内部晶粒的尺寸或者外部超微粒子聚合体的尺寸，即使它们发生团聚时，也不会对测定结果产生重大影响。

评价指标　主要包括以下几个方面。

形态、粒径及其分布　纳米给药系统的形态表征采用电镜法（透射电镜和扫描电镜）和原子力显微镜法。粒径及其分布多采用动态激光散射法。电镜法侧重于直观、静态、局部的表征；动态激光散射法侧重于样品整体的研究，更为宏观、动态。

载药量与包封率　纳米给药系统中的药物百分含量称为载药量，其测定一般可采用溶剂提取法，即：

$$载药量 = \frac{纳米给药系统中的含药量}{纳米给药系统的总质量} \times 100\%$$

分离并测定系统中的总药量和游离的药量，可以计算包封率：

$$包封率 = \frac{总药量 - 游离的药量}{总药量} \times 100\%$$

药物的释放速率　可参考《中华人民共和国药典》2015年版四部通则中溶出度与释放度测定方法进行测定，亦可将样品置于透析管内进行测定。开始0.5小时的释放量须小于40%，认为突释合格。此外，若纳米给药系统产品分散在液体介质中储藏，应检查泄漏率：

$$泄漏率 = \frac{产品在贮藏一定时间后泄漏到介质中的药量}{产品在贮藏前包封的药量} \times 100\%$$

理化性质　①表面电性：表面电性对纳米给药系统的包封率、稳定性、器官靶向分布性等有重要影响。一般 ζ 电位高，粒子不易沉降、凝结或聚集，体系稳定；反之，ζ 电位小，粒子容易聚集，体系不稳定。一般 ζ 电位大于 15mV，可以达到稳定性要求。②对于聚合物胶束的给药系统，需考察临界聚集浓度（CAC），CAC 值越小，聚合物胶束的抗稀释能力越强，不易解缔合。③对于纳米乳或亚微乳的给药系统，须考察乳剂的黏度、折光率、电导率等性质。

稳定性考察 稳定性可依据《中华人民共和国药典》2015 年版四部通则中原料药物与药物制剂稳定性试验指导原则，通过加速试验和长期试验，对纳米给药系统的外观、形貌、粒径分布、和载药量等进行考察。

有机溶剂残留 凡工艺中采用有机溶剂者，须按《中华人民共和国药典》2015 年版四部通则中残留溶剂测定法测残留量，应符合规定的限度。凡未规定者，应按生产工艺特点制定相应的限度。

特殊要求 根据《中华人民共和国药典》2015 年版四部通则中微粒制剂指导原则规定，特殊纳米给药系统应提供药物的体内分布数据及体内动力学数据、材料的生物相容性和生物降解性等。

应用 与传统药物制剂相比，以纳米脂质体、纳米球、纳米囊、固体脂质纳米粒、聚合物胶束、纳米乳等为代表的纳米给药系统具有较高的生物利用度、较好的溶解性、靶向性和缓控释性等独特的优势，已成为 21 世纪初国内外医药学研究的前沿和热点。但其质量标准评价指标的研究较少，作为药物，质量须满足药物的安全、有效、均一和可控的标准。

（陆伟跃 刘 敏）

băxiàng gěiyào xìtǒng
靶向给药系统（targeting drug delivery systems） 药物分子与功能载体材料结合后，通过胃肠道、血液等给药途径，选择性地浓集、定位于靶组织、靶器官、靶细胞或亚细胞结构的新型药物制剂。又称靶向制剂。靶向给药系统是药剂学领域的第四代制剂，诞生于 20 世纪 70 年代，根据靶向部位生理和/或病例特征、药物性质等因素，可选择合适的具有靶向功能的分子、载体材料，将药物分子以溶解、嵌合、吸附或化学键结合等多种形式与其结合，通过构建的靶向给药系统，进行疾病的特异性治疗和诊断，具有使靶区药物浓度增大，降低其他非靶部位浓度以减少不良反应的特性。靶向给药系最初只指狭义的抗癌制剂，随着研究的深入、研究领域的拓宽，从给药途径、靶向专一性及特效性方面都有突破性进展，靶向给药系统发展成为一切具有靶向性的制剂。

靶向给药系统的载体材料多种多样，从不同生物来源的物质如白蛋白、明胶和磷脂，到化学合成的有机高分子化合物如各种聚合物，无机材料如贵金属、碳等，药物分子以包载、分散在载体材料中，构建的靶向给药系统包括脂质体、微球、微囊、纳米粒、胶束等多种制剂形式。

特点 包括：①具有微粒给药系统的优点，增加疗效、降低毒副作用、提高患者用药顺应性等。②提高靶部位药物浓度，进一步增加疗效、降低毒副作用。③普遍适用于各种类型的药物，改善其体内生物学性质，延长作用时间。④择性地浓集、定位于靶组织、靶器官、靶细胞或亚细胞结构，提高药物作用的效率。

靶向给药系统属于微粒给药系统，因此其剂型因素、表面性质、粒径等理化性质决定其物理稳定性。通过控制靶向给药系统的表面修饰、表面 ζ 电位、粒径大小可控制给药系统的体内分布。靶向给药系统涉及药物学、生物学、化学、化工、材料学等诸多领域，制备工艺、质量控制都较为复杂。

分类 靶向给药系统按照靶向给药机制可分为被动靶向给药系统、主动靶向给药系统及物理化学靶向给药系统。靶向给药系统还包括器官组织靶向给药系统、靶向性前体药物等。

靶向递药策略 可分为一级靶向、二级靶向、三级靶向、预靶向、分子靶向、双重靶向、多重靶向、牵制靶向等。

一级靶向 根据生物体的生理学和分子生物学特征，借助载体、配体或抗体的作用，通过血液循环或胃肠道等途径选择性将药物递送至脑、肝、肺等靶器官，实现药物在特定组织、器官的浓集。例如，98% 的小分子及几乎全部的大分子药物无法跨越血脑屏障到达脑组织，利用血脑屏障上高表达某些受体（如转铁蛋白受体、胰岛素受体）或转运体（如葡萄糖转运体、胆碱转运体）的生物学特征，通过将受体对应的配体或转运体的底物等靶向功能分子修饰在递药系统的表面，以促进递药系统跨越血脑屏障向脑内转运，进而增加药物的脑内积累量，实现药物的脑靶向浓集。

二级靶向 在一级靶向的基础上，结合被动、主动、物理的靶向原理，进一步将靶向递药系统向靶组织、靶器官内的某个特定部位的细胞（靶细胞）的靶向递送，实现药物在更精确的，尤其是病灶部位细胞的浓集。利用体内生理、病理特征，如肿瘤、炎症、梗死区域等病灶部位血管壁不完整的病理学特点，体循环中的递药系统通过被动的一级靶向不断向病灶组织浓集，进一步通过递药系统表面修饰的靶向功能分子，如肿瘤细胞表面高表达的受体-配体或抗原-抗体等特异识别分子主动识别靶细胞，提高给药系统对靶细胞的亲和力，从而将药物递送至病灶细胞内，发挥治疗作用。

三级靶向　在二级靶向递药策略上，进一步考虑药物的细胞内作用靶点，将药物递送至特定组织、特定细胞的特定细胞器，如线粒体、细胞核等。靶向线粒体、细胞核的信号肽等可以使进入细胞的小分子药物、多肽、基因药物向线粒体等细胞核或其他特定的细胞器聚集，然后精确地发挥治疗作用。例如，基因药物需要进入细胞核通过转录、翻译发挥作用，经过用核定位信号肽修饰这类药物，可提高其向细胞核内的转运效率。常见的是构建纳米递药系统用于递送药物至特定细胞器。

预靶向　主要运用于肿瘤的放射免疫治疗。一种典型的预靶向策略是运用双功能的抗体靶向试剂，该抗体试剂既对肿瘤组织具有亲和力，又对标记有放射性核素的配体具有亲和力。首先，给予"饱和"剂量的预靶向试剂，其中一部分浓集于肿瘤组织，而对于未结合的预靶向试剂可很快从血液循环中被清除。接着，给予标记有放射性核素的配体，其很快与结合于肿瘤部位的预靶向试剂结合，未结合部分也可被快速清除。因此，肿瘤区域积累了大量的放射性核素，对肿瘤细胞

进行杀伤作用。预靶向策略具有很多优点。传统的肿瘤放射免疫治疗，主要是通过直接静脉注射标记有放射性核素的单克隆抗体，给药2~3天后，才能在肿瘤区域达到最大的蓄积量，从而导致非靶向的正常组织长期暴露于放射性中。而且，该放射性试剂在体内的肿瘤或正常组织的放射吸收剂量比比较低，因此此种放射性试剂利用率不高，若加大给药剂量，又会造成严重的骨髓毒性。采用预靶向策略，一方面可减少正常组织的放射性暴露时间；另一方面，由于肿瘤靶向效率的提高，治疗仅需要较低的放射性剂量，可以减少对骨髓的毒性。

分子靶向　随着分子生物学技术的开展和从细胞受体与增殖调控的分子水平对肿瘤发病机制认识的深入，分子靶向治疗已凭其特异性、针对性和有效性较强，患者耐受性较好，而毒副作用相对于细胞毒药物较低等特点，在肿瘤治疗中取得很大的成功。以细胞受体、关键基因和调控分子为靶点研制出的抗肿瘤化合物称为抗肿瘤分子靶向药物。它的分子靶向是肿瘤细胞里属于某一蛋白家族的某部分分子，或者是一个核苷酸的片段，或者是一种基因产物。此种蛋白、DNA片段或基因产物仅在肿瘤细胞内高表达，而在正常细胞内表达量很低或不表达。抗肿瘤分子靶向药物进入肿瘤细胞，识别并作用于靶点后，进而发挥抑制或诱导凋亡的作用；若进入正常细胞，由于没有作用靶点，不会影响正常细胞的生理特点。相反，传统的细胞毒药物，进入任何细胞内均能发挥杀细胞作用。在体内，若传统的细胞毒药物在正常组织内蓄积，即会对正常细胞产生毒性。

双重靶向　将空间控制给药（主动靶向、被动靶向）与时间控制给药（缓控释药、刺激响应式释药、自身调节式释药）中的二者相结合的药物递送策略。是将药物空间作用位置以及释放行为的科学结合。纳米递药系统与药物的相互作用方式，决定了递药系统的药物释放行为。药物释放行为是影响系统靶向性的关键因素。即使递药系统对靶部位具有很高的亲和性，若药物在未到达靶部位前的体循环中就已经释放出来，递药系统仍无法将药物递送到靶部位；若递药系统过于稳定，即使到达靶部位，药物也不能及时释放出来，仍然无法发挥作用。因此，理想的情况是，在未到达靶部位前，递药系统稳定存在，不发生药物泄漏；当到达靶部位后，药物及时释放出来发挥作用。截至2016年底，研究比较广泛的是利用病灶部位特异性微环境特点，设计递药系统的释药行为。例如，肿瘤区域的微酸环境、分泌特异性的酶、肿瘤区域温度高于正常组织或者细胞内的还原性环境等特点，设计环境响应的递药系统。当递药系统通过被动或主动靶向方式在靶部位蓄积后，在靶部位的特殊生理环境作用下，药物开始释放，进而发挥作用。

多重靶向　将空间控制给药（主动靶向、被动靶向）与时间控制给药（缓控释药、刺激响应式释药、自身调节式释药）中的多种方式相结合的药物递送策略，又称三重靶向。在双重靶向的基础上，人为在体外加入诱导条件，如超声、热源、磁场等，诱导递药系统向具有外加条件的部位迁移、蓄积和释放药物，发挥治疗作用。

牵制靶向　微粒给药系统由于其粒径大小、表面性质等特点，易于被巨噬细胞丰富的单核吞噬细胞系统截留，而很快从血液循环中被清除，导致到达靶部位的药量明显下降。为了防止微粒给药系统被巨噬细胞吞噬破坏，可在注射微粒前先注射空白微粒、硫酸葡聚糖、棕榈酸甲酯等巨噬细胞抑制剂，如用硫酸葡聚糖500，先将巨噬细胞抑制，再使用脂质体微粒药物，可使其在肝的摄取量降低 23%～70%，而提高骨、脾及肺的摄取量。但这种方法在临床应用上尚存在问题，因为削弱了巨噬细胞的吞噬作用，会给免疫系统带来严重后果。尤其对肿瘤患者就更为不利，所以这种靶向方法还有待进一步研究应用。

质量评价　靶向制剂的整个制备工艺过程、原料的组成、浓度、药物的性质等因素都对该制剂的质量产生极大影响，这些过程有其固有的易变性，加上由于方法学和检测灵敏度的限制，某些杂质在成品检定时可能检查不出来，因此必须对原材料、制备过程、纯化工艺过程、最终产品，进行全面质量控制。

《中华人民共和国药典》2005年版把靶向制剂按释药情况分为3类。主要制备方法有胶囊聚合法、乳化聚合法、界面聚、盐析固化法等，用于产品质量控制的现代仪器分析法主要有原子吸收分光光度法、高效液相色谱法、紫外分光光度法等，通过这种控制系统，才能确保靶向制剂的生产及其质量的稳定性。

应用　靶向给药系统可包载各种类型的药物，包括多肽（蛋白）、抗体、DNA（RNA）等基因药物、诊断药物等。根据各种不同类型的药物的理化性质，设计使用不同的载体材料和给药系统制备技术，可构建高效输送药物的靶向给药系统。一般情况下，包括：①具有较强毒副作用的小分子化学药物，需要将其精确的递送到作用部位，减少对其他组织器官的影响。②对于细胞膜等屏障膜穿透效率很差的药物。③容易在血浆中失活或降解的药物，如小分子干扰 RNA。④希望临床应用中具有缓释效果的药物。⑤在水溶液中稳定差或易产生副作用的药物。

（蒋　晨）

qìguān zǔzhī bǎxiàng gěiyào xìtǒng

器官组织靶向给药系统（organ targeting drug delivery systems）　药物分子与功能载体材料结合后，通过胃肠道、血液等给药途径，选择性地浓集、定位于脑、肝、结肠、肺、骨髓、淋巴系统、病灶、肿瘤、细胞等器官组织的靶向给药系统。可到达脑、肺、肝、肾、淋巴等组织器官，也包括肿瘤、炎症/感染、缺血、退行性疾病等的病变部位等。利用靶部位生理、病理等区别于其他组织器官的特征，靶向给药系统可通过被动靶向、主动靶向和物理靶向等机制实现在靶部位的浓集。

脑靶向给药系统　使药物通过全身血液循环穿过血脑屏障进入脑实质，达到脑内病灶部位发挥有效治疗效果的给药系统。脑是人体中枢神经系统最主要的部分，调节与支配着人体的各项生理功能。大脑具有特殊的生理解剖结构，在血液与脑实质之间存在血脑屏障。血脑屏障由脑毛细血管内皮细胞构成，这些细胞通过复杂的紧密结合连接在一起，构成一层上皮样的、高阻抗的膜屏障，使脑与周围血管及组织系统分隔开来，有效地保证了中枢神经系统的稳定性。然而，血脑屏障的存在也阻碍了药物由血入脑，使得 98% 的小分子化学药物和几乎所有的大分子药物很难在脑内呈现有效的治疗浓度和治疗效果。为了克服血脑屏障的作用，人们采用了多种策略增加药物的脑内递送。根据药物透过血脑屏障的机制不同，脑靶向给药系统可分为以下几类。①以化学为基础的脑靶向给药系统：血脑屏障是一种脂质膜，因此制备脂溶性较高的前体药物或化学药物递送系统，药物可以以被动扩散的方式透过血脑屏障进入脑实质。②受体介导的脑靶向给药系统：脑毛细血管内皮细胞表面存在多种特异性的受体，如转铁蛋白受体、低密度脂蛋白受体、胰岛素受体和 N-乙酰胆碱受体等。以上述受体的配体或抗体为靶向功能分子构建给药系统，与血脑屏障表面相应的受体特异性结合，通过受体介导的细胞内吞作用使得药物透过血脑屏障进入脑实质。③吸附介导的脑靶向给药系统：血脑屏障带负电荷，其与阳离子蛋白如 IgG 抗体和清蛋白等接触后能通过静电介导的吸附作用引发吸附介导的细胞内吞作用转运药物入脑。④转运体介导的脑靶向给药系统：脑组织需要大量的营养物质如氨基酸、糖类等以维持其生理功能，这些物质由血入脑依靠脑毛细血管内皮细胞表面的转运体如氨基酸转运体、己糖转运体等介导转运。将药物的结构修饰成转运体底物类似物，或与转运体底物结合成复合物，可实现药物透过血脑屏障由血入脑。⑤经鼻途径的脑内给药：鼻腔黏膜包括呼吸部黏膜和嗅神经上皮黏膜，其中嗅黏膜是鼻腔与脑组织之间的一层隔离膜，屏障作用比血脑屏障小得多。因此，通过鼻腔给药后，部分药物可通过嗅神经黏膜吸收，绕过血脑屏障直接进入脑内。

肺靶向给药系统　可使药物通过呼吸道或全身血液循环靶向浓集于肺部，从而发挥其治疗效用的给药系统。肺是呼吸系统的重要器官，肺内支气管反复分支，呈树枝状，最后连接于肺泡。肺泡直径为 $80\sim250\mu m$。肺循环是血液循环的重要组成部分，肺泡表面与毛细血管间的距离仅为 $0.5\sim1\mu m$，通过血液循环静脉血变为含氧丰富的动脉血。肺靶向给药策略：①被动截留肺靶向给药系统。静脉注射粒径介于 $7\sim30\mu m$ 的微粒，当血液流经肺部时，由于微粒直径过大无法通过肺部毛细血管而被其机械截留，并停留相当长的时间，最终被单核巨噬细胞摄取进入肺组织或肺泡。因此，将药物包载于载体中，如脂质体、微球、泡囊等，形成一定粒径的微粒，利用肺部的这种特殊生理特性使药物在肺靶向组织定位释放，从而达到肺靶向治疗的目的。②主动转运肺靶向给药系统。利用肺血管表皮细胞系的主动转运机制也可实现肺部靶向给药。例如，以抗血小板内皮细胞黏附分子-1 抗体作为载体，与药物形成复合物。通常情况下，肺部血管上皮细胞占人体上皮细胞总数的 $1/3$，抗血小板内皮细胞黏附分子-1 抗体表达丰富。静脉注射药物-抗体结合物将会聚集于肺部上皮细胞层，从而实现肺部靶向给药。③肺靶向前体药物。肺部酯酶的活性比心脏等其他部位酯酶的活性都高。因此，将药物酯化制成活性较低的前体药物或大分子载体药物，使药物在肺部被酯酶水解大量释放出母体药物，可实现药物靶向肺部。

肝靶向给药系统　可使药物通过全身血液循环靶向浓集于肝脏病变部位，减少其全身分布，减少用药剂量和给药次数，提高药物治疗指数，降低其不良反应的给药系统。肝是人体参与消化、排泄、解毒和免疫过程的重要器官。肝的重要特点之一是有门静脉和肝动脉双重供血，血液流经窦状血管，通过中央静脉离开肝。窦状血管内侧分布着窦状上皮细胞，在血液和肝实质细胞间形成了选择性屏障。临床用于治疗肝疾病的药物较多，但大多数在肝分布少，对其他脏器毒副作用较大。肝靶向的策略如下。①微粒载体的肝靶向给药系统：肝的窦状上皮细胞隙孔径为 $100\sim200nm$。将药物制备成粒径为 $100\sim200nm$ 的微粒，如脂质体、纳米粒等，静脉注射后容易被肝单核吞噬细胞系统的巨噬细胞吞噬而聚集于肝实质细胞，实现肝靶向给药。②受体介导的肝靶向给药系统：肝细胞表面高表达许多特异性的受体，如无唾液酸糖蛋白受体、转铁蛋白受体、甘露糖受体等。以上述受体的配体或以抗体为靶向功能分子与药物形成的复合物，经血液循环与肝细胞表面的相应受体特异性结合，通过受体介导的细胞内吞作用使药物进入肝实质细胞实现在肝的靶向聚集。

结肠靶向给药系统　可使药物经口服后，在胃肠上消化道不释放，而当药物运输至人体回盲部后开始崩解并逐渐释放出来的给药系统。结肠靶向给药系统减少了胃和小肠对药物的吸收，提高了药物在大肠的局部浓度，延长了药物在结肠部位的停留时间，可使药物在结肠发挥局部或全身治疗作用。结肠位于胃肠道的后段，主要功能是吸收水分和电解质，使内容物固化为粪便。人体胃肠道 pH 值由低到高逐渐递增，结肠 pH 值相对较高。此外，结肠的微生物群落丰富，含细菌 400 多种，因而结肠具有复杂多样的生物酶系。结肠靶向给药的策略如下。① pH 依赖型结肠靶向给药系统：结肠的 pH 值在人体消化道中相对较高，可利用 pH 敏感的材料如肠溶型聚丙烯酸酯（只在 pH>7 的溶液中溶解），对药物进行包裹，使药物顺利通过胃肠道进入结肠释放，达到结肠靶向给药的目的。②时间依赖型结肠靶向给药系统：药物在小肠具有稳定的转运时间一般为 $3\sim4$ 小时。利用这一特性，选择合适的肠溶材料以特定的顺序和方式包裹药物，使药物制剂进入小肠后开始溶解，经过 $3\sim4$ 小时完全溶解，从而达到在结肠内定点释放药物的目的。③酶触发结肠靶向给药系统：结肠内具有小肠没有的微细菌群落及酶，如偶氮降解酶。因此，将药物通过特定的表面修饰制成前体药物或通过合适的材料包裹，使其可被结肠内部的酶特异性代谢降解，使药物释放出来，实现结肠靶向。④压力控制释药结肠靶向给药系统：结肠内存在很强的蠕动波，加之水分含量较少，可产生瞬间的内部高压。因此，将药物通过特定材料（如乙基纤维素的明胶胶囊）包裹，进入结肠后受到的压力增大而导致包衣破裂，从而达到药物在结肠靶向释放的目的。

骨髓靶向给药系统　可使药物通过全身血液循环穿过骨髓-血屏障，进入骨髓，治疗骨髓疾病或保护骨髓正常生理功能的给药系统。骨髓是人体最大的造血器官，也是人体最重要的免疫器官。骨髓造血组织和血液循环之间存在骨髓-血屏障——血窦壁，使得药物很难通过血液循环进入骨髓。此外，大多数抗肿瘤和抗病毒药物存在骨髓抑制不良反应。骨髓-血屏障的结构分为3层，其中内层为有孔内皮，是由扁平细胞通过环状小带连接的连续层，是骨髓造血组织和血液循环之间的真实屏障。但其中一些内壁细胞可向四周延伸变薄变细，在特定区域形成孔道，孔径约为100nm。因此，药物制备成直径为100nm以下的给药系统，可穿过骨髓-血屏障进入骨髓。此外，通过筛选具有骨髓靶向性的特殊载体，有利于药物进入骨髓。例如，增加脂质体中的胆固醇含量可降低肝摄取，并提高骨髓的摄取。

淋巴靶向给药系统　主要是针对淋巴转移的恶性肿瘤，将药物或给药系统通过局部注射或全身血液循环，借助淋巴引流到淋巴结病灶部位，达到对淋巴病灶靶向或缓释给药的目的。淋巴系统广泛分布于人体各组织器官中，是人体重要的防卫免疫体系。淋巴系统能制造白细胞和抗体，滤出病原体，参与免疫反应，对于液体和养分在体内的分配也有重要作用。因此，淋巴是许多病菌入侵的关键之处，也是许多恶性肿瘤转移的主要途径。淋巴靶向给药主要是通过大分子药物或给药系统实现的：毛细淋巴管是淋巴管道的起始部分，以膨大的盲端起始于组织间隙。毛细淋巴管的管壁由单层内皮细胞构成，细胞间隙较大，无基底膜和外周细胞，有纤维细丝牵拉，使毛细淋巴管处于扩张状态。因此，毛细淋巴管壁的通透性较大，一些不易透过毛细血管的大分子物质，

较易进入毛细淋巴管。肌内、皮下注射或器官内、肿瘤内组织间隙注射给药时，分子量在5000以上的大分子物质，难以进入血管，经淋巴管转运的选择性倾向很强，进而通过淋巴循环到达淋巴系统病灶部位实现淋巴靶向。

肿瘤靶向给药系统　主要是可使抗肿瘤药物能够通过全身血液循环靶向富集在肿瘤局部选择性杀伤肿瘤细胞，减少药物全身毒副作用，提高药物治疗肿瘤效果的给药系统。肿瘤是机体细胞异常增殖所形成的一种病变组织。实体肿瘤由肿瘤细胞和支撑肿瘤细胞的基质共同构成。肿瘤基质约占肿瘤质量的90%，由成纤维细胞、炎症细胞及肿瘤血管组成，肿瘤细胞散布于肿瘤基质中。新生血管负责维持肿瘤营养物质的供给和分解代谢产物的转移，在肿瘤生长中起着决定性作用。由于生成血管的局部张力较大，多数肿瘤的血管系统出现异常，血管壁上有不连续的内皮层和不完整的基底膜。此外，肿瘤组织还存在区别于正常组织的特征，如低氧、微酸性、高压、大量特异性生长因子和酶类高表达等。使用的抗肿瘤药物虽然疗效较高，但大部分药物同时存在很大的全身毒副作用。肿瘤靶向给药策略主要分为3类。第一类是受体介导的肿瘤靶向给药系统：肿瘤实质细胞以及肿瘤血管内皮细胞表面高表达某些特异性的受体，如表皮生长因子受体、叶酸受体、转铁蛋白受体等，以上述受体的配体或抗体为靶向功能分子与药物形成复合物，经血液循环与肿瘤相关细胞表面的相应受体特异性结合，通过受体介导的细胞内吞作用使药物进入肿瘤组织实现在肿瘤部位的靶向聚集。第二类

是基于肿瘤部位组织的增强渗透和滞留效应（EPR效应）的肿瘤靶向给药系统：肿瘤组织由于快速生长的需求，血管生成很快，导致新生血管外膜细胞缺乏、基底膜变形，血管壁间隙较宽，结构完整性差，加之肿瘤区域的淋巴系统回流不完善，造成大分子类物质和脂质颗粒能够穿透肿瘤毛细血管壁间隙进入肿瘤组织并在其内部蓄积，这就是肿瘤组织的增强渗透和滞留效应。利用肿瘤的这一特性，将药物制备成为合适粒径的脂质体、微球、纳米粒等制剂，可使药物经血液循环渗漏富集在肿瘤组织，从而达到肿瘤靶向的目的。第三类是基于肿瘤微环境的肿瘤靶向给药系统：肿瘤微环境是指在肿瘤细胞在生长过程中，由肿瘤细胞及细胞外间质相互作用后形成的肿瘤细胞生长的特殊环境。由于肿瘤细胞增殖旺盛，代谢速率很快，肿瘤区域的氧供给无法满足肿瘤细胞的氧需求，导致肿瘤细胞缺氧，发生无氧呼吸，产生大量乳酸堆积，从而使肿瘤组织内部pH值降低，产生微酸性环境。人体正常组织pH值约为7.4，而肿瘤区域pH值可降至6.8左右。因此，将药物通过结构修饰或利用特殊的材料为载体构建给药系统，使其进入血液循环后在正常组织pH值环境下不释放，而进入肿瘤低pH值环境后释放出来，从而达到肿瘤靶向的目的。此外，肿瘤组织内部特异性高表达一些正常组织几乎不表达的酶类，如基质金属蛋白酶等，可将药物通过可酶切的连接分子修饰成为前体药物或构建给药系统，使其在肿瘤区域特异性酶的作用下才能发挥药效，从而达到肿瘤靶向的效果。

（蒋　晨）

bèidòng bǎxiàng gěiyào xìtǒng

被动靶向给药系统 （passive targeting drug delivery systems）

源动力来自机体正常生理活动的靶向给药系统。又称自然靶向制剂。特征是载药微粒进入机体后即被巨噬细胞作为外界异物吞噬的自然倾向而产生的体内分布。这类靶向制剂是利用脂质、类脂质、蛋白质、生物降解高分子物质作为载体将药物包裹或嵌入其中制成的微粒给药系统。

被动靶向给药系统的载体结合治疗药物后形成的主要是微粒给药系统，当进入体内后，由于各个器官、组织或细胞、甚至特定病灶的具体生化微环境不同，以及病灶形态、大小和结构等方面的差异，造成了药物在身体某些部位的滞留或富集，从而形成对该部位进行着重治疗的结果。被动靶向主要依赖于体内的单核吞噬细胞系统（mononuclear phagocyte system，MPS），载药微粒进入机体后利用肿瘤与正常组织间血管密度与渗透性差异而产生不同的体内分布特征，即肿瘤组织增强渗透和滞留效应或者被巨噬细胞作为异物而吞噬的自然倾向而产生靶向性，因此，被动靶向给药系统常用于肿瘤和炎症组织的治疗中。

单核吞噬细胞大多存在于肝、脾、肺、淋巴结，少量存在于骨髓中，一旦经静脉注射后，载药微粒颗粒首先分布于这些脏器中，构成对这些细胞及脏器的靶向。被动靶向的微粒经静脉注射后其在体内的分布首先取决于粒径的大小，小于100nm的纳米囊或纳米球可缓慢积集于骨髓；小于3μm时一般被肝、脾中巨噬细胞摄取；大于7μm的微粒通常被肺的最小毛细管床以机械滤过方式截留，被单核细胞摄取进入肺组织或肺气泡。微粒的表面性质对分布起重要作用。单核吞噬细胞系统对微粒的摄取主要由微粒吸附血液中的调理素（IgG、补体Cb3或纤维联结蛋白）和巨噬细胞上有关受体完成的。吸附调理素的微粒黏附在巨噬细胞表面，然后通过内在的生化作用（内吞、融合等）被巨噬细胞摄取。

肿瘤组织增强渗透和滞留效应（enhanced permeation and retention effect of tumor tissue），简称EPR效应，一方面，由于肿瘤组织快速生长的需求，血管快速生长，导致新生血管缺乏外膜细胞、基底膜变形，在一定粒径范围内的纳米微粒能穿透肿瘤的毛细血管壁的"缝隙"进入肿瘤组织；另一方面，肿瘤组织的淋巴回流系统不完善，造成粒子在肿瘤部位蓄积。因此，在保证较长循环时间的前提下，给药系统便可以充分利用EPR效应，在肿瘤部位富集，达到"被动靶向"药物输送的效果。这样既提高了药效又降低了药物的系统毒性。在此基础上，利用表面修饰靶向功能分子的长循环药物载体还能实现主动靶向，从而实现对某些以常规手段无法达到部位的药物输送。

微粒给药系统的理化性质，包括粒径及表面性质，决定吸附调理素的种类及吸附程度，同时决定了吞噬的途径和机制。亲水性强的微粒不易受调理，因此较少被吞噬而易浓集于肺部，如通过聚乙二醇（PEG）的修饰，使微粒给药系统的表面亲水性增加，有助于减少微粒给药系统与单核吞噬细胞系统之间的疏水性相互作用，从而避免其大量的摄取；反之，颗粒表面的疏水性越高，越易被巨噬细胞吞噬而富集于肝。

此外，带负电荷的微粒ζ电位的绝对值愈大，静脉注射后愈易被肝的单核吞噬细胞系统滞留而积累于肝中；而带正电荷的微粒则易被肺的毛细血管截留而积累于肺部。

被动靶向制剂是截至2016年年底研究较多也是最主要的一类靶向制剂。其中最引人关注的是脂质体、纳米粒、聚合物胶束等微粒给药系统。聚合物胶束技术是一种新型纳米给药系统，它采用两亲性分子包裹药物，大小仅20～50nm，可以提高药物的生物可降解性，降低排斥反应，同时可作为难溶性药物的输送载体。Genexol-PM就是这种新型纳米材料和传统抗肿瘤药物紫杉醇的结合。Genexol-PM的研制过程中用到了Samyang公司的美国专利技术——生物降解的聚胶粒制剂技术。该技术可以溶解疏水性化合物，故在提高药物剂量时不会增加毒性。临床前的动物模型实验显示，Genexol-PM的最大耐受剂量是多西他赛（泰素帝）的40倍，即具有向肿瘤部位给予更大剂量药物的潜力。与传统的紫杉醇相比，Genexol-PM表现出了更高的人体耐受性，从而表现出更好的抗肿瘤效果，但不良反应与紫杉醇基本相似。

(蒋　晨)

zhǎngxúnhuán gěiyào xìtǒng

长循环给药系统 （long-circulating drug delivery systems）

表面经修饰亲水基团使其在血液中延长循环时间的给药系统。这种长循环给药系统具有避免调理素等组分结合，降低单核吞噬细胞系统的吞噬作用，延长血浆半衰期等作用。长循环给药系统还由于肿瘤及感染、炎症部位病变引起毛细血管的通透性增加，含有药物的长循环给药系统能增加药物在这些部位的聚集,增强治疗效果。长循环给药系统增强药物疗效的机制称为"被动靶向"。单核吞噬细胞系统是巨噬细胞和血液内的单核细胞,以及骨髓、肝、淋巴器官中的网状细胞和内皮细胞的总称。广泛分布于人类机体各部位,具有吞噬功能。正常情况下,单核吞噬细胞系统的存在有利于机体对外来物质的免疫,避免外来物质的损伤。然而,对于给药系统在体内的递送,单核吞噬细胞系统的存在反而是一个问题。因为给药系统进入血液循环后,单核吞噬细胞系统会将其视为外来物质从而进行吞噬,这将使药物难以到达相应的靶部位而发挥疗效。因此,为了成功地完成靶向药物递送,往往必须尽可能地使得给药系统避开单核吞噬细胞系统的吞噬,如在给药系统表面修饰聚乙二醇(PEG)可以在系统表面形成一定的水化层,增强系统的"隐形作用",从而延长给药系统在血液中的循环时间。对于肿瘤靶向治疗,给药系统在血液中循环时间的延长至关重要,因为它将大大利于给药系统通过肿瘤组织增强渗透和滞留效应在肿瘤部位形成浓集蓄积,从而发挥治疗作用。

(蒋　晨)

jùyǐ'èrchúnhuà

聚乙二醇化(pegylation)　将活化的聚乙二醇(PEG)通过共价键偶联到药物分子或药物递送系统上,以帮助完成被动靶向给药。聚乙二醇是经环氧乙烷聚合而成的聚合物,具有良好的水溶性和生物相容性。当偶联到药物分子或递药系统的表面时,可以将其优良性质赋予修饰后的药物分子或递药系统上,改善它们在体内的吸收分布代谢和排泄。聚乙二醇化的对象可以分为两大类。一是蛋白、多肽以及小分子有机药物等:适当分子量的聚乙二醇通过与药物氨基、羧基、羟基、巯基等反应修饰后在药物周围产生空间屏障,可以降低药物的酶解,使其具有更长的半衰期,同时聚乙二醇化的药物具有更好的溶解性、安全性;聚乙二醇化的另一大应用对象是递药系统:如纳米粒、脂质体等,它们的表面具有正电荷,当其进入体内后易被单核吞噬细胞系统吞噬,尚未达到靶部位即已被机体清除,大大降低了药效,而聚乙二醇链具有高度亲水性以及无免疫原性,采用聚乙二醇对递药系统修饰,可以防止血浆蛋白吸附而被"调理",规避巨噬细胞的吞噬,延长在体循环中滞留时间,为递药系统向血管外病灶组织靶向和其靶向功能分子寻靶创造条件。

抗肿瘤药物聚乙二醇-脂质体阿霉素已经生产上市,多种聚乙二醇-脂质体药物也已进入临床实验或临床前研究。聚乙二醇化修饰同样用于了聚合物胶束系统,如聚乙二醇和高分子材料合成的嵌段共聚物被开发用于抗肿瘤药物紫杉醇,已完成临床试验成为市售产品。聚乙二醇修饰的位点以及聚乙二醇分子量的选择对于药物的生物活性具有决定性影响。尤其是蛋白和多肽类药物,在进行聚乙二醇修饰时一定要根据药物的构效关系避开活性位点。此外,一般来讲,聚乙二醇的分子量越大,偶联药物的半衰期越长,生物活性越低,因此需通过实验确定最适合的PEG分子量。蛋白质和多肽的聚乙二醇化定点修饰研究也取得了较大的进展。蛋白质聚乙二醇化后,相对分子质量增大,超出肾小球滤过阈值时蛋白质随血液循环进入肾脏后可逃避肾小球滤过作用;由于聚乙二醇的屏蔽效应,使得修饰后的蛋白质或多肽不易受到各种蛋白酶的攻击,降解速率明显降低,稳定性提高,因而可以在血液循环中停留更长的时间;聚乙二醇在溶液中呈无规则卷曲,作为一种屏障,能掩盖蛋白质表面的抗原决定簇,使得蛋白质不能与各种细胞表面受体结合,不被机体的免疫系统识别,避免了相应抗体的产生,降低了蛋白质的免疫原性;聚乙二醇与蛋白质偶联后同时能改善蛋白质的生物分布和溶解性能。

(蒋　晨)

zhǔdòng bǎxiàng gěiyào xìtǒng

主动靶向给药系统(active targeting drug delivery systems)　通过特异性生物识别作用,将药物递送至靶部位(特定的组织或细胞)而提高药效、降低毒副作用的靶向给药系统。根据靶组织、靶器官、靶细胞或亚细胞的生理和/或病理特征,用具有特异性识别靶向部位的靶向功能分子修饰载体材料,作为包载药物分子的"导弹",将药物高效运送到靶部位,浓集并发挥药效,如给药系统的表面连接有的特定配体或单克隆抗体可以识别靶细胞表面的受体等蛋白,改变微粒在体内的自然分布而特异性浓集于靶部位。主动靶向给药系统最初以抗肿瘤制剂为主,随着研究的逐步深入、研究领域不断拓宽、靶向选择性等方面的进展,该系统已包括所有能具有主动识别靶器官、靶组织、靶细胞的靶向给药系统。

主动靶向给药系统一般由靶向功能分子和药物载体构成,通过药物载体包载药物后实现靶向递送。主动靶向给药系统相关的基础研究较为广泛、深入，对肿瘤、脑部和肝等部位的疾病靶向治疗效果被显著提高，然而研究还多停留在实验室的探索阶段。少数主动靶向肿瘤的给药系统陆续从实验室向新药研发推进，已临床试验。

分类 主动靶向给药系统可分为受体介导靶向给药系统、抗体介导靶向给药系统和转运体介导靶向给药系统。①受体介导靶向给药系统是基于某些组织和细胞表面存在着高表达或高结合活性的受体，利用其与配体可发生专一性识别作用的机制，将修饰有配体或载药系统导向定位于特定的组织或细胞。②抗体介导靶向给药系统是利用抗体与抗原的特异性免疫作用机制，使得修饰有抗体或载药系统的药物能识别富集抗原的靶部位，特异性地导向定位于特定的组织或细胞。③转运体介导靶向给药系统是基于肿瘤、脑部和肝等部位存在着多种内源性物质和营养物质的转运系统，利用这些高表达的转运体系统对相应物质特异性的转运机制，将修饰有被转运物质或载药系统的药物特异性的导向定位于特定的组织和细胞。

靶向功能分子 在主动靶向递药策略中扮演着介导药物或递药系统主动寻找靶组织或靶细胞作用的分子，包括配体、抗体、核酸适体、相关转运物质。

配体 一种具有极高识别能力、与受体特异性结合的生物活性物质。受体与配体结合即发生分子构象变化，从而引起细胞生物效应，如介导细胞信号转导、细胞胞吞等过程。在主动靶向给药系统中，利用配体对如肿瘤细胞等靶细胞表面的特异性表达受

体的高效识别，用配体分子作为靶向功能分子修饰给药系统，实现药物靶细胞浓集。

抗体 与相应抗原发生特异性结合。又称免疫球蛋白。以靶部位细胞特异性表达的分子作为靶点，与其相对应的抗体作为靶向功能分子，通过抗体对抗原间的特异性识别介导给药系统主动靶向定位到达病灶部位，向靶部位、靶细胞浓集，提高药物治疗效果。

核酸适体 经过 SELEX 筛选技术，从随机单链寡聚核苷酸文库中得到的能特异结合蛋白或其他小分子物质的单链寡聚核苷酸。核酸适体一般为长度 25~60 个核苷酸，可以是 RNA 也可以是DNA。核酸适体与配体间的亲和力常要强于抗原抗体之间的亲和力。核酸适体在药物设计方面有较多应用。核酸适体与蛋白特异性结合后往往能抑制蛋白的功能，而且它缺乏免疫原性，体内渗透力强，因此作为药物分子具有良好的应用前景；另外，可以利用核酸适体与配体间的高度亲和力将核酸适体作为给药系统的靶向头基实现药物的主动靶向递送。核酸适体对细胞的蛋白、磷脂、糖和核酸类等分子均具有高亲和力和特异识别能力，其识别分子的模式与单克隆抗体类似。作为核酸适配体修饰的靶向给药系统的靶向功能分子，与蛋白类抗体相比，核酸适体具有独特优势：①易化学合成修饰、稳定性好。②无免疫原性。③可针对不同种类的目标靶进行筛选，包括生物毒性的分子和只具有半抗原性的分子，比作为靶向功能分子的抗体具有更高的特异性，甚至能识别单克隆抗体不能识别的蛋白分子。核酸适体是一种极具应用潜

力的主动靶向递系统的有效靶向功能分子。

转运体小分子底物 细胞膜上转运体蛋白特异性识别的小分子化合物。转运体蛋白是一类膜蛋白，在正常人体组织有着广泛的表达，且具有部位特异性的分布，负责内源性营养物质核苷类、肽类、氨基酸、葡萄糖、维生素、有机阳离子或有机阴离子等脂溶性不强的小分子转运通过生物膜。人体内存在多种转运体，它们同时负责药物、代谢物质等细胞内的摄取、外排。转运体肿瘤细胞异常生长对营养物质异常高需求，导致在肿瘤细胞表面与营养物质转运相关的转运体蛋白异常过剩表达，如葡萄糖转运体、氨基酸转运体均可作为主动靶向递释系统的靶点，通过设计相对应的靶向功能分子实现肿瘤的靶向递药。

主动靶向修饰技术 靶向功能分子可以通过主动靶向修饰技术，如噬菌体展示技术、核酸适体筛选技术和计算机辅助设计技术等手段进行筛选获得。核酸适体筛选技术基于配体相似性的筛选是根据已知的与靶点受体具有结合活性的配体分子结构进行靶向功能分子的设计或优化。对已知靶点分子结构或未知靶点分子结构的情况下，都能够通过 SELEX 技术筛选得到能与靶点特异性结合的 DNA/RNA 配体，这样的分子可能具有与靶点结合高亲和性，成为新的靶向功能分子。

作用机制 主动靶向给药系统通过靶向功能分子对靶点的识别，进而介导药物递释系统进入靶细胞。进入靶细胞的机制如下。

吸附介导转运 通过使递药系统带正电荷，利用其表面的正电荷与生物膜上负电荷的静电作用，从而诱导递药系统进入或跨

过细胞的一种非特异性的药物递送途径。细胞膜是防止细胞外物质自由进入细胞的屏障，它保证了细胞内环境的相对稳定，使各种生化反应能够有序运行。同时细胞膜也参与细胞与周围环境发生信息、物质与能量的交换，从而维持特定的生理功能。细胞膜具有自己的电学特性，即细胞膜外的各种糖蛋白和蛋白聚糖等生物大分子及类脂带有大量的负电荷，在膜外形成一定厚度的负电荷层，与细胞外的各种带电粒子发生作用。

生理条件下，体内带正电荷的蛋白常通过与细胞膜上的负电荷产生静电吸附，发挥生理作用。在递药系统胞内递送的研究中，通过使递药系统带正电荷，利用吸附介导作用转运药物进入细胞。正电荷递药系统包括碱性多肽、阳离子化蛋白等修饰的递药系统。碱性多肽在生理条件下带正电荷，可以与细胞膜上的负电荷通过静电吸附介导转运入胞。而多数多肽蛋白自身不具备阳离子特性，经过适当的化学修饰将其阳离子化后也可通过吸附介导转运入胞。例如，阳离子化白蛋白，阳离子化免疫球蛋白，阳离子化单克隆抗体。吸附介导转运是一种非特异性的药物递送方式，带正电荷的递药系统进入体内后容易产生毒副作用。因此，需要对递药系统做进一步的修饰以及采用更有效的靶向策略使得递药系统更高效的递送药物。

细胞通路转运　物质通过细胞膜进出细胞的方式，主要包括单纯扩散、易化扩散、主动转运等途径。①单纯扩散：某些脂溶性小分子物质由膜的高浓度一侧向低浓度一侧的扩散过程。扩散量的多少，既取决于膜两侧该物质的浓度梯度（浓度差），也取决于膜对该物质通过的阻力或难易程度，即膜对该物质的通透性。浓度梯度大、通透性大，则扩散量就多；反之就少。细胞膜是以液态的脂质双分子层为基架，因而仅有脂溶性强的物质（如 O_2 和 CO_2）才真正依靠单纯扩散通过细胞膜。②易化扩散：非脂溶性或脂溶性很小的物质，借助于细胞膜上的运载蛋白或通道蛋白的帮助，顺浓度梯度和/或顺电位梯度（电位差）通过细胞膜的转运过程。根据细胞膜蛋白质特性不同，易化扩散一般可分为两种类型：膜上运载蛋白为载体为中介的易化扩散；以通道蛋白为中介的易化扩散。③主动转运：小分子化合物在膜上泵蛋白的作用下，从低浓度一侧向高浓度一侧耗能性跨膜转运的过程。主动转运是小分子物质进入细胞的方式之一。它对于保持细胞的正常兴奋能力和葡萄糖、氨基酸的吸收等都是非常必要的。主动转运是人体最重要的物质转运形式。

（蒋　晨）

shòutǐ jièdǎo bǎxiàng gěiyào xìtǒng
受体介导靶向给药系统（receptor-mediated targeting drug delivery systems）

利用特殊的受体可与其特异性的配体发生专一性结合的特点，将配体与药物或药物载体结合，通过配体的靶向作用，将药物递送到靶组织或靶细胞的主动靶向给药系统。目的是提高特定部位的药物浓度。德国免疫学家埃尔利希（Paul Ehrlich）在 1913 年根据抗体对抗原性物质具有特异性结合而提出了受体概念，并用"锁和钥匙"的假说，即药物与受体有互补关系来解释药物作用。受体是一类介导细胞信号传导的功能分子，主要是细胞膜或细胞内的大分子化合物，如蛋白质及其糖复合物、核酸和脂质等，其具有高度选择性，能准确地识别配体或与配体化学结构相似的化合物并与其结合。配体与相应的受体通过分子间的吸引力范德瓦耳斯力、离子键、氢键或共价键等形式结合形成配体-受体复合物，引起一系列生理生化效应。

人体的某些器官或组织的细胞膜表面存在特殊的受体，特别是某些特定组织或肿瘤细胞膜表面上往往高表达某种受体。如 T 淋巴细胞高表达白介素受体、脑毛细血管内皮细胞上高水平表达运铁蛋白受体和胰岛素受体、肿瘤组织细胞膜上高表达叶酸受体、低密度脂蛋白受体、尿激酶受体和肿瘤坏死因子受体家族等。与这些受体特异性结合的配体的类型广泛，既可以是内源性的神经递质和激素，也可为外源性的毒素或小分子药物。受体与配体的特异性结合为配体介导的靶向递药研究提供了理论基础。

配体介导的主动靶向药物有两种方式，即配体-药物偶联物和配体-载药系统偶联物。①配体-药物偶联物：通过连接物将化学药物和靶向配体连接起来的偶联物。通过偶联物靶向配体的特异性识别实现化学药物的靶向递送，从而降低给药浓度或者对非靶向组织的毒性作用。其中，化学药物可以是单分子药物、多聚物药物、胶束包载的药物以及脂质体包载的药物等；而靶向配体多为蛋白、多肽，也可以是多肽类似物、核酸等其他小分子。其中化学药物和靶向配体的连接可以分为不可断裂、靶部位断裂、pH 敏感断裂以及酶敏感断裂等方式。②配体-载药系统偶联物：用载体对药物进行包载，再通过连接物将载体和靶向配体连接起来的偶联物。通过载体-配体偶联物靶向配体的特异性识别实现化学药物的靶向递送，从而降低给药浓度或者对非靶向组织的毒性作用。载体可以是病毒载体，也可以是非病毒载体。载体包载的药物可以是基因药物，也可以是化学药物。靶向配体的种类也与配体-药物偶联物中相同。其中载体和靶向配体的连接可以分为不可断裂、靶部位断裂、pH 敏感断裂及酶敏感断裂等方式。研究较多的配体-载药系统偶联物主要是表面修饰配体的脂质体、纳米粒和聚合物胶束等主动靶向载药系统。用于修饰纳米粒的配体常包括糖类、叶酸、转铁蛋白、生物素和核酸等。如利用肿瘤细胞表面叶酸受体高表达，可将叶酸修饰于脂质体上，将药物特异性靶向递送到肿瘤部位。又或者将转铁蛋白偶联至脂质体表面，使得脂质体能主动靶向于富含转铁蛋白的靶部位。

无论是配体-药物偶联物还是配体-载药系统偶联物，其中配体是实现药物浓集于靶部位的关键部分。在它们的配体中，很大一部分是具有归巢能力的多肽。根据靶向的部位不同，那些能够识别某些特殊组织、器官或细胞的归巢肽（homing-peptide），又可分为很多种类。其基本原理都是根据某些特殊部位的环境与其他部位不同，从而能够特异性地识别特殊部位并在此蓄积的归巢肽。例如，肿瘤部位存在较多的新生血管，血管上皮生长因子、整合素、多肽酶等明显高于正常组织，这些特殊的环境就成了肿瘤细胞归巢肽或肿瘤新生血管归巢肽特异性识别的肿瘤部位，因而可以

将药物或载药系统递送到特定部位。根据需要靶向部位的不同，可以利用噬菌体展示技术筛选出能够靶向不同部位的归巢肽。

受体介导的主动靶向给药系统作为一种有前景的治疗人类重大疾病的手段，能有效地将药物靶向递送到病灶部位，使得药物能更好地发挥药效，减少毒性。

受体介导的主动靶向递药系统的研究，不少是将药物制成微球、纳米粒、脂质体等，再连接上配体制成主动靶向制剂。但截至 2016 年底，其在疾病治疗领域仍未实现有效的临床应用，还有很多问题有待解决，如一些受体在病灶部位虽有高表达，但在正常细胞可能也有少量表达，如何避免由于靶向递药对正常细胞的杀伤而引起不良反应。此外，受体-配体的结合还存在饱和问题，一定时间内受体与配体的结合达到饱和时，转运更多的配体就需要更长的时间，从而影响到药物浓度及迅速发挥药效。

（蒋　晨）

kàngtǐ jièdǎo bǎxiàng gěiyào xìtǒng
抗体介导靶向给药系统 （antibody-mediated targeting drug delivery systems）

利用抗体与抗原的特异性结合，在药物或载药系统上修饰上抗体，使其在体内主动寻找和识别具有抗原的病灶组织，从而将药物输送至特定的组织或器官的主动靶向给药系统。抗体介导主动靶向的基础是抗体与抗原的特异性结合。抗原是指能与淋巴细胞抗原受体，包括 T 细胞抗原受体（T cell receptor，TCR）、B 细胞抗原受体（B cell receptor，BCR）结合，促使其增殖、分化进而产生抗体或致敏淋巴细胞，并与之特异性结合而发挥免疫效应的物质。抗原进

入体内可引发机体对抗原的免疫应答，体内的 B 细胞接受抗原刺激后增殖分化为浆细胞并产生抗体，抗体通过与相应抗原特异性结合发挥体液免疫功能。天然抗原分子中常含有多种不同抗原特异性的抗原表位，以该抗原物质刺激机体免疫系统而产生的抗体中含有针对多种抗原表位的免疫球蛋白，称为多克隆抗体。但由于其特异性不高、易发生交叉反应和不易大量制备的问题而影响了应用。1975 年杂交瘤单克隆抗体技术的出现，使得规模化制备高特异性和均一性抗体成为可能，但仍存在着鼠源性的弊端。随着DNA 重组技术的发展，人们开始利用基因工程技术制备基因工程抗体，如人-鼠嵌合抗体、人源化抗体、双特异性抗体、小分子抗体及人抗体等。

抗体介导的主动靶向递药系统有两种，即抗体-药物偶联物和抗体-载药系统偶联物。前者包括化学免疫偶联物、放射免疫偶联物和免疫毒素，后者包括免疫脂质体、免疫纳米球和免疫微球等。

在制备免疫偶联物时要尽量保持治疗药物和单克隆抗体（简称单抗）的活性。免疫偶联物靶向治疗的成功与否，除取决于单克隆抗体和治疗药物的选择外，还取决于两者之间偶联的方法，它们之间可以通过共价键或非共价键的形式连接，前者虽然结合得较牢但对治疗药物和单克隆抗体均会产生影响，后者能减少对治疗药物和单克隆抗体的影响，但结合能力弱。因此，在制备免疫偶联物时需充分考虑药物与单克隆抗体的偶联方式与偶联剂的选用。比如药物在偶联时是否会产生沉淀或者形成多聚体，以及药物与单克隆抗体的结合效率等。

药物-单抗偶联物 是化学药物与单克隆抗体的结合物，又称化学免疫偶联物，常通过药物分子上特殊的功能基团，如羟基、羧基、疏基和氨基等，将单克隆抗体或抗体片段与化学药物通过化学交联方法构成的杂合分子，发挥主动靶向治疗的作用。常与单克隆抗体进行偶联的药物有阿霉素、柔红霉素、平阳霉素、丝裂霉素、顺铂和氨甲蝶呤等。在早期的抗体-阿霉素偶联物的研究中，主要是利用蛋白与药物的共价直接相连，之后，越来越多的研究者研究阿霉素免疫偶联物时，在利用化学不稳定型交联剂偶联单克隆抗体的同时添加了药物载体，比如右旋糖酐、脂质体、纳米粒、聚合物胶束等，从而进一步改善了偶联物的稳定性和药动学性质。药物-单抗偶联物主要应用于肿瘤的治疗，一般是由具有肿瘤表面抗原识别功能的抗体和抗肿瘤药物偶联而成。一方面由于抗体特异性结合肿瘤细胞可以促进细胞凋亡，另一方面抗肿瘤药物在肿瘤细胞内部释放，杀死肿瘤，相较于单独化疗药物具有更突出的疗效。

放射免疫偶联物 单克隆抗体与放射性物质（药物）的偶联物，将单克隆抗体与放射性同位素通过化学方法连接构成的杂合分子，其是以单克隆抗体为载体，通过抗体特异性结合肿瘤细胞相关抗原，将能产生高能射线的放射性核素靶向到肿瘤细胞，实现对肿瘤的杀伤作用。放射性同位素产生的放射线可以直接作用于 DNA 分子，导致 DNA 分子损伤或断裂，或在生物体内电离水分子，导致产生自由基，自由基再损伤生物大分子，导致细胞损伤。用作靶向部分的单克隆抗体是一种由杂交瘤细胞分泌的可以特异性识别细胞表面某种抗原决定簇的免疫球蛋白。利用其对靶细胞表面高表达抗原的特异性亲和作用，携带高放射性同位素进入体内主动靶向到靶组织，利用放射性同位素的电离辐射效应杀伤或抑制靶细胞生长，降低对正常组织的放射性损伤。

免疫毒素 用化学方法或基因工程方法将单克隆抗体与多肽毒素通过化学连接或基因融合的方法组合而成的嵌合体蛋白。来源于植物或细胞的蛋白毒素毒性太强，难以作为药物治疗疾病。免疫毒素可与细胞表面抗体或靶抗原相结合后内化，继而在胞内抑制细胞蛋白质合成，导致肿瘤细胞死亡，降低全身毒性。用于制备免疫毒素的蛋白毒素有很多种，如植物毒素、细菌毒素和动物毒素。

抗体与毒素部分的连接主要包括体外化学交联和基因工程重组技术两种。体外化学交联方法是制备靶细胞表面某一抗原分子的单克隆抗体，然后在体外经过化学反应，通过共价键将单克隆抗体与毒素分子连接制备而成，是第一代免疫毒素。该方法制得的免疫毒素可能存在稳定性差、分子量大、免疫原性强、渗透性差等缺点。基因工程重组技术法可将毒素分子的编码基因与单克隆抗体的基因进行串联，然后在细菌中高效表达制备而成，是第二代免疫毒素。该方法制得的免疫毒素稳定性强、渗透性好，并且制备简单易行。

截至 2016 年底，免疫毒素进入临床最大的困难在于它容易引起免疫原性反应。构成免疫毒素的两个部分：单克隆抗体部分和蛋白毒素部分都有可能会引发免疫反应，很大程度上限制了毒素药效的发挥和高剂量的应用，特别是限制了其对实体瘤的治疗。免疫毒素主要应用于肿瘤的治疗，以白介素 2 作为靶向部分，白喉素作为毒素部分构成的地尼白介素已被美国 FDA 批准上市用于治疗皮肤 T 细胞淋巴瘤。

免疫脂质体 由单克隆抗体直接或间接与脂质体表面相连接而成，能将脂质体特异性地递送到靶部位，提高脂质体对特定部位的靶向能力。如为了改善盐酸阿霉素脂质体造成的皮肤黏膜不良反应，将单克隆抗体 2C5 与多柔比星脂质体偶联，制成了包载阿霉素的免疫脂质体，显著减少了阿霉素在正常皮肤细胞中的累积，使得肢端红斑的发生率减少了 3~4 倍。

免疫纳米粒 单克隆抗体与含有药物的纳米粒连接，实现载药纳米粒的主动靶向。单克隆抗体与纳米粒的偶联主要包括非共价吸附和共价偶联两种方法。非共价吸附通过控制离子强度、pH 值和带电情况来调节吸附行为。可以将带有负电荷的纳米粒与用阳离子的多肽标记的抗体产生静电作用，通过非共价吸附制备免疫纳米粒。非共价吸附是可逆非特异性反应，因而制备时需要单抗浓度较高，并且在体内单抗可能会被其他生物分子所取代。共价偶联是通过一些化学偶联物，如乙基-二甲氨基-丙基碳化二亚胺（EDC），通过共价反应将单克隆抗体不可逆地偶联到纳米粒上。若特异性的将单抗中无抗原结合活性的 Fc 片段与纳米粒偶联，使具有抗原结合位点的 Fab 片段在纳米粒表面定向朝外称为定向偶联。截至 2016 年底，采用的定向偶联方法有很多，包括利用连接分子蛋白质 A（从金黄色葡萄球菌细胞壁中分离到的一种蛋白质），将蛋白质 A 吸附到纳米粒表面后，特异性地与单抗的 Fc 片段结合；还可以使用一些醛类、环氧化物、硫醇等将纳米粒表面功能化，再通过化学反应与单抗定向偶联。定向偶联的免疫纳米粒的优势在于单抗负载量高，并且可以保证单抗的活性，从而保证高效的主动靶向效率。

（蒋 晨）

zhuǎnyùntǐ jièdǎo bǎxiàng gěiyào xìtǒng

转运体介导靶向给药系统

（transporter-mediated targeting drug delivery systems） 通过细胞膜上存在的特殊转运蛋白，利用药物与其特异性的结合和运送，将药物或载药系统递送到靶部位的主动靶向给药系统。通过转运体进行继发性主动转运，即依靠存在于细胞外高浓度钠离子的势能（该势能由原发性主动转运提供）转运，即相当于间接消耗 ATP 的能量。例如，小肠黏膜上皮细胞主动吸收葡萄糖的过程中，转运能量并不直接来自 ATP 的分解，而是依靠上皮细胞（低）与肠腔液（高）之间的钠离子浓度梯度，在钠离子顺浓度梯度进入上皮细胞的同时，葡萄糖逆浓度梯度一同被转运进细胞。利用体内不同组织存在的特异性转运体，将其作为靶向功能分子，开发出转运体介导的靶向给药系统，将药物输送到靶部位，可提高药物疗效，降低毒副作用。研究较多的是利用转运体介导的肝靶向和脑靶向的给药系统。

肝部转运体类型及作用 分布在肝的转运体，按其作用的不同可以分为介导药物摄取和介导药物外排的转运体两种。介导药物在肝摄取的转运体主要为可溶性载体型转运体，如：有机阴离子转运多肽（OATP）、有机阳离子转运体和 Na^+-牛磺胆酸共转运肽（NTCP）等，其大多数分布在肝窦基底外侧膜上。介导肝药物外排的转运体主要是 ATP-结合盒型转运体，多分布于肝细胞毛细胆管膜上，其可以逆 100~1000 倍的浓度差将药物和代谢物转运出肝细胞，如 P-糖蛋白、多药耐药相关蛋白和胆酸盐外排泵等。利用特定的转运体在肝组织器官的选择性表达，可以有效地增强药物靶向传递。肝细胞窦状隙膜上富含 OATP，普伐他汀就是以此为靶点，通过与其有效地结合，被不断地运送到转运体富集的靶部位，有效地提高了该药物在肝的分布。普伐他汀是一种高效的降血脂药物，在肝内可抑制 3-羟基-3-甲基戊二酰辅酶 A（HMG-CoA）及胆固醇合成。虽然普伐他汀由于脂溶性弱而不易透过生物膜，但它可以借助肠内有机阴离子转运多肽-B 将其转运至细胞内，并进入门静脉，接着被肝窦状隙膜上的有机阴离子转运多肽-C 摄取进入肝，发挥治疗作用。而未被代谢的药物则被胆管侧膜上的多药耐药相关蛋白 2 和胆汁酸转运体排入胆汁，然后进入十二指肠，形成肠肝循环。此外，肝血管侧膜上的 NTCP 可以作为药物靶向肝脏的靶点分子，与抗肿瘤药物顺铂形成共轭化合物，可以有效治疗肝癌。在动物体内实验中，顺铂与转运体胆酸盐的共轭化合物在其他组织中分布显著降低，由此降低了不良反应的发生率。

脑部转运体类型及作用 大脑组织需要大量的营养物质，如氨基酸、糖类等，以维持其生理功能，这些物质的入脑需要依靠脑毛细血管内皮细胞中的转运体的介导。脑毛细血管内皮细胞膜上存在有 30 多种特异性的转运体，分别借助细胞膜上的膜蛋白顺浓度梯度，不消耗 ATP 进入膜内的运输方式即易化扩散，以及主动转运机制运送营养物质。转运体主要分氨基酸转运体系统、己糖转运体系统和单羧酸转运体系统 3 类。必需氨基酸需从血液系统转运入脑中，一般需通过转运体介导的方式透过血脑屏障。如果将药物修饰成类似氨基酸的结构，或在药物上连接氨基酸形成氨基酸复合物，则可以通过氨基酸转运体进入脑中。截至 2016 年底，已有多个药物被尝试利用血脑屏障上的氨基酸转运体成功实现脑靶向给药。例如，抗病毒药物磷酰甲酸酯的脑摄取量很低，该药物与 L-酪氨酸结合，通过氨基酸转运系统主动转运透过血脑屏障，从而增加了该药物在中枢神经系统的分布。葡萄糖是大脑主要能量来源之一，其主要通过脑毛细血管内皮细胞上的钠离子非依赖型转运体家族（葡萄糖转运蛋白 GLUT 家族）转运入脑。因此，可以通过将药物进行糖基化制备成以己糖转运体为靶向功能分子的靶向药物。如：用葡萄糖苷对脑啡肽类似物进行糖基化修饰，虽然形成的药物亲脂性降低了，但其透过血脑屏障的能力却因通过与转运体结合而介导的作用得到提高。另有研究者利用血脑屏障上己糖转运系统提高了 D-葡萄糖的转运能力。以 D-葡萄糖为靶向功能分子，设计了 4 种布洛芬葡萄糖衍生物，布洛芬葡萄糖衍生物的体内分布及药动学研究表明，4 种药物入脑效果最好的相对摄取率和峰浓度比原药布洛芬提高。布洛芬葡萄糖衍生物到达脑部位后可以通过水解将原药布洛芬释放出来产生药效，布洛芬葡萄糖衍生物是其前体药物。乳酸、酮体以及其他单羧酸化合物在脑中十分丰富，其在脑内的分布受到血脑屏障上特殊的吸收和泵出转运系统的调控，将药物与单羧酸链接，或修饰成与单羧酸结构类似的前体药物，可以通过单羧酸转运系统递送穿透血脑屏障。将氟尿嘧啶的 1 位亚氨基用羧基取代，合成的一系列 N_1-羧酰-氟尿嘧啶前体药物，达到了提高药物透过血脑屏障的能力和提高脑内药物浓度的目的，对人脑胶质瘤 U-251 细胞的增殖活性具有明显的抑制作用，其 IC_{50} 值显著优于氟尿嘧啶。

（蒋　晨）

wùlǐ-huàxué bǎxiàng gěiyào xìtǒng

物理化学靶向给药系统（physical and chemical targeting drug delivery systems）

应用物理化学方法使药物浓集在特定部位发挥药效的靶向给药系统。例如，磁性材料、温度敏感材料构建的给药系统，在外加磁场引导、局部热疗的作用下，可使药物在靶部位浓集释药。包括磁性纳米粒、磁性脂质体、热敏脂质体等。

磁性纳米粒　由磁性物质、载体材料和药物组成的物理靶向性纳米粒。对于纳米粒的靶向修饰分为主动靶向和被动靶向两种，而磁性纳米粒的原理属于被动靶向。常用的磁性物质包括铁、钴、镍、钐及其合金和氧化物等，采用共沉降、高温热分解、微乳液、水热合成等方法可以制备磁性纳米粒。制备好的磁性纳米药物在外界磁场的干预下，可以靶向至病灶部位后使药物蓄积，发挥药效。具体说来，其体内靶向过程是血管内血流对纳米粒产生的作用力和外加磁场对磁性纳米粒产生的磁力的综合作用的结果。当磁场对磁性纳米粒的磁力大于动脉或毛细血管的线性血流速率时，纳米粒能滞留在靶部位，被靶部位内皮细胞吞噬，继而发挥治疗效果。

相比于传统纳米粒和其他靶向纳米粒，磁性纳米粒具有更高的靶向效率和局部药物蓄积能力；甚至能穿越传统药物难以通过的血脑屏障，提高脑内药物浓度，发挥脑靶向作用，为中枢神经系统及其他脑内用药开辟了新的途径。当然，磁性纳米粒也存在不足，比如磁性纳米粒在外加磁场的作用下可能出现栓塞血管的现象，因此需要更加深入地研究使之进入临床应用。

磁性脂质体　由药物和适当的磁性材料及必要辅料配制而成的类生物膜结构的小囊。是在脂质体的设计中，应用某种物理或化学因素的改变，例如靶部位的磁场强度、pH 值和温度等的改变而实现药物靶向递送。将具有较高磁导率的物质（包括铁、钴、镍、钐及其合金或氧化物或混合磁性材料）、药物及其他辅料通过共沉淀、磁性超微细粒子等方法包封于类脂质双分子层内，即构成新型物理靶向脂质体制剂。磁性脂质体在足够的体外磁场引导下，可随血流运行，选择性地到达并定位于靶区。药物以受控的方式从载体中释放，然后在病灶组织的细胞或亚细胞水平上发挥药效作用，故对正常组织无太大影响。磁性靶向过程是血管内血流对微粒产生的力和磁铁产生磁力的竞争过程。当磁力大于动脉线性血流速率（0.05cm/s）时，磁性载体（粒径小于 1μm）被截留在靶部位，并可能被靶组织的内皮细胞吞噬。由此可见，磁性

导向脂质体作为一种重要的剂型，对于新药开发具有积极的意义。磁性脂质体作为一种新剂型，不仅集合了脂质体的优点：制备工艺简单、可以同时包载水溶性和脂溶性两种类型的药物、具有无毒性和免疫原性、药物与脂质体之间通过非共价键连接，易于药物的释放，更具备靶向性特点，而且这种磁靶向性尤其适用于肿瘤的治疗，对于肿瘤细胞的杀伤性较强。但也存在一些缺点，如外加磁场不易控制，磁性脂质体会凝聚成较大粒子，影响血液流动等，需要合理设计才可真正达到靶向递送的效果。

热敏脂质体　使用具有一定相变温度的磷脂所构建的脂质体。属于物理化学靶向脂质体的一种，有效利用了脂质体和热疗的双重优势来提高治疗效果，降低毒副作用。具体说来，采用具有一定相变温度的磷脂所构建的脂质体，在正常的体温下，脂质体膜呈致密排列的胶晶态，亲水性药物很难透过脂质体膜而扩散出来；当脂质体随血液循环经过被加热的靶器官时，局部的高温（达到脂质体相变温度 T_m 时）使磷脂分子运动加强，磷脂的脂酰链紊乱度及活动度增加，膜流动性也增大，从而造成脂质体膜的结构发生变化，原来排列整齐致密的胶晶态磷脂双分子层在较高温度下变成疏松混乱的液晶态。脂质体膜由"凝胶态"转变到"液晶态"，导致脂质体膜的通透性发生改变，脂质体内部包封的药物借助于跨膜浓度梯度而大量扩散到靶器官中，在靶部位形成较高的药物浓度，从而发挥疗效。通常选用相变温度在生理温度以上人体可耐受的范围内（T_m：37～45℃）的磷脂作为膜材料如二棕榈酰磷脂

酰胆碱,这样的热敏脂质体在体内血循环中具有良好的稳定性,静脉注射这种脂质体后,随体循环经靶部位时,再将局部温度升高到相变温度以上则可造成脂质体在靶部位释药。而在制备热敏脂质体过程中,通常加入适量的胆固醇,以增加脂质体膜的刚性,提高脂质体中药物的稳定性、减少药物泄漏。从热敏脂质体还可衍生出一系列功能更加全面的脂质体材料,包括磁性热敏脂质体、长循环热敏脂质体、多聚物热敏脂质体、免疫热敏脂质体等,均具有良好的发展前景。利用外界温度影响,而造成局部组织加热,药物浓度蓄积,不仅增加了疗效,更避免了在正常组织的不必要释药,从而减低毒副作用。因此,这一药物剂型尤其适用于肿瘤的治疗,不仅使化疗药物所致的恶心、呕吐等副作用明显降低,减轻了患者的痛苦,增加了用药的顺应性,更提高了肿瘤部位的杀伤药效。当然,该给药剂型也存在一定的缺陷,如温度可以调节热敏脂质体的释药情况,但其靶向性较弱,难以躲避单核吞噬系统的作用,局部高温虽可直接杀伤肿瘤细胞,但加热时间过长也可造成正常组织损伤等,需要优化剂型和条件,才可达到治疗目的。

(蒋　晨)

bǎxiàngxìng qiántǐ yàowù

靶向性前体药物（targeting prodrugs）　通过化学手段在药物分子上修饰上靶向性的功能基团,通过特异性介导富集在目标病灶处后,在某些特定生物酶或体内化学物质的作用下,通过化学分解,释放出母体药物分子的药物剂型。又称靶向前药。即可以达到靶向给药和精准治疗的目的。

靶向性前体药物本身是没有或具备很低的生物活性的药物-靶向功能基团偶联分子,但可以在靶向病灶处刺激下响应,通过特定机制释放出活性药物分子。大部分的小分子药物都缺乏特异靶向性,难以按照特定需求特定浓集于病灶部位。通过化学手段人为修饰上有导向性的靶向基团可以实现药物的靶向递送和在体内运输过程中的保护,降低用药量,降低非病灶的药物浓度,进而达到提高药物的生物利用度和疗效,并同时降低药物的副作用的目的。常用的靶向功能的基团主要包括某些特定受体（如转铁蛋白受体、叶酸受体）、转运体（如葡萄糖转运体、胆碱转运体）、抗体（如曲妥珠单抗）等。将靶向性功能基团与药物之间的化学连接键,主要包括烷酯键、烯醇酯键、碳酸酯键、氨基甲酸酯键、磷酸酯键、硫酸酯键、酰胺键、亚酰胺键、烯胺键、双硫键、双硒键、腙键、硫醚键等,在体内酶或化学物质作用下可以实现水解。靶向性前体药物主要分为:①小分子型,即小分子靶向基团-药物偶联体,常见的如叶酸-药物偶联体。这种靶向前药靶向效率较高。②高分子型,即将多个药物分子通过动态共价键同时连接在带有靶向基团的高分子材料上,分子量一般大于 20 000,一般来说其体内循环时间较长,系统清除速率较低。③抗体-药物偶联物（ADC）,这也是截至 2016 年底研究最为前沿的一种靶向性前体药物,由单克隆抗体与小分子药物通过化学键合而成,其中抗体可以特异性识别肿瘤细胞的表面抗原达到病灶处富集目的,然后通过细胞内吞作用进入肿瘤细胞内,释放出活性的化学药物,达到杀死肿瘤细胞的目的。2013 年美国食品药品管理局批准 Kadcyla（一种曲妥珠单抗-药物偶联体）用于晚期乳腺癌治疗。需要说明的几点:特定作用部位靶向前药设计上还需要考虑特殊的生理屏障,如针对中枢神经系统给药时,靶向基团需要足够的亲脂性来跨越血脑屏障,可以利用某些在血脑屏障上过量表达的受体作为靶向基团构建前药。如果药物需要进入细胞核发挥作用还需要考虑在药物分子上引入穿膜肽和核定位肽作为靶向基团。另外,也可以利用特殊的病理条件来设计靶向前体药物,如针对在肿瘤组织处大量表达的金属蛋白酶,设计利用此酶可以催化水解的化学键来连接药物与靶向功能基团,实现药物在病灶处的大量释放,达到靶向治疗的目的。

(蒋　晨)

tòupí gěiyào xìtǒng

透皮给药系统（transdermal drug delivery systems, TDDS）　药物从特殊设计的装置释放,通过完整的皮肤进入全身血液系统的控制释放剂型。又称经皮给药系统或经皮治疗系统（transdermal therapeutic systems, TTS）。透皮给药系统一般为透皮给药贴剂,可粘贴在皮肤上,药物可产生全身性或局部作用。经皮肤给药而仅在皮肤或局部组织发挥作用的外用制剂,如常用的软膏剂和硬膏剂,一般不包括在经皮给药制剂范畴内。

通过皮肤表面用药治疗各类疾病可以追溯到远古,在大约公元前 1300 年的甲骨文中就有关于中药经皮给药的文字记载。现代透皮给药系统的实施起源于美国,于 1981 年上市的第一个透皮给药系统产品——东莨菪碱贴剂一上市,就以独特优点备受医药界的关注。透皮给药系统在发达国家尤其是欧美国家受到普遍欢迎，如硝酸甘油贴剂在 1986 年一经问世，即将硝酸甘油在美国的总销售额从 1000 万美元扩大到 2.12 亿美元。又如，烟碱透皮给药系统在 1991 年上市，到 1992 年上半年的销售额已达 4.7 亿美元。雌二醇贴剂能使雌二醇恒定地按生理需要量直接进入血液，使雌二醇血药浓度升高到卵泡早期水平，作用于靶器官。

分类 透皮给药系统基本可分为膜控释型和骨架扩散型两大类。膜控释型透皮给药制剂是药物和/或透皮促进剂被控释膜或其他控释材料包裹成储库，由控释膜或控释材料的性质控制药物的释放速率。骨架扩散型透皮给药制剂是将药物溶解或均匀分散在高分子材料骨架中，由骨架的组成成分控制药物的释放。

原理 透皮给药系统应用于皮肤后，在药物进入体循环的过程中，包含了药物从给药系统中的释放和药物通过皮肤吸收两个步骤。若给药系统的释放速率小于药物通过皮肤的速率，则释放为限速步骤，可以通过控制药物释放速度实现恒速给药；若给药系统释放速度大于皮肤吸收速率，则吸收速率由皮肤控制。因皮肤的可透过性存在一定的个体差异，所以皮肤控制吸收速率的给药系统适合于血药浓度的有效安全范围较宽的药物，可以用给药系统不同的给药面积来调节给药剂量。随着对皮肤形态、功能及角质层屏障作用的研究不断取得进展，药物经皮给药吸收机制和透皮吸收促进剂研究的不断深入，使更多的以物理、化学、材料科学及工程学原理为基础的透皮给药技术在研究中得到应用，如离子电渗促透法、微针透皮给药技术等。

制备 透皮给药制剂根据其类型与组成的差别，可采用不同的制备方法，主要可分为 3 种方法，即涂膜复合法、充填热合法和骨架黏合法（见透皮给药系统制备）。

质量评价 透皮给药制剂的评价可分为体外和体内两部分。体外质量评价包括含量测定、含量均匀度检查、体外释放度检查及黏着性能的检查、微生物限度检查等。体内评价主要是指生物利用度的测定和体内外相关性的研究。质量研究项目包括含膏量测定、含量均匀度检查、耐热试验、耐寒试验、黏附性试验、持黏性试验、剥离强度试验、释放度检查、微生物限度检查、透皮扩散试验等（见透皮给药系统质量评价）。

应用 透皮给药系统为一些长期性疾病和慢性疾病的治疗及预防提供了一种简单、方便和有效的给药方式，其优点是：①能再现和长期保持恒定的释药速度。②减少给药次数。③改善患者用药的顺应性，患者可自行用药，特别适合老人、婴儿不宜口服给药的患者，并且一旦发现毒副作用可立即终止用药。④可避免肝首过效应和胃肠道的影响。⑤可避免药物对胃肠道的刺激。透皮给药系统在应用上也具有一定的局限性：①不适合对皮肤具有强烈的刺激性、致敏性的药物。②不适合剂量大的药物。③药物吸收个体差异和部位差异大，特别是容易受患者皮肤状态的影响。

（王建新）

tòupí gěiyào xìtǒng zhìbèi

透皮给药系统制备 （preparation of transdermal drug delivery systems）

根据临床治疗的需求，进行透皮给药系统设计和处方与工艺优化的过程。透皮给药是一种比较独特的给药方法，透皮给药制剂是将药物与适宜的高分子材料制成一种可粘贴在皮肤上，产生局部或全身性作用的薄片状制剂，又称透皮贴剂，该制剂能将药物输送透过皮肤进入血液循环系统。其制备需要考虑诸多方面的因素。首先要考虑所选择的药物是否适合于制成经皮给药制剂。由于皮肤屏障的存在，药物的透皮速率一般不大，而为了达到临床治疗需要的给药剂量，药物剂量大的经皮制剂面积要大。但是 $60cm^2$ 是患者可接受的最大面积，因此只有小剂量且药理作用强的药物才能制成透皮给药制剂。选择经皮给药药物的另一个重要条件是药物要有足够大的透皮速率。如果药物的透皮速率达不到临床治疗要求，应选用合适的渗透促进剂，或合成透皮速率大的前体药物。适合于经皮给药药物的最适条件包括物理化学性质与药理性质两方面要求。物理化学性质要求：相对分子质量小于 500；熔点低于 200℃；在液状石蜡或水中的溶解度都大于 1mg/ml；饱和溶液的 pH 5~9。药理性质要求：剂量小（低于 50mg/d）；半衰期短（低于 5 小时）；首过效应大；对皮肤无刺激性和过敏反应。

剂量设计 透皮给药系统的剂量不是系统内药物的含量，应该是药物的透皮速率或是单位面积的透皮速率与透皮面积的乘积。为了保证经皮给药制剂能以恒定的速率给药，系统内药物的含量总是大于通过皮肤吸收的药量。系统内药物的高浓度提供了药物扩散的动力，致使生物利用度不会达到 100%。经皮给药制剂透皮速率（transdermal delivery rate,

TDR）的设计，应根据有效血药浓度 C_{ss} 和药动学参数（即消除速率常数 k、表观分布容积 V_d 或清除速率 Cl）计算，即

$$TDR = C_{ss} \times V_d \times k = C_{ss} \times Cl$$

经皮给药制剂的面积 A 应是：

$$A = \frac{TDR \times 24\,(\mu g/d)}{\text{透皮速率}\,[\mu g/(cm^2 \cdot h)]} < 60 cm^2$$

处方组成 透皮给药系统中除了主药、渗透促进剂和溶剂外，还要使用控制药物释放速度的高分子材料（控释膜或骨架材料），将给药系统固定在皮肤上的压敏胶，以及背衬材料与保护膜等。经皮给药制剂需要不同性能的高分子材料，以满足不同性能的药物与各种设计要求。

制备过程 一般包括膜材的加工、涂布与复合成型等过程。根据所用高分子材料的性质，膜材可分别用作透皮给药系统中的控释膜、药库、防黏层和背衬层等。膜材的加工方法有涂膜法和热熔法两类。涂膜法是一种简便的制备膜材的方法，其工艺过程与膜剂类似。热熔法成膜是将高分子材料加热成为黏流态或高弹态，使其变形为给定尺寸膜材的方法，包括挤出法和压延法两种，适合于工业生产。膜材的涂布是透皮给药系统的基本工艺过程，不论何种类型的透皮贴剂都涉及这一工艺，是将涂布液，如压敏胶溶液（或混悬液）、药库溶液（或混悬液）或其他成膜溶液和防黏纸上的硅油等，涂布在相应材料上，如铝箔、膜材或防黏材料上，干燥，去除溶剂即得。需要使用透皮贴剂涂布机完成。膜材的复合是指把各个层次复合在一起形成多层的透皮给药系统的过程。即将涂布有压敏胶层的控释膜先与防黏纸黏合，然后与中心

载有定量药库的铝箔通过热压法使控释膜的边缘与铝箔上的复合聚乙烯层熔合。而对于骨架型和黏胶型透皮给药系统，大多采用黏合方式复合。如对于多层黏胶型系统，是把涂布在不同基材上的压敏胶层相对压合在一起，移去一侧基材，就得到具双层压敏胶结构的涂布面，然后重复该过程，将第三层压合在上述双层上，直至全部复合工艺完成。

制备方法 透皮贴剂根据其类型与组成的差别，主要有涂膜复合法、充填热合法和骨架黏合法等制备方法。涂膜复合法：将药物分散在高分子材料（如压敏胶溶液）中，涂布于背衬膜上，加热烘干使溶解高分子材料的有机溶剂蒸发，可以进行第二层或多层膜的涂布，最后覆盖上保护膜，也可以制成含药物的高分子材料膜，再与各层膜叠合或黏合。充填热合法：在定型机械中，于背衬膜与控释膜之间定量充填药物贮库材料，热合封闭，覆盖上涂有胶黏层的保护膜。骨架黏合法：在骨架材料溶液中加入药物，浇铸冷却成型，切割成小圆片，粘贴于背衬膜上，加保护膜而成。

（王建新）

tòupí tiējì túbùjī

透皮贴剂涂布机（spreaders of transdermal patches） 完成透皮给药系统膜材的涂布过程的设备。不论何种类型的透皮贴剂都涉及涂布这一工艺，即将涂布液，如压敏胶溶液（或混悬液）、药库溶液（或混悬液）或其他成膜溶液和防黏纸上的硅油等，涂布在相应材料上，如铝箔、膜材或防黏材料上的过程。涂布机主要由涂布头和干燥隧道组成。涂布头包括加液系统、转筒和刮刀 3 部分。涂布的均匀性和重现性取决于涂

布头的精度，例如，涂布头刮刀与被涂布材料之间的缝隙应能调整至 0.001mm，达到 ±1g/cm² 的涂布准确度。对于那些起控释作用的涂层（如粘胶控释型透皮给药系统），涂布精度对释药速率有重要的影响。

涂布头与干燥隧道直接连接，已涂布的基材通过隧道蒸发溶剂，同时输入清洁惰性气体，加速干燥过程，稀释挥发性气体。在干燥过程中，应连续监控涂布重量、干燥速度和温度、基材移动速度和空气循环速度等参数，对已干燥的基材应监控针眼、皱折、气泡及灰尘等影响释药速率或外观的疵点，予以剔除。

（王建新）

tòupí gěiyào jìshù

透皮给药技术（transdermal drug delivery technology） 能改善药物经皮透过性能的物理、化学和药剂学技术。皮肤对大多数药物是一道难以通透的屏障，除了少数剂量小和具有适宜溶解特性的小分子药物，通常药物透皮吸收速率难以满足临床治疗需要，因此寻找有效的促进药物透皮吸收的方法是经皮给药制剂研究和开发的关键。促进药物经皮吸收的方法包括化学方法、药剂学方法和物理方法。化学方法主要研究如何通过在经皮制剂中加入各种渗透促进剂来改善皮肤的通透性，增加药物的透皮吸收量。药剂学方法主要研究如何将药物包载到各种新型药物载体上，以提高药物的经皮吸收速率，这些载体包括微乳、脂质体、传递体、醇质体、囊泡、纳米粒等。物理方法主要研究如何通过控制外部能量，达到促进和控制药物经皮吸收的目的。特别是要适用于那些化学促进剂难以奏效的药物，

如蛋白质类、多肽类及离子型药物。其中物理方法研究较多的是离子电渗促透法、微针透皮给药技术等，此外常用的物理法透皮给药技术还包括以下几种。

超声波促透法 用超声波能量促进药物经皮穿透（或吸收）的方法。又称超声波导入法。超声波可使皮肤角质层脂质结构排列无序化，并且使得大量的水穿透进入无序化的脂质区域形成水溶性通道，药物通过这些通道的扩散要比正常脂质通道快得多，因此超声波导入法比通常药物被动扩散渗透的效率高。主要优点：无痛感及感染的可能，应用方便；药效可持久，安全有效；对于生物大分子药物可以实现脉冲式释药，实现给药的最优化。超声波导入法需要专门设计经皮给药用的超声波导入仪，已有微型化的机型（Sontra），特别对于大分子药物的经皮给药和体内血糖测定，具有应用前景。

电致孔促透法 通过施加瞬时高电压脉冲电场于细胞膜等脂质双分子层，使之形成暂时的、可逆的亲水性孔道而增加细胞及组织膜的通透性的过程。又称电穿孔法。一般皮肤上电致孔产生的几个主要现象为：①皮肤阻抗显著下降。②药物的通透速率显著提高。③药物在皮肤中电致孔大量产生的范围内浓度提高。电致孔不仅可以提高药物的通透速率，还可以缩短药物经皮通透的时滞。不仅可以促进离子型药物的经皮通透，而且可促进分子型药物的经皮通透，不仅可促进小分子药物的经皮通透，而且可促进大分子药物的经皮通透，尤其对于大分子药物的经皮通透显示出传统经皮方法不可比拟的优势。

虽然经皮给药电致孔技术已经过多年的研究和发展，但截至2016年底没有应用于临床，主要原因：电致孔可引起皮肤红肿、发热、烧伤等热效应和引起神经刺激、孔道不可逆等安全性问题，起效时间慢和达到稳态速率时间长也是制约临床应用的重要因素。

激光促透法 激光技术通过光机械波作用、角质层切除作用使角质层中形成暂时性的连续通道，从而帮助药物透过。激光类型、激光诱导的光机械波特性、激光参数、药物性质、激光与其他促透技术的合用等因素均会对激光促透的效果产生影响。截至2016年底，在经皮渗透研究中使用的激光主要有红宝石激光、CO_2激光、He-Ne激光、准分子激光灯等。对于难透过皮肤的药物，特别是水溶性大分子药物或者包载药物的微粒，激光促透技术具有很好的应用前景。

（王建新）

lízǐ diànshèn cùtòufǎ

离子电渗促透法 （iontophoresis）

利用外加电场将药物粒子或带电荷的药物分子由点击定位导入皮肤或黏膜，进入组织或血液循环的促透方法。又称离子导入法。阳离子药物在阳极处透过皮肤，阴离子药物在阴极处透过皮肤，不荷电的中性分子也可以通过电渗作用透过皮肤。此法的特点：特别适合于离子型和大分子多肽类药物的经皮给药；可以精确地随时调节电流的大小控制释药速度；药物装置体积小，可以制成便携式装置。当离子导入仪与生物传感器配合使用时，可根据"生物反馈控制"释药原理设计释药装置，可以发展成为患者自体信号调节给药速度的新型控制给药系统。

离子导入给药系统由电池、控制线路、电极和贮库4部分组成。即有一个正极，一个负极，两个胶性贮库（一个含药物粒子，另一个含生理相容的盐类如NaCl）。阳离子药物的传递要求将药物置于阳极贮库中，阴离子药物则置于阴极贮库中。将距离接近的一对电极放置在皮肤上，电极之间产生的电流驱动带电荷的药物分子离开递药电极进入皮肤。

离子导入的缺点是药量消耗大，装置较复杂，研究开发及生产成本相对较高。该法对药物的电化学稳定性要求也较高，金属电极溶解产生的金属离子可能会进入皮肤引起毒性反应。已有经皮离子导入装置上市，如 Dupel® 系统（Empi 公司，美国）和 Phoresor® 离子导入给药系统（Iomed 公司，美国）分别用于利多卡因局部麻醉和地塞米松局部抗炎，微型离子导入装置 ETRANS®（Alza 公司）用于芬太尼的经皮导入等。

（王建新）

wēizhēn tòupí gěiyào jìshù

微针透皮给药技术 （microneedle transdermal drug delivery technology）

由数十至百枚空心或实心显微针组成的透皮贴片。又称微针阵列技术。针长 $10 \sim 2000\mu m$，可刺穿皮肤表皮，在皮肤上创造微米级药物运送通道，允许大分子药物通过，穿刺深度仅在角质层，未接触到神经末梢，不产生痛觉。还可以连接微型泵或微型传感器等进行持续、精确的给药。制备微针的材料可以为金属、硅及二氧化硅、聚合物等。

微针从内部结构可分为实心微针与空心微针。实心微针有硅微针、金属微针等，表面可以通过负载药物达到透皮给药的目的，可用于转运蛋白质、多肽等。空心微针适合于微量药物、基因、蛋白质或疫苗等液体制剂的透皮注射，将空腔中的药物等释放到血液或细胞中。聚合物微针如聚甲基丙烯酸甲酯微针序列，聚乳酸、聚乙醇酸等填充到聚二甲基硅氧烷模型中制作的微针等。

微针作为一种新型的经皮给药装置，突破了皮肤屏障，增强了皮肤对药物尤其是大分子药物的渗透性，极大地提高了经皮给药的效率和效果。由于微针将药物定位于皮肤的上层，不会到达神经分布丰富的皮肤深层组织，因此，可极大地减轻患者的痛苦，并将创伤减少到最小，并且微针携带方便、使用简单，可延长药物有效作用时间。然而，在微针制作材料的选择、微针的插入和微针在皮肤内的保留时间等方面仍有很多问题需要研究解决。Alza 公司开发的 Macroflux® 微针技术有 3 种整体系统的设计：Drug dry-coated Macroflux® 系统（药物干燥涂膜）、D-TRANS-Macroflux® 系统（含药贮库）和 E-TRANS-MacrofluxA® 系统（脉动式）。人生长激素经 Macroflux® 给药后，血药浓度达峰时间较快，生物利用度较高，血浆清除率与皮下注射相当。

（王建新）

tiējì

贴剂 （transdermal patches）
药物与适宜的高分子材料制成的可粘贴在皮肤上，产生局部或全身性作用的薄片状制剂。主要由背衬层、药物贮库、粘贴层及临用前需除去的保护层组成。贴剂可用于完整皮肤表面，也可用于有疾患或不完整的皮肤表面。其中用于完整皮肤表面、能将药物输送透过皮肤进入血液循环系统

的贴剂称为透皮贴剂。透皮贴剂通过扩散而起作用，药物从贮库中扩散通过控释膜层和粘贴层进入皮肤和血液循环。透皮贴剂的作用时间由其药物含量及透皮速率决定。

自 1981 年美国第一个透皮给药系统——东莨菪碱贴剂上市以来，国际上对贴剂的研究和开发予以了特别关注。透皮贴剂为一些慢性疾病和局部疼痛的治疗及预防提供了一种简单、方便和有效的给药方式。与常用的普通剂型如口服片剂、胶囊或注射剂相比，贴剂具有以下优点：①可避免口服给药可能发生的肝首过效应及胃肠灭活，提高治疗效果。②能维持恒定的血药浓度或药理效应，减少副作用的发生。③延长作用时间，减少用药次数，提高患者用药的顺应性。④患者可自主用药，相对减少患者的个体间差异和个体内差异。主要类型有膜控型贴剂、骨架扩散型贴剂、微贮库型贴剂、胶黏分散型贴剂。

（王建新）

mókòngxíng tiējì

膜控型贴剂 （membrane-controlled transdermal patches）
由控释膜或控释材料控制药物释放速率的贴剂。主要由无渗透性的背衬层、药物贮库、控释膜、胶黏层和保护膜组成。药物和/或透皮吸收促进剂分散在压敏胶或聚合物膜中形成储库，由控释膜或控释材料的性质控制药物的释放速率。背衬层通常以软铝塑材料或不透性聚合物材料制备，要求无渗透性、易于与控释膜复合，背面便于印刷商标、药名和剂量

等文字，如聚苯乙烯、聚乙烯、聚酯等。药物储库可以采用多种方法制备，例如将药物分散在聚异丁烯压敏胶中涂布而成，也可以混悬在对膜不渗透的黏稠流体如硅油或半固体软膏基质中。控释膜则由聚合物材料加工而成的微孔膜或均质膜，例如乙烯-醋酸乙烯共聚物是较常用的一种膜材。黏附层可以应用各种压敏胶，如硅橡胶类、丙烯酸类或聚异丁烯类等。膜控释型贴剂的释药速度与聚合物膜的结构、膜孔大小、组成、药物在其中的渗透系数、膜的厚度及粘胶层的组成及厚度有关。膜控释型贴剂的结构见图。

（王建新）

gǔjià kuòsànxíng tiējì

骨架扩散型贴剂 （matrix-diffusion transdermal patches）
将药物均匀分散或溶解在疏水性或亲水性的聚合物骨架中制备的贴剂。将带有药物的聚合物骨架在适宜的模具中铺展成固定面积大小及一定厚度的药膜，与压敏胶层、背衬层及防粘层复合制备而成。常用亲水性聚合物材料做骨架，如天然的多糖与合成的聚乙烯醇、聚乙烯吡咯烷酮、聚丙烯酸酯和聚丙烯酰胺等，骨架中还常含有一些润湿剂，如水、丙二醇、乙二醇或聚乙二醇等。"Nitro-Dur" 硝酸甘油透皮贴剂即属于该类型，其骨架系由聚乙烯醇、聚乙烯吡咯烷酮和乳糖等形成的亲水性凝

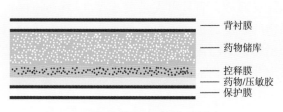

图　膜控释型贴剂的结构示意

胶构建而成。骨架扩散型贴剂的结构见图。

（王建新）

微贮库型贴剂（micro-reservoir transdermal patches）

由液体、软膏或凝胶等半固体药物储库构成的贴剂。又称充填封闭性贴剂。由背衬膜、药物储库、控释膜、胶黏层及保护膜5层结构组成，但药物储库是液体、软膏或凝胶等半固体，充填封闭于背衬膜与控释膜之间。一般制备方法是先将药物分散在水溶性聚合物（如聚乙二醇）的水溶液中，再将该混悬液均匀分散在疏水性聚合物中，在高切变机械力作用下，形成微小的球形液滴，然后迅速交联聚合物使之成为稳定的分散系统，球型液滴由此成为药库，聚合物即为骨架，交联聚合物形成控释膜。将此系统制成一定面积及厚度的药膜，置于粘胶层中心，加防粘层即得。雌二醇透皮贴剂 Estraderm®、硝酸甘油透皮贴剂 Transderm-Nitro® 和芬太尼透皮贴剂 Durogesic® 为这类给药系统。微储库型贴剂的结构见图。

（王建新）

胶黏分散型贴剂（adhesive dispersion transdermal patches）

将药物分散在胶黏剂中形成药物储库的贴剂。这类贴剂的药库及控释层均由单层或多层粘胶组成，药物分散（溶解或热熔）在粘胶中成为药物储库，均匀涂布在不渗透背衬层上，加保护膜而成。这类系统的特点是剂型薄，生产方便，与皮肤接触的表面都可输出药物。常用的胶黏剂有聚丙烯酸酯类、聚硅氧烷类和聚异丁烯类压敏胶。如果在系统中只有一层胶黏剂，药物的释放速率通常

随时间而减慢。为了保证恒定的给药速度，可以将粘胶层分散型系统的药库按照适宜浓度梯度制备成多层含不同药量及速度调节剂的粘胶层，随着浓度梯度的增加，因厚度变化引起的速度减低可因之得到补偿，"De-point"硝酸甘油透皮给药系统即按该法制备，该类贴剂的生产较膜控释型简单而且可以利用现有的涂胶设备。胶黏分散型贴剂的结构见图。

（王建新）

硝酸甘油贴剂（nitroglycerin transdermal patches）

贴剂形式的硝酸甘油药物。是一种透皮给药系统的药物。硝酸甘油广泛应用于心绞痛的预防和治疗，硝酸甘油半衰期特别短，只有3分钟，口服给药经肝迅速灭活，首过效应大，因此不适合口服给药。为了方便患者用药，已开发了多种硝酸甘油的透皮贴剂。硝酸甘油具有挥发性，必须要封闭以防挥发，而且其透过皮肤能力的个体差异较大，所以采取控释膜控制药物的释放。根据以上情况，可以考虑设计成充填封闭型经皮给药制剂。

不同释放时间的硝酸甘油贴剂的制备方法：用医用硅油分别将硝酸甘油和乳糖混匀，胶态二氧化硅与硅油混合均匀。然后将两者混匀，按单剂量分装于含有

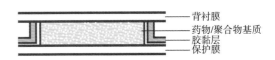

图 骨架扩散型贴剂的结构示意

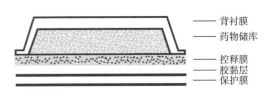

图 微储库型贴剂的结构示意

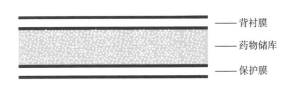

图 胶黏分散型贴剂的结构示意

乙烯-醋酸乙烯共聚物控释膜的一边开口、三边热封的袋中，密封。硝酸甘油载药量的92%存在于贮库层，8%在硅酮压敏胶层。单剂量面积分别为5、10、20或30cm²；含药量为2.5mg/cm²；规定释放时间分别为2.5、5、10、15mg/d。

（王建新）

雌二醇贴剂（estradiol patches）

贴剂形式的雌二醇药物。是一种透皮给药系统药物。雌二醇是育龄妇女体内卵巢分泌的受体水平活性最高的雌激素，临床上用于卵巢功能不全或卵巢激素不足引起的各种症状。口服雌二醇，药物会被肝脏迅速代谢成雌（甾）酮和它的结合物，且雌二醇的半衰期短（约1小时）。透皮给药时能使雌二醇恒定地按生理需要量直接进入血液，使雌二醇血浓度升高到卵泡早期水平，作用于靶

器官，从而使症状明显减轻或者消失。

Estraderm 是一种雌二醇的控释透皮贴剂，组成包括：透明聚酯背衬膜；雌二醇药物贮库和羟丙基纤维素乙醇凝胶；乙烯-醋酸乙烯共聚物膜；轻质矿物油和聚异丁烯组成的粘胶层。此贴剂为雌二醇持续释放一周的控释贴片，面积为 $10cm^2$，人体皮肤平均渗透量为每日 $50\mu g$。该贴剂应用后，血清雌二醇水平上升，达峰时间为 22 小时，最高血药浓度达 $43.8pg/ml$，在 7 天内维持一个有效而平稳的血药水平。中止用药后 24 小时，血清雌二醇水平即恢复到给药前水平。

（王建新）

tòupí gěiyào xìtǒng zhìliàng píngjià

透皮给药系统质量评价

（quality control of transdermal drug delivery systems） 对透皮给药系统进行的体外和体内质量评价。主要评价项目包括含膏量测定、含量均匀度检查、耐热试验、黏附性试验、持黏性试验、剥离强度试验、释放度检查、微生物限度检查、透皮扩散试验等。

含膏量测定 按贴膏剂含膏量检查法（《中华人民共和国药典》）测定，应符合各品种项下的规定。

含量均匀度测定 按照透皮贴剂含量均匀度检查法（《中华人民共和国药典》）测定，应符合规定。含量均匀度系指小剂量药物在每片贴剂中的含量是否偏离标示量以及偏离的程度，必须由逐片检查的结果才能得出正确的结论。

耐热试验 除另有规定外，取供试品 2 片，除去盖衬，在 60℃加热 2 小时，放冷后，背衬应无渗油现象，膏面应有光泽，用手指触试应仍有黏性。

贴剂黏附力测定 贴剂为敷贴于皮肤表面的制剂，其与皮肤黏附力的大小直接影响制剂药品的安全性和有效性，因此应进行控制。通常可用初黏力、持黏力和剥离强度 3 个指标来衡量。

初黏力测定 初黏力表示贴剂与皮肤轻轻地快速接触时表现出对皮肤的黏结能力，可采用滚球斜坡停止法测定。先将贴剂除去外包装材料，互不重叠地在室温放置两小时以上。然后将大小适宜的系列钢球分别滚过平放在倾斜板上的贴剂的黏性面，根据供试品的黏性面能够粘住的最大球号钢球，评价其初黏力的大小。该法易于操作，设备简单，适用于小型实验室成品的黏性的测试。初黏力的另一种经验方法是拇指实验，可作定性检测。《中华人民共和国药典》2015 年版收载了贴剂黏附力测定法。

持黏性测定 持黏力表示压敏胶内聚力的大小，即压敏胶抵抗持久性剪切外力所引起蠕变破坏的能力。将贴剂粘贴于试验板表面，垂直放置，沿贴剂的长度方向悬挂一规定质量的砝码，记录贴剂滑移直至脱落的时间或在一定时间内下移的距离。

剥离强度测定 剥离强度表示压敏胶黏结力的大小。适宜的剥离强度应对皮肤有足够的粘贴力但在移除时又不发生皮肤损伤。剥离强度的测定采用 180°剥离强度试验法进行。将压敏胶带粘贴在不锈钢平板上，以 180°方向反转剥离，记录拉力，检查平板有无残留压敏胶，拉力越大，剥离黏性越大，如发现有残留，表示其抗剪强度不佳。剥离强度应符合各品种项下的规定。

释放度测定 按《中华人民共和国药典》通则透皮贴剂释放度测定法测定，应符合规定。具体方法为：将透皮贴剂固定于两层碟片之间，释放面朝上，再将网碟置于溶出杯的底部，并使贴剂与浆旋转面平行，搅拌浆离透皮贴剂释药表面（25 ± 2）mm 处以一定速率搅拌，杯内为恒温在（32 ± 0.5）℃的释放介质，于规定时间取释放溶液，测定药物浓度，计算释放百分率。

微生物限度测定 除另有规定外，照《中华人民共和国药典》通则微生物限度检查法测定，应符合规定。

透皮扩散试验 药物透皮速率的研究是透皮给药系统开发的关键，它是药物、透皮促进剂和组成系统的高分子材料筛选的依据。药物经皮扩散过程是一个复杂的过程，影响的因素较多，掌握正确的研究方法，使用合适的实验装置与材料，才能保证研究结果具有参考价值。直接以人体为试验对象或者以血药浓度的测定为基础的筛选研究耗费较高，这些初步的研究均可以用适宜的体外或离体实验来开展。

体外经皮扩散研究：将剥离的皮肤固定在扩散池中，药物应用于皮肤的角质层面，经过一定的时间间隔测定皮肤另一面接收介质中的药物浓度，分析药物通过皮肤的动力学。影响经皮扩散试验结果的因素很多，例如实验装置、皮肤、实验条件和实验操作等。

接收液的选择：接收液应具有接收通过皮肤的药物的能力，在体内药物透过皮肤能很快被微循环移去，形成漏槽条件，体外实验时接收液也应提供漏槽条件。接收液应有适宜的 pH 值（7.2～7.3）和一定的渗透压。常用的接收液有生理盐水、林格液和等渗磷酸盐缓冲液等。

在体皮肤透皮试验 药物经皮给药后欲使机体吸收产生治疗作用，则需要知道药物被机体吸收的量，体外经皮渗透扩散实验虽然能提供相关资料，但与体内吸收有一定的差异，因此经皮制剂的开发过程需进行体内研究。确定经皮吸收制剂的生物利用度的常用方法是对受试者的生物样品（血样或尿样）进行分析。如果分析方法具有足够的灵敏度，可以用适宜的分析方法直接测定血浆或尿中的原形药物的量，求出生物利用度。但如果经皮给药后血药浓度很低，则可用同位素示踪法解，所用标记原子通常为^{14}C或氚。给药后测定由尿和粪便排放出的放射性总量，继而计算生物利用度。

在体微透析测定 在组织中植入半透膜探针，用体外微量泵使灌流液流经探针，组织中被测物质沿浓度梯度差逆向扩散进入灌流液，并达到一种动态平衡，通过测定流出液待测物的浓度，研究组织细胞外液中待测物的水平及变化过程。经皮微透析可以对实验动物或人体皮肤组织进行在体、连续的药物浓度测定，在微创的前提下解决定性、定量、定位、微分析、连续取样、动态分析的研究要求，为经皮给药药动学研究提供可靠和全新的手段。

（王建新）

shēngwù jìshù yàowù gěiyào xìtǒng

生物技术药物给药系统（drug delivery systems of biotechnology drugs）

将生物技术药物通过一定的制剂学手段制成的可供临床应用的制剂。生物技术药物是采用现代生物技术，如借助某些微生物、植物或动物、DNA重组技术或其他生物技术来生产的药物，具有活性强、剂量小及毒副作用小的优点，同时也具有稳定性差、空间构象易变的缺点，质量控制需要同时进行理化检验和生物活性检验。

生物技术药物包括蛋白质、多肽、疫苗和基因等药物。在物理化学性质、稳定性、药理活性、体内吸收、转运等过程中与化学药物有着不同特性。如：①药理活性强，给药剂量小，副作用小。②提取纯化工艺复杂，药物稳定性差，分子结构中一般具有特殊的活性部位，以严格的空间构象维持其生物活性。在酸、碱环境或体内酶系统中极易降解、失活。③体内快速清除，生物半衰期短。④分子量较大，生物膜透过性差，很难透过胃肠道上皮细胞层，故口服给药不易吸收。生物技术药物有其特殊性，在制剂设计和制备工艺上都与化学药物具有显著的差异，对于半衰期短的蛋白质和多肽药物，需要研究其缓释制剂，以便延长其体内作用时间；对于需要长期给药的蛋白质和多肽药物，要研究减少给药次数的新剂型；针对此类药物给药途径单一的问题，要研究其非注射给药系统；蛋白质与多肽类药物的非注射给药系统的研究，即增加大分子药物吸收和生物利用度的研究，是一个难题，也是一个研究的热点。

在制备生物技术药物给药系统时，首先面对的是如何保持其生物活性和良好的稳定性，所以在制备生物技术药物时，需选用一些温和的条件及生物相容性好的辅料。由于生物药物结构复杂，生产难度大，很难或无法采用小分子化学药物的手段表征其纯度、含量和结构。对于生物技术药物给药系统质量控制也与化学药物有很大区别，除了利用化学药物分析的一些常规方法外，还需要建立一些专门的分析方法用于分析生物技术药物的含量和生物活性，如通过酶联免疫法测定其活性和含量，通过圆二色谱表征其二级结构，通过动物体内药效测定其活性等。

生物技术药物给药系统可分为生物技术药物非注射给药系统和生物技术药物注射给药系统两种。注射给药途径是生物技术药物的常用给药方式，包括注射用溶液剂和注射用灭菌粉末。但是生物技术药物半衰期短，普通注射剂需频繁给药，给患者带来痛苦和不便。所以出现了许多生物技术药物的长效注射制剂，如注射用微球、原位凝胶、植入剂、聚乙二醇化多肽蛋白注射剂、注射用脂质体及纳米粒等。注射给药系统虽然可以保证其生物活性的发挥，但患者顺应性差是其主要的缺陷，为了提高患者的顺应性，非注射给药系统的研发越来越多，尤其是黏膜给药系统的研究，主要途径包括口服、口腔、舌下、鼻腔、肺部、结肠、直肠、阴道、子宫和眼部等。其中结肠、直肠、阴道、子宫和眼部等长期给药不方便；蛋白质和多肽类药物的口服给药研究最早最多，也最具挑战性；蛋白质与多肽类药物的鼻腔和肺部给药已展现出较好的应用前景。对于生物技术药物透皮给药系统来说，在所有非侵入性给药方式中，皮肤是透过性最低的，但通过一些特殊的物理或化学的方法和手段，仍能显著增加多肽、蛋白类药物的经皮吸收。这些方法包括超声导入技术、离子导入技术、电穿孔技术、微针及粉末注射等。一些多肽和蛋白质药物也可用于局部给药，如表皮生长因子已有外用凝胶剂和喷雾剂上市，可促进伤口的愈合和修复，干扰素有滴眼剂和喷鼻剂等。聚乙二醇化干扰素和精蛋白锌胰岛素注射剂就是这种给药系统的产品。

（吴 伟）

shēngwù jìshù yàowù fēizhùshè gěiyào xìtǒng

生物技术药物非注射给药系统（non-injectable delivery systems of biotechnology drugs）

将生物技术药物制成的通过非注射给药途径使用的剂型。如鼻腔、口服、肺部吸入、口腔黏膜及透皮给药等。非注射给药系统可以大体上分为黏膜给药系统和透皮给药系统两类，非注射给药系统有益于提高患者的顺应性，鼻腔给药和肺部给药是非常有应用前景的生物大分子非注射给药途径。口服给药是比较受欢迎的给药途径，但对于生物药物口服难度很大。非注射给药途径大多属于跨黏膜吸收，相对于注射给药途径其生物利用度很低，主要原因有：①给药部位与循环系统之间存在酶屏障，且酶屏障具有较高活力。②上皮细胞对大分子的通透性很差。③上皮细胞对外源性物质有清除机制。为提高生物大分子药物的生物利用度，多采用以下几种方法：①应用吸收促进剂。②将药物进行化学修饰制成前体药物以增加其跨膜能力。③同时使用酶抑制剂。④应用离子电渗法经皮给药。

生物药物非注射给药系统的有关研究多集中在生物药物鼻腔给药系统、生物药物肺部给药系统和生物药物口服给药系统等，且已有一些成功的上市案例。生物技术药物口腔黏膜给药系统是将生物技术药物制成口腔贴片，通过口腔黏膜吸收入血而产生生物效应。口腔黏膜较鼻黏膜厚，面颊部血管丰富，药物吸收经颈静脉、上腔静脉进入体循环，不经过消化道且可避免肝首过效应。而经皮离子导入给药系统是利用外加电场将药物离子或带电荷的蛋白质及多肽类药物由电极导入皮肤或黏膜，进入组织或血液循环的一种给药方法，该法可克服蛋白质和多肽药物分子带电、亲水性强、分子量大等不利于透皮吸收的缺点。截至 2016 年底，研究取得进展的蛋白质和多肽类药物有人胰岛素、人生长素、干扰素等。

生物技术药物非注射给药系统的质量评价与生物技术药物注射给药系统类似。

（吴 伟）

shēngwù yàowù bíqiāng gěiyào xìtǒng

生物药物鼻腔给药系统（nasal delivery systems of biotechnological drugs）

将生物技术药物制成通过鼻腔黏膜吸收入血而产生生物效应的生物技术药物非注射给药系统。鼻腔作为多肽与蛋白质类药物的给药部位具有许多有利条件，包括鼻腔中丰富的毛细血管和毛细淋巴管、鼻腔中大量的纤毛、相对较高的黏膜通透性和相对较低的酶活性，这使蛋白质与多肽类药物在鼻腔的吸收较好；另外，药物在鼻黏膜的吸收可以避开肝肠首过效应；特别重要的是很容易使药物到达吸收部位，这一点较生物药物肺部给药系统优越。但是生物技术药物鼻腔给药存在的问题也很多，如局部刺激性、对纤毛的妨碍和伤害、大分子药物吸收较少或吸收不规则，加入吸收促进剂后长期使用对鼻腔的毒性等。

蛋白质与多肽类药物的鼻腔给药是非注射给药系统中最成功的，已有相当数量的蛋白质与多肽类药物的鼻腔给药系统上市，如降钙素、缩宫素、去氧加压素、布舍瑞林、那法瑞林等。蛋白多肽类药物的分子量大，直接鼻腔给药不易吸收，可应用吸收促进剂或对药物进行化学修饰制成前体药物，以及应用载体（如脂质体、凝胶、纳米粒、微球等）促进黏膜对药物的吸收。已有证明可通过鼻腔进行免疫接种，鼻腔免疫可能具有很好的临床应用前景。鼻腔给药的主要剂型是滴鼻剂和鼻用喷雾剂。

（吴 伟）

shēngwù yàowù fèibù gěiyào xìtǒng

生物药物肺部给药系统（pulmonary delivery systems of biotechnological drugs）

将生物技术药物制成可供吸入到达肺部，并通过肺泡吸收入血而产生生物效应的生物技术药物非注射给药系统。蛋白质和多肽类药物的肺部给药主要是采用溶液和粉末（包括固体微粒和多孔微粒）的形式，采用定量吸入装置或干粉吸入装置给药。

对于生物技术药物，肺部给药的优势包括：①肺部具有巨大的可供吸收的表面积和十分丰富的毛细血管，从肺泡表面到毛细血管的转运距离极短，利于药物的吸收。②肺部的酶活性较胃肠道低，没有胃肠道那么苛刻的酸性环境，避开了肝的首过效应，因此肺部对于生物技术药物来说可能是一个很好的给药途径。③因为肺部给药能在特定的病患部位达到足够的药物浓度，因此比全身给药更为理想。但是生物技术药物肺部给药仍存在一些问题：①肺部是一个比较脆弱的器官，长期给药可能会造成肺组织的纤维化，引起肺部毒性。②如何将药物全部输送到吸收部位，药物在上呼吸道的沉积减少了药物吸收的机会，而且对于治疗剂量较大的药物，如何将足够剂量的药物运送到肺部并吸收也是一个难题。③某些蛋白质与多肽类药物可能对肺组织有局部作用，如生长因子和细胞因子会改变肺部组织的状态。④给药剂量固定的传统装置难以满足根据体重调整剂量的临床用药要求。

（吴　伟）

shēngwù yàowù kǒufú gěiyào xìtǒng

生物药物口服给药系统（oral delivery systems of biotechnological drugs）

将生物技术药物制成可供口服吸收并发挥生物效应的生物技术药物非注射给药系统。口服给药系统是一种患者容易接受的给药方式，但生物技术药物的口服给药仍是一个难题。生物技术药物口服给药存在以下限制：①蛋白质类药物的胃肠道降解。②分子量大，胃肠黏膜的穿透性差。③形成多聚体，不易吸收。④肝的首过效应。多数的口服蛋白质药物为酶制剂，该类制剂只是在胃肠道发挥局部作用。

生物技术药物口服后的生物利用度很低，所以围绕提高其口服生物利用度发展了一系列生物黏附技术。①加入酶抑制剂及吸收促进剂：酶抑制剂的加入可增加生物技术药物在胃肠道内的稳定性，如胃蛋白酶抑制剂、胰蛋白酶抑制剂等。但是酶抑制剂的加入对生物利用度的提高效果不明显。而吸收促进剂可改善胃肠道上皮细胞对药物的通透性，常用的吸收促进剂有表面活性剂、脂肪酸和胆酸盐等。②制备成脂质体：脂质体是由胆固醇和磷脂形成的双分子层囊泡，可保护蛋白质药物在胃肠道内不受酶的降解，并与胃肠上皮细胞具有较好的生物相容性，可促进药物的吸收。而以胆盐和磷脂形成的含胆盐脂质体，可促进蛋白质药物的吸收，效果明显优于普通脂质体。③制备成壳聚糖纳米粒：利用壳聚糖或修饰的壳聚糖制成蛋白质药物纳米粒，由于壳聚糖具有生物黏附性并带正电荷，口服给药后具有明显的促进吸收作用。尤以三甲基壳聚糖形成的纳米粒促进吸收作用最为突出。④制备成微乳：微乳是由水相、油相及表面活性剂形成的均一的液体制剂，可供口服。水包油（O/W）型微乳已在临床上被用于环孢素口服制剂，而油包水（W/O）型微乳也已作为水溶性蛋白质药物的口服剂型。⑤应用生物黏附技术：通过生物黏附材料制成片剂或贴剂用于增加药物在胃肠道的滞留，从而提高其生物利用度的技术。

（吴　伟）

shēngwù jìshù yàowù zhùshè gěiyào xìtǒng

生物技术药物注射给药系统（injectable delivery systems of biotechnology drugs）

将生物技术药物制成可通过静脉注射、肌内注射、皮下注射、腹腔注射而发挥生物效应的给药系统。一般适用于体内血浆半衰期较短、清除率高的药物，往往通过肌内注射或皮下注射来延长药物在体内的作用时间。延长蛋白质体内半衰期的方法除注射给药外，还可采取新的给药系统以延缓药物释放，如制备成长效微球、植入剂、脂质体、使用输注泵等。另一种方法是对蛋白质分子进行化学修饰以延缓体内清除，比较成功的是将蛋白质药物聚乙二醇化，如聚乙二醇化蛋白注射剂。

蛋白质注射给药系统中微球注射制剂是在临床中获得成功的剂型之一，将蛋白质与多肽类药物包封于微球载体中，通过皮下或肌内给药，使药物缓慢释放，改变其体内转运的过程，延长药物在体内的作用时间（可达1~3个月），可大大减少给药次数，明显提高患者用药的顺应性。制备长效微球所用的骨架材料主要是聚乳酸与聚（乳酸羟基乙酸）共聚物。植入剂是药物与辅料制成的供植入体内的无菌固体制剂。有非注射型和注射型两类，在体内可持续释放药物，维持较长的时间。已有上市的皮下注射条状植入剂。脂质体中的多囊脂质体常用于生物技术药物的长效给药系统，多囊脂质体是通过特殊的制备工艺制得的脂质体多囊颗粒，每个颗粒内部含有连接的含水的药室，室外由脂质薄膜包裹形成一个内部水的体积高于脂质的比值。由于特殊的结构，药物从内向外的扩散非常缓慢，皮下注射后可实现缓释长效。而输注泵是一种给药装置，它是通过电脑控制实现精确、可调的给药剂量，已成功地应用于胰岛素的临床给药。聚乙二醇化技术是应用于药物分子使其变构的最重要的技术之一，聚乙二醇与蛋白质多肽药物结合后，可增加其稳定性、延长体内半衰期。

生物技术药物注射给药系统的质量评价，须从原料（包括菌、毒种）、生产工艺、原液、半成品到成品进行全程治疗评价，确保产品质量。一般生物制剂的质量评价从原液开始，经半成品到成品。①原液的检定：包括生物活性测定、蛋白含量测定、比活性、纯度测定、分子量测定、外源性DNA残留量、抗原测定、紫外光谱、空间结构测定、等电点测定等。②半成品检定：细菌内毒素检查以及无菌检查。③成品检定：包括鉴别、物理检查（如装量差异、外观、不溶性异物等）、化学检定（如 pH 值、水分、生物活性、渗透压以及无菌检查等）。

（吴 伟）

shūzhùbèng

输注泵（infusion pumps） 采用电脑控制可实现长期、精确并可调的给药装置。应用于生物技术药物注射给药系统。它是通过电脑控制实现精确、可调的给药剂量，使用较为广泛的是胰岛素泵。胰岛素泵可以有效地将血糖控制在正常或接近正常水平。胰岛素泵能模拟正常胰腺分泌胰岛素的模式，持续 24 小时向患者体内输入微量的胰岛素，符合患者的生理特点，这部分称为基础输注剂量；除此之外，在进餐前需要提供较大剂量的胰岛素，以降低餐后高血糖，这部分称为餐前剂量。通过设置胰岛素泵可同时完成基础输注剂量和餐前剂量这两部分的给药任务，使患者的血糖控制在一定比较理想的水平上，而且不需要多次注射。

尽管胰岛素泵有各种各样的品种和型号，但基本组成是比较一致的，一般都包括输入泵、剂量调节装置、胰岛素贮存器和输注导管 4 部分。剂量调节装置是非常关键的部分，分为全自动和半自动两种。从长远的观点看，胰岛素泵将向全自动给药的方向发展，此种给药泵会装有血糖的感应元件，微型电脑可以根据患者的血糖水平自动调节给药剂量，实现真正的智能给药，但是输注泵还存在价格贵、使用不方便、

输注部位局部不适等问题。除了胰岛素泵，也有其他的一些蛋白质多肽药物的输注泵，如那法瑞林输注泵，用于治疗人体促性腺释放激素的不足。

（吴 伟）

jùyǐ'èrchúnhuà dànbái zhùshèjì

聚乙二醇化蛋白注射剂（injections of pegylated proteins） 用聚乙二醇通过物理或化学结合的方式修饰蛋白质与多肽药物后制成的注射剂。属于生物技术药物注射给药系统。聚乙二醇化可以提高蛋白质药物的稳定性，延长其体内半衰期。研究较多的是聚乙二醇与蛋白质多肽药物的化学结合。聚乙二醇是一种无毒的、具有良好生物相容性的高分子材料，分子中存在大量的乙氧基，能够与水形成氢键，因此具有良好的水溶性，分子末端剩余的羟基可通过适当方式活化，然后可与各类蛋白质分子共价结合。蛋白质药物经聚乙二醇修饰后具有以下优点：免疫原性大大降低，难以激发抗体产生，不会通过免疫反应被清除，体内半衰期延长；修饰后蛋白分子量增加，使其不易被肾清除、血液中循环时间延长。但是蛋白多肽类药物经聚乙二醇修饰后也存在一些问题：①修饰后蛋白活性降低，原因可能是聚乙二醇为长链大分子，与蛋白结合后，破坏了蛋白多肽药物的活性位点，或引起了空间结构的变化，影响蛋白质与受体的结合。②修饰后蛋白多肽类药物分子量变大，体内扩散速度降低，可能影响药物向组织的转运而影响药效。③目标修饰产物不纯，副产物不易分离等。1991 年美国食品药品管理局批准的第一个聚乙二醇化蛋白质注射剂是聚乙二醇化的腺苷脱氨酶，截至 2016 年底上市的

还有聚乙二醇化干扰素、L-天冬酰胺酶等。

（吴 伟）

jùyǐ'èrchúnhuà gānrǎosù

聚乙二醇化干扰素（pegylated interferon） 通过化学作用将药物干扰素与聚乙二醇连接形成的生物技术药物给药系统。该制剂增加了干扰素在体内的稳定性，延长了半衰期。市售的有关品种为聚乙二醇化干扰素 α-2b 注射剂，由聚乙二醇化干扰素 α-2b、磷酸氢二钠、磷酸二氢钠、蔗糖、吐温 80 及注射用水组成，为处方药。该品为白色冻干粉末，溶解后为清澈无色液体，无可见颗粒物。聚乙二醇干扰素 α-2b 是重组人干扰素 α-2b 与单甲氧基聚乙二醇的一种共价结合物，平均分子量约为 31 300 道尔顿，血浆半衰期较干扰素 α-2b 为长，最大血清浓度（C_{max}）和血药浓度时间曲线下面积（AUC）呈剂量相关性增加，皮下给药之后，最大血清浓度出现在用药后 15~44 小时，并可维持达 48~72 小时，平均表观分布容积为 0.99 L/kg，多次用药后可出现免疫反应性干扰素累积。聚乙二醇化干扰素临床上主要用于慢性乙型肝炎和慢性丙型肝炎的治疗。

（吴 伟）

jīngdànbái xīn yídǎosù zhùshèjì

精蛋白锌胰岛素注射剂（injection of protamine zinc insulin） 鱼精蛋白与氯化锌的胰岛素无菌混悬液。每 100 单位含有鱼精蛋白 1.0~1.5mg 与锌 0.2~0.25mg；每 100ml 中可加甘油 1.4~1.8g，苯酚 0.25g，是一种长效胰岛素制剂，属于生物技术药物给药系统。皮下注射后，在注射部位逐渐释放出游离胰岛素而被吸收。该品药理作用与胰岛

素相同，主要药效作用为降血糖。临床上主要用于 1 型糖尿病患者的治疗。作用缓慢，不能用于抢救糖尿病酮症酸中毒、高糖高渗性昏迷患者；不能用于静脉注射；中等量至大量的酒精可增强胰岛素引起的低血糖的作用，可引起严重、持续的低血糖，在空腹或肝糖原贮备较少的情况下更易发生。精蛋白锌胰岛素注射剂被《中华人民共和国药典》2015 年版和《英国药典》2009 版收载。

(吴 伟)

zhìnéng gěiyào xìtǒng

智能给药系统（smart drug delivery systems） 需要释放药物时能释放药物，不需要释放药物时不释放药物的给药系统。又称智能化递药系统或智能化药物传释系统。该给药系统以提高药效、降低毒副作用为目的。此种给药系统在病灶组织定位释放药物或控制释放药物或定时释放药物，包括：①通过分子识别引导递药系统主动寻靶，此类侧重于药物的靶向递送。②借助功能材料对环境感知响应，此类侧重于药物的刺激响应性递送，能感知并响应环境，其释药与否及释药快慢取决于所处的环境，故称刺激响应性给药系统。③根据机体病理或生理上的节律性，此类侧重于释药的时效性。从狭义上说，智能给药系统多指后两类。换言之，智能给药系统是十分"聪明"的制剂形式，只在需要释放药物的时候释放药物，不需要释放药物时就不释放药物，可谓"审时度势、因地制宜"。

智能给药系统研究始于 20 世纪 70 年代后期，《科学》（Science）杂志在 1977 年报道了葡萄糖敏感型胰岛素智能给药系统，在 1980 年报道了基于脂质体的 pH 敏感型智能给药系统。此外，20 世纪 70 年代末，随着时辰药理学概念的提出，产生了对时控治疗方案的需求，人们开始希望药物能在正确的时间和正确的部位释放出适当的量，催生了脉冲式给药系统的研究。

分类 除了基于靶向机制的定位释药型智能给药系统以外，根据其行为特征，智能给药系统可分为脉冲释药系统、环境敏感释药系统和即型凝胶三大类。

物质基础 环境敏感释药系统和即型凝胶都能够对环境因素做出响应，但响应的形式不同，前者表现为改变释药行为，后者表现为改变制剂自身的物态。智能给药系统作为一种"自动化"的药物传输体系，之所以能对环境做出响应，靠的是自身具有对外界环境刺激响应传感、处理及响应的能力，这种体系的"自动"功能来自于构成制剂的智能材料。人体及病灶会发出一定的生物信号，这些生物信号会被机体转变成温度、pH 值、离子强度、电场和磁场等形式。这些化学或物理信号能刺激具有自我反馈功能的材料，使其自身的结构性发生相应的改变，如高分子链段之间的空隙增大或减小，材料的表面能和反应速率急剧变化等。有些材料甚至可对两种或两种以上的刺激做出响应。可见，新材料是智能给药系统的物质基础。与传统制剂技术相比，智能化递药技术对材料的功能化程度要求高，如需要在材料的分子结构中引进一些对生理、病理环境或信号刺激敏感的功能性基团或分子构象，或将寻靶分子修饰在高分子材料上，以期为构建能够在定时、定点释放药物的递药系统奠定物质基础。因此，材料的智能化程度直接影响着递药系统智能化传递药物的能力，生物相容性好、精准响应和有效寻靶的高分子材料的研制是智能给药系统发展的核心问题。

不同于上述两种智能给药系统对环境的敏感性，脉冲释药系统具有对时间的敏感性。这种时间敏感性往往有赖于给药系统的特殊结构。脉冲释药系统大多在含药的核心外包裹有控释层，核心作为药物储库，控释层在规定的时间或特殊的外加刺激因素内被溶蚀、溶解、裂开或改变渗透性，从而使药物在预定的时滞后释放。

应用 智能化给药系统是药剂学、高分子材料学、合成化学、分子影像学、药物分析等多学科交叉汇集于药剂学科研究的成果，核心是根据人体生理和病理学特点设计递药系统，控制药物在人体内的转运和释放过程，将药物定时、定位、定量地递送到特定组织、器官或细胞，达到提高药效、降低毒副作用，或达到提高影像诊断效果的目的。

(陆伟跃 刘 瑜)

màichōng shìyào xìtǒng

脉冲释药系统（pulsatile release systems） 在某种条件下（在体液中经过一定时间或一定的 pH 或某些酶的作用下）1 次或多次突然释放药物的智能给药系统。广义的脉冲释药系统还包括在其他因素控制下可 1 次或多次突然释放药物的制剂。脉冲释药系统的出现始于时辰药理学发展。人体的许多生理功能，如血压、胃酸分泌、激素分泌等，呈节律性变化，许多疾病的发生发作也存在明显的周期性变化，如哮喘患者呼吸困难和最大的气流降低在夜间最严重，胃溃疡患者胃酸分泌在夜间更多，牙痛等疼痛也在夜间更为明显，睡醒时最容易发生心脏病发作和局部缺血。因此，时辰药理学发现，某些药物的作用与疾病发作的时间特点存在密切的关系。根据生理节律和治疗需要，设计能在特定时间启动药物释放的脉冲释药系统，对这类疾病的治疗非常有利。

与缓控释制剂所追求的维持稳定血药浓度的目标不同，脉冲释药系统旨在使血药浓度适应疾病节律变化的需要。例如，血压上升和心血管事件多发于清晨，高血压患者睡前服用的药片如果能在次日清晨释放出 1 个脉冲剂量的药物，就能有效预防晨起时可能发生的血压上升和心血管事件。又如，抗菌治疗中，在细胞自然生命周期内抗生素如能以脉冲的形式与细菌接触，尤其是在服药后初始 6~8 小时内进行 3~5 次脉冲式释药，消灭细菌的效果远优于常规治疗方案，并能更好地预防耐药菌株出现。

分类 根据启动脉冲释药的决定因素，脉冲释药系统可分为定时脉冲释药系统、温控脉冲释药系统、电控脉冲释药系统和超声脉冲释药系统等。与定时脉冲释药系统不同，温控脉冲释药系统、电控脉冲释药系统和超声脉冲释药系统更为灵活可控，其释药与否取决于特定刺激因素的施加，因此能够在短时间内大量释放药物，还能及时停药。

定时脉冲释药系统 最常见的脉冲释药系统。定时脉冲释药系统多略去第一剂量，用普通速释制剂代替第一剂量，对于某些适用于夜发性和晨发性疾病，则无需服用第一剂量的速释制剂，而在睡前服用，在凌晨释放第二剂量。例如，人体胃酸的分泌在晚上 10 时左右时有 1 个高峰，此时用药抑制可获得较好的抗胃和十二指肠溃疡的治疗效果，法莫替丁脉冲控释胶囊设计为服药后 10~14 小时后释放第二剂量药物，每日服用 1 次也能有效地释放胃酸分泌。结肠定位给药系统也属于定时脉冲释药系统，因为制剂在小肠内的转运时间多稳定在 3~5 小时，且个体间胃肠道 pH 值差异不大，所以制剂采用肠溶包衣后，如能将接触肠液后的释药时间固定在 3 小时后，即可实现结肠定位脉冲给药。

定时脉冲释药系统实现脉冲释药的手段：①依靠阻隔性包衣在特定时滞后的溶蚀或溶解、渗透性改变或破裂，将药物很快地从储库中释放。包衣层和片芯的性质决定了时滞的长短。可溶蚀或溶解的包衣材料多采用水溶性聚合物。②渗透泵原理也可用于启动脉冲释药。渗透泵片由片芯、半渗透膜包衣和释药小孔构成，片芯有两层，一层是接近释药小孔的渗透物质和聚合物材料层；另一层是远离释药小孔的渗透物质层，负责提供推动药物释放的渗透压。在此基础上再用 1 个剂量的药物作包衣，可以实现第二次定时释药。例如，盐酸维拉帕米渗透泵定时脉冲控释片即采用这种双层片芯结构，可在服药 5 小时后开始以零级动力学开始释放药物，适合高血压患者睡前服用，可在凌晨 3 时左右释放脉冲药物，符合该病的节律变化需要。③可利用体内各种酶的作用，使给药系统的骨架结构或包衣膜在一定时滞后方能松弛、溶蚀或溶解，实现脉冲释药。④胶囊型脉冲制剂由不溶性的胶囊体组成，其中含有药物和囊塞。囊塞在时滞阶段能阻止药物的释放，并能在特定时滞后去除，去除的机制包括溶解、溶蚀、膨胀或引发渗透压差而被推出。大规模生产如此复杂的结构并不容易，需要特殊的设备和生产步骤将各元件精确组装。

温控脉冲释药系统 羟丙基纤维素、聚乙烯醇、聚环氧乙烷和聚 N-取代丙烯酰胺衍生物等交联所得的聚合物能形成具有显著膨胀-收缩特性的热敏凝胶，在不同温度下，结构发生变化，温度升高则膨胀，温度降低则收缩。将此类热敏凝胶与药物一起装在药物不能透过的囊壳中，温度上升时，热敏凝胶膨胀，可将药物推出囊壳，即可实现脉冲释药。

电控脉冲释药系统 与温控脉冲释药系统类似，对电场敏感的高分子电解质水凝胶的膨胀-收缩性质也可用于推动药物的脉冲释放。

超声脉冲释药系统 通过改变超声波密度、频率和负载周期，利用超声波引起的声学溪流，也可实现药物的脉冲释放。

制备 基于包衣的脉冲片剂基本制备方法通常是对含药片芯进行包衣。脉冲微丸的制备与片剂相似，一般为对上药丸心进行溶胀层包衣，再进行控释层包衣。作为多单元给药系统，还可通过多种微丸的组合，制备具有多重脉冲效果的微丸。基于渗透泵原理的脉冲片剂的制备方法与渗透泵片类似。基于各种环境敏感型凝胶的脉冲释药系统可通过将药物与相应凝胶材料一起装载胶囊壳中制得。

质量评价 除一般制剂质量评价内容外，应注重释药脉冲特性的评价。对于口服脉冲释药系统来说，可参考《中华人民共和国药典》所载"释放度测定法"，对其体外释放性能进行考察，确定其释药脉冲是否符合设计需要。

应用 适合采用脉冲释药系统的药物主要涉及 3 类：①疾病发作具有节律性，且不需要长时间维持体内恒定药物浓度时，如部分治疗局部缺血性心脏病的抗心绞痛和抗心律不齐药物、抗哮喘的支气管扩张药。②需要在肠道较下部位吸收的药物，如治疗结肠癌、溃疡性结肠炎的药物。③符合间歇冲击疗法原理的抗菌药物，如针对增殖期细菌的抗生素（如 β-内酰胺类抗生素）等。

(陆伟跃 刘 瑜)

huánjìng mǐngǎn shìyào xìtǒng

环境敏感释药系统 （environment-sensitive release systems）

在某些环境因素刺激下，自身的某些物理或化学性质发生改变从而释放药物的智能给药系统。优点在于药物释放的可控性，只有在疾病发作时才会释放药物，可以避免机体因长时间处于高浓度药物中可能产生的耐药性。常见的刺激因素有 pH 值、温度、氧化还原电位、葡萄糖浓度、磁场等。有的环境敏感释药系统可对 2 种或 2 种以上的刺激做出响应。当这些刺激信号发生变化时，环境敏感释药系统会出现结构上的溶解或沉淀、溶胀或倒塌、亲水或疏水性改变、键断裂、降解等变化，实现药物的定点、定时、定量释放。最早的环境敏感释药系统见于《科学》（*Science*）杂志 1977 年报告的葡萄糖敏感型胰岛素智能给药系统，随后 pH 敏感型智能给药系统、温度敏感型智能给药系统、磁场敏感型智能给药系统等纷纷出现，成为药剂学领域创新研究的热点领域之一。

环境敏感释药系统主要有自调式释药系统和刺激响应释药系统两种。

释药机制 环境敏感释药系统的释药机制可大致分为以下几类：①pH 敏感：采用随 pH 值改变而增加溶蚀速度或发生膨胀的聚合物水凝胶，水凝胶的溶蚀或膨胀促进药物释放。②酶敏感：利用酶和底物的反应，采用可被体内特定酶降解的聚合物构建载体。聚合物在体内被特定酶逐步降解，药物逐步释放。③pH 敏感与酶敏感相结合：将针对特定底物（如葡萄糖）的酶修饰在给药系统上。在体内遇到特定底物时，底物被酶降解的产物能改变给药系统内 pH 值（如产生葡萄糖酸），导致凝胶膨胀，药物得以释放。④抗原敏感：将抗体修饰在聚合物材料上，在体内遇到抗原时，抗原与抗体的结合导致凝胶膨胀，药物得以释放。⑤竞争结合：利用特定化学刺激因子（如葡萄糖）与聚合物材料的结合，将原本结合在聚合物材料上的药物（如胰岛素）竞争下来，药物得以释放。⑥物理刺激敏感：在加热、外加磁场、外加超声的刺激下，水凝胶膨胀促进药物释放。

特点 理想的环境敏感型给药系统应具备以下特点：①保护药物。释药系统在处于关闭状态时，也就是药物释放被触发之前，药物不泄漏，也不被破坏。②有效释药。释药系统处于开启状态，也就是药物释放被触发之后，药物释放量和释放速度能满足治疗需求。③精准响应信号。对特定的环境物理化学或生物信号应答具有足够的选择性和灵敏性。

制备 制备方法因给药系统种类而异。最常见的环境敏感型水凝胶给药系统制备方法简单，将水凝胶材料在适宜溶剂（多为符合给药要求的缓冲盐溶液）溶胀或溶解即得，药物视实际情况在水凝胶形成之前或之后混入水凝胶体系即可。

质量评价 除一般考察指标外，着重考察其药物释放的环境敏感性，即在相应敏感因素存在时的释放特性是否满足设计需求。

应用 因敏感因素而异。例如，pH 敏感型释药系统多适用于结肠靶向递药，基于结肠较之前肠段更高的 pH 值，控制给药系统到达结肠后才开始释放药物；也可用于肿瘤靶向递药，基于肿瘤微环境较正常体液更低的 pH 值，控制给药系统仅在肿瘤组织内释放药物。酶敏感型释药系统也多用于结肠靶向递药或肿瘤靶向递药，分别基于结肠内菌群特有的多糖酶、糖苷酶、纤维素酶、硝基还原酶、偶氮还原酶等酶系和肿瘤中高表达的金属基质蛋白酶、组织蛋白酶 B 等，控制给药系统仅在靶标部位释放药物。再如，葡萄糖敏感型释药系统为糖尿病患者按需即时给予胰岛素而设计。

(陆伟跃 刘 瑜)

zìtiáoshì shìyào xìtǒng

自调式释药系统 （self-regulating drug release systems）

利用机体内的信息反馈控制药物释放的环境敏感释药系统。优点在于能够根据疾病的发作特点，利用体内与疾病有关的信息，适时适量释放药物，疾病发作时药物随即释放，疾病不发作或得到控制时，不释放或少释放药物。这种闭环式调节不需外界干预，用药次数少，副作用小，患者容易接受。最早的自调式释药系统研究见于 1979 年，美国斯坦福研究中心的赫勒（Heller J）等设计了由尿素浓度调控氢化可的松释放的凝胶载体，开启了自调式释药系统研究的新时代。自调式释药系统的控释机制有 pH 敏感释药型、酶敏感释药型、竞争结合释药型、糖敏感释药型及化学敏感释药型等。

pH 敏感释药型 pH 值的改变往往会引起一些 pH 敏感材料的结构改变，继而影响药物的释放。pH 敏感型聚合物的解离状态受环境离子强度影响也很大，其释药行为对离子也具有一定的敏感性。pH 敏感释药型给药系统以脂质体和凝胶两种形式为主。

pH 敏感型脂质体 主要用于静脉注射给药。因炎症、感染、局部缺血和肿瘤区域易发生异常酸化，pH 值偏低，因此 pH 敏感型脂质体理论上可以仅在这些异常酸化的病变部位释放药物，有利于降低药物对其他非病变部位的副作用。实现脂质体 pH 敏感性的手段包括采用 pH 敏感型类脂或阳离子脂质体。在脂质体膜材中混入 pH 敏感型类脂（如棕榈酰高半胱氨酸或磷脂酰乙醇胺等），可以在低 pH 值时引起脂肪酸羧质子化，形成六方晶相，破坏双分子层的稳定性，引发药物的释放。在脂质体膜材中混入或者表面键合 pH 敏感材料（如聚乙基丙烯酸），这类 pH 敏感材料在 pH 值变化时发生构象变化，导致脂质双分子层的结构重排，快速释放药物。

pH 敏感型凝胶 多用于胃肠道给药。因为胃肠段各区段的 pH 值不同，可以在特定区段选择性释药。聚合物如果含有大量羧酸基团（如聚丙烯酸、聚甲基丙烯酸），在低 pH 值时（即环境偏酸时），羧酸基团不解离，聚合物构成的水凝胶相对不溶胀，药物不释放，当 pH 值上升时，羧酸基团解离，聚合物链的电荷密度增大，由于电荷之间的排斥作用，凝胶溶胀，聚合物链间隙增大，药物开始释放，适用于需要在肠液中释放的药物。含有大量氨基的聚合物［如聚甲基丙烯酸-（N，N′-二甲胺基乙酯）和壳聚糖］则恰恰相反，在中性 pH 值环境膨胀小，释药少，在 pH 值下降时药物释放加快，可用于胃部释药及防止味觉差的药物在口腔等中性环境中释放。

酶敏感释药型 依靠某些酶与其底物引起的变化改变聚合物材料的溶蚀速度，从而调节药物的释放速度。代表性酶敏感释药型给药系统有 3 类。①尿素-尿素酶体系：最早发表的酶敏感型释药体系是尿素-尿素酶体系，虽然其本身并无治疗意义，但却是证明"自调式释药"这一设想可行性的里程碑。该体系中将尿素酶固定在 pH 敏感聚合物凝胶体系中，当尿素扩散进入水凝胶时，尿素酶将尿素转化为碱性物质，提高了凝胶内部的 pH 值，加快了 pH 敏感聚合物的溶蚀速度，释药速度加快。②葡萄糖-葡萄糖酶体系：原理与尿素-尿素酶体系思路相似，将葡萄糖氧化酶固定在 pH 敏感聚合物凝胶体系中，当葡萄糖扩散进入水凝胶时，葡萄糖氧化酶可将葡萄糖转化为葡萄糖酸，降低了凝胶内部的 pH 值，引起了酸敏感聚合物的溶胀。将这种可由葡萄糖引发溶胀的凝胶材料与胰岛素一起装载于适当的囊壳结构中，在体内葡萄糖浓度升高时，葡萄糖可渗透入囊壳结构内部，引发凝胶的溶胀，为胰岛素的快速释放提供推动力。③结肠酶体系：结肠内的细菌能产生许多独特的酶，能降解果胶、偶氮类聚合物或环糊精等多种高分子材料，如果以这些高分子材料制备制剂，口服后在胃和小肠内释放有限，在结肠内有望因材料的降解而有效释放药物，从而构建结肠定位释药体系。如将聚丙烯酸或聚甲基丙烯酸与偶氮化合物交联的水凝胶在胃内膨胀小，基本不释药，在小肠内羧基电离增大，但偶氮键不断裂，在到达结肠后被结肠内的偶氮还原酶降解，从而释放药物。

竞争结合释药型 当连接在制剂内部的药物被特定体内因子竞争下来，进而释放出来时，就实现了竞争结合释药。基于伴刀豆球蛋白的葡萄糖敏感性胰岛素释放系统就是一个竞争结合释药的典型例子，该系统有两个关键因素：修饰在聚合物凝胶上的伴刀豆球蛋白和糖修饰的胰岛素。伴刀豆球蛋白属于外源性凝集素，对葡萄糖有很强的亲和力，因此可以在体外载药时与葡萄糖修饰的胰岛素相结合。将该系统包封在半透性聚合物膜内，葡萄糖和胰岛素可以自由进出。埋植在体内后，当血糖超过正常值时，血中的葡萄糖扩散入膜，将糖修饰的胰岛素从伴刀豆球蛋白上竞争下来，从而实现了葡萄糖浓度依赖式的胰岛素释放。在这个系统中，糖修饰的胰岛素与伴刀豆球蛋白之间的亲和力必须恰当，且高于葡萄糖，否则正常（或更低）的血糖水平也会引起胰岛素的释放，这一先决条件可以通过筛选胰岛素的糖修饰形式来实现。麦芽三糖修饰胰岛素就符合这一标准，且保持了活性，还能提高胰岛素的稳定性。

糖敏感释药型 糖尿病对人类健康有重大危害，胰岛素的有效递送一直备受关注，最具有挑战性的就是胰岛素自调式给药系统的设计。胰岛素不同于其他药物，特别需要在适当的时间给予精确的剂量，方能有效、安全地控制血糖水平。葡萄糖-葡萄糖酶体系和基于伴刀豆球蛋白的葡萄糖敏感性胰岛素释放系统都属于典型的糖敏感释药体系，但葡萄糖氧化酶和伴刀豆蛋白均属外源性蛋白，在体内的暴露容易引发免疫反应，必须以半透膜将系统与体内环境分隔开。为了规避使用外源性蛋白可能带来的麻烦，全合成的聚合物体系也得到了重视，其中基于苯硼酸的糖敏感材料最具代表性。苯硼酸基团能够与邻二羟基（如葡萄糖）可逆地形成共价复合物，因此将其引入聚合物材料，可以赋予聚合物糖敏感性，从而依靠血糖浓度调节胰岛素的释放速度。

化学敏感释药型　依靠精巧的设计，给药系统还可以对周围组织中特定底物的出现做出响应。例如，将戒毒药物纳洛酮包载在聚合物载体中，在载体表面共价接枝吗啡，再加入吗啡抗体。吗啡抗体与载体表面的吗啡结合，覆盖住载体，阻滞了纳洛酮的释放。该载体可埋植入戒毒者的体内，一旦戒毒者动摇，重新使用毒品，血中的吗啡会结合载体表面的吗啡抗体，对纳洛酮释放的阻滞解除，纳洛酮得以释放，阻断吗啡的兴奋作用，从而戒毒者不会感受到吗啡带来的欣快感，利于巩固戒毒成果。

（陆伟跃　刘瑜）

cìjī xiǎngyìng shìyào xìtǒng

刺激响应释药系统　（stimuli-responsive drug release systems）

能对外界特定刺激信号做出响应，根据信号的性质和强弱调整药物释放的环境敏感释药系统。优点在于释放的可控性，外加刺激信号即可启动药物释放，并可根据治疗需要通过调节刺激。根据外界刺激信号的不同，刺激响应释药系统可分为热敏感释药系统、磁敏感释药系统、超声敏感释药系统等。

热敏感释药系统　又称温度敏感释药系统。多采用水凝胶（即热敏感控释凝胶）作为载体形式，也可采用脂质体的形式。热敏感控释凝胶在环境温度变化时可发生可逆的膨胀与收缩现象，在某一温度范围（即临界相变温度）内随着温度的小幅度改变，其体积会发生突跃式改变，变化幅度可达数十倍。这种变化的发生，是因为这类水凝胶材料中具有一定比例的亲水和疏水基团，温度的变化会影响这些基团的疏水作用和大分子链间的氢键作用，从而改变水凝胶的网络结构，凝胶体积剧变。具有这种性质的凝胶材料很多，根据随温度升高的体积变化趋势，又可分为热缩型（温度升高时体积收缩）和热胀型（温度升高时体积膨胀），在热敏感控释给药领域主要采用前者，因其遇热收缩会将药物从凝胶中"挤出来"，就可以通过加热引发药物的释放。

热敏感控释凝胶最常用的材料是 N-取代聚丙烯酰胺类凝胶，最早采用聚 N,N′-二甲基丙烯酰胺水凝胶（PNIPAM）实现热敏感控制释放的药物是维生素 B_{12}。这种水凝胶的临界相变温度在 32℃左右，在该温度附近随着温度的升高，PNIPAM 凝胶快速，其机制是 PNIPAM 分子侧链上亲水的酰胺基和疏水的异丙基两者共同作用，使得 PNIPAM 凝胶在 32℃附近发生急剧的相转变，分子链从舒展状态变为缩紧状态。

磁敏感释药系统　多采用水凝胶为载体形式，即磁敏感控释凝胶由分散在聚合物骨架中的药物和磁粒组成，释药速率由外界振动磁场控制，外加磁场可引起磁粒在聚合物骨架内的移动，带动磁粒附近的药物一起移动。早在 1981 年，这一概念就被用于胰岛素的磁敏感控释，其控释效果在体外得到验证，埋植在糖尿病模型大鼠体内后，多次施加磁场能多次降低血糖。此类系统的控释效果决定于两个因素：外加磁场频率和聚合物骨架的机械强度。

超声敏感释药系统　超声波可穿透人体某些组织，到达病变部位，因此对超声敏感的释药体系可以在超声波的刺激下启动药物释放。在超声波的作用下，超声敏感释药系统会发生一系列力学、热学和化学的效应，机制包括机械效应（如嵌段共聚物胶束在超声作用下被破坏）、空化效应（超声波作用于液体时，液体内的气泡会膨胀，最终破裂）和热效应（介质吸收超声波能量，转化为热能）等。正是因为超声波具有这样多样的物理效应，超声敏感释药系统的形式非常多样，如胶束、脂质体、微球、凝胶等。美国麻省理工学院的兰格（Langer R）教授等 1989 年发现固体聚合物基质在超声照射下药物释放速度加快，胰岛素从多种聚合物基质的释放都能被超声照射加快。但以超声加快胶束和脂质体等载体的药物释放不具有可逆性，即只能加速，不能减慢，材料还需完善。超声的热效应还可以与热敏感释药系统结合起来，效果甚佳。如外层包被热敏感性凝胶层的载药金纳米颗粒，超声照射后，金纳米粒产生的热效应可以引发热敏感性凝胶层的响应，药物释放速度加快。

除了上述代表性刺激响应释药系统外，还有能够对光刺激做出响应的光敏感型水凝胶和对电场做出响应的电场敏感型水凝胶等。此外，随着智能材料研究的深入开展，双重甚至多重响应功能的杂交型智能材料种类越来越多，如温度-pH 双敏感凝胶、温度-光双敏感凝胶等。

（陆伟跃　刘　瑜）

jíxíng níngjiāo

即型凝胶 （in situ gels）

以自由流动的液体状态给药后，能够立即在用药部位发生相转变，形成稠厚液体或半固体的智能给药系统。又称原位凝胶。该剂型有别于传统凝胶剂的主要特征：①贮存条件下和给药时呈低黏度的液体状态。②在用药部位发生由液体向半固体状态的转变，溶液黏度急剧增大几个数量级，形成具有缓释或控释功能的凝胶型药物贮库。凡同时符合上述两特征的制剂均可称为即型凝胶，形成凝胶的过程称为胶凝。

与传统剂型相比，即型凝胶独特的相转变性质使其融合了溶液剂与凝胶剂各自的优点：①制备工艺简便，只需将药物溶解或均匀分散于具有环境敏感特性的聚合物材料溶液中即可制得，载药过程不受药物的分子量和溶解性等理化性质的限制，甚至可以将脂质体、纳米粒等初级制剂分散于其中，以实现控制药物释放的目的。②在制备和贮存条件下呈液体状态，具有良好的流动性，既易于分装又便于应用，并且可以通过调节给药体积较精确地控制给药剂量。③应用于体内后迅速转化为半固体状态，能够渗入到用药部位并与其紧密接触，形成的凝胶型药物贮库可较长时间地滞留于用药部位，从而改善药物吸收，提高其生物利用度。④具有高度亲水性的三维凝胶网络结构和良好的生物相容性，应

用范围广，不仅可以作为化学药物的递送载体，也能携载生物大分子药物甚至活细胞，并且适用于多种给药途径。

分类　即型凝胶通常以环境敏感的聚合物材料为凝胶基质制备而成。形成凝胶的机制主要是利用聚合物材料对环境刺激的响应，使其在生理条件下发生溶解状态、分散状态或空间构象的可逆变化，进而完成由溶液向凝胶的转变。因此，即型凝胶的相转变行为一般属于可逆的物理过程。触发胶凝的物理因素可以是温度的改变、体内存在的某些离子、体液的缓冲作用及溶剂的替换等。相应地，即型凝胶可分为温度敏感即型凝胶、离子敏感即型凝胶、pH 敏感即型凝胶和聚合物沉淀即型凝胶等。聚合物沉淀即型凝胶形成原理不同于其他几种类型的即型凝胶。利用聚乳酸、聚（乳酸羟基乙酸）共聚物等聚酯类可生物降解聚合物不溶于水，但能溶解在 N-甲基-吡咯烷酮这一类极性有机溶剂中形成溶液的性质制备而成，可以通过常规的注射器和针头注射到体内。由于极性的有机溶剂能与体液互溶，当与体液接触后，有机溶剂迅速从注射部位向外扩散，同时体液渗入到可生物降解聚合物的基质中。聚合物不溶于水，逐渐在注射部位沉淀或凝聚，形成固体状态的植入型药物贮库。

除了物理因素触发的即型胶凝外，也有通过化学反应交联而成的即型凝胶。如以丙烯酸酯为末端基团的聚乙二醇-聚乳酸，其溶液与交联剂过氧化苯甲酰混合后注入体内，30 分钟内可在注射部位完全固化形成凝胶。这种化学反应触发的即型凝胶突释效应较低，并能够实现长达 7 天的缓

慢释放，可用于递送化学药物氟比洛芬以及胰岛素、免疫球蛋白 G 和血小板源性生长因子等蛋白药物。与物理因素触发的即型凝胶相比，化学反应触发的即型凝胶对其包载的药物在凝胶形成过程中的稳定性要求更高，因此其适用范围具有一定的局限性，而且其在人体内应用的安全性尚有待验证。

制备　即型凝胶给药前呈液体状态，制备方法简单，只需将聚合物材料溶解或分散于适宜的溶剂中，并加入药物混匀即得。制备过程中，可根据聚合物材料的特性，采用低温或加热的方法促进其溶解。

质量评价　即型凝胶的质量评价总体上与普通的凝胶制剂相同，同时还需根据具体的给药途径设置相应的检测项目，如经注射途径给药的制剂和眼用制剂应满足无菌的要求。此外，在即型凝胶的质量标准中，鉴别和检查项下均应设置能反映该剂特点的检测项目，如相转变能力的评价和在模拟生理条件下形成凝胶的黏度等。

应用　20 世纪 80 年代，药剂学者提出了即型凝胶的概念，目的是为了延长经黏膜途径应用的药物在给药部位的滞留时间。即型凝胶最初应用的领域是眼部给药。因为即型凝胶可以像普通滴眼剂一样方便地给药和控制剂量，同时又能够在结膜囊内形成凝胶，延缓药物被泪液消除，进而改善药物的吸收，是一种理想的眼部给药剂型。随后，即型凝胶被迅速推广至其他黏膜给药途径，包括口腔、鼻腔、直肠和阴道等用药部位，同时也逐渐从实验室走向临床应用。1993 年，由默克（Merck）公司开发的离子敏感型

的马来酸噻吗洛尔眼用即型凝胶制剂 TIMOPTIC-XE® 获得美国食品药品管理局的批准上市。该产品每天应用 2 次可获得与普通滴眼剂每日应用 3 次相同的降眼压效果。2003 年，温度敏感即型凝上市。该制剂通过一个特殊的笔式给药装置滴入至牙周袋中，用于刮牙和牙根面平整手术过程中的局部麻醉，2 分钟内起效，作用时间可持续 20 分钟。

即型凝胶另外一个重要的应用领域是长效注射给药系统。该制剂可以用普通的注射器给药，随后在至体内形成药物贮库，能够使药物缓慢释放数天至数周。此类即型凝胶大多采用可生物降解材料制成，具有良好的生物相容性，并且药物释放完全后无需手术取出，极大地方便了患者用药，对于需要长期频繁注射应用的药物来说是一种理想的剂型，此外也非常适用于介入治疗给药。《自然》（Nature）杂志 1997 年报告了聚乙二醇和聚乳酸或聚（乳酸羟基乙酸）共聚物构成的三嵌段共聚物具有温度敏感的性质，利用该材料制备的即型凝胶 Re-Gel® 具有改善疏水性药物的溶解性和稳定多肽蛋白质类药物的作用，已进入临床评价。利用聚合物沉淀原理制备的醋酸亮丙瑞林即型凝胶 ELIGARD® 于 2002 年经美国批准上市。该产品有 4 个规格，单次注射给药后分别可获得持续 1~6 个月的缓慢释放。

除经黏膜途径和注射途径给药外，即型凝胶也被尝试用于口服缓释给药系统和经皮给药系统。

（陆伟跃　魏　刚）

wēndù mǐngǎn jíxíng níngjiāo

温度敏感即型凝胶（thermo-sensitive in situ gels） 以自由流动的液体状态给药后，在体内因

温度的变化黏度急剧增大并发生相转变，形成稠厚液体或半固体的制剂。属于即型凝胶的一种类型，特点是能够在与体温接近的温度范围内（34~37℃）发生相转变。聚乳酸、聚（乳酸羟基乙酸）共聚物等可生物降解的聚酯类材料加热至 100℃ 以上也能够发生熔融，呈现出可以自由流动的状态，但这显然超出了生理上能够接受的温度，因而不属于温度敏感即型凝胶的范畴。

温度敏感即型凝胶多为低临界溶液温度（lower critical solution temperature，LCST）系统，即低温条件下呈液体状态，温度升高至体温后转变成凝胶。用于制备温度敏感即型凝胶的聚合物材料在结构上的共性特征是均包含一定比例的疏水和亲水嵌段，其温度敏感的胶凝行为多与不同性质的嵌段间和嵌段与溶剂间的相互作用有关。

非离子表面活性剂泊洛沙姆为聚氧乙烯（PEO）和聚氧丙烯（PPO）构成的 ABA 型嵌段共聚物（A 代表亲水嵌段，B 代表疏水嵌段），是研究比较深入的制备温度敏感即型凝胶的辅料。泊洛沙姆 407（商品名 Pluronic® F127，PEO 与 PPO 的比例为 2∶1）高浓度的水溶液具有受热反向胶凝的性质，即在冷藏温度下为自由流动的液体，而在室温或体温条件下形成澄明的凝胶，其胶凝机制与胶束形成有关。低温时，泊洛沙姆分子链上的疏水性 PPO 嵌段与水分子间形成氢键，整个分子溶解在水中；随着温度升高，氢键被破坏，导致 PPO 嵌段脱水，多个分子在水溶液中聚集成以脱水 PPO 链为内核、以水化膨胀的 PEO 链为外壳的球状胶束，这些胶束相互缠结和堆砌导致发生胶

凝。泊洛沙姆制备的温度敏感即型凝胶适用于经黏膜途径给药，凝胶基质在体液中缓慢溶蚀，延长其在用药部位的滞留时间并实现缓慢释放。

将泊洛沙姆分子中的 PPO 嵌段替换为疏水性更强的聚乳酸、聚（乳酸羟基乙酸）共聚物或聚 ε-己内酯嵌段，得到可生物降解的温度敏感即型凝胶基质。这些嵌段共聚物形成凝胶的机制与泊洛沙姆相近，但具有更强的缓释能力，一般用于局部注射给药或介入治疗，可在体内持续释药 1 周以上。其中，聚（乳酸羟基乙酸）共聚物与聚乙二醇形成的 BAB 型三嵌段共聚物为 ReGel®，已进入临床评价。

纤维素类的衍生物如甲基纤维素、羟丙甲基纤维素也具有较弱的温度敏感的性质，但通常无法单独用于制备即型凝胶。乙基羟乙基纤维素是一种水溶性的纤维素醚类聚合物，在离子型表面活性剂或两亲性药物（如布洛芬）存在的条件下，低浓度的乙基羟乙基纤维素溶液受热可逆地形成凝胶。

多糖类衍生物壳聚糖与甘油磷酸酯的混合溶液可用作注射途径给药的温度敏感即型凝胶。木聚糖被 β-半乳糖苷酶降解的产物受热后因其树枝状分子链的横向堆积也展现出可逆的胶凝性质。

（陆伟跃　魏　刚）

pH mǐngǎn jíxíng níngjiāo

pH 敏感即型凝胶（pH-sensitive in situ gels） 以自由流动的液体状态给药后，在体内因 pH 值的变化黏度急剧增大并发生相转变，形成稠厚液体或半固体的制剂。属于即型凝胶的一种类型，特点是能在与生理环境接近的 pH 值范围内（pH 6.8~7.4）发生相

转变，通常应用于体液丰富的黏膜部位，如供眼部给药。

此类聚合物分子骨架中均含有大量的可解离基团，如酸性的羧酸或磺酸基团，碱性的伯胺、仲胺或季胺基团等，其胶凝行为是电荷间的排斥作用导致分子链伸展与相互缠结的结果。人类体液中含有碳酸盐、碳酸氢盐和多种蛋白质，具有一定的缓冲容量，可改变高分子溶液的 pH 值而诱发胶凝。典型的 pH 敏感即型凝胶材料包括丙烯酸聚合物、醋酸纤维素酞酸酯和壳聚糖等。

卡波姆（carbomer）是最具代表性的丙烯酸聚合物产品，其分子中含有超过 50% 的羧酸基团，可在水中分散并溶胀，形成低黏度的酸性溶液。加入无机或有机碱类中和剂使卡波姆的羧基离子化，负电荷间的排斥作用导致其分子链伸展形成凝胶网络。卡波姆水分散体的酸性较强，很难被体液中和，所以不适于单独用作即型凝胶的基质。改善卡波姆胶凝能力的有效方法是在其处方中引入另一种环境敏感聚合物，如甲基纤维素、羟丙基甲基纤维素或泊洛沙姆 407，对 pH 值和温度的变化同时发生响应形成凝胶，既降低了卡波姆的浓度又保持了其凝胶的流变学性质。

醋酸纤维素酞酸酯水分散体在酸性条件下的黏度很低，具有假胶乳的性质。当与体液接触后，聚合物链上的酸性基团被中和，数秒内即可发生胶凝，所形成的高黏度凝胶可延长药物与黏膜的接触时间。

（陆伟跃　魏　刚）

lízǐ mǐngǎn jíxíng níngjiāo

离子敏感即型凝胶（ion-sensitive in situ gels）　以自由流动的液体状态给药后，因接触体液中的离子导致黏度急剧增大并发生相转变，形成稠厚液体或半固体的制剂。离子敏感即型凝胶属于即型凝胶的一种类型，通常应用于眼部、鼻腔和口腔等黏膜部位。典型的制备材料为去乙酰结冷胶和海藻酸盐。因体液中含有丰富的离子，如钠离子（Na^+）、钾离子（K^+）、钙离子（Ca^{2+}）、镁离子（Mg^{2+}）、氢离子（H^+）、氯离子（Cl^-）、硫酸根离子（SO_4^{2-}）、碳酸根离子（CO_3^{2-}）等，某些多糖类衍生物能与其中的金属阳离子络合而改变构象，在用药部位形成凝胶，可有效提高药物的生物利用度。

去乙酰结冷胶，是假单胞菌分泌的阴离子型去乙酰化细胞外多糖，能与体液中的一价或二价金属阳离子络合，使相邻的两条聚合物链排列形成一种"蛋盒"（egg box）状结构，进而构成三维凝胶网络。低浓度的去乙酰结冷胶溶液接触到泪液便可形成凝胶，抑制药物从角膜前区域消除。Merck 公司根据此原理开发了马来酸噻吗洛尔长效眼用制剂 TIMOPTIC-XE®，有效提高了眼部生物利用度并减少了患者的用药次数。含有去乙酰结冷胶和 Ca^{2+}-枸橼酸钠络合物的口服溶液能够在胃的酸性环境中释放出游离钙离子而诱发胶凝，与市售糖浆相比该剂型可提高茶碱的生物利用度达 3 倍以上。

海藻酸盐是线型的多糖类嵌段共聚物，通常以钠盐的形式存在。降低海藻酸盐稀水溶液的 pH 值或加入高价态的金属离子均能够形成半透明的亲水凝胶。利用海藻酸盐的离子敏感性质可开发口服液体缓释制剂，如含有海藻酸钠的茶碱混悬处方遇到酸性的人工胃液能够形成凝胶，或分别服用海藻酸钠和钙盐溶液来实现原位胶凝。海藻酸钠溶液用于眼部给药可延长毛果芸香碱的降低眼压效果。

（陆伟跃　魏　刚）

zhìjì mièjūn

制剂灭菌（sterilization）　采用适当的物理或化学等方法杀灭或除去制剂中所有致病和非致病微生物繁殖体和芽胞的手段。采用某种灭菌法杀灭或除去所有活的微生物繁殖体和芽胞的一类药物制剂称为灭菌制剂；而无菌制剂系通过无菌操作方法或技术制备的不含任何活的微生物繁殖体和芽胞的一类药物制剂。灭菌和灭菌技术对注射剂、滴眼剂等灭菌或无菌制剂的质量控制尤其重要。其在药剂学中的主要目的是杀灭或除去所有活的微生物繁殖体和芽胞，保证药物制剂的稳定性、有效性、安全性。

分类　制剂灭菌按灭菌方法不同可分为以下几类。①物理灭菌法：利用加热、射线等物理方法杀灭或除去微生物的技术。包括干热灭菌法（火焰灭菌法和干热空气灭菌法）、湿热灭菌法和射线灭菌法。湿热灭菌法是制备生产过程中应用最为广泛的一种灭菌技术，在高温高热环境中进行灭菌的方法，包括热压灭菌法、流通蒸汽灭菌法、煮沸灭菌法和低温间歇灭菌法。②化学灭菌法：采用化学药品直接作用于微生物而将其杀灭或除去的技术。包括气体灭菌法和药液灭菌法。③过滤除菌法：利用细菌不能通过致密具孔滤材的原理以除去气体或液体中微生物的方法。

无菌操作法是在无菌条件下进行制剂制备的操作方法。按工艺的不同分为最终灭菌工艺（又称终端灭菌工艺）和无菌生产工艺。最终灭菌工艺指将完成最终密封的产品进行适当灭菌的工艺，湿热灭菌和辐射灭菌均属于此范畴。无菌生产工艺指在无菌环境条件下，通过无菌操作来生产无菌药品的方法，除菌过滤和无菌生产均属于无菌生产工艺。无菌药品应尽可能采用加热方式进行最终灭菌，最终灭菌产品中的微生物存活概率即无菌保证水平（sterility assurance level，SAL）不得高于 10^{-6}。采用湿热灭菌方法进行最终灭菌的通常标准灭菌时间 F_0 值应当大于 8 分钟。

制剂灭菌根据被灭菌品的特性和各种制剂的要求可选用一种或多种灭菌方法灭菌，灭菌时应尽量采用最终灭菌工艺。若药物不适宜用最终灭菌工艺，可选用过滤除菌法或无菌生产工艺达到一定程度的无菌保证水平。

灭菌参数 为了确保临床用药的安全性，控制灭菌产品的灭菌水平，须采用灭菌参数对灭菌方法的可靠性进行验证。灭菌参数包括 D 值、Z 值、F 值、F_0 值等。为确保无菌生产工艺系统的无菌可靠性，还需要采用无菌工艺验证对无菌生产工艺系统进行验证，证明在无菌产品在分装过程中所采用的各种方法和各种规程可以防止微生物污染，且可达到合格的标准。

无菌检查 用于检查药品、原料、辅料及医疗器具等是否无菌的方法，是评价无菌产品质量必须进行的检测项目。无菌检查应在环境洁净度 10 000 级下的局部洁净度 100 级的单向流空气区域内或隔离系统中进行，整个过程应严格遵守无菌操作，防止微生物污染。空气净化技术是最经济有效的净化手段。适宜无菌洁净室等空气质量要求较高环境的末端滤过。

（孙　逊）

wùlǐ mièjūnfǎ

物理灭菌法（physical sterilization）

利用加热、射线等物理方法杀灭或除去微生物繁殖体和芽胞的技术。物理因素如蛋白质的热敏感性，对微生物的效能和稳定性影响很大，故可以采用物理方法来进行灭菌。

物理灭菌法可分为以下几类。①干热灭菌法：在干热的环境中灭菌的方法。包括火焰灭菌法和干热空气灭菌法。干热灭菌法须确认灭菌柜中的温度分布符合设定的标准或最冷点位置等。其中火焰灭菌法指采用火焰灼烧产品进行灭菌的方法，该法操作简单快速、可靠，适用于对火焰耐受的物品或用具的灭菌，而不适用于药物的灭菌。干热空气灭菌法是用高温干热空气进行灭菌。②湿热灭菌法：在高温高热环境中进行灭菌的方法，是制备生产过程中应用最为广泛的一种灭菌技术，包括热压灭菌法、流通蒸汽灭菌法、煮沸灭菌法和低温间歇灭菌法。③射线灭菌法：利用辐射、微波和紫外线杀灭微生物繁殖体和芽胞的方法，包括辐射灭菌法、紫外线灭菌法、微波灭菌法。生物指示剂是一类特殊的活微生物制品，主要用于确认灭菌设备的性能、灭菌程序的验证以及生产过程灭菌效果检测等，枯草芽胞杆菌芽胞是最常用的生物指示剂之一。

（孙　逊）

gānrè mièjūnfǎ

干热灭菌法（dry heat sterilization）

利用干热空气杀灭或除去微生物繁殖体和芽胞的技术。加热可以破坏蛋白质与核酸的氢键，引起蛋白质变性，核酸破坏，酶失活，从而杀灭或除去微生物。细胞芽胞比繁殖体耐热，故灭菌应以杀灭芽胞为最终标准。常用于耐高温但不宜用湿热灭菌法的药物，以及玻璃器具、金属器械、液状石蜡等。同时，由于干热条件下，热穿透能力较低，微生物的耐热性较强，干热灭菌需要进行较长时间的高温灭菌才能达到杀灭或除去微生物的作用。

干热灭菌法须确认灭菌柜中的温度分布符合设定的标准或最冷点位置等。生物指示剂是一类特殊的活微生物制品，主要用于确认灭菌设备的性能、灭菌程序的验证以及生产过程灭菌效果检测等，其中最常用的生物指示剂是枯草芽胞杆菌芽胞。干热灭菌的使用条件为：160~170℃灭菌 120 分钟以上；170~180℃灭菌 60 分钟以上；250℃以上灭菌 45 分钟以上。

分类 ①火焰灭菌法：用火焰直接灼烧灭菌的方法，火焰灼烧灭菌产品 3~4 次，每次 20 秒以上。该法灭菌迅速、简便可靠，适用于耐火焰的物品和用具如玻璃、金属等，但不宜用于药物。②干热空气灭菌法：用高温干热空气进行灭菌的方法。该法通过高温使蛋白质变性、核酸破坏、酶失活来杀灭或除去微生物繁殖体和芽胞。适用于耐高温的制品或化学药品以及不允许湿空气穿透的油脂类如注射用油，但该法灭菌温度高且穿透力差，不宜用于橡胶、塑料制品及大多数药品的灭菌。在干燥条件下热穿透能力差，温度均匀性差且微生物的耐热性较强，故干热空气灭菌法采用的温度一般比湿热灭菌法高。一般干热空气灭菌的条件为 160~170℃灭菌 120 分钟以上，170~180℃灭菌 60 分钟以上或 250℃灭菌 45 分钟以上。灭菌后均应确保灭菌后的无菌保证水平（sterility assurance level，SAL）≤

10^{-6}。其中，250℃灭菌45分钟灭菌后可除去有关生产用具以及无菌产品包装容器中的热原物质。干热空气灭菌加热条件根据灭菌物品的性质及灭菌器的结构等不同而不同。对于耐热的灭菌物品可采用较高的温度及相应较短的时间，而对于热不耐热的灭菌物品则需采用较低的温度和较长的时间进行灭菌。另外，对于不能采用湿热灭菌法的非水性灭菌物品或极其黏稠的溶液如甘油、液状石蜡等或易被湿热破坏的灭菌物品可用干热空气法进行灭菌。

灭菌工艺的验证 干热灭菌需通过细胞内毒素灭活验证试验以证明除去热源的有效性，常用的细菌内毒素是大肠埃希菌内毒素。灭菌过程中室内空气应循环并保持正压，以确保无菌性。进入腔室的空气应通过完整性测试后的高效过滤器进行过滤。同时，应对灭菌过程中的温度、时间、室内外压差进行记录。

注意事项 ①如果需要灭菌的物品装得过紧或过满，可能会导致灭菌不能均匀升温。②有水的灭菌玻璃容器进行热灭菌容易引起炸裂。③灭菌温度保持在160~170℃，可防止灭菌时棉花、报纸等烧焦或燃烧。④若灭菌物品直接放在电烘箱地板上，可能导致包装纸或棉花烤焦。⑤操作人员应待温度降至60℃以下再打开灭菌箱门取出灭菌物品，这样可以避免灭菌的玻璃器皿因温度过高的灭菌箱骤然降温而发生炸裂。

(孙 逊)

shīrè mièjūnfǎ

湿热灭菌法（moist heat sterilization）

利用高压蒸汽、过热水喷淋等手段使微生物菌体中的蛋白质、核酸发生变性而杀灭微生物的方法。蒸汽潜热大、穿透力强，容易使蛋白质变性或凝固，因此此法的灭菌效率比干热灭菌法高，是制剂生产过程中应用最广泛的一种灭菌方法。药品、容器、培养基、无菌衣、胶塞以及其他遇高温和潮湿不发生变化或损坏的物品，均可采用此法灭菌。

分类 湿热灭菌法主要包括4种。①热压灭菌法：用压力大于常压的饱和水蒸气加热进行灭菌的方法。灭菌可靠，能杀灭所有细菌繁殖体和芽胞，适合耐高温和高压蒸汽的所有药物制剂、玻璃容器、金属容器、瓷器、橡胶塞、滤膜、过滤器等。②流通蒸汽灭菌法：在常压下，采用100℃流通蒸汽加热杀灭微生物的方法。该法是非可靠的灭菌方法，所以必要时需加入适当抑菌剂。适用于消毒及不耐高热制剂的灭菌，是不耐热无菌产品的辅助灭菌手段。③煮沸灭菌法：将待灭菌物置于沸水中加热灭菌的方法。该法灭菌效果较差，不能保证杀灭所有的芽胞。常用于注射器、注射针等器皿的消毒。必要时可添加适量的抑菌剂。④低温间歇灭菌法：将灭菌物品用60~80℃加热1小时后，杀灭微生物繁殖体，然后在20~25℃条件下放置24小时，让待灭菌物中的芽胞发育成繁殖体，再次加热灭菌，如此加热和放置反复操作3~5次，直至杀灭所有芽胞的方法。该法适用于不耐高温、热敏感物料和制剂的灭菌。

灭菌条件的选择 应考虑灭菌物品的热稳定性、热穿透力、微生物污染程度等因数。①湿热灭菌条件通常采用121℃×15分钟、121℃×30分钟或116℃×40分钟3种程序，也可采用其他温度和时间参数，但无论采用何种灭菌温度和时间参数，都必须证明所采用的灭菌工艺和监控措施在日常运行过程中能确保物品灭菌后的无菌保证水平（sterility assurance level，SAL）$\leq 10^{-6}$。②对热稳定的物品，灭菌工艺可首选过度杀灭法，即$F_0 \geq 12$，$SAL \leq 10^{-6}$的湿热灭菌工艺，以保证灭菌物品获得足够的无菌保证值。③热不稳定性物品，其灭菌工艺的确定依赖于在一定的时间内，一定的生产批次的灭菌物品灭菌前微生物污染的水平及其耐热性污染的情况。因此，日常生产全过程应对产品中污染的微生物进行连续地、严格地监控，并采取各种措施降低物品微生物污染水平，特别是防止耐热菌的污染。热不稳定性产品可采用残存概率法，即$8 \leq F_0 < 12$，$SAL \leq 10^{-6}$的湿热灭菌工艺，这是一种以生物负荷（产品灭菌前微生物污染水平）为基础的灭菌方法，用于生产过程中很少检出芽胞，产品稳定性较差，只能适度灭菌的产品。

灭菌工艺的验证 一般分为物理验证和生物学验证两部分，物理验证包括热分布试验、热穿透试验，生物学验证主要是微生物挑战试验。物理验证是证实灭菌效果的间接方式，而微生物挑战试验则直接反映灭菌的效果，两者不能相互替代。

热分布试验 分为空载热分布试验和装载热分布试验。①空载热分布试验：主要是了解整个灭菌设备的运行情况，确认灭菌室内的温度均匀性，测定灭菌腔内不同位置的温差状况，确定可能存在的冷点。空载热分布试验通常采用足够数量的热电偶或热电阻作温度探头，进行编号后将它们固定在灭菌柜腔室的不同位置。温度探头的安放位置需要根据设备类型和不同位置下的灭菌风险评估而定，应包括可能的高温点、低温点，灭菌柜温度控制探头处、靠近温度记录探头处，其他的探头可以均匀地分布于灭菌柜腔室内，以使温度的检测具有较好的代表性。温度探头在试验前后至少需要两个温度点进行校正。温度探头安放结束后，即可以按照设定的灭菌程序进行灭菌。②装载热分布试验：目的是了解设备在装载条件下内部的温度分布状况，包括高温点、低温点的位置，为后续的评估和验证打下基础。装载热分布一般在空载热分布的基础上进行。温度探头的个数和安放的位置一般同空载热分布试验。

热穿透试验　目的是确定在设定的灭菌程序下，灭菌柜内各个位置的待灭菌产品是否能够到达设定的温度。结合灭菌前微生物污染的检测，可以确定灭菌柜内各个位置的待灭菌产品是否能够获得设定的 F_0 值。所用的温度探头的个数和安放位置需要根据热分布试验的结果确定。一般可以采用足够数量的温度探头。应将热穿透温度探头置于液体容器中的冷点，即整个包装中最难灭菌的位置。热穿透试验的步骤及要求与装载的热分布试验基本相同，每一装载方式的热穿透试验也需要至少进行 3 次。

微生物挑战试验　将一定量已知 D 值的耐热孢子（生物指示剂）在设定的湿热灭菌条件下灭菌，以验证设定的灭菌工艺是否确实能达到产品所需的标准灭菌时间和 F_0。此项验证工作能够如实反映灭菌工艺条件对微生物的杀灭效果，从而证明该灭菌工艺所赋予相关产品的无菌保证水平是否符合要求。

（何　勤）

rèyā mièjūnfǎ

热压灭菌法（autoclave sterilization）

在密闭的灭菌容器内，用压力大于常压的饱和水蒸气加热进行灭菌的方法。该法具有很强的灭菌效果，灭菌可靠，能杀灭所有细菌繁殖体和芽孢，适合耐高温和高压蒸汽的所有药物制剂、玻璃容器、金属容器、瓷器、橡胶塞、滤膜、过滤器等。

热压灭菌的压力越高，所需时间越短。注射剂灭菌中通常采用的灭菌条件为 121℃×15 分钟或 115℃×30 分钟。注射剂灭菌也可采用其他温度和时间参数，但必须保证制剂灭菌后的无菌保证水平（sterility assurance level，SAL）不大于 10^{-6}。

热压灭菌的设备种类较多，如卧式热压灭菌柜、立式热压灭菌柜和手提式热压灭菌器等，生产中以卧式热压灭菌柜最为常用。热压灭菌柜的基本结构大同小异，主要由柜体、柜门、夹套、压力表、温度计、各种气阀、水阀、安全阀等组成。主要通过蒸汽加热，有的也用电或煤气等加热。

卧式热压灭菌柜是一种大型灭菌器，用坚固的合金制成，带有夹套，柜内备有带轨道的格架，可分为若干层，用于放置灭菌的药品。灭菌柜顶部装有两只压力表，一只用于指示蒸汽夹套内的压力，另一只用于指示灭菌柜内的压力。两压力表中间为温度表。灭菌柜的一侧是进气阀、夹套放气阀和放水阀等，柜的上方安装有排气阀和安全阀等（图）。卧式热压灭菌柜的操作方法一般可分为 3 个阶段。①准备阶段：清洗灭菌柜，夹套先用蒸汽加热 10 分钟，使夹套中蒸汽压力上升至灭菌所需压力。②灭菌阶段：将待灭菌的物品置于铁丝篮中，排列于格架上，推入柜内，关闭柜门，并将柜门闩紧。将热蒸汽通入柜内，当温度上升至规定温度（如 115℃）时，开始记录灭菌时间，灭菌过程中柜内压力应比较稳定。③后处理阶段：到达灭菌时间后，

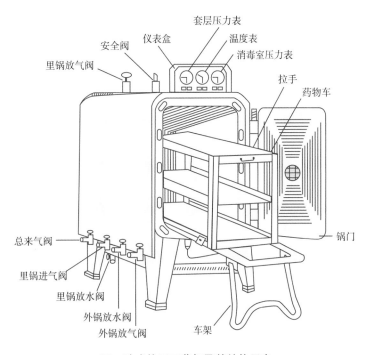

图　卧式热压灭菌柜及其结构示意

先将蒸汽关闭，排气，待蒸汽压力降至"0"点，开启柜门，冷却后将灭菌物品取出。

热压灭菌柜使用时注意的事项包括：①必须使用饱和蒸汽。②使用前必须将灭菌器内的空气排尽。如果灭菌器内有空气存在，压力表上显示的压力是蒸汽和空气二者的总压而非单纯的蒸汽压力，温度则达不到规定值。而且由于水蒸气被空气稀释，妨碍了水蒸气与灭菌物品的充分接触，空气的存在降低了水蒸气的灭菌效果。③灭菌时间必须由全部被灭菌物品温度真正达到所要求的温度时开始计算。④灭菌完毕后，避免灭菌柜内的压力骤然下降，待压力缓缓降至零后，才能放出锅内蒸汽，使锅内压力和大气压相等后，先将柜门小开，再逐渐开大，以避免内外压力差太大而使物品冲出或使玻璃瓶炸裂。

(何 勤)

shèxiàn mièjūnfǎ

射线灭菌法 (radial sterilization)

采用辐射、紫外线和微波等射线杀灭或除去微生物繁殖体和芽胞的技术。是制剂灭菌的物理灭菌法中的一类灭菌技术。按照射线的种类，射线灭菌法可分为以下几类。

辐射灭菌法 将待灭菌的物品放置于适宜放射源辐射的γ射线或适宜的电子加速器发生的电子束中进行电离辐射以杀灭微生物繁殖体和芽胞的方法。最常用的是钴-60（^{60}Co）γ射线辐射灭菌。医疗器械、容器、生产辅助用品，以及不受辐射破坏的原料药及成品等均可以用辐射灭菌法灭菌。

灭菌机制 辐射灭菌法主要通过直接作用和间接作用两种方法作用于微生物，达到灭菌的效果。前者系指辐射射线直接作用于蛋白质、核酸及酶等重要的生物大分子使其产生电离、激发或化学键断裂等现象，进而导致分子发生变化；后者则是辐射射线通过诱导微生物体内的水分子发生电离和激发生成自由基，进而作用杀灭微生物。

特点 ①辐射灭菌法不升高灭菌产品的温度，故可用于不耐热药物的灭菌。②辐射灭菌法的辐射穿透力强，适用于密闭容器及整瓶药物的灭菌，还可以穿透包装材料进行灭菌。③辐射灭菌法的灭菌效率高，可杀灭微生物繁殖体和芽孢，且操作简便，便于连续作业。④辐射灭菌法设备费用较高，因辐射扩散问题而对操作人员可能产生潜在的危险性。因辐射灭菌法可能引起某些药物药效降低、产生毒性物质和发热物质等，该灭菌法不适用于蛋白、多肽、核酸、聚乳酸、丙交酯-乙交酯嵌段共聚物等药物和材料的灭菌。

影响因素 辐射灭菌法的灭菌效果受以下因素影响。①微生物的种类和数量：微生物的种类不同，其对辐射的耐受程度不同，进而辐射灭菌的效果亦不相同。同时，微生物的数量较多时，采用的辐射灭菌剂量也应相应增加。②溶质：研究发现，有机卤素和无机卤素可增加辐射灭菌法的灭菌效果，其可能是由于卤代酚可被辐射形成自由基。③水和氧气：由于辐射灭菌可以通过间接作用机制对微生物进行杀灭和除去，水溶液药物的辐射灭菌效果较固体药物好。同时溶于水中氧气在辐射条件下可促使水生产自由基，进而增加水溶液药物的辐射灭菌效果。④灭菌变质：辐射灭菌导致水分子产生的自由基可与药物发生氧化还原反应，会导致灭菌物品的变质。

要求 ①辐射灭菌法的使用应符合《中华人民共和国药典》及注册批准的相关要求，且保证灭菌产品质量不受灭菌过程的影响。②辐射灭菌需对其辐射时间、辐射剂量、包装材质、包装密度变化等工艺进行验证。③灭菌过程中，应通过适宜的物化方法对灭菌品吸收的辐射剂量进行监测，以确保辐射剂量在规定范围内，保证被灭菌品的稳定性和效能。γ射线辐射灭菌的主要控制参数是辐射剂量，即灭菌物品的吸收剂量。辐射灭菌剂量一般为25kGy。灭菌药物的性质、可能污染的微生物最大数量以及最强的抗辐射能力都会影响辐射剂量的设定，最终剂量应确保不影响灭菌产品的稳定性、安全性及有效性。对于原料药、最终产品及某些医疗器材应尽量采用低辐射剂量灭菌。④辐射灭菌法可采用生物指示剂进行监控。γ射线辐射灭菌法常用的生物指示剂是短小芽胞杆菌孢子。⑤包装上应有辐射指示片，通过对其辐射前后产生颜色的变化区分已辐射与未辐射物品。⑥辐射灭菌应有相应的记录。

紫外线灭菌法 利用紫外线的照射杀灭或除去微生物繁殖体和芽胞的方法。是射线灭菌法中最常用的方法。紫外线灭菌多采用低压汞灯，其主要产生253.7nm的紫外线。紫外线杀菌具有运行安全可靠、维护简单、费用低、无二次污染及高效杀菌光谱性能等技术优势，广泛应用于空气灭菌和表面灭菌。

灭菌机制 紫外线是电磁波谱中辐射波长在10～400nm的射线总称，能透过细菌或病毒的细胞膜使控制遗传现象和生物功能的核酸蛋白变性，且能使空气中氧气产生微量臭氧，进而产生共同杀菌作用。紫外线能够破坏结构或引起突变，改变细胞的遗传转录性质，使生物体丧失核酸蛋白质的合成和复制繁殖能力。用于紫外线灭菌的波长一般为200~300nm，最强的灭菌波长为254nm，该波段与微生物细胞核中的脱氧核糖核酸的紫外线吸收和光化学敏感性范围重合。

特点　①紫外线是以直线进行传播，较易穿透清洁空气及纯净的水，但对其他物质穿透力微弱，故紫外线灭菌法适用于无菌室空气及蒸馏水的灭菌，而不能用于对液体药物以及固体物料深部的灭菌。②紫外线可被不同的表面反射或吸收，穿透力微弱，因此紫外线灭菌法适合对照射物表面进行灭菌。③普通的玻璃即可吸收紫外线，所以不能采用紫外线灭菌法对装于容器内的药物进行灭菌。④紫外线能导致易氧化的药物或油脂等氧化变质，故不能采用紫外线灭菌法对该类药物制剂进行灭菌。⑤紫外线对人体有害，照射过久会引起红斑、结膜炎、视觉损害及皮肤烧灼等，所以一般人员采用紫外线灭菌法在操作前应开启1~2小时，操作时应关闭。如果在紫外线灭菌法操作过程中必须照射紫外线，须对操作者的皮肤和眼等部位采用防护措施。

影响因素　紫外线灭菌法的灭菌效果受以下因素影响。①紫外线的杀菌效果与照射强度及剂量呈正相关，而照射时间与照射剂量成正比，照射强度与距离成反比，因此紫外灯与被照射物体之间的距离和照射时间需要适宜。②灭菌温度及湿度：紫外线的灭菌温度在10~55℃为宜，而相对湿度在45%~60%为宜。③微生物的耐受性：微生物的种类不同，其对紫外线的耐受程度不同。其中芽胞的耐受性较大，同时紫外线对于霉菌、酵母菌的杀伤能力较弱。

微波灭菌法　利用微波照射产生的热能杀灭或除去微生物繁殖体和芽胞的方法。微波为频率在300MHz~300GHz的高频电磁波，适用于液态和固体物品的灭菌，且对固体物品具有干燥的作用。微波指300MHz~300GHz的高频电磁波。微波加热是在外加电场的作用下，产生分子极化的现象，其中一部分电磁能将会转化为分子热运动的能量，分子运动增加，摩擦后产生热量导致物质温度升高。这种加热使被加热物质内部生产热量，故温度均匀迅速上升。微波灭菌法适用于液态和固态物品的灭菌，且对固态物体具有干燥的作用。

灭菌机制　微波灭菌法中，微波直接与被灭菌物体相互作用，按电场方向排列的极性分子将随电场方向的高速改变发生剧烈的位置变化，在急速旋转中相互碰撞摩擦，使超高频电磁波转化为热能。微波杀菌法是在微波的热效应和非热效应（生物效应）的共同作用进行灭菌。微波热效应是在微波照射下，被灭菌物品会因分子极化现象，吸收微波升温，进而导致蛋白质变性，失去生物活性。生物效应则是通过高频的电场诱发的膜电位、极性分子结构改变，使微生物体内蛋白质和生理活性物质发生变异，干扰细菌正常的新陈代谢，破坏微生物的生长条件而表失能力或死亡。微波的生物效应也使微波灭菌法在温度为70~80℃就则可以杀灭微生物，远低于一般的杀菌温度（120~130℃）。

特点　①微波灭菌中微波可穿透介质和被灭菌物品的深部，在介质和被灭菌物品表面都进行加热，属于低温常压灭菌。②热效应和生物效应共同作用，灭菌时间短（一般为2~3分钟）、灭菌速度快。③微波灭菌是微波直接与被灭菌物品进行作用而不产生设备或环境中的热量消耗，故该法耗能少，无污染。④微波灭菌法设备简单，便于操作、维护等。⑤微波灭菌时应考虑药物的耐受性即稳定性。微波灭菌会使灭菌物质内部温度迅速上升，而使内部的温度高于表面温度，所以不耐热的物品不能采用微波灭菌法。

（孙　逊）

huàxué miéjūnfǎ

化学灭菌法（chemical sterilization）

直接将化学药品作用于微生物而杀灭和除去其繁殖体的技术。属于制剂灭菌中的一种灭菌方法。对微生物有杀灭作用的化学药品称为杀菌剂，仅仅对微生物的繁殖体有杀灭作用而不能用于除去芽胞。因此，化学灭菌法主要是减少体系中微生物的数量，以确保无菌保证水平（sterility assurance level，SAL）≤10^{-6}。化学灭菌法的灭菌效果主要与微生物的种类与数量、被灭菌物品表面的光洁度或多孔性以及杀菌剂的性质等有关，同时须保证杀菌剂不会影响药物制剂的有效性、安全性和稳定性。化学灭菌法可以分为以下两种类型。

气体灭菌法　利用化学药品（如甲醛、丙二醇、甘油、环氧乙烯及过氧乙酸等）产生的气体或蒸气杀灭微生物的方法。特别适用于不耐热的医用器具、设备和设施等的消毒以及环境消毒，同时也适用于粉末注射剂。采用气体灭菌法时需要注意残留的杀菌剂和药物可能发生的作用、杀菌剂对被灭菌物品质量的损害以及灭菌后残留气体的处理等。

用于气体灭菌法的气体或蒸气需要具备的条件包括：穿透能力强，并且容易从被灭菌物品上移去；室温下能形成气体或蒸气；灭菌速度快、低毒性，且低浓度的气体也具备杀菌的作用；无爆炸性、腐蚀性及刺激性。常用于灭菌的气体如下。①环氧乙烷蒸气：环氧乙烷在室温下为无色，是最常用的灭菌气体，一般与80%~90%的惰性气体混合使用。适用于不耐高温物品的灭菌，但不宜用于含氯物品或能吸附环氧乙烷的物品灭菌。利用环氧乙烷灭菌器在一定的温度、压力及湿度条件下，环氧乙烷灭菌气体对封闭室内的物品进行熏蒸灭菌。环氧乙烷灭菌应符合《中华人民共和国药典》及相关注册批准的要求。采用环氧乙烷灭菌时，注意监控室内的压力、温度、湿度、灭菌剂浓度及灭菌时间。灭菌压力与气体灭菌效果成正比，灭菌的温度在55~65℃、相对湿度在30%~60%为宜。环氧乙烷的浓度越大，灭菌时间越短。灭菌时，可采用生物指示剂监测整个过程的灭菌效果，常用的生物指示剂是枯草芽胞杆菌芽胞。环氧乙烷灭菌过程的检测控制具有一定的难度，须在专业人员的监督下进行。此外，环氧乙烷灭菌时，还应进行泄漏试验，以确保灭菌室的封闭性。灭菌结束后，应采用新鲜空气置换，以保证残留的环氧乙烷和其他易挥发性残留物及反应产物降至规定的限度内。②甲醛蒸气：甲醛蒸气较环氧乙烷等的杀菌能力更强，但穿透能力较弱，故只能用于无菌室内的空气灭菌，大型无菌室可采用甲醛蒸气发生装置进行灭菌。但是因为甲醛很难从被灭菌物品中完全逸出，剩余的甲醛蒸气对人体黏膜有强烈的刺激作用，可利用氨气吸收除去，通入无菌空气直至室内无甲醛蒸气。③丙二醇蒸气：采用丙二醇蒸发器进行加热，蒸气弥漫整个室内空间，待丙二醇气体下沉。丙二醇的灭菌效果较甲醇蒸气好，并且对眼部、黏膜没有刺激性。此外，三甘醇、乳酸、过氧乙酸等气体也可用于气体灭菌法。

药液灭菌法　利用杀菌剂溶液杀灭或除去微生物的方法。常用的杀菌剂溶液有75%乙醇、2%左右的酚或煤酚皂溶液、1%聚维酮碘溶液、0.1%~0.2%苯扎溴铵溶液（新洁尔灭）等。药液灭菌法是其他灭菌法的辅助方法，适用于被灭菌物体表面的灭菌如无菌室的地面、台面、无菌器具和设备等。

常用于灭菌的药液如下。①75%乙醇：乙醇可以渗入微生物内，使微生物的蛋白质凝固。但乙醇的浓度并不是越高越好，当乙醇浓度达到95%时，蛋白质的凝固能力很强，与微生物接触后会使微生物表面迅速凝固而形成一层薄膜，反而阻止乙醇继续渗透到微生物体内，不能彻底杀灭微生物。有些微生物与高浓度的乙醇接触时会产生有坚硬外壳的孢子，以阻止乙醇的伤害。75%乙醇可以使微生物的蛋白质凝固，但不形成薄膜而使乙醇很好地渗入微生物体内，达到彻底消毒灭菌的作用。②0.1%~0.2%苯扎溴铵溶液（新洁尔灭）：苯扎溴铵为无色或淡黄色的澄明液体，是一种常用的阳离子表面活性剂，具有洁净、杀菌和去污的作用，能在短时间低浓度下杀灭微生物。该试剂适用于消毒手、皮肤及医疗手术器材等，须避光、密闭保存。但苯扎溴铵溶液不能与其他阳离子表面活性剂、高锰酸盐、生物碱及碘化物等同时使用，否则会降低苯扎溴铵的灭菌能力。③2%左右的酚或煤酚皂溶液：煤酚皂溶液为无色或灰棕黄色液体，暴露在日光下颜色会日益变暗，有酚臭，能杀灭包括分枝杆菌在内的微生物繁殖体，煤酚皂溶液经过10~15分钟能杀灭大部分致病性微生物。1%~2%煤酚皂溶液用于手和皮肤的消毒；3%~5%煤酚皂溶液用于医疗器械用具的消毒；5%~10%煤酚皂溶液用于排泄物的消毒。④1%聚维酮碘溶液：聚维酮碘是一种消毒防腐剂，其对于组织的刺激性较小。聚维酮碘与待灭菌消毒物品接触后，能解聚释放出碘而发挥杀菌作用，适用于化脓性皮肤、皮肤真菌感染及小面积皮肤烧烫伤或创口的消毒等。

（孙　逊）

guòlù chújūnfǎ

过滤除菌法（filtrated sterilization）　利用细菌不能通过致密具孔滤材的原理以除去气体或液体中微生物的方法。该方法利用了表面过滤原理，将微生物有效地截留在过滤介质中，能除去微生物，但无法截留热原。

除菌过滤使用的过滤材料为孔径分布均匀的微孔滤膜，分为亲水性和疏水性两种。滤膜材质的选择依过滤物品的性质及所需过滤目的而定。药品生产中采用的除菌滤膜孔径一般不超过0.22μm。过滤器孔径为过滤器对微生物的截留效力，而非平均孔径的分布系数。所以用于最终除菌的过滤器必须选择具有截留实验证明的除菌级过滤器。过滤过程可否保证无菌，与过滤液体的初始生物负荷量及过滤器的除菌效率有关。过滤器的过滤除菌效率参数（log reduction value，LRV），指在规定条件下，被过滤液体过滤前的微生物数量与过滤后的微生物数量比的常用对数值。对孔径为 $0.22\mu m$ 的过滤器而言，要求每 $1cm^2$ 有效过滤面积的 LRV 应不小于 7。过滤除菌时，被过滤产品总的污染量应控制在规定的限度内，以保证除菌效率。

灌装前可除菌过滤的药液或产品的配制和过滤应至少在 C 级洁净度的条件下进行，相关的设备、包装容器、塞子及其他物品应采用适当的方法进行灭菌，并防止除菌后产品的再污染。药品溶液或原料的除菌工艺流程为：配制→除菌过滤→分装→包装。

《药品生产质量管理规范》规定，可最终灭菌的产品，如对热稳定的产品，不得以过滤除菌工艺替代最终灭菌工艺，使微生物存活概率即无菌保证水平不得高于 10^{-6}。如果药品不能在其最终包装容器中灭菌，可用 $0.22\mu m$（更小或相同过滤效力）的除菌过滤器将药液滤入预先灭菌的容器内。如需采取措施降低过滤除菌的风险，需安装第二只已灭菌的除菌过滤器再次过滤药滤液，同时最终的除菌过滤滤器应当尽可能接近灌装点。除菌过滤器使用后，必须采用适当的方法立即对其完整性进行检查。

此方法常用于气体，热不稳定的药品溶液或原料的除菌。病毒或支原体不能被除菌过滤器全部滤除，因此，需和无菌工艺相结合，也可采用热处理方法来弥补除菌过滤的不足。因过滤器对滤液有吸附作用，要注意该吸附不得影响药品的质量，不得有纤维脱落，禁用含有石棉的过滤器。

（何　勤）

miè jūn cān shù

灭菌参数（sterilization parameter）　用于验证灭菌方法可靠性的参数。包括 D 值、Z 值、F 值、F_0 值等。药剂学中灭菌是采用适当的物理或化学方法杀灭或除去所有致病和非致病的微生物繁殖体和芽胞，并且能保证药物制剂的稳定性、有效性、安全性。常用的灭菌方法包括物理灭菌法、化学灭菌法及过滤除菌法。虽然无菌检查是检验灭菌方法是否有效的有力手段，但无菌检查合格只能说明被检样品合格，不能说明整批样品合格，故为了确保临床用药的安全性，控制灭菌产品的灭菌水平，须采用灭菌参数对灭菌方法的可靠性进行验证。

D 值　微生物受到高温等作用后，在一定温度范围内死亡速度属于一级或近似一级动力学过程，D 值的物理意义是指在一定温度下，杀灭微生物90%或残存率为10%时所需要的灭菌时间。D 值为微生物的耐热常数，研究表明 D 值与微生物的种类、环境及灭菌温度变化等有关。同一微生物在不同灭菌条件下的 D 值不同，而在一定灭菌条件下，不同微生物的 D 值也不相同。

Z 值　当灭菌温度升高，灭菌速率常数 k 增加，微生物的死亡速度加快，而 D 值降低。在一定温度范围内，$\lg D$ 与温度 T 之间呈直线关系。采用 Z 值来衡量温度对 D 值的影响，故 Z 值表示降低一个 $\lg D$ 值所需要升高的温度，即在相等灭菌时间内，杀灭99%微生物所需要升高的灭菌温度，或者灭菌时间减少至原来的 1/10 所需要提高的灭菌温度。如 $Z=10℃$ 表示灭菌时间减少至原来的 1/10 所需要升高温度为 $10℃$。当 $Z=10℃$、$T_1=110℃$、$T_2=121℃$ 时，$D_2=0.079D_1$，表示 $110℃$ 灭菌1分钟的灭菌效果与 $121℃$ 灭菌0.079分钟的灭菌效果相同。

F 值　F 值和 F_0 值是验证灭菌可靠性的两个最重要的灭菌参数。F 值用于比较不同灭菌温度的灭菌效果，是指在一定温度 T 下给定的 Z 值所产生的灭菌效果与在参比温度 T_0 下给定的 Z 值所产生的灭菌效果相同时所相当的时间，以分钟为单位，数学表达式为：

$$F = \Delta t \sum 10^{\frac{T-T_0}{Z}}$$

式中 Δt 表示被灭菌物品在灭菌温度下的灭菌时间间隔，一般为 $0.5\sim1$ 分钟；T 表示每 Δt 内所测得灭菌物温度；T_0 表示参比温度。F 值常用于干热灭菌，当干热灭菌的参比温度为 $170℃$，破坏大肠埃希菌内毒素的 Z 值为 $54℃$，采用 $250℃$ 干热灭菌的破坏大肠埃希菌内毒素的 F 值为 750 分钟。

F_0 值　在一定灭菌温度（T），Z 值为 $10℃$ 时所产生的灭菌效果与参比温度为 $121℃$、Z 值为 $10℃$ 所产生的灭菌效果相同时，所用的时间。F_0 值仅用于热压灭菌，数学表达式为：

$$F_0 = \Delta t \sum 10^{\frac{T-121}{Z}}$$

式中的 F_0 又叫作物理 F_0 值。由定义可以看出，只需记录被灭菌物品的温度和时间即可计算出 F_0 值。F_0 值是将不同灭菌温度下灭菌时间折算到相当于 $121℃$ 热压灭菌时的灭菌效果（表示灭菌过程中升温、恒温以及冷却三部分热能对微生物杀灭效果的总和），因此，F_0 值可作为灭菌过程中的比较参数。此外，F_0 值还可以表达为：

$$F_0 = D_{121℃} \times (\lg N_0 - \lg N_t)$$

式中 F_0 表示 $D_{121℃}$ 与微生物数目的对数降低值的乘积，所以 F_0 值受微生物的 D 值和微生物原有数目以及残存数目所影响，此 F_0 又叫作生理 F_0 值。其中，N_t 表示灭菌后预期达到的微生物残存数目，即染菌度概率，一般当 N_t 达到 10^{-6} 即原有菌数目的百万分之一时，则认为灭菌效果可靠。生物 F_0 值也可表示相当于 $121℃$ 热压灭菌时杀灭容器中全部微生物所需要的时间。

影响 F_0 值的主要因素：①灭菌容器的性质如大小、形状及热穿透性。②灭菌产品溶液性质如黏度，以及容器充填量。③温度。F_0 值随温度变化而呈指数变化，F_0 值的大小受温度的影响较大，温度微小差异将导致 F_0 值发生明显的变化，故检测过程中应严格保证温度测定的正确性。例如选用校验完全的重现性好、灵敏度高及精密度好的热电偶，且灭菌时须将热电偶的探针加入被测物品的内部，经灭菌器通向灭菌柜外的温度记录仪。④灭菌容器在灭菌器内的数量以及分布。须保证灭菌器各层、四角及中间位置热分布的均匀性，并按照实际测定数据进行合理排布，使测得的 F_0 值可靠。⑤灭菌工艺和灭菌器的验证。须确保灭菌器内热分布均匀、重现性好。

无菌保证水平 评价灭菌效果的一个质量控制指标。又称微生物生存概率，灭菌过程中微生物种类不同、灭菌方法不同导致灭菌效果不同。对于灭菌物品，绝对无菌是无法保证或用相应试验以证实的，而微生物的杀灭遵循对数规律，故实际生产过程中，通常无菌标准以最终无菌产品的无菌保证水平即微生物生存概率来表示。根据《药品生产质量管理规范》，无菌药品应当尽可能采用加热方式进行最终灭菌，最终灭菌产品中的微生物存活概率即无菌保证水平（sterility assurance level，SAL）不得高于 10^{-6}。采用湿热灭菌方法进行最终灭菌的，通常标准灭菌时间 F_0 值应当大于 8 分钟。

（孙逊）

wújūn gōngyì yànzhèng
无菌工艺验证（validation of aseptic process） 为确保无菌生产工艺系统的无菌可靠性而进行的验证。目的是证明无菌产品在分装过程中所采用的各种方法和各种规程可防止微生物污染，其水平可达到合格标准，或者提供保证所生产产品无菌性的可信限度达到了可接受的合格标准。

许多药品无法使用最终灭菌的工艺，因而它们在进行配制、灌装等暴露作业时就必须尽可能避免被微生物污染。影响产品是否无菌的因素相当多，诸如生产区的设计及其设备布局、生产时的环境状况、所有与生产相关的设备及物料的污染状况、人员操作和卫生状况等，每一个环节对最终产品的质量都举足轻重。为了确保无菌生产工艺系统无菌的可靠性和适应性，需通过一定的验证方法来对其进行验证。

无菌生产工艺的验证主要包括培养基模拟灌装试验，即用培养基代替产品，模拟整个工艺过程（包括生产环境等）的试验。

基本原则是尽可能模拟常规的无菌生产工艺，并包括所有对结果有影响的关键生产工序。此外，还应考虑正常生产中已出现过的各种偏差及最差情况。新建的无菌生产工艺的生产线在正式投产前必须进行连续 3 批无菌培养基模拟灌装试验。在生产用的设备、设施、人员结构及工艺方法有重大变更时，都应进行培养基模拟灌装试验。实际生产中，每半年应至少进行一次培养基模拟灌装试验。

培养基灌装容器的数量应足以保证评价的有效性。批量较小的产品，培养基灌装的数量应至少等于产品的批量。培养基模拟灌装试验的目标是零污染，遵循的要求：①灌装数量少于 5000 支时，不得检出污染品。②灌装数量在 5000~10 000 支时，其中有 1 支污染，需调查，可考虑重复试验；有 2 支污染，需调查后，进行再验证。③灌装数量超过 10 000 支时，其中有 1 支污染，需调查；有 2 支污染，需调查后，进行再验证。④发生任何微生物污染时，均应进行调查。

（何勤）

wújūn jiǎncháfǎ
无菌检查法（sterility test） 用于检查药品、原料、辅料及医疗器具等是否无菌的方法。是评价无菌产品质量必须进行的检测项目。药物经过灭菌程序或无菌操作处理以后，应采用无菌检查法证实是否有活的微生物存在。需要注意，若被测品符合无菌检查法的规定，仅表明其在该检验条件下未发现微生物污染。

按照相关规定，无菌检查应在环境洁净度 10 000 级下的局部洁净度 100 级的单向流空气区域内或隔离系统中进行，整个过程应严格遵守无菌操作，防止微生物污染，然而防止污染的措施不能影响测试中微生物的检出。其中，应定期按《医药工业洁净室（区）悬浮粒子、浮游菌和沉降菌的测试方法》的现行国家标准对单向流空气区域以及相关环境进行洁净度的验证。同时隔离系统也须按相关的要求进行验证，其内部环境的洁净度应符合无菌检查的要求。此外，必须由无菌技术的培训的相关专业人员进行无菌检测。

分类 无菌检查法通常可分为两种。①直接接种法：将供试品接种在培养基上数日后，观察培养基上是否出现浑浊或沉淀，并与阴性和阳性对照品进行比较或直接用显微镜进行观察。其中，根据供试品的性质选择阳性对照：大肠埃希菌是抗革兰阴性菌为主供试品的对照菌，金黄色葡萄球菌是无抑菌作用及抗革兰阳性菌为主的供试品的对照菌，生孢梭菌为抗厌氧菌供试品的对照菌，而抗真菌的供试品以白假丝酵母菌为对照菌。阴性对照则为相应溶剂和稀释液、冲洗液等。②薄膜过滤法：取规定量的供试品通过薄膜过滤器过滤后，将滤过后的滤膜接种在培养基上培养数日或直接用显微镜观察，并进行阳性和阴性对照试验。薄膜过滤法应优先选用封闭式薄膜过滤器进行无菌检查，孔径不大于 $0.45\mu m$，直径约为 50mm。只要供试品形状允许，应选用薄膜过滤法进行无菌检查。薄膜过滤法具有检测灵敏度高、方法可靠、操作简便且可滤过较大量的供试品等特点，但须注意过滤过程中对无菌条件的控制以避免微生物污染导致的错误结果，且保证滤膜在过滤前后的完整性。

结果判断 当阳性对照生长良好，阴性对照没有细菌生长时，无菌检查法有效；如果供试品检验后未发现有菌生长，则说明供试品符合无菌要求；如果任何一例供试品检查出有菌生长，供试品都不符合无菌要求。其中如果出现以下任意一种情况，无菌检查的结果无效：①无菌检查试验所用的设备及环境的微生物监控结果不符合无菌检查法的要求。②无菌检查过程可能有引起微生物污染的因素发生。③因无菌检查过程中所使用的物品和/或无菌操作技术不当引起的微生物污染。如果确认无菌检查无效，应重新取用同量供试品，进行重复检验。

（孙 逊）

kōngqì jìnghuà jìshù

空气净化技术（air cleaning technique） 对室内空气污染进行整治的综合性技术。这是为了创造洁净空气环境（洁净工作台、洁净空气室）而采取的一系列空气调节措施。根据行业的不同要求和洁净标准分类，空气净化可分为工业净化和生物净化。工业净化主要指除掉空气中悬浮的尘埃粒子，以创造洁净空气环境，如电子工业的空气净化等；生物净化不仅可除去空气中悬浮的尘埃粒子，还可以除去空气中的微生物等，以创造洁净空气环境，如制药工业、生物或药物实验室及医疗手术房间的空气洁净等。

方法 洁净室的空气净化技术一般采用空气滤过法，其也是空气净化技术中最经济有效的净化手段。空气滤过可分为表面滤过和深面滤过。①表面滤过：空气中尘粒粒径大于过滤介质微孔会截留在介质表面，从而使空气得到净化的方法。主要适用于无尘、无菌洁净室等空气质量要求

较高环境的末端滤过。常用的滤过介质是硝酸纤维素、醋酸纤维素等微孔滤膜。②深面滤过：空气中尘粒粒径小于滤过介质微孔而吸附于介质内部，从而使空气得到净化的方法。常用的滤过介质有合成纤维、天然纤维、玻璃纤维等。

空气滤过的机制 空气滤过属于介质滤过，通过多孔滤过介质时，含有尘埃等杂质的空气中的粉尘将被微孔截留或孔壁吸附而与空气分离，使空气得到净化。空气滤过通常采用的介质为纤维，通过扩散作用、惯性作用、分子间范德瓦尔斯力、静电作用及拦截作用等方式发挥滤过作用。尘粒可在介质纤维表面做布朗运动并通过扩散作用与介质作用吸附，其在空气流速较低、尘粒粒径较小时作用更明显；尘粒也可通过惯性作用与介质纤维碰撞而吸附，作用强弱与空气流速和尘粒粒径成正比；尘粒有时由于摩擦会产生静电吸附作用而被吸附；尘粒和介质纤维之间的分子间范德瓦尔斯力也会使其吸附在纤维之间；有的尘粒粒径大于介质纤维的间隙而被介质截留。

空气滤过的影响因素 主要包括以下几种。①滤过空气流速：惯性作用与空气流速成正比，但空气流速不宜过大，否则会将吸附在滤过介质上的尘粒重新吹动，且滤过阻力增大。空气流速小时，扩散作用增强，滤过阻力小。②尘粒粒径：与惯性作用、拦截作用等作用强弱成正比，而与扩散作用成反比，故中间粒径的尘粒滤过作用最低。③附尘作用：滤过时，纤维表面的尘粒会逐步累积，而起到一定的拦截作用。但尘粒达到一定程度也会吹散。④介质的性质：纤维直径越小、

密实性越好，惯性和拦截作用就越强，而扩散作用会相应减弱。

空气滤过器 由单元滤过器组成，能够吸附、分解或转化空气中各种污染物，达到有效净化空气的作用。按照空气滤过效率可分为初效滤过器、中效滤过器、亚高效滤过器及高效滤过器四大类型。①初效滤过器：又称预滤过器，是最简单常用的滤过器，形状多为板式。主要除去粒径大于 5μm 的悬浮尘粒，过滤效率达 20%~80%。通常适用于上风侧的新风过滤，可以过滤大粒子，也可以避免中、高效滤过器被大粒子堵塞，起到延长中、高效率过期寿命的作用。②中效滤过器：主要用于除去粒径大于 1μm 的悬浮尘粒，滤过效率达 20%~70%。中效滤过器的外形结构一般为楔式和袋式，主要区别是滤材，包括玻璃纤维、新型无纺布等，具有滤过效率高、风量大、阻力小等特点。中效滤过器一般置于高效滤过器之前，起到保护高效滤过器的作用。③亚高效滤过器：主要用于滤过粒径小于 1μm 的尘粒，滤过效率达 95%~99.9%，外形结构多为叠式。亚高效滤过器也一般置于高效滤过器之前，以保护高效滤过器。④高效滤过器：主要用于滤过粒径小于 1μm 的尘粒，对粒径 0.3μm 的滤过效率达 99.97% 以上，外形结构多为折叠式，滤材为超细玻璃纤维密摺而成。高效滤过器一般装于通风系统的末端，在中效滤过器和高效滤过器的保护下使用，具有滤过效率高、阻力大、不能再生、安装时正反方向不能倒装等特点。⑤滤过器的组合：高效空气净化系统中通常采用三级滤过装置，从初效滤过到中效滤过再到高效滤过，使空气由初效到高效逐步

净化。通常洁净度为 300 000 级的空气净化系统的末端滤过器是中效滤过器，洁净度为 100 000 级的空气净化系统需要初效滤过器和中效滤过器联合使用，洁净度为 10 000 级和 100 级的空气净化系统需要配置初效滤过器、中效滤过器和高效滤过器。

由空气滤过器处理后的洁净空气有不同的气流形式。①层流：是一种粒子液体连续稳定的运动形式，空气流线以平行状态单向流动。层流可分为水平层流和垂直层流。前者是将高效滤过器设置在一侧墙面，为送风口，对应墙为回风口，空气气流沿水平方向从送风口向回风口流动。水平层流为克服尘粒沉降，端面风速不小于 0.35m/s，且水平层流的造价费用比垂直层流低。后者则是将高效滤过器设置在顶棚，为送风口，地板全部呈栅格状为回风口，空气气流沿垂直方向从顶棚向地面流动。垂直层流的端面风速在 0.25m/s 以上，换气次数每小时约为 400 次，但造价和运行费用较高。②乱流：空气气流按不规则轨迹运动。乱流的送风口面积较小，送入的洁净空气很快扩散，含尘空气被洁净空气稀释后尘粒浓度明显下降，进而使空气达到净化。室内的洁净度与送回风的布置形式以及换气次数有关。

应用 空气净化技术是一项综合性技术，该技术不仅着重采用合理的空气净化方法，还必须对建筑、设备、工艺等采用相应的措施和严格的维护管理，来保证制剂生产的洁净环境。空气净化主要针对异物污染引起的各种不良影响，对药品质量的提高有着重要意义。洁净室就是采用空气净化技术，排除一定空间范围内空气中的微粒等污染物，并控

制室内温度、洁净度、室内压力、气流速度与气流分布等使室内达到不同洁净级别的操作室。

（孙　逊）

jiéjìngdù

洁净度（clean class） 洁净空气中含有尘粒的程度。截至 2016 年底国际上并没有统一的洁净度等级标准，由于空气中的悬浮尘粒一般小于 10μm，而且粒度分布表明其在 4μm 附近和 1μm 以下出现峰值，故采用 0.5μm 和 5μm 划分洁净度等级。通常制药企业将生产厂区划分为一般生产区、控制区、洁净区及无菌区。洁净区采用一定的洁净方法保持要求的洁净度，其洁净方法可分为整体净化和局部净化两种。局部净化包括洁净台、结晶层流罩、静电吸附除菌净化技术及负离子净化技术。

分类 按照中国药品生产质量管理规范的相关规定，洁净区的洁净度要求有"静态"和"动态"两种标准。药品生产洁净区的空气洁净度分为 A 级、B 级、C 级及 D 级 4 个级别。

A 级洁净区 属于高风险操作区，通常采用单向流即层流操作台层流洁净台维持该区的洁净度。单向流的风速为 0.36~0.54m/s，且单向均匀送风。在密闭的隔离操作器或手套箱中可采用较低的风速。空气悬浮粒子的要求为静态条件下，每立方米粒径 ≥0.5μm 的粒子数目不超过 3520 个，粒径 ≥5μm 的尘埃不得超过 20 个；动态条件下，每立方米粒径 ≥0.5μm 的粒子数目不超过 3520 个，粒径 ≥5μm 的尘埃不得超过 20 个。同时，通过沉降菌法、定量空气浮游菌采样法和表面取样法对微生物环境进行动态检测。对于微生物数目要求，每

立方米浮游菌数目小于1CFU，沉降菌小于1CFU/4小时，接触的表面微生物小于1CFU/碟或1CFU/手套。

B级洁净区 属于无菌配制和灌装等高风险操作A级洁净区所处的背景区域。空气悬浮粒子的要求为静态条件下，每立方米粒径≥0.5μm的粒子数目不超过3520个，粒径≥5μm的尘埃不得超过29个；动态条件下，每立方米粒径≥0.5μm的粒子数目不超过352 000个，粒径≥5μm的尘埃不得超过2900个。对于微生物数目要求，每立方米浮游菌数目不超过10CFU，沉降菌不超过5CFU/4小时，接触的表面微生物不超过5CFU/碟或5CFU/手套。

C级洁净区 无菌药品生产过程中操作步骤的重要程度较低的区域。空气悬浮粒子的要求为静态条件下，每立方米粒径≥0.5μm的粒子数目不超过352 000个，粒径≥5μm的尘埃不得超过2900个；动态条件下，每立方米粒径≥0.5μm的粒子数目不超过3 520 000个，粒径≥5μm的尘埃不得超过29 000个。对于微生物数目要求，每立方米浮游菌数目不超过100CFU，沉降菌不超过50CFU/4小时，接触的表面微生物不超过25CFU/碟。

D级洁净区 无菌药品生产过程中操作步骤的重要程度较低区域。空气悬浮粒子要求为静态条件下，每立方米粒径≥0.5μm的粒子数目不超过3 520 000个，粒径≥5μm的尘埃不得超过29 000个；动态条件下则不作规定。对于微生物数目要求，每立方米浮游菌数不超过200CFU，沉降菌不超过100CFU/4小时，接触的表面微生物不超过50CFU/碟。

此外，按照美国联邦洁净室标准，空气洁净度分为6个洁净级别。①1级：每立方英尺（1英尺=0.3048米）中粒径≥0.5μm的微尘粒子数不超过1个，且不得有粒径≥5μm的微尘粒子。②10级：每立方英尺中粒径≥0.5μm的微尘粒子数不超过10个，且不得有粒径≥5μm的微尘粒子。③100级：每立方英尺中粒径≥0.5μm的微尘粒子数不超过100个，且每立方英尺中粒径≥5μm的微尘粒子数不超过1个。④1000级：每立方英尺中粒径≥0.5μm的微尘粒子数不超过1000个，且每立方英尺中粒径≥5μm的微尘粒子数不超过10个。⑤10 000级：每立方英尺中粒径≥0.5μm的微尘粒子数不超过10 000个，且每立方英尺中粒径≥5μm的微尘粒子数不超过65个。⑥100 000级：每立方英尺中粒径≥0.5μm的微尘粒子数不超过100 000个，且每立方英尺中粒径≥5μm的微尘粒子数不超过700个。各个洁净级别下，相邻洁净级别房间之间的压差>1.3mmHg（1mmHg=0.133kPa），温度为19.4~25.0℃，湿度为30%~45%。

药物制剂和生产操作对空气洁净度的要求 不同药物制剂对生产环境的空气洁净度有不同的要求。

最终灭菌产品要求 ①灭菌产品的灌装或灌封、直接接触药品的包装材料和器具最终清洗后的处理、对容易长菌或配制后需经过长时间才能灭菌的高污染风险产品的配制和过滤以及眼用制剂、无菌软膏剂、无菌混悬剂等配制、灌装或灌封的洁净度要求为C级。②对于易长菌、灌装速度慢、容器须暴露数秒后才能密封等高污染风险的产品灌装或灌封则要求洁净度为C级背景下的局部A级。③灌装前物料的准备、产品配制以及过滤直接接触药物的包装材料或器具的最终清洗的洁净度要求为D级。

非最终灭菌产品要求 ①轧盖前处于未完全密封状态下的产品、直接接触药物的包装材料或器具灭菌后在完全密封容器内的转运或存放时洁净度的要求为B级。②轧盖前处于未完全密封状态下产品的操作和转运、灌装前无法除菌过滤的药液或产品的配制、无菌原药的粉碎等处理过程以及直接接触药物的包装材料、器具灭菌后的装配等洁净度的要求为B级背景下的A级。③灌装前可除菌过滤的药液或产品配制的洁净度要求为C级。④直接接触药品的包装材料和器具的最终清洗、包装、灭菌、装配等的洁净度要求为D级。⑤此外口服液体和固体制剂、腔道用药（含直肠用药）、表皮外用药品等非无菌制剂生产的暴露工序区域及其直接接触药品的包装材料最终处理的暴露工序区域，参照D级洁净区的要求设置。

（孙逊）

jiéjìngshì

洁净室（clean room） 采用空气净化技术，排除一定空间范围内空气中的微粒等污染物，并控制室内温度、洁净度、室内压力、气流速度与气流分布等使室内达到不同洁净级别的操作室。洁净室的净化标准主要涉及尘埃和微生物两方面，国际上尚无统一的标准。美、英、德、日等国以及中国都各有本国的等级标准。通常制药企业按照药品生产种类、剂型、生产工艺等，将生产厂区划分为一般生产区、控制区、洁净区以及无菌区，其中洁净区一般由洁净室、缓冲室、更衣室、风淋和洗澡间等区域组成，各区域的连接需在符合生产工艺的前提下，明确人流、物流和空气流的流向（洁净度从高到低），以确保达到洁净室内的洁净度要求。

设计 基本原则包括：①洁净室面积应合理，室内设备布局应尽量紧凑，减少洁净室面积。②一般不设置窗户，如果需要窗户则需要用封闭式外走廊隔离洁净室和窗户。③不同级别的洁净室应由低级向高级安排，彼此相邻的房间之间应设置隔离门，隔离门朝向高洁净度的房间，各级洁净室的正压差约10Pa，相同级别的洁净室应尽量相邻。④洁净室的光照度应大于300lx，门应密封，人、物进出口处装有气阀。⑤无菌区紫外线一般设置在无菌工作区上方或入口处。⑥洁净室应进行定期清洁消毒，每日用清洁消毒剂擦拭门窗、地面、墙面以及各设备外壁，每周则须进行室内消毒处理。⑦洁净室应进行监测，检测温度、湿度、风速等各项目。

洁净室对内部结构的要求包括：内表面应平整光滑，无裂缝，接口严密，无颗粒物脱落并能耐受清洗和消毒。墙壁与地面及顶棚的连接处易呈弧形，以减少积尘和便于清洁。室内各种管道、灯具、风口及其他公用设施在设计和安装时应避免出现不易清洁的部位。技术夹层及进入室内的管道、风口、灯具与墙壁或顶棚的连接部位均应密封，洁净室内安装的水池、地漏的位置应适宜，不得对制剂造成污染。100级洁净区内不得设地漏。

管理 洁净室不仅需要严格的设计保证室内洁净度，也需要随时进行洁净室的维护和管理。①对人员的要求：洁净室的人员是粉尘和细菌的主要污染来源，如人的皮屑、唾液、纤维等，故操作人员在进入洁净室之前，必须经风淋、缓冲间、淋浴、更衣、风淋后才能进入洁净室。操作人员服装的选材、样式以及洗涤等也有特殊要求，无菌衣应为上下连体式，头发不得外露，减少皮肤外露。此外，应限制进入洁净室的人员数目以减少人员引起的污染。②对物件的要求：原料、仪器及设备等物件在进入洁净室前均需要经过洁净处理。对于长期置于洁净室的物件则应定期净化，对于流动性物件每次进入洁净室时都需要灭菌，如输液瓶等在流水线上经洗涤、干燥、灭菌后，由传递带将灭菌物件经洁净区隔墙的传递窗进入无菌室。也可以将灭菌柜置于传递窗内，一端朝向生产区，一端朝向洁净室，物件则可以从生产区装入灭菌柜，经灭菌后从洁净室端取出，进入无菌室。同时，应注意人流和物流严格分离，以避免两者交叉污染。③对洁净室内部结构的要求：为了减少灰尘累积和便于清洁，洁净室的墙面与地面和天棚的连接处应呈弧形。室内表面应平整光滑，接口严密。室内灯具等各公用设施应尽量避免不易清洁的部位，且技术夹层和公用设备与墙壁或顶棚的连接部位应密闭。此外，洁净室内水池、地漏的位置应适宜，且A级洁净区内不得设地漏。

分类 洁净空气进入洁净室后，空气气流影响室内洁净度。洁净室可分为层流洁净室、乱流洁净室和复合式洁净室。层流洁净室：以单向平行气流净化空气，自净能力强，能够达到最高的洁净度级别。乱流洁净室：乱流指空气气流按不规则轨迹运动。乱流的送风口面积较小，送入的洁净空气很快扩散，含尘空气被洁净空气稀释后尘粒浓度明显下降，进而使空气达到净化。室内的洁净度与送回风的布置形式及换气次数有关。乱流洁净室简单方便，费用低，但室内洁净度易受操作人员干扰，易产生涡流，一般适用于制药企业的C级洁净厂房。复合式洁净室：将乱流和层流两种方式复合或并用，包括洁净隧道、洁净管道以及并装局部洁净室。复合式洁净室集乱流和层流的优点，在制药企业的洁净厂房中广泛应用。

（孙 逊）

céngliú jiéjìngshì

层流洁净室（laminar flow clean rooms） 采用空气净化技术，在一定空间范围内空气气流沿平行流线以单一方向流动，除去空气中的微粒等污染物，并控制室内温度、洁净度、室内压力、气流速度与气流分布等，使室内达到不同洁净级别的洁净室。又称单向流洁净室。特点：可以获得均匀的单向平行气流，因而自净能力强，能够达到最高的洁净度级别。层流洁净室靠送风气流"活塞"般的挤压作用，迅速把室内污染排出。要保证"活塞"作用的实现，最重要一点是高效过滤器必须满布，中国《空气洁净技术措施》和《洁净厂房设计规范》都规定，垂直单向流洁净室满布比不应小于60%，水平单向流洁净室不应小于40%。

洁净空气进入洁净室后，空气气流的流速和方向都将会影响室内洁净度。层流是一种粒子液体连续稳定的运动形式，空气流线以平行状态单向流动。层流式的洁净室中洁净的空气对污染源有阻挡隔离作用，可防止尘埃向室内扩散，同时能使污染源散发出来的尘埃在向室内扩散之前被排出室外。洁净室的层流方式可分为水平层流和垂直层流。①水平层流，又称水平单向流。是将高效滤过器设置在一侧墙面，为送风口，对应墙为回风口，空气气流沿水平方向从送风口向回风口流动。水平层流为克服尘粒沉降，端面风速不小于 0.35m/s。②垂直层流，又称垂直单向流。是将高效滤过器设置在顶棚，为送风口，地板全部呈栅格状为回风口，空气气流沿垂直方向从顶棚向地面流动。垂直层流的端面风速在 0.25m/s 以上。层流洁净室能够达到最高的洁净度级别，但安装使用的费用较高。

（孙　逊）

jiéjìngtái

洁净台（laminar flow clean work-benches）

利用空气净化技术，在局部范围内除去空气中的微粒等污染物，并控制局部洁净度、气流速度与气流分布等的层流局部空气净化设备。特点：①操作简单方便舒适，工作效率高，预备时间短，操作人员在无菌的洁净台下进行操作，保证了无菌材料在转移生产过程中不受污染。②洁净台外观简单美观、节省空间、耗费少。③洁净台通常安装紫外线杀菌灯和照明日光灯，紫外线杀菌灯应装在照明日光灯罩外，平行排列。无菌操作前应用紫外线杀菌灯进行 15 分钟以上照射灭菌。④洁净台除每次使用前采用紫外线灭菌灯照射并擦拭台面外，还应定期进行清洁灭菌工作，例如用乙醇等试剂擦拭紫外线杀菌灯表面，以保证杀菌效果。

洁净台的主要结构由箱体、操作区、配电系统等组成。其中箱体包括负压箱、风机、静压箱、

预过滤器（泡沫塑料或无纺布）、高效空气过滤器（玻璃纤维折叠纸），以及减振、消音、照明等部分（图 1、2）。其工作原理：当风机启动后，室内空气以一定的流速和流量通过预过滤器，除去粒径大的尘埃并压入静压箱，再经过高效空气过滤器去尘粒和菌体，过滤后的洁净空气以一定的均匀风速呈垂直或水平方向分别进行气流吹送，可根据具体的工作要求，调节洁净台内气流速度及分布等，使整个洁净台的洁净度达到生产操作对环境洁净度的要求。本设备应安装于灰尘量较低的房内，预过滤器和高效过滤器需按时清洗或更换。

洁净台按照气流的方向，可分为垂直层流洁净台和水平层流洁净台。前者的气流是风机在顶部造成，噪声比较大，但因垂直吹送而对操作人员影响不大，常

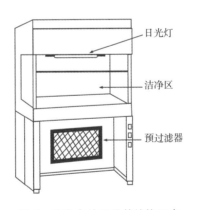

图 1　洁净台外形及其结构示意

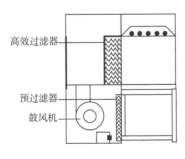

图 2　洁净台结构示意

用于生物医药等领域；后者是水平层流，噪声相对较小，多用于光电产业。

洁净台广泛应用于制药企业、生物药学实验室、光电产业等领域，起到局部环境净化的作用。

（孙　逊）

zhìjì wěndìngxìng

制剂稳定性（stability of pharmaceutical preparation）

药物制剂在贮存期及使用期内的通性与其制成时具有的特性在规定限度范围内能保持一致的程度，即内在和外在质量及性质保持不变或稳定的程度。药物制剂完成生产后，需要立即转移至库房中进行贮存直至销售出厂。对于贮存药物制剂的库房而言，应按照规定保持一定的温度、湿度及洁净度，即药物制剂需要在一定的贮存条件下进行贮存。需要指出的是，药物制剂在临床医院或药店销售过程中，也是在相应的仓库中贮存的，也基本满足相应的贮存条件。因此，可将药物制剂的贮存延伸至自药物制剂生产直至患者使用时间段。通常情况下，可将药物制剂自生产到患者购买的时间称为贮存期，而将自患者购买直至使用的时间称为使用期。药物制剂应满足的 4 个基本要求是安全、有效、稳定和顺应性。对于药物制剂这种特殊的商品，稳定性是确保其有效性和安全性的前提。

内容　药物制剂稳定性研究一般包括制剂化学稳定性、制剂物理稳定性、制剂生物学稳定性 3 个方面。

药物制剂需要进行稳定性试验来考察其稳定情况。稳定性试验通过考察原料药或药物制剂在温度、湿度、光线的影响条件下随时间变化的规律，其目的是为药物制剂的生产、包装、贮存、

运输条件提供科学依据，也为制剂有效期的制定提供依据。稳定性试验包括制剂影响因素试验、制剂加速试验、制剂长期试验。此外，药物制剂稳定性试验中涉及使用多种常用的仪器设备，如恒温箱、恒湿装置、照度计、光栅、可调光照箱、隔水式电热恒温箱、恒温恒湿装置等；以及某些常用的分析测定方法，如高效液相色谱法、薄层色谱法、漫反射光谱法、近红外光谱法等。需要指出的是，上述 3 种稳定性试验方法是药品申报的法定方法，各国药典及新药申报指导原则中均有明确规定，药品研发时需严格按照其要求进行操作，不得随意进行修改，且上述 3 种稳定性试验方法的具体条件也会出现一些变化，具体操作时需采用最新公布的版本执行。除上述 3 种稳定性试验方法外，药物制剂稳定性研究的其他方法还有恒温法和变温法等，上述方法也可用于制剂有效期预测，需要指出的是，上述方法仅作为理论研究或药品申报资料中的数据补充。

在众多药物制剂产品中，液体制剂的稳定性尤其需引起关注，其原因是，药物存在于液体之中，无论是溶解状态还是混悬状态，药物本身出现水解、氧化还原反应的概率增加，同时，药物受外界光线、温度等条件影响而发生反应的概率也同样会增加。此外，液体状态的药物制剂本身也容易出现外观状态发生变化以及受到外界微生物的侵袭等不稳定的现象。液体制剂的容器同样会影响其稳定性，对于密闭容器而言，其与外界隔离效果较好，因此受外界环境因素影响较小，若是半透性容器，如塑料制品，则需要考虑水分和空气等外界因素对液体制剂可能存在的影响。需要指出的是，在这类液体制剂中，注射剂的稳定性更为重要，这是由于注射剂临床使用时是直接给予人体体内甚至是血管内给药。若注射剂产品的稳定性出现问题，则会造成严重的影响，甚至会危及患者的生命。相对于液体制剂而言，固体制剂的稳定性要好一些，原因是药物在固体状态下发生化学反应的概率降低，但是，同样也需要关注固体制剂的稳定性。此外，对于固体制剂而言，还需要考虑外界湿度对其可能产生的影响，例如，对于具有引湿性药物而言，需要考虑固体制剂的吸湿增重，即固体制剂由于吸收外界水分而导致的重量增加；对于具有风化性药物而言，需要考虑固体制剂的风化失重，即固体制剂由于水分挥发而导致的重量降低。

通过药物制剂的剂型改变、采用新型的制剂工艺技术或手段，使药物制剂的稳定性增加，达到制剂稳定化的目的。对于在水溶液中不稳定的药物，可尝试制备成固体制剂，如片剂、散剂、颗粒剂、胶囊剂等，对于需要注射给药的注射液而言，也可考虑制备成注射用无菌粉针或冻干粉针等；采用包衣的技术增加片剂的稳定性；采用包合物技术、微囊化技术、制备难溶性盐的技术等。上述技术和手段将有效弥补处方因素的不足。在药物制剂研制过程中，同样可以在处方筛选时通过添加一定的药物稳定剂来增加药物制剂的稳定性。常用的稳定剂包括抗氧剂、螯合剂、惰性气体、pH 调节剂、缓冲剂等。药物制剂包装材料的合理使用同样也可以增加其稳定性。例如，对于光敏感性药物，除制备时需要考虑避光操作的因素外，可以采用不透明容器来增加光敏感药物溶液的稳定性，采用添加避光剂二氧化钛包衣来增加光敏感药物固体制剂的稳定性。

意义 制剂稳定性是药物制剂研究、开发、申报、生产及使用中的重要内容。①制剂稳定性是药物制剂开发研究的重要内容。在进行药物制剂开发研究时，就应开展有关药物制剂稳定性的研究，其数据是作为药物制剂处方、工艺及质量评判的重要指标。在药物制剂进行临床申报时，需要提供药物稳定性研究数据；在药物制剂进行生产申报时，也需要提供药物制剂稳定性数据。上述药物制剂稳定性研究数据是确定药物制剂有效期的依据。②制剂稳定性是药物制剂有效性的保证。药物制剂的有效性来自药物本身，若该药物的化学结构发生变化，生成了新的化学物质，通常称为降解产物，则基于药物本身的药效肯定会出现降，此时若生成的降解产物同样可产生药效时，则会使药物制剂的药效变得更为复杂。例如，若产生的新化学物质的药效强于原药物，则使制剂的药效增强；若药效弱于原药物，则使制剂的药效下降；若无效，则使药物制剂的药效下降。需要指出的是，即使是新化学物质的药效强于原药物时也并非是好事，因为药效是有一定的范围的，当药效超过规定的限度时，则使疗效转变为毒副作用。因此，确保药物制剂稳定是药物制剂有效的前提之一。③制剂稳定性是药物制剂安全的保证。药物制剂的安全性数据同样也是基于药物本身，若药物化学结构发生变化，尤其是生成新的化学物质时，该新生产化合物的安全性是值得关注的重要问题，这种变化是否有可能带来安全性的隐患，同样是需要进行研究的。因此，确保药物制剂稳定是药物制剂安全的前提之一。④制剂稳定性对于药物制剂生产企业而言也非常重要。若药物制剂的稳定性出现问题，则会给生产企业造成巨大的经济损失。这是由于不稳定的药物制剂产品无法上市销售，即使是已经销售的药物制剂产品也将面临召回或销毁。因此，生产企业同样会非常关注药物制剂的稳定性问题。

（张　烜）

zhìjì huàxué wěndìngxìng
制剂化学稳定性（chemical stability of pharmaceutical preparation）

药物制剂由于水解、氧化等化学降解途径产生的有效含量（或效价）降低及色泽等方面的变化。制剂化学稳定性是制剂稳定性研究中最为重要的内容，因为化学稳定性所引起的问题更为突出、产生的危害更为严重、研究意义更具普遍性。在研究制剂化学稳定性的过程中，往往是以药物为研究对象。

内容　制剂化学稳定性主要包括固体制剂和液体制剂化学稳定性。固体制剂化学稳定性：固体制剂（如散剂、颗粒剂、胶囊剂、片剂和包衣片剂等）中药物的化学稳定性。鉴于固体制剂中所添加的辅料种类和具体辅料相对较多，药物降解机制更加复杂。不仅药物可能在固体制剂中产生降解，而且一些辅料如润滑剂、填充剂、黏合剂也可能与药物产生相互作用，或对主要成分的降解起催化作用。固体制剂中药物的降解可分为在固液相界面上进行的降解和非固液相部分的降解。由于固体药物中只有很小一部分处于液相中，理论上，这部分药物在固液相面上的反应类似于混悬液，可以用零级化学动力学方程来描述。然而，药物的非固液相部分可导致固体制剂产生一些不规则的降解机制，不能都简单地用零级或一般化学动力学方程来描述。液体制剂化学稳定性：液体制剂（如溶液剂、乳剂、混悬剂、注射剂和滴眼剂等）中，药物的化学稳定性。药物在溶液中的降解一般符合一级化学动力学方程，相同的药物制成混悬液，也符合零级化学动力学方程。液体制剂化学稳定性的理论相对较为完善，研究方法较为成熟。多数情况下，液体制剂中药物的降解过程可用化学动力学方程加以描述，尤其是溶液型液体制剂。

药物在制剂中含量的变化情况是需要关注的一个问题，即需要了解药物制剂中的药物含量在不同条件下（如温度、湿度、光、pH 值等）随时间的变化规律。可采用化学动力学的原理来评价药物溶液的稳定性。其原理是单位时间药物变化率（药物降解速度）与药物浓度的 n 次幂成正比，方程的斜率即为反应速度常数（k），n 称为反应级数，若 $n = 0$，则为零级反应，若 $n = 1$ 则为一级反应。若其中一种反应物的浓度大大超过另一种反应物，或保持其中一种反应物浓度恒定不变的情况下，则此反应表现出一级反应的特征，故称为伪一级反应。例如酯的水解，在酸或碱的催化下，可按伪一级反应处理。在研究药物稳定性中，最常见的是零级反应和一级（伪一级）反应。

药物降解速度与药物浓度之间的动力学关系是在一定温度条件下获得的，对于大多数情况而言，反应体系的温度对反应速度常数的影响比浓度更为显著，温度升高时，绝大多数化学反应速度常数增大。瑞典物理化学家阿伦尼乌斯（Arrhenius）根据大量的实验数据，提出了著名的阿伦尼乌斯方程（Arrhenius equation），即描述反应速度常数与温度之间的关系式，该关系式是用来获得预测的有效期的重要公式。具体应用时，通过选择在不同温度条件下进行试验，获得药物在不同温度下的反应速度常数，随后，建立温度和反应速度常数之间的关系式，依据该关系式计算 25℃ 条件下的反应速度常数，结合动力学方程（零级或一级反应），计算 25℃ 条件下的 $t_{0.9}$，获得预测的有效期。

通过动力学方程，可以获得两个重要的参数：半衰期和 $t_{0.9}$。通常将药物消耗一半所需的时间定义为半衰期（half life），记作 $t_{1/2}$。而在稳定性研究中，药物降解 10% 的时间更为重要，即常用药物降解 10% 所需的时间，称为十分之一衰期，或 $t_{0.9}$。因为 25℃ 条件下的 $t_{0.9}$ 即为稳定性研究中预测的有效期。

药物制剂的化学稳定性作为药物制剂稳定性研究主要内容的另外一个重要原因是，化学稳定性研究中还涉及药物结构变化的内容。这是因为药物含量下降，预示着新物质的生成即降解产物的出现，因此，基于药物的结构特点，确定药物可能发生的降解途径对于研究其化学稳定性非常重要。药物化学降解途径取决于药物的化学结构。药物的化学结构决定了其可能发生的降解反应，对于大多数药物而言，水解反应和氧化反应是药物降解的两个主要途径，此外某些药物还会发生异构化、聚合、脱羧等反应。有时一种药物还可能同时产生两种或两种以上的反应。水解是药物降解的主要途径，属于这类降解的药物主要有酯类（包括内酯）、酰胺类（包括内酰胺）等。在 H^+ 或 OH^- 或广义酸碱的催化下水解反应加速，因此，可通过考察药物溶液 pH 值和水解反应的关系，获得药物溶液水解反应最低时的 pH 值，即获得药物溶液的最稳定 pH 值。需要引起注意的是，某些药物水解时往往伴随着药物溶液的 pH 值下降，如有些药物灭菌后 pH 值下降，可能预示着药物水解的发生。氧化反应也是药物发生结构变化的主要途径之一。失去电子为氧化，因此在有机化学中常把脱氢称氧化。药物氧化分解常是自动氧化，即在空气中氧的影响下进行缓慢的氧化。药物的氧化过程与药物的化学结构有关，如酚类、烯醇类、芳胺类、吡唑酮类、噻嗪类药物较易氧化。药物氧化后，不仅效价损失，而且可能产生颜色或沉淀。有些药物即使被氧化极少量，亦会色泽变深或产生不良气味，严重影响药物制剂的质量。药物发生异构化也是药物结构变化的一种情况。通常药物的异构化使其药理活性降低甚至消失。药物异构化分为光学异构化和几何异构化二种，其中光学异构化可分为外消旋化（左旋体、右旋体的转化）和差向异构化（具有多个不对称碳原子的基团发生异构化），几何异构化是指药物出现反式异构体或顺式几何异构体的变化。药物聚合现象是指两个或多个药物分子结合在一起形成复杂分子的过程，某些抗生素药物易出现药物聚合，因此要特别引起重视。脱羧是指某些药物在光、热、水分存在的条件下脱去羧基的现象，需要注意的是，某些药物在脱羧后还会进一步发生氧化反应，使整个反应表现的更为复杂。

鉴于药物化学降解的途径较多，因此，在制备药物制剂时需要针对药物的结构特点，开展广泛研究，以确保药物制剂的稳定。

在进行药物制剂研制时，可以将影响药物制剂降解的因素划分为处方因素和外界因素两个方面。处方因素中，pH 值、广义酸碱催化、溶剂、离子强度、表面活性剂等因素均可以影响易水解药物的稳定性，同时溶液的 pH 值与药物氧化反应也有密切关系。以上因素对于液体制剂而言表现得更为突出。此外，对于半固体和固体制剂而言，其所含有的某些赋形剂或附加剂，对主药的稳定性也有影响，都应加以考虑。需要指出的是，药物制剂研制时，需要考察辅料与主药的相互作用，所获得的实验数据为处方筛选提供依据，为制备稳定的药物制剂提供了必要的保障。外界因素包括温度、光线、空气、金属离子、湿度、水分、包装材料等。其中温度对各种降解途径均有影响，而光线、空气、金属离子对易氧化药物的影响较大，湿度、水分主要影响固体药物的稳定性，包装材料是各种产品都必须考虑的问题。上述处方因素和外界因素的研究，也为制剂稳定化提供了依据。

意义 药物制剂化学稳定性的研究可为药物制剂的处方筛选及药物制剂的包装提供依据，可预测药物制剂的有效期。

(张 垣)

zhìjì wùlǐ wěndìngxìng

制剂物理稳定性（physical stability of pharmaceutical preparation） 药物制剂在贮存过程中的物理变化。这些物理变化可能改变药物的外观，如固体制剂的风化或潮解，半固体制剂的稠度改变，以及液体制剂的分层、沉降、结块等；这些物理变化也可能影响药物制剂的功能，如固体制剂的崩解时限延长或溶出度下降等。药物在不同制剂中发生物理变化时其表现形式不同，如溶液剂的颜色、注射剂的澄明度、芳香水剂中挥发性油挥发逸散、糖浆剂的黏度、乳剂的均匀性、混悬剂的再分散性、软膏剂的稠度、栓剂的软化、散剂的共熔、胶囊剂或片剂的崩解时限与溶出速率等。因而物理稳定性研究方法各不相同。

内容 药物及其制剂物理变化规律和机制较化学变化更为复杂。在物理变化中经常出现时滞，如在溶液中析晶现象时滞可长达数月之久。物理变化中变化速率与温度的关系很少符合阿伦尼乌斯方程的指数规律，因而往往难以进行或甚至不能进行稳定性预测。对大多数物理稳定性的预测，只能通过变化的程度同时间的关系来推断。为了方便对药物及其制剂的物理稳定性研究应从两方面考虑，即制剂中主药的物理变化与制剂整体的物理变化。

药物的物理变化：由于药物本身发生的物理变化使制剂的性状及功能发生变化，这类变化包括药物的晶型改变、结晶生长、升华等。原辅料的水溶性、亲水性、热性质对固体制剂的溶出度（释放度）稳定性也非常重要。例如，水溶性药物在高湿度条件下可能溶解，进一步重结晶成为稳定晶型，继而导致制剂的溶出度（释放度）发生变化。另外，放置过程中制剂可能因为药物吸湿而引起的结晶溶解或制剂潮解，改变制剂的崩解时限，同时放置过程中制剂中的结构、孔隙率等将变化，上述变化是放置时间、贮藏条件（特别是湿度）的函数。

多晶型现象在疏水性药物中较为常见，不同晶型由于其自由能不同，可发生由亚稳晶型向稳定型的转化，即转晶现象。疏水性药物有时制备成无定形以提高其制剂的溶出速度，继而提高药物的生物利用度，然而，由于无定形的自由能高，易于转变成稳定晶型，导致溶出度下降。固体制剂在放置过程中，其中的药物结晶可能发生变化，多数情况发生结晶增长，有时也因药物吸湿溶解有结晶变小的情况。一些药物的固体制剂在放置中会出现类似有毛刺的结晶现象，而在采用微粉化或固体分散技术处理处理原料的制剂中，药物微粉或药物微晶聚集、生长和粗化则经常发生。类似的结晶生长现象可能发生在难溶性药物的溶液或混悬剂中，受温度或其他因素的影响，溶解的药物发生析晶，小粒子长大成大粒子等。此外，有升华特性的药物在制剂中遇高温可导致升华而使药物含量下降。

辅料的物理变化：在制剂中虽然要求辅料不得与药物发生相互作用，但是，事实上许多辅料会影响固体制剂的物理稳定性。例如乳糖、甘露糖制得的固体制剂易受高温、高湿的影响使其溶出度发生变化。含有高浓度黏合剂的固体制剂，当暴露于高湿度下，一经干燥则易变的坚硬，使溶出度降低。当固体制剂中含有易胶化的辅料时，可在水中易形成一层黏胶屏障，阻碍药物的溶出。

栓剂中普遍应用脂肪酸脂作为基质，而这类基质会出现晶型转化影响制剂的质量。例如，可可豆脂存在 α、β、γ 3 种晶型，而只有 β 晶型最适合在体温 37℃ 左右发生软化熔融，从而与体液混合，但在贮运条件或生产条件不当时，可能得到另外两种晶型，软化温度降低或升高，影响制剂外观或药物的释放。

工艺因素方面：理论上，应用特定的工艺及确定的工艺参数，可制备得到满足质量要求的药物制剂。因此，确定合理的工艺及参数对药物制剂的稳定性有着重要的作用，例如，一些采用高分子材料包衣时，在包衣结束后需要经过一个包衣膜老化的过程，包衣条件、包衣速度以及包衣后的干燥条件等，均会影响包衣老化时间及老化程度，不同条件包衣及老化后，释放度可能存在差异。特别是采用水性包衣液包衣时，工艺对制剂的释放度稳定性影响很大。有些制成水性包衣液的高分子材料往往具有较高的玻璃化温度，加入增塑剂可以降低其成膜温度，使其容易成膜。成膜过程中，包衣液中的聚合物胶粒虽然相互合并，但是聚合物链的链运动并未终止，随着时间的进行仍然将进一步相互组合直到完全，从而导致随时间的延长，制剂的释放度发生变化。因此，采用水性包衣时，为了提高制剂的溶出度（释放度）在贮放时的稳定性，需要经过一个升温老化包衣膜的过程。该时间因包衣工艺及干燥温度不同可能是几分钟、几天甚至更长，而且与药物的溶解性质、衣膜处方、原辅料的比例等有很大关系。当然，有机溶剂包衣液包衣同样也要老化，只是条件可以稍低，这主要是在溶液中聚合物的状态与在胶粒中的状态不同。

包装材料方面：长期以来，包装被作为次要因素而不为药剂工作者所重视，但越来越多的研究表明，包装在确保制剂的稳定方面具有与处方、工艺设计同样的重要性，包装的好坏会影响固体制剂的化学及物理稳定性。在包装中往往要加入干燥剂以降低包装中的湿度。直接与药品接触的包装材料，由于其透气、透湿、透光等性质可能影响药物的物理及化学稳定性。此外，包装材料中的添加剂如聚合物膜材中的增塑剂、抗老化剂及其残留单体等，特别是与液体药物制剂直接接触时，可能迁移至药品中，造成质量的变化。空心胶囊是胶囊剂的重要组成部分，但也可以看成是一种特殊的包装，广泛用于装填药粉、微丸、半固体制剂甚至液体，胶囊壳的崩解或溶蚀稳定性受胶囊壳的含水量影响。此外，胶囊壳和内容物间发生水分迁移也会影响胶囊剂的质量。

意义 制剂物理稳定性虽然是表现在物理方面的变化，但同样会影响药物制剂的内在质量。不同剂型和制剂可发生多种形式的物理变化，发生物理变化的原因也非常复杂，即使同类制剂产生物理变化的原因也不尽相同，因此，需要在药物、辅料、制剂处方及工艺、包装材料等多个方面加以综合考虑。

（张　烜）

zhìjì shēngwùxué wěndìngxìng

制剂生物学稳定性（biological stability of pharmaceutical preparation） 药物制剂在贮存过程中由于微生物的滋长，引起药剂发霉、腐败或分解，而导致制剂质量的下降。总体上来讲，是制剂受到微生物的污染而导致的。其微生物的来源可能来自于外界或制剂本身。制剂受到微生物污染，可出现以下一种或多种后果：产生有毒物质，一旦发现这种情况，药剂就应停止使用；使药剂疗效减低或不良反应增加，这种情况比较多见；造成患者使用不便，如混悬剂中的药物沉淀成硬饼状，使用时不仅不便而且可能造成每次剂量不准确；有时虽然药物降解量极少，制剂疗效，含量、毒性等可能改变不显著，但因为产生较深的颜色或少量的微细沉淀（例如注射液），因而不能继续使用。

内容 对于以水为溶剂的液体制剂易被微生物污染，特别是含有营养性物质，如糖、蛋白质等的液体制剂污染后微生物更容易滋生。例如，葡萄糖溶液、各种糖浆剂，特别是中药糖浆剂，以及中药以水为溶剂的浸出制剂等，都极易滋生微生物。即使不含营养性物质的液体制剂，如各种生物碱溶液、氨基比林溶液等含氮物质的溶液，药物中的氮元素仍可作为某些微生物的氮源用来维持其生命。另外，有些具有抑菌作用的药物，如磺胺类药物的制剂，因其抑菌作用局限性，其混悬剂仍能滋生微生物。药物浓度较低的各种糖浆制剂极易滋生细菌、霉菌和酵母菌等微生物。许多液体型中成药大都以蔗糖为矫味剂，这些制剂在生产过程中易被微生物污染，继而滋生细菌。此外，半固体制剂如软膏剂，以及固体制剂如片剂和丸剂等，均有微生物滋生的可能。

药物制剂在贮存过程中滋生微生物时，常发生下列变化：物理性状的变化，如变色、溶液浑浊、产生异臭和异位、黏度和均匀性发生改变等；产生毒素或热原，如注射剂或滴眼剂等；对主药和辅料产生酶催化反应；生成致敏物质，微生物在繁殖过程中生成一些脂多糖、蛋白质等物质，在人体内可引起抗原-抗体反应，例如

青霉素属可产生青霉素或类似物质，从而使一些过敏者致敏；因微生物繁殖而引起有效成分失效。

微生物的繁殖速率主药与水分、氧、温度、辅料、pH 值和抑菌剂等因素有关。

药物制剂的微生物学质量要求分为两种。一种是要求完全无菌的制剂，对这种制剂规定了无菌要求。另一种是不要求完全无菌的一般制剂，但不允许某些致病菌存在，或对某种菌的菌数需加以限制，并制订了卫生标准要求。各类制剂的微生物学质量要求为：注射液、眼用制剂（滴眼液、洗眼液、眼用软膏）均要求无菌；口服固体制剂，包括中西药散剂、片剂、冲剂、丸剂、胶丸剂等，不应检出致病菌（如大肠杆菌），允许有少量非致病杂菌和霉菌，但含菌数有一定限制；口服液体制剂，包括合剂、糖浆剂等，均要求无大肠杆菌；外用制剂，均不得检出铜绿假单胞菌、金黄色葡萄球菌，以及其他化脓性病菌。

对于多剂量制剂如糖浆剂、合剂、滴鼻剂、滴眼剂等液体制剂，需加入抑菌剂来解决在使用过程中的染菌问题，常用的抑菌剂有：醇类及其取代的卤代衍生物，如乙醇、苯甲醇、甘油、三氯叔丁醇等；苯甲酸衍生物及其酯类，如尼泊金类、苯甲酸类；酚类，如苯酚、甲酚、麝香草酚等；季铵盐类，如苯扎溴铵等；有机汞类，如硫柳汞、硝酸苯汞、醋酸苯汞等。使用抑菌剂时，应考虑在贮存过程中其自身或与药物及包装材料不应发生化学变化和物理变化，否则不仅会影响抑菌剂的抑菌效果，同时会影响药物制剂的质量。

意义 制剂生物学稳定性研

究是制剂稳定性研究的重要组成部分，可为确保药物制剂的生物学安全性提供依据。

(张　烜)

zhìjì wěndìngxìng shìyàn zhǐdǎo yuánzé

制剂稳定性试验指导原则（guideline for stability test of pharmaceutical preparation）　针对药物制剂和原料药开展稳定性试验的具体要求和方法。该原则涉及试验方法、具体操作、试验条件与仪器、判断标准等内容，在现行《中华人民共和国药典》或相关指导原则中均有收录，具体实施时应以现行的最新版为准。

稳定性试验与稳定性研究在含义上存在一定的差异。稳定性研究是针对药物或其制剂开展的各项研究，其包含的内容较为广泛，包括理论研究、方法学研究等。稳定性试验通常情况下是特指针对药品申报所开展的研究，其实施细则和相关规定等，即指导原则，是由药品审评法定单位制定或由药典委员会在药典附录中所颁布，在药品申报时需严格按照稳定性试验指导原则的相关规定执行。试验结果将按照"药物稳定性研究的试验资料与文献资料"进行申报。

内容 稳定性试验包括制剂影响因素试验、制剂加速试验与制剂长期试验 3 个试验，原料药和药物制剂均需要进行稳定性试验研究。需要指出的是，原料药已实施关联审评，虽然原料药无法获得批准文号，但是，相关研究包含稳定性研究。

稳定性试验对供试品的批次进行了相关规定：影响因素试验用 1 个批号的供试品进行，加速试验和长期试验用 3 个批号的供试品进行。

稳定性试验对供试品的包装情况进行了相关规定：影响因素试验要求供试品去包装，加速试验与长期试验所用供试品的包装应与上市产品一致。

稳定性试验对供试品的制备规模进行了相关规定：对于原料药而言，其供试品应是在一定规模下生产或制备出来的，供试品的研制量需满足或相当于制剂稳定性试验所要求的批量，该供试品的合成工艺路线、方法、步骤应与其大生产一致。对于药物制剂而言，其供试品应是在一定规模下生产或研制出来的，如片剂、胶囊剂至少应为 10 000 片（或 10 000 粒胶囊剂），药物制剂的处方与生产工艺应与大生产一致。对于大体积包装的药物制剂而言，如静脉输液等，其每批放大规模生产或制备的供试品的数量至少应为各项试验所需总量的 10 倍。

稳定性试验对供试品的质量进行了相关规定：供试品的质量标准应与临床前研究及临床试验和规模生产所使用的供试品质量标准一致。

稳定性试验对申报临床和申报生产时供试品用量进行了相关规定：由于放大试验比规模生产的数量要小，故申报者应承诺在获得批准后，从放大试验转入规模生产时，对最初通过生产验证的 3 批规模生产的产品仍需进行加速试验与长期稳定性试验。

稳定性试验对所使用的检测方法进行了相关规定：研究药物稳定性，要采用专属性强、准确、精密、灵敏的药物分析方法与有关物质（含降解产物及其他变化所生成的产物），并对方法进行验证，以保证药物稳定性试验结果的可靠性。在稳定性试验中，特别强调应重视降解产物的检查。

稳定性试验需要关注：采用直接接触药物的包装材料和容器共同进行的稳定性试验。

制剂的影响因素试验、加速试验及长期试验是在一定温度、湿度或光照条件进行的，因此，具体试验需要在一定的装置中进行，如控制温度条件的恒温箱和隔水式电热恒温箱，控制湿度条件的恒湿装置，控制照度并带有照度计的光橱和可调光照箱，控制温度及湿度的恒温恒湿装置，等等。上述装置的精密程度，即控制温度、湿度、照度，可确保稳定性试验的可靠性。

稳定性试验的指导原则对原料药和各种制剂的稳定性重点考查项目均做出了明确的规定，可能原料药和各种制剂之间存在一定的差异，但是，大体上需要考察的项目包括性状、检查、含量等。各种检查方法的专属性、准确性、精密度、灵敏度等因素对测定结果产生重要的影响，因此，在药物稳定性试验的指导原则中特别明确了药物的分析方法及其方法学的验证。需要说明的是，有关物质项目，作为检查项下的一种，是所有原料药和药物制剂进行稳定性试验中必须检查的项目之一，这说明有关物质的结果对评价原料药和药物制剂稳定性具有重要的意义。鉴于有关物质的量通常较低，且可能存在结构未知物质的情况，因此，有关物质检查方法的建立和验证是稳定性试验中的重要内容，若有关物质的检查方法存在缺陷，则极有可能影响整个稳定性试验结果的判断。有关物质的检查方法多数采用色谱法，如早些年常用的薄层色谱法，但是随着研究技术、手段和仪器的发展，目前常用高效液相色谱法对有关物质进行检

查。有关物质检查采用色谱法的原因是，色谱法在测定时具有将不同物质进行分离的特点，当药物和其各个有关物质逐一分离后，所获得的检测结果才准确，否则会影响到检测结果的准确性。

稳定性试验对所使用的检测方法进行了相关规定：研究药物稳定性，要采用专属性强、准确、精密、灵敏的药物分析方法与有关物质（含降解产物及其他变化所生成的产物），并对方法进行验证，以保证药物稳定性试验结果的可靠性。在稳定性试验中，特别强调应重视降解产物的检查。

固体制剂稳定性试验的特殊要求和特殊方法：药物稳定性试验的方法一般适用于固体制剂，但根据固体药物稳定性的特点，在进行稳定性试验时还需要针对一些特殊要求来设计实验。例如，如水分对固体药物稳定性影响较大，每个样品必须测定水分；供试品必须密封容器内，但为了考察材料的影响，可用开口容器与密封容器同时进行，以便比较；分别测定含量和水分的供试品要分别单次包装；固体制剂中药物含量尽量均匀，以避免测定结果出现分散性；药物颗粒的大小，对结果也有影响，故样品要用一定规格的筛号过筛，并测定其粒度，固体的表面是微粉的重要性质，需采用一定方法进行测定；需注意试验的温度，不宜过高，以 60℃ 以下为宜。

此外还需注意赋形剂对药物稳定性的影响。研究这种影响，通常可用下述方法设计试验：药物与赋形剂以 1∶5 配料，药物与润滑剂按 20∶1 配料。常用的赋形剂和润滑剂有淀粉、糊精、蔗糖、磷酸氢钙、硫酸钙、硬脂酸镁、硬脂酸等。配好料后，其中

一半用小瓶密封，另一半吸入或加入5%水后，也用小瓶密封。然后在5、25、50、60℃温度和4000lx光照下进行加速实验，定期取样测药物含量及有关物质，并观察外观、色泽等变化，以判断赋形剂是否影响药物的稳定性。

药物与赋形剂有无相互作用，可采用的试验方法包括：热分析法（包括差示热分析法和差示扫描量热法）、漫反射光谱法、近红外光谱法和色谱法（尤其是高效液相色谱法）。

《中华人民共和国药典》中提供了稳定性试验的指导原则，分为两部分，第一部分为原料药，第二部分为药物制剂。

《中华人民共和国药典》对稳定性试验指导原则也不断进行修订，具体要求也在逐渐细化和提高，使稳定性试验更趋于合理、规范、科学、可靠。

意义 稳定性试验的目的是考察原料药或药物制剂在温度、湿度、光线的影响下随时间变化的规律，为药品的生产、包装、贮存、运输条件提供科学依据，同时通过试验制订药品的有效期。稳定性试验指导原则是由药品审评法定单位制订或由药典委员会在药典附录中所颁布，在药品申报时需严格按照稳定性试验指导原则的相关规定执行。试验结果将按照"药物稳定性研究的试验资料与文献资料"进行申报。因此，稳定性试验指导原则对于药品申报具有重要的意义。

（张 烜）

zhìjì yǐngxiǎng yīnsù shìyàn

制剂影响因素试验 （influence factor test of pharmaceutical preparation stability）

原料药及药物制剂分别在高温、高湿、强光照射条件下开展的试验。影响因素试验又称强化试验。包括高温试验、高湿度试验和强光照射试验。按照申报要求，原料药及药物制剂均需要进行影响因素试验。

内容 选择1个批号的供试品作为研究对象，本试验分为原料药和药物制剂两种情况，具体试验方案如下所述。

原料药 取适量供试品，置适宜的开口容器中（如称量瓶或培养皿），摊成不大于5mm厚的薄层，对于疏松的原料药，摊成不大于10mm厚的薄层，分别按照要求开展高温试验、高湿度试验与强光照射试验。若降解产物出现明显变化时，应考虑降解产物可能存在的危害性，必要时应对降解产物进行定性或定量分析。具体操作如下。

高温试验 上述供试品在60℃温度下放置10天，分别于第5天和第10天取样，按稳定性重点考察项目进行检测。若供试品的含量结果低于规定限度时，则需要在40℃条件下同法进行试验。若60℃条件下无明显变化，不再进行40℃试验。

高湿度试验 上述供试品在25℃相对湿度90%±5%条件下放置10天，分别于第5天和第10天取样，按稳定性重点考察项目要求检测，同时需要准确称量试验前后供试品的重量，以考察供试品的吸湿潮解性能。若供试品吸湿增重大于5%时，则需要在25℃相对湿度75%±5%条件下同法进行试验；若吸湿增重小于5%时，且其他考察项目符合要求，则不再进行25℃相对湿度75%±5%条件下的试验。可选择氯化钠饱和溶液（相对湿度75%±1%，15.5~60℃）或硝酸钾饱和溶液（相对湿度92.5%，25℃）作为恒湿条件的来源。

强光照射试验 上述供试品置于装有日光灯的光照箱或其他适宜的光照装置内，调节并控制照度为（4500±500）lx，在该条件下放置10天，分别于第5天和第10天取样，按稳定性重点考察项目进行检测，需特别关注供试品的外观变化。对于光照装置的选择，建议采用定型设备"可调光照箱"，也可用光橱，在箱中安装日光灯数支使达到规定照度。箱中供试品放置台的高度应可以调节，箱上方应安装抽风机以排除可能产生的热量，箱上需配有照度计，可随时监测箱内照度，光照箱应不受自然光的干扰，并保持照度恒定，同时防止尘埃进入光照箱内。

此外，在开展该项稳定性试验时，可根据原料药的理化性质设计必要的试验，以探讨pH值与氧及其他条件对药物稳定性产生的潜在影响，并研究或建立分解产物与降解产物的分析方法。创新药物应对分解产物或降解产物的相关性质进行必要的分析。

药物制剂 选择1个批号的供试品作为研究对象，将供试品如片剂、胶囊剂、注射剂（注射用无菌粉末如为西林瓶装，不能打开瓶盖，以保持严封的完整性）等，除去外包装，置适宜的开口容器中，分别进行高温试验、高湿度试验与强光照射试验。试验条件、方法、取样时间与原料药相同。需要说明的是，在药物制剂的处方筛选、工艺的设计与优化过程中，首先应查阅原料药稳定性的有关资料，了解温度、湿度、光线等因素对原料药稳定性的可能影响，根据药物的理化性质，对所研制的药物制剂针对性地进行必要的影响因素试验。通过影响因素试验，了解药物的固有稳定性及其影响因素，以及可能的降解途径与分解产物，为药物制剂的处方、生产工艺、包装、贮存条件的选择提供科学依据，为确定加速试验和长期试验所采用的温度和湿度等条件提供依据，还可为相关分析方法的选择与建立提供依据。

意义 影响因素试验的目的是探讨药物的固有稳定性、了解影响其稳定性的因素及可能的降解途径与分解产物，为药物制剂的处方、生产工艺、包装、贮存条件的筛选及确定提供科学依据，此外，为降解产物相关分析方法的选择和建立提供科学依据。

（张 烜）

zhìjì jiāsù shìyàn

制剂加速试验（accelerated testing of pharmaceutical preparation） 在超常条件下对原料药和药物制剂进行的试验。超常条件是指与自然条件相比，如温度和相对湿度。

内容 选择 3 个批号的供试品作为研究对象，供试品按照市售包装，分为原料药和药物制剂两种情况。

原料药 原料药进行加速试验所用包装应采用模拟小桶，但所用材料与封装条件应与大桶一致。供试品要求 3 批，按市售包装，供试品在温度 40℃±2℃、相对湿度 75%±5% 的条件下放置 6 个月。在试验期间第 1、2、3、6 个月末分别取样一次，按稳定性重点考察项目对所取供试品进行检测。在上述条件下，若 6 个月内供试品的测定结果不符合制定的质量标准时，则应在中间条件下，即在温度 30℃±2℃、相对湿度 65%±5% 的情况下（可用 Na_2CrO_4 饱和溶液，30℃，相对湿

度 64.8%），进行加速试验，供试品放置时间仍为 6 个月。加速试验，建议采用隔水式电热恒温培养箱（20~60℃）。所用设备应能控制温度 ±2℃ 之内、相对湿度 ±5%，并且能对实际温度与湿度进行监测。箱内放置具有一定相对湿度饱和盐溶液的干燥器，设备应能控制所需温度，且设备内各部分温度应该均匀，并适合长期使用。也可采用恒湿恒温箱或其他适宜设备。

对温度特别敏感的药物，预计该药物仅能在冰箱中（4~8℃）保存，此种药物加速试验的条件，可选择温度 25℃±2℃、相对湿度 60%±10%，在该条件下进行加速试验，供试品放置时间为 6 个月，其他要求与"温度 40℃±2℃、相对湿度 75%±5% 的条件下"进行的加速试验相同。

药物制剂 供试品在温度 40℃±2℃、相对湿度 75%±5% 的条件下放置 6 个月。在试验期间第 1、2、3、6 个月末分别取样 1 次，按稳定性重点考察项目对所取样品进行检测。在上述条件下，若 6 个月内供试品的测定结果不符合制定的质量标准时，则应在中间条件下，即在温度 30℃±2℃、相对湿度 65%±5% 的条件下进行加速试验，供试品的放置时间仍为 6 个月。对于溶液剂、混悬剂、乳剂、注射液等含有水性介质的药物制剂而言，进行加速试验时可不要求相对湿度。试验所用设备及要求与原料药相同。

对温度特别敏感的药物制剂，预计该药物制剂仅能在冰箱（4~8℃）内保存使用，此类药物制剂的加速试验，可选择温度 25℃±2℃、相对湿度 60%±10%，在该条件下进行加速试验，供试品放置时间为 6 个月，其他要求

与"温度 40℃±2℃、相对湿度 75%±5% 的条件下"进行的加速试验相同。

对于乳剂、混悬剂、软膏剂、乳膏剂、糊剂、凝胶剂、眼膏剂、栓剂、气雾剂、泡腾片及泡腾颗粒而言，上述药物制剂可直接采用温度 30℃±2℃、相对湿度 65%±5% 的条件进行加速试验，其他要求与"温度 40℃±2℃、相对湿度 75%±5% 的条件下"进行的加速试验相同。

对于包装在半透性容器中的药物制剂而言，如采用低密度聚乙烯制备的输液袋、塑料安瓿、眼用制剂容器等包装的药物制剂，则应在温度 40℃±2℃、相对湿度 25%±2% 的条件（可用 $CH_3COOK·1.5H_2O$ 饱和溶液）进行加速试验，其他要求与"温度 40℃±2℃、相对湿度 75%±5% 的条件下"进行的加速试验相同。

意义 药物制剂加速试验的目的是通过加速药物制剂的化学或物理变化，探讨药物制剂的稳定性，为药物制剂的处方设计、工艺改进、质量研究、包装改进、运输、贮存提供必要的资料。

（张 烜）

zhìjì chángqī shìyàn

制剂长期试验（long-term stability test of pharmaceutical preparation） 在接近药品的实际贮存条件下对原料药和药物制剂进行的试验。

内容 选择 3 个批号的供试品作为研究对象，供试品按照市售包装，在温度 25℃±2℃，相对湿度 60%±10% 的条件下放置 12 个月，或者在温度 30℃±2℃、相对湿度 65%±5% 的条件下放置 12 个月。每 3 个月取样 1 次，供试品分别于 0、3、6、9、12 个月取样，按稳定性重点考察项目对所

取样品进行检测。需要特别指出的是，该长期试验在 12 个月以后，仍需继续考察，供试品分别于 18、24、36 个月进行取样，按稳定性重点考察项目对所取样品进行检测。将所有取样测定的结果与 0 个月的结果进行比较，以确定药物的有效期。由于试验数据的分散性，一般应按 95% 可信限进行统计分析，得出合理的有效期。若 3 个批号供试品测定结果的统计分析结果差别较小，则取其平均值为有效期，若 3 个批号供试品测定结果的统计分析结果差别较大，则取其最短的为有效期。若 3 个批号供试品测定结果变化很小，说明测定数据变化小，此时可不做统计分析处理。

对温度特别敏感的药物，长期试验可在温度 6℃±2℃ 的条件下进行，供试品放置 12 个月，其他要求与前述的长期试验相同，12 个月以后，仍需按规定继续考察，制定在低温贮存条件下的有效期。

原料药进行长期试验所用包装应采用模拟小桶，但所用材料与封装条件应与大桶一致。对于包装在半透性容器中的药物制剂而言，供试品则应在温度 25℃±2℃、相对湿度 40%±5%，或者 30℃±2℃、相对湿度 35%±5% 的条件下进行试验，至于上述两种条件选择哪一种由研究者确定。此外，有些药物制剂还应考察临用时配制和使用过程中的稳定性。

长期试验采用的温度为 25℃±2℃、相对湿度为 60%±10%，或者温度 30℃±2℃、相对湿度 65%±5%，根据国际气候带（表）制定。

处于温带的国家主要包括英国、北欧、加拿大、俄罗斯；处于亚热带的国家包括美国、日本、西欧（葡萄牙—希腊）；处于干热带的国家包括伊朗、伊拉克、苏丹；处于湿热带的国家包括巴西、加纳、印度尼西亚、尼加拉瓜、菲律宾。中国总体来说属亚热带，部分地区属湿热带，考虑到中国南方与北方气候的差异，因此提供两种试验条件，故长期试验采用温度为 25℃±2℃、相对湿度为 60%±10%，或，温度 30℃±2℃、相对湿度 65%±5%，供研究者选择，至于选择哪一种条件或两种均选择，则由研究者确定，此外，上述两种条件与美、日、欧国际协调委员会采用的条件基本一致。需要指出的是，长期稳定性试验数据除提供有效期外，还为确定贮存条件提供依据。

意义 制剂长期试验的目的是为制定药品的有效期提供依据。

（张 烜）

zhìjì yǒuxiàoqī

制剂有效期 （shelf-life of pharmaceutical preparation） 药物制剂在规定的贮藏条件下质量能够符合注册质量标准的期限。又称药品有效期。一般指药物在规定的贮藏条件先降解 10% 所需要的时间，用 $t_{0.9}$ 表示。制剂有效期是制剂稳定性的一种统计学意义上的体现，稳定性试验的目的是通过试验结果，经统计学处理后得出药物制剂的有效期。

制剂有效期可通过某些实验方法，结合相应的数据进行推算或预测。但是，制剂有效期的最终确定是需要通过制剂长期试验的数据来获得的。

药物制剂的有效期应以药品包装说明上标明的有效期限为准。患者在使用时一定要注意查看药品的有效期，以免产生不必要的伤害。

对明确规定有效期的药品，应严格按照规定的贮藏条件加以保存，尽可能在有效期内使用完。为了保证其质量，在有效期内使用时，要随时注意检查它们的性状，一旦发现有不正常现象，即使在有效期内，也要停止使用。对于超过有效期的药品，依据《中华人民共和国药品管理法》的规定，已属于劣药，不能再使用。需要特别注意的是，有相当数量的药物包括抗生素、生物制品（酶、胰岛素、血清、疫苗、抗毒素、绒毛膜促性腺激素）的稳定性不够理想，无论采用何种贮藏方法，若放置时间过久，都会产生变化，降低疗效，增加毒性或刺激性。因此，对不稳定的药品必须关注其药品包装说明上标明的有效期，以免失效或诱发不良反应。

（张 烜）

表　国际气候带

气候带	计算数据				推算数据	
	温度[*]（℃）	平均动力学温度（℃）	相对湿度（%）	温度（℃）	相对湿度（%）
Ⅰ 温带	20.0	20.0	42	21	45
Ⅱ 地中海气候、亚热带	21.6	22.0	52	25	60
Ⅲ 干热带	26.4	27.9	35	30	35
Ⅳ 湿热带	26.7	27.4	76	30	70

注：[*] 为记录温度

zhìjì yǒuxiàoqī yùcè

制剂有效期预测 (shelf-life prediction of pharmaceutical preparation)

根据制剂稳定性试验指导原则，综合制剂加速试验和制剂长期试验的结果，进行适当的统计分析得到药物制剂有效期的方法。需要指出的是，药物制剂最终的有效期确定一般是依据其长期试验的结果。制剂加速试验或长期试验的试验数据可能存在一定的分散性，即同一批样品在相同时间点或不同批次样品在相同的时间点实验结果之间的差异，因此，试验数据需经过相应的处理，才可以得出相对合理可信的有效期结果。通常情况下，一般应按 95% 可信限进行统计分析，得出合理的有效期。如果 3 个批号供试品试验数据的统计分析结果差别较小，则取其平均值，制定有效期；如果 3 个批号供试品的试验数据相差较大，此时应取最短的有效期结果作为有效期；若 3 个批号供试品的试验数据表明测定结果之间变化很小，提示药物制剂的差异性很小，该情况下，可不做统计分析，直接利用试验数据，制定有效期。因此，为了预测制剂的有效期，要根据稳定性试验的结果并加以相应的统计分析，以此获得并制定药物制剂的有效期。

方法 制剂有效期的预测和制定是一项非常复杂的工作，目前还缺乏统一的标准化方法，特别是固体药物，困难更大。根据稳定性试验的指导原则，常见的预测及制定药物制剂有效期的方法有以下两种。

依据长期试验获得 该方法类似于制剂长期试验，是将药物制剂在通常贮藏条件下存放，定期取样检验，依据测定结果，与制定的质量标准进行对照，直至出现试验结果不符合质量标准的情况，记录相应的时间，将上一个时间点的贮存时间定为药物制剂的有效期。这是最可靠的实际方法，缺点是费时长。但是该方法制定的有效期较为准确。需要说明是，许多药物制剂在说明书上标注的有效期可能短于试验的有效期，例如，留样观察试验数据获得的有效期为 36 个月，实际工作中，为确保药物制剂在有效期内的确实稳定，在药物制剂实际制定的有效期仅为 24 个月。

依据加速试验获得 长期试验耗时较长，因此提出加速试验法来获得或预测药物制剂的有效期。例如，可采用经典法，此法可以用塔迪夫 (Tardif) 研究多种维生素中维生素 B_1 的降解来说明，取水分少于 1% 的多种维生素片，封于若干安瓿瓶，放在 50℃、60℃ 和 70℃ 的油浴中，定时取样分析，以函数的对数与时间作图，证明为一级反应，然后根据阿伦尼乌斯方程求出各温度下的速度常数，再以 $\log K$ 对 $1/T$ 作图，得一直线，外推到室温，求出室温下的 K，再计算分解 10% 的时间，即有效期。要想得到预期的结果，除了精心设计实验外，很重要的问题是对实验数据进行正确的处理。化学动力学参数（如反应级数、k、E、$t_{1/2}$）的计算，有图解法和统计学方法，后一种方法比较准确、合理，故在稳定性的研究中广泛应用；也可以采用分数有效期法（$t_{0.9}$ 外推法），考虑到药物一般以含量下降到原始浓度 90% 所需时间为药物的有效期，故卡斯滕森 (Carstensen) 推荐此法用于稳定性预测，并推导出相应的公式，以 $\log C$ 对 t 作图，求出各温度下的 $t_{0.9}$ 对 $1/T$ 作图，外推至室温时的 $t_{0.9}$ 即为有效期；也可以采用简便法（Kennon 法），通过加速试验获得该温度下的 $t_{0.9}$，再根据该降解反应的活化能，求算出室温 $t_{0.9}$，即有效期。也可以采用简单的估算法，如果药物在 45℃ 保存 2.9 个月或 3 个月仍为标示量的 90% 以上，则此药物在室温可能保存 2 年，而在 8.3 个月内仍为标示量的 90% 以上，则此药物在室温 2 年内一定能符合要求。因此，如果缺乏活化能的数据，可以近似地用这个方法来估算，因此，加速试验确定时间点为 9 个月，实际上也是间接判断药物制剂的有效期。

有效期统计分析 正如前面所阐述的，在确定有效期的过程中，需要对实验数据进行必要的统计分析，以确保所制定的有效期的准确性。在数据的统计分析过程中，一般选择可以定量的指标进行处理，通常根据药物含量变化计算，按照长期试验测定数值，以标示量% 对时间进行直线回归，获得回归方程，求出各时间点标示量的计算值 (y')，然后计算标示量 (y') 95% 单侧可信限的置信区间为 $y' \pm z$，将有关点连接可得出分布于回归线两侧的曲线。取质量标准中规定的含量低限（根据各品种实际规定限度确定）与置信区间下界线相交点对应的时间，即为药物的有效期。根据情况也可拟合为二次或三次方程或对数函数方程。需要说明的是，采用上述方式确定的药物制剂的有效期，在药物制剂的标签及说明书中均指明什么温度下保存，不得使用"室温"之类的名词。例：某药物在温度 25℃±2℃，相对湿度 60%±10% 的条件下进行长期实验，得出 0、3、6、9、12、18 个月的标示量分

别 为 99.3%、97.6%、97.3%、98.4%、96.0%、94.0%。

以时间为自变量（x），标示量%（y）为因变量进行回归，得回归方程 $y = 99.18 - 0.26x$，$r = 0.8970$，查 T 单侧分布表，当自由度为 4，$P = 0.05$ 得 $t_{N-2} = 2.132$。

$$S = \sqrt{\frac{Q}{N-2}} = \sqrt{\frac{3.444}{4}} = 0.9279$$

$$\sum (X_i - \overline{X})^2 = 210$$

当 $X_0 = 0$ 时（即 0 个月），

$$z = t_{N-2} \cdot S \cdot \sqrt{\frac{1}{N} + \frac{(X_0 - \overline{X})^2}{\sum (X_i - \overline{X})^2}}$$

$$= 2.132 \times 0.9297 \times \sqrt{\frac{1}{6} + \frac{(0-8)^2}{210}}$$

$$= 1.356$$

按回归方程计算 0 月时的 y' 值得 99.18%，则 y' 值置信区间 $y' \pm z$，即：

99.18 + 1.356 = 100.54

99.18 − 1.356 = 97.82

其他各时间（3、6、9、12、18 个月）的 y' 及置信区间按同法计算，结果见表。

用时间与 y、y'、$y'-z$、$y'+z$ 作图（图）从标示量 90% 处划一条直线与置信区间下界线相交，自交点作垂线于时间轴相交处，即为有效期，本例有效期为 25.5 个月。

意义 综合制剂加速试验和制剂长期试验的结果，进行适当的统计分析可预测药物制剂有效期，这为药物制剂的申报具有重要的意义。需要指出的是，药物制剂最终的有效期确定一般是依据其长期试验的结果。

（张　烜）

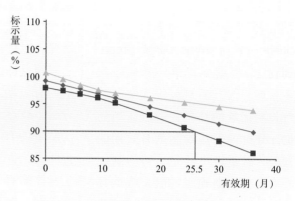

图　药品产品有效期估算示意

yàowù zhìjì wěndìnghuà

药物制剂稳定化（stabilization of pharmaceutical preparation）

通过处方、工艺、包装及剂型筛选等手段来增加制剂稳定性的方法。主要包括：处方因素相关的稳定化方法；包装材料相关的稳定化方法；改变剂型相关的稳定化方法；采用新型的制剂工艺技术或手段相关的稳定化方法等。

处方因素相关的稳定化方法 药物制剂的处方组成比较复杂，除主药外，还加入各种辅料；辅料的合适与否，对制剂的稳定性影响较大，尤其是对注射剂等液体制剂，溶液的 pH 值、缓冲溶液、溶剂、离子强度、表面活性剂及处方中的其他辅料均可能影响主药的稳定性。因此，通过对药物稳定性的研究，筛选出适宜的溶剂、适宜的 pH 值、缓冲液、离子强度及表面活性剂的种类等，以此作为处方筛选依据，以增加药物制剂的稳定性。此外，还可以通过添加相应的稳定剂，以增加药物制剂的稳定性，例如，抗氧剂是为了防止氧化反应的发生，通过添加抗氧剂防止药物被氧化，抗氧剂可分为水溶性抗氧剂（亚硫酸盐类，抗坏血酸衍生物，硫代衍生物）和油溶性抗氧剂（如丁基羟基茴香醚 BHA、二丁基羟基甲苯 BHT 等），其中油溶性抗氧剂具有阻化剂作用；螯合剂主要针对金属离子，防止金属离子的催化反应，常见的螯合剂包括依地酸盐等，需要说明的是，有关螯合剂在注射剂尤其在输液中的使用已受到一定限制，在具体使用时应依据现行最新法规要求；惰性气体是所产生的作用也是抑制氧化反应的发生，常采用通入惰性气体置换空气或空气中的氧气，以防止氧化反应，虽然惰性气体并非是处方的组成部分，但是在某些注射剂中是通过通入惰性气体的方法增加药物的稳定性，

表　某药物稳定性数据表

时间（个月）	实测标示量（y）/%	计算标示量（y'）/%	下界值 $y'-z$	上界值 $y'+z$
0	99.3	99.18	97.82	100.54
3	97.6	98.40	97.34	99.45
6	97.3	97.62	96.77	98.47
9	98.4	96.84	96.02	97.66
12	96.0	96.06	95.08	97.04
18	94.0	94.50	92.92	96.09
24		92.94	90.61	95.27
30		91.38	88.27	94.49
36		89.82	85.91	93.72

常用的惰性气体主要包括氮气和二氧化碳等。pH 调节剂与缓冲剂主要是用于调节溶液的 pH 值，使药物处于最稳定的 pH 值环境中，防止药物的降解，常用的 pH 调节剂包括，盐酸和氢氧化钠，常用的缓冲剂包括磷酸盐缓冲剂和醋酸盐缓冲剂等。

包装材料相关的稳定化方法

包装材料不仅仅可增加药物制剂的美观，更为重要的是，适宜的包装材料对增加药物制剂的稳定性可产生重要的作用。适宜的包装材料可对药物制剂产生密闭作用，以防止水分、空气、光线等对药物制剂的可能产生的降解作用。药物制剂常用的容器材料有玻璃、金属、塑料、橡胶等。对于液体制剂而言，常选择玻璃或塑料作为其容器。玻璃性质较稳定，与药物及赋形剂发生相互作用的概率较低，塑料容器质轻、价格低廉，但有两向穿透性，有些药物能与塑料中的附加剂发生理化作用，或药液黏附在容器中。不同的塑料穿透性、附加剂成分不同，选用时应经过必要的试验，确认该塑料对药物制剂无影响才能使用。因此，在选择玻璃或塑料作为液体制剂容器时，一定要兼顾容器对药物制剂稳定性的影响。需要说明的是，即使是同一种类的包装材料，也会有不同的类型，例如，作为注射剂安瓿的玻璃可分为中性玻璃、含钡玻璃和含锆玻璃等，对于一般弱酸性或近中性的药物溶液，可选择中性玻璃，碱性药物溶液则选择含钡玻璃，含锆玻璃具有质量优的特点可代替中性玻璃。

对于固体制剂而言，常采用瓶装、袋装或铝塑包装等，因此，在具体使用时应认真筛选。

金属容器牢固、密封性能好，药物不易受污染。但易被氧化剂、酸性物质所腐蚀，选用时注意表面要涂环氧树脂层，以耐腐蚀。橡胶被用作塞子、垫圈、滴头等，使用时应注意橡皮塞与瓶中溶液接触可能吸收主药和防腐剂，需用该防腐剂浸泡后使用。橡皮塞用环氧树脂涂覆，可有效地阻止橡胶塞中成分溶入溶液中而产生白点，干扰药物分析。还应注意橡胶塞是否有与主药、抗氧剂相互作用，以保证药物制剂的质量。

改变剂型相关的稳定化方法

通过药物制剂的剂型改变增加药物制剂的稳定性，达到药物制剂稳定化的目的。例如，在水溶液中不稳定的药物，可尝试制备成固体制剂，如片剂、散剂、颗粒剂、胶囊剂等，若溶液型注射剂不稳定的药物，可考虑制备成注射用无菌粉针或冻干粉针等，某些易挥发的药物如硝酸甘油制成片剂时，发生内迁移，影响药物的含量均匀度，制成膜剂后，成膜材料对药物有物理包裹、避免内迁移等作用，采用剂型改变的方法，增加药物制剂的稳定性，达到稳定化的目的。

采用新型的制剂工艺技术或手段相关的稳定化方法

通过采用新型的制剂工艺技术或手段，使药物制剂的稳定性增加，达到药物制剂稳定化的目的。例如，采用直接压片的工艺，增加片剂中药物的稳定性；采用包衣的技术增加片剂的稳定性；采用包合物技术、微囊化技术、制备难溶性盐的技术等。上述技术和手段将有效弥补处方因素的不足，增加药物制剂的稳定性。β-环糊精包合物后，减小了水解速度，提高了稳定性。

（张 烜）

yàoyòng fǔliào

药用辅料（pharmaceutical excipients）

药物制剂中为解决制剂的成型性、有效性、稳定性、安全性加入处方中除活性成分（主药）以外的一切药用物料，或者说是药物制剂中除活性成分（主药）以外的一切附加材料。包括各种赋形剂、附加剂、基质等。辅料的来源很丰富，有天然的、合成的和半合成的。

药用辅料可从来源、化学结构、用途、剂型、给药途径进行分类。①按来源分类：可分为天然物、半合成物和全合成物。②按用于制备的剂型分类：可用于制备的药物制剂类型主要包括片剂、注射剂、胶囊剂、颗粒剂、眼用制剂、鼻用制剂、栓剂、丸剂、软膏剂、乳膏剂、吸入制剂、喷雾剂、气雾剂、凝胶剂、散剂、糖浆剂、搽剂、涂剂、涂膜剂、酊剂、贴剂、贴膏剂、口服溶液剂、口服混悬剂、口服乳剂、植入剂、膜剂、耳用制剂、冲洗剂、灌肠剂、合剂等。③按用途分类：可分为溶媒、抛射剂、增溶剂、助溶剂、乳化剂、着色剂、黏合剂、崩解剂、填充剂、润滑剂、润湿剂、渗透压调节剂、稳定剂、助流剂、抗结块剂、助压剂、矫味剂、抑菌剂、助悬剂、包衣剂（包衣材料）、成膜剂（成膜材料）、芳香剂、增黏剂、抗黏剂、抗氧剂、抗氧增效剂、螯合剂、渗透促进剂、空气置换剂、pH 调节剂、吸附剂、增塑剂、表面活性剂、发泡剂、消泡剂、增稠剂、包合剂（包合材料）、保护剂、保湿剂、柔软剂、吸收剂、稀释剂、絮凝剂与反絮凝剂、助滤剂、冷凝剂、基质（如滴丸基质、软膏基质、栓剂基质等）、载体材料等。④按给药途径分类：可分为口服、注射、黏膜、经皮或局部给药、经鼻或吸入给药和眼部给药等。同一药用辅料可用于不同给药途径，不同剂型，且有不同的用途。

药物制剂中使用的辅料种类较多，数量和比例相差悬殊，所以辅料能在多方面对药物制剂产生的影响。其作用是：①赋形或充当载体。②使药物易于贮运、方便使用。③增加药物的稳定性，提高货架指数，延长贮存期，从而实现大规模现代化生产。④降低药物的毒副作用，减少用药剂量。⑤增加药物的药理活性，使药物发挥更为理想的疗效。⑥控制和调节药物的释放速度，制得速释、缓释或控释药品。⑦改变药物的作用性质和给药途径，使同一药物通过不同的给药途径达到不同的治疗目的。⑧使药物制剂具有人们希望的理化性能。⑨增加患者用药的顺应性，使患者更易于接受。⑩通过开发新型功能性辅料，实现新工艺和新技术的应用，开发新型给药系统、新制剂和新产品，以达到提高制剂的质量、提高生物利用度、降低不良反应和提高疗效的目的。对辅料的要求是：对人体无毒害作用，副作用小，保证用药的安全性；化学性质稳定，不易受温度、pH 值、水分、保存时间等的影响；不与主药有配伍禁忌，不影响主药的疗效和质量检查，不与包装材料发生相互作用，尽可能用较小的用量发挥较大的作用。通过科学合理的辅料选用，可制得定时、定量、定位、速效、长效、高效、毒性小、副作用少、剂量小的新制剂。

药用辅料是药物制剂的基础材料和重要组成部分，是保证药物制剂生产和发展的物质基础，在制剂剂型和生产中起着关键的作用。它不仅赋予药物一定剂型，而且与提高药物的疗效、降低不良反应有很大的关系，其质量可靠性和多样性是保证剂型和制剂先进性的基础。

（曹德英　齐晓丹）

zēngróngjì

增溶剂（solubilizers）

用于增溶的药用表面活性剂。在存在表面活性剂胶体粒子的条件下，增大难溶性药物的溶解度并形成澄清溶液的过程称为增溶，如甲酚在水中的溶解度仅 3% 左右，但在肥皂溶液中却能增大 50%（即甲酚皂溶液），此处的肥皂即是增溶剂。被增溶的物质称为增溶质。对于以水为溶剂的药物，增溶剂的最适亲水亲油平衡值（HLB 值）为 15～18。常用的增溶剂有聚山梨酯类和聚氧乙烯脂肪酸酯类亲水性较强的表面活性剂。表面活性剂能增大难溶性药物的溶解度，一般认为是由于它能在水中形成表面活性剂胶束（或胶团）的结果。胶束是由表面活性剂的亲油基团向内（形成一极小油滴，非极性中心区）、亲水基团向外（非离子型的亲水基团从油滴表面以波状向四周伸入水相中）而成的球状体。整个胶束内部是非极性的，外部是极性的。由于胶束是微小的胶体粒子，其分散体系属于胶体溶液，从而可使难溶性药物被包藏或吸附，增大溶解量。胶束的内部与周围溶剂的介电常数不同，难溶性药物根据自身的物理化学性质，以不同方式与胶束相互作用，使药物分子分散在胶束中。对于非极性药物所含苯、甲苯等非极性分子的亲油性强，与增溶剂的亲油基团有较强的亲和能力，增溶时药物分子可钻到胶束内部（非极性中心区）而被包围在疏水基内部。对于极性药物，所含对羟基苯甲酚等极性占优势的分子能完全吸附于胶团表面的亲水基之间而被增溶。对于半极性药物，既有极性又有非极性部分，如水杨酸、甲酚、脂肪酸等，分子中非极性部分（如苯环）插入胶团的油滴（非极性中心区）中，极性部分（如酚羟基、羟基）则伸入表面活性剂的亲水基之间而被增溶。

增溶剂广泛用于难溶性药物的增溶，如甲酚皂溶液，其他如油溶性维生素、激素、抗生素、生物碱、挥发油等许多有机化合物，经增溶可制成适合治疗需要的较高浓度的澄清溶液。可供外用、内服、肌内或皮下注射等。常用的增溶剂是聚山梨酯类，它对非极性化合物和含极性基团化合物均能增溶。

（曹德英　齐晓丹）

zhùróngjì

助溶剂（hydrotropy agents）

加入难溶性药物中且能与其在溶剂中形成可溶性分子间的络合物、缔合物或复盐等，以增加难溶性药物溶解度的第三种物质。助溶剂可溶于水，多为低分子化合物，可与药物形成络合物，形成的络合物多为大分子。

助溶机制较复杂，许多机制尚不清楚，因此关于助溶剂的选择尚无明确的规律可循，一般只能根据药物的性质选用与其能形成水溶性的分子间络合物、复盐或缔合物的物质，它们可以被吸收或者在体液中能释放出药物，以便药物的吸收。注意助溶剂不是表面活性剂，因而与增溶剂相区别。

常用的助溶剂：①有机酸及其钠盐，如苯甲酸、苯甲酸钠、水杨酸、水杨酸钠、对氨基苯甲酸等。咖啡因与助溶剂苯甲酸钠形成安钠咖（苯甲酸钠咖啡因），溶解度由 1∶50 增大到 1∶1.2。②酰胺类化合物，如乌拉坦、尿素、酰胺、乙酰胺等。茶碱与助溶剂形成氨茶碱，溶解度由 1∶120 增大到 1∶5。③无机盐类，如硼砂、碘化钾等。碘在水中溶解度为 1∶2950，如加适量的碘化钾，可明显增加碘在水中溶解度，能配成含碘 5% 的水溶液。碘化钾为助溶剂，增加碘溶解度的机制是碘化钾（KI）与碘形成分子间的络合物 KI₃。

助溶剂在许多行业都有使用，在药物制剂中常用于增加难溶性药物的溶解度，在化工、食品学等多行业都有广泛的应用。

（曹德英　齐晓丹）

qiánróngjì
潜溶剂（co-dissolution agents）

能提高难溶性药物溶解度的某一比例的混合溶剂。通常药物在混合溶剂中的溶解度是各单一溶剂溶解度的相加平均值。当混合溶剂中各溶剂在某一比例时，药物的溶解度比在各单纯溶剂中溶解度出现极大值，这种现象称为潜溶。潜溶剂是混合溶剂的一种特殊的情况。混合溶剂是一些能与水任意比例混合，与水分子能形成氢键结合并能增加它们的介电常数，能增加难溶性药物溶解的那些溶剂。如乙醇、甘油、丙二醇、聚乙二醇等与水组成的混合溶剂。潜溶是多溶剂分子与溶质分子间相互作用的诸多因素（如化学的、电性的、结构的）综合作用的结果，是调整混合溶剂的介电常数、溶度参数、表面张力、分配系数等与溶解有关的特性参数，使与溶质的相应参数相近的过程，仍遵循"相似者相溶"的原理。例如，苯巴比妥在 90%

乙醇中有最大溶解度。潜溶剂不同于增溶剂和助溶剂，它主要是使用混合溶媒，根据不同的溶剂对药物分子的不同结构具有特殊亲和力的原理，能使药物在某一比例的混合溶剂中达到最大溶解度。其合适比例主要是根据实验过程的结果来确定合适。

（曹德英　齐晓丹）

zhùxuánjì
助悬剂（suspending agents）

加入混悬剂中的能增加分散介质的黏度以降低微粒的沉降速度或增加微粒亲水性，防止结晶转型来增加混悬剂稳定性的附加剂。助悬剂的种类较多，有低分子化合物、高分子化合物，甚至有些表面活性剂也可用作助悬剂。低分子助悬剂如甘油、糖浆剂等，在外用混悬剂中常加入甘油。高分子助悬剂主要包括以下 4 种。①天然的高分子助悬剂：主要是树胶类，如阿拉伯胶、西黄蓍胶、桃胶等。阿拉伯胶和西黄蓍胶可用其粉末或胶浆。还有植物多糖类，如海藻酸钠、琼脂、淀粉浆等。②合成或半合成高分子助悬剂：纤维素类，如甲基纤维素、羧甲基纤维素钠、羟丙基纤维素。其他如卡波姆、聚维酮、葡聚糖等。此类助悬剂大多数性质稳定，受 pH 值影响小，但注意某些助悬剂能与药物或其他附加剂有配伍变化。③硅皂土：是天然的含水硅酸铝，为灰黄或乳白色极细粉末，直径为 1～150μm，不溶于水或酸，但在水中膨胀，体积增加约 10 倍，形成高黏度并具触变性和假塑性的凝胶，在 pH>7 时，膨胀性更大，黏度更高，助悬效果更好。④触变胶：利用触变胶的触变性，即凝胶与溶胶恒温转变的性质，静置时形成凝胶防止微粒沉降，振摇时变为溶胶有利于倒出。使用

触变性助悬剂有利于混悬剂的稳定。单硬脂酸铝溶解于植物油中可形成典型的触变胶，一些具有塑性流动和假塑性流动的高分子化合物水溶液常具有触变性，可选择使用。混悬剂中常用的助悬剂有胶体二氧化硅、羧甲纤维素、海藻酸钠、羧甲纤维素钠等。

（曹德英　齐晓丹）

zēngniánjì
增黏剂（tackifiers）
液体制剂中起增加溶液黏度，以减慢药物扩散速率、延缓药物吸收的药用辅料。在液态药物制剂中加入某些水溶性高分子材料以增加其黏度，其黏度随着溶液浓度的增大而增加，黏度增加可以减慢药物的扩散速率，延缓药物的吸收，达到延长药物疗效的目的。增黏剂大多属于亲水性高分子化合物，按来源分为动物类、植物类、矿物类、合成类或半合成类。简单分可分为天然和合成两大类。天然品大多数是从含多糖类黏性物质的植物及海藻类制取，如淀粉、果胶、琼脂、明胶、海藻脂、角叉胶、糊精、黄蓍胶、多糖衍生物等；合成品有甲基纤维素、羧甲基纤维素等纤维素衍生物、淀粉衍生物、干酪素、聚丙烯酸钠、聚氧化乙烯、聚乙烯吡咯烷酮、聚乙烯醇、低分子聚乙烯蜡、聚丙烯酰胺等。

（曹德英　齐晓丹）

xùníngjì
絮凝剂（flocculating agents）

加入混悬剂中的能使混悬微粒形成疏松聚集体的电解质。混悬剂中的微粒由于分散度大而具有很大的总表面积，微粒具有很高的表面自由能，这种高能状态的微粒有降低表面由自能的趋势，这意味着微粒间要有一定的聚集。但由于微粒荷电，电荷的排斥力

阻碍了微粒产生聚集，只有加入适当的电解质，使 ξ 电位降低，以减小微粒间电荷的排斥力。ξ 电势降低一定程度后，混悬剂中的微粒形成疏松的絮状聚集体，使混悬剂处于稳定状态。为了得到稳定的混悬剂，一般应控制 ξ 电势在 $20\sim25mV$，使其恰好能产生絮凝作用。絮凝剂主要是具有不同价数的电解质，其中阴离子絮凝作用大于阳离子。电解质的絮凝效果与离子的价数有关，通常离子价数增加 1，絮凝效果增加 10 倍。常用的絮凝剂有枸橼酸盐、酒石酸盐、磷酸盐及氯化物等。与非絮凝状态比较，絮凝状态具有以下特点：沉降速度快，有明显的沉降面，沉降体积大，经振摇后能迅速恢复均匀的混悬状态。

（曹德英　齐晓丹）

fǎnxùníngjì

反絮凝剂（deflocculating agents）　加入混悬剂中，使动电位增高，絮凝程度减少的电解质。在混悬剂中由于混悬微粒表面游离基团的存在或吸附溶液中的离子而带有相同电荷的离子，同时反离子分布在它的周围。反离子在微粒表面或周围形成吸附层或扩散层，吸附层与扩散层外面正负离子分布均匀外的电位差称为动电位（zeta 电位）。调节动电位的电解质用量大时，可作为反絮凝剂。反絮凝主要用于解决微粒分散体系的物理稳定性问题。反絮凝剂主要用作混悬液的稳定剂和分散剂。混悬液中有大量固体微粒时，常易凝集成稠厚的糊状物而不易倾倒，加入适量电解质即反絮凝剂可增加其流动性。主要有枸橼酸钠、酒石酸盐、磷酸盐、碳酸盐、甘氨酸盐、琥珀酸镁、去氢胆酸钠等。其反絮凝作

用与盐的离子价成正比。反絮凝与絮凝比较有如下性质：粒子以单个状态存在；沉降速度较为缓慢；沉降物形成缓慢；沉积物紧密；外观美观。

（曹德英　齐晓丹）

fēnsànjì

分散剂（dispersing agents）　在分子内同时具有亲油性和亲水性两种相反性质的表面活性剂。用于胶体悬浮聚合，大致可以分成水溶性有机高分子物质和不溶于水的无机粉末两类。高分子分散剂的作用机制主要是吸附在液滴表面，形成一层保护膜，起保护胶体的作用，同时，介质的黏度增加，有碍于两液滴的结合；无机粉末分散剂的作用机制是细粉末吸附在液滴表面，起着机械隔离的作用。研磨时，加入分散剂，有助于颗粒粉碎并阻止已碎颗粒凝聚而保持分散体稳定。不溶于水的油性液体在高剪切力搅拌下，可分散成很小的液珠，停搅拌后，在界面张力的作用下很快分层，而加入分散剂后搅拌，则能形成稳定的乳浊液。其主要作用是降低液-液、固-液间的界面张力。因而分散剂也是表面活性剂。种类有阴离子型、阳离子型、非离子型、两性型和高分子型。阴离子型用得最多。

（曹德英　齐晓丹）

niánhéjì

黏合剂（adhesives）　加入到药物（或与药用辅料）粉末中，使它们相互间结合起来的黏性物质。某些药物粉末本身不具有黏性或黏性较小，为了使其黏合起来需加入黏性物质。黏合剂通常会根据片剂或颗粒剂生产工艺的不同有所区别。用于湿法制粒的黏合剂是亲水性的，这些黏合剂通常被溶解或分散于水中，从而形成

用于制粒的软材。用于直接压片法的干粉黏合剂必须有凝聚力和黏附力，从而在紧压下颗粒能够形成团块。

常用黏合剂：①淀粉浆是片剂中最常用的黏合剂，淀粉浆的制法主要有煮浆和冲浆两种方法。②羧甲基纤维素钠用作黏合剂，常用于可压性较差的药物。③羟丙基纤维素作湿法制粒的黏合剂，也可作为粉末直接压片的黏合剂。④甲基纤维素具有良好的水溶性，作为黏合剂使用。⑤乙基纤维素不溶于水，常利用乙基纤维素的这一特性，将其用于缓、控释制剂中（骨架型或膜控释型）。⑥羟丙基甲基纤维素是一种最为常用的薄膜衣材料。⑦其他黏合剂：如明胶溶液、蔗糖溶液、聚乙烯吡咯烷酮的水溶液或醇溶液。

（曹德英　齐晓丹）

bēngjiějì

崩解剂（disintegrants）　能使片剂在胃肠液中迅速裂碎成细小颗粒从而使功能成分迅速溶解吸收、发挥作用的物质。这类物质大都具有良好的吸水性和膨胀性，从而实现片剂的崩解。除了缓/控释片以及某些特殊用途的片剂以外，一般的片剂中都应加入崩解剂。崩解剂具有很强的吸水膨胀性，能够瓦解片剂的结合力，使片剂从一个整体的片状物裂碎成许多细小的颗粒，实现片剂的崩解，所以十分有利于片剂中主药的溶解和吸收。

片剂的崩解机制：①毛细管作用，能使片剂保持压制片的孔隙结构，形成易于润湿的毛细管通道，能被水润湿，与水接触后水能迅速随毛细管通道进入片剂内部，促使片剂崩解。②膨胀作用，由于吸水后充分膨胀，体积增大而使片剂崩解。③产气作用，

遇水产生气体，借气体的膨胀而使片剂崩解。④酶解作用，当加入某些酶时，遇水即能迅速崩解。

常用崩解剂包括以下几种。①干燥淀粉：为最常用的崩解剂。适用于水不溶性或微溶性药物的片剂。缺点是可压性较差，流动性不好，故用量不宜过多。②羧甲基淀粉钠：为优良的崩解剂。具良好的流动性和可压性；遇水后，体积可膨胀 200～300 倍；亦可作为直接压片的干燥黏合剂和崩解剂。适用于可溶性和不溶性药物。③低取代羟丙基纤维素：为良好的崩解剂。④泡腾崩解剂：通常由碳酸氢钠与枸橼酸或酒石酸组成，遇水产生二氧化碳气体而使片剂崩解。⑤表面活性剂：为辅助崩解剂。能增加药物的润湿性，促进水分的渗入，促进片剂崩解。

（曹德英　齐晓丹）

xīshìjì

稀释剂（diluents）　加入片剂、胶囊剂或颗粒剂中，用以增加制剂的重量和体积，利于制剂过程顺利进行的药用辅料。又称填充剂（filler）。主要作用是填充片剂的重量或体积，从而便于压片，由压片工艺、制剂设备等因素所决定，片剂的直径一般不能小于 6mm、片重多在 100mg 左右，如果片剂中的主药只有几毫克或几十毫克时，不加入适当的填充剂，将无法在工业上制成片剂，因此，稀释剂在这里起到了较为重要的、增加体积助其成型的作用。

常用的稀释剂大多数为活性较低的水溶性或亲水性物质，主要有淀粉类、糖类、纤维素类和无机盐类等。常用的稀释剂品种如下。①淀粉：比较常用的是玉米淀粉，为片剂最常用的辅料。淀粉的可压性较差，若单独作用，

会使压出的药片过于松散。淀粉的性质稳定，可与大多数药物配伍，吸湿性小，外观色泽好，价格便宜。②糖粉：结晶性蔗糖经低温干燥、粉碎而成的白色粉末。优点是黏合力强，可用来增加片剂的硬度，使片剂的表面光滑美观，缺点是吸湿性较强，长期贮存，会使片剂的硬度过大，崩解或溶出困难，除口含片或可溶性片剂外，一般不单独使用，常与糊精、淀粉配合使用。③糊精：淀粉水解的中间产物，在冷水中溶解较慢，较易溶于热水，不溶于乙醇。具有较强的黏结性，使用不当会使片面出现麻点、水印及造成片剂崩解或溶出迟缓；如果在含量测定时粉碎与提取不充分，将会影响测定结果的准确性和重现性，所以，很少单独使用糊精，常与糖粉、淀粉配合使用。④乳糖：是一种优良的片剂填充剂。其流动性、可压性良好，可供粉末直接压片使用。⑤可压性淀粉：又称预胶化淀粉，具有良好的流动性、可压性、自身润滑性和干黏合性，并有较好的崩解作用。⑥微晶纤维素（MCC）：具有良好的可压性，有较强的结合力，可作为粉末直接压片的"干黏合剂"使用。⑦无机盐类：如硫酸钙、磷酸氢钙，在片剂辅料中常使用二水硫酸钙。但应注意硫酸钙对某些主药（四环素类药物）的吸收有干扰，此时不宜使用。⑧甘露醇：较适于制备咀嚼片。

（曹德英　齐晓丹）

rùnhuájì

润滑剂（lubricants）　能降低颗粒或片剂与冲模壁间摩擦力的药用辅料。润滑剂的作用：可防止摩擦力大而使压片困难；可使压片时压力分布均匀，并使片剂的

密度均匀；将片剂由模孔中推出所需之力减小；还可改善片剂的外观，使片剂表面光亮、平整。

固体粉末状润滑剂应磨为细粉，能通过细筛（如 200 目筛），因为润滑作用与润滑剂的比表面有关。某些润滑剂（如硬脂酸镁）与颗粒混合时，因混合时的剪切作用，可使其比表面增加，因此应控制混合的条件。

润滑剂包括疏水性润滑剂和水溶性润滑剂两类。①疏水性润滑剂：常用的润滑剂多不溶于水，而且多数有较强的疏水性，如硬脂酸、硬脂酸镁、硬脂酸钙等。制剂中最常用硬脂酸镁为润滑剂，其润滑作用良好，可显著降低片剂的推片力，并有防止粘冲作用，可明显改善片剂的外观。硬脂酸镁有较强的疏水性，接触角为 121°，如使用不当，可使片剂的疏水性增强，影响水润湿片剂，影响片剂的崩解和药物的溶出度；它还影响片剂的硬度等。硬脂酸钙的性质与硬脂酸镁相似。硬脂酸也有良好的润滑作用，但较硬脂酸镁稍弱，硬脂酸也有较强疏水性，但其接触角较硬脂酸镁等小，对片剂成型及崩解和药物溶出的不良影响相对较小；为脂肪酸，可能与碱性药发生反应。其他如液状石蜡、石蜡、单硬脂酸甘油酯、单棕榈酸甘油酯等也可用为润滑剂。要注意烃类化合物的疏水性极强，应慎用。②水溶性润滑剂：为制成溶液片（或泡腾片、分散片）等，不妨碍片剂崩解，可供选用的水溶性润滑剂有硼酸、苯甲酸钠、醋酸钠、氯化钠、聚氧乙烯单硬脂酸酯、聚氧乙烯月桂醇醚、DL-亮氨酸、月桂硫酸钠、月桂醇硫酸镁、聚乙二醇 4000 或 6000。

（曹德英　齐晓丹）

rùnshījì

润湿剂 (moistening agents)

使液体易于散布在固体表面，以使液体更易被固体吸附或吸收的药用辅料。在制备疏水性药物的液体制剂时，加润湿剂以使疏水性药物易于被所用溶剂润湿。润湿剂通过降低其表面张力或界面张力，使水能展开在疏水性药物表面上，或透入其表面，而把物料润湿。许多疏水性药物，如硫黄、甾醇类、阿司匹林等不易被水润湿，加之微粒表面吸附有空气，给制备混悬剂带来困难，这时应加入润湿剂，润湿剂可被吸附于微粒表面，增加其亲水性，产生较好的分散效果。常用的有甘油、乙醇、表面活性剂等，润湿效果以表面活性剂最好。最常用的润湿剂是亲水亲油平衡值在7~11的表面活性剂，如聚山梨酯类、聚氧乙烯蓖麻油类、泊洛沙姆等。

(曹德英　齐晓丹)

zhùliújì

助流剂 (glidants)

加入到片剂处方中用于增加压片物料的流动性、降低颗粒（或粉末）间的摩擦、改善物料流动性使物料能及时"饲料"的药用辅料。有时它还可帮助压片前颗粒在模孔内重新排列。最常用的助流剂为滑石粉；微粉硅胶，又称胶态二氧化硅，其粒子极细，难于测定，往往用比表面积表示，其助流作用好。使用微粉硅胶时，应控制其比表面积，优质品的比表面积很大（>200m²/g），而且助流作用及用量与其比表面相关。

(曹德英　齐晓丹)

zēngsùjì

增塑剂 (plasticizers)

在胶囊壳或包衣膜中起增加囊壳或成膜材料的可塑性药用辅料。一些成膜材料在温度降低后，物理性质发生变化，其大分子的可动性变小，使衣层硬而脆，缺乏必要的柔韧性，因而容易破碎，如丙烯酸树脂类。增塑剂可降低玻璃转变温度，使衣层柔韧性增加。常用的增塑剂多为无定形聚合物，分子量相对较大，并与成膜材料有较强亲和力。不溶于水的增塑剂有利于降低衣层的透水性，从而增加制剂稳定性，但应考虑增塑剂与成膜材料的互溶性及分子间的作用力。增塑剂用量过多时可能影响崩解和溶出。

增塑剂的作用机制是增塑剂分子插入到聚合物分子链之间，削弱了聚合物分子链间的应力，结果增加了聚合物分子链的移动性、降低了聚合物分子链的结晶度，从而使聚合物的塑性增加，即对抗塑化作用的主要因素——聚合物分子链间的应力和聚合物的分子链结晶度，而它们则取决于聚合物的化学结构和物理结构。

常用的水溶性增塑剂有甘油、聚乙二醇、甘油三醋酸酯，甘油三醋酸酯在丙烯酸树脂的包衣处方中经常应用；常用的水不溶性增塑剂有蓖麻油、乙酰单甘油酸酯、邻苯二甲酸酯类等。增塑剂的用量根据成膜材料的刚性而定，刚性大，增塑剂用量应多，反之则少。

(曹德英　齐晓丹)

kàngniánjì

抗黏剂 (anti-adherent agents)

防止原辅料粘于冲头表面，以保证压片操作的顺利进行及片剂表面光洁的药用辅料。"粘冲"是压片时常发生的问题，受"粘冲"影响，片面光洁度差，重者表层脱落。解决"粘冲"问题，除改进设备和工艺外，选择适宜的抗黏剂十分重要。如滑石粉加二甲硅油等是常用的优良的抗黏剂。也可直接将二甲硅油喷于颗粒上直接压片。片剂冲模在清洁后，涂上一层二甲硅油也能解决部分品种"粘冲"问题。

(曹德英　齐晓丹)

zhēguāngjì

遮光剂 (sunscreens)

为了避免光线对药物稳定性的影响，在包衣材料加入的药用辅料。遮光剂（如二氧化钛）可防止光对药物的催化氧化，增加光敏性药物的稳定性。对光不稳定的药物易发生光解反应，使药物活性下降。光促反应为放热反应，在溶液状态和有氧的条件下更易发生；光促反应不仅可产生降解物，也可以产生聚合，其反应速度与溶液的 pH 值及药物本身的结构有关。如维生素类药物、喹诺酮类药物、硝普钠、二氢吡啶类药物等。二氧化钛是工业上广泛应用的白色颜料，其配制成产品时能赋予极高的不透明度，并为了保持材料具有最高的不透明性，所以应以制成极细粉末来使用，利用二氧化钛对紫外光的散射或反射作用来减少紫外线对药物的侵害。

(曹德英　齐晓丹)

pāoguāngjì

抛光剂 (polishs)

片剂或胶囊包衣时，为了增加片剂或胶囊剂的光泽和表面的防水性而加入的药用辅料。最常用材料为巴西棕榈蜡或川蜡，用前需精制，每万片用 3~5g，操作时，将川蜡细粉加入包完色衣的片剂中，由于片剂间和片剂与锅壁间的摩擦作用，使糖衣表面产生光泽。如在川蜡中加入 2%硅油（称保光剂）则可使片面更加光亮。取出包衣片干燥 24 小时后即可包装。使用抛光剂可以使糖衣片色泽表面光亮美观，并有防潮作用，确保糖衣片在贮存期内不脱色、不吸潮、不发霉。

（曹德英　齐晓丹）

tiáowèijì

调味剂（condiments）　药物制剂中用于掩盖药物的不良嗅味和改进药剂的味道而添加的药用辅料。包括改善味觉和嗅觉的物质。狭义来讲，调味剂主要指改善味觉的物质，如甜味剂。味觉器官是舌上的味蕾，嗅觉器官是鼻腔中的嗅觉细胞，调味与人的味觉和嗅觉有密切关系。从生理学角度看，调味也应能矫臭。调味剂的种类很多，主要包括甜味剂（主要是糖、阿斯巴甜、糖精等）、酸味剂及芳香剂等。多用于儿童用药，如适于儿童用果味型片剂因加入了糖和果味香料而香甜可口，便于服用，适用于周岁以上的小儿服用。也用于咀嚼片、泡腾片或溶液片中，这些片需要考虑口味问题，就要加入调味剂。

（曹德英　齐晓丹）

jiǎochòujì

矫臭剂（deodorants）　为掩盖和矫正药物的不良嗅味而加入到药物制剂中的药用辅料。多以芳香剂为主。矫臭剂的选用应注意以下几点。①对苦味：以生物碱、苷类、抗生素、抗组胺类药物苦味较大，可用巧克力型香味、复方薄荷制剂等加上甜味剂来掩盖。在苦味矫正时，应注意苦味的残留性，加味精能缩短苦味残留时间，具有健胃功能的药物制剂中不得加矫味剂。②对涩味、酸味与刺激性药物：宜选择增加黏度的胶浆剂和甜味剂加以矫正。③对咸味：卤族盐类药物多具咸味，含芳香成分的糖浆对咸味有较好的掩盖能力。④对治疗某些特殊疾病的制剂，如治疗糖尿病的制剂使用矫味剂矫味时不能用

蔗糖，可以用木糖醇、山梨醇、麦芽糖醇、甜菊糖苷等甜味剂。

（曹德英　齐晓丹）

fāngxiāngjì

芳香剂（aromatic）　药物制剂中添加少量香料和香精以改善制剂的气味，使患者更易于接受，增加顺应性的药用辅料。可分天然香料和人工香料两大类。天然香料包括植物中提取的芳香性挥发油如柠檬、薄荷挥发油等以及它们的制剂如薄荷水、复方橙皮醑等，动物性香料如麝香、灵猫香等。人工合成香料如醇、醛、酮、酸、酯等香料，使用最多的是酯类。香精又称调和香料，其组成包括天然香料、人工合成香料及一定量的溶剂，如苹果香精、橘子香精、香蕉香精等。

（曹德英　齐晓丹）

tiánwèijì

甜味剂（sweeteners）　以赋予制剂甜味为目的的矫味剂。制剂中使用的甜味剂很多，包括天然的和合成的两大类。天然的甜味剂蔗糖和单糖浆应用最广泛，具有芳香味的果汁糖浆如橙皮糖浆及桂皮糖浆等不但能矫味，也能矫臭。甘油、山梨醇、甘露醇等也可作甜味剂。

天然甜味剂甜菊苷，为微黄白色粉末、无臭、有清凉甜味，甜度比蔗糖大约300倍，在水中溶解度（25℃）为1∶10，pH值4～10时加热也不被水解。甜菊苷甜味持久且不被吸收，但甜中带苦，故常与蔗糖和糖精钠合用。

合成的甜味剂有糖精钠，甜度为蔗糖的200～700倍，易溶于水，但水溶液不稳定，长期放置甜度降低。常与单糖浆、蔗糖和甜菊苷合用，常作咸味的矫味剂。阿司帕坦（又称阿斯巴甜），也称蛋白糖、天冬甜精，为二肽类

甜味剂，甜度比蔗糖高150～200倍，不致龋病，可以有效地降低热量，适用于糖尿病、肥胖症患者使用。

（曹德英　齐晓丹）

dāntángjiāng

单糖浆（simple syrups）　浓度为85%（g/ml）的蔗糖近饱和水溶液。不含任何药物，除可供制备药用糖浆的原料外，还可作为矫味剂、助悬剂、黏合剂和糖衣片的糖衣层的包衣材料。

制备单糖浆通常使用加热溶解法，但是加热温度不易过高，时间不宜过长，以防蔗糖焦化与转化，而影响产品质量。制备糖浆剂所用的原料蔗糖应符合药典规定。蔗糖属于双糖类。其水溶液较稳定，但在有酸的存在下，加热后易转化水解生成转化糖（葡萄糖与果糖）。此两种单糖在糖浆剂中都随加热时间的长短而或多或少的存在。转化糖具有还原性，可延缓某些易氧化药物的氧化变质。但转化糖过多对糖浆的稳定性也有一定的影响。故有的药典规定转化糖不得超过0.3%。

（曹德英　齐晓丹）

yǎnbìjì

掩蔽剂（masking agents）　药物制剂中加入的能干扰味蕾的味觉，控制药物向味蕾的扩散，起矫味作用的药用辅料。明胶液具黏稠、缓和的性质，可以干扰味蕾的味觉因而能矫味，所以往往在稀薄溶液内加胶类增稠，控制药物向味蕾的扩散，常用于掩蔽苦味。常用的掩蔽剂有淀粉、阿拉伯胶、西黄蓍胶、羧甲基纤维素、甲基纤维素、海藻酸钠等。卡波姆用碱性物质中和，使羧基离子化而带负电荷，在负电荷的相互作用下使分子链弥散伸展，呈极大膨胀状态，并具黏性。氧化镁、

氢氧化铝在水中部分溶解形成胶体状物质，能起到良好的掩蔽苦味的作用，但碱性较大。在胶浆剂中加甜味剂（如加 0.02% 糖精钠）可增加胶浆剂的矫味能力；若加 0.1% 谷氨酸钠（味精）时，可使苦味的滞留时间缩短。

（曹德英　齐晓丹）

suānwèijì

酸味剂（acidulants）　加入到药物制剂中以掩盖苦味、咸味等不良嗅味的矫味剂。常与甜味剂配合使用。除去调酸味以外，兼有提高酸度、改善食品风味、抑制菌类（防腐）、防褐变、缓冲、螯合等作用。中国批准许可使用的酸味剂有柠檬酸、乳酸、磷酸、酒石酸、苹果酸、偏酒石酸、乙酸、盐酸、己二酸、富马酸、氢氧化钠、碳酸钾、碳酸钠、柠檬酸钠、柠檬酸三钾、碳酸氢二钠、柠檬酸一钠等 17 种。酸味剂按照其组成分为有机酸和无机酸两大类。酸味与甜味、咸味、苦味等味觉可以互相影响，甜味与酸味易互相抵消，酸味与咸味、酸味与苦味难于相互抵消。酸味与某些苦味物质或收敛性物质（如单宁）混合，则能使酸味增强。

食品中天然存在的主要是有机酸，如柠檬酸、酒石酸、苹果酸、延胡索酸、乳酸、葡萄糖酸等；无机酸如磷酸等。酸味剂按其酸味可以分为以下几类。①令人愉快的：如柠檬酸、抗坏血酸、葡萄糖酸、L-苹果酸。②带有苦味的：如 DL-苹果酸。③带有涩味的：如酒石酸、乳酸、延胡索酸、磷酸。④有刺激性气味的：乙酸等。⑤有鲜味的：如谷氨酸。

（曹德英　齐晓丹）

zhuósèjì

着色剂（colorants）　有些药物制剂本身无色，但为了心理治疗上的需要或某些目的有时需加入到制剂中进行调色的药用辅料。着色剂能改善制剂的外观颜色，可用来识别制剂的浓度、区分应用方法和减少患者对服药的厌恶感。尤其是选用的颜色与矫味剂能够配合协调时，更易为患者所接受。

着色剂主要包括天然色素和合成色素。①天然色素。常用的有植物性天然色素和矿物性天然色素，可以作为食品和内服制剂的着色剂。中国允许使用的天然色素：红色的有苏木、甜菜红、胭脂虫红等；黄色的有姜黄、胡萝卜素等；蓝色的有松叶兰、乌饭树叶；绿色的有叶绿酸铜钠盐；棕色的有焦糖等；矿物性的如氧化铁（棕红色）。②合成色素。特点是色泽鲜艳，价格低廉，大多数毒性比较大，用量不宜过多。中国批准的内服合成色素有苋菜红、柠檬黄、胭脂红、胭脂蓝和日落黄，通常配成 1% 贮备液使用，用量不得超过万分之一。外用色素有伊红、品红、亚甲蓝、苏丹黄 G 等。中国允许使用的化学合成色素有苋菜红、胭脂红、赤藓红、新红、柠檬黄、日落黄、靛蓝、亮蓝，以及为增强上述水溶性酸性色素在油脂中分散性的各种色素。

中国食品中允许使用的合成着色剂有 10 种。天然着色剂多以植物性着色剂为主，不仅安全，而且许多天然着色剂具有一定营养价值和生理活性。如广泛用于果汁饮料的 β-胡萝卜素着色剂，不仅是维生素 A 原，还具有很明显的抗氧化、抗衰老等保健功能。用于各种食品着色的红曲红色素还具有明显的降血压作用。随着人们对食品添加剂安全性意识的提高，大力发展天然、营养、多功能的天然着色剂已成为着色剂的发展方向。

（曹德英　齐晓丹）

shēngwù niánfùjì

生物黏附剂（biological adhesives）　在片剂、膜剂、软膏、凝胶等剂型中，在用于口腔、鼻、眼、阴道或消化道表皮细胞黏膜产生黏附作用的药用辅料。在药剂学中的生物黏附即是指某些高分子聚合物作用于口腔、鼻、眼、阴道或消化道表皮细胞黏膜产生黏附的状态。黏膜可分泌黏液，其主要成分为黏糖蛋白、糖蛋白、类脂、无机盐、水等，而黏糖蛋白可使黏液具有胶状、凝聚和黏合等特性。机体组织黏膜表面良好的润湿条件使可溶胀的聚合物材料与之产生紧密接触，黏附材料的分子链段嵌入细胞间隙或与黏液中的黏性链段互相穿透，通过机械嵌合、共价键、静电吸引力、范德瓦尔斯力、氢键、疏水键等综合作用，聚合物与黏膜紧密结合在一起，从而产生生物黏附现象，并可维持相当长时间。黏附力强度与聚合物材料的电荷密度、分子量、分子空间构型、溶胀度、溶解度和浓度有关。此外，聚合物的表面极性、链段的柔顺性、用药部位的 pH 值、黏液量等也会产生一定影响。常用的黏附材料有淀粉、多聚糖等天然高分子材料；脱乙酰壳多糖、羟丙基甲基纤维素、羧甲基纤维素钠等半合成高分子材料；聚乙烯醇、卡波姆、聚羧乙烯等合成类高分子材料。

在生物黏附作用基础上研制出来的一种新型药物释放系统被称为生物黏附释药系统。生物黏附释药系统的作用部位可以是各种腔道表皮细胞黏膜或皮肤表层，包括口腔、鼻腔、眼、阴道、表皮等。生物黏附制剂的剂型可以是片剂、膜剂、棒剂、粉剂、软膏、凝胶等。

（曹德英 齐晓丹）

增光剂（brighteners）

zēngguāngjì

片剂包糖衣或薄膜衣时加入或加入到胶囊壳中，可以使衣层或囊壳增加光泽的药用辅料。如聚乙二醇4000、聚乙二醇6000、硅油、十二烷基磺酸钠等。特点：①良好的内外润滑性能和表面光亮性。②良好的互熔性和防黏性。③对颜料、填料具有良好的分散性。④可提高制剂表面的鲜艳度和光亮度。⑤具有高熔点和在熔融体中低黏度的独特性质及很好的迁移性。

（曹德英 齐晓丹）

渗透压调节剂（osmotic pressure modifiers）

shèntòuyā tiáojiéjì

加入注射剂或滴眼剂中，用于调节溶液的渗透压与血浆渗透压相等，以保证注射液的使用安全而加入的药用辅料。维持血浆的渗透压，不仅是细胞生存所必需，而且与保持体内水分平衡有关，故注射剂的渗透压应尽量与血浆相等。凡与血浆、泪液具有相同渗透压的溶液称为等渗溶液，如0.9%氯化钠溶液和5%葡萄糖注射液。注入高渗溶液，红细胞因水分渗出而发生细胞萎缩，然而机体对渗透压具有一定的调节功能，只要输入量不太大，速度不太快，不致产生不良影响。故临床上静脉注入10%或50%葡萄糖等高渗溶液是无害的。但是大量注入低渗溶液，有可能导致溶血现象，必须避免，0.45%氯化钠溶液发生溶血，0.35%氯化钠溶液可完全溶血。脊椎腔内注射，必须用等渗溶液。

常用渗透压调节剂有葡萄糖、氯化钠、磷酸盐或枸橼酸盐等。

最常用的调节等渗的计算方法：冰点降低数据法和氯化钠等渗当量法。①冰点降低数据法：血浆冰点为-0.52℃，任何溶液，其冰点降低为-0.52℃，与血浆等渗。②氯化钠等渗当量法：氯化钠等渗当量指1g药物呈现的等渗效应相当于氯化钠的克数。

有些等渗溶液（硼酸、盐酸麻黄碱、盐酸可卡因、盐酸乙基吗啡）不能使红细胞的体积和形态保持正常。

（曹德英 齐晓丹）

等张调节剂（isotonic regulators）

děngzhāng tiáojiéjì

在注射剂中加入的使红细胞保持正常的体积和形态，不发生溶血和变形的用以调节溶液与红细胞张力相等的药用辅料。常用氯化钠、葡萄糖调节。等张溶液是指不引起红细胞膜变形的溶液，这个概念是从生理角度考虑的。在等张溶液中如0.9%氯化钠溶液既是等渗溶液又是等张溶液，红细胞不会发生体积变化，也不会发生溶血。红细胞膜对于此种溶液，可视为理想的半透膜。如将红细胞放入2%氯化钠溶液中，细胞内水分通过细胞膜向外渗透，使细胞外液稀释，直到细胞内外的有效浓度相等时为止。这种现象导致红细胞萎缩，这个浓度的盐溶液对红细胞来说是高张溶液。如将红细胞放入0.2%氯化钠溶液中，水分就进入细胞中，致使细胞肿胀、破裂而溶血，它对红细胞来说，是低张溶液。只有那些和生物细胞实际接触时保证细胞功能和结构正常的溶液才是等张溶液。由于决定溶液是否等张时使用的生物细胞种类的不同，对某一类细胞等张的溶液，而对另一类细胞就不一定是等张，

一般说的等张溶液是相对红细胞而言。

（曹德英 齐晓丹）

稳定剂（stabilizers）

wěndìngjì

能增加溶液、胶体、固体等剂型的稳定性能的药用辅料。虽非药用活性成分，但在制剂稳定性与贮存药品中有重要意义。它可以减慢反应，保持化学平衡，降低表面张力，降低沉降速度，防止光、热分解或氧化分解等。广义的化学稳定剂来源广泛，根据处方设计者的设计目的，可以灵活使用任何化学物质以达到制剂产品品质稳定的目的。如混悬剂中的助悬剂、润湿剂；阿司匹林片剂中加入的酒石酸；注射剂中加入的金属离子螯合剂等，均为制剂稳定剂。在使用稳定剂时，要严格权衡安全性与稳定性间的利害关系。

常用的稳定剂包括抗氧剂、惰性气体、螯合剂、pH调节剂、缓冲剂等类型。每个类型中又包含不同的辅料品种。抗氧剂的目的是防止药物氧化反应的发生。因此，在处方中加入抗氧剂作为稳定剂，主要是解决制剂中药物的氧化问题。抗氧剂可分为水溶性抗氧剂（亚硫酸盐类，抗坏血酸衍生物，硫代衍生物）和油溶性抗氧剂（如丁基羟基茴香醚BHA、二丁基羟基甲苯BHT等），其中油溶性抗氧剂具有阻化剂作用。此外，酒石酸、枸橼酸、磷酸等能增强抗氧剂的效果；氨基酸类抗氧剂也在使用，如半胱氨酸、蛋氨酸等。惰性气体是所产生的作用也是抑制氧化反应的发生，常采用通入惰性气体置换空气或空气中的氧气，以防止氧化反应。常用的惰性气体主要包括氮气和二氧化碳等。需要指出的是，惰性气体不会作为辅料在处

方中出现，但是，可以在制备工艺中加以说明和描述。螯合剂主要针对金属离子，防止金属离子的催化反应，常见的螯合剂包括依地酸盐等。需要说明的是，鉴于螯合剂，尤其是依地酸二钠具有络合体内钙离子，可能存在潜在的造成骨质疏松的风险，目前已不建议加入。若需要在制剂中需要添加螯合剂，可酌情使用依地酸钙盐。pH 调节剂与缓冲剂主要是用于调节溶液的 pH 值，使药物处于最稳定的 pH 值环境中，防止药物的降解，常用的 pH 调节剂包括盐酸和氢氧化钠。此外，还可以采用缓冲盐调节 pH 值，常用的缓冲剂包括磷酸盐缓冲剂和醋酸盐缓冲剂等。抑菌剂的使用：对于多剂量液体制剂，如糖浆剂、合剂、滴鼻剂、滴眼剂等液体制剂，需加入抑菌剂来解决在使用过程中的染菌问题，常用的抑菌剂有：醇类及其取代的卤代衍生物，如乙醇、苯甲醇、甘油、三氯叔丁醇等；苯甲酸衍生物及其酯类，如尼泊金类、苯甲酸类；酚类，如苯酚、甲酚、麝香草酚等；季铵盐类，如苯扎溴铵等；有机汞类，如硫柳汞、硝酸苯汞、醋酸苯汞等。需要说明的是，对于注射剂，尤其是输液，是不能添加抑菌剂的。对于某些光不稳定的药物，若制备片剂时，除在包装上需要注意以外，还可以通过在包衣液中添加避光剂，如二氧化钛，以包衣的方式增加光敏感药物的稳定性。

（曹德英 齐晓丹）

yùhùn fǔliào

预混辅料（premixed excipients）

将多种单一辅料按一定的配方比例，以一定的生产工艺预先混合均匀，作为一个辅料整体在制剂中使用，发挥其独特作用的药用辅料。其本身就是一个完整制剂配方，给使用者带来便利和赋予该辅料某些特殊的功效。

预混辅料的特点：①多种辅料的混合。常用的辅料一般都是单一的化合物，种类十分的丰富。而预混辅料则是多种辅料经过一定的工艺混合在一起，成为一种具有特定功能且表观上均一的辅料。例如，一个简单的胃溶型薄膜包衣辅料，包含了成膜材料、增塑剂和一定量的色素等，外观上是颜色一致的均匀粉末，而在使用时，也完全同单一辅料一样简单方便。预混辅料根据其生产工艺的不同，大多数只是发生了物理形态的变化，而没有出现化学反应，其中的每一种单一辅料都保持着原有的化学性质，所以其毒副作用和安全性都没有变化。②多种功能的集合。每一种辅料都有其独自的特点，在一个完整的制剂中发挥着各自的作用，但不是每一种所需的功能，都能轻易地找到某种单一的辅料加以利用，这时集合多种功能于一身的预混辅料，就可以充分发挥作用。如羟丙基甲基纤维素是一种常用的药用辅料，低黏度的羟丙基甲基纤维素可以用作包衣材料，但单独使用有一些缺陷，如附着力差，经常在片芯表面发生桥接现象，易出现裂缝等；聚乙二醇也是一种药用辅料，常作为成膜材料的增塑剂，把两者按一定比例预先混合在一起使用，就成为一种简单易用且性能优良的预混包衣辅料。同样，在这个预混包衣辅料中加入其他合适的辅料，还可以使它具有强大的防潮功能、绚丽的外观、芳香的气味、清凉的口感等各种性能，更重要的是还可以使药物达到肠溶或控缓释的功能。

（曹德英 齐晓丹）

bāoyī cáiliào

包衣材料（coating materials）

能在固体制剂表面形成数微米厚的连续薄膜层的材料。选用适宜的包衣材料进行包衣，可达到隔离空气、防湿避光、防止药物在胃肠道的破坏或刺激性、掩盖药物不良臭味、改善外观、延缓或控制药物释放等目的。包衣材料的种类随包衣类型的不同而不同，主要有糖包衣材料和薄膜包衣材料两大类。

糖包衣材料　主要以浓糖浆为主，按包衣工序可分为以下几类。①隔离层衣料：作用是防止糖包衣过程中水分浸入片芯。多为水不溶性成膜材料，常用的有玉米朊、虫胶、邻苯二甲酸醋酸纤维素等。②粉衣层衣料：作用是消除片芯棱角，使形成平滑表面。主要包括黏附溶液和撒粉，黏附溶液常用的是糖浆、明胶胶浆或其混合液。撒粉常用的是滑石粉、碳酸钙、硫酸钙和高岭土等。③糖衣层衣料：作用是增加衣层的牢固性和甜味，多为浓糖浆（60%～70%）。④有色糖衣层衣料：主要作用是增加美观、便于识别或遮光。为含有食用色素或遮光剂如二氧化钛的稀糖浆。⑤抛光衣料：作用是使表面光滑、美观，兼有防潮作用。一般为川蜡粉、巴西棕榈蜡等，也可加入少量硅油。

薄膜包衣材料　主要为丙烯酸、纤维素等高分子聚合物材料。具有可选材料多，增重少（仅2%～4%），包衣时间短（一般仅需2～3小时），操作简便，外观好，不影响片芯标记，不影响崩解时间，以及不易发霉等特点，广泛用于片剂、丸剂、胶囊剂、颗粒剂等剂型中，以提高制剂质量、拓宽医疗用途。按溶解性能和用途可分为水溶性包衣材料、肠溶性包衣材料和水不溶性包衣材料。

根据药物的理化性质、用药目的、包衣制剂的具体要求选择包衣材料。如要求药物在胃内迅速释放，应选择水溶性或糖包衣材料。含片的包衣不仅要考虑口感还要考虑口腔溶解的问题，也应选择水溶性包衣材料。药物在胃中不稳定或对胃有刺激性，应选用肠溶性包衣材料，如阿司匹林肠溶片。要求药物缓慢释放，应选用水不溶性包衣材料，还应加入适宜的致孔剂、增塑剂、抗黏剂等以保证包衣膜具有要求的释放速度、硬度和柔韧性。因此为了得到理想的包衣，通常需要3种甚至更多的辅料，通过实验设计包衣配方，配制包衣液再使用，操作繁琐，21世纪初各种薄膜包衣预混剂的上市，不仅简化了生产工艺，而且可获得更高的包衣质量。

薄膜包衣预混剂：将多种单一辅料按最优化的配比、以一定的生产工艺预先混合均匀，并赋予其特定的功能，使用时只需根据用量称取，将其直接溶解在溶剂中搅拌均匀即可。薄膜包衣预混剂的种类很多，包括胃溶型、肠溶型和缓控释型等，在每一类中又有不同的配方，适合多种需求。常用的有：①苏丽丝®（Surelease®）为一种具氨气味的乙基纤维素水分散体，总固含量为25%。②Aquacoat®是市售的另一种乙基纤维素水分散体，也是美国食品药品管理局批准的第一个胶态水分散体。③欧巴代®（OPADRY®）是以羟丙甲纤维素、羟丙基纤维素、乙基纤维素等高分子聚合物为主要成膜材料，辅以聚乙二醇、丙二醇、枸橼酸三乙酯等

作为增塑剂，再加入着色剂而制成的粉末状固体包衣预混剂。

（吴琼珠）

shuǐróngxìng bāoyī cáiliào

水溶性包衣材料（water soluble coating materials）

能在水、胃肠液中溶解的高分子聚合物材料。其实质是在胃部溶解或崩解而释放药物，故又称胃溶型包衣材料。水溶性包衣材料不属于功能性包衣材料，在包衣材料中最普通，也最有市场，主要作用是掩味、避光、防潮、延长保质期、改善外观、提高药品档次等。

常用的水溶性包衣材料如下。①纤维素衍生物类：羟丙甲纤维素是使用最广泛的水溶型包衣材料，分速溶型和热溶型二种。羟丙甲纤维素成膜性能好，既可溶于有机溶剂或混合溶剂，也能溶于水，衣膜在热、光、空气及一定的湿度下稳定。常用的还有羟丙基纤维素、甲基纤维素等。②均聚物类：聚乙烯醇具有较好的水蒸气和氧气阻断能力而被大量使用，但因在室温条件下不溶于水，一般采用20%左右的水分散体进行包衣。③共聚物类：常用的是丙烯酸树脂类，如Eudragit E为甲基丙烯酸甲或丁酯与它的二甲氨乙酯的共聚物，因其仲氨基遇酸成盐，故有良好的胃溶性。④胃溶型薄膜包衣预混剂主要以羟丙甲纤维素、羟丙基纤维素等为主要成膜材料，加入增塑剂如柠檬酸三乙酯等，采用适量防潮材料，根据包衣片芯等特殊要求调整配入不同种类的药用色素制成的即用型固体粉末状复合包衣材料。具有配制速度快、固含量高、成膜后细腻光滑，颜色鲜艳稳定等优点。常用的有欧巴代®（OPADRY®）完整薄膜包衣系统、欧巴代®Ⅱ型（OPADRY®Ⅱ）全

配方薄膜包衣系统、欧巴代®ABM型（OPADRY® ABM）水性防潮薄膜包衣系统等。

（吴琼珠）

chángróngxìng bāoyī cáiliào

肠溶性包衣材料（enteric coating materials）

在胃部pH值（pH 1.5~3.5）环境中不溶解，进入小肠后，能够在肠道不同部位（pH 4.5~6.8）溶解的高分子聚合材料。

常用的肠溶性包衣材料如下。①邻苯二甲酸醋酸纤维素及其衍生物：常用的有邻苯二甲酸醋酸纤维素、邻苯二甲酸聚醋酸乙烯酯、邻苯二甲酸羟丙基甲基纤维素等。②邻苯二甲酸糖类衍生物：如邻苯二甲酸的葡萄糖、果糖、半乳糖、甘露醇、山梨醇等糖类衍生物及邻苯二甲酸糊精等。③丙烯酸树脂类：具有良好的成膜性，其活性功能基团为羧基（—COOH），故在胃中不溶解，而在pH值较高的肠液中成盐溶解。德国罗姆公司开发的一系列丙烯酸树脂，商品名为优特奇（Eudragit），由于构成的成分、比例及聚合度的不同，有E、L、S、RL和RS等多种型号和规格，其中L、S为肠溶型。中国生产的肠溶型Ⅰ、Ⅱ、Ⅲ号丙烯酸树脂，分别相当于Eudragit L30D、L100和S100。④其他：如虫胶、甲醛明胶等。⑤肠溶型薄膜包衣预混剂：主要以各种肠溶性包衣材料如邻苯二甲酸聚醋酸乙烯酯、邻苯二甲酸醋酸纤维素、丙烯酸树脂等为成膜材料，并加入邻苯二甲酸二乙酯、柠檬酸三乙酯等作为增塑剂，以及滑石粉等作为抗黏剂，配入不同种类的药用色素制成的粉末状固体复合包衣材料或水分散体。如美国富美实（FMC）公司的Aquacoat® CPD30

为含有 30% 的邻苯二甲酸醋酸纤维素的水分散体。卡乐康公司的雅克宜®（Acryl-EZE®）为含有丙烯酸树脂的全配方水性肠溶包衣系统、苏特丽®（Sureteric®）为含有邻苯二甲酸聚醋酸乙烯酯、增塑剂及其他成分的全配方水性肠溶包衣系统。

（吴琼珠）

shuǐ bùróngxìng bāoyī cáiliào

水不溶性包衣材料（water insoluble coating materials）

在水中或整个生理 pH 值范围内均不溶解的高分子材料。常用的水不溶性包衣材料如下。①乙基纤维素：不溶于水及胃肠液，能溶于乙醇、丙酮、苯、氯仿等有机溶剂中，成膜性能良好，可单独用于缓控释包衣，但由于乙基纤维素单独使用时形成的衣膜渗透性较差，常与一些水溶性包衣材料如甲基纤维素、羟丙甲纤维素等混合使用，或加入致孔剂改变衣膜的通透性。②醋酸纤维素：不溶于水，溶于丙酮、氯仿等有机溶剂，具有良好的成膜性能。③丙烯酸树脂类：常用的为丙烯酸乙酯-甲基丙烯酸酯共聚物，商品名为优特奇（Eudragit）RL100 和 RS100，二者均不溶于水和胃肠液中，但在水中膨胀，二者以不同比例混合使用可得到不同渗透性的缓释包衣膜。④缓控释型薄膜包衣预混剂：主要以水不溶性包衣材料如乙基纤维为成膜材料，加入柠檬酸三乙酯等作为增塑剂，配入不同种类的药用色素制成的水分散体。美国富美实（FMC）公司的 Aquacoat® 和卡乐康公司的苏丽丝®（Surelease®）是市场上广泛用于缓、控释药物生产的乙基纤维素水分散体，在相同包衣增重和增塑剂用量下，其包衣制剂均具有与传统的乙基纤维素乙醇溶液包衣样品相同的衣膜致密性，且工艺稳定，重现性好，通过控制包衣增重即可达到理想的药物释放特征，且其释药速率不受胃肠液 pH 值影响。

（吴琼珠）

zhìkǒngjì

致孔剂（pore forming agents）

为了调控药物释放速度，在水不溶性包衣材料中加入的水溶性物质。当与水或消化液接触时，致孔剂溶解脱落形成微孔，从而增加包衣膜的孔隙率和渗透性，便于调控药物的释放速度，故又称药物释放速度调节剂。一般说来，在膜控型缓、控释制剂中，致孔剂形成小孔的数量与药物释放速度成正比，因此，控制致孔剂的加入种类和用量即可控制和调节药物释放速率。

根据其化学结构不同，致孔剂可分为以下几类。①高分子材料类：常用的有聚乙二醇（PEG）类、聚维酮、羟丙甲纤维素、羟丙基纤维素、甲基纤维素等。PEG4000 是常用的致孔剂，具有良好的成膜性能。对于水溶性药物来说，其用量达到缓释材料质量的 10%~20% 时即可满足释放度要求。②糖类及盐类：常用的有乳糖、蔗糖、氯化钠等，该类致孔剂的致孔效果比 PEG 类要强，但其本身没有成膜性，当超过一定用量时，包衣膜的均匀性会受到影响。③表面活性剂类：常用的有吐温类、十二烷基硫酸钠等，该类致孔剂致孔能力非常强，同时还有一定的增溶作用，有利于难溶性药物释放完全。此外，也可利用聚丙烯酸树脂类肠溶性包衣材料在酸性环境中不溶解，在小肠 pH 值条件下溶解后发挥致孔作用；还可将部分水溶性药物加到包衣液中作为致孔剂，同时这部分药物又起速释作用；甚至还可将不溶性固体成分（如滑石粉、硬脂酸镁、二氧化硅、钛白粉等）加到包衣液中起致孔作用。

（吴琼珠）

áohéjì

螯合剂（chelating agents）

含有 2 个或 2 个以上带孤对电子的配位原子，并能通过螯合作用与中心原子以配位键结合形成环状螯合物的化合物。又称螯合配体、螯合基团和多齿配体。中心原子以过渡金属元素为主。螯合剂根据配位原子的种类而分成不同的类型：①以氮原子作为配位原子的螯合剂，如乙二胺、丙二胺、吡啶和喹啉等。②以氧原子作为配位原子的螯合剂，包括多元酸、多元醇和羟基羧酸，如草酸、丙二酸、丁二酸、羟基乙酸、乳酸、枸橼酸、酒石酸等。③以氮原子和氧原子同时作为配位原子的螯合剂，如甘氨酸、乙二胺四乙酸、8-羟基喹啉等。稳定常数是表征螯合物性质的重要参数，通常螯合剂与中心原子形成五元或六元环结构的螯合物最为稳定，且螯环数增多有利于形成稳定的螯合物。在药剂学中，螯合剂作为药用辅料应用对提高制剂的物理化学稳定性、保证其药效具有重要意义。螯合剂通常作为注射剂的常用附加剂使用，通过与微量金属离子铜、铁、钴、镍、锌、铅等形成螯合物，阻止制剂生产过程中残留的微量金属对药物的催化氧化反应，起到抗氧化的作用。依地酸二钠是注射剂常用的螯合剂。此外，枸橼酸、酒石酸、磷酸、二巯基乙基甘氨酸也可选用。

（邱利焱）

kàngyǎngjì

抗氧剂（antioxidants）

能延缓氧对药物制剂产生氧化作用的物

质。根据抗氧化作用机制的不同，抗氧剂的类型包括还原剂、阻滞剂、协同剂与螯合剂。还原剂应具有强还原性，其还原电位低于制剂中易氧化的药物，故较之药物先被氧化，从而保持药物的稳定性，同时自身被消耗，如亚硫酸盐类、抗坏血酸、硫脲、半胱氨酸等。阻滞剂可阻滞自氧化反应中链反应的进行，而自身不被消耗，如二丁基甲苯酚、抗坏血栓棕榈酸酯、α-生育酚等。协同剂具有显著增强抗氧剂特别是阻滞剂抗氧化效力的作用，以多元酸为主，如酒石酸、柠檬酸、抗坏血酸等。螯合剂是能阻止金属离子对自氧化反应中链反应的催化作用，达到抑制自氧化反应的目的，如依地酸二钠、依地酸二钠钙、二硫基丙醇等。抗氧剂按溶解性可分为水溶性抗氧剂和脂溶性抗氧剂两类；按化学结构可分为无机硫化物、有机硫化物、烯醇类、苯酚类和氨基类。抗氧剂作为药用辅料，具有高效、安全、避免与药物发生配伍变化的特点。抗氧剂在处方中是否选用，以及选用的类型和用量，必须根据制剂剂型、主药性质、药液 pH 值、有效期长短及包装容器等因素并结合实验进行选择。

（邱利焱）

pāoshèjì

抛射剂（propellants）　气雾剂喷射药物的动力来源，也可兼作药物的稀释剂或溶剂，是气雾剂处方的必须组成之一。抛射剂是在高压下液化的气体，需装入耐压容器中，当阀门开启时，外部压力骤降使其快速气化，带着药物以雾状喷射至药用部位。理想的抛射剂应具备以下条件：在常温下饱和蒸汽压高于大气压；不与药物发生反应；无毒，无刺激性；不易燃易爆；无色，无臭，无味；价廉易得。抛射剂的类型可分为氟氯烷烃类抛射剂、氢氟烷烃类抛射剂、碳氢化合物类抛射剂、压缩气体类抛射剂。氟氯烷烃类抛射剂，即氟利昂，特点是沸点低，常温下蒸汽压略高于大气压，性质稳定，不易燃烧，液化后密度大，无味，基本无臭，毒性较小，不溶于水，可作为脂溶性药物的溶剂，但由于其对大气臭氧层的破坏，已全面禁用。国际上采用的替代抛射剂主要为氢氟烷烃类物质，如四氟乙烷和七氟丙烷。碳氢化合物类抛射剂主要有丙烷、正丁烷和异丁烷。此类抛射剂虽然稳定，密度低，但毒性大，易燃，易爆，工艺要求高，不宜单独使用，常与氢氟烷烃类抛射剂合用。压缩气体类抛射剂主要有二氧化碳、氮气和一氧化氮等。其化学性质稳定，不与药物发生反应，不燃烧，但液化后的沸点较上述二类低得多，常温时蒸汽压过高，对容器的耐压性能要求高。如果在常温下充入它们的非液化压缩气体，则喷射效果减弱，常用于喷雾剂。抛射剂的用量及蒸汽压决定了气雾剂喷射能力的强弱。通常抛射剂用量大，蒸汽压高，喷射能力就强，反之就弱。对于混合型抛射剂，可根据道尔顿（Dalton）气体分压定律，计算系统的总蒸汽压。同时，抛射剂还影响着气雾剂雾滴的大小、干湿等性质，直接关系到药物的疗效。

（邱利焱）

chéngmó cáiliào

成膜材料（film-forming materials）　薄膜包衣需用形成薄膜的材料、增塑剂、溶剂及其他材料。成膜材料可分为胃溶性和肠溶性两类，其共同要求是应有良好的成膜性，有良好的机械强度，防潮性好而透气性差等。

胃溶性成膜材料　在水或胃液中可以溶解的成膜材料。常用者如下。①纤维素衍生物：羟丙基甲基纤维素、羟丙基纤维素、羧甲基纤维素钠等均可用成膜材料。应用最广泛的是羟丙基甲基纤维素，其优点是可溶于某些有机溶剂和水，易在胃液中溶解，对片剂崩解和药物溶出的不良影响小；其成膜性较好，形成的膜的强度适宜，不易脆裂等。在国外有 3 种型号，并根据黏度不同而分为若干规格，其低黏度者可用于薄膜包衣。②聚维酮：性质稳定、无毒，能溶于水及多种溶剂。可形成坚固的膜，但具有吸湿性，较宜与其他成膜材料合用，例如可与虫胶、甘油醋酸酯等合用，也可与聚乙二醇合用。③丙烯酸树脂类：丙烯酸树脂是一大类共聚物，常用甲基丙烯酸二甲胺基乙酯——中性甲基丙烯酸酯共聚物，中国产品名称为丙烯酸Ⅳ号树脂。可溶于醇、丙酮、异丙醇、三氯甲烷等有机溶剂，在水中的溶解度与 pH 值有关，溶解度因 pH 值下降而升高，在胃液中可快速溶解，因此是良好的胃溶性包衣材料；成膜性能较好，膜的强度较大；可包无色透明薄膜衣，也可加入二氧化钛、色料及必要的增塑剂后用于包衣。④聚乙烯乙醛二乙胺乙酯：无味无臭，可溶于乙醇、甲醇、丙酮，不溶于水中，但可溶于酸性水中，其化学性稳定。用聚乙烯乙醛二乙胺乙酯包衣，可增加防潮等性能，可在胃中快速溶解，对药物溶出的不良影响较小。⑤其他：如聚乙二醇等。

肠溶性成膜材料　在胃液中不溶，但可在 pH 值较高的水中及肠液中溶解的成膜材料。常用者如下。①醋酸纤维素酞酸酯：可溶于 pH 6.0 以上的缓冲液中，是国际上应用较广泛的肠溶性包衣材料。为酯类，应注意贮存，否则易水解，水解后产生游离酸及醋酸纤维素，在肠液中也不溶解。曾在中国广泛应用，后因稳定性问题使其推广受到限制，仍为较好的肠溶性成膜材料。②丙烯酸树脂：肠溶性的丙烯酸树脂在中国已生产，是甲基丙烯酸-甲基丙烯酸甲酯的共聚物，因两者比例不同而分为Ⅱ号（Eudragit L100型）和Ⅲ号（Eudragit S100 型）。此类树脂在胃中均不溶解，但在 pH 6 或 7 以上缓冲液中可以溶解，安全无毒，肠溶性的丙烯酸树脂的玻璃转变温度高，形成的膜的脆性较强，应添加适宜的增塑剂。③羟丙基甲基纤维素酞酸酯：不溶于酸性溶液，但可溶于 pH 5～5.8 及以上的缓冲液中。羟丙基甲基纤维素酞酸酯成膜性能好，膜的抗张强度大；安全无毒；为酯类化合物，但其稳定性较醋酸纤维素酞酸酯好；可在小肠上端溶解。④醋酸羟丙基甲基纤维素琥珀酸酯：为优良的肠溶性成膜材料，稳定性较醋酸纤维素酞酸酯及羟丙基甲基纤维素酞酸酯好。

（曹德英　齐晓丹）

fángfǔjì

防腐剂（preservative agents）

能抑制微生物生长繁殖的物质。防腐剂对微生物繁殖体有杀灭作用，对芽胞则使其不能发育为繁殖体而逐渐死亡。不同的防腐剂其作用机制不完全相同。如醇类能使病原微生物蛋白质变性；苯甲酸、尼泊金类能与病原微生物酶系统结合，影响和阻断其新陈代谢过程；阳离子型表面活性剂类有降低表面张力作用，增加菌体细胞膜的通透性，使细胞膜破裂、溶解。

防腐剂的分类：①有机酸及其盐类，如苯酚、甲酚、氯甲酚、麝香草酚、羟苯酯类、苯甲酸及其盐类、山梨酸及其盐、硼酸及其盐类、丙酸、脱氢醋酸、甲醛、戊二醛等。②中性化合物类，如苯甲醇、苯乙醇、三氯叔丁醇、氯仿、氯己定、氯己定碘、聚维酮碘、挥发油等。③有机汞类，如硫柳汞、醋酸苯汞、硝酸苯汞、硝甲酚汞等。④季胺化合物类，如氯化苯甲烃铵、氯化十六烷基吡啶、溴化十六烷铵、度米芬等。

防腐剂品种较多，药剂中常用的防腐剂如下。①羟苯酯类：又称尼泊金类，是用对羟基苯甲酸与醇经酯化而得。此类系一类优良的防腐剂，无毒、无味、无臭，化学性质稳定，在 pH 3～8 时能耐 100℃ 2 小时灭菌。常用的有尼泊金甲酯、尼泊金乙酯、尼泊金丙酯、尼泊金丁酯等。在酸性溶液中作用较强。本类防腐剂配伍使用有协同作用。表面活性剂对本类防腐剂有增溶作用，能增大其在水中的溶解度，但不增加其抑菌效能，甚至会减弱其抗微生物活性。②苯甲酸及其盐：为白色结晶或粉末，无气味或微有气味。苯甲酸未解离的分子抑菌作用强，故在酸性溶液中抑菌效果较好，最适 pH 值为 4。苯甲酸钠和苯甲酸钾必须转变成苯甲酸后才有抑菌作用。苯甲酸和苯甲酸盐适用于微酸性和中性的内服和外用药剂。③山梨酸及其盐：为白色至黄白色结晶性粉末，无味，有微弱特殊气味。山梨酸的防腐作用是未解离的分子，故在 pH 值为 4 的水溶液中抑菌效果较好。山梨酸与其他防腐剂合用产生协同作用。山梨酸稳定性差，易被氧化，在水溶液中尤其敏感，遇光时更甚，可加入适宜稳定剂。可被塑料吸附使抑菌活性降低。山梨酸钾、山梨酸钙作用与山梨酸相同，水中溶解度较大，需在酸性溶液中使用，用量按酸计。④苯扎溴铵：又称新洁尔灭，系阳离子型表面活性剂。为淡黄色黏稠液体，低温时成蜡状固体。味极苦，有特臭，无刺激性，溶于水和乙醇，水溶液呈碱性。在酸性、碱性溶液中稳定，耐热压。对金属、橡胶、塑料无腐蚀作用。只用于外用药剂中。⑤其他防腐剂：醋酸氯己啶，又称醋酸洗必泰，为广谱杀菌剂。邻苯基苯酚微溶于水，具杀菌作用。其他还有桉叶油、桂皮油、薄荷油等。

（曹德英　齐晓丹）

yìjūnjì

抑菌剂（bacteriostatic agents）

能抑制细菌生长的物质。抑菌剂可能无法杀死细菌，但它可以抑制细菌的生长，阻止细菌滋生过多、危害健康。抑菌剂作用的发挥与下列因素有关：细菌对抑菌剂的抵抗力；介质；抑菌剂的浓度；药液的 pH 值。在滴眼剂、口服和外用液体药剂、乳膏剂等中常需要加入抑菌剂。常用的抑菌剂有酚、甲酚、尼泊金，其他如三氯叔丁醇等。抑菌剂的浓度达不到要求，则达不到抑菌效果。抑菌剂的种类很多，在眼用制剂中常用的抑菌剂根据其化学结构和性质可分为：①对羟基苯甲酸酯类，如羟苯甲酯、羟苯乙酯等。②阳离子表面活性剂，如苯扎氯铵、苯扎溴铵等。③醇类，如三氯叔丁醇。④有机汞类，如硫柳汞、硝酸汞。⑤酸类，如山梨酸。

能符合制药要求的抑菌剂不多，虽然有机汞类和季铵盐类作用比较迅速，但是要求有一个合适的 pH 值范围并须注意配伍禁忌。最好经过筛选来选用适当的抑菌剂。实验的条件要求在 1 小时内能将铜绿假单胞菌及金黄色葡萄球菌杀死，当然可能污染的致病菌不只这两种，但是这二种危害最大，而且铜绿假单胞菌的抗药能力很强。以它作为标准就可以保证安全。用于眼用溶液的抑菌剂要求对眼无刺激。

（曹德英　齐晓丹）

pH tiáojiéjì

pH 调节剂（pH regulators）

用于调节溶液的 pH 值的化学物质。pH 值与注射液、口服液、滴眼液及其他溶液剂的稳定性关系很大。药物在溶液中的水解、氧化、分解、变色等各种化学反应都与 pH 值有关，而且 pH 值对反应速度影响很大，每种具体的药物都有其稳定的 pH 值。

正常血液的 pH 值为 7.3~7.4，pH>7.6 或 pH<7 不利于生理功能的正常运转。因此，注射液不能过酸或过碱，一般 pH 值控制在 4~9。因血液本身具缓冲作用，因此小量静脉注射液的 pH 值可以放宽一些，为 3~10。肌内注射剂还要考虑注射局部的疼痛或刺激反应，甚至组织坏死。另外，pH 值不但影响主药的稳定性，还与其他附加剂如增溶剂、助溶剂、抗氧剂、抑菌剂等有一定的关系，在选择处方时应注意。常用的 pH 调节剂和缓冲剂品种有盐酸、氢氧化钠、碳酸钠、碳酸氢钠、稀硫酸、浓氨溶液、醋酸、乳酸、枸橼酸钠、乙醇胺、三乙醇胺、乙二胺、硼酸等。

（曹德英　齐晓丹）

chéngyánjì

成盐剂（salt-forming agents）

能和酸/碱中和成盐或形成离子基团的试剂总称。又称中和剂。溶液中有机弱酸或弱碱性药物与带有相反电荷的反离子均电离，然后两者以离子键结合，在适宜的溶剂中以盐的形式结晶析出的过程，称为成盐，这种反离子即为成盐剂。与原形药物相比，适宜的药物盐型能提高药物的溶解度和稳定性。例如，对氨基水杨酸加碱而成对氨基水杨酸钠，许多碱性药物常需制成适当的盐；再如红霉素制成乳糖酸盐、伯氨喹啉制成磷酸盐等。

（曹德英　齐晓丹）

huǎnchōngjì

缓冲剂（buffer agents）

能吸收氢离子、保持溶液 pH 值的化学物质。多为弱酸性或弱碱性化合物，当溶液中的酸碱度因某种原因发生改变时，它可以发挥中和或补充作用，从而使溶液酸碱度基本不变。当往某些溶液中加入一定量的酸或碱时，有阻碍溶液 pH 值变化的作用，称为缓冲作用，这样的溶液称为缓冲溶液。弱酸及其盐的混合溶液（如 HAc 与 NaAc），弱碱及其盐的混合溶液（如 $NH_3 \cdot H_2O$ 与 NH_4Cl）等都是缓冲溶液。由弱酸 HA 及其盐 NaA 所组成的缓冲溶液对酸的缓冲作用，是由于溶液中存在足够量的碱离子（A^-）。当向这种溶液中加入一定量的强酸时，H^+ 基本上被 A^- 消耗，所以溶液的 pH 值几乎不变；当加入一定量强碱时，溶液中存在的弱酸 HA 消耗氢氧根离子而阻碍 pH 值的变化。常用的有硼酸、磷酸二氢钾、磷酸氢二钠、醋酸钠、草酸钾等。

（曹德英　齐晓丹）

fāpàojì

发泡剂（foaming agents）

在溶液中能有效降低液体的表面张力，并在液膜表面双电子层排列而包围空气，形成气泡的表面活性剂。再由单个气泡组成泡沫。发泡剂一般均为表面活性剂，其分子结构由非极性的亲油（疏水）基团和极性的亲水（疏油）基团构成，形成既有亲水性又有亲油型的所谓的"双亲结构"分子。亲油基可以是脂肪族烃基、脂环族烃基和芳香族烃基或带 O、N 等原子的脂肪族烃基、脂环族烃基和芳香族烃基；亲水基一般为羧酸基、烃基、磺酸基、硫酸基、膦酸基、氨基、腈基、硫醇基、卤基、醚基等。发泡剂加到水中，亲水基插入水相而亲油基插入油相或竖立在空气中，形成在界面层或表面上的定向排列，从而使界面张力或表面张力降低。一般而言，含极少量发泡剂的水溶液即具有起泡性。常见的发泡剂有羟基化合物类，醚及醚醇类，吡啶类和酮类。药剂中加入发泡剂，喷雾时在皮肤或黏膜表面产生泡沫，可增大药物的释放面积。

（曹德英　齐晓丹）

xiāopàojì

消泡剂（defoaming agents）

在溶液中用以防止泡沫生成或消除已生成泡沫的表面活性剂。亲水亲油平衡值（HLB 值）为 0.8~3。一般比发泡剂更易于吸附到气-液界面上，但又不能形成稳定的泡沫。例如，加入少量碳链不长的醇或醚（C_5~C_8），因其表面活性大，能顶走原来的发泡剂，但其本身链短，不能形成坚固的膜，于是使泡沫破坏。常用的消泡剂有天然油脂、聚醚类（如"泡敌"）、磷酸酯类、醇类及硅树脂类等物质。硅树脂类消泡剂，即使以喷雾方式少量加入泡沫中，也有显著效果，这是因少量消泡剂分子附着在泡膜的局部表面上，使局部的表面张力降低，泡膜因表面张力不均匀而破裂。可使中药水浸出液和一些含表面活性剂的溶液在蒸发浓缩或剧烈搅拌时产生的大量稳定泡沫被破坏，使操作容易些。

（曹德英　齐晓丹）

bǎoshījì

保湿剂（humectants）

能减慢制剂本身的水分蒸发，防止皮肤干裂的物质。正常皮肤的角蛋白中的含氮物质具有与水结合的能力，称水合作用。一般含水量不低于10%时，皮肤保持柔软而不显干燥。应用封锁性软膏（油脂性基质做成）、硬膏或用塑料薄膜封闭用药部位均能阻止皮肤内水分及汁液的蒸发，角质层的含水量可达50%以上，渗透性可增加5~10倍，水合的角质层中，水分聚积于角蛋白细丝的表面附近，水与其他高度极性的分子可能通过此含水部位扩散；非极性、脂溶性分子则是在角蛋白细丝间的脂网内溶解和扩散，即水合作用的程度直接影响着穿透物的扩散系数和活度系数。

油/水型乳剂基质属非封闭性的，亲水性基质更差。第一，制品本身水分易蒸发而变干燥，不能很好黏附于皮肤；第二，它们吸湿可导致皮肤角质层脱水，既影响药物的穿透与吸收，又使皮肤干燥难受，因此，制备此类软膏需加保湿剂，以减慢制品水分蒸发，防止皮肤干裂。加入保湿剂既可增强药物疗效，又使患者感到舒适。

药物制剂中常用的保湿剂主要是多元醇类，常见的多元醇类有丙三醇（俗称甘油）、丁二醇、聚乙二醇、丙二醇、己二醇、木糖醇、聚丙二醇、山梨糖醇等。天然保湿因子和氨基酸类也有一定的保湿效果。

（曹德英　齐晓丹）

shèntòu cùjìnjì

渗透促进剂（penetration enhancers）

能提高或加速药物渗透穿过皮肤的物质。药物透皮吸收的过程包括释放、穿透和吸收进入血液循环3个阶段。影响因素有药物的性质、基质和附加剂的类型等。药物的油水分配系数对于透皮吸收十分重要，分配系数越大即脂溶性越大，越有利于吸收。不同基质对吸收也有影响，一般乳剂基质中药物的释放、穿透与吸收最快，而在凡士林、石蜡中最差。附加剂如渗透促进剂、乳化剂和表面活性剂，对药物的释放与吸收也有着显著的影响。药物在附加剂中的溶解状态对药效有很大影响，溶解度越大，释放越快。在基质中加入表面活性剂（如吐温、十二烷基硫酸钠等），可以增加药物的分散与基质的吸水性，以乳化皮肤分泌物，有利于药物的释放与穿透。

常用的渗透促进剂有表面活性剂类，如月桂醇硫酸钠、溴化烷胺、吐温等；溶剂类，如二甲基亚砜；氮酮类化合物；吡咯酮衍生物；醇类，如乙醇、丙二醇、聚乙二醇等；有机酸类，如油酸、亚油酸、月桂酸等；其他，如尿素、水杨酸、磷脂等。理想的渗透促进剂应对皮肤无损伤或刺激，无药理活性，无过敏性，理化性质稳定，与药物及药用辅料有良好的相容性，起效快，作用时间长等。事实上，完全符合以上要求的渗透促进剂几乎不存在，因此，选择合适的渗透促进剂成为透皮吸收制剂开发的重要环节。

（曹德英　齐晓丹）

fángshuǐjì

防水剂（water-proofing agents）

加入软膏剂中防止药物从皮肤表面被水洗除或保护皮肤免受水溶性刺激物的侵袭的物质。为疏水性强的物质。使用时将防水剂和其他基质混合，能均匀渗透到微孔壁上，在皮肤表面和内部形成很薄的憎水膜，达到防水的目的。常用防水剂包括硅酮、白凡士林等。

（曹德英　齐晓丹）

zhùlǜjì

助滤剂（filter aids）

在过滤操作中，为了降低过滤阻力，增加过滤速率或得到高度澄清的滤液所加入的辅助性的粉粒状惰性物质。助滤剂可以防止滤渣堆积过于密实，使过滤顺利进行。助滤剂通常是一些质地坚硬的粉状或纤维状固体。助滤剂只用于以获得清净滤液为目的的过滤操作。过滤形成的滤饼有两类：一类具有相当的刚性，结构不随操作压力的增大而改变，称不可压缩滤饼；另一类滤饼的结构随操作压力增大而改变，致使滤饼中的滤液流动通道缩小，滤液的流动阻力急剧增大，称可压缩滤饼。对于可压缩滤饼，添加助滤剂能够增强其刚性，防止过滤阻力增加。过滤含有黏性细颗粒的悬浮液时，往往形成致密的滤饼层，添加助滤剂可改变滤饼结构，减少滤饼阻力。助滤剂的使用方法：一种是将助滤剂按一定比例与待滤的悬浮液混合，然后一起过滤；另一种是制备只含助滤剂的悬浮液，先行过滤，在过滤介质上形成预涂层，然后再过滤滤浆。

助滤剂的基本要求：①能形成多空饼层的刚性颗粒，使滤饼有良好的渗透性及较低的流体阻力。②具有化学稳定性。③在操作压强范围内具有不可压缩性。常用的助滤剂有硅藻土、珍珠岩、纤维素、石棉、石墨粉、锯屑、氧化镁、石膏、活性炭、酸性白土等。

（曹德英　齐晓丹）

shìfàng zǔzhìjì
释放阻滞剂 (release blockers)

能延缓或降低药物在脂肪与蜡类基质中的释放和溶出速度，从而延缓药物吸收的疏水性强的脂肪与蜡类材料。阻滞剂是一大类疏水性强的脂肪与蜡类材料（溶蚀性基质）。常用的有动物脂肪、蜂蜡、巴西棕榈蜡、氢化植物油、硬脂酸、单硬脂酸甘油酯等，可延滞水溶性药物的溶解、释放过程，主要用作溶蚀性骨架材料，也可作缓释包衣材料。肠溶材料亦为一类包衣阻滞材料，在缓释制剂中，主要利用其溶解特性产生缓释作用。

（曹德英　齐晓丹）

huàxué mièjūnjì
化学灭菌剂 (chemosterilants)

用于抑制微生物生长或杀灭微生物的化学药品。灭菌剂属于高效消毒剂技术领域，其杀菌能力相对其他化学消毒剂强，当达到一定的浓度和灭菌时间可以杀灭抗性强的微生物包括细菌芽胞、真菌孢子及病毒等。灭菌剂在使用用途上与其他杀菌剂或消毒剂有明显的差异，对于选择合适的灭菌剂满足自身的需求具有重要意义。其灭菌原理是灭菌剂自身带有的活性化学基团与微生物接触后发生化学反应导致微生物功能性结构（蛋白质、DNA 及细胞膜等）损坏，使其丧失生命活动，从而达到杀灭微生物目的（包括芽胞、孢子）。灭菌剂一般用于无菌室空间环境灭菌，例如制药厂无菌药品生产洁净区、医疗器械制造企业生产车间、食品加工生产车间及生物安全实验室等需要严格控制微生物数量保持一定洁净度级别的区域的灭菌。对于空间环境灭菌，可以将灭菌剂通过熏蒸发生器进行熏蒸或通过专业的空间灭菌设备使灭菌剂雾化弥漫充满整个区域空间，注意要关闭门窗。洁净区常用灭菌剂有甲醛、戊二醛、环氧乙烷、过氧乙酸、过氧化氢银离子、二氧化氯、异丙醇、乳酸等。它们各有优缺点，至于如何选择要根据实际情况进行正确的分析和判断。

（曹德英　齐晓丹）

dīwán jīzhì
滴丸基质 (dropping pill substrates)

滴丸中除主药以外的赋形剂。滴丸是固体分散体的一种形式。选择不同的基质，可以使药物快速溶出，因而有溶出快、生物利用度高、疗效好、副作用小、药物稳定性好以及制备简单、质量易控制等特点。滴丸既可供内服、外用和局部使用，亦可制成缓控释制剂，是一种开始引人注目并有良好发展前景的剂型。滴丸常用的基质有水溶性基质和水不溶性基质。水溶性基质常用聚乙二醇 6000 或 4000、聚乙烯吡咯烷酮、聚氧乙烯单硬脂酸脂、硬脂酸钠、甘油明胶尿素、泊洛沙姆、聚乙二醇加表面活性剂、聚醚等。水不溶性基质常用有硬脂酸、单硬脂酸甘油酯、虫蜡、蜂蜡、氢化植物油、硬脂醇、鲸蜡醇、半合成脂肪酸酯等。

滴丸基质的要求：①熔点较低（60~100℃）或加热能熔化成液体，而遇骤冷后又能凝成固体，加入主药后仍能保持上述物理状态。②不与主药发生作用，不影响主药的疗效与检测。对人体无不良反应。

（曹德英　齐晓丹）

lěngníngjì
冷凝剂 (condensing agents)

滴丸制备过程中用来冷却滴出液使之收缩而制成滴丸的液体。它的选择通常根据主药和滴丸基质的性质来决定，主药与滴丸基质均应不溶于冷凝液中。水不溶性基质常用的冷凝液有水或不同浓度的乙醇溶液；水溶性基质常用的冷凝液有液状石蜡、二甲硅油和植物油等。冷凝剂应具备以下性质：①不溶解主药、基质，并且不与主药、基质发生作用，不影响疗效。②有适宜的相对密度，与液滴的相对密度要接近，以利于液滴逐渐下沉或缓缓上升而充分凝固，丸型圆整。③有适当的黏度，使液滴与冷却剂间的黏附力小于液滴的内聚力而收缩凝固成丸。

（曹德英　齐晓丹）

rùnfūjì
润肤剂 (emollients)

皮肤外用制剂中帮助皮肤保持柔软、光滑和弹性外观的药用辅料。可以起到湿润、润滑、保护和软化皮肤，以及提高水分在皮肤中的停留时间的作用。润肤剂通过在皮肤表面形成一层封闭的油膜，起到润滑和柔润的作用。作为对皮肤中脂类物质的补充或更新的一种物质，润肤剂可以柔软皮肤、赋予光滑柔润的外观、充当润滑剂、减少片屑并改善皮肤外观、防止皮肤在低湿度环境中或是清洁皮肤后带来的干燥。润肤剂在皮肤外用制剂中起着非常重要的作用，它可以使正常皮肤保持良好的健康状态，使皮肤光滑、柔润、富有弹性，也可以使干燥的皮肤和硬化的角质层再水和，使角质层恢复柔软和弹性。润肤剂在很大程度上决定了制剂的肤感，如铺展性、润滑性、滋润度、保湿性、透气性等。润肤剂根据化学结构的不同，可分为烃类、甘油酯、醚类、脂肪醇和硅酮衍生物等。润肤剂分子的极性、不饱和度、分子链中有无分支及其分支位置和分子的大小等因素均能影响润肤剂在皮肤表层的相互作用机制，也能影响润肤剂的皮肤感觉性能。

（曹德英　齐晓丹）

yàoyòng gāofēnzǐ cáiliào

药用高分子材料（pharmaceutical polymers）

制剂处方中使用的具有一定功能和作用，生物相容性和安全性经过评价的高分子辅料。药用高分子材料作为药用辅料和药物时，主要用于提高药剂的稳定性、药物的生物利用度和药效，改善药物的成型加工性能，改变给药途经以开发新药、实现智能给药，同时促进医药科学的发展。

使用药用高分子材料大多数情况是要达到使药物缓释，就是通过医用高分子材料包覆在药物表面，当然药物不是成块状的，而是很小的。有高分子材料的保护，药物在短时间内不会被机体吸收，而是随血液流动到特定区域，当到达之后药物表面的高分子材料已经溶解到血液中，最终随体液排出。而药物能够有针对性地治疗病患处。此外，也有为了达到速释目的使用亲水性高分子材料的。

在药剂制品加工时所用的为改善药物使用性能而采用的高分子材料，如稀释剂、润滑剂、黏合剂、崩解剂、胶囊壳等。可分为天然、生物和合成的药用高分子辅助材料。天然的包括淀粉、多糖、蛋白质和胶质等；生物的包括生物多糖、聚谷氨酸、右旋糖酐等；合成的包括聚丙烯酸酯、聚乙烯醇、聚乳酸等。

（曹德英　齐晓丹）

huǎnkòngshì cáiliào

缓控释材料（sustained/controlled release materials）

用以制备药物缓控释剂型的高分子材料。以不同方式组合到制剂中，起到控制药物的释放速率、释放时间及释放部位的作用。

缓控释材料的基本特征是通过控制药物分子在穿过系统和周围介质屏障时的扩散作用或溶出作用，使药物按预先设计的速率从释药系统释放。其释药机制以扩散和溶出为主。最常用的制备方法是膜控法和基质控制法（骨架控制法）。膜控法主要应用不同性质的高分子聚合物成膜材料，通过传统包衣法，在含有药物的微粒、颗粒、小丸或片剂表面形成具不同释药性能的薄膜。基质控制法则将药物直接分散于不溶于水和胃肠液的惰性基质中（聚合物或脂肪性材料）。由于所用基质材料性质不同，药物通过骨架扩散到释药系统周围介质的距离和速度也不同。这两种方法都可通过选择聚合物材料的类型以及用量来调节或改变药物从该系统的释放速度。

（曹德英　齐晓丹）

wēiqiú zàitǐ cáiliào

微球载体材料（microsphere carrier materials）

用于制备微球的高分子载体材料。对微球载体材料的要求：①具有良好的生理相容性，不引起血常规的任何变化，不产生过敏反应。②靶向微球载体材料应能增加药物的定向性和在靶区的滞留性，以及对组织和细胞膜的渗透性和对癌组织的亲和性，以提高药物在靶区的有效浓度，维持较长的有效时间，增强抗癌作用。③载体进入靶区后，能按要求释放药物，释药后又具有良好的生物降解性，即可经体内代谢，变成无毒物质排出体外。④与药物有足够的结合或亲和能力以及具有较大的载药能力，能增加药物的稳定性，降低其毒副作用。找到完全满足以上条件的载体材料较为困难，但配合完善的处方设计和先进的制备工艺，有可能制得理想的微球。

微球载体材料可按来源、溶解性能、降解性能进行分类。①按来源分类，微球载体材料可分为天然高分子载体材料，如白蛋白、明胶、淀粉等。合成高分子载体材料，如聚酰胺、聚乳酸、聚烷基氰基丙烯酸酯等。②按溶解性能分类，可分为水溶性载体材料，如白蛋白、明胶等。水不溶性载体材料，如淀粉、乙基纤维素、聚丙烯等。③按降解性能分类，可分为可生物降解的载体材料，天然高分子材料多是可生物降解的，如白蛋白、淀粉、明胶。一部分合成高分子载体材料如聚乳酸、聚丙烯葡聚糖、聚烷基氰基丙烯酸酯等也是可生物降解材料。不可生物降解的载体材料，一些合成高分子载体材料如聚丙烯、乙基纤维素、聚苯乙烯等是不可生物降解的。

常用的天然高分子载体材料：①淀粉，常用玉米淀粉，因其杂质少，色泽好，取材方便，价格低廉，普遍被用作制剂辅料。淀粉无毒、无抗原性，在体内可由淀粉酶降解，其不溶于水，故淀粉微球常用作动脉栓塞微球来暂时阻塞小动脉血管。淀粉微球在瑞典已有商品问世。②明胶，系从动物的皮、白色结缔组织和骨中获得胶原经部分水解而得到的产品。无毒，不溶于冷水，能溶于热水形成澄明溶液，冷却后则成为凝胶。在体内可生物降解，是常用微球载体材料之一，可口服和注射。③白蛋白，系从人或动物血液中分离提取而得。白蛋白化学性质稳定，无毒，加热变性后无抗原性，是一种较理想的微球载体材料。

常用的合成高分子载体材料：

①聚乳酸（polylactic acid），又称聚丙交酯，系由乳酸在高温或减压条件下缩合聚合而得的白色粉末。不溶于水和乙醇，可溶于二氯甲烷、三氯甲烷和丙酮。常用作缓释骨架材料、微囊囊膜材料和微球载体材料，无毒、安全，在体内可慢慢降解为乳酸，最后成为水和二氧化碳。②聚酰胺（polyamide），又称尼龙，系由二元酸与二胺类，或由氨基酸在催化剂的作用下聚合而制得的结晶形颗粒。对大多数化学物质稳定，无毒、安全，在体内不分解，不吸收，常供动脉栓塞给药或口服给药。③聚丙烯（ploypropylene），系由丙烯单体溶于有机溶剂，在引发剂作用下聚合而成的乳白色轻质颗粒，化学性质稳定，不溶于水，能溶于三氯乙烷、热的萘烷等有机溶剂，除用作包装材料外，可用作磁性微球载体材料、微囊囊膜材料及缓释骨架材料等。

（曹德英 齐晓丹）

nàmǐ cáiliào

纳米材料（nanometer materials）

在三维空间中至少有一维处于纳米尺度范围（1~100nm）或由它们作为基本单元构成的纳米级结构材料。纳米材料一般相当于10~100个原子紧密排列在一起的尺度，它的尺寸已经接近电子的相干长度，它的性质因为强相干所带来的自组织发生很大变化，并且，其尺度已接近光的波长，加上其具有大表面的特殊效应，因此其所表现的特性，如熔点、磁性、光学、导热、导电特性等，往往不同于该物质在整体状态时所表现的性质。使用纳米技术能使药品生产过程越来越精细，并在纳米材料的尺度上直接利用原子、分子的排布制造具有特定功能的药品。纳米材料粒子将使药物在人体内的传输更为方便，用数层纳米粒子包裹的智能药物进入人体后可主动搜索并攻击癌细胞或修补损伤组织。使用纳米技术的新型诊断仪器只需检测少量血液，就能通过其中的蛋白质和 DNA 诊断出各种疾病。通过纳米粒子的特殊性能在纳米粒子表面进行修饰形成一些具有靶向，可控释放，便于检测的药物传输载体，为身体的局部病变的治疗提供新的方法，为药物开发开辟了新的方向。

纳米材料可以用于制备脂质体、微球、纳米囊、胶束等，从而发挥提高难溶性药物的溶解度和生物利用度，增加药物的稳定性，降低药物的毒性等特点，在药剂学领域有广阔的应用前景。

（曹德英 齐晓丹）

zhīcái

脂材（lipid materials）

为制备脂质体所需的材料。主要为磷脂和胆固醇等。磷脂是构成脂质体的主要化学成分，其中最具有代表性的是卵磷脂。卵磷脂主要来自蛋黄和大豆，制备成本低，性质稳定，属于中性磷脂。磷脂酰胆碱是形成许多细胞膜的主要成分，也是制备脂质体的主要原料。胆固醇是脂质体另一个重要组成成分，也是许多天然生物膜的重要成分，本身并不形成膜结构，但能以1:1甚至2:1的摩尔比插入磷脂膜中。加入胆固醇可以改变脂膜的相变温度，从而影响膜的通透性和流动性。因此胆固醇具有稳定磷脂双分子膜的作用。

（曹德英 齐晓丹）

bāohé cáiliào

包合材料（inclusion materials）

用于包合药物形成包合物所用的物质。包合物中所使用的具有较大的空穴结构，足以将客分子（药物）容纳在内，形成包合物（分子胶囊）的也称为主分子。一种分子被包嵌于另一种分子的空穴结构内，形成包合物的技术，称为包合技术。包合物有主分子和客分子组成。药物作为客分子被包合后，可以达到多种目的，如提高药物稳定性、增加药物溶解度、液体药物粉末化、防止挥发性成分挥发、掩盖不良气味、降低药物的刺激性和不良反应、调节药物溶出速率、提高生物利用度等。按包合物的构成可分为单分子包合物、多分子包合物和大分子包合物。按包合物的几何形状可分为管状包合物、笼状包合物和层状包合物。倍他环糊精（β-环糊精）及其衍生物是常用的包合材料。

环糊精：由淀粉衍化而成的一种环状低聚糖，常见的有 α、β、γ 环糊精，分别由6、7、8个葡萄糖分子聚合而成。其中 β-环糊精分子的空穴与一般药物分子大小相匹配，穴内具有疏水性，空穴外侧及洞口具有亲水性。环糊精包合药物，对药物的一般要求是：①无机药物不宜用环糊精包合。②有机药物分子的原子数大于5，稠环数应小于5，分子量在100~400，于水中溶解度小于10g/L，熔点低于250℃。③非极性脂溶性药物易被包合，非解离型药物比解离型药物更易包合。④一般环糊精与药物包合比为1:1。

环糊精衍生物包括：①水溶性 β-环糊精衍生物，如甲基衍生物、羟丙基衍生物、葡萄糖基衍生物，葡萄糖基-β-环糊精溶解度增大，可注射用。②疏水性 β-环糊精衍生物：乙基-β-环糊精可制缓释制剂。

（曹德英 齐晓丹）

cíxìng cáiliào

磁性材料 (magnetic materials)

制备磁性制剂时，与药物共同包裹于高分子聚合物载体中的铁磁性物质。用于体内后，利用体外磁场的效应引导药物在体内定向移动和定位集中，主要用作抗癌药物载体。动物实验及临床观察证明，磁场具有确切的抑制癌细胞生长作用，可使患者肿瘤缩小、自觉症状改善等。这种磁性载体由磁性材料和具有一定通透性但又不溶于水的骨架材料所组成，用体外磁场将其固定于肿瘤部位，释放药物，杀伤肿瘤细胞。这样既可避免伤害正常细胞，又可减少用药剂量，减轻药物不良反应，加速和提高治疗效果，显示其优越性。此制剂还可运载放射性物质进行局部照射，进行局部定位造影，还可以用它阻塞肿瘤血管，使其坏死。

通常用的铁磁性物质按化学组成可分为：①单质，如纯铁、镍、钴、钐等。②合金，如铁镍合金、铁铝合金等。③氧化物，如氧化钴（CoO）、三氧化二锰（Mn_2O_3），四氧化三铁（Fe_3O_4）、三氧化二铁（Fe_2O_3）等。④混合磁性材料，如由铁79%，铬10%，碳1%，镁9%，硅1%或由钐（Sm）和钴（Co）组成，这些物质都具有较高的磁导率。

磁性载体材料在磁性微球中主要起导向和定位的作用，而这种作用必须通过外加磁场才能实现。因此，为保证磁性微球的安全性、有效性和靶向性，磁性载体材料应具备以下条件：①注射用磁性微球所含磁性物质的粒径应在 10～20nm，最大不超过100nm。因为此类微球制剂粒径通常在3μm以下，这样才能处于不沉降直径范围，可保持一定斥力，

不聚积，不堵塞血管，在毛细血管内能均匀分布并扩散到靶区，即使外加磁场移除，微粒也可停留在靶区。口服磁性微球粒径可稍大。②进入体内的铁磁性物质，应有较大的磁导率和磁感应强度，外加磁场则应有适宜磁场强度，以达到导向和定位要求，并控制到需要的释放速度。③应具有最大的生物的相容性和最小的抗原性。④磁性载体材料应无毒、可降解，降解物也应无毒，并能在一定时间内排出体外。且整个疗程所用铁量应不超过贫血患者常规补铁总量。⑤应具有足够的载药能力，一定的机械强度和期望的释药速度。

（曹德英　齐晓丹）

shēngwù jiàngjiě cáiliào

生物降解材料 (biodegradable materials)

在适当时间内，在生理环境条件下，能够被化学、酶或微生物完全分解变成低分子化合物的高分子材料。这些材料通常具有一定的生物相容性，能在体内降解成小分子化合物，从而被机体代谢、吸收或排泄，对人体无毒副作用。聚乳酸是一种最常用生物可吸收降解材料，又称聚丙交酯，系由乳酸在高温或减压条件下缩合聚合而得的白色粉末。不溶于水和乙醇，可溶于二氯甲烷、三氯甲烷和丙酮。常用作缓释骨架材料、微囊囊膜材料和微球载体材料，无毒、安全，在体内可慢慢降解为乳酸，最后成为水和二氧化碳。具有良好的生物可吸收性、生物相容性。聚乳酸类产品的体内降解可分为两个阶段：首先是水解成乳酸单体，然后乳酸单体在乳酸脱氢酶的作用下，将乳酸转变成丙酮酸；然后进入线粒体被彻底氧化分解，生成二氧化碳和水。聚乳酸类产

品制成的产品生物相容性好，在体内降解后，产物经代谢排出体外，对人体无危害性及毒副作用，因此被广泛应用于医学领域，如注射用微胶囊、微球、埋植剂等药物控释、缓释制剂；一次性输液用具、免拆型手术缝合线、组织工程支架、骨固定及骨修复材料及动物器官支撑弹性体等材料。医用生物可降解高分子辅料主要有L-丙交酯、DL-丙交酯、聚丙交酯、聚己内酯、聚乙丙交酯、甲氧基聚乙二醇-聚丙交酯、聚乙醇酸、乙交酯等。

一般高分子材料的生物降解可分为完全生物降解和光-生物降解。完全生物降解大致有 3 种途径。①生物化学作用：微生物对聚合物作用而产生新物质（甲烷、二氧化碳和水）。②生物物理作用：由于生物细胞增长而使聚合物组分水解、电离质子化而发生机械性的毁坏，分裂成低聚物碎片。③酶直接作用：被微生物侵蚀部分导致材料分裂或氧化崩裂。而光-生物降解则是材料中淀粉等生物降解剂首先被生物降解，增大表面积与体积比，同时，日光、热、氧引发光敏剂等使聚合物生成含氧化物，并氧化断裂，分子量下降到能被微生物消化的水平。

（曹德英　齐晓丹）

tiējì gǔjià cáiliào

贴剂骨架材料 (patch polymer matrix materials)

可以作为透皮贴剂的天然与合成的高分子骨架材料。属于药用辅料的研究范畴。这些材料应具有以下特性：性质稳定，不与药物发生作用，在高温高湿条件下能保持结构与形态的完整；有良好的生物相容性，对皮肤没有刺激性；具有合适的药物释放速率。透皮吸收制剂的

骨架材料很多，一般用作缓控释制剂的聚合物都可用作透皮吸收制剂的骨架，其中含药压敏胶是常用的骨架材料，这种含药层本身也作为透皮给药系统的黏胶层；亲水性的骨架材料包括聚维酮和聚乙烯醇等，疏水性的骨架材料有聚硅氧烷等。骨架材料可用于贮存和释放药物，在骨架型贴剂中普遍应用，已上市的产品有尼古丁贴剂和雌二醇贴剂等。

（王建新）

tiējì kòngshìmó cáiliào

贴剂控释膜材料（patch controlled release membrane materials） 贴剂中用来控制药物释放速度的膜高分子材料。可分为均质膜和微孔膜，用作均质膜的高分子材料有乙烯-醋酸乙烯共聚物和聚硅氧烷等，微孔膜有聚丙烯拉伸微孔膜等。常用的控释膜材料主要有以下几类。①乙烯-醋酸乙烯共聚物：具有较好的生物相容性，熔点较低，有良好的化学稳定性，耐酸碱腐蚀，但不耐强氧化剂和蓖麻油等油脂。②聚丙烯：是一种典型的立体规整聚合物，有较高的结晶度和较高的熔点，吸水性低。聚丙烯薄膜具有优良的透明性、强度和耐热性。③醋酸纤维素：醋酸酐与纤维素反应生成的一类酯型纤维素的总称，其中二醋酸纤维素和三醋酸纤维素常作为膜材使用，有高度的水渗透性和很低的盐渗过能力。控释膜材料能控制药物的透过性，应用于膜控型贴剂，如可乐定（Catapres-TTS）贴剂就是采用微孔聚丙烯膜控制药物的释放。

（王建新）

tiējì bèichèn cáiliào

贴剂背衬材料（patch backing layer materials） 用于支持贴剂中的药库或压敏胶等的薄膜材料。

属于药用辅料研究范畴。一般要求在厚度很小时，即对药物、溶剂、湿气和光线等有较好的阻隔性能，并且有良好的柔软性和一定的拉伸强度，应用于皮肤时无不适感。常用多层复合铝箔，即由铝箔、聚乙烯或聚丙烯等膜材复合而成的双层或三层复合膜，一般厚 20~50mm，以提高其机械强度及封闭性能，也便于与骨架膜或控释膜热合。其他可以使用的背衬材料还有聚对苯二甲酸二乙酯、高密度聚乙烯、聚苯乙烯等。背衬材料可保护系统免受外界物质侵入，防止皮肤水分蒸发或药物流失，普遍应用于外用贴剂中。

（王建新）

tiējì bǎohùmó

贴剂保护膜（patch protective films） 用于贴剂表面防止胶黏层在使用前被污染或破坏的薄膜。属于药用辅料研究范畴，一般用防黏材料。为了防止压敏胶等骨架或胶黏材料被转移到保护膜上，保护膜的表面自由能应低于压敏胶的表面自由能，与压敏胶的亲和力小于压敏聚碳酸酯等分子量适中、不含极性基团的聚合物膜材，一般用有机硅隔离剂，避免压敏胶黏胶与药库或控释膜的亲和力。常用的防黏材料有聚乙烯、聚苯乙烯、聚丙烯。贴剂保护膜在使用前需撕去，将贴剂贴于皮肤使药物释放。

（王建新）

yāmǐnjiāo

压敏胶（pressure sensitive adhesives，PSA） 无需借助溶剂、热或其他手段，只需施加轻微压力即可实现粘贴又容易剥离的胶黏材料。是透皮贴剂的关键材料之一。属于药用辅料研究范畴。压敏胶的选择和应用正确与否关

系到透皮贴剂产品的成败，不管何种类型的透皮给药系统都必须使用压敏胶使释药面与皮肤紧密接触。压敏胶在透皮给药系统中起着多重作用：使贴剂与皮肤紧紧贴合；作为药物储库或载体材料；调节药物的释放速度等。作为药用辅料，理想的压敏胶应具有良好的生物相容性，对皮肤无刺激性，不引起过敏反应；具有足够的黏附力和内聚强度，能适应皮肤表面柔软、伸缩性强及多皱褶的特点；化学性质稳定，对温度和湿气（如汗液）耐受性能良好，且有能黏结不同类型皮肤的适应性；能容纳一定量的药物和透皮吸收促进剂而不影响化学稳定性和黏附力。可以根据药物种类、作用时间和给药剂量选择适当种类的压敏胶，并对压敏胶进行修饰，以达到最佳的给药效果。

压敏胶有 4 个黏合性能，即初黏力 T、黏合力 A、内聚力 C 和黏基力 K，它们之间必须满足 $T<A<C<K$ 的要求。其中初黏力指涂有压敏胶的制品和被黏物以很轻的压力接触后立即快速分离所表现出来的抗分离能力。一般是用手指轻轻接触胶黏剂表面时显示出来的手感黏力。黏合力是指适当的压力和时间进行粘贴后，压敏胶制品和被黏表面之间所表现出来抵抗界面分离的能力，一般用胶黏制品的 180°剥离强度来量度。内聚力是指胶黏剂层本身的内聚力，一般用胶黏制品粘贴后，抵抗剪切蠕变能力即持黏力来量度。黏基力是指胶黏剂与背衬材料之间的黏合力。透皮给药制剂所用的压敏胶在加入药物和一些附加剂后，其黏合性能也应符合 $T<A<C<K$ 的要求。

透皮吸收制剂中常用的压敏

胶有热塑性弹性体压敏胶、硅酮压敏胶、聚异丁烯压敏胶、丙烯酸酯压敏胶和共混压敏胶等几类。

(王建新)

rèsùxìng tánxìng tǐ yāmǐnjiāo

热塑性弹性体压敏胶 （thermoplastic elastomer pressure sensitive adhesives）

具有压敏性和热熔性双重性质的热熔型压敏胶。可在热熔状态下涂布。在固化状态下施加轻度指压，即可快速黏附，剥离方便，且不会污染被粘贴物表面。热塑性弹性体压敏胶无添加溶剂，对环境无污染，并且放置时蠕变性不大，不会形成溢胶。

此类压敏胶多采用乙烯-醋酸乙烯共聚物，用低分子聚乙烯、邻苯二甲酸酯、磷酸三甲酚酯作为增塑剂调节柔软性。有时还加入石蜡、微晶蜡等物质以降低表面张力和黏度等。丁苯嵌段共聚物苯乙烯-丁二烯-苯乙烯和苯乙烯-异戊二烯-苯乙烯也有广泛应用，在高温时有一定的热塑性，在室温时又具有弹性，抗蠕变性能优良。热塑性压敏胶与皮肤黏附性好，与药物相容性强，过敏性和刺激性低于天然橡胶，如热熔压敏胶型辣椒风湿膏中辣椒素的透皮速率很快，12 小时的透皮百分率可达 68%。但该类聚合物分子极性较小，与极性物质的相容性差，所制成的压敏胶黏结性不好，耐油性和耐溶性较差，且分子中的不饱和键易受热氧化，限制了其应用。可以通过氢化改性、环氧化改性等改善其性质，以适应不同的需要。在贴剂的生产过程中，使用热塑性压敏胶不需有机溶剂和干燥设备，贴剂表面不出现气泡，生产安全、节能、环保。

(王建新)

guītóng yāmǐnjiāo

硅酮压敏胶 （silicone pressure sensitive adhesives）

由硅酮的二级结构与三级结构树脂缩合生成的压敏胶。呈无结晶固体，无熔点，有耐热、耐寒、耐化学性，并具有良好的柔性，软化点接近皮肤温度，贴于皮肤后变软并粘贴于皮肤，经 30 分钟后具有足够黏附力。人体应用安全，胶质较柔软，反复使用黏性损失不大。硅酮压敏胶对大多数药物溶解度不大，但扩散性好。其黏附力在一定范围内与压敏胶涂层厚度的平方根成正比。硅酮可以分为溶剂型、非芳香性溶剂型、高固含量型和无溶剂型。溶剂型硅酮压敏胶应用广泛，但制备时需要消耗大量的溶剂，造成环境污染。高固含量型硅酮压敏胶中硅酮含量在 60% 以上，甚至达到 80%~90%，减少了胶中挥发性有机物的含量，其优点在于稀释时使用的溶剂少，调配方便，可在传统的低固含量胶粘剂涂布机上涂布和固化。无溶剂型硅酮可通过蒸干溶剂、喷雾干燥法等制备。

美国道康宁 （Dow Corning） 公司生产的 Dow Coorning© 355 及 Bio-PSA© Q7-2920 两种硅酮压敏胶已经美国食品药品管理局检验，并且已在药物主文件中备案，在透皮给药系统中也被采用，如日本山之内药厂生产的硝酸异山梨酯透皮贴剂已上市多年。

(王建新)

jùyìdīngxī yāmǐnjiāo

聚异丁烯压敏胶 （polyisobutylene pressure sensitive adhesives）

以人工合成橡胶聚异丁烯为原料形成的压敏胶。性质非常稳定，耐寒性、耐热性及抗老化性良好。能溶于苯、氯仿、二硫化碳和庚烷等烃类溶剂中，不溶于水和醇类等极性溶剂。聚合物分子内没有不饱和双键，性质稳定，耐氧和耐水性都比较好，对植物油有较强的耐受性。

聚异丁烯压敏胶的黏性与分子量、交联度和卷曲程度有关。低分子量的聚异丁烯是黏稠流体，在压敏胶中主要起增黏及改善胶黏层柔软性的作用，可用于改善难于黏着基材的湿润剂；高分子的聚异丁烯为弹性固体，可增加压敏胶剥离强度和内聚力。聚异丁烯类压敏胶常用不同分子量的聚合物混合，加入适当的增黏剂、增塑剂和填充剂制成，使用时以适当溶剂溶解涂布，主要用作压敏胶的高强度骨架。

(王建新)

bǐngxīsuānzhǐ yāmǐnjiāo

丙烯酸酯压敏胶 （acrylic pressure sensitive adhesives）

以丙烯酸高级酯为主要成分，与其他丙烯酸类单体共聚制得的压敏胶。常用的单体有丙烯酸-2-乙基己酯、丙烯酸丁酯、丙烯酸、丙烯酸乙酯和甲基丙烯酸缩水甘油酯等。改变聚合单体或单体间的配比，可以改变玻璃化温度。增加共聚物中酯的侧链碳原子数，可降低结晶度和玻璃化温度，增加黏性。丙烯酸压敏胶具有良好的黏合性、耐老化性、耐光性和耐水性，长期存放对压敏性性质没有明显影响。

根据生产工艺，丙烯酸酯压敏胶可以分为溶剂型、乳液型和热熔聚合型。溶剂型的优点是体系均一、性能稳定，缺点是含有一定量的乙酸乙酯、醇类或酮类等有机溶剂，有安全隐患。乳液型的优点是固含量高、黏度低、生产成本低、操作安全、无污染等，可以通过改变单体配体及聚合工艺来改善黏合性及力学性能；缺点是其中乳化剂的存在降低了黏结层的耐水性，水的存在会影响黏结效率，且乳液胶的表面张力大，对非极性基材的浸润性较差，涂布较困难。丙烯酸酯压敏胶用作医用胶带已有 30 多年历史，以聚丙烯酯为基质制成的贴剂对皮肤刺激性较小，而且可以直接用作基质，不需加入增黏剂、抗氧化剂等，所以很少引起过敏。

（王建新）

gònghùn yāmǐnjiāo

共混压敏胶（co-blending pressure sensitive adhesives） 由柔性聚合物、寡聚物或低分子化合物共混工艺制成的压敏胶。可以是柔性聚合物与柔性聚合物、柔性聚合物与寡聚物或低分子化合物共混。水凝胶型压敏胶是共混压敏胶的一种，其含水量较高，具有无皮肤刺激性和致敏性的优点，并且具有良好的力学性能、载药量大，有良好的控释性能，通常需添加适当的抑菌剂。例如，用高分子的聚维酮与寡聚氧乙烯共混配合而成的压敏胶，可以容纳药物与吸收促进剂，其黏附性至少可以保持 24 小时，对无皮肤刺激性、无致敏性，已用于多种药物。

（王建新）

āěrfǎ huánhújīng

阿尔法环糊精（alpha cyclodextrin，α-CD） 含有以 α-1,4 糖苷键相连结的 6 个 D-吡喃葡萄糖单元的环状低聚糖。又称 α-环糊精、环六糖、环状麦芽六糖。可由直链淀粉在芽胞杆菌产生的环糊精糖苷转移酶作用下生成。分子式（$C_6H_{10}O_5$）$_6$，分子量 972，结构式见图。

α-CD 为白色结晶性粉末；熔点 250 ~ 260℃；性质稳定，分解温度为 300℃；25℃水中测得的旋光度为 + 150.5°；不溶于一般有机溶剂，在 25℃ 水中的溶解度为 14.5%，并随温度的升高而增加；易形成各种稳定的水合物，结晶水含量可达 10.2W/W%。 由于连接葡萄糖单元的糖苷键不能自由旋转，α-CD 的立体形状为上窄下宽两端开口的锥形中空圆筒，圆筒内径为 0.45 ~ 0.53nm，外径为 1.46nm，高度为 0.79nm，且圆筒开口处呈亲水性，内部为疏水性。由于 α-CD 分子的特殊结构，其在药剂中主要具有通过与药物形成包合物增大药物溶解度和提高药物稳定性的作用。其内腔尺寸小于 β-CD 和 γ-CD，因此更适合与小分子药物形成包合物。α-CD 所形成的包合物具有两种晶型结构：笼状包合物和管状包合物。小分子，如水分子、甲醇分子、较小的羧酸分子、惰性气体等易形成笼状包合物；而较大的分子和一些离子型客分子则形成管状包合物，如二乙基醚、乙酸钠、甲基陈皮苷、辛醇、醋酸钾、聚碘化物等。α-CD 收载于英国药典、欧洲药典。

（邱利焱）

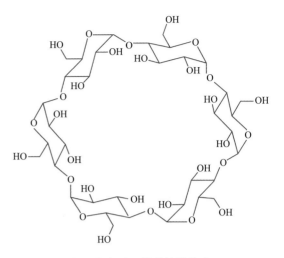

图 阿尔法环糊精的结构式

qiāngbǐngjī bèitā huánhújīng

羟丙基倍他环糊精（hydroxypropyl betadextrin，HP-β-CD） 倍他环糊精在氢氧化钠水溶液中与 1,2-环氧丙烷缩合而成的亲水性混合衍生物。按无水物计算，含羟丙氧基为 19.6% ~ 26.3%。羟基数目可以是一个或多个，平均取代度为 3.5 ~ 5.0。常见产品有 2-羟丙基-β-环糊精（2-HP-β-CD）、3-羟丙基-β-环糊精（3-HP-β-CD）、2,3-羟丙基-β-环糊精（2,3-HP-β-CD）。分子式 $C_{42}H_{70-x}O_{35}$ $(C_3H_6O)_x$，分子量 $1135 + 58x$（x 表示取代度）。

HP-β-CD 为白色或类白色的无定形或结晶性粉末；无臭，味微甜；引湿性强；极易溶于水，可溶于乙醇、丙二醇、甘油，不溶于丙酮、乙酸乙酯、氯仿、环己烷等脂溶性有机溶剂；其水溶液 115℃ 热压灭菌不分解。取代度不同的 HP-β-CD 的各种理化参数亦不同。HP-β-CD 具有倍他环糊精的包合作用，且较倍他环糊精水溶性增大，表面活性和溶血性降低，对皮肤和肌肉无刺激，具有更好的生物安全性，因此可作为包合材料、稳定剂和渗透促进剂等，用于口服固体制剂和液体制剂，以及肌内注射、静脉注射、眼、鼻、皮肤等不同途径的给药。药物经包合后溶解度可显著提高，同时稳定性增强，防止挥发、氧化、光解，掩盖不良气味，促进在皮肤和黏膜的吸收，提高生物利用度。羟丙基倍他环糊精收载于《中华人民共和国药典》2015

年版四部，美国药典、欧洲药典、英国药典亦有收载。

（邱利焱）

ālābójiāo

阿拉伯胶（acacia） 从阿拉伯胶树［*Acacia Senegal（Linne）Willdenow*］或同属近似树种的枝干收集的干燥胶状渗出物。是一种含有复杂成分的天然植物胶，主要成分包括高分子量多糖类及其钙、镁和钾盐，一般由 D-半乳糖、L-阿拉伯糖、L-鼠李糖、D-葡萄糖醛酸等组成，各成分的含量随来源不同而不同。原始胶块经加工，可以分成不同的等级和型号。

阿拉伯胶为白色至微黄色薄片、球滴、颗粒或粉末；无臭，无刺激味；相对密度 $[d]^{20}$ 为 1.35～1.49；1g 阿拉伯胶可溶于 2.7 g 水中，但不溶于乙醇；5% 水溶液的 pH 值为 4.5～5.0，加水缓慢溶解成黏稠溶液，但经长时间加热则黏度减低；易受细菌和酶的作用而降解。阿拉伯胶为天然多糖，具有乳化、增稠、助悬、黏合等作用，在乳剂、混悬剂、片剂、丸剂、颗粒剂、胶囊剂、微囊剂等处方中，用作乳化剂、助悬剂、黏合剂、缓释材料和微囊囊膜材料。阿拉伯胶作为药用辅料使用时根据制剂处方与使用目的，使用浓度酌情而定。阿拉伯胶收载于《中华人民共和国药典》2015 年版四部，美国药典、欧洲药典、英国药典和日本药典亦有收载。

（邱利焱）

āsīpàtǎn

阿司帕坦（aspartame） 由 L-苯丙氨酸（或 L-甲基苯丙氨酸酯）与 L-天冬氨酸以化学反应或酶催化反应制得的非碳水化合物的人造甜味剂。化学名 N-L-α-天冬氨酰-L-苯丙氨酸-1-甲酯。又称阿斯巴甜、甜味素。化学反应产生具有甜味的 α-阿司帕坦和无甜味的 β-阿司帕坦，需经分离去除 β-阿司帕坦；而酶催化反应仅得到 α-阿司帕坦。阿司帕坦分子式 $C_{14}H_{18}N_2O_5$，分子量 294.31，结构式见图。

阿司帕坦为白色结晶性粉末；无臭，有强甜味，甜度为蔗糖的 150～200 倍；熔点 248～250℃；相对密度 1.28；在水中极微溶解，在乙醇、正己烷、二氯甲烷中不溶。阿司帕坦甜味高，但热量低，常作为糖的代用品添加入食品，适用于糖尿病患者和减肥者。在药剂上，阿司帕坦可作为口服片剂、散剂和糖浆剂的甜味剂，用于调味及遮盖不良味道。阿司帕坦的用量视需要而定，一般为 0.1%～1.0%。阿司帕坦基本无毒，进入人体后迅速代谢，但可能产生具有潜在毒性的代谢物甲醇、天冬氨酸和苯丙氨酸，苯丙酮酸尿患者慎用。世界卫生组织规定的阿司帕坦日允许摄取量为 40mg/kg。阿司帕坦与磷酸氢钙和硬脂酸镁有配伍禁忌。阿司帕坦在干燥时稳定性极佳，水溶液在高温、强酸强碱中不稳定，易发生水解，密闭贮藏于阴凉干燥处。阿司帕坦收载于《中华人民共和国药典》2015 年版四部，美国药典、英国药典和欧洲药典亦有收载。

（邱利焱）

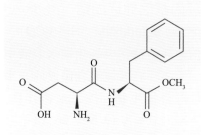

图 阿司帕坦的结构式

bāxī zōnglǘlà

巴西棕榈蜡（carnauba wax） 从巴西棕榈树（*Copernicia cerifera* Mart.）叶子中提取纯化而制得的天然蜡。又称卡那巴蜡。主要含脂肪酸和羟基脂肪酸的酯、*p*-羟基肉桂酸二酯，以及少量脂肪酸和醇类等成分。

巴西棕榈蜡为淡黄色或黄色硬质脆性蜡状粉末、薄片或块状物；具有树脂状断面；有特殊的温和气味；相对密度 0.990～0.999；熔点 80～86℃；酸值 2～7；皂化值 78～95；不溶于水和乙醇，溶于热的乙酸乙酯，易溶于热的二甲苯。巴西棕榈蜡熔点高，光泽性、防湿性、乳化性俱佳，因此可作为抛光剂，以水性乳液或粉末的形式应用于口服片剂、丸剂的包衣制备中；也可作为释放阻滞剂，单独或与羟丙纤维素、海藻酸盐/果胶－明胶、丙烯酸树脂等物质合用，制备固体缓释制剂。此外，还可作为口服固体制剂的稀释剂、软膏基质和栓剂基质。巴西棕榈蜡基本无毒，对皮肤和黏膜无刺激性，世界卫生组织规定可接受的每日最大摄入量为 7mg/kg。置于密闭容器中，于阴凉干燥处贮存，避免日光暴晒和高于 180℃ 长期加热。巴西棕榈蜡收载于《中华人民共和国药典》2015 年版四部，美国药典、英国药典、欧洲药典和日本药典亦有收载。

（邱利焱）

fánshìlín

凡士林（vaseline） 从石油中得到的主要成分为直链或支链烷烃及少量环状烷烃和芳香烃的半固体混合物。又称石油酯、半固体石蜡。通式为 C_nH_{2n+2}。由美国化学家罗伯特·切森堡（Robert Chesebrough）从石油中分离发现，于 1870 年申请专利，并把该物质命名为凡士林。凡士林的生产基本上采用蜡油稠化技术，由渣油蜡膏和润滑油料混合而成，必要时添加少量聚烯烃等组分调节产品的拉丝性和其他使用性能。精制过程是整个生产的关键，传统工艺是将石油经常压或减压蒸馏后的渣油蜡膏用浓硫酸和白土精制脱色。为提高凡士林的产率，后又开发出三氧化铝法和加氢法两种工艺，特别是加氢法由于经济效益高和环保条件好，已逐渐取代其他生产工艺。凡士林一般分为黄凡士林和白凡士林。白凡士林因经漂白处理，颜色较黄凡士林浅，但其他性质与黄凡士林类似。

凡士林为白色或微黄色到黄色均匀的软膏状物；无臭或几乎无臭；与皮肤接触有滑腻感；具有拉丝性；熔程 45～60℃；60℃时相对密度 0.815～0.880；在 35℃ 的氯仿中溶解，在乙醚中微溶，在乙醇或水中几乎不溶，能与蜂蜡、石蜡、硬脂酸、植物油融合。凡士林为化学惰性物质，本身性质稳定，但少量杂质的存在会影响其稳定性。这些杂质光照后被氧化，导致凡士林变色并产生不良臭味，其氧化程度随凡士林的来源和精制程度不同而不同，可以添加适当的抗氧剂如丁羟茴醚、丁羟甲苯或 α-生育酚来抑制氧化。凡士林可采用干热法灭菌，但不应在高温（70℃ 以上）长时间加热；也可采用 γ 辐射灭菌，但此过程会影响其物理性质，如膨胀、变色、气味和流变学行为。凡士林安全、无毒、无刺激，其引起的过敏反应罕见报道，与其他物质几乎无配伍禁忌，被广泛用于食品和药品。凡士林具有适宜的黏稠性与涂展性，常作为油脂性软膏基质，用于局部用药物制剂中，如乳膏和透皮给药制剂。可单独使用，或与适量羊毛脂、胆固醇和一些高级脂肪醇混合使用，以增加其吸水性。凡士林涂在皮肤上可形成封闭性油膜，保护皮肤与创面，防止皮肤水分的蒸发，促进皮肤水合作用，防止皮肤干裂，但不适用于急性且有量多渗出液的患处。与黄凡士林相比，白凡士林多用于含无色或白色药物的制剂，以便使所得制剂为白色或着色成所需要的颜色。口服时凡士林还可以作为缓泻剂，并可能抑制脂肪和脂溶性营养成分的吸收。凡士林应密闭贮藏于阴凉、干燥、避光处。白凡士林和黄凡士林皆收载于《中华人民共和国药典》2015 年版四部，美国药典、英国药典、欧洲药典和日本药典亦有收载。

（邱利焱）

báifēnglà

白蜂蜡（white beeswax）

由天然蜂蜡经氧化漂白精制而得的制品。又称白蜡。根据蜜蜂种类的不同，中华蜜蜂分泌的蜂蜡俗称中蜂蜡（酸值为 5.0～8.0），而由西方蜂种分泌的蜂蜡俗称西蜂蜡（酸值为 16.0～23.0）。白蜂蜡的组成成分为 70%～75% 的 C_{24}～C_{36} 直链一元醇与直链酸的酯，如棕榈酸蜂花醇酯，以及约 14% 的游离酸和 12% 的碳水化合物等。

白蜂蜡为白色或淡黄色固体；无光泽；无结晶；无味；具蜜样甜气味；相对密度 0.954～0.964；熔点 62～67℃；折光率（75℃）1.4410～1.4430；皂化值 85～100；碘值 8.0～13.0；不溶于水或醇，易溶于氯仿，微溶于乙醚。白蜂蜡常用于局部和口服制剂中，如用作油膏和乳膏剂的增稠剂，栓剂熔点调节剂，油包水型乳剂的稳定剂，糖衣片抛光剂，缓释制剂的药物释放阻滞剂等。忌与氧化剂配伍，遇碱水解成皂，加热至 150℃ 以上时发生酯化反应，导致酸值降低、熔点升高。白蜂蜡本身是安全的，无毒、无刺激性，但蜂蜡中的杂质可能引起过敏反应。宜置密闭容器中，贮存于阴凉干燥处。白蜂蜡收载于《中华人民共和国药典》2015 年版四部，英国药典、欧洲药典、美国药典和日本药典亦有收载。

（邱利焱）

báitáotǔ

白陶土（kaolin）

天然的含水硅酸铝经水淘洗除去砂粒，再用电磁、盐酸或硫酸处理，除去其他杂质如氧化铁、碳酸钙、碳酸镁等而得的制品。又称为高岭土或者瓷土。分子式 $Al_2O_3 \cdot 2SiO_2 \cdot 2H_2O$，分子量 258.16。

白陶土为白色或类白色软细滑腻粉末；加水润湿后，具类似泥土的气味，且颜色加深；不溶于水、乙醇、稀酸或氢氧化钠溶液及其他有机溶剂；中等颗粒粒径 0.6～0.8μm；相对密度 2.6；20% 水浆 pH 值为 4.0～7.5；70% 水浆黏度 0.3Pa·s；在相对湿度 15%～65%、温度 25℃ 时，平均吸湿量为 1%，但相对湿度达 75% 以上，仅吸收少量水分。在药剂上，白陶土常作为吸附剂使用，可防止毒物在胃肠道吸收，对炎症黏膜有保护作用，用于治疗痢疾和食物中毒；外用可保护皮肤，吸收创面渗出物，防止细菌侵入。也常作为吸附剂、脱色剂和助滤剂，用于药液的处理。其吸附特性可能影响口服药物的吸收，如阿莫西林、西咪替丁、林可霉素等。白陶土无毒，无刺激性，但长期吸入其粉尘，可造成硅肺、矽肺。白陶土吸湿后效力即减弱，应置于密闭容器中，贮存于阴凉干燥处。白陶土收载于《中华人民共和国药典》2015 年版四部，美国药典、英国药典、欧洲药典和日本药典亦有收载。

（邱利焱）

huángdīngjī bèitā huánhújīng

磺丁基倍他环糊精 （sulfobutylether betadextrin，SBE-β-CD）

由 1,4-丁烷基磺酸内酯与倍他环糊精葡萄糖单元的 2、3、6 位羟基发生羟烷基化取代反应而生成的阴离子型亲水性倍他环糊精衍生物。又称磺丁基醚-β-环糊精。分子式 $C_{42}H_{70-x}O_{35}$ $(C_4H_8SO_3Na)_x$，分子量 $1135+158x$（x 表示取代度）。其中，最常见的是取代度分别为 4 和 7 的 SBE_4-β-CD 与 SBE_7-β-CD。

SBE-β-CD 为白色或类白色无定型固体粉末；无臭、微甜；易溶于水，可溶于甲醇，不溶于乙醇、正己烷、乙腈、乙酸乙酯等有机溶剂。在 pH>1 的水溶液中稳定，于强酸环境中降解，高温条件将导致其开环水解。SBE-β-CD 是一种生物相容的药用辅料，能很好地包合药物分子形成非共价复合物，对带正电荷的含氮类药物具有特殊的亲和力和包合性，能有效提高药物的水溶性、稳定性、安全性、缓和药物溶血性、改善药物释放速率，掩盖不良气味，降低药物的肾毒性等。在药剂中常作为包合材料和稳定剂，应用于注射、口服、吸入、鼻或眼部用药。SBE-β-CD 无明显遗传毒性或诱变突变，无药理学毒性。SBE-β-CD 在固体状态下稳定，需避免高湿环境，应密闭贮存于阴凉干燥处。

（邱利焱）

jiǎjī bèitā huánhújīng

甲基倍他环糊精 （methyl betadextrin，Me-β-CD）

倍他环糊精的 2、3、6 位羟基部分或全部被甲基取代得到的倍他环糊精衍生物。分子式为 $C_{42}H_{70-x}O_{35}(CH_3)_x$，分子量 $1135+15x$（x 表示取代度）。

市场上销售的产品有 2-O-甲基化-β-环糊精 （2-Me-β-CD）、2,6-O-二甲基化-β-环糊精 （DM-β-CD）、2,3,6-O-三甲基-β-环糊精 （TM-β-CD） 以及随意甲基化-β-环糊精 （RM-β-CD） 4 种类型。由于不同的甲基环糊精组成不同，其理化性质也有差别。DM-β-CD、TM-β-CD 及 2-Me-β-CD 都是结晶性产品，不吸湿，而 RM-β-CD 是无定形产品，具吸湿性。Me-β-CD 可被强酸水解成直链甲基化低聚糖，但在碱性条件下相当稳定。Me-β-CD 易溶于水，也溶于乙醇、甲醇、氯仿等有机溶剂，DM-β-CD 比 TM-β-CD 更易溶于水。2-Me-β-CD 与 RM-β-CD 的溶解度都随温度升高而增加，但 DM-β-CD 的溶解度则随温度升高溶解度急剧降低，其浊点约为 80℃，将介质冷却后又可再溶解。在药剂中可作为包合物的主分子，其空腔可以容纳疏水性药物等客分子形成包合物，从而增加疏水性药物在水中溶解度，提高多肽类药物的稳定性，促进药物在黏膜和透皮吸收，提高生物利用度，并减少药物毒副作用等。此外包合作用还可以掩盖一些药物如鱼肝油的不良气味。但 Me-β-CD 具有较强的溶血性及黏膜刺激性，因此临床应用以口服制剂为主，不适于注射剂类药物，黏膜给药则必须注意控制用量。欧洲药典和英国药典收载有 DM-β-CD。

（邱利焱）

bèitā huánhújīng

倍他环糊精 （betacyclodextrin）

淀粉经环状糊精葡萄糖基转移酶作用而生成的以 α-1,4 糖苷键相连结 7 个 D-吡喃葡萄糖单元的环状低聚糖。又称 β-环糊精、环七糖、环麦芽七糖，简称 β-CD。分子式 $(C_6H_{10}O_5)_7$，分子量 1135，结构式见图。

β-CD 为白色结晶或结晶性粉末；无臭，味微甜；熔点 255～265℃；在水中的溶解度比较低，室温下为 1.85%，并随着温度增加而增大，不溶于一般有机溶剂，但可微溶于二甲基亚砜、吡啶、N,N-二甲基甲酰胺等有机溶剂；易形成稳定的水合物，结晶水含量可达 13.2～14.5 $W/W\%$。由于连接葡萄糖单元的糖苷键不能自由旋转，β-CD 的立体形状为上窄下宽两端开口的锥形中空圆筒，圆筒内径 0.60～0.65nm，外径 1.54nm，高度 0.79nm，且圆筒开口处呈亲水性，内部为疏水性，可作为主分子包合大小适宜的客分子形成包合物。β-CD 分子的特殊结

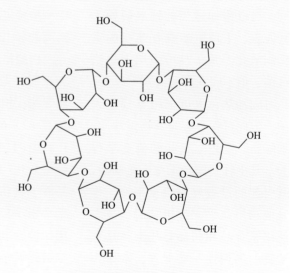

图　倍他环糊精的结构式

构，其在药剂中主要作为包合材料和稳定剂使用，起到增加药物的溶解度、提高药物稳定性、减少药物的刺激性、降低药物的不良反应、缓释药物、提高药物的生物利用度、掩盖药物的不良气味或味道、防止挥发性药物挥发、使液体药物粉末化等作用。β-CD 一般被认为是无毒的药用辅料，经口服，可在肠道内被微生物代谢并排出，对皮肤和眼部无刺激性，但静脉给药后，不被代谢并以不溶性胆固醇复合物的形式蓄积在肾，造成严重的肾毒性，因此 β-CD 主要用于口服和局部用药制剂。为了提高 β-CD 的溶解性，通过羟基取代，已制备获得多种衍生物，如甲基倍他环糊精、羟丙基倍他环糊精、磺丁基倍他环糊精等。需避光、干燥保存。倍他环糊精收载于《中华人民共和国药典》2015 年版四部，欧洲药典和英国药典亦有收载。

（邱利焱）

běnjiǎchún

苯甲醇（benzyl alcohol） 羟甲基取代的苯或苯基取代的甲醇。又称苄醇。常以游离态或酯的形式存在于香精油中，工业上由氯化苄在碳酸钾或碳酸钠存在下经蒸馏制备而成，或由苯甲醛经坎尼扎罗反应制得。分子式 C_7H_8O，分子量 108.14。

苯甲醇为无色澄明的油状液体；具微弱香气及灼味；有引湿性；熔点为 -15.4℃；沸点为 205.4℃；自燃点 436.5℃；相对密度 1.043~1.050；在水中溶解，与乙醇、三氯甲烷或乙醚能以任意比混合。苯甲醇作为抑菌剂广泛应用于口服与注射制剂，具中等抑菌活性，用于抑制革兰阳性菌、霉菌和酵母菌，其抑菌活性受溶液 pH 值影响。当溶液 pH<5

时，抑菌活性佳，pH>8 时，丧失抑菌活性。苯甲醇的常用使用浓度为 0.5%~1.0%，5% 或更高浓度的苯甲醇可作为助溶剂使用。苯甲醇还具有局部麻醉功能，可用于注射剂、滴眼剂、软膏剂及外用气雾剂等。苯甲醇与氧化剂、强酸有配伍禁忌；能被天然橡胶、氯丁橡胶、丁基合成橡胶组成的橡皮塞盖缓慢吸附；在聚乙烯容器内长时间存放不稳定；并可从聚苯乙烯注射器中溶解某些成分，从而损坏注射器。苯甲醇对眼、上呼吸道、皮肤有刺激作用，摄入引起头痛、恶心、呕吐、惊厥、昏迷，皮肤黏膜接触会引起水肿和疼痛。苯甲醇属可燃有毒物品，在空气中被缓慢氧化成苯甲醛和苯甲酸，需贮存于阴凉、通风的库房，远离火种、热源。苯甲醇收载于《中华人民共和国药典》2015 年版四部，美国药典、欧洲药典、英国药典和日本药典亦有收载。

（邱利焱）

běnjiǎsuān

苯甲酸（benzoic acid） 羧基直接与苯环相连接的最简单的芳香酸。又称安息香酸、苯蚁酸。以游离酸、酯或其他衍生物的形式广泛存在于自然界中。市售商品主要通过化学合成制得，其工业生产的普遍方法是甲苯液相空气氧化法，即以甲苯为原料，钴作触媒，在 150~200℃ 及 0.5~5.0MPa 下，连续液相氧化而制得，产率可达 90%；也可以由邻苯二甲酸酐水解脱羧而得，产率约为 85%；此外还有三氯甲苯水解法和苄卤氧化法。苯甲酸粗品用升华法或重结晶法精制。分子式 $C_7H_6O_2$，分子量 122.1。

苯甲酸为白色有光泽的鳞片或针状结晶或结晶性粉末；质轻；无味，无臭，或略有安息香的气

味；室温下微具挥发性，至 100℃ 迅速升华；熔点 121~124.5℃；沸点 249.2℃；闪点 121~131℃；相对密度 1.321；微溶于水，水溶液显酸性，pKa 为 4.19（25℃），易溶于乙醇、氯仿、乙醚和丙酮，能溶于苯、二氧化碳、松节油及油类。苯甲酸具有抑菌作用，常作为内服和外用制剂的防腐剂，有效浓度为 0.1%~0.2%。因其抑菌作用的强弱与未解离的分子数相关，因此在酸性条件下抑菌效果较好，最适 pH 值为 2.5~4.5。苯甲酸与碱性物质和重金属有配伍禁忌，白陶土也会降低其抑菌活性。苯甲酸是一种胃刺激剂，对皮肤、眼及黏膜有中度刺激性。宜置于密闭容器中，贮存于阴凉干燥处。苯甲酸收载于美国药典、英国药典、欧洲药典和日本药典。

（邱利焱）

běnjiǎsuānbiànzhǐ

苯甲酸苄酯（benzyl benzoate） 由苯甲酸钠和苯甲酰氯在三乙胺存在下共热酯化，或通过苄醇钠和苯甲醛反应而得的制品。又称安息香酸苄酯。还是一种存在于秘鲁香脂、吐鲁香脂、晚香玉、香石竹等植物中的天然成分。分子式 $C_{14}H_{12}O_2$，分子量 212.25。

苯甲酸苄酯为无色的结晶体或无色澄清稍具黏性的油状液体；具有微弱的洋李和杏仁香气及强烈的灼烧味；熔点 18℃，沸点 323~324℃，闪点 148℃；不溶于水和甘油，能与乙醇、丙酮、氯仿、乙醚、脂肪酸和挥发油混溶；遇明火、高热可燃。在医药工业中，苯甲酸苄酯除作为一种治疗疥疮和杀虫驱虫的外用药品外，作为药用辅料主要用作助溶剂和非水溶剂，可用于口服制剂和肌内注射剂；或者作为定香剂使用，多见于半固体制剂，如油膏、乳

膏等。苯甲酸苄酯与碱及氧化剂存在配伍禁忌，对眼、皮肤、黏膜和上呼吸道有刺激性，大鼠口服或皮肤使用的半数致死量分别是 0.5g/kg 和 4.0g/kg。苯甲酸苄酯宜置于密封、避光容器中，贮存于阴凉干燥处。苯甲酸苄酯收载于美国药典、欧洲药典、英国药典和日本药典。《中华人民共和国药典》未收载。

（邱利焱）

běnjiǎsuānnà
苯甲酸钠 （sodium benzoate）

由苯甲酸与碳酸钠或碳酸氢钠反应制得的制品。又称安息香酸钠。分子式为 $C_7H_6O_2Na$，分子量为 144.11。

苯甲酸钠为白色颗粒、粉末或结晶性粉末；无臭或略带安息香气味，味微甜带咸；易溶于水，略溶于乙醇、甘油；饱和水溶液 pH 值为 8，浓度为 2.25% 时为等渗液；冰点降低数为 0.24℃（浓度 1%）；熔点为 122.4℃。苯甲酸钠在药剂中主要用作口服制剂和肌内注射剂的抑菌剂，其在酸性条件下能部分转化为有活性的苯甲酸，抑菌机制同苯甲酸，因此其抗菌作用在一定 pH 值范围内有效，适用于微酸性制剂（pH2~5），常用浓度为 0.5%。苯甲酸钠比苯甲酸更易溶于水，且在空气中稳定，抑制酵母菌和细菌的作用强，因此比苯甲酸更常用。苯甲酸钠还可用作片剂的润滑剂，常用浓度为 2%~5%。苯甲酸钠与强酸性药物、铁盐、钙盐及重金属盐（包括银、铅和汞）存在配伍禁忌，白陶土和非离子表面活性剂会降低其防腐活性。苯甲酸钠在体内产生全身毒性症状与水杨酸盐相似，在抑菌防腐剂量下是安全的，大鼠口服半数致死量为 2.7 g/kg。苯甲酸钠收载于《中华人民共和国药典》2015 年版四部，美国药典、欧洲药典、英国药典和日本药典亦有收载。

（邱利焱）

běnzhālǜǎn
苯扎氯铵 （benzalkonium chloride）

氯化二甲基苄基烃铵的混合物。又称氯化烃基二甲基代苯甲胺。属于季铵盐类阳离子型表面活性剂。由 N-烷基-N-甲基苄胺溶液与氯化甲烷在宜于季铵盐沉淀的有机溶媒中反应制得。分子式 [$C_6H_5CH_2N(CH_3)_2R$] Cl（R 代表混合烷基）。

苯扎氯铵为白色蜡状固体或黄色胶状体；具温和芳香，味极苦；具吸湿性；极易溶于水、乙醇、甲醇、丙酮，微溶于乙醚；水溶液振摇时产生多量泡沫，显中性或弱碱性，表面张力低；室温长期稳定；具有去污和乳化的作用，也有温和的收敛作用。在药剂中，其低浓度用作抑菌剂，高浓度用作杀菌剂，一般用于眼用制剂的浓度为 0.01%~0.02%，耳鼻用制剂的浓度为 0.002%~0.02%，小容量注射液的浓度为 0.01%，水溶液制剂的浓度可高达 0.5% 等。苯扎氯铵致死量估计为 1~3g，稀浓度溶液对皮肤和黏膜无刺激性，偶见过敏反应，不慎吸入能导致恶心和呕吐。苯扎氯铵不宜与肥皂、阴离子表面活性剂、高浓度的非离子型表面活性剂、无机盐（枸橼酸盐、碘化物、硝酸盐、高锰酸盐、水杨酸盐、硫酸锌、银盐、酒石酸盐和生物碱等）、铝、橡胶、皮革、荧光素钠、过氧化氢、白陶土、含水羊毛脂和有些磺胺药配伍接触或禁忌。需避光、密闭保存，避免接触金属，其水溶液不得贮存于聚氯乙烯瓶内，否则药效消失。苯扎氯铵收载于《中华人民共和国药典》2015 年版四部，美国药典、欧洲药典、英国药典和日本药典亦有收载。

（邱利焱）

běnzhāxiù'ǎn
苯扎溴铵 （bonzalkonium bromide）

溴化二甲基苄基烃铵的混合物。又称十二烷基二甲基苄基溴化铵，商品名新洁尔灭。属于季铵盐类阳离子表面活性剂。由 N-烷基-N-甲基苄胺溶液与溴代甲烷在宜于季铵盐沉淀的有机溶液中的反应制得。苯扎溴铵分子式 [$C_6H_5CH_2N(CH_3)_2R$] Br（R 代表混合烷基），结构式见图。

苯扎溴铵常温下为黄色胶状体，低温时可能逐渐形成蜡状固体，极易潮解；具芳香臭，味极苦；易溶于水和乙醇，微溶于丙酮，不溶于乙醚；水溶液呈碱性反应，振摇时产生多量泡沫；熔点 46~48℃，闪点大于 110℃；性质稳定，耐光、耐热，无挥发性，可长期存放。作为最常用的表面活性剂之一，苯扎溴铵具有比苯扎氯铵更好的杀菌作用，对革兰阳性菌作用强；在高浓度下也能杀灭革兰阴性菌；对某些真菌和病毒也作用迅速，能穿透组织；但对铜绿假单胞菌、抗酸杆菌和细菌芽胞无效；还具有除污、溶解角质和乳化作用。用作去垢剂和消毒防腐剂，一般使用浓度为 0.02%~0.2%，皮肤及黏膜消毒用 0.1% 溶液；创面消毒用 0.01%

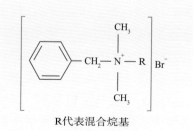

R代表混合烷基

图 苯扎溴铵的结构式

溶液；术前洗手用 0.05%～0.1% 溶液，浸泡 5 分钟；器械消毒用 0.1% 溶液，煮沸 15 分钟，再浸泡 30 分钟，或长期浸泡在药液中。苯扎溴铵毒性低，使用安全，在使用浓度下一般对皮肤、黏膜无刺激性，但长期反复使用后某些患者可出现过敏。在配伍禁忌上，苯扎溴铵与苯扎氯铵类似，且不适用于皮革类物件及膀胱镜、眼科器械、合成橡胶制品以及铝制品的消毒。苯扎溴铵收载于《中华人民共和国药典》2015 年版二部和四部。

（邱利焱）

bìmáyóu

蓖麻油（castor oil） 大戟科植物蓖麻的成熟种子经榨取并精制得到的脂肪油。是一种复合的脂肪酸三甘油酯。脂肪酸的组成大约为蓖麻酸（87%）、油酸（7%）、亚油酸（3%）、棕榈酸（2%）、硬脂酸（1%）及微量的二羟硬脂酸。

蓖麻油为几乎无色或微带黄色的澄清黏稠状液体；气微；味淡而后微辛；熔点为-12℃；闪点为 229℃；沸点为 313℃；25℃时相对密度为 0.956～0.969；折光率为 1.478～1.480；酸值不大于 2.0；碘值为 82～90；羟值为 160～168；皂化值为 176～182；不溶于水，可与无水乙醇、氯仿、乙醚或冰醋酸任意混合，但不溶于矿物油；黏度比一般油脂高很多，25℃时为 680cps，黏度指数 84；摩擦系数很低（为 0.1），流动性好，精制蓖麻油在-22℃时仍可流动；具有很强的旋光性；介电常数约为 4.30，是常见油脂中最高的；在空气中稳定性好，是典型的不干性液体油。蓖麻油具有润滑、被乳化等作用，在药剂中主要用作软膏基质，也可用于口服片剂和胶囊剂包衣的增塑剂，以及肌内注射剂的溶剂。其口服常作为刺激性泻药，用于习惯性便秘、外科手术消化道检查前的肠道准备等，但已逐渐停用。蓖麻油小剂量内服和外用时，一般是安全的，无毒，无刺激性，作为食品添加剂每日允许摄入量为 0～0.7mg/kg。而大剂量内服（10～20ml）有润肠泻下作用，并可能出现腹部不适、恶心呕吐等副作用，不宜反复应用，孕妇禁忌。蓖麻油与酸、氧化物以及多价碱会产生配伍变化。蓖麻油收载于《中华人民共和国药典》2015 年版一部，美国药典、欧洲药典、英国药典和日本药典亦有收载。

（邱利焱）

qīnghuà bìmáyóu

氢化蓖麻油（hydrogenated castor oil） 由蓖麻油在镍铜催化下氢化而得，主要成分为 12-羟基硬脂酸甘油三酯。分子式 $C_{57}H_{110}O_9$，分子量 939.50。

氢化蓖麻油为白色至淡黄色的粉末、块状物或片状物；不溶于水或石油醚，在二氯甲烷中微溶，在乙醇中极微溶；熔点 85～88℃；酸值不大于 4.0；羟值为 150～165；皂化值为 176～182；碘值不大于 5.0。氢化蓖麻油具有缓释、增稠和增硬等作用，故在药剂中常作为缓释剂、增稠剂和增硬剂，用于半固体和固体制剂的制备。在口服制剂中，它可形成固体骨架或包衣衣膜，用于制备缓释片剂和胶囊剂；在外用制剂中，它可用作软膏、乳膏和栓剂的基质，调节制剂的稠度，起到增硬作用；还可作为片剂、胶囊剂的润滑剂，改善颗粒的流动性，或在压片过程起到冲模润滑作用。一般认为，氢化蓖麻油用于口服和局部给药制剂基本无毒、无刺激性。氢化蓖麻油与多数天然植物蜡和动物蜡相容，与强酸和氧化剂有配伍变化。遮光，密闭保存，远离火源。氢化蓖麻油收载于《中华人民共和国药典》2015 年版四部，美国药典、欧洲药典和英国药典亦有收载。

（邱利焱）

bǐng'èrchún

丙二醇（propylene glycol） 分为 1,2-丙二醇和 1,3-丙二醇。药用辅料中指的是 1,2-丙二醇，可由环氧丙烷采用直接水合法或催化水合法制得；或者丙烯与氯水反应后，再用碳酸钠溶液水解制得。又称 1,2-二羟基丙烷、α-丙二醇。分子式 $C_3H_8O_2$，分子量 76.09。

丙二醇为无色澄清的黏稠液体；无臭，味稍甜；有引湿性和可燃性；熔点为 -59℃；沸点为 185～189℃；闪点为 99℃；黏度为 0.581Pa·S；相对密度（25℃）为 1.035～1.037；与水、乙醇、氯仿等多种有机溶剂任意混溶，与乙醚的溶解比为 1：6，与轻质矿物油、不挥发性油不相混溶，可溶解某些芳香油；常温下稳定，高温下易生成丙醛、丙酮等物质。丙二醇可在肌内注射、静脉注射、口服、鼻腔给药、眼部给药、耳部给药、外用等制剂中使用。作为溶剂、潜溶剂、润湿剂，其溶解性能优于甘油，能溶解多种药物；也可作为液体制剂的防腐剂和杀菌剂，其防腐能力与乙醇相似，抗真菌能力与甘油相似；还能作为制剂包衣的增塑剂。丙二醇一般被认为无毒，低刺激性，但外用于黏膜组织、皮下或肌内注射可产生局部刺激症状。丙二醇具有还原性，故不可与氧化剂配伍。宜密封，于干燥处避光保存。丙二醇收载于《中华人民共和国药典》2015 年版四部，美国药典、欧洲药典、英国药典和日本药典亦有收载。

（邱利焱）

bǐngtóng

丙酮（acetone）

以淀粉为原料，通过接种丙酮丁醇菌种进行发酵，得到丙酮和丁醇混合物，再经分馏精制而得。又称醋酮、二甲酮。工业生产以异丙苯氧化法为主，此外还有异丙醇氧化或脱氢法、异丙醇过氧化氢法、丙烯直接氧化法等。分子式 C_3H_6O，分子量 58.08。

丙酮为无色透明易流动的液体；具微芳香气、味辛辣而甜；易挥发；易燃烧；可与水、乙醇、乙醚、氯仿、吡啶等混溶，能溶解油、脂肪、树脂和橡胶；丙酮的水溶液对石蕊显中性；熔点为 $-94.6℃$；沸点为 56.5℃；闪点为 $-20℃$；相对密度为 0.788。在药剂中主要作溶剂或共溶剂；在湿法制粒时可作润湿剂，适用于遇水易分解的药物；可溶解油、脂，也可溶解水，故是一个良好的脱脂溶剂，也是一个脱水剂；常与乙醇合并使用作防腐剂。丙酮对皮肤具有刺激性，对眼部有强烈刺激性，吸入引起头痛、恶心、呕吐，人急性致死量为 50ml。因丙酮与氧化剂、氯化物、碱的混合物、二氯化硫、叔丁醇钾及六氯三聚氰胺反应强烈，故不能用作碘的溶剂。置于密闭、避光的容器中，贮存于阴凉、通风干燥处，尤其应注意防火。美国药典、欧洲药典、英国药典均有收载。

（邱利焱）

bóluòshāmǔ 188

泊洛沙姆 188（poloxamer 188）

泊洛沙姆系列辅料中的一种。泊洛沙姆是由中部疏水的聚氧丙烯链的侧面连接两段亲水聚氧乙烯构成的非离子式三嵌段共聚物，是一类新型的高分子非离子表面活性剂，其名称由发明者欧文·施莫尔卡（Irving Schmolka）创造，并在 1973 年获得专利。其合成过程是由环氧丙烷与丙二醇反应，形成聚氧丙烯二醇，然后加入环氧乙烷聚合而成。该类共聚物最早由美国怀恩多特（Wyandotte）公司生产，德国巴斯夫（BASF）公司生产的产品商品名为普朗尼克（Pluronic）。因聚合物中的各链段分子量可以变化，所以泊洛沙姆产品可分为多个型号。通常使用字母"P"附带三位数字作为其通用名称，前两位数×100 为中心聚氧丙烯的近似分子质量，最后一位数×10 为聚氧乙烯所占的百分比。对于其商业名称普朗尼克，其识别码为一个表示其室温下物理形态的字母，即 L 为液体，P 为糊状，F 为片状（固体），后缀两位或者 3 位数字，第一位数（及 3 位数字情况下的前两位数）×300 表示疏水物的近似分子质量，后一位×10 为聚氧乙烯所占的百分比。泊洛沙姆 188 即普朗尼克 F68。分子式 $HO(C_2H_4O)_a(C_3H_6O)_b(C_2H_4O)_aH$，其中氧乙烯单元（$a$）为 75~85，氧丙烯单元（$b$）为 25~30，氧乙烯含量 79.9%~83.7%，平均分子量 7680~9510。

泊洛沙姆 188 为白色至微黄色半透明蜡状固体；微有异臭；在水、乙醇中易溶，在无水乙醇或乙酸乙酯中溶解，在乙醚或石油醚中几乎不溶；熔点 52℃；黏度 100mPa·s（>7℃）；亲水亲油平衡值 29；最低凝胶浓度 60%。泊洛沙姆作为一种优良的非离子表面活性剂，已广泛用于制药工业。作为乳化剂和稳定剂，可用于制备静脉水包油（O/W）型乳剂，所制得的乳剂可热压蒸汽灭菌。作为增溶剂和润湿剂，应用于难溶性药物的液体制剂和固体制剂，增加药物在水中的溶解度，促进药物吸收。作为吸收促进剂，使肠蠕动变慢，延长药物在胃肠道滞留时间，提高生物利用度，同时因能与皮肤产生相互作用，可增加经皮给药系统的药物吸收。作为缓释材料，制备片剂、胶囊剂、凝胶剂等，达到药物缓控释效果。作为水溶性载体制备固体分散体，提高难溶性药物的溶出，促进其吸收。也可作为乳膏剂和栓剂基质。一般认为泊洛沙姆 188 无毒，无刺激性，在体内不被代谢，无溶血现象。泊洛沙姆 188 及其水溶液性质稳定，与酚类及苯甲酸酯在一定浓度下存在配伍禁忌。需遮光、密闭保存。收载于《中华人民共和国药典》2015 年版四部，美国药典、欧洲药典和英国药典亦有收载。

（邱利焱）

bōlisuānnà

玻璃酸钠（sodium hyaluronate）

由 N-乙酰氨基葡萄糖和 D-葡萄糖醛酸二糖单元为基本结构，重复交替连接形成的高分子酸性黏多糖。又称透明质酸钠。天然存在于玻璃体、血清、鸡冠、鲨鱼皮和鲸鱼软骨中，是关节滑液的主要成分，也是软骨基质的成分之一。成品玻璃酸钠通常直接从天然物质中提取纯化获得，亦能通过发酵重组的兽疫链球菌菌株进行生产，经过滤、超滤、沉淀、干燥制得。分子式 $(C_{14}H_{20}NO_{11}Na)_n$，分子量（401.3）$n$，300~2000kDa，天然提取的玻璃酸钠通常为高分子量 10^6~10^7Da，结构式见图。

玻璃酸钠为白色或类白色的粉末或纤维状物；有引湿性；能

图 玻璃酸钠的结构式

溶于水，溶解速度与分子量有关，水溶液 pH 5.0~8.5。临床上，玻璃酸钠作为药物，常用于骨关节炎的治疗，润滑关节，可有效缓减关节痛；也可作为眼科手术的辅助用药，其滴眼液可治疗干眼症、角膜上皮机械性损伤等。在药剂中，玻璃酸钠用作保湿剂、润滑剂、缓释剂，具有促进药物在黏膜组织吸收的作用。一般认为玻璃酸钠无毒，无刺激性，但有实验报道其具致畸性。玻璃酸钠遇苯扎氯铵产生浑浊。需密封，2~8℃ 保存。玻璃酸钠收载于欧洲药典、英国药典及日本药典。

（邱利焱）

bòhénǎo

薄荷脑（menthol）

唇形科植物薄荷 Mentha haplocalyx Brip. 的新鲜茎和叶经水蒸气蒸馏、冷冻、重结晶得到的一种饱和的环状醇。化学名（1RS,2RS,5RS）-(+/-)-5-甲基-2-(1-甲基乙基)环己醇。又称薄荷醇、薄荷冰。工业上，左旋薄荷脑主要是由天然薄荷原油经冷却、结晶、分离制得，或采用超临界二氧化碳技术直接从薄荷中提取，还可通过合成方法制备，如左旋薄荷酮还原法，香茅醛环化氢化法；合成方法也可制备消旋薄荷脑，如百里酚加氢法。分子式 $C_{10}H_{20}O$，分子量 156.27。

薄荷脑有多种异构体。左旋薄荷脑为无色透明针状或六棱柱状结晶，熔点 42~44℃，沸点 216℃，相对密度 0.9007；消旋薄荷脑为白色结晶性粉末或可熔块，熔点 34℃，沸点 216.5℃，相对密度 0.8911。两者均有特殊清凉薄荷香气和香味；具升华性；微溶于水，易溶于乙醇、乙醚、氯仿和石油醚，可与冰醋酸、液状石蜡、非挥发性油和挥发油任意混合。在药剂中薄荷脑主要用于内服制剂的矫味剂或外用制剂的着香剂，可溶解添加入液体制剂或用乙醇溶解后喷到物料颗粒上压片。左旋薄荷脑还具有清凉功能，常应用于外用制剂中，右旋薄荷脑不具有清凉功能。薄荷脑也可作渗透促进剂用于透皮给药制剂。此外，还具有抗炎、止痛、止痒等功效。薄荷脑无毒，但大量吸入或摄入可导致严重不良反应，如运动失调和中枢神经抑制，对皮肤基本无刺激性，局部使用或导致过敏反应。遇醛类、樟脑、间苯二酚、酚会软化或液化；遇高锰酸钾等氧化剂即分解；醇溶液加水稀释会析出。需置于密封、干燥容器中，在阴凉、干燥处保存，温度低于 25℃。薄荷脑收载于《中华人民共和国药典》2015 年版一部和四部，美国药典、欧洲药典、英国药典和日本药典亦有收载。

（邱利焱）

bòhésùyóu

薄荷素油（peppermint oil）

唇形科植物薄荷 Mentha haplocalyx Brip. 的新鲜茎和叶经水蒸气蒸馏、冷冻、部分脱脑加工提取的挥发油。又称薄荷油。含酯量（以乙酸薄荷酯 $C_{12}H_{22}O_2$ 计算）不得少于 5%，薄荷醇（$C_{10}H_{20}O$）不得少于 50%，此外还含有薄荷

酮、薄荷烯酮、α-蒎烯、L-柠檬酸、水芹烯、杜桧烯、异缬草酸薄荷脑、异缬草醛、乙醛、薄荷呋喃、桉油醇等成分。

薄荷油为无色或微黄色的澄明液体；有特殊清凉香气，初辛后凉；存放日久色渐变深，质渐变黏，在温度较低时有大量的无色晶体析出；易溶于水，与乙醇、氯仿、乙醚能任意混合；沸点为 210℃，相对密度为 0.888~0.908，旋光度为 -24°~-17°，折光率为 1.456~1.466。薄荷油在药剂中用作内服制剂的祛风剂和芳香剂，外用制剂的着香剂和疼痛减轻剂。薄荷油安全无毒，每日允许摄入量未作规定。遇氧化剂、碱类物质有效成分发生氧化、水解反应而破坏。需遮光，密封，置阴凉处储存，温度应不超过 25℃。薄荷素油收载于《中华人民共和国药典》2015 年版一部，美国药典、欧洲药典和英国药典亦有收载。

（邱利焱）

cùsuān xiānwéisù

醋酸纤维素（cellulose acetate）

部分或完全乙酰化的纤维素。又称三乙酸纤维素。以木纤维或棉纤维为原料，在硫酸催化剂作用下，用醋酸和醋酐混合液乙酰化，然后加稀醋酸水解而制得。分子式 $[C_6H_7O_2(OCOCH_3)_x(OH)_{3-x}]_n$，$X = 1~3$，其结构式见图。

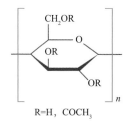

R=H, COCH₃

图 醋酸纤维素的结构式

醋酸纤维素为白色、微黄色或灰白色的非结晶性粉末或颗粒；无味或略有醋酸气味；玻璃化转变温度为170~190℃，熔点为230~300℃。在乙酰化反应时，控制醋酸和醋酐混合液的用量可制得3种产品：一醋酸纤维素、二醋酸纤维素和三醋酸纤维素，分子量分别为212.20、246.11、288.13。3种产品的溶解性等性质有较大差异，一醋酸纤维素能溶于醇和其他有机溶剂；二醋酸纤维素不溶于水，能溶于大多数有机溶剂；三醋酸纤维素既不溶于水，也不溶于醇和醚，但能溶于冰醋酸。在药剂上，醋酸纤维素主要用作成膜材料和释放阻滞剂，制备涂膜剂、膜剂、微囊剂、粘贴片剂和其他缓释制剂；也可作为包衣材料，提高药物稳定性或掩盖药物气味，由于其具有半渗透性，用于渗透泵片剂和植入剂的包衣，可控制药物恒速释放。醋酸纤维素广泛应用于口服制剂中，一般认为其无毒无刺激性。与强酸或碱性物质有配伍禁忌。醋酸纤维素稳定，可保存于密闭的容器中，置于阴凉干燥处。如果长时间处于不良条件下，如高温、高湿，会缓慢水解，增加游离酸含量并有醋酸臭味。收载于《中华人民共和国药典》2015年版四部，美国药典、欧洲药典和英国药典亦有收载。

(邱利焱)

dàdòulínzhī

大豆磷脂（soya lecithin） 从大豆中提取精制而得的磷脂混合物。又称大豆卵磷脂。按无水物计算，含磷量应不得少于2.7%；含氮量应为1.5%~2.0%；含磷脂酰胆碱应不得少于45.0%，含磷脂酰乙醇胺应不得过30.0%，含磷脂酰胆碱和磷脂酰乙醇胺总量不得少于70%。

大豆磷脂为黄色至棕色的半固体或块状物；纯品无气味；在乙醚和乙醇中易溶，在丙酮中不溶；熔点为150~200℃；酸值不大于30；碘值不小于75。大豆磷脂本身具有抗氧化和营养功能，被誉为与蛋白质、维生素并列的"第三营养素"，可作为治疗和营养药剂，具有降脂、治疗脂肪肝和肝硬化、增强血管壁弹性、延缓衰老、健脑益智、修复胰腺细胞，减轻糖尿病等作用。在药剂中，主要作为脂质体的主要组成成分，以及乳化剂、润湿剂、分散剂和稳定剂。大豆磷脂性质不稳定，易吸水变成棕黑色胶状物；在空气或光照下中极易氧化，颜色从棕黄色逐渐变成褐色至棕黑色；不耐高温，80℃以上会氧化酸败分解；在酸碱条件下易水解，其产物为脂肪酸、甘油、磷酸、氨基醇及肌醇等。大豆磷脂安全无毒，无刺激性。需遮光，密封，-18℃以下保存。大豆磷脂收载于《中华人民共和国药典》2015年版四部，欧洲药典和英国药典亦有收载。

(邱利焱)

qīnghuà dàdòuyóu

氢化大豆油（hydrogenated soybean oil） 豆科植物大豆（Glycine soya Bentham）的种子提炼得到的油。经精炼、脱色、氢化和除臭而成。成分中碳链小于14的饱和脂肪酸不大于0.1%，肉豆蔻酸不大于0.5%，棕榈酸应为9.0%~16.0%，硬脂酸应为79.0%~89.0%，油酸不大于4.0%，亚油酸不大于1.0%，亚麻酸不大于0.2%，花生酸不大于1.0%，二十二碳烷酸不大于1.0%。

氢化大豆油为白色至淡黄色的块状物或粉末，加热熔融后呈淡黄色透明液体；在水、乙醇中不溶，在二氯甲烷或甲苯中易溶；熔点为66~72℃；酸值应不大于0.5；过氧化值应不大于5.0。氢化大豆油常用作片剂和胶囊剂的润滑剂，常与滑石粉共用，也可热熔于液状石蜡或己烷中喷雾于干颗粒上使用；在片剂生产中的辅助黏合剂；软胶囊的填充剂；控释制剂的骨架材料或包衣辅助剂；油性液体制剂或半固体制剂的黏度调节剂；在含比重差异较大成分的复方栓剂制备中可减缓沉降，避免分布不均匀，改善固化过程。性质稳定。与强酸、强氧化剂有配伍禁忌。在食品和口服药物制剂中，通常被认为是无毒、无刺激性的辅料，但由于其属于反式脂肪，无法被机体分解或代谢出去，长期摄入，囤积在细胞或血管壁，对心血管系统的健康造成危害。遮光、密封在凉暗处保存。氢化大豆油收载于《中华人民共和国药典》2015年版四部，美国药典亦有收载。

(邱利焱)

dàdòuyóu

大豆油（soybean oil） 由豆科植物大豆（Glycine soya Bentham）的种子提炼制成的脂肪油。又称豆油、黄豆油。利用石油烃类溶剂萃取或直接压榨，将大豆处理获得粗油，再经精制、除臭、0℃左右过滤使粗油澄清，用碱处理，除去所有的磷脂和胆固醇而得精制豆油。大豆油中应含小于十四碳的饱和脂肪酸不大于0.1%，豆蔻酸不大于0.2%，棕榈酸9%~13%，棕榈油酸不大于0.3%，硬脂酸3%~5%，花生酸不大于1%，油酸17%~30%，亚油酸48%~58%，亚麻酸5%~11%，二十碳烯酸不大于1%，山嵛酸不大于1%。

大豆油为淡黄色的澄明液体；无臭或几乎无臭；味温淡；可与乙醚或氯仿混溶，在乙醇中极微溶解，在水中几乎不溶；相对密度为 0.916～0.92；折光率为 1.472～1.476；酸值不大于 0.2；皂化值为 188～200；碘值为 126～140；凝固点为 -18～-15℃。大豆油富含亚油酸，是一种营养价值很高的食用油，大豆油乳剂在全营养输液疗法中被用作脂肪源。其本身还具有驱虫、润肠和润肤的作用，可治肠道梗阻、便秘、多种疮疖毒瘀、皮肤干燥等疾病。尽管其他油类，如花生油也已作此用途，但大豆油因其不良反应少而在药剂中应用较多。含有大豆油的乳剂可作口服或静脉注射给药的载体，如两性霉素、地西泮、维生素类、水溶性差的甾体类、碳氟化合物及胰岛素。大豆油还可用于多种给药系统的制备，如脂质体、微球、干乳、自乳化系统、纳米乳和纳米囊等。大豆油在避免空气接触的条件下稳定，0.01ppm（即 $1×10^{-8}$）的铜和0.1ppm（即 $1×10^{-7}$）铁会加速其氧化，加入金属离子螯合剂是减少其氧化的有效措施。大豆油乳剂长期贮藏时，尤其是存放在高温条件时，会分解产生游离脂肪酸，从而使乳剂的 pH 值降低。处方的 pH 值和添加剂对其稳定性也有很大影响。塑料容器能渗入氧气而使大豆油氧化，故不能用以长期盛装存放。应选用玻璃容器避光充氮保存，且贮藏温度不超过 25℃。大豆油被认为是完全无毒、无刺激性的物质，但也有关于注射大豆乳剂引发严重不良反应的报道，包括过敏症状、中枢神经系统反应和脂肪栓塞，对华法林的抗凝作用也有干扰。

大豆油乳剂在 25℃ 时与许多物质有配伍禁忌，如氯化钙、葡萄糖酸钙、氯化镁、苯妥英钠、盐酸四环素等。大豆油收载于《中华人民共和国药典》2015 年版四部。美国药典和日本药典亦有记载。

（邱利焱）

dānyìngzhīsuān gānyóuzhǐ

单硬脂酸甘油酯（glyceryl monostearate）

由硬脂酸和甘油在氢氧化钠催化作用下通过酯化反应而制得的非离子型表面活性剂。又称甘油单硬脂酸酯、单甘酯。其他合成方法还包括酯交换法、缩水甘油皂化法、环氧氯丙烷相转移催化法，产物中主要含有单硬脂酸甘油酯，还含有双硬脂酸甘油酯和少量三硬脂酸甘油酯。分子式 $C_{21}H_{42}O_4$，分子量为 358.57。

单硬脂酸甘油酯外观为白色至微黄色的粉末或蜡状固体，有愉快的气味；相对密度 0.97；熔点为 56～58℃，熔融后成为淡黄色透明液体；碘值≤2.0，酸值≤2.0，皂化值 160～175；亲水亲油平衡值 3.8。其结构中含有 1 个亲油的长脂肪酸碳链和 2 个亲水的羟基，因而具有良好的表面活性。单硬脂酸甘油酯以多种晶型或变晶型存在，且具有 α 和 β 两种异构体。两种异构体都具有优良的乳化性能，且 α-单硬脂酸甘油酯性能更优，但其不稳定，在受热或紫外光下会转化成 β-单硬脂酸甘油酯。不溶于水，其与热水强烈振荡混合可分散在水中，能形成稳定的油包水型乳剂；本身的乳化性很强，也可作为水包油型乳化剂。不溶于甘油和1,2-丙二醇，溶于乙醇、氯仿、丙酮、乙醚、植物油及油脂中。单硬脂酸甘油酯在酸、碱和脂肪酶的作用

下都会发生水解，生成硬脂酸和甘油；如果贮藏温度较高，单硬脂酸甘油酯的酸值会增加，加入抗氧剂可提高其稳定性。需置于密闭容器中，于阴凉、干燥、避光处贮存。单硬脂酸甘油酯为非离子型表面活性剂，在药剂中，作为乳化剂、稳定剂用于乳剂、乳膏剂、栓剂的制备；在软膏剂和栓剂中同时作为增稠剂，调节基质稠度；具有良好的油脂性，作为润滑剂用于片剂的制造；也可作为固体缓释制剂的基质。单硬脂酸甘油酯无毒、对皮肤和黏膜无刺激性。生化试验证明，单硬脂酸甘油酯在人体内被消化分解为脂肪酸和多元醇，从而被人体吸收或排出体外，对人体无不良作用。单硬脂酸甘油酯收载于美国药典、英国药典和日本药典。

（邱利焱）

yìngzhīshānlítǎn

硬脂山梨坦（sorbitan monostearate）

山梨坦与硬脂酸形成酯的混合物。又称司盘 60（span 60）含脂肪酸 68.0%～76.0%，山梨醇 27.0%～34.0%。由山梨醇先在 150～152℃ 脱水，然后在碳酸氢钠催化下，与硬脂酸酯化而制得；或者由 α-山梨醇与硬脂酸在 180～280℃ 下直接酯化而制得。分子式 $C_{24}H_{46}O_6$，分子量 430.40，结构式见图。

硬脂山梨坦为淡黄色至黄褐色蜡状固体；有轻微气味；熔点为 53～57℃；酸值不大于 10；皂化值为 147～157；羟值为 235～

图　硬脂山梨坦的结构式

260；碘值为不大于10；过氧化值不大于5；亲水亲油平衡值为4.7；在乙酸乙酯中极微溶，在水和丙酮中不溶。硬脂山梨坦为非离子型表面活性剂，具有乳化、分散、增溶等功能。在药剂中，主要作为油包水（W/O）型乳化剂应用于乳剂、软膏剂、栓剂，可以单独使用，也可以与聚山梨酯以不同的比例混合，得到油包水（W/O）或水包油（O/W）型复合乳化剂。安全无毒，对黏膜和皮肤的刺激性小。世界卫生组织规定，硬脂山梨坦的允许日摄取量最高为25mg/kg。可与酸性盐、电解质配伍，但与强酸、强碱、重金属盐、酚类及鞣质具有配伍变化。置于密闭容器中，干燥和阴凉条件下保存。硬脂山梨坦（司盘60）收载于《中华人民共和国药典》2015年版四部，美国药典亦有收载。

（邱利焱）

dǎngùchún

胆固醇（cholesterol）

一种广泛分布于动物组织的类脂质。早在18世纪人们已从胆石中发现了胆固醇，1816年法国化学家米歇尔（Michel Eugène Chevreul）将这种具有脂类性质的物质命名为胆固醇。化学名胆甾-5-烯-3β-醇。又称胆甾醇、胆脂醇。市售产品主要是用石油醚从牛脊髓中提取，经多次溴化法精制而得。羊毛脂含有15%～20%的胆固醇，也是提取胆固醇的原料。胆固醇也可化学合成制备，但过程比较复杂，先生成3-羟-3-甲基戊二酰CoA和甲羟戊酸，最后得到胆固醇。分子式为$C_{27}H_{46}O$，分子量为386.7。

胆固醇是动物机体所不可缺少的重要物质，它不仅参与细胞膜的形成，而且是合成胆汁酸、维生素D及甾体激素的原料，因

此广泛存在于动物体内，尤以脑及神经组织中最为丰富，在肾、脾、皮肤、肝和胆汁中含量也高。胆固醇的化学结构由甾体和1条长的侧链组成，具有表面活性，可作为水包油（O/W）型乳化剂用于局部用药制剂的乳化，促进的药物渗透；用于软膏，可增加油脂性基质的吸水能力，并具有润肤功能。胆固醇另一个重要用途就是作为脂质体制剂的载体材料，增加磷脂双分子膜的稳定性。

胆固醇固态下为白色片状结晶；无臭；在氯仿中易溶，在乙醚中溶解，在丙酮、乙酸乙酯、石油醚中略溶，在乙醇中微溶，在水中不溶；熔点为147～150℃；比旋光度为-36°～-34°（20mg/ml二氧六环）。胆固醇遇氧化剂可被氧化变质，长时间置光线和空气中或提高温度，颜色变黄至淡褐色，需密闭避光贮存。胆固醇基本无毒、无刺激性，但是有实验性的致畸及致突变等报道。胆固醇的生产主要以动物器官进行提取，故可能被疯牛病传染。化学合成法可以避免这一问题。胆固醇在体内不被彻底氧化分解为CO_2和H_2O，而经氧化和还原转变为其他含环戊烷多氢菲母核的化合物，其中大部分进一步参与体内代谢或排出体外。胆固醇摄入过多可能引起高胆固醇血症，进而形成冠状动脉粥样硬化性心脏病等疾病。胆固醇收载于《中华人民共和国药典》2015年版四部，美国药典、欧洲药典、英国药典和日本药典亦有收载。

（邱利焱）

dànhuángluǎnlínzhī

蛋黄卵磷脂（egg yolk lecithin）

以鸡蛋黄或蛋黄粉为原料，经适当溶剂提取精制而得的磷脂混合物。又称卵磷脂、蛋磷脂。蛋

黄卵磷脂以无水物计算，含氮1.75%～1.95%，磷3.5%～4.1%，磷脂酰胆碱不少于68%，磷脂酰乙醇胺不大于20%，磷脂酰胆碱和磷脂酰乙醇胺总量不少于80%。与大豆磷脂相比，蛋黄卵磷脂具有不同的磷脂和脂肪酸组成：蛋黄卵磷脂的磷脂酰胆碱含量较高，基本不含磷脂酰肌醇和磷脂酸，其脂肪酸组分大多为棕榈酸、油酸，其次为硬脂酸、亚油酸，以及微量的花生四烯酸和二十二碳六烯酸等；而大豆磷脂中亚油酸约占50%，几乎不含C_{20}以上的脂肪酸。

蛋黄卵磷脂主要是将原料经丙酮处理，脱油脱水，再用无水乙醇提取精制而得。但是单纯的有机溶剂萃取工艺生产的产品纯度较低，胆固醇含量较高，可能残留有害的有机溶剂。超临界二氧化碳萃取作为一种新型的分离技术，工艺简单、高效环保、产品纯度高。由于来源有限，相对于大豆磷脂，生产工艺复杂，生产成本较高。本品亦可由化学合成制得。

蛋黄卵磷脂外观为乳白色或淡黄色的粉末或蜡状固体，具有轻微的特臭，触摸时有轻微滑腻感。在乙醇、乙醚、三氯甲烷或石油醚（沸程40~60℃）中溶解，在丙酮和水中几乎不溶。皂化值为195～212，碘值为60～73，酸值不大于20，过氧化值不大于3.0，等电点约为3.5。卵磷脂在极端pH值下降解，同时具有吸湿性和微生物降解性。受热时，易氧化，变黑，降解。需密封、避光，-15℃以下保存。

蛋黄卵磷脂是一种天然的保健品，具有分解血管壁上的胆固醇，预防和治疗心脑血管疾病；养肝护肝，改善肝炎、脂肪肝等

肝脏脂质代谢障碍；降低血糖，治疗和调理糖尿病；增强组织细胞再生能力，延缓衰老等功效。磷脂具有两性分子结构，含磷酸根及胆碱基的极性端具有亲水性，两个较长的碳氢链非极性端具有亲脂性，是生物膜的主要组成部分，对皮肤和黏膜有很强的亲和力，并具有良好的乳化、分散、助渗、润湿等特性。在药剂中用作分散剂、润湿剂、乳化剂、稳定剂、吸收促进剂、前体药物制剂载体等，广泛用于液体制剂（注射液、脂质体、乳剂等）、半固体制剂（乳膏剂、油膏剂等）、固体制剂（片剂、颗粒剂、胶囊剂等）和前体药物制剂的制备。

蛋黄卵磷脂是细胞膜的组成部分，因此是日常饮食的正常成分，具有高度的生物相容性，无毒。用于局部治疗剂时，蛋黄卵磷脂是一种无刺激性、无致敏性的物质。蛋黄卵磷脂收载于《中华人民共和国药典》2015 年版四部。美国药典收载卵磷脂。

（邱利焱）

yuèguìdànzhuótóng

月桂氮䓬酮（laurocapram）
化学名 1-十二烷基-六氢-2H-氮杂䓬-2-酮。又称氮酮、月桂氮酮。在金属钠、氢氧化钠等强碱存在条件下，或在季铵盐类相转移催化条件下，以烃为溶剂，用溴代十二烷与己内酰胺反应而制得。分子式为 $C_{18}H_{35}NO$，分子量为 281.48。

月桂氮䓬酮为无色透明的黏稠液体；几乎无臭，无味；在无水乙醇、乙酸乙酯、乙醚或环己烷中极易溶解，在水中不溶；相对密度为 0.906 ~ 0.926，折光率为 1.470 ~ 1.473，运动黏度在 25℃时为 32 ~ 34mm²/s，凝固点为 -7℃，沸点为 160℃（6.65Pa）。

月桂氮䓬酮具强亲脂性，油/水分配系数 6.21，是一种高效渗透促进剂，可用于配制喷雾剂、气雾剂、溶液剂、洗剂、搽剂、乳剂、霜剂、软膏剂、栓剂、涂膜剂、膜剂、贴布剂等外用制剂。月桂氮䓬酮可使角质软化，凝固组织蛋白，增加药物的通透性，从而提高局部或全身血药浓度，提高经皮给药系统的生物利用度，但促透作用起效缓慢。产生最佳透皮促进作用所需浓度因药物而异。极性溶剂丙二醇能增加氮酮在皮肤角质层的溶解度，因此月桂氮䓬酮常与丙二醇合用，产生协同作用，从而提高其作用时间和强度。月桂氮䓬酮与强酸性药物、凡士林、聚羟乙基氢化蓖麻油酯配伍会减弱或抵消透皮促进作用。对热较稳定，在室温可贮存 7 年以上，酸碱条件下不稳定。氮酮无毒，无刺激性，无致畸性。月桂氮䓬酮收载于《中华人民共和国药典》2015 年版四部。

（邱利焱）

diànfěn

淀粉（starch） 自禾本科植物玉蜀黍的颖果或大戟科植物木薯的块根中提取的葡萄糖的高聚物。通式（$C_6H_{10}O_5$）n。制备过程包括粗粉碎、反复水洗、湿法过筛及离心分离，湿淀粉经干燥、粉碎供药用。淀粉分成直链淀粉和支链淀粉两类。前者为无分支的螺旋结构，遇碘呈蓝色；后者由 24 ~ 30 个葡萄糖残基以 α-1,4-糖苷键首尾相连而成，在支链处为 α-1,6-糖苷键，遇碘呈紫红色。

淀粉为白色粉末；无臭，无味；在冷水或乙醇中均不溶；有吸湿性；在水中加热到 60 ~ 70℃可糊化；熔点为 256 ~ 258℃，沸点为 357.8℃，密度为 1.5 g/cm³。在药剂中淀粉作为稀释剂、黏合

剂、崩解剂等，广泛用于片剂、丸剂、胶囊、散剂、糊剂等的制备。用作稀释剂时，常与可压性较好的糖粉、糊精混合使用，玉米淀粉较马铃薯淀粉、小麦淀粉等其他淀粉更为常用。淀粉浆是湿法制粒中最常用的黏合剂；若物料可压性较差，可再适当提高淀粉浆的浓度到 20%，相反，也可适当降低淀粉浆的浓度。干淀粉是一种经典的崩解剂，将淀粉在 100 ~ 105℃下干燥 1 小时制得，含水量小于 8%，其崩解作用较好，适用于水不溶性或微溶性药物的片剂，用量不宜过多，一般为 5% ~ 20%。淀粉在干燥环境中性质稳定，能与多种药物配伍。淀粉可食用，无毒、无刺激性，极少有过敏反应。贮存于密闭容器中，置阴凉干燥处。《中华人民共和国药典》2015 年版四部收载玉米淀粉。美国药典、欧洲药典、英国药典和日本药典均有收载，并根据淀粉来源细分条目。

（邱利焱）

jùshānlízhǐ 20

聚山梨酯 20（polysorbate 20）
月桂山梨坦和环氧乙烷聚合而成的聚氧乙烯 20 月桂山梨坦。又称吐温 20（tween-20）。化学名聚氧乙烯失水山梨醇单月桂酸酯。分子式为 $C_{58}H_{114}O_{26}$。分子量为 1227.48。

聚山梨酯 20 为黄色或黄色的黏稠油状液体；微有特臭；相对密度为 1.09 ~ 1.12；黏度（25℃）为 250 ~ 400mm²/s，酸值不大于 2.2，皂化值为 40 ~ 50，羟值为 96 ~ 108，过氧化值不大于 10，亲水亲油平衡值为 16.7。易溶于水、乙醇、甲醇和乙酸乙酯，微溶于液状石蜡，5% 水溶液 pH 4.0 ~ 7.5。对电解质、弱酸及弱碱稳定；遇强酸、强碱会逐渐皂化；

有吸湿性，贮存时间过长会产生过氧化物。遇多种物质，特别是苯酚、鞣酸、焦油及焦油类物质会发生变色和/或沉淀反应，并可降低一些药物和酚类防腐剂的活性。聚山梨酯 20 是一种属于聚山梨酯大类的非离子表面活性剂，在制药工业中广泛使用。其对矿物油、植物油、动物油脂等各种油脂类均有良好的分散、增溶和乳化作用，因此可作为分散剂、增溶剂或乳化剂，制造多种液体制剂（如芳香水剂、合剂、洗剂、乳剂等）、半固体制剂（如油膏剂、乳膏剂、栓剂等），以及无菌、灭菌制剂（如滴眼剂、眼膏剂、注射剂等）；也可作为润湿剂制备水难溶性药物的混悬剂。聚山梨酯 20 的乳化性能优良，乳化能力受电解质和 pH 值改变的影响很小，常与脱水山梨醇酯类表面活性剂混合使用，调节混合比例，即可获得油/水或水/油不同类型的表面活性剂。聚山梨醇酯 20 的使用浓度酌情而定，一般为 0.1%~2.0%。

聚山梨酯类相关品种还有聚山梨酯 40、聚山梨酯 60、聚山梨酯 65、聚山梨酯 80、聚山梨酯 81、聚山梨酯 85 等。聚山梨酯类通常认为无毒、无刺激性，偶有关于聚山梨酯用于局部和肌内注射时出现过敏的报道。聚山梨酯 20 对人体皮肤有刺激，腹腔注射、静脉注射或口服时，具中等毒性。置于密封容器中，避光、阴凉干燥处贮存。聚山梨酯 20 收载于《中华人民共和国药典》2015 年版四部，美国药典、英国药典和欧洲药典亦有收载。

（邱利焱）

jùwéitóng K30

聚维酮 K30 （povidone K30）

由吡咯烷酮和乙烯在加压下生成乙烯基吡咯烷酮单体，然后在催化剂作用下聚合而得的聚维酮系列中的聚合物。又称聚乙烯基吡咯烷酮 K30。聚维酮 K30 的分子式为 $(C_6H_9NO)_n$，n 代表 1-乙烯基-2-吡咯烷酮链节的平均数，结构式见图，其分子量习惯上常用 K 表示。聚维酮 K30 的平均分子量为 $3.8×10^4$。

聚维酮 K30 为白色至乳白色粉末；无臭或稍有特臭，无味；在水、乙醇、异丙醇或三氯甲烷中溶解，在丙酮或乙醚中不溶，加热至 150℃颜色变深，水溶性降低；110~130℃短时间内稳定，水溶液经蒸汽灭菌不改变其性质。粉末吸湿性强，故应贮存于阴凉、干燥环境里的密闭容器中。水溶液需加抑菌防腐剂存放。聚维酮在医药领域有着广泛的应用，20世纪40年代即作为血浆代用品使用，聚维酮与碘的复合物是临床上常用的消毒杀菌剂。聚维酮 K30 作为药用辅料，主要在片剂和颗粒剂的湿法制粒工艺中用作黏合剂，对湿、热敏感的药物，聚维酮 K30 的乙醇溶液可消除水、热等因素对药物活性的影响，也可作为直接压片的干黏合剂；可作为薄膜包衣材料，但成膜后有吸湿软化的倾向；用作固体分散体的载体或其他固体制剂，能显著提高难溶性药物的溶解度和溶出速度，从而提高药物的吸收；在一些局部用和口服的混悬剂以及溶液中作为助悬剂、稳定剂、增黏剂。作为载体时用量根据需要增加。

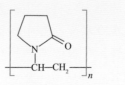

图 聚维酮 K30 的结构式

聚维酮 K30 安全、无毒，口服后不被胃肠道和黏膜吸收；对皮肤无刺激性，无过敏反应，但肌内注射时可能在注射部位形成皮下肉芽肿。聚维酮 K30 收载于《中华人民共和国药典》2015 年版四部。美国药典、欧洲药典、英国药典与日本药典以"聚维酮"收载。

（邱利焱）

gòngjùwéitóng

共聚维酮 （copovidone）

N-乙烯基吡咯烷酮（PVP）与醋酸乙烯酯（VA）缩聚制得的线性共聚物。简称 PVP/VA。分子式 $(C_6H_9NO)_n \cdot (C_4H_6O_2)_m$，分子量 $111.1n+86.1m$，$n/m≈1.2$。

共聚维酮为白色至乳白色的无定形粉末，无臭或稍有特臭，无味；有吸湿性；完全溶于水，也溶于乙醇、异丙醇、丙二醇、甘油、低分子量聚乙二醇等类溶剂及酯类、酮类溶剂中，微溶于乙醚及烃类溶剂。相对密度为 0.24~0.28；熔点为 140℃；闪点为 215℃。共聚维酮兼具 PVP 和聚醋酸乙烯酯的性质，不仅保留了 PVP 良好的水溶性、黏结性和成膜性，又比 PVP 具有相对更低的吸水性和更好的溶解性、可塑性和更强的表面活性（对疏水性表面的亲和力比 PVP 大）。作为一种优良的片剂黏合剂，可用于干法直接压片或湿法、干法制粒压片。所制得的片剂具有高硬度和低脆碎度的特性，在潮湿条件下制片可以较少的黏结，尤其适用于高剂量、水溶性差和对水敏感药物的制片和造粒。共聚维酮也是一种优良的成膜剂，用于片剂、颗粒、微丸的包衣溶液及局部用药的喷雾剂中，所制得的薄膜包衣及喷雾膜柔韧性好，具有低吸水性、高塑性和低黏性。作薄膜包衣时，常与纤维素衍生物、虫胶、高分子量聚乙二醇合用，一般无需添加酯类增塑剂。还可以用于骨架型控释制剂或作为致孔剂应用于膜控释型制剂，调节药物的释放速度。性质稳定，但与强酸和强碱溶液混合至一定程度时，会导致分子链中的醋酸乙烯酯结构发生水解或皂化作用，影响其物理性质。宜置密闭容器中，于阴凉、干燥处贮存。共聚维酮收载于英国药典、美国药典、欧洲药典。

（邱利焱）

jùyǐ'èrchún 1000

聚乙二醇 1000（macrogol 1000）

由环氧乙烷与水缩聚而成的一种聚乙二醇类聚合物。分子式 HO$(CH_2CH_2O)_n$，n 为 20～24，代表氧乙烯基的平均数。平均分子量为 900～1100，结构式见图。

聚乙二醇 1000 为无色或几乎无色的黏稠液体，或呈半透明蜡状软物；略有特臭；具吸湿性；在水或乙醇中易溶，在乙醚、液状石蜡和脂肪烃中不溶；凝点为 33～38℃；羟值为 107～118；50% 水溶液 40℃ 的运动黏度为 8.5～11.0mm^2/s。在药剂学中，聚乙二醇广泛用于多种药物剂型，如局部用制剂、眼用制剂、注射剂、口服制剂和直肠用制剂。聚乙二醇不易穿透皮肤，对皮肤基本无刺激，可溶于水，故常被用作水溶性软膏基质和栓剂基质，制造软膏剂、栓剂等，也常与其他分子量聚乙二醇混合使用，以调节基质的黏度和成固性。对于水中不易溶解的药物，聚乙二醇

图　聚乙二醇 1000 的结构式

1000 可作固体分散剂的载体，使药物高度分散，提高药物的溶出度或溶解度，促进药物的生物利用度。也可作为片剂制造中的润滑剂、薄膜包衣的药物释放速度调节剂等，以及作为原料修饰药物或其他聚合物。用量根据具体剂型和制剂品种而定。聚乙二醇 1000 在一般条件下稳定，但在 120℃ 以上易氧化，采用惰性气体或抗氧剂保护，可提高其稳定性。聚乙二醇 1000 两端的羟基有化学活性，故不能与氧化剂、酸类，如碘、铋、汞、银盐、阿司匹林、茶碱衍生物等配伍；酚、鞣酸、水杨酸可使其软化、液化；遇磺胺、蒽醌可发生色变；与山梨醇配伍可生成沉淀；与一些色素亦发生配伍反应；还可降低青霉素、杆菌肽等的抗菌活性和减小苯甲酸酯类防腐剂的抑菌效果。聚乙二醇 1000 无毒、无刺激性。宜密封，在阴凉干燥处贮存。聚乙二醇 1000 收载于《中华人民共和国药典》2015 年版四部，英国药典亦有收载，美国药典以聚乙二醇收载。

（邱利焱）

jùyǐxīchún

聚乙烯醇（polyvinyl alcohol, PVA）

由聚乙酸乙烯酯的甲醇溶液加碱液醇解反应制得。分子式 $(CH_2CHOH)_n(CH_2CHOCOCH_3)_m$，其中 $m+n$ 代表平均聚合度，m/n 应为 0～0.35。

聚乙烯醇为白色至微黄色粉末或半透明状颗粒；无臭，无味；易溶于热水，在乙醇、二甲基亚砜中微溶，在丙酮、乙酸乙酯、苯、汽油、植物油中不溶，120～150℃ 可溶于甘油，但冷却至室温时形成胶冻；玻璃化温度 75～85℃，加热至 100℃ 以上变色，200℃ 以上分解；具有极强的

亲水性和极好的成膜性。聚乙烯醇的理化性质受化学结构、醇解度、聚合度的影响。按聚合度不同，聚乙烯醇可分为超高聚合度（分子量 25 万～30 万）、高聚合度（分子量 17 万～22 万）、中聚合度（分子量 12 万～15 万）和低聚合度（分子量 2.5 万～3.5 万）。醇解度一般有 78%、88%、98% 3 种。常取平均聚合度的千、百位数放在前面，将醇解度的百分数放在后面，如 17～88 即表聚合度为 1700 而醇解度为 88%。一般来说，聚合度增大，水溶液黏度增大，成膜后的强度和耐溶剂性提高，但水中溶解性、成膜后伸长率下降。

聚乙烯醇安全，无毒，口服后很少吸收，对黏膜和皮肤无刺激性，具有良好的生物相容性。作为常用的成膜材料，可用于制备局部用膜剂、涂膜剂、透皮贴剂及眼用膜剂，中国最常用的是 PVA05-88 和 PVA17-88 两种规格。可作为稳定剂应用于混悬剂和乳剂的制备。可用作滴眼剂的增黏剂，以延长药物在眼部的滞留时间。添加入人工眼泪、隐形眼镜溶液中起润滑作用。也可用于缓控释制剂，用以调节药物的释放速度。

聚乙烯醇具有仲羟基化合物典型的各种反应，如酯化反应。在强酸中降解，在弱酸和弱碱中软化或溶解，高浓度聚乙烯醇与大多数无机盐有配伍禁忌，特别是与硫酸盐和磷酸盐，磷酸盐可使 5% 聚乙烯醇沉淀。

聚乙烯醇水溶液对硼砂、硼酸敏感，易引起不可逆的凝胶化，铬酸盐、重铬酸盐、高锰酸盐也能使聚乙烯醇凝胶。宜置于密闭容器中，贮存于阴凉干燥处，其溶液需加防腐剂保存。

聚乙烯醇收载于《中华人民

共和国药典》2015 年版四部，美国药典和欧洲药典亦有收载。

（邱利焱）

kǎbōmǔ

卡波姆（carbomer）

以非苯溶剂为聚合溶剂的丙烯酸键合烯丙基蔗糖或季戊四醇烯丙醚的高分子聚合物。又称聚羧乙烯、羧乙烯聚合物。按干燥品计，含羧酸基（—COOH）为 56.0%~68.0%。根据聚合物单体结构的不同，卡波姆可分成 CP900 系列和 CP1300 系列。CP900 系列是由丙烯酸均聚物与丙烯基蔗糖或丙烯基季戊四醇交联而得；CP1300 系列则为丙烯酸-烷基异丁烯酸共聚物与丙烯基季戊四醇交联的聚合物。通过控制聚合物的相对分子量及交联度可得到各种性能不同的卡波姆型号。卡波姆各型的分子式和平均分子量如下。卡波姆 910：$(C_3H_4O)_x \cdot (— C_3H_5 —季戊四醇)_y$；$1 \times 10^6$。卡波姆 934：$(C_3H_4O_2)_x \cdot (— C_3H_5 —蔗糖)_y$；$3 \times 10^6$。卡波姆 940：$(C_3H_2O_2)_x \cdot (— C_3H_5 —季戊四醇)_y$；$1 \times 10^6$。卡波姆 934P：$(C_3H_4O_2)_x \cdot (— C_3H_5 —蔗糖或季戊四醇)_y$；$4 \times 10^6$。卡波姆 941：$(C_3H_4O_2)_x \cdot (— C_3H_5 —季戊四醇)_y$；$1 \times 10^6$。卡波姆 1342：$(C_3H_4O_2 — CH = C(CH_3)CH_3O)_x \cdot (— C_3H_5 —季戊四醇)_y$；$3 \times 10^6$。

卡波姆为白色疏松状粉末；有特征性微臭；具引湿性。卡波姆分子结构中含有酸性基团，因此具有一定的酸性。将卡波姆 0.1g 分散溶胀于 10ml 水中，pH 值为 2.5~3.5。用碱性物质（氢氧化钠、氢氧化钾、碳酸氢钾、硼砂、三乙醇胺等）中和可形成凝胶。所形成的水凝胶在 pH 6~12 时最为黏稠；当 pH < 3 和 > 12 时，黏度降低；强电解质

存在也会使黏度降低；暴露于阳光下会迅速失去黏性，加入抗氧剂可使反应减慢。胶浆在 pH 6~12 十分稳定，可高压蒸气灭菌或射线照射，不分解，黏度不变。

卡波姆除具有很好的黏合性、凝胶性外，还具有良好的乳化性、增稠性、助悬性和成膜性，在药剂中常作为软膏剂、凝胶剂的水性基质；片剂、颗粒剂等的黏合剂、薄膜包衣材料、释放阻滞剂、乳化剂、增稠剂、助悬剂等。常用型号卡波姆主要用途如下。卡波姆 934：增稠效果好，在高黏度时具有永久的稳定性，用于局部给药给药系统。卡波姆 940：高黏度增黏效果好，多用于制备外用凝胶剂和乳膏剂。卡波姆 934P：在高黏度时具有永久的稳定性，由于残留溶剂微量，适合于制备口服制剂和局部给药系统，可达到药物缓控释效果。卡波姆 941：能产生低黏度的永久乳剂，胶体透明度高，耐离子性能比较好，适用于局部给药系统。卡波姆 1342：具有高效增稠效果，能产生清澈透明的水或醇水胶体，具有较强的抗离子型，适用于局部给药系统。

卡波姆对人安全，未见刺激性、过敏性或变态反应的报道。当 pH 值和浓度合适，对眼、鼻黏膜等均无刺激性。卡波姆收载于《中华人民共和国药典》2015 年版四部，欧洲药典和英国药典亦有收载，美国药典收载卡波姆 940。

（邱利焱）

línběn'èrjiǎsuān'èryǐzhǐ

邻苯二甲酸二乙酯（diethyl phthalate）

由邻苯二甲酸和乙醇经酯化反应制得品。化学名 1,2-苯二羧酸二乙酯，又称酞酸乙酯。分子式 $C_{12}H_{14}O_4$，分子量 222.24。

邻苯二甲酸二乙酯为无色至

微黄色澄清油状液体；基本上无臭或带有极微的芳香，有令人不快的苦味；沸点为 295℃，闪点为 160℃，熔点为 −40℃，折射率 n_D^{20}1.501，相对密度为 1.117~1.121；在水中几乎不溶，与醇、醚和许多其他有机溶剂可混溶。易燃，遇较强的酸或碱、氧化剂易发生氧化、分解等反应。在药物制剂中，邻苯二甲酸二乙酯主要用作片剂、滴丸剂及颗粒剂薄膜包衣的增塑剂。常与邻苯二甲酸二甲酯合并应用，以提高膜衣的弹性和抗潮性。也可用作溶剂及制备变性酒精。常规口服使用无毒，但如果大量摄取，会引起中枢神经系统麻痹；对皮肤、黏膜和眼有刺激性。密封后在阴凉干燥处保存，远离火源，防止溢漏。邻苯二甲酸二乙酯未收载于《中华人民共和国药典》2015 年版四部，美国药典、欧洲药典、英国药典和日本药典均有收载。

（邱利焱）

liúdàiliúsuānnà

硫代硫酸钠（sodium thiosulfate）

工业化生产主要是通过亚硫酸钠法与硫磺反应，经过滤、浓缩、结晶制得，也可利用硫化钠蒸发残渣、硫化钡废水中的碳酸和硫化钠与硫磺废气中的二氧化硫反应，经吸硫、蒸发、结晶制得。又称次亚硫酸、大苏打、海波。分子式 $Na_2S_2O_3 \cdot 5H_2O$，分子量 248.19，无水硫代硫酸钠分子量为 158.11，结构式见图。

硫代硫酸钠为无色透明的结

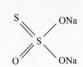

图 硫代硫酸钠的结构式

晶或结晶性细粒;无臭,味咸。在干燥空气中风化,在湿空气中潮解,加热至48℃时熔融,100℃时失去结晶水,灼烧分解成硫化钠和硫酸钠。易溶于水和松节油,不溶于醇,水溶液显弱碱性,pH值为6.5~8.0。常温下缓慢分解,加热或遇酸分解速度加快。具有强烈的还原性和络合能力。肌内或静脉注射用于治疗氰化物中毒,也可用于砷、汞、铅、铋、碘等中毒。作为药用辅料,主要用作偏碱性药物的抗氧剂。置密闭容器中,在干燥、阴凉处保存;贮运中应避免包装破损,防止风化或潮解,避免阳光暴晒。硫代硫酸钠收载于《中华人民共和国药典》2015年版二部。美国药典、欧洲药典和英国药典亦有收载。

(邱利焱)

liúliǔgǒng

硫柳汞(thimerosal) 由硫柳酸的甲醇溶液,在氢氧化钠存在的条件下与乙基汞氯化物或氢氧化物反应制得,含汞量约50%。化学名2-(乙基汞硫基)苯甲酸钠,又称硫汞柳酸钠、邻乙汞硫基苯甲酸钠。分子式$C_9H_9HgNaO_2S$,分子量404.80,结构式见图。

硫化汞为白色或类色或微黄色结晶性粉末;稍有特臭;易溶于水,溶解于乙醇,不溶于乙醚和苯;25℃时pKa为3.05,1%水溶液pH值为6.7。在空气中稳定,光照条件下不稳定,其溶液可高压灭菌。硫柳汞具有抗细菌

和霉菌的活性,自20世纪30年代起被广泛使用。酊剂或水溶液外用于皮肤、黏膜消毒,如皮肤伤口、眼鼻黏膜炎症、尿道灌洗等,常用浓度0.02%~0.1%。作为药用辅料,最主要的用途是作为局部用制剂或注射剂特别是生物制品的防腐剂。硫柳汞与铝等金属、强氧化剂、强酸、强碱、氯化钠溶液、卵磷脂、苯汞基化合物、季铵化合物、巯基乙酸盐和蛋白质有配伍禁忌。其低剂量在人体及动物实验上并无明显毒副作用,但是关于其毒性(如致敏性、神经发育障碍)有所争议,特别是在儿童疫苗中的使用。硫柳汞应置于遮光密闭的容器中,贮于阴凉干燥处。其溶液易被橡胶塞和塑料容器特别是聚乙烯吸附,因此需注意容器的选择。硫柳汞未收载于2015年版《中华人民共和国药典》四部。美国药典有收载。

(邱利焱)

lǜhuànà

氯化钠(sodium chloride) 以井盐、岩盐、海盐等矿物岩盐形式广泛存在于自然界中,经提取精制而得。又称食盐。分子式NaCl,分子量58.44。

氯化钠为无色、透明的立方形结晶或白色结晶性粉末;无臭味咸;易潮解,易溶于水,溶于甘油,几乎不溶于乙醚;相对密度为2.165,熔点为800℃,饱和水溶液pH值为6.7~7.3,折光率为1.343(1mol/L溶液在589nm)。0.9%的氯化钠水溶液称为生理盐水,与血浆等渗、等张,是临床主要的体液替代物,用于治疗和预防脱水和缺血性休克。氯化钠在药剂中主要用作注射剂、输液、滴眼剂的等渗调节剂,也可作为渗透泵型控释制剂的渗透压活

性物质和膜控释制剂的致孔剂,以控制药物的释放速度,还可作为片剂、胶囊剂的稀释剂(已较少用)。氯化钠的常用剂量是安全的,无毒、无刺激性,但过量口服产生胃肠道刺激症状、高血钠、惊厥、呼吸困难等毒副作用,甚至死亡。小鼠口服和静脉注射的半数致死量(LD_{50})分别为4.0g/kg和0.65g/kg。氯化钠在水溶液状态下与银、铅、汞盐反应产生沉淀,对铁有腐蚀性,在酸性溶液中遇强氧化剂会释放出氯。需置于密闭容器中,于阴凉干燥处贮存。氯化钠收载于《中华人民共和国药典》2015年版二部、美国药典、英国药典、欧洲药典和日本药典亦有收载。

(邱利焱)

mùtángchún

木糖醇(xylitol) 一种天然植物甜味剂。商品化木糖醇主要是从白桦树、橡树、玉米芯、甘蔗渣等植物中提取,这些物质中常含20%~35%的木糖胶,经水解转化成木糖,再通过加氢还原,分离纯化而得,也可由发酵或其他方法制得。化学名1,2,3,4,5-戊五醇。又称木戊五醇。分子式$C_5H_{12}O_5$,分子量152.15,立体化学结构式见图。

木糖醇为白色结晶或结晶性粉末;无臭,味甜而清凉;有引湿性;熔点为91.0~94.5℃,相对密度为1.52;极易溶于水,略溶于乙醇、吡啶类溶剂,10%水

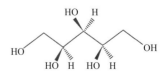

图 硫柳汞的结构式

图 木糖醇的立体化学结构式

溶液的 pH 值为 5.0~7.0。木糖醇具有与蔗糖相当的甜度，但食用后在体内的代谢不需胰岛素参与，血糖也不会上升；而且不被口腔内细菌发酵利用，可抑制细菌生长及酸的产生，预防龋病，因此在药剂中主要作为蔗糖的替代品，用于糖浆剂、片剂及其包衣，尤其适合于糖尿病患者。木糖醇溶解时吸收大量的热，使口腔感觉特别清凉，因此可作为口服或口腔用制剂的掩味剂，减轻活性药物或其他辅料的不快异味。商品化颗粒型木糖醇可作为稀释剂直接压片。木糖醇溶液的渗透压比蔗糖高，能改善制剂的稳定性，并具有防腐作用。木糖醇无毒，对皮肤或黏膜无刺激性。置于密闭容器，在阴暗干燥处保存。木糖醇收载于《中华人民共和国药典》2015 年版二部和四部，美国药典、英国药典、欧洲药典和日本药典亦有收载。

（邱利焱）

èrjiǎguīyóu

二甲硅油（dimethicone） 二甲基硅氧烷的线性聚合物。又称二甲基聚硅氧烷。可由二氯二甲基硅烷与少量一氯三甲基硅经水解后缩零而得。聚合度不同的二甲硅油具有不同的黏度，按运动黏度的不同，可分为 20、50、100、200、350、500、750、1000、12 500、30 000 十个型号。分子式$(CH_3)Si[OSi(CH_3)_2]_nCH_3$，$n$ 为 180~350，分子量 13 500~30 000。

二甲硅油为无色澄清的油状液体；无臭或几乎无臭，无味；在三氯甲烷、乙醚、甲苯、二甲苯、矿物油中能任意混合，在水、乙醇、甘油中不溶；化学性质稳定，耐热、耐寒、防水，表面张力小，透光率为 100%，能导电。

二甲硅油在药剂中可作为乳剂制备的消泡剂。因其具有良好的润滑性，易于涂布，不沾污衣物，对皮肤无刺激性，并能与羊毛脂、硬脂酸、鲸蜡醇、单硬脂酸甘油酯、吐温和司盘等基质混合，是一种较理想的软膏基质，常与其他油脂性基质合用，制成防护性软膏，也可作为乳膏基质中的油相。二甲硅油具有抗水性，可加入片剂抛光剂虫蜡中，以增加片剂的光亮度、阻隔潮湿。此外，还可作为滴丸的冷却剂，栓剂的脱模剂等。二甲硅油无毒，对皮肤和黏膜无刺激性，在体内不被分解、吸收，口服和局部使用，通常认为是安全的。密闭贮存于阴凉、干燥、通风处，严格防潮、防水，远离火源和热源。二甲硅油收载于《中华人民共和国药典》2015 年版二部和四部，美国药典、英国药典和欧洲药典亦有收载。

（邱利焱）

èrjiǎjīyàfēng

二甲基亚砜（dimethyl sulfoxide） 由二甲硫醚在氧化氮存在下通过空气氧化而制得，也可从制造纸浆的副产物中制得。别称万能溶媒，简称 DMSO。分子式 C_2H_6OS，分子量 78.13。

二甲基亚砜为无色液体；无臭或几乎无臭；吸湿性强，在温度 20℃、相对湿度 60% 时，可吸收相当于本身质量 70% 的水分；与水、乙醇或乙醚能任意混溶，在烷烃中不溶；凝点为 17.0~18.3℃，沸点为 189℃，相对密度为 1.095~1.105；折光率为 1.478~1.479。二甲基亚砜溶解范围很广，既能溶解水溶性药物，也能溶解脂溶性药物，在药剂中常作为非水溶剂用于外用制剂；也可作为渗透促透剂用于经皮给药系统，使皮肤角质细胞内蛋白

质变性，破坏角质层细胞间脂质的有序排列，从而提高药物的透皮吸收，其高浓度时所产生的促透效果明显，但对皮肤刺激性大，使该使用受到限制。其 60% 水溶液能降低冰点到 -80℃，故是良好的防冻剂。二甲基亚砜对皮肤和眼有刺激性，高浓度使用会使局部皮肤产生灼烧不适感、瘙痒或红斑，继而会引起恶心、呕吐等全身反应，甚至影响神经功能及溶血。当作为其他药物的溶剂和渗透促进剂时，特别注意引起这些药物毒性增加的可能性。二甲基亚砜在一般情况下稳定，长时间煮沸时会发生分解，释放有毒气体。室温下遇氯发生猛烈反应，易燃。需密封于阴凉干燥处避光保存，选用玻璃容器，避免与塑料制品接触。二甲基亚砜收载于《中华人民共和国药典》2015 年版四部，美国药典、欧洲药典亦有收载。

（邱利焱）

èryǎnghuàguī

二氧化硅（silicon dioxide） 将硅酸钠与酸（如盐酸、硫酸、磷酸等）反应或与盐（如氯化铵、硫酸铵、碳酸氢铵等）反应，产生硅酸沉淀（即水合二氧化硅），经水洗涤、除去杂质后干燥而得的制品。又称白炭黑、硅胶。分子式 $SiO_2 \cdot XH_2O$；分子量 60.08（无水）。按干炽灼品计算，含二氧化硅应不少于 99.0%。

二氧化硅为白色疏松粉末；无臭、无味；具吸湿性；直径一般为 20~40nm，相对密度 2.2~2.6；在水、乙醇和其他有机溶剂中不溶，在热的氢氧化钠试剂中溶解，在稀盐酸中不溶，但溶于氢氟酸及热浓磷酸。二氧化硅在药剂中，主要用作助流剂，降低颗粒间的摩擦力，改善粉末的流

动性，因其具有吸附性，特别适用于油类、浸膏类药物的制粒过程；作为混合液体过滤时的助滤剂，通过在其表面形成微细的表面沉淀物，阻止沉淀物间的接触，防止堵塞过滤介质，提高过滤效率；以及澄清剂、消泡剂、崩解剂等。二氧化硅一般是安全的，但需防止吸入肺内和进入眼内。惰性，但具多孔性，会对药物产生吸附作用，导致药物疗效降低。需密封贮存于阴凉干燥处。二氧化硅收载于《中华人民共和国药典》2015年版四部。

（邱利焱）

èryǎnghuàtài

二氧化钛（titanium dioxide）

天然存在于金红石、锐钛矿、板钛矿中。商品化二氧化钛可用氯化法或硫酸法制得。氯化法是将粉碎后的金红石或高钛渣与焦炭混合，在流化床氯化炉中与氯气反应生成四氯化钛，经净化，加入晶型转化剂氧化生成二氧化钛，再经水洗、干燥、粉碎得到。硫酸法是将钛铁矿经浓硫酸酸解成块状固相物，用酸性水浸取后得到钛液，经沉降除杂质、冷冻分离副产硫酸亚铁后，加晶种使硫酸氧钛分解生成偏钛酸。经水洗达标后煅烧、粉碎而制得。又称钛白粉。分子式 TiO_2，分子量为79.88。

二氧化钛为白色无定形的粉末；无臭无味；不溶于水、盐酸、硝酸及稀硫酸，可溶于热的浓硫酸及氢氟酸；可与亚硫酸钾，氢氧化碱或碳酸盐熔融而使之溶解；1%水混悬液溶液对石蕊显中性。二氧化钛一般分成3种类型：金红石型、锐钛型和板钛矿型，3种形式二氧化钛的理化性质，如密度、电导率、硬度等都有很大差异。金红石型二氧化钛折射率高，性能优越，因而得到广泛的应用，而锐钛型二氧化钛在制药中的应用较多。二氧化钛是一种重要的白色颜料，性质稳定，具有良好的遮盖力，作用持久，在药剂上，主要用作着色剂，制备包衣片剂、丸剂、颗粒剂、胶囊剂；在色淀中，用作遮盖剂，以使色泽均匀；由于其遮光性强，可作为遮光剂，提高制剂的稳定性，避免紫外线对药物的破坏。二氧化钛在人体中不被吸收，不蓄积，无致癌性。二氧化钛收载于《中华人民共和国药典》2015年版四部，美国药典、英国药典和欧洲药典亦有收载。

（邱利焱）

jiāotài èryǎnghuàguī

胶态二氧化硅（colloidal silicon dioxide）

将四氯化硅在氢气与氧气火焰中反应制得。又称气相二氧化硅、微粉硅胶。为白色疏松的粉末；具有较小的颗粒直径（7~16nm）和堆积密度（0.029~0.042g/cm³），以及较大的比表面积（100~400m²/g）；无臭，无味，不溶于水、酸（氢氟酸除外）和有机溶剂，溶于热碱，在水中呈胶体分散，25℃时溶解度为150mg/L。在药剂中常作为压片和胶囊填充过程中的助流剂，因其粒径小，可以均匀分布在颗粒表面，从而减小颗粒间的摩擦力，改善颗粒的流动性，满足高速转动的压片机所需迅速、均匀填充的要求，也能保证片重差异符合要求，可与硬脂酸镁混合使用，在直接粉末压片中加入或整粒后外加。作为压片时的润滑剂，可减少冲模的摩擦，保证推出片剂的完整性。胶态二氧化硅具有吸湿性，可使片剂崩解时限缩短，提高药物的溶出速度。利用其比表面积大的特点，通过吸附作用可使油性药物固体化，便于制粒压片，或制备其他新剂型。还可作为混悬剂制备中的助悬剂，增加分散介质的黏度，降低药物粒子的沉降，并通过与药物表面吸附，减少药物粒子间的聚集，增加制剂稳定性。胶态二氧化硅还具有触变性，可形成透明凝胶，其黏度与溶剂极性有关。用于口服和局部用药物制剂，无毒，无刺激性，但不能注射给药。需密封贮存于阴凉干燥处。胶态二氧化硅收载于《中华人民共和国药典》2015年版四部，美国药典亦有收载。

（邱利焱）

gān'ānsuān

甘氨酸（glycine）

内源性抗氧化剂还原性谷胱甘肽的组成氨基酸。机体发生严重应激时常外源补充，有时也称为半必需氨基酸。又称氨基乙酸、氨基醋酸。甘氨酸一般采用一氯乙酸氨化工艺进行合成，将浓氨水与一氯乙酸作用，离子交换除去氯化铵而得；或者以甲醛为原料，与氰化钠和氯化铵合成 N-亚甲基氨基乙腈，再与乙醇和硫酸反应合成氨基乙酸钡，最后和硫酸作用而得。分子式 $C_2H_5NO_2$，分子量75.07。

甘氨酸为白色至类白色结晶性粉末；味甜，无臭；熔程232~236℃（分解），相对密度1.1607；易溶于水，微溶于吡啶，难溶于乙醇，不溶于乙醚、丙酮；pK_1（—COOH）为2.34，pK_2（NH_3）为9.60，25℃浓度为50g/L水溶液的pH值为5.8~6.4，可与盐酸反应生成盐酸盐。宜置于密闭容器中，贮存于阴凉、干燥处。甘氨酸是一种重要的医药中间体，常用来制备前体药物。甘氨酸与阿司匹林反应制得的药物，不吸湿，可提高药物溶解性，常温下在水中溶解度达25g/100ml，且不产生游离水杨酸，既避免了口服产生的副作用，又能充分发挥药理作用。与对乙酰氨基酚反应制得的前体药物，在水中易溶，稳定，口服排泄完全。甘氨酸还可用于合成 DL-苯丙氨酸及 L-苏氨酸等重要氨基酸。治疗帕金森病的特效药 L-多巴的主要中间体也是甘氨酸。作为药用辅料，甘氨酸主要用作蛋白类药物冷冻干燥时的保护剂和稀释剂。冻干是先将药物溶液预冻成块状，在低温低压条件下直接将水分升华除去的干燥方法，尤其适用于热敏性蛋白药物制剂的制备。然而冻干过程是一个复杂的相变过程，在冻结、冻融、干燥和储存过程中存在多种诱导蛋白变性的因素。低浓度甘氨酸可通过抑制磷酸缓冲盐结晶所致的 pH 值改变而阻止蛋白质药物变性，并能升高成品的塌陷温度，阻止因塌陷而引起的蛋白质药物的破坏。甘氨酸还具有络合金属离子的作用，可作为注射剂中的抗氧稳定剂，但其本身具有一定的药理活性，所以用量不宜过多，否则可能影响主药的药效并产生安全隐患。也可用于速崩片，促进固体制剂的崩解，加速药物的溶出，以及甜味剂、缓冲剂。甘氨酸一般是安全的，无毒，大鼠口服和静脉注射的半数致死量（LD_{50}）分别为 7.93g/kg 和 2.6g/kg。甘氨酸收载于《中华人民共和国药典》2015 年版二部和四部，美国药典、欧洲药典、英国药典和日本药典亦有收载。

（邱利焱）

gān'āndǎnsuān

甘氨胆酸（glycocholic acid）

动物胆汁酸中的主要成分，由胆酸在肝内与甘氨酸结合而成，属结合型胆汁酸。化学名 N-(3,7,12-三羟基-24-羰基胆烷-24-基)-甘氨酸，又称甘胆酸。分子式 $C_{26}H_{43}NO_6$，分子量 465.6。

甘氨胆酸为白色或类白色结晶性粉末；无臭，味微苦；密度为 1.213g/cm³，熔点为 128℃；在甲醇、乙醇中易溶，在水中溶解度差，其钠盐-甘氨胆酸钠易溶于水，溶解度为 0.33g/ml。在人体中，甘氨胆酸由肝细胞合成，随胆汁排入肠道，帮助脂肪的消化和吸收。甘氨胆酸及其钠盐为两亲性分子，是一种阴离子型表面活性剂。具有减少表面张力的作用，能使不溶于水的固体脂类如甘油三酯、甾体类、脂肪酸等在水中发生强烈的乳化作用，因此可作为乳化剂用于固体脂质纳米粒的制备。在鼻黏膜给药中，也可作为促透剂，提高活性物质的吸收。甘氨胆酸钠还能抑制蛋白水解酶的活性，有利于多肽蛋白类药物的黏膜吸收。也可与磷脂混合作为脂质体的赋形剂。需密封，置阴凉干燥处保存。

（邱利焱）

gānlùchún

甘露醇（mannitol）

山梨糖醇的异构化体。又称 D-甘露醇、D-甘露密醇、D-甘露糖醇、D-木蜜醇。商品化甘露醇的制备方法有 2 种：一种是以海带为原料，在生产海藻酸盐的同时，将提碘后的海带浸泡液，经多次提浓、除杂、离交、蒸发浓缩、冷却结晶而得；另一种是以蔗糖和葡萄糖为原料，通过水解、差向异构与酶异构，然后加氢而得。分子式 $C_6H_{14}O_6$，分子量 182.17。

甘露醇为白色针状结晶性粉末；无臭，有清凉甜味，甜度一般为蔗糖的 57%～72%；相对密度为 1.514，熔点为 166～170℃，闪点<150℃。在水中易溶，在乙醇或乙醚中几乎不溶。pKa 为 13.5，浓度为 20% 的水溶液 pH 值为 5.5～6.5。浓度为 5.07% 的水溶液与血浆等渗。甘露醇性质稳定，其水溶液对稀酸、稀碱、热和空气稳定，可以热压灭菌。水溶液不可与头孢匹林钠溶液（20～30mg/ml）、木糖醇输液配伍，可与铁、铝、钙等金属离子形成复盐。

甘露醇除本身具有渗透利尿的药理作用外，作为药用辅料，也具有多种用途。常用作片剂的稀释剂。甘露醇是山梨糖醇的异构化体，山梨醇易吸湿，而甘露醇无吸湿性，因此更适用于易吸湿性的药物。由于其溶解时吸热，具清凉感，且有甜味，作为矫味剂已广泛应用于咀嚼片，缓和药物给口腔内带来的不适感。颗粒型甘露醇的流动性好，可供直接压片，也可将其加入不易流动的物质中，以改进其流动性。在液体制剂中甘露醇因具有多元羟基，具络合作用，可阻止药物水解和氧化，因此可作为抗氧增效剂，与一些抗氧剂联用增加抗氧效果。在冻干剂中甘露醇不仅可作为优良的赋性剂来使用，而且在一些处方中能兼作蛋白质的冻干保护剂。通常认为无定型甘露醇具有使蛋白质稳定的作用，而结晶态的甘露醇则失去保护功能，1% 或更低浓度的甘露醇通过无定型结构的形成而阻止蛋白质药物的聚集，但高浓度的甘露醇易于形成结晶态而促使蛋白质药物聚集。此外，甘露醇可防止制酸剂氢氧化铝悬浊液的稠化，还可作为软胶囊的增塑剂。甘露醇在消化道中不被吸收，静脉注射不代谢，80% 在 3 小时内从尿中排出。口服每日超过 20g 时，可有轻微腹泻。一般认为是安全的。宜置于密闭容器中，贮存于阴凉、干燥处。甘露醇收载于《中华人民共和国药典》2015 年版二部，美国药典、英国药典、欧洲药典和日本药典亦有收载。

（邱利焱）

gānyóu

甘油（glycerol）
1，2，3-丙三醇。由油脂经过皂化和水解而制得；或在大量亚硫酸盐存在下，由甜菜糖浆发酵而制得。分子式 $C_3H_8O_3$，分子量 92.09。

甘油为无色、澄清的黏稠液体；味甜，随后有温热感，甜度约为蔗糖的 0.6；具引湿性；可与水、乙醇以任意比例互溶，在丙酮中微溶，在氯仿、乙醚、和油中不溶；相对密度为 1.257，沸点为 290℃（分解），闪点为 176℃，熔点为 17.8℃，折光率为 1.470～1.475，黏度（20℃）为 1412mPa·s；浓度为 2.6% 的水溶液与血浆等渗。甘油作为药用辅料，在药剂学中发挥多种作用。甘油是一种常用的非水溶媒，可作为溶剂或潜溶剂用于口服、注射及局部给药的液体制剂和半固体制剂，其中在外用制剂中的应用较多。甘油具有保湿和润滑的作用，用于外用乳膏剂中，可避免基质因失去水分而变硬，并可调节基质稠度，获得理想的涂布效果。在液体制剂中，甘油可作为增黏剂、助悬剂和甜味剂（口服）使用，当其浓度达 30% 以上具有防腐作用。甘油还可作为渗透压调节剂添加入注射剂中，以及作为增塑剂配制薄膜包衣液和明胶栓剂。甘油与强氧化剂如三氧化铬、氯酸钾、高锰酸钾等研磨可能会发生爆炸，在阳光下遇氧化锌和硝酸铋变成黑色，与硼酸生成甘油硼酸复合物。甘油毒性低，一般是安全的，但大剂量注射会出现惊厥、麻痹和溶血。置于密封容器内，于阴凉、干燥处贮存，避免与强氧化剂接触，避免过度暴露于空气中。甘油收载于《中华人民共和国药典》2015 年版二部和四部，美国药典、英国药典和欧洲药典亦有收载。

（邱利焱）

gǎnlǎnyóu

橄榄油（olive oil）
由油橄榄的成熟核果提炼制成的脂肪油。采用机械冷榨的方法榨取，进一步离心、分离和过滤除去异物后得到。橄榄油外观为澄清的淡黄色或微褐色的油状液体。无臭或几乎无臭，味微辛辣。在低温下可成固体或半固体。不溶于水，微溶于乙醇，可与三氯甲烷、乙醚、石油醚混溶。橄榄油为脂肪酸甘油酯的混合物，含有高比例的不饱和脂肪酸，脂肪酸的组成：肉豆蔻酸（14：0）≤0.5%，棕榈酸（16：0）7.5%～20.0%，棕榈油酸（16：1）0.3%～5.0%，十七烯酸（17：1）≤0.3%，硬脂酸（18：0）0.5%～5.0%，油酸（18：1）55.0%～83.0%，亚油酸（18：2）3.5%～21.0%，亚油酸（18：3）≤0.9%，花生酸（20：0）≤0.6%，二十烯酸（20：1）≤0.4%，山嵛酸（22：0）≤0.2%，木蜡酸（24：0）≤1.0%，以及甾醇类。橄榄油具有润滑、成乳、溶解和兼溶作用，在药剂学中，用于灌肠剂、搽剂、软膏剂、硬膏剂和皂剂的制备，也有用于口服胶囊剂和溶液剂的制备，并可作为油质注射剂的溶剂。在约 10℃ 时产生部分固化，在 0℃ 时成为奶油状团块，故使用时应适当加温。应避光，密封，在凉暗处保存。一般认为橄榄油是相对无毒、无刺激性的赋形剂。作为润滑剂在口服时具有温和的通便性质；在局部制剂中用作润肤剂，可舒缓皮肤的炎症，软化湿疹处皮肤和硬外皮。由于橄榄油含有高比例的不饱和脂肪酸，易于氧化，与氧化剂有配伍禁忌，且易与碱金属氢氧化物产生皂化。橄榄油收载于《中华人民共和国药典》2015 年版四部。美国药典、欧洲药典、英国药典及日本药典也有收录。

（张娜）

jǔyuánsuān

枸橼酸（citric acid）
枸橼酸一水合物（2-羟基丙烯-1，2，3-三羧酸一水合物）。又称柠檬酸。天然存在于许多植物中。市售的无水枸橼酸是由糖类或淀粉以黑曲霉菌种经真菌发酵制造而成，也可以从柠檬汁和菠萝废渣中提取。枸橼酸一水合物结晶是将无水枸橼酸的水溶液冷却而形成的。无水枸橼酸分子式为 $C_6H_8O_7$，分子量为 192.12。枸橼酸一水合物分子式为 $C_6H_8O_7 \cdot H_2O$，分子量为 210.14，结构式见图。

枸橼酸外观为无色、无臭的白色结晶性粉末，味极酸，在干燥空气中轻微风化，在约 40℃ 时失去结晶水。无水枸橼酸在相对湿度 50%～75% 时易潮解。极易溶于水和乙醇，略溶于乙醚，相对密度 1.665。熔点为 100℃ 和 153℃（水合物），25℃ 时，$pK_1 = 3.128$，$pK_2 = 4.761$，$pK_3 = 6.396$。溶液性质稳定，可高压灭菌，稀溶液放置后会发酵，固体一水合物或无水物应贮藏于气密容器内，置阴凉、干燥处保存。在药剂中

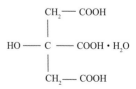

图　枸橼酸一水合物的结构式

主要用作矫味剂、缓冲剂、抗氧增效剂、螯合剂、酸性泡腾剂等。作为多价金属螯合剂和抗氧增效剂时，常用浓度 0.3% ~ 2.0%。在食品制造中用作酸味剂、螯合剂等。与酒石酸钾、碱金属、碱金属碳酸盐、重碳酸盐、醋酸盐及硫化物有配伍禁忌，且与氧化剂、碱、还原剂、硝酸盐也有配伍禁忌。小鼠静脉半数致死量（LD_{50}）为 0.04g/kg，口服 LD_{50} 为 5.04g/kg。枸橼酸收载于《中华人民共和国药典》2015 年版四部。美国药典、欧洲药典、英国药典及日本药典也有收录。

（张 娜）

jǔyuánsuānnà

枸橼酸钠（sodium citrate）

2-羟基丙烷-1, 2, 3-三羧酸钠二水合物。又称柠檬酸钠、2-羟基丙烷-1, 2, 3-三羧酸钠、柠檬酸三钠。以枸橼酸为原料，向枸橼酸中缓慢加入计算量碳酸钠至气泡消失，过滤，结晶即得。分子式为 $C_6H_5Na_3O_7 \cdot 2H_2O$，分子量 294.10。

枸橼酸钠外观为无色或白色结晶性粉末，无臭，味咸，在潮湿空气中微有潮解性，在温暖干燥的空气中有风化性。相对密度 1.19，熔点 150℃（此温度下失去结晶水），溶液 pH 值约为 8.0，易溶于水（1 : 1.5），不溶于乙醇。在药剂学中常作为缓冲剂、pH 调节剂、矫味剂、稳定剂、螯合剂、防腐剂等。无水枸橼酸钠可用于泡腾片中。此外，枸橼酸钠可单独或与其他枸橼酸盐合用作为抗凝剂。在治疗学中，枸橼酸钠可缓解膀胱炎引起的疼痛以及治疗腹泻引起的酸中毒反应。枸橼酸钠水溶液较为稳定，可用热压灭菌法灭菌，但贮藏时可能会引起玻璃容器碎屑的脱落。水溶液呈显微碱性，能与酸性药物

反应。遇生物碱盐类可产生沉淀。遇钙盐、锶盐生成柠檬酸钙盐或锶盐。其他有配伍禁忌的化合物包括有机碱类、还原剂和氧化剂。枸橼酸钠通常无毒，无刺激性，但过多服用可能会引起胃肠道不适和腹泻。对于肾病患者，枸橼酸钠可增加体内铝的吸收，导致血清铝水平异常升高，因此，肾衰竭患者在服用铝制剂时，不应同时服用枸橼酸钠或含有枸橼酸钠的制剂。枸橼酸钠收载于《中华人民共和国药典》2015 年版四部。美国药典、欧洲药典、英国药典及日本药典也有收录。

（张 娜）

gǔānsuānnà

谷氨酸钠（sodium glutamate）

L-2-氨基戊二酸的单钠盐。通常由发酵制备而成。分子式为 $C_5H_8NO_4Na \cdot H_2O$，分子量 187.13。

谷氨酸钠外观为白色结晶或结晶性粉末，在水中易溶，在乙醇中微溶。在口服药物制剂中用作缓冲盐、矫味剂、稳定剂。水溶液可热压灭菌。应遮光，封闭保存。口服或静脉注射时的不良反应包括嗜睡、妄想、错觉、头痛、呼吸困难、恶心或呕吐，以及真皮炎。人最低致死口服剂量为 43mg/kg。谷氨酸钠收载于《中华人民共和国药典》2015 年版二部和四部。美国药典也有收录。

（张 娜）

guā'ěrjiāo

瓜耳胶（guar gum）

α-1, 6 苷键连接的 β-1, 4 苷键结合吡喃甘露糖和 α-D-吡喃半乳糖的链状化合物。又称愈创树胶。瓜耳胶是由原产印度、巴基斯坦和美国西南部的一种瓜耳科植物瓜耳豆种子的胚乳中提取的多糖胶质。制法：将瓜耳豆种子以硫酸或水浸泡，再用碳化法磨碎去掉种皮和

胚芽，由于胚芽有不同的硬度，用微分研磨法来破碎，分离得胚乳干燥即得，根据最终用途及研磨方法的不同，可得到不同粒径。瓜耳胶为半乳甘露聚糖，半乳糖与甘露糖之比为 1 : 4 ~ 1 : 2，分子式为 $(C_6H_{12}O_6)_n$，分子量为 $(2.2 ~ 3.0) \times 10^5$。

瓜耳胶外观为白色或淡黄色粉末，密度为 1.492g/cm³，无色，无臭，不溶于有机溶剂，不溶于油脂和烃类。其在 1%［质量体积比（W/V）］水分散液的 pH 值为 5.0 ~ 7.0；有极强的溶胀保湿性和黏度；长时间加热会降低分散液的黏度。瓜耳胶水溶液在 pH 4.0 ~ 10.5 时稳定；在 pH 7.5 ~ 9.0 时，具有最佳水化速度，水合作用最好；加入少量硼酸钠后会产生黏结性凝胶。室温下在水中浸泡 2 ~ 4 小时，可产生最大黏度。在药剂学中，瓜耳胶用作固体制剂的黏合剂和崩解剂，口服和局部用的助悬剂和增稠剂、稳定剂，也可作为缓释材料，在控释骨架片制备时可取代纤维素衍生物。可通过在瓜耳胶的水分散液加入 0.15% 羟苯甲酯和 0.02% 羟苯丙酯的混合物作为抑菌剂提高其稳定性。瓜耳胶不能与丙酮、乙醇、鞣质、强酸和碱类配伍。口服安全，小鼠口服半数致死量（LD_{50}）为 8.1g/kg。通常认为瓜耳胶无毒性、无刺激性，过去曾将其作为食欲抑制剂，现已禁止。瓜耳胶尚未收载于《中华人民共和国药典》。美国药典及欧洲药典有收录。

（张 娜）

guīsuānměilǚ

硅酸镁铝（magnesium aluminum siliacte）

由含高镁量的高岭石类硅矿粉与水渗和成稀砂浆，经精制、干燥、粉碎而制得的镁、

铝、硅、氧、水的复合物。其结构是由3层八面体矾土和2层四面体硅层组成，铝被镁不同程度置换（由钠或钾进行电荷平衡），另有铁、锂、钛、钙、碳等少量元素存在。硅酸镁铝外观为白色或类白色至乳白色软而光滑的小薄片或微粉化粉末，无臭，无味，有引湿性。在水、乙醇、有机溶剂中几乎不溶。具有可逆溶胀性，在水中水合溶胀形成原体积几倍的胶体分散液，也可以多次反复干燥后再水合。加热和添加电解质则胶体分散液的黏度增加，在高浓度时易老化。硅酸镁铝由于具有吸水性、悬浮性、分散性、黏结性、触变性，使其具有乳化、吸附的功能，在药剂中常用于制备片剂、混悬剂、乳膏剂等，分别用作崩解剂、黏合剂、助悬剂、稳定剂、增稠剂、吸附剂，用作助悬剂和稳定剂时，可与其他助悬剂联合使用，其水分散液与黄原胶等其他助悬剂混合后，黏度显著增加。无毒、无刺激性。硅酸镁铝不适宜存在于pH值低于3.5的酸性溶液中，易吸附药物导致药物生物利用度低，如苯丙胺、甲苯磺丁脲、华法林钠、地西泮等。在干燥的环境中长期稳定。硅酸镁铝收载于《中华人民共和国药典》2015年版四部。美国药典也有收录。

（张　娜）

guǒjiāo

果胶（pectin）　从柑橘皮或苹果渣中提取得到的碳水化合物。主要由酯化的D-半乳糖醛酸α-1,4糖苷键结合，天然产物多数是甲氧基化果胶，也有部分羟基乙酰化果胶。广泛存在于水果、蔬菜和其他植物的细胞膜中，果胶还沉积于初生细胞壁和细胞间层，在初生壁中与不同含量的纤维素、半纤维素、木质素的微纤丝以及某些伸展蛋白相互交联，使各种细胞组织结构坚硬，表现出固有的形态，为内部细胞的支撑物质。分子式 $C_6H_8O_6(C_6H_8O_6)_nC_6H_8O_6$，分子量 30 000~100 000。

天然的果胶按其凝胶化特征可分为两种类型：高度甲氧基化的果胶（甲氧基≥7%）和低度甲氧基化的果胶（甲氧基≤7%），低度甲氧基化的果胶多含有氨基。果胶的凝胶化能力与其甲氧基含量有关，甲氧基含量越高，凝胶化能力越大。高甲氧基果胶溶液含糖量≥60%，一般在pH 3.5凝胶化，形成非可逆性凝胶，在弱酸性中稳定。而低甲氧基化的果胶凝胶化与pH无关，需有钙离子（Ca^{2+}）、镁离子（Mg^{2+}）等二价金属离子存在才能形成可逆性凝胶，酰胺化会导致凝胶过程延长。果胶可由苹果皮或柑橘类果皮等含果胶的植物中用稀酸提取，浓缩后干燥得粗品，再经精制而得。外观为白色或淡黄色细粉，几乎无臭，口感黏滑，微有胶质口感。溶于水（1：20）形成乳白色黏稠胶液，呈弱酸性。不溶于乙醇和其他有机溶剂。可用乙醇、甘油、蔗糖糖浆湿润，水中pH值为6.0~7.2。耐热性强。口服安全无毒，对皮肤与黏膜无刺激性，在药剂学中可作为吸附剂、成膜剂、乳剂的稳定剂、增稠剂、口服缓释制剂的辅料，作为成膜剂，一般与壳聚糖、羟丙甲纤维素作为两相的药物释放辅料。还可用作结肠生物降解的基质，果胶与钙盐制成难溶性的果胶钙，降解果胶的酶的激活一般离不开钙离子，因此有利于果胶在结肠部位的降解，其中低甲氧基化的果胶对于钙的含量的作用更为明显，果胶也可以与其他聚合物形成缓释微球。在食品工业中有相似的广泛用途。果胶收载于《中华人民共和国药典》2015年版四部。美国药典也有收录。

（张　娜）

guǒtáng

果糖（fructose）　分为β-D-吡喃果糖和β-D-呋喃果糖。又称D-果糖。分子式 $C_6H_{12}O_6$，分子量 180.16。

果糖天然存在于蜂蜜以及菊芋、菊苣等菊科植物中，外观为无色或白色结晶或结晶性粉末；无臭，味微甜，甜度为蔗糖的1.5倍，果糖是最甜的单糖；在水中易溶，在乙醇中溶解，在乙醚中几乎不溶；熔点103~105℃，果糖的5.05%水溶液与血清等渗。以游离状态存在于蜂蜜、水果中，和葡萄糖结合构成日常食用的蔗糖，果糖在人体内的代谢并不依赖胰岛素，而是直接进入人体肠道内被消化利用，因此广泛用于糖尿病患者所用的制剂。果糖具有吸湿性，在相对湿度大于60%时会大量吸湿，水溶液在pH 3~4，温度为4~70℃时最稳定，可耐受热压灭菌。在药剂中用作助溶剂、矫味剂、渗透压调节剂、致孔剂、黏合剂、稀释剂等。不能与强酸强碱配伍，否则会变褐色，果糖具有还原性，保持醛式时能与胺、氨基酸、多肽和蛋白质发生反应，使含胺的药片变褐色，不宜与氧化性药物同时使用。果糖收载于《中华人民共和国药典》2015年版二部和四部。美国药典、欧洲药典及日本药典也有收录。

（张　娜）

hǎizǎosuān

海藻酸（alginic acid）　由β-(1→4)-D-甘露糖醛酸和α-(1→4)-L-古洛糖醛酸结合形成的线性

糖醛聚合物。又称藻酸、褐藻酸、海藻素。海藻酸是存在于褐藻细胞壁中的一种天然多糖。可以用稀碱从各种褐色海藻原料中抽提出来的亲水性胶体碳水化合物海藻酸盐，用无机酸沉淀，收集沉淀，精制而得。分子式$(C_6H_8O_6)_n$，分子量 2000~240 000。

海藻酸外观为白色至黄白色纤维状粉末，几乎无臭无味，或有轻微特殊臭味；微溶于水，但它能在水中膨胀吸收 200~300 倍于自身重的水。不溶于大部分有机溶剂，溶于碱溶液，生成黏稠的盐溶液。海藻酸有吸湿性，含水量为 7%，若贮存于温处，会缓慢水解，使分子量减小，溶液黏度减低。海藻酸用于各种口服和局部药物制剂中，具有黏性和遇水膨胀的特征，用作片剂的黏合剂、崩解剂时，最好用于干法制粒工艺中，以便缩短崩解时限。还可用作糊剂、乳膏剂、凝胶剂的助悬剂、增稠剂以及水包油（O/W）型乳剂的乳化剂及其乳化稳定剂。在食品工业中也具有广泛应用，作为添加剂起增稠、乳化、稳定等作用。安全无毒。海藻酸配制的溶液经高压蒸汽灭菌时其黏度降低的程度随处方中不同成分而异。不可与强氧化剂配伍，除镁盐外，其他碱土金属、第Ⅲ族金属均与海藻酸生成不溶性盐。海藻酸收载于《中华人民共和国药典》2015 年版四部。美国药典及欧洲药典也有收录。

（张 娜）

hǎizǎosuānnà

海藻酸钠（sodium alginate）

用稀碱从海藻中提得的碳水化合物，经精制而得的海藻酸的钠盐。又称藻酸钠、藻朊酸钠、褐藻胶。分子式$(C_6H_7O_6Na)_n$，分子量 32 000~250 000。海藻酸钠为白色或浅棕黄色粉末，几乎无臭无味。能在水中溶胀形成黏稠胶体溶液，而不溶于乙醇和其他有机溶剂。其黏度受聚合度、浓度及 pH 值、螯合剂、盐、多价阳离子和季铵化合物等因素影响。海藻酸钠具有吸湿性，一般含水量为 10%~30%（相对湿度为 20%~40% 时），置于低相对湿度和低于 25℃以下时，其稳定性良好。海藻酸钠由于其溶解度、凝胶和聚电解质特性，可在药剂中用作缓释制剂的载体、包埋剂、生物黏附剂、稳定剂、助悬剂，利用其吸水溶胀的特性，可用作片剂的崩解剂，还可以作为软膏基质或混悬剂的增稠剂。海藻酸钠无毒，无刺激性。与吖啶类衍生物、结晶紫、醋酸苯汞、硝酸苯汞、和浓度大于 5% 的乙醇溶液有配伍禁忌。与酸、二价金属离子（除镁离子外）发生配伍变化，遇酸则析出沉淀，遇二价金属离子则形成凝胶，故不能用金属容器盛装。海藻酸钠的水溶液在 pH 4~10 时最稳定，贮藏时易染菌，进而影响其溶液的黏度，高压灭菌法也可使黏度下降，因此溶液可用环氧乙烷灭菌。海藻酸钠收载于《中华人民共和国药典》2015 年版四部。美国药典及欧洲药典也有收录。

（张 娜）

yǎnghuàtiě

氧化铁（ferric oxide）

金属铁的氧化物。常用品种主要包括黑氧化铁、红氧化铁、黄氧化铁和紫氧化铁。红氧化铁为三氧化二铁，又称药用铁红、药用铁氧红，分子式为Fe_2O_3，分子量为 159.69。由亚铁盐加热至 650℃以上氧化或经硝酸氧化或氢氧化铁脱水等方法而制得。外观为暗红色粉末，无臭、无味。不溶于水、有机酸和有机溶剂，在沸盐酸中易溶。对光、热、空气稳定，对酸碱较稳定。相对密度 5.12~5.24，折光率 3.042，熔点 1550℃，约于 1560℃时分解。氧化铁着色力强，在药剂中主要用作为着色剂，用于制备包衣片剂和胶囊剂。黄氧化铁为三氧化二铁一水合物，又称 1651 药用氧化铁黄、药用铁黄，分子式为$Fe_2O_3 \cdot H_2O$，分子量为 177.70。先用碱液中和硫酸亚铁，并经氧化制得铁黄晶种。将晶种、铁屑、硫酸亚铁、硫酸投入反应器中，调整亚铁含量和酸度后，通蒸汽升温氢化，经水洗、过滤、干燥、粉碎而得。黄氧化铁外观为赭黄色粉末、无臭、无味。对光、大气稳定，耐碱不耐酸。加热脱水生成红氧化铁。不溶于水和有机溶剂，溶于酸。着色力强，色泽从柠檬黄至橙黄，在药剂中主要作用为着色剂，用于制备包衣片剂和胶囊剂。紫氧化铁是由药用氧化铁红和药用氧化铁黑按一定比例混合均匀而制得，外观为暗紫色粉末，无臭、无味。性质稳定。在药剂中主要作用为着色剂，用于片剂、丸剂包衣和硬胶囊的着色，但用量过多会使膜和胶囊变脆，易破裂。黑氧化铁为四氧化三铁，又称药用铁黑，分子式为Fe_3O_4（$FeO \cdot Fe_2O_3$）或Fe_3O_4，分子量为 231.53。由硫酸亚铁加热至 1000℃以上或由空气中水蒸气或二氧化碳与铁粉作用而制得，或由硫酸亚铁与氧化铁黄按一定比例混合后，加入氢氧化钠溶液沉淀而制得。外观为黑色粉末、无臭。有强力的磁性。对空气、光、热均很稳定。耐碱不耐酸，难溶于无机酸。相对密度 5.18，熔点（分解）1538℃。在药剂主要作用为着色剂，用于片剂包衣、胶囊剂等的着色。也可作为顺磁性氧化铁纳米颗粒材料，用于装载药物。氧化铁摄入体内后不被吸收，无毒，对皮肤和黏膜无刺激性。一般认为是安全的。除与强酸、还原物发生配伍反应外，对一般化学药物稳定。黑氧化铁、红氧化铁、黄氧化铁和紫氧化铁收载于《中华人民共和国药典》2015年版四部。美国药典也有收录。

（张　娜）

hújīng

糊精（dextrin）　由淀粉或部分水解的淀粉，在干燥状态下经加热改性而得的聚合物。分子式为 $(C_6H_{10}O_5)_n \cdot xH_2O$，具体分子量与聚合物中所含葡萄糖单元数有关，可以表示为 $(162.14)_n$，分子量一般为 4500~85 000。结构式见图。

　　糊精外观为白色或类白色的无定形粉末；无臭，味微甜；在沸水中易溶，在乙醇或乙醚中不溶。糊精作为葡萄糖聚合物常被用作外科手术敷料的黏合和硬化剂，其低电解质含量且不含乳糖和蔗糖的特点，常作为糖源用于具有特殊营养需求的人群，此外还可用于化妆品领域。在药剂中用作片剂的稀释剂和黏合剂；糖包衣处方中的增塑剂和黏合剂；胶囊剂的稀释剂；或混悬剂的增稠剂。其上市口服剂型中最大用量 21.70 mg；上市局部外用剂型中最大用量 5%。作为辅料应用的剂量下，一般认为糊精是无毒、

图　糊精的结构式

无刺激性的，但应避免与强氧化剂配伍。由于原料及制备方法的不同，糊精的物理性质会略有出入。其稳定性较差，在水溶液中密度、温度、pH 值等特性的改变，会引起糊精分子的聚集。长期贮存时制备过程中的残留酸会使糊精水解，导致黏性降低。因此需在冷却容器中用氨或碳酸钠中和低溶解度的糊精，减少残留酸的存在。散装材料应置于阴凉处，密闭干燥贮存。糊精收载于《中华人民共和国药典》2015年版四部。美国药典、欧洲药典、英国药典及日本药典也有收录。

（张　娜）

màiyáhújīng

麦芽糊精（maltodextrin）　淀粉经酶法或酸法水解后精制而得。别名麦芽糖糊精。分子式为 $(C_6H_{10}O_5)_n \cdot H_2O$，分子量一般在 900~9000，根据葡萄糖单元相互连接的键种类不同，可分为直链和支链两种分子结构，其中直链结构最为常见，外观为白色或微黄色的粉末或颗粒；微臭，无味或味微甜；有引湿性；在水中易溶，在无水乙醇中几乎不溶。麦芽糊精在糖果和食品领域应用广泛，也可作为个人保健食品。在药剂方面，可作为片剂的黏合剂和稀释剂，用于直接压片、湿法制粒及制软材过程，且不影响片剂或胶囊剂的溶出速度；还可作为片剂衣膜材料用于水性薄膜包衣过程；此外，麦芽糊精较高的葡萄糖当量（dextrose equivalent，DE）使其在咀嚼片处方中应用广泛。在药物制剂处方中，麦芽糊精具有提高溶液黏度、防止糖浆结晶的作用；而在治疗学上，麦芽糊精溶液与等热量葡萄糖溶液相比渗透性更低，可用作糖的口服营养代用品。麦芽糊精

是具有一定营养价值且易消化的碳水化合物，无毒、无刺激性，与人可直接食用的食品成分安全性相当。在一定 pH 值和温度条件下，能与氨基酸发生梅拉德反应（Maillard reaction），变为黄色或棕色，所以要避免与强氧化剂配伍。麦芽糊精可在温度小于 30℃、相对湿度小于 50%且添加抑菌防腐剂的条件下贮存至少 1 年。一般应置阴凉、干燥处密闭贮存。麦芽糊精收载于《中华人民共和国药典》2015年版四部。美国药典、英国药典以及欧洲药典也有收录。

（张　娜）

huáshífěn

滑石粉（talc）　硅酸盐类矿物滑石族滑石，主要成分为含水硅酸镁 $[Mg_3(Si_4O_{10})(OH)_2]$，经粉碎后，用盐酸处理，水洗、干燥而成。别名精制滑石粉。外观为白色或类白色、无砂性的微细粉末，触摸时有滑腻感；无臭，无味；在水、稀无机酸或稀氢氧化碱溶液中均不溶解。滑石粉曾被广泛用作口服固体制剂的润滑剂和稀释剂，但主要用作控释制剂的释放阻滞剂。在药剂方面还可用作片剂和胶囊剂的稀释剂、润滑剂；缓释微丸的新型粉末包衣材料及吸附剂；也可用作抗黏剂和助流剂。局部用制剂中可用作扑粉，但由于滑石粉为天然物质，可能会含有微生物，作为扑粉应用前应灭菌且不可用于手术手套的防黏。此外，滑石粉还可使液体澄清，在化妆品和食品中用作润滑剂。其经口服后不会被吸收，无毒。但对胃肠道有刺激性，被滑石粉污染的组织易生肉芽肿，持久吸入滑石粉粉尘会致肺尘埃沉着病（尘肺）。含石棉杂质的滑石粉具致癌性，而当滑石粉含大

量六氯酚杂质时，其长期毒性可对幼儿产生严重的不可逆神经毒作用。对部分脂溶性激素有吸附作用且应避免与季铵类化合物同时使用。滑石粉稳定性良好，可用环氧乙烷或 γ 射线进行灭菌，也可在 160℃ 加热灭菌 1 小时以上。滑石粉收载于《中华人民共和国药典》2015 年版四部。美国药典、英国药典、欧洲药典及日本药典也有收录。

（张　娜）

huángyuánjiāo

黄原胶（xanthan gum）

淀粉经甘兰黄单胞菌黑腐病发酵后生成的多糖类高分子聚合物经处理精制而得的糖类。别名汉生胶、苫芢胶、黄单胞细菌多糖、黄原酸胶。分子式为（$C_{35}H_{49}O_{29}$）$_n$，分子量在 100 万以上。

黄原胶外观为类白色或淡黄色的粉末；微臭，无味；在水中溶胀成胶体溶液，在乙醇、丙酮或乙醚中不溶。黄原胶被广泛应用于食品和日化工业，作为稳定剂、增稠剂、乳化剂、助悬剂及亲水胶体等。药剂方面，在液体制剂中可用作增稠剂、悬浮剂、乳化剂和稳定剂；在固体制剂中可用作黏合剂和崩解剂；也可用于乳膏等半固体制剂。黄原胶主要用作助悬剂，也可作为辅料用于喷雾干燥及冷冻干燥中，此外还可用于制备缓释骨架片。与某些无机助悬剂，如硅酸镁铝或有机树胶混合，可出现协同流变作用。黄原胶无毒、无刺激性。使用过程中，通常与阳离子表面活性剂、聚合物、氧化剂、某些片剂薄膜包衣材料、羧甲纤维素钠、干燥的氢氧化铝凝胶和一些活性成分如阿米替林、维拉帕米等有配伍禁忌；可与绝大多数合成或天然的增黏剂配伍；与水混溶的

有机溶剂，如丙酮、乙醇等，浓度应低于 60%，否则会发生沉淀或胶凝。稳定性高，其水溶液在较宽 pH 值范围内（pH 3~12）稳定，在 pH 4~10 和温度 10~60℃ 内稳定性最佳。黄原胶收载于《中华人民共和国药典》2015 年版四部。美国药典、英国药典及欧洲药典也有收录。

（张　娜）

hùnhézhīfángsuāngānyóuzhǐ

混合脂肪酸甘油酯（hard fat）

C_8 ~ C_{18} 饱和脂肪酸的甘油一酯、二酯与三酯的混合物。又称硬脂。

根据熔点不同分为 34 型 33~35℃、36 型 35~37℃、38 型 37~39℃、40 型 39~41℃ 四种。为白色或类白色的蜡状固体；具有油脂臭；触摸时有滑腻感；加热熔化成无色或微黄色液体；在三氯甲烷或乙醚中易溶，在石油醚（60~90℃）中溶解，能与可可油和其他油脂任意混溶，在水或乙醇中几乎不溶。具有被乳化和增硬、增稠作用。混合脂肪酸甘油酯可作为润滑剂、基质、包衣涂料、润湿剂；在药剂中用作栓剂基质、软膏基质、缓释材料、增稠剂等，用于制备乳膏、油膏、栓剂、缓释制剂等。一般外用最大用量 60mg/g；经皮最大用量 8.7g；直肠尿道最大用量 13.5g。作为直肠制剂，一般认为无毒、无刺激性。但动物实验表明，一些具有较高羟值的基质可能会对直肠黏膜产生一定的刺激。对这种栓剂基质配伍禁忌的报道较少，该基质很少与药物发生化学反应，基质羟值的大小可用于表示发生反应的潜在程度。其熔融性质、硬度和释药曲线随时间而改变，对于氧化和水解相对稳定，可用碘值来衡量耐氧化和耐酸败的能力。该栓剂基质

应密闭保存，存放温度要比标注的熔点低至少 5℃，模制成的栓剂应放于冰箱保存。混合脂肪酸甘油酯收载于《中华人民共和国药典》2015 年版四部。美国药典、英国药典及欧洲药典也有收录。

（张　娜）

huóxìngtàn

活性炭（activated charcoal）

炭化或活化有机物质制得的固态疏松多孔含碳物。又称药用炭、脱色炭。其 80%~90% 或以上由碳元素组成。来源为高温下锯木、泥煤、煤、纤维残渣、椰子壳和石油焦等在蒸汽或二氧化碳等活化气流中加或不加无机盐，使上述原料炭化和活化，或将含碳物质用磷酸或氯化锌等化学活性剂处理，在高温下炭化混合后用水洗去活性剂得到。外观为黑色粉末，无臭、无味，无砂性，不溶于水和有机溶剂。粉末粒径一般为 1~4mm，填装密度为 0.3~0.6g/ml，比表面积为 500~1500m²/g，微孔容积为 0.6~0.8g/ml。最佳使用 pH 4.0~4.8，最佳使用温度 60~70℃。活性炭颗粒小、孔穴多、表面积大，所以吸附力强，是一种非常优良的吸附剂，在药剂中作用为脱色剂、去味去臭剂和吸附剂。用于液体药剂的脱粒、脱色、除臭，以及药物成分的提取、提纯等。能吸附抗生素、磺胺药、维生素、激素、乳酶生等，对蛋白酶、胰酶的活性也有影响，均不宜合用。活性炭的运输、贮存过程中需要防止水浸、与火源直接接触，宜保存于干燥处，并应于有气味的药品隔离贮存，以免串味。活性炭收载于《中华人民共和国药典》2015 年版四部。美国药典及英国药典也有收录。

（张　娜）

huǒmián

火棉（pyroxylin）

纤维素与硝酸作用而生成的主要成分是四硝酸纤维素的硝酸酯。又称硝酸纤维素、硝化纤维素、硝化棉、棉体火棉胶、低氮硝化纤维素。含氮量10.18%~10.97%。分子式为$C_{12}H_{16}N_4O_{18}$，结构式为$[C_6H_7O_2(NO_2)_x(OH)_{3-x}]_n$，分子量为504.28。制备方法为取棉花浸入硝酸及硫酸的混合液中（32℃），经5分钟后，先用水洗涤至不呈酸性，再用醇洗涤，挤出附着的醇，投入醇：醚＝1:3的混合液中。再用水煮洗至不呈酸性，将水挤出，在60℃以下干燥得到。火棉极易燃烧，配置时应远离火源。火棉外观为白色的纤维状结块状或絮状棉花状聚合物。相对密度1.66，熔程160~170℃，耐水、耐稀酸、耐弱碱和各种油类。与手接触有粗糙的感觉，遇火极易燃烧，并发生火焰，产生亚硝酸的蒸汽，并遗留含碳的残渣。1g火棉能在醇：醚＝1:3的混合液25ml中缓缓完全溶解，溶液加水稀释，即析出沉淀。也溶于酯类、丙酮及其混合液。在药剂主要作用为火棉胶剂等的成膜材料，还可作为微囊的成囊材料和缓释材料。火棉尚未收载于《中华人民共和国药典》。美国药典、英国药典及日本药典有收录。

（张　娜）

jiǎjīxiānwéisù

甲基纤维素（methylcellulose）

碱化纤维用氯甲烷甲基化后提纯碾碎得到的粉末状物质。又称纤维素甲醚。甲基纤维素的分子式为$[C_6H_7O_2(OH)_x(COCH_3)_y]_n$，式中，$x=1.00~1.55$，$y=2.00~1.45$，$x+y=3$，$y$为取代度。甲基纤维素中27.0%~32.0%的羟基被甲氧基取代，取代度影响甲基纤维素的物理性质，如溶解度。不同聚合度的甲基纤维素具有不同的分子量，分子量范围为2万（n约100）~38万（n约2万）。

甲基纤维素外观为白色或类白色纤维状或颗粒状粉末，无臭、无味。具吸湿性和良好的亲水性，在冰水中膨胀成澄清或微浑浊的胶体溶液。不溶于热水、醇、醚、氯仿和饱和的盐溶液，能溶于冰乙酸及等量混合的醇和氯仿溶液。甲基纤维素溶液可被盐、多元酸、酚及鞣质凝聚，为防止其凝聚，可加乙醇或乙二醇的二醋酸酯。在室温下，其溶液在pH 2~12内对碱和弱酸稳定。加热和冷却会导致不可逆的黏度下降。55℃左右时，溶液凝胶化。贮存溶液时应加入适当的防腐剂。可作为食品添加剂或日化工业中的添加剂。在药剂中作用为：①黏合剂。低或中等黏度级较好，用其溶液或粉末加入均可，用于改进崩解（溶出）速率。②片剂包衣材料。可应用高黏度级置换低黏度级作薄膜包衣，亦用于包糖衣前包于核外作隔离层。③崩解剂。高黏度级的可利用其与崩解介质接触后的膨胀作用，作为崩解剂。④悬浮剂及增稠剂。常用以延迟悬浮液沉降及增加药物悬浮时间，高黏度级在凝胶剂及霜剂中用于增加稠度。⑤滴眼剂润湿剂及浸渍液。⑥乳化剂。宜选低黏度级，降低溶液表面张力。⑦微球载体材料。甲基纤维素和海藻酸钠混合可制成缓释微球。与氨基吖啶盐酸盐、氯甲苯酚、氯化汞、酚、间苯二酚、鞣酸、硝酸银、十六烷基吡啶盐酸盐、对羟基苯甲酸、对氨基苯甲酸、对羟基苯甲酸甲酯、丙酸及丁酯均有配伍禁忌。应密闭贮存于干燥处，注意防潮。甲基纤维素收载于《中华人民共

和国药典》2015年版四部。美国药典、欧洲药典、英国药典及日本药典也有收录。

（张　娜）

jiāoliánsuōjiǎxiānwéisùnà

交联羧甲纤维素钠（croscarmellose sodium）

由羧甲纤维素钠交联而成的聚合物。别名交联羧甲基纤维素钠。分子式为$(C_8H_{16}NaO_8)_n$，分子量70 000~90 000。

交联羧甲纤维素钠外观为白色至乳白色的吸湿性粉末，细分散，几乎无味、无臭；不溶于水，但与水接触后体积迅速膨胀至原体积的4~8倍，在无水乙醇、乙醚、丙酮或甲苯中不溶；通常认为无毒、无刺激性。在药剂中用作片剂、胶囊剂和颗粒剂的高效崩解剂，可压性好，崩解力强；片剂中，交联羧甲纤维素钠适用于直接压片和湿法制粒压片工艺。交联羧甲纤维素钠性质稳定，但有吸湿性，应置于密闭容器内，于阴凉干燥处保存。在湿法制粒和直接压片工艺中，吸湿性辅料（如山梨醇）可导致崩解效率降低；另外，与强酸、铁或其他金属（如铝、汞、锌）的可溶性盐有配伍禁忌。交联羧甲纤维素钠收载于《中华人民共和国药典》2015年版四部。美国药典、欧洲药典、英国药典及日本药典也有收录。

（张　娜）

jiāoliánsuōjiǎxiānwéisù

交联羧甲纤维素（croscarmellose）

通常以钠盐形式作为辅料，见交联羧甲纤维素钠。

（张　娜）

jiāonángyòng míngjiāo

胶囊用明胶（gelatin for capsule）

来源于动物的皮、骨、腱与韧带中胶原蛋白不完全酸水解（A型）、碱水解（B型）或酶降

解后纯化得到的制品，或为上述 3 种不同明胶制品的混合物。明胶是构成胶囊的主要原料，现代工艺生产胶囊在物理性质上的差异与所用明胶种类关系不大，在日常生产中，3 种明胶和它们的混合物都作为胶囊生产的原料。胶囊用明胶外观为微黄色至黄色、透明或半透明微带光泽的薄片或粉粒；无臭，无味；浸在水中时会膨胀变软，能吸收其自身质量 5~10 倍的水。在热水中易溶，在醋酸或甘油与水的热混合液中溶解，在乙醇中不溶。在药剂中，胶囊用明胶常用来制备硬胶囊或软胶囊。硬胶囊呈圆筒形，是将固体药物填充于空硬胶囊中制成。软胶囊呈圆形或椭圆形，是将油类、液体药物或混悬液封闭于软胶囊中而制成。胶囊用明胶可有效包载各种药粉、液体、半固体和药片，有效掩盖其味道和气味；在胃液中会因膨胀而加速其内容物的释放，生物相容度好。干明胶在空气中稳定，明胶水溶液会长时间保持稳定，但温度超过 50℃ 时，会发生解聚，解聚的速度和程度与温度和明胶的分子量。胶囊用明胶应装于密闭容器内，于阴凉、干燥处保存。胶囊用明胶是两性物质，与酸和碱都发生反应，可被大多数蛋白水解系统水解而生成氨基酸。明胶还可与酸和醛糖、阴离子和阳离子聚合物、电解质、金属离子、增塑剂、防腐剂、表面活性剂等物质发生反应。明胶可被乙醇、氯仿、乙醚、汞盐、鞣酸沉淀。胶囊用明胶收载于《中华人民共和国药典》2015 年版四部。

（张 娜）

míngjiāo

明胶（gelatin；gelatinamedici-malis） 来源于动物的皮、骨、腱与韧带中胶原蛋白经适度水解（酸法、碱法、酸碱混合法或酶法）后纯化得到的产品。别名白明胶、药用明胶。用酸法制得的明胶是 A 型明胶，而经碱法制得的明胶是 B 型明胶。明胶的主要成分为蛋白质。大多数 A 型明胶由猪皮制得。明胶外观为淡黄色或琥珀色、半透明、微带光泽的易碎粉粒或薄片；无臭，在干燥空气中稳定，但潮湿后，易被微生物分解；在冷水中不溶，而在水中久浸即吸水膨胀并软化，重量可增加 5~10 倍；在热水、醋酸或甘油与水的热混合液中溶解，在乙醇、乙醚、氯仿、挥发油或不挥发油中不溶。明胶在药剂中常作为生物可降解的骨架材料，用来制备硬胶囊或软胶囊，将有活性的药物装载于胶囊内部，制成口服给药的单剂量剂型。虽然明胶在冷水中溶解性差，但明胶胶囊在胃液中会因膨胀而加速其内容物的释放。明胶也可用于药物的微囊化，即将活性药物包裹而成药库型的微囊。最早被微囊化的药物是鱼油和油性维生素，被包裹于明胶小胶丸中。低分子量的明胶能提高口服降解药物的溶出度。另外，明胶还可用作糊剂、锭剂、阴道栓和栓剂的制备，用作片剂的黏合剂和包衣材料以及溶液剂和半固体制剂的增黏剂。在治疗中，明胶常用来制备创伤敷料和血浆替代品，吸收性明胶可用于制备灭菌薄膜、眼用膜剂、灭菌压缩棉、灭菌棉球和灭菌海绵粉末，明胶海绵具有止血作用。此外，明胶还被广泛地应用于食品与相片胶卷中。稳定性与配伍禁忌见胶囊用明胶。明胶收载于《中华人民共和国药典》2015 年版四部。美国药典、欧洲药典、英国药典及日本药典也有收录。

（张 娜）

jīng'ānsuān

精氨酸（arginine） 以淀粉水解糖等为碳源，经发酵后提取分离而得，或由蛋白质水解液分离提取的氨基酸。化学名 L-2-氨酸-5-胍基戊酸，分子式 $C_6H_{14}N_4O_2$，分子量为 174.20。

精氨酸外观为白色结晶或结晶性粉末，几乎无臭。精氨酸易溶于水，微溶于乙醇，不溶于乙醚。精氨酸为机体内一种重要的氨基酸，可作为营养剂和治疗肝脏疾病的药物。在药剂中，精氨酸常作为助溶剂用于注射剂或冻干粉针。在制剂中的用量与给药途径有关，不同给药途径的最大用量有不同要求。精氨酸通常稳定，在强氧化剂下不稳定，应置于密闭容器中，贮存于阴凉干燥处。精氨酸收载于《中华人民共和国药典》2015 年版四部。美国药典、欧洲药典、英国药典及日本药典也有收录。

（张 娜）

jīngzhì yùmǐyóu

精制玉米油（refined corn oil） 由植物玉蜀黍种子的胚芽用热压法制成的脂肪油。外观为淡黄色澄明油状液体；味淡，微有特殊臭味。在乙醚、三氯甲烷、石油醚、丙酮混溶，在乙醇中微溶。相对密度应为 0.915~0.923。折光率为 1.472~1.475。酸值应不大于 0.6。皂化值为 187~195。碘值为 108~128。精制玉米油常用作油性赋形剂、溶剂、增稠剂；用作肌内注射制剂的溶剂或局部用制剂的赋形剂；也用作为口服给药的胶囊剂的赋形剂。与表面活性剂及相关聚合物合用时，可用于兽用疫苗制剂。含有 67% 玉米油的乳剂还可用作口服营养补充剂。精制玉米油在密封、氮气保护的瓶中稳定。在空气中暴露

时间过长可变稠和酸败。包衣以及化妆品中的二氧化钛、氧化锌能使其光氧化作用敏感。精制玉米油可干热灭菌，灭菌条件如150℃持续1小时。精制玉米油应置于气密、遮光的容器中，于阴凉、干燥处贮存。精制玉米油收载于《中华人民共和国药典》2015年版四部。

（张 娜）

jiǔshísuān

酒石酸（tartaric acid）

化学名2,3-二羟基丁二酸。在自然界以游离酸或钙盐、镁盐、钾盐的形式存在于很多水果中。工业上，几乎所有的酒石酸都是由酒石酸钾（酒石）制备而得。在酿酒过程中可析出酒石酸钾，通过酸化处理即可制得酒石酸。由于分子中含有两个相同的手性碳原子，存在3种立体异构体：左旋酒石酸、右旋酒石酸和内消旋酒石酸，分子式 $C_4H_6O_6$，分子量150.09。

酒石酸外观为无色单斜晶体，白色或类白色的结晶性粉末，无臭，有强烈的酸味。最大的用途是饮料添加剂，其次是药用辅料。在药剂中，酒石酸被广泛应用于口服、局部用、注射用制剂中，用作酸化剂、酸味剂、螯合剂、香味加强剂、缓冲剂、发泡剂、赋形剂、抗氧增效剂等。由于其具有酸性，在药物制剂中与碳酸氢盐一起联用，作为泡腾崩解剂的主要成分之一。酒石酸与银有配伍禁忌，能与金属的碳酸盐、重碳酸盐反应。酒石酸性质稳定，应置于干燥、阴凉处，密闭保存。酒石酸收载于《中华人民共和国药典》2015年版四部。美国药典、欧洲药典、英国药典及日本药典也有收录。

（张 娜）

jùbǐngxīsuānshùzhī I

聚丙烯酸树脂 I（polyacrylic resin I；Eudragit I；polyoxylate I）

甲基丙烯酸与丙烯酸乙酯（35：65）的共聚体。别名肠溶丙烯酸树脂乳胶液。聚丙烯酸树脂国外总称为 Eudragit（优特奇），型号有 Eudragit E、L、S、RL、RS、NE，以及 Eastacryl、Kollicoat 等；中国产树脂主要有 I、II、III、IV 号。聚丙烯酸树脂 I 相当于国外产品 Eudragit L 30D-55。分子式（ $C_{17}H_{26}O_8$ ）$_n$，分子量 150 000。

聚丙烯酸树脂 I 外观为乳白色、低黏度、混悬均匀的水分散体系乳浊液。在药剂中可用作口服片剂和胶囊剂的薄膜包衣材料、黏合剂及稀释剂。不同类型的聚合物，溶解特性不同，Eudragit L 因在胃液中不溶而作为肠溶材料。可与其他高分子化合物合并用作缓释材料。无毒，无刺激性，也应用于局部用制剂。干粉状态的聚丙烯酸树脂在温度低于30℃时稳定，高于30℃时粉末易结块，但并不影响其质量，块状物易粉碎。水分散体对温度非常敏感，在0℃以下发生分层，所以水分散体应于5~25℃下贮存。聚丙烯酸树脂水分散体发生配伍禁忌与溶剂的物理性质密切相关，可因电解质、pH 值变化、有机溶剂、温度等产生凝聚。适宜放置于密闭容器中，贮存于阴凉、干燥处。聚丙烯酸树脂 I 尚未收载于《中华人民共和国药典》。

（张 娜）

jùbǐngxīsuānshùzhī II

聚丙烯酸树脂 II（polyacrylic resin II）

甲基丙烯酸与甲基丙烯酸甲酯（50：50）的共聚体。别称肠溶型 II 号丙烯酸树脂。分子式（ $C_{18}H_{28}O_8$ ）$_n$，分子量约为135 000。

聚丙烯酸树脂 II 外观通常为白色条状物或粉末；不溶于水，溶于极性有机溶剂如乙醇、异丙醇等。主要用作片剂、丸剂、颗粒剂的包衣材料和黏合剂，也可用于胶囊剂、膜剂等的制造；尽管固体聚甲基丙烯酸树脂和有机溶剂的溶液比其水分散体可与更多药物配伍，但和某些药物仍可能有反应发生；干粉状态的聚丙烯酸树脂 II 在温度低于30℃时稳定，大于此温度粉末易结块，但这种现象并不影响物料的质量，块状物易粉碎。干粉状态的聚丙烯酸树脂 II 在温度低于30℃时在密封的容器中保存3年内是稳定的。收载于《中华人民共和国药典》2015年版四部。

（杜永忠）

jùjiǎbǐngxīsuān'ānzhǐ I

聚甲丙烯酸铵酯 I（methacrylic acid copolymer I）

甲基丙烯酸甲酯、丙烯酸乙酯与甲基丙烯酸氯化三甲铵基乙酯以60：30：10的比例制得的共聚体。中文别名高渗透型丙烯酸树脂，国外产品为 Eudragit RL。含10%季铵基团，属于季铵型丙烯酸树脂，其中季铵基团的亲水性使其对水具有一定的水渗透溶胀作用。分子式为（ $C_{24}H_{40}O_8N_2Cl_2$ ）$_n$，分子量约 150 000。

聚甲丙烯酸铵酯 I 外观为微白色半透明或透明的形状大小不一的固体；在沸水、丙酮中溶解，在异丙醇中几乎不溶；无毒，无刺激性。在药剂中常用作缓控释制剂薄膜包衣材料，遇水时，包衣层形成直径1~5μm 的孔道，该孔道对水可自由渗透，可用于制备片剂、微丸、颗粒剂等。另可用作缓控释制剂骨架材料，制备缓控释片剂、固体分散体和微囊等。配伍变化发生于酸性或碱性条件下，避免与酸、碱、强氧化剂共贮运。聚甲丙烯酸铵酯Ⅰ干粉状态在温度低于 30℃ 时稳定，大于此温度粉末易结块，但这种现象并不影响物料的质量。贮存条件为密闭或密封、阴凉处保存。干粉状态在温度低于 30℃ 的密封容器中可稳定保存 3 年。聚甲丙烯酸铵酯Ⅰ收载于《中华人民共和国药典》2015 年版四部。已收录入美国食品药品管理局《非活性组分指南》（用于口服胶囊剂和片剂）。在英国已批准用于非注射的制剂。

（张 娜）

jùjiǎbǐngxīsuān'ǎnzhǐ Ⅱ

聚甲丙烯酸铵酯 Ⅱ （methacrylic acid copolymer Ⅱ）

甲基丙烯酸甲酯、丙烯酸乙酯与甲基丙烯酸氯化三甲铵基乙酯以 65∶30∶5 的比例制得的共聚体。别名低渗透型丙烯酸树脂，国外产品为 Eudragit RS。含 5% 季铵基团。分子式为 $(C_{24}H_{40}O_8N_2Cl_2)_n$。

聚甲丙烯酸铵酯Ⅱ（Eudragit RS）与聚甲丙烯酸铵酯Ⅰ（Eudragit RL）同为甲基丙烯酸共聚物，在水溶性介质中膨胀，其水的吸收量与 pH 值和类型有关。RL 型有较多的亲水季胶基团，比 RS 型更易膨胀。聚甲丙烯酸铵酯Ⅱ外观为微白色半透明或透明的形状大小不一的固体；在丙酮中略溶，在沸水、异丙醇中几乎不溶；无毒，无刺激性。在药剂中常用作缓控释制剂薄膜包衣材料，可用于制备片剂、微丸、颗粒剂等。与聚甲丙烯酸铵酯Ⅰ不同的是，遇水后包衣层形成的孔道为 0.1~0.6μm，该孔道对水只有微渗透作用。与聚甲丙烯酸铵酯Ⅰ类似，也可用作缓控释制剂骨架材料，制备缓控释片剂、固体分

散体和微囊等。此外，溶于乙醇形成黏性溶液，该溶液黏性随浓度的升高而增加，可用作制粒黏合剂，具有增加颗粒可压性、隔离颗粒组分和降低颗粒及片剂的引湿性等作用。用 10% 浓度的聚甲丙烯酸铵酯Ⅱ制备对乙酰氨基酚（扑热息痛片），可提高可压性，降低易脆性，药物吸收速度无变化。配伍变化发生于酸性或碱性条件下，避免与酸、碱、强氧化剂共贮运。干粉状态在温度低于 30℃ 时稳定，大于此温度粉末易结块，但不影响物料的质量；聚甲丙烯酸铵酯Ⅱ块状物易粉碎。储存条件为密闭或密封、阴凉处保存。聚甲丙烯酸铵酯Ⅱ收载于《中华人民共和国药典》2015 年版四部。已收录入美国食品药品管理局《非活性组分指南》（用于口服胶囊剂和片剂）。在英国已批准用于非注射的制剂。

（张 娜）

jiāoliánjùwéitóng

交联聚维酮 （crospovidone）

水不溶性的合成交联 1-乙烯基-2-吡咯烷酮均聚物。别名聚乙烯吡咯烷酮。由吡咯烷酮与乙炔反应得单体乙烯基吡咯烷酮，再通过聚合反应制得。分子式 $(C_6H_9NO)_n$，其中 n 代表 1-乙烯基-2-吡咯烷酮链节的平均数。按无水物计算，含氮（N）应为 11.0%~12.8%。分子量通常大于 10 000，由于材料本身的不溶性，确切的分子量尚未确定。

交联聚维酮外观为白色至乳白色、细分散、自由流动、几乎无味、无臭或稍有气味的吸湿性粉末，不溶于水、乙醇、乙醚等所有常用溶剂。在药剂中常作为崩解剂，用于直接压片和干法或湿法制粒压片工艺中，使用浓度为 2%~5%，其中颗粒较大的交

联聚维酮比较小的能发挥更快的崩解作用，用作崩解剂压得的片剂硬度大、外观光洁美观、崩解时限短、溶出速率高；作为片剂、胶囊剂、颗粒剂的干性黏合剂、填充剂和赋形剂，其粒度较小者可减少片剂表面的斑纹，改善片剂外观的均匀性。还可作澄清剂、吸附剂、着色稳定剂和胶体稳定剂。交联聚维酮也是食品添加剂，在食品等工业中主要作澄清剂，用以吸附除去酶类、蛋白质等。通常为无毒、无刺激性，短期动物试验表明，交联聚维酮无不良反应。具有吸湿性，宜置气密容器中，于阴凉、干燥处贮存。收载于《中华人民共和国药典》2015 年版四部。美国药典、英国药典及欧洲药典也有收录。

（张 娜）

liànglán

亮蓝 （brilliant blue）

由苯甲醛邻磺酸与 N-乙基-N-（3-磺基苄基）-苯胺经缩合、氧化而得的偶氮类化合物。别名酸性蓝 90、酸性艳蓝 G、考马斯亮兰 G250、考马斯亮蓝 G250、亮蓝 G、考马斯亮蓝 G-250 生物染色剂。分子式 $C_{37}H_{34}N_2Na_2O_9S_3$，分子量 792.85。

亮蓝外观为有金属光泽的红紫色粉末；无臭；易溶于水，呈绿光蓝色溶液；可溶于乙醇、甘油、丙二醇。常用作食品的着色剂。亮蓝为有累积效应的危险品，避免与皮肤和眼接触，人静脉注射 33μg/kg 出现肌肉痉挛和呼吸困难；大鼠皮下注射 10g/kg，导致肿瘤的产生。耐光性、耐热性、耐酸性、耐碱性均好，对枸橼酸、酒石酸稳定，储存条件为遮光密闭保存。亮蓝尚未收载于《中华人民共和国药典》。英国药典有收录。

（张 娜）

xiàncàihóng

苋菜红（amaranth） 由 1-氨基 4-萘磺酸重氮化与 2-萘酚 3,6-二磺酸偶合而制得的偶氮类色素。别名酸性红 27、对磺基萘偶氮 R 盐、鸡冠花红、食用色素红色 2 号、食用苋菜红、酸性苋菜红、食品红 9 号。化学名 3-羟基-4-(4-偶氮萘磺酸) 2,7-萘二磺酸三钠盐。分子式 $C_{20}H_{11}N_2Na_3O_{10}S_3$，分子量 604.48。

苋菜红外观呈红褐色或暗红色的粉末或颗粒；耐光，耐热，耐盐；对一些果酸稳定；易溶于水，呈带蓝光的红色溶液，可溶于甘油，微溶于乙醇，不溶于油脂。易受细菌污染，耐光、耐热性能良好。在枸橼酸、酒石酸中稳定。用作食品的着色剂，用于食品、食用香精和化妆品等着色。安全性试验结果为大鼠腹腔注射的半数致死量（LD_{50}）为 1g/kg；大鼠静脉注射 LD_{50} 为 1g/kg；小鼠腹腔注射 LD_{50} 为 1g/kg。遇铜、铁易褪色，易被细菌分解，耐氧化、还原性差，因此不适用于发酵食品及含还原性物质的食品，储存条件为遮光密闭保存。苋菜红尚未收载于《中华人民共和国药典》。英国药典有收录。

（张 娜）

yānzhihóng

胭脂红（ponceau 4R） 一种单偶氮类人工合成色素。别名丽春红、食用色素红色 102 号。化学名 1-(4-磺酸-1-萘偶氮)-2-羟基-6,8-萘二磺酸三钠盐。由 1-萘胺-4-磺酸重氮化后，在碱性介质中与 α-萘酚-6,8-二磺酸钠偶合，再经盐析精制而得。分子式 $C_{20}H_{11}O_{10}N_2S_3Na_3$，分子量 622.44。

胭脂红外观为鲜红色至深红色无臭的粉末或颗粒，易溶于水（1:4.8），水溶液呈鲜红色，微溶于乙醇，不溶于植物油和动物油脂。耐光性、耐酸性较好，对枸橼酸、酒石酸稳定，但耐热性略差，高温处理时易被还原褪色，耐还原性、耐氧化性及耐细菌性较差，遇碱变褐色，溶液中有焦亚硫酸钠存在时会渐渐褪色，复合磷酸盐对色素有护色作用。胭脂红在各种口服和局部用药物制剂中作为着色剂，可单独使用或和其他色素配合使用，同时可作为食用色素，用作食品的着色。半数致死量为 19.300mg/kg（小鼠，口服），无毒，一般认为是安全的。胭脂红应置于密闭容器中，贮存于阴凉、干燥、通风处，严禁与有毒、有色、有味物质共贮混运，注意防潮、防水、防晒、远离火种、热源等。胭脂红尚未收载于《中华人民共和国药典》。其在欧盟、日本批准用于医药产品着色剂。

（张 娜）

yòuhuòhóng

诱惑红（allura red AC） 一种偶氮类人工合成色素。别名阿洛拉红、食用色素红 40 号，化学名 6-羟基-5-[(2-甲氧基-5-甲基-4-磺基苯)-偶氮基-]-2-萘磺酸二钠盐。由 4-氨基-5 甲氧基-2-甲基苯磺酸经重氮后与 6-羟基-2-萘磺酸钠偶合，经盐析，精制而得。分子式 $C_{18}H_{14}N_2O_8S_2Na_2$，分子量 496.43。

诱惑红外观为深红色均匀粉末，无臭，溶于水，25℃时水中溶解度为 22.5%，可溶于甘油与丙二醇，微溶于乙醇，50% 乙醇中的溶解度为 1.3%，不溶于油脂，具有酸性染料的特性，能使动物纤维着色，耐光、耐热性强，耐碱及耐氧化还原性差。诱惑红稳定性优良，在各种口服和局部用药物制剂中作为着色剂，可单独使用或和其他色素配合使用。

小鼠实验表明无致癌作用。半数致死量（LD_{50}）（大鼠，口服）：> 10g/kg；LD_{50}（犬，口服）：> 5g/kg；LD_{50}（家兔，口服）：> 10g/kg。可安全地用于食品、饮料、化妆品、食品包装材料等生物着色。诱惑红应置于密闭容器中，贮存于干燥阴凉处，不得与有毒、有色、有味等物质共贮运，运输时应防雨、防潮、防晒。诱惑红尚未收载于《中华人民共和国药典》。其在欧盟批准用于医药产品的着色剂。

（张 娜）

zōngyǎnghuàtiě

棕氧化铁（brown ferric oxide）

红氧化铁、黄氧化铁与黑氧化铁按一定比例而成的混合物。按炽灼至恒重后计算，含三氧化二铁（Fe_2O_3）不得少于 98.0%，可采用氧化还原滴定法测定棕氧化铁中氧化铁的含量。外观为红棕色粉末；无臭，无味；在水中不溶，在沸盐酸中易溶。棕氧化铁在药物制剂中主要用作着色剂，可用于片剂、丸剂包衣和硬胶囊的着色，以达美观和便于区分品种之目的，用量根据需要酌情而定，但不宜过多，否则会使膜和胶囊变脆，易破裂。棕氧化铁的应用范围很广泛，可以作为着色剂、药用辅料和包衣材料等。最低致死量（犬，皮下注射）：30mg/kg；最低致死量（大鼠，皮下注射）：135mg/kg；最低致死量（大鼠，吸入）：500μg/m³/24H/61D-C。美国氧化铁着色剂的应用被限制为每日元素铁的最大摄入量 5mg。应置于密封容器内，贮于干燥通风处，防止吸潮，严禁与酸碱物质接触。棕氧化铁收载于《中华人民共和国药典》2015 年版四部。

（张 娜）

日落黄 (sunset yellow FCF)

rìluòhuáng

一种偶氮类人工合成色素。别名晚霞黄、夕阳黄、黄橙 S。化学名6-羟基-5-[（4-磺酸基苯基）偶氮]-2-萘磺酸二钠盐。由对氨基磺酸重氮化后，在碱性条件下，与α-苯酚-6-磺酸盐偶合，生成的色素经氯化钠盐析，再精制而得分子式 $C_{16}H_{10}N_2Na_2O_7S_2$，分子量452.37。

日落黄为橙红色粉末或颗粒，无臭，易溶于水、甘油及丙二醇，水溶液呈橙黄色，微溶于乙醇，不溶于异丙醇、乙醚、氯仿或油脂。日落黄水溶液遇浓硫酸呈红光橙色，稀释后呈黄色，遇浓盐酸不变色，遇浓氢氧化钠呈棕红色。具有酸性染料的特性，能使动物纤维直接染色。耐光性、耐热性、耐酸性非常强，在枸橼酸、酒石酸等酸性溶液内稳定，遇碱呈红褐色，还原时褪色。在各种口服和局部用药物制剂中作为着色剂，可单独使用和/或其他色素配合使用。半数致死量（LD$_{50}$）（小鼠，腹腔注射）：4.6g/kg；LD$_{50}$（小鼠，口服）>6g/kg，LD$_{50}$（大鼠，腹腔注射）：3.8g/kg；LD$_{50}$（大鼠，口服）：>10g/kg。与枸橼酸、蔗糖及饱和碳酸氢钠溶液配伍不良，与维生素 C、明胶及葡萄糖有配伍禁忌。应置于避光容器中，密闭贮存于干燥阴凉处。不得与有毒、有色、有味等物质共贮运，运输时应防雨、防潮、防晒。日落黄诱惑红尚未收载于《中华人民共和国药典》。其在欧盟批准用于医药产品的着色剂。

(张 娜)

十八醇 (stearylalcohol)

shíbāchún

通过氢化铅锂还原硬脂酸乙酯而制得的固体醇混合物。别名硬脂醇、硬质炭醇。含十八醇不得少于95.0%。分子式为 $C_{18}H_{37}OH$，分子量270.48。

十八醇外观为白色粉末、颗粒、片状或块状物，有微弱的特殊臭气，无刺激性，味平淡。在乙醚中易溶，在乙醇中溶解，在水中几乎不溶。熔程 57～60℃，酸值不大于 1.0，皂化值不大于2.0，碘值不大于 2.0，羟值为197～217，具有醇的通性。在药物制剂中，十八醇主要用作药用辅料、释放阻滞剂和基质等，在乳膏剂和软膏剂中常用作为硬化剂。常用于控释片剂、栓剂和微球，也被用作渗透促进剂。十八醇无毒，对皮肤和黏膜无刺激性，一般认为是安全的。可用于口服给药，也可用于舌下给药及直肠或尿道给药。半数致死量>20g/kg（大鼠，口服），人口服致死量>15g/kg。应置于密闭容器中，贮存于阴凉通风处，温度不得超过40℃，远离火源并不得直晒。遇氧化剂、酸、碱发生氧化、酯化、分解等反应，与强氧化剂配伍禁忌。十八醇收载于《中华人民共和国药典》2015 年版四部。美国药典、欧洲药典及日本药典也有收录。

(张 娜)

十二烷基硫酸钠 (sodium lauryl sulfate, SDS)

shí'èrwánjīliúsuānnà

以十二烷基硫酸钠为主的烷基硫酸钠混合物。又称月桂（醇）硫酸钠。由月桂醇经硫酸酯化，再用碳酸钠中和制得。分子式 $C_{12}H_{25}NaO_4S$，分子量288.38。

十二烷基硫酸钠外观为白色或微黄色的结晶薄片或粉末，具有轻微的特殊臭味，味苦，不易吸湿。易溶于水，微溶于乙醇，不溶于氯仿、乙醚和石油醚。0.1%的十二烷基硫酸钠水溶液pH 7～9.5。十二烷基硫酸钠有一定的抗菌活性，但只对革兰阳性菌有效，对革兰阴性菌无效，它能增强磺胺和磺胺噻唑类物质的抗真菌活性。十二烷基硫酸钠是阴离子表面活性剂，在药剂中可作去污剂、乳化剂、渗透促进剂、片剂和胶囊的润滑剂、润湿剂等。广泛应用于口服和局部用制剂处方中，是中等毒性物质，对皮肤、眼、黏膜、上呼吸道、胃等有一定刺激作用。长期、反复使用其稀溶液能造成皮肤干裂和接触性皮炎，长期吸入对肺有损害，可能发生肺部过敏和导致严重的呼吸道功能紊乱。不能用于人体静脉注射。在与其他辅料配伍时，十二烷基硫酸钠与阳离子表面活性剂发生反应，与铅盐和钾盐发生沉淀，因此不宜与上述物质配伍。十二烷基硫酸钠在室温、干燥贮藏条件下稳定，但在极端条件下如 pH 2.5 或酸性更强的水溶液中水解为月桂醇和硫酸氢钠。大量原料应在阴凉、干燥的条件下密闭贮存，避免与强氧化剂接触。十二烷基硫酸钠收载于《中华人民共和国药典》2015 年版四部。美国药典及日本药典也有收录。

(张 娜)

十六醇 (cetyl alcohol)

shíliùchún

可由多种方法制得，如酯化和脂肪酸的氢化裂解或是通过椰子油或动物脂中获得的甘油三酯的催化加氢反应制得。分子式 $C_{16}H_{34}O$，分子量242.44。

十六醇在室温条件下呈蜡状、白色鳞片状、颗粒状、立方体状或块状物，有微臭和平淡的味道。可任意溶于 95%乙醇和乙醚；在水中几乎不溶；可与脂肪、液状石蜡、石蜡及肉豆蔻酸异丙酯共同熔融而混溶。十六醇在药剂中主要用于局部制剂，但也可以用于口服及直肠给药的制剂。在药剂处方中，可用作软膏基质、润滑剂、乳化剂、助漂剂、缓释材料等。在局部药物乳膏剂和软膏剂中作为硬化剂、乳化剂等。因其具有润滑性、可吸水性及乳化性等特征，在制剂处方中用以增加乳剂黏性和降低界面张力，提高制剂的稳定性，增加软膏的持水能力等。可作为缓释材料用于控释片剂，也可用于制备栓剂和微球。十六醇可作为助漂剂用于胃漂浮片处方中。十六醇亦用作渗透促进剂。与聚乙二醇单硬脂酸酯（4∶1）混合物可外用，与吐温60的混合物可用于栓剂，具体质量标准收载于日本医药品添加剂手册（JPE 2004）。十六醇与强氧化剂有配伍禁忌；此外十六醇能降低布洛芬的熔点，两者配伍将导致布洛芬在薄膜包衣过程中出现粘连。十六醇在酸、碱、光和空气中稳定，不会发生酸败，应保存于密闭容器中，置于阴凉干燥处。十六醇收载于《中华人民共和国药典》2015年版四部。美国药典、欧洲药典及日本药典也有收录。

（张　娜）

shílà

石蜡（paraffin）　从石油或页岩油中纯化的固体饱和烃混合物。又称固体石蜡、硬石蜡。通式为 C_nH_{2n+2}，其中 $n = 17 \sim 35$，主要组分为直链烷烃，还有少量带个别支链的烷烃和带长侧链的单环环烷烃，其中支链烷烃中主要是正二十二烷（$C_{22}H_{46}$）和正二十八烷（$C_{28}H_{58}$）。此外，市售还有合成石蜡，即一氧化碳和氢气在催化下通过费-托反应（Fischer-Tropsch reaction）合成的石蜡烃混合

物，通过蒸馏除去低分子量组分，剩余组分氢化后用活性炭渗滤而得，再用溶剂分离法分馏石蜡烃混合物的各组分。

石蜡外观为无臭、无味、半透明、无色或白色固体，外用对皮肤无刺激性，内服安全。但是长期口服石蜡可降低食欲或影响脂溶性维生素的吸收。婴幼儿不宜口服。石蜡触摸有滑腻感，有脆性，有微臭。石蜡密度略小于水，易溶于氯仿、乙醚、挥发油和大多数热的脂肪油；微溶于无水乙醇；不溶于丙酮、95%乙醇和水。石蜡的乙醇提取液对石蕊显中性。石蜡在药剂中可用作软膏基质、硬化剂和包衣材料等。石蜡作为乳膏和软膏的组分在制剂处方中应用广泛。在软膏制剂中，石蜡常用来提高熔点或增加硬度。此外，石蜡还被用作片剂的包衣材料。在实际应用中常优先使用高纯度的石蜡，因为它们的物理性质如硬度、柔韧性及熔距等更加明确可控。通常认为石蜡作为局部用软膏成分和片剂及胶囊剂包衣材料时无毒、无刺激性，但为美容或为减轻疼痛而将石蜡注射到组织中时，仍有可能出现肉芽肿反应，即石蜡瘤。长时间吸入雾化石蜡可能会导致间质性肺病。石蜡与氧化剂有配伍禁忌，除氧化剂外与一般化学药品不发生化学反应。合成石蜡中允许含有不超过 0.005%（*W/W*）的适当抗氧剂。石蜡性质稳定，但反复熔融和凝固会改变其物理性质。遇光和热，石蜡可产生氧化反应，生成醛和酸，并伴有不良臭味，加入稳定剂可延滞氧化。石蜡应于40℃以下避光、干燥并密闭贮存，避免与强氧化剂、火焰、电火花、热等接触。石蜡收载于《中华人民共和国药典》2015

年版四部。美国药典、欧洲药典和日本药典也有收录。

（张　娜）

shuǐyángsuānjiǎzhǐ

水杨酸甲酯（methyl salicylate）　2-羟基苯甲酸甲酯。又称冬青油、柳酸甲酯。商品是以水杨酸和甲醇为原料，在浓硫酸催化下进行酯化反应后，用碱中和，蒸馏而得。分子式 $C_8H_8O_3$，分子量152.15。

水杨酸甲酯为无色或淡黄色液体，味甜而辣，熔点 -8.6℃，沸点 218 ~ 224℃，沸腾时部分分解。易溶于乙醇、乙醚、冰醋酸，微溶于水。具有局部刺激作用，可促进局部血液循环，外用或局部涂擦可产生皮肤血管扩张、肤色发红等刺激反应，并反射性地影响相应部位的皮肤、肌肉、神经及关节，起消肿、抗炎和镇痛作用，亦有止痒之效。除在临床上用作镇痛、抗炎、杀菌剂外，也用于口服制剂、一般外用制剂和牙科外用制剂等。用于软膏、糊剂、洗剂时，主要作为矫味剂和防腐剂。主要供外用，内服有一定的毒性。水杨酸甲酯性质稳定，但与强氧化剂和强碱反应，应在避光、密闭容器贮存，并远离明火、高温及氧化剂。应避免与铁盐、重金属盐、强酸和强碱配伍。尚未收载于《中华人民共和国药典》。美国药典、欧洲药典及日本药典有收录。

（张　娜）

bànguāng'ānsuānyánsuānyán

半胱氨酸盐酸盐（cysteine hydrochloride）　又称 L-半胱氨酸盐酸盐、盐酸半胱氨酸、半胱氨酸盐酸盐-水合物、L-2-氨基-3-巯基丙酸盐酸盐。一般以毛发作原料，用浓盐酸加热水解，用氨中和后析出结晶，重结晶后用盐酸溶解

并进行电解还原，最后精制而得。分子式 $C_3H_7NO_2S \cdot HCl \cdot H_2O$，分子量 175.64。

半胱氨酸盐酸盐外观为白色或类白色结晶或结晶性粉末，有臭，味酸，具有吸湿性。在水中易溶，在乙醇中略溶，在丙酮中几乎不溶。半胱氨酸结构式中的硫基具有抗氧化作用，因此在药剂中主要用作注射剂的抗氧剂，对维生素 C 的抗氧效果尤佳。此外，半胱氨酸属于两性氨基酸，可与酸性或碱性药物反应成盐，或增加药物的溶解度，或形成前体药物。在食品工业中除作抗氧剂外，还用作香料、面包发酵促进剂等。一般公认是安全的，小鼠半数致死量为 3.46g/kg（经口）。半胱氨酸盐酸盐为盐酸盐，水溶液显酸性，在中性和弱碱性溶液中不稳定，在酸性溶液中较稳定；遇氧化剂可被氧化破坏，遇较强的酸碱均可反应成盐。贮存时应置于密封、避光容器中，注意防潮。半胱氨酸盐酸盐收载于《中华人民共和国药典》2015 年版四部。美国药典、欧洲药典及日本药典也有收录。

（张 娜）

suōjiǎdiànfěnnà

羧甲淀粉钠 （ sodium starch glycolate；carboxymethylstarch sodium；starch carboxymethyl ether；CMS-Na）

淀粉在碱性条件下与氯乙酸作用生成的淀粉羧甲基醚的钠盐。又称羧甲基淀粉钠、淀粉甘醇酸钠、淀粉乙醇酸钠等。淀粉的多糖衍生物，先将淀粉用氢氧化钠处理成碱淀粉，并与氯乙酸或丙烯腈反应得粗品，后用硫酸洗去残存的氯乙酸及氢氧化钠，经脱水、干燥而得。淀粉中葡萄糖单元的羟基氢被羧甲基取代，称为置换度或醚化度，

羧甲淀粉钠的置换度一般为 0.3~0.5。分子式 $O(C_8H_{10}O_7Na)_n$，分子量一般在 500 000~1 000 000。

羧甲淀粉钠外观为白色或类白色粉末；无臭；有引湿性。在水中分散成黏稠状胶体溶液，在乙醇或乙醚中不溶。具有良好的亲水性、吸水性和膨胀性，膨胀为本身体积的 200~300 倍。不易破碎，具有优良的可压性和流动性。羧甲淀粉钠在药剂中主要用作片剂、胶囊剂的崩解剂，在片剂中作崩解剂优于淀粉和羧甲基纤维素钠，崩解效果受其他疏水性辅料的影响较小，增加压片的压力也不增加其崩解时间。此外，羧甲淀粉钠在液体制剂中还可作为助悬剂，用 10%制得的混悬剂，静置后外观及重分散性都优于纤维素衍生物、硅酸镁铝、西黄芪胶、海藻酸盐、胶性二氧化硅以及其他变性淀粉，是内服液体制剂良好的助悬剂。羧甲淀粉钠无毒，安全；半数致死量 ≥ 1g/kg（小鼠，经口）。在碱中稳定，遇酸会析出沉淀，与多价金属盐也可反应生成不溶于水的金属盐沉淀，与抗坏血酸有配伍禁忌。羧甲淀粉钠收载于《中华人民共和国药典》2015 年版四部。美国药典、欧洲药典及日本药典也有收录。

（张 娜）

suōjiǎxiānwéisùnà

羧甲纤维素钠 （carboxymethyl-cellulose sodium，CMCS；CMC；CMC-Na）

纤维素在碱性条件下与一氯醋酸钠作用生成的羧甲纤维素钠盐。又称羧甲基纤维素钠、纤维胶。羧甲纤维素钠分子结构式为 $[C_6H_7O_2C(OH)_x(OCH_2COONa)_y]_n$；聚合度200~500，分子量为 90 000~700 000；式中 $x = 1.50 \sim 2.80$，$y = 0.20 \sim 1.50$，$x+y = 3.00$，y 表

示置换度。置换度 0.20 时结构单元分子量为 178.14；置换度 1.50 时结构单元分子量为 282.18。

羧甲纤维素钠外观呈白色至微黄色纤维状或颗粒状粉末；无臭；有引湿性。在水中可溶胀成透明、胶状溶液，溶解度随取代度不同而不同，在乙醇、乙醚或三氯甲烷中不溶。分为低黏度、中黏度、高黏度等不同级别，对热较稳定，但在 20℃ 以下黏度明显增加，80℃ 以上较长时间加热可使胶体变性而使黏度显著下降。羧甲纤维素钠具有黏合、助悬、增稠、乳化、缓释等作用，在药剂中用作液体制剂的助悬剂、增稠剂、乳化剂，用作片剂等固体制剂的黏合剂、崩解剂、缓释材料，此外，高浓度、中等黏度级别的羧甲纤维素钠还可在半固体制剂中作为凝胶基质。在食品中工业中广泛用作增稠剂和稳定剂。一般公认羧甲纤维素钠是安全的；半数致死量 LD_{50} 为 27g/kg（小鼠，经口）。与强酸、强碱、重金属离子（Hg^+、Ag^+、Zn^{2+}等）均存在配伍禁忌。置于密闭容器中，阴凉干燥处贮存。羧甲纤维素钠收载于《中华人民共和国药典》2015 年版四部。美国药典也有收录。

（张 娜）

tànsuānbǐngxīzhǐ

碳酸丙烯酯 （propylene carbonate）

化学名 4-甲基-1,3-二氧戊环-2-酮。又称丙二醇碳酸酯、碳酸丙二醇酯。可由丙二醇与光气作用生成氯甲酸羟基异丙酯，后与氢氧化钠作用生成碳酸丙烯酯，经减压蒸馏得成品；也可由碳酸氢钠与丙烯氯乙醇反应制得。分子式 $C_4H_6O_3$，分子量 102.09，结构式见图。

碳酸丙烯酯外观为无色无臭易燃液体，与乙醚、丙酮、苯、

图　碳酸丙烯酯的结构式

氯仿、醋酸乙酯等混溶，溶于水和四氯化碳。对二氧化碳具有较强的吸收能力。碳酸丙烯酯主要用作口服和局部用药物制剂中的溶剂，还可作为非挥发性、稳定的液体载体用于硬胶囊剂中。在局部用药中，碳酸丙烯酯与丙二醇合用作为皮质类固醇的混合溶剂，皮质类固醇溶解在混合溶剂中，形成能够分散在凡士林中的微液滴。碳酸丙烯酯水溶液稳定，但遇强酸或强碱会迅速发生水解，主要生成环氧丙烷和二氧化碳，也能与伯胺或仲胺反应生成氨基甲酸酯。用作口服和局部用制剂的溶剂，基本无毒、无刺激性。半数致死量（LD_{50}）为 20.7g/kg（小鼠，经口）。碳酸丙烯酯含有内酯结构，遇酸、碱易分解，不能与之配伍使用。置于密闭干燥处贮存。碳酸丙烯酯收载于《中华人民共和国药典》2015 年版四部。美国药典也有收录。

（张　娜）

tànsuāngài

碳酸钙（calcium carbonate）

又称沉淀碳酸钙（precipitated calcium carbonate）、轻质沉淀碳酸钙。由氯化钙和碳酸钠在水溶液中发生复分解反应生成，通过控制反应溶液浓度，可得到细度和密度不同的产品，一般可分为重质、轻质和胶体碳酸钙。其中胶体碳酸钙最易被人体吸收，中国多用轻质碳酸钙。分子式 $CaCO_3$，分子量 100.09。碳酸钙外观为白色极细微的结晶性粉末；无臭，

无味；在水中几乎不溶，在乙醇中不溶，在含铵盐或二氧化碳的水中微溶，遇稀醋酸、稀盐酸或稀硝酸即发生泡沸并溶解。碳酸钙临床上可作为抗酸剂和补钙剂用于治疗，在药剂中，用作稀释剂、填充剂和 pH 调节剂，广泛用于制造片剂、胶囊剂和中药制剂，此外，碳酸钙还可用作糖衣片包衣过程中的包衣材料，以及薄膜衣片的遮光剂。碳酸钙也是食品添加剂，在食品工业中用作疏松剂。碳酸钙通常认为无毒，口服碳酸钙可能会引起便秘和胃胀气，大量摄入（每天 4～60g）会导致高钙血症和肾损害，半数致死量 LD_{50} 为 6.45g/kg（大鼠，经口）。性质较稳定，但不可与酸和铵盐共存。碳酸钙收载于《中华人民共和国药典》2015 年版二部。美国药典、欧洲药典及日本药典也有收录。

（张　娜）

tángjīng

糖精（saccharin；benzosulphimide；o-benzoic-sulfimide）

别名邻磺酰苯甲酰亚胺。经甲苯与氯磺酸反应生成邻甲苯磺酸氯，然后与氨反应生成邻甲苯磺酸酰胺，再使用重铬酸盐氧化制备邻磺酰胺基苯甲酸，加热后即得糖精；或通过邻苯二甲酸酐酰胺化、酯化制备邻氨基苯甲酸甲酯，再经重氮置换及氯化后氨化环合制备。分子式为 $C_7H_5NO_3S$，分子量为 183.19，结构式见图。

图　糖精的结构式

糖精外观为白色或近似白色结晶或者结晶性粉末，无臭，具有极强的甜味。略溶于沸水和 96% 的乙醇溶液。微溶于冷水、氯仿和乙醚，易溶于稀的碱性氢氧化物和碳酸氢钠溶液，能溶于甘油中。熔程范围是 226～230℃。饱和水溶液对石蕊试液显酸性。糖精在食品和制药工业中用作甜味剂，药剂中较多用于内服液体制剂和含漱剂。也可用在糖尿病患者饮食中作为蔗糖代替品，比蔗糖甜 500 倍左右，其甜度取决于使用浓度，稀溶液相对甜度最大。糖精曾认为可导致膀胱癌，但随后的研究否定了其致癌作用。小鼠经口半数致死量 LD_{50} 为 17.5 g/kg。因糖精不易溶于水，一般使用其可溶性钠盐。应在密闭、避光、阴凉、干燥处保存。糖精在美国药典、欧洲药典、英国药典及日本药典有收录。

（张　娜）

tángjīngnà

糖精钠（saccharin sodium；sodium benzo sulfimide；soluble saccharin）

糖精的可溶性钠盐。别名邻苯甲酰磺酰亚胺钠、可溶性糖精、水溶性糖精、1,2-苯并异噻唑-3(2H)-酮-1,1-二氧化物钠盐二水合物。按照干燥品计算，含 $C_7H_4NNaO_2S$ 不得少于 99.0%。糖精钠使用邻苯二甲酸酐（或甲苯）作为原料，首先经过酰胺化、酯化制成邻氢基苯甲酸甲酯，再经重氮置换和氯化后氨化环合制备邻磺酰苯甲酰亚胺，最后加入碳酸氢钠制备糖精钠；也可以将糖精溶解在 50℃ 水中，加入氢氧化钠中和，迅速冷却溶液，糖精钠结晶便从溶液中析出而制得。分子式 $C_7H_4NO_3SNa \cdot 2H_2O$，分子量为 241.19。

糖精钠外观为无色结晶或白

色结晶性粉末；无臭或微有香气，味浓甜带苦；在空气中会慢慢风化成白色粉末。在水中易溶，在甲醇中略溶，不溶于氯仿和乙醚。糖精钠的溶解性能优于糖精，因此在药物制剂中应用更为广泛，主要作为一种强效甜味剂，能够改善给药系统的口味并且可掩盖不良气味，通常用于片剂、散剂、药用糖浆剂、凝胶剂、混悬剂等药物制剂的生产中。此外，糖精没有营养价值，可用于糖尿病和肥胖患者饮食中作为蔗糖的代替品。通常认为糖精钠较安全，小鼠口服糖精钠的半数致死量为17.5 g/kg。在常温条件下较稳定，贮存于密闭、干燥处。糖精钠尚未收载于《中华人民共和国药典》。美国药典、欧洲药典及英国药典有收录。

（张　娜）

tiánjúsù

甜菊素（steviosin；stevioside）

以甜菊素为主的混合苷。按干燥品计算，含甜菊素不得少于95.0%。又称甜叶菊糖苷、斯戉维苷。以菊科植物甜叶菊的干叶为原料，经提取、精制而得。分子式 $C_{38}H_{60}O_{18}$，分子量为805.00。

甜菊素外观为白色或类白色粉末；无臭；味浓甜微苦；熔程198～202℃；在乙醇中溶解，在水中微溶；易潮解；甜度为蔗糖的300倍，是最甜的天然甜味物质之一。甜菊素具有丰富的药用和食用价值，在药剂中主要用作矫味剂和甜味剂，另外甜菊素还有降低血压、促进代谢、治疗胃酸过多等功效。甜菊素在人体内不被吸收，不产生热能，因此可代替蔗糖用于糖尿病患者。一般认为甜菊素是安全的，半数致死量（LD_{50}）＞8.2g/kg（小鼠、大鼠，经口）。甜菊素在酸性及碱性溶液中稳定，在空气中易吸潮，应置密闭容器中，于干燥、阴凉处保存。甜菊素收载于《中华人民共和国药典》2015年版四部。

（张　娜）

wēijīngxiānwéisù

微晶纤维素（microcrystalline cellulose）

从植物的纤维浆制得α-纤维素，再用稀无机酸溶液将α-纤维素控制水解，最后过滤、提纯、水浆喷雾干燥形成粒径分布广泛的多孔颗粒。微晶纤维素根据其粒径大小和含水量的高低分为不同型号。几种常见型号的微晶纤维素性质见表。

微晶纤维素 Type102　别名 Avicel PH 102、Celex PH102、cellulose-gel PH102、Celphere PH102等。分子式（$C_6H_{10}O_5$）$_n$，其中 $n = 220$；总分子量为36 000。平均粒径为100μm，比表面积为10.0m²/g。过60目筛网，粒径分析滞留≤8.0%；过200目筛网，粒径分析滞留≤45.0%。微晶纤维素具有赋形、黏合、吸水膨胀等作用，广泛应用在口服药物制剂和食品中。Type102型号主要用作片剂和胶囊的稀释剂、片剂的崩解剂。微晶纤维素粒径较大，适用于直接压片。此外，微晶纤维素广泛应用在口服药物制剂和食品加工过程中，是相对无毒和无刺激性的物质。微晶纤维素口服后不吸收，几乎没有潜在的毒性，大量使用可能会引起轻度腹泻，但作为药用辅料不足以引起不适反应。滥用含有纤维素的某些片剂，如吸入或注射给药，会

表　常见微晶纤维素的性质

型号	平均粒径（μm）	含水量（%）	筛目	粒径分析滞留（%）	堆积密度（g/cm³）
微晶纤维素 PH101	50	≤5.0	60	≤1.0	0.26～0.31
			200	≤30.0	
微晶纤维素 PH102	100	≤5.0	60	≤8.0	0.28～0.33
			200	≥45.0	
微晶纤维素 PH103	50	≤3.0	60	≤1.0	0.26～0.31
			200	≤30.0	
微晶纤维素 PH105	20	≤5.0	400	≤1.0	0.20～0.30
微晶纤维素 PH112	100	≤1.5	60	≤8.0	0.28～0.34
微晶纤维素 PH113	50	≤1.5	60	≤1.0	0.27～0.34
微晶纤维素 PH200	180	≤5.0	60	≥10.0	0.29～0.36
			100	≥50.0	
微晶纤维素 PH301	50	≤5.0	60	≤1.0	0.34～0.45
			200	≤1.0	
微晶纤维素 PH302	100	≤5.0	60	≤8.0	0.35～0.46
			200	≥45.0	

导致纤维素肉芽肿。对强氧化剂有配伍禁忌,具有吸湿性,大批量贮藏在阴凉干燥的环境置于密闭性容器中。

微晶纤维素 PH101 分子式 $(C_6H_{10}O_5)_n$, $n = 220$;总分子量 36 000。粒径较微晶纤维素 Type102 小,平均粒径 $50\mu m$,比表面积 $11.2m^2/g$,含水分 $3.5\% \sim 5.0\%$,堆积密度 $0.26 \sim 0.31g/cm^3$。外观为白色或近白色粉末,不溶于水、稀酸、稀 NaOH 溶液和大多数有机溶剂。主要适用于湿法制粒,可作为片剂和胶囊的稀释剂、片剂的崩解剂。在口服药物制剂和食品中广泛应用,是相对无毒和无刺激性的物质。口服后不吸收,几乎没有潜在的毒性。大量使用可能会引起轻度腹泻,但作为药用辅料不足以引起不适反应。对强氧化剂有配伍禁忌,具有吸湿性,大批量贮藏须在阴凉干燥的环境置于密闭性容器中。

微晶纤维素 PH301 别名 Avicel PH 301,分子式 $(C_6H_{10}O_5)_n$,$n \approx 220$,分子量约为 36 000。外观为白色或类白色、无味、无臭、易流动的细微晶状粉末;不溶于水、稀酸和乙醇、丙酮、甲苯等有机溶剂,在稀碱中部分溶解并膨胀;熔程 $260 \sim 270℃$(焦化);平均表观密度为 $0.28g/cm^3$,平均实密度为 $0.43 g/cm^3$;平均粒径 $50\mu m$。微晶纤维素 PH301 在药剂中可用作吸附剂、助悬剂、直接压片的黏合剂、崩解剂、填充剂,还适用于湿法制粒中。此外,可在食品工业中可用作分散剂、黏结剂,用于奶油和冰冻饮料食品的制造。微晶纤维素 PH301 安全无毒,口服后不吸收,几乎无潜在毒性。与强氧化剂存在配伍禁忌;此外由于有吸湿性,不宜与对水分敏感的药物如阿司匹林、

青霉素、维生素类等配伍。需贮存在阴凉干燥的环境,置于密闭性容器中。

微晶纤维素收载于《中华人民共和国药典》2015 年版四部。美国药典、英国药典及日本药典也有收录。

(张 娜)

wéishēngsù E hǔpòsuānjùyǐ'èrchúnzhǐ

维生素 E 琥珀酸聚乙二醇酯
(vitamin E polyethylene glycol succinate) 维生素 E 琥珀酸盐和聚乙二醇酯化而成的混合物。主要由单酯化聚乙二醇及少量双酯化聚乙二醇产物组成。含 α-生育酚不得少于 25.0%。分子式 $C_{33}O_5H_{54}(CH_2CH_2O)_{20\sim22}$,分子量约为 1513。

维生素 E 琥珀酸聚乙二醇酯外观为白色至淡黄色蜡状固体;无臭;易溶于乙醇,不溶于正己烷。维生素 E 琥珀酸聚乙二醇酯在药剂中可用作乳化剂、增溶剂、稳定剂及增塑剂等,应用于胶囊、片剂、微乳、局部制剂及非胃肠道制剂的制备中。与强酸及强碱会发生配伍变化。一般认为维生素 E 琥珀酸聚乙二醇酯安全无毒。置于密闭容器中,避光贮存于阴凉干燥处。维生素 E 琥珀酸聚乙二醇酯收载于《中华人民共和国药典》2015 年版四部。美国药典亦有收载。

(高建青)

wúshuǐyàliúsuānnà

无水亚硫酸钠 (anhydrous sodium sulfite) 又称硫氧粉。化学名亚硫酸钠。可由二氧化硫气体与氢氧化钠溶液反应并蒸发除水制得,注意需要保持温度在 $33.6℃$ 以上,以得到无水亚硫酸钠结晶(低于该温度会有七水合物生成)。分子式 Na_2SO_3,分子量 126.04。

无水亚硫酸钠外观为白色结晶或粉末;无臭;易溶于水,在乙醇中极微溶解,在乙醚中几乎不溶。无水亚硫酸钠在食品、化妆品以及药物制剂领域均有广泛应用,在药剂中亚硫酸钠用作抗氧剂,功能近似于偏亚硫酸钠,常用于液体制剂;此外,也可用作防腐剂,尤其在低 pH 时用于抗真菌($0.1\% W/V$ 亚硫酸钠)。一般认为亚硫酸钠无毒。通常用作碱性药物的抗氧剂,不宜与酸性药物、氧化剂、蛋白质及维生素 B 配伍。亚硫酸钠不稳定,在溶液中可被溶解氧氧化成硫酸盐;与强酸作用可生成亚硫酸、二氧化硫;加热条件下可分解出二氧化硫,因此应贮存于密封容器,置于阴凉干燥处。无水亚硫酸钠收载于《中华人民共和国药典》2015 年版四部。美国药典、欧洲药典及日本药典也有收录。

(张 娜)

xiānwéicùdīngzhǐ

纤维醋丁酯 (cellaburate;cellulose acetate butyrate,CAB)
纤维素分子中羟基为乙酸及丁酸共同酯化所成的纤维素酯。又称醋酸丁酸纤维素。纤维醋丁酯的制备方法与醋酸纤维素相似,其中部分乙酰基为丁酰基所代替,即醋酸经高温裂解法制成醋酐,醋酐与丁酸以酸酐交换法制成丁酐,利用精制棉短绒以硫酸为触媒,醋酸、丁酸为溶剂与醋丁酐进行均相酯化反应即得粗制品,再经水解、中和、沉析、水洗、蒸煮、干燥最终得到。干燥无酸的纤维醋丁酯中乙酰基所占比重为 $1.0\% \sim 41.0\%$(W/W),丁酰基所占比重为 $5.0\% \sim 56.0\%$(W/W)。

纤维醋丁酯外观为白色、黄白色或灰白色可自由流动的粒状

或片状物；无味，无臭，或微有酸臭；熔点比醋酸纤维素低，熔点的高低与乙酰基和丁酰基的比例有关；疏水性强；纤维醋丁酯与醋酸纤维素不同的是，溶解范围较宽，可溶于丙酮；有轻微吸湿性。纤维醋丁酯可作为三醋酸纤维素的代用品，作为疏水性基质和半渗透膜应用于药物控释领域；由于它的熔点较低，白色、光亮、熔后透明，早已用作涂料工业。纤维醋丁酯尚未收载于《中华人民共和国药典》。美国药典、欧洲药典及英国药典有收录。

（张 娜）

xiānwéicùfǎzhǐ

纤维醋法酯（cellacefate；CAP）化学名 1,2-苯基二羧酸醋酸纤维素。又称邻苯二甲酸醋酸纤维素、醋酸纤维素肽酸酯。由部分乙酰化的醋酸纤维素在有机碱（如吡啶）或强酸（如硫酸）存在下同邻苯二甲酸酐反应而制得。分子式 $[C_{12}H_{18}O_{10}]_n$，分子量 394.33。

纤维醋法酯外观为白色或灰白色的吸湿性无定形纤维状或细条状或粉末；无味或有轻微的醋酸味；在二氧六环、丙酮中溶解，在水、乙醇中不溶，在 pH 6 以上的缓冲溶液和碱液中溶解。在高温和高湿条件下会发生缓慢水解，导致酸度、黏度的增加，且增加醋酸臭味。在药剂中，常用作肠溶性包衣材料或作为片剂、胶囊的黏合剂使用，也可与其他包衣剂如乙基纤维素合用作为控释给药制剂中的释放阻滞剂。当作肠溶包衣材料时，加入相容的增塑剂如甘油、丙二醇等可增强包衣膜的性能。10% 的 CAP 乙醇溶液也可在糖包衣中作隔离衣层使用。另外，有文献报道 CAP 对于性传播病原体如人类免疫缺陷病毒有杀伤作用。纤维醋法酯也广泛用于口服药品，是一种无毒、无副作用材料。与强氧化剂、强酸和强碱有配伍禁忌。应保存于密闭容器，置于阴凉、干燥处。纤维醋法酯收载于《中华人民共和国药典》2015 年版四部。美国药典、英国药典及日本药典也有收录。

（张 娜）

xiāngcǎoquán

香草醛（vanilline）化学名 4-羟基-3-甲氧基苯甲醛。又称香兰素。天然存在于香子兰中，含量为 2%~3%，也可来自其他物质，包括某些植物组织、生蜂糖、石刁柏、丁香油、香茅油，乃至阿魏胶。分子式 $C_8H_8O_3$，分子量 152.15，结构式见图。

香草醛外观为白色或奶油色细结晶或结晶性粉末；有香草味和甜味；易溶于乙醇、氯仿、乙醚、植物油和热的挥发油；在光及潮湿空气的影响下可发生缓慢氧化，其乙醇溶液在光下可迅速分解，变为黄色。在碱性溶液中也不稳定，可分解变为棕色。加入 0.2%（W/V）焦亚硫酸钠作抗氧剂，可使香草醛溶液保持稳定达数月。香草醛广泛应用于医药、食品、饮料和糖果产品中作矫味剂。作为药用辅料，常用于制备片剂、溶液剂、糖浆剂、散剂中，以掩盖某些制剂的不良气味或味道。也有研究者将其作为注射剂中的光稳定剂。在食品中也可用作防腐剂。此外，香草醛已作为治疗抗镰状细胞性贫血的潜在药物进行研究，并有研究称其具有一定的抗真菌活性。已报道的不良反应不多见，包括接触性皮炎以及超敏反应引起的支气管痉挛。在潮湿的空气中缓慢氧化，并且对光不稳定，应在密闭容器中，于阴凉干燥处避光保存。美国药典、欧洲药典及英国药典有收录。

（张 娜）

图 香草醛的结构式

xiāosuānběngǒng

硝酸苯汞（phenylmercuric nitrate，PMN）硝酸苯汞和羟基苯汞的混合物。又称碱式硝酸苯汞。在苯中加入硝酸铵与醋酸苯汞一起熔融制得正硝酸苯汞，然后再水解，即得硝酸苯汞。分子式 $C_{12}H_{11}Hg_2NO_4$，分子量 634.45。

硝酸苯汞外观为白色结晶性粉末；略带轻微芳香气味；不易溶于水，微溶于乙醇及甘油，可溶于不挥发性油，较易溶于硝酸或碱金属氢氧化物溶液中。具有广泛的抗菌活性，能缓慢杀灭细菌及真菌，对革兰阳性菌抑制效果较好，加热能增强其活性。因此，在药剂中主要用作滴眼剂及注射或局部用药的杀菌剂和抑菌剂。因硝酸苯汞具有潜在的汞毒性，对皮肤及黏膜有刺激性，不可长期连续使用含硝酸苯汞的滴眼剂，以防止产生色素沉积。在酸性制剂中，硝酸苯汞与醋酸苯汞或硼酸苯汞相比不易沉淀，因此常优先选用。由于含汞化合物有毒性，在某些情况下应避免使用苯汞盐。苯汞离子可与卤化物生成难溶于水的沉淀，因此不能与其配伍；也不能与铅及其他金属、氨、铵盐和一些含硫化合物（如橡胶）配伍。硝酸苯汞尚未收载于《中华人民共和国药典》。美国食品药品管理局在《非活性组分指南》中限定硝酸苯汞可用于肌内注射和眼用制剂，不可用于急救消毒剂、抗尿布疹杀菌剂及阴道避孕。英国许可用于非注射用制剂。在日本及欧洲，硝酸苯汞在化妆品的使用均受到限制。

（张 娜）

yàliúsuānnà

亚硫酸钠（sodium sulfite）

常用的亚硫酸盐。根据其结构中是否带有结晶水，可分为无水亚硫酸钠和七水合亚硫酸钠。七水合亚硫酸钠又称结晶亚硫酸钠、亚硫酸钠七水，分子式 $H_{14}Na_2O_{10}S$ 或 $Na_2SO_3 \cdot 7H_2O$，分子量 252.15。在负压下以二氧化硫饱和碳酸钠溶液，生成亚硫酸氢钠，再加入碳酸钠溶液静置结晶，过滤干燥后即得亚硫酸钠结晶。外观为白色结晶性粉末；易溶于水，微溶于乙醇。七水合亚硫酸钠不稳定，在空气中易风化并氧化为硫酸钠，氧化速度大于无水亚硫酸钠，在150℃时失去结晶水，受热可分解生成硫化钠和硫酸钠，与强酸接触分解成相应的盐类而放出二氧化硫。亚硫酸钠具有较强的还原性，可还原铜离子、磷钨酸等弱氧化剂。在药剂中的应用同无水亚硫酸钠，主要用于碱性药物的抗氧剂，但不宜与酸性药物配伍，常用于液体制剂。此外，还可用于食品业的漂白剂和防腐剂，纺织业的稳定剂以及印染工业的抗氧剂、漂白剂等。与酸类、氧化剂、许多蛋白质、维生素 B_1 存在配伍禁忌，不宜与其配伍或共贮运。亚硫酸钠易氧化，且对高温和酸敏感，应置于密闭容器中于阴凉、干燥处避光贮存。无水亚硫酸钠收载于《中华人民共和国药典》2015 年版四部。七水合亚硫酸钠尚未收载于《中华人民共和国药典》。欧洲药典及英国药典有收录七水合亚硫酸钠。

（张 娜）

yàliúsuānqīngnà

亚硫酸氢钠（sodium bisulfite）

亚硫酸氢钠与焦亚硫酸钠的混合物，按二氧化硫（SO_2）计算，应为 58.5%~67.4%。又称酸式亚硫酸钠、重亚硫酸钠。以碳酸钠为原料，将碳酸钠制成饱和溶液后通入二氧化硫，经结晶、脱水、干燥即得。分子式 $NaHSO_3$，分子量 104.07。

亚硫酸氢钠外观为白色颗粒或白色结晶性粉末；有二氧化硫的微臭；在水中易溶，水溶液呈酸性，具还原性，在乙醇、乙醚中几乎不溶。亚硫酸氢钠具有还原性，在药剂中主要用作液体制剂的抗氧剂，常用于注射制剂，如氯霉素注射液、碘化钾滴眼剂的制备。亚硫酸氢钠水溶液呈酸性，因此更适用于偏酸性药物的抗氧剂。在轻化工业如染料、制革、造纸、化学合成中也是常用的还原剂，酿造、饮料的制造中作防腐剂，也可用于有机物漂白等。久置空气中析出二氧化硫，能缓慢氧化成硫酸氢钠，与强酸反应放出二氧化硫，温度高于65℃时分解出二氧化硫。因此应于密闭容器中阴凉干燥处保存，不可与氧化剂、强酸类药物共贮运。亚硫酸氢钠收载于《中华人民共和国药典》2015 年版四部。英国药典及日本药典也有收录。

（张 娜）

jiāoyàliúsuānnà

焦亚硫酸钠（sodium pyrosulfite）

由氢氧化钠或碳酸钠溶液通入二氧化硫气体至饱和，经分离、干燥、脱水制得；也可由亚硫酸氢钠经加热脱水制得。别称偏重亚硫酸钠、偏亚硫酸钠。分子式 $Na_2S_2O_5$，分子量 190.10，结构式见图。

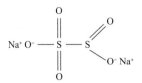

图 焦亚硫酸钠的结构式

焦亚硫酸钠为无色棱柱状结晶或白色粉末；有二氧化硫味；溶于水，甘油，微溶于乙醇；暴露在潮湿空气中，会被缓慢氧化成硫酸钠，同时伴有晶体的崩解。焦亚硫酸钠在口服、注射和局部用制剂中通常用作抗氧剂，同时也有一定的抗菌活性，在糖浆剂等口服制剂中也可用作防腐剂。焦亚硫酸钠会与交感神经类药物或其他邻位或对位羟基苯甲醇衍生物发生反应，生成无药理活性或药理活性很弱的磺酸衍生物，也可与氯霉素、顺铂和醋酸苯汞发生配伍反应。应存放于密闭容器中，阴凉干燥处，并避光贮存。焦亚硫酸钠收载于《中华人民共和国药典》2015 年版四部。美国药典、欧洲药典和英国药典亦有收载。

（杜永忠）

yánsuān

盐酸（hydrochloric acid）

氯化氢气体的水溶液。别称氢氯酸、盐强水。含氯化氢 36.0%~38.0%。在工业上主要利用电解法制备：电解饱和食盐水得到氢气和氯气，再将得到的两种气体在反应器中燃烧得到氯化氢气体，将得到的氯化氢气体溶于水既得盐酸。盐酸是一种无色发烟的呈强酸性的澄清液体，有强烈的刺激臭；浓盐酸因为挥发的氯化氢与空气中的水蒸气结合，可以产生酸雾；能溶于苯，易溶于乙醇和乙醚，与水可混溶；能与活泼金属、金属氧化物、盐类、碱类等发生化学反应，与碱剧烈反应并放出大量的热。在药剂中，盐酸可用作酸化剂、pH 调节剂及辅助浸出剂等。除了作为药用辅料之外，还可口服治疗胃酸缺乏症，静脉注射缓解代谢性碱中毒等。浓盐酸的溶液和酸雾都具有强烈的腐蚀性，损害呼吸器官、眼、皮肤和肠道，稀盐酸（含氯化氢 9.5% ~ 10.5%）可由盐酸制备，取 226 ml 盐酸利用纯净水稀释到 1000ml 即得）一般认为是无毒的。应于密封的玻璃瓶或耐酸的塑料瓶中贮存，并置于 30℃ 下存放。盐酸收载于《中华人民共和国药典》2015 年版四部。美国药典、欧洲药典和英国药典亦有收载。

（杜永忠）

yángmáozhī

羊毛脂（lanolin） 羊毛 Ovis aries Linnaries 加工精制获得的蜡状物质。羊毛脂是天然的，为淡黄色、有黏性而滑腻的软膏状物，有微弱的特殊气味，熔化后呈澄清的黄色液体，含水量不大于 0.25%，抗氧剂的量可达 0.02%；易溶于乙醚、甲苯、氯仿、丙酮和石油醚，溶于热乙醇，微溶于乙醇，不溶于水，但能吸收相当于自身重量 2 倍的水分；化学性质稳定，对金属表面有良好的粘接性能。羊毛脂被广泛应用于外用制剂和化妆品中，在油包水乳膏及软膏剂的制备中常被用作乳化剂和软膏基质；并且当与适宜的植物油或凡士林混合时，产生润肤作用，能穿透皮肤，促进药物的吸收。应于密封避光的容器中储存，并在阴凉干燥处贮藏。收载于《中华人民共和国药典》2015 年版四部。美国药典、欧洲药典和英国药典亦有收载。

（杜永忠）

yǎnghuàměi

氧化镁（magnesium oxide） 来源于矿物方镁石，根据制备方法的不同有轻质和重质之分。分子式 MgO，分子量 40.30。氧化镁为无定形白色粉末；无臭，无味，无毒；极易溶于稀酸，极微溶于纯水，但会因二氧化碳的存在而增加其在水中的溶解度，不溶于乙醇；在常温常压下稳定，具有吸湿性，暴露于空气中时轻质形式较重质形式更易吸收水和二氧化碳。氧化镁在药剂中，可用作为片剂或胶囊剂的赋形剂、稀释剂。另外，具有一定的药理活性，除了作为抗酸剂外也可以作为渗透性轻泻剂。一般认为氧化镁无毒，但当使用过高剂量时，由于其通便作用，也会出现很严重的副作用。氧化镁是碱性氧化物，会使碱不稳定性药物降解，也可与聚合物复合而延长药物的释放，并且在固态下能与苯巴比妥钠发生配伍反应，也会影响地西泮的稳定性并降低三氯噻嗪及抗心律失常药物的生物利用度。大容量装的氧化镁应贮于气密容器，置阴凉、干燥处。氧化镁收载于《中华人民共和国药典》2015 年版四部。美国药典、欧洲药典和英国药典亦有收载。

（杜永忠）

yǎnghuàxīn

氧化锌（zinc oxide） 锌的一种氧化物。别称锌氧粉、锌白、锌白粉。制法较多，药用级氧化锌一般是由碳酸锌在 400℃ 氧化高温下煅烧至 CO_2 和水分完全除去而制得。分子式 ZnO，分子量 81.39。氧化锌为白色无定形粉末或结晶体；无嗅无味；溶于酸，以及氢氧化钠、氯化铵等强碱，不溶于水、乙醇和氨水等；可以和空气中的二氧化碳反应生成碳酸锌，可以和油脂中的油酸、硬脂酸等脂肪酸缓慢反应生成团块物，遇其他酸、碱可生成盐。氧化锌是一种常用的化学添加剂，广泛地被应用于塑料、硅酸盐制品、合成橡胶以及香粉、唇膏等化妆品的制作中，在药剂中用作填充剂和稀释剂，用于硬膏剂、巴布剂及牙科制剂。氧化锌无毒，对皮肤和黏膜无刺激性，一般认为是安全的。应于密闭容器中，并于阴凉干燥处保存。氧化锌收载于《中华人民共和国药典》2015 年版四部。美国药典、欧洲药典和英国药典亦有收载。

（杜永忠）

yèzhuàng shílà

液状石蜡（liquid paraffin） 从石油中制得的多种液状饱和烃的混合物。别称白油、石蜡油、矿物油。为无色澄清的油状液体；无臭，无味；在日光下不显荧光；相对密度为 0.845 ~ 0.890。当加热或光照时，液状石蜡会发生氧化，生成乙醛和有机酸，可加入抗氧剂阻止氧化，最常使用的抗氧剂有丁羟茴醚、丁羟甲苯和维生素 E。液状石蜡用途十分广泛，可用于食品、药品及化妆品等多个领域。在药剂中，主要用作局部用制剂的赋形剂或软膏基质的一个组分，此外还可用于水包油型乳剂，可作为溶剂以及胶囊剂和片剂中的润滑剂。除了用作药用辅料外，液状石蜡也可以被用作通便剂。吸入液状石蜡会引起脂肪性肺炎，并能够进入支气管树而不引起咳嗽反应。液状石蜡与强氧化剂有配伍禁忌。置于避光的气密容器中，在阴凉干燥处贮藏。液状石蜡收载于《中华人民共和国药典》2015 年版四部。英国药典亦有收载。

（杜永忠）

yīdìsuān

依地酸（edetic acid）　别称乙二胺四乙酸。可由乙二胺与一氯醋酸钠经缩合反应制得，也可利用乙二胺与氢氯酸和甲醛反应制得。分子式 $C_{10}H_{36}N_2O_8$，分子量 292.24。

依地酸为白色结晶粉末；无臭，无味；不溶于有机溶剂，溶于水、氢氧化钠、碱金属氧化物、碳酸钠及氨的溶液中；性质稳定，但会与碱金属和重金属离子形成稳定的水溶性络合物。依地酸在药剂、化妆品和食品中主要被用作螯合剂。除了作为药用辅料之外，也可用作抗氧增效剂、抗菌增效剂、水的软化剂和抗凝血剂等。依地酸无毒、无刺激性，与强氧化剂、强碱和高价金属离子、重金属离子等有配伍禁忌。应于密闭容器、阴凉、干燥处储存。依地酸收载于美国药典、欧洲药典和英国药典。

（杜永忠）

yīdìsuān'èrnà

依地酸二钠（disodium edetate）　乙二胺四醋酸二钠盐二水合物。别称乙二胺四乙酸二钠盐。可由依地酸与氢氧化钠反应制得。分子式 $C_{10}H_{14}N_2Na_2O_8 \cdot 2H_2O$，分子量 372.20。

依地酸二钠为白色或类白色结晶粉末；有轻微的酸味；溶于水，微溶于乙醇，完全不溶于乙醚和氯仿；化学性质稳定，但当加热到 120 钠为以上时，会失去结晶水，具有吸湿性。依地酸二钠在药剂、化妆品和食品中被用作螯合剂，螯合能催化自氧化反应的微量金属离子，如铁和锰等；可以用作抗氧增效剂，也可以作为水的软化剂、抗凝血剂等。依地酸二钠与强氧化剂、强碱、金属离子及金属合金有配伍禁忌。应于密闭容器中、阴凉干燥处储藏。依地酸二钠收载于《中华人民共和国药典》2015 年版四部。美国药典、欧洲药典和英国药典亦有收载。

（杜永忠）

yǐchún

乙醇（ethanol）　别称酒精。由淀粉、蔗糖或其他糖类为原料发酵而得，或由乙烯水合制得。分子式 C_2H_6O，分子量 46.07。

乙醇是一种易挥发、易燃的无色透明液体，有轻微的独特气味，并有灼烧感；能与氯仿、乙醚、甘油和水混溶；相对密度不大于 0.8129；易吸水，具有潮解性，在酸性条件下可与氧化性物质剧烈反应。乙醇水溶液被广泛应用于药剂和化妆品中，除了用作溶剂外，也可以作为溶液的抗菌防腐剂（≥10%），局部用乙醇也可在透皮给药制剂中用作渗透促进剂，而且 60%～90% 的乙醇溶液也可作为消毒剂。乙醇会使有机盐或阿拉伯胶从水溶液或分散系统中沉淀出来，产生配伍禁忌。应于密闭容器中，阴凉处存放。乙醇收载于《中华人民共和国药典》2015 年版二部和四部。美国药典、欧洲药典和英国药典亦有收载。

（杜永忠）

yǐ'èràn

乙二胺（edamine）　别称 1,2-乙二胺。可由 1,2-二氯乙烷与氨反应制得，也可由 1,2-二溴乙烷与氨反应制得。分子式 $C_2H_8N_2$，分子量 60.10。

乙二胺为无色或微黄色，有类似于氨气味的黏稠液体，易燃、易挥发，具有强刺激和强腐蚀性；易溶于水，溶于乙醇和甲醇，微溶于乙醚，不溶于苯。在药剂中，乙二胺可用作溶剂、助溶剂。乙二胺与酸类、酰基氯、酸酐、强氧化剂等有配伍禁忌。应密闭、避光贮藏。

（杜永忠）

yǐjīqiǎngyǐjīxiānwéisù

乙基羟乙基纤维素（ethyl hydroxylethyl cellulose）　由植物纤维素经化学合成而得，通过醚键将乙基和羟乙基化学嫁接于纤维素的脱水葡萄糖环上得到纤维素醚。别称羟乙基纤维素乙基醚、羟基乙基纤维素、纤维素乙基羟乙基醚。分子式 $\{C_6H_7O_8(OH)_x(OC_2H_5)_y[(OCH_2CH_2O)_mH]_z\}_n$，$n = 175 \sim 1300$，$x+y+z=3$，$y = 0.7 \sim 1.5$（乙基置换度），$m+z = 0.5 \sim 2.5$（摩尔体积的羟乙基置换度）；分子量 40 000～350 000。乙基羟乙基纤维素为白色至浅黄色或浅灰白色颗粒或细粉；无嗅无味，可燃；在水中溶胀形成透明至乳白色黏稠胶体溶液，不溶于沸水和乙醇，溶于含乙醇的脂肪烃。有气泡力，其泡沫稳定性超过甲基纤维素。具有吸湿性。乙基羟乙基纤维素在药剂中具有与甲基纤维素相似的性质和用途，可用作乳化剂、稳定剂、增稠剂。其溶解度和溶液的黏度与乙基和羟乙基的相对比例有关。常用于制备乳剂、乳膏剂和洗剂等制剂。安全无毒，对皮肤和黏膜无刺激。应于密封容器中、阴凉、干燥处保存。

（杜永忠）

yǐjīxiānwéisù

乙基纤维素（ethylcellulose）　乙基醚纤维素。别称纤维素乙醚，可由纤维素在碱溶液中与氯乙烷反应制得。分子式 $C_{12}H_{23}O_6(C_{12}H_{22}O_5)_nC_{12}H_{23}O_5$，分子量会随 n 的变化而变化。结构式见图。

乙基纤维素为白色或类白色的颗粒或粉末；无臭，无味；在

图　乙基纤维素的结构式

甲苯或乙醚中易容，在水中不溶；羟乙基含量低于 46.5% 的乙基纤维素，能溶于氯仿，乙酸甲酯，四氢呋喃，芳香烃和乙醇的混合溶剂中，羟乙基含量高于 46.5% 的乙基纤维素，溶于氯仿、甲醇、乙酸甲酯、甲醇及甲苯；性质稳定，略吸湿，经日光照射后升温氧化。在药剂中，因其水不溶性，乙基纤维素主要用作片剂黏合剂和薄膜包衣材料，高黏度的乙基纤维素也可用于药物微囊化。在外用制剂中，可在软膏，洗剂或凝胶中作为增稠剂。还可用作释放阻滞剂等。乙基纤维素与石蜡、微晶石蜡有配伍禁忌。应密闭保存，可加入抗氧剂。乙基纤维素收载于《中华人民共和国药典》2015 年版四部，美国药典、欧洲药典和英国药典也有收载。

（杜永忠）

yǐsuānyǐzhǐ

乙酸乙酯（ethyl acetate） 别称醋酸乙酯。可由醋酸和乙醇酯化制得，也可由乙醛缩合制得。分子式 $C_4H_8O_2$，分子量 88.10。

乙酸乙酯为无色透明易挥发的液体，有水果香并略带酒香，易燃；能与醇、酮、醚、氯仿等多数有机溶剂混溶，微溶于水；相对密度为 0.898～0.902；能溶解某些金属盐类（如氯化锂、氯化钴、氯化锌、氯化铁等），在潮湿状态下会缓慢降解为醋酸。乙

酸乙酯在工业、有机合成中有着广泛的应用，在食品行业中主要用作香料及萃取溶剂；在药剂中，主要是作为溶剂使用，也可用作香味剂。应于避光、气密容器中并在 30℃ 以下贮藏。乙酸乙酯收载于《中华人民共和国药典》2015 年版四部。美国药典、欧洲药典和英国药典亦有收载。

（杜永忠）

yǐxiāngcǎoquán

乙香草醛（ethylvanillin） 别称乙基香兰素、3-乙氧基-4-羟基苯甲醛。可在室温和弱碱性条件下，将邻乙氧基苯酚与乙醛酸缩合，并在催化剂存在条件下，将缩合得到的碱性溶液在空气中氧化，再经过酸化和脱羧后得到。分子式 $C_9H_{10}O_3$，分子量 166.18，结构式见图。

乙香草醛为白色或浅黄色的结晶；有强烈的香草香味；溶于丙二醇、甘油，1 份溶于 2 份的乙醇（95%），1 份溶于 100 份 50℃ 水，易溶于氢氧化碱、氯仿、乙醚中；在潮湿的空气中会被缓慢氧化，并且对光不稳定。由于其浓烈的香草香气，乙香草醛可用作食品、饮料、糖果及制剂中的芳香剂，也可用在香料中，在药剂中，可应用于含甘油、乙醇的液体制剂，乳膏、颗粒剂等半固体、固体制剂。应于密闭容器，阴凉、干燥处避光保存。乙香草醛收载于美国药典、欧洲药典和英国药典。

图　乙香草醛的结构式

（杜永忠）

yǐbǐngchún

异丙醇（isopropyl alcohol） 2-丙醇。可由丙烯直接水合或是硫酸间接水合制备，也可通过丙酮加氢还原制得，或通过某些糖类发酵而得。分子式 C_3H_8O，分子量 60.10。

异丙醇为无色透明，具有醇和酮气味的易挥发、可燃性液体；能与醇、醚、氯仿，甘油和水混溶，溶于丙酮，不溶于盐溶液；相对密度为 0.785～0.788。异丙醇是重要的化工产品和原料，主要用于制药、化妆品、塑料、香料、涂料等，在药剂中有广泛的应用，在局部用制剂中主要作为溶剂使用，因其有毒性，不宜用于口服制剂，但可用作外用制剂如洗剂等的防腐剂和局部消毒剂，片剂制粒的非水润湿剂。异丙醇和氧化剂会发生强烈分解，有配伍禁忌，也会从氯化钠、硫酸钠、其他盐类，以及氢氧化钠的混合液中析出。异丙醇应于气密容器中、阴凉干燥处保存。异丙醇收载于《中华人民共和国药典》2015 年版四部，美国药典、欧洲药典和英国药典亦有收载。

（杜永忠）

yìngzhīsuān

硬脂酸（stearic acid） 从动、植物油脂中得到的主要成分为硬脂酸与棕榈酸的固体脂肪酸。别称十八酸。可由脂肪水解制得，也可由氢化棉籽油或其他菜籽油，通过氢化、皂化、乙醇重结晶制得；主要由硬脂酸和棕榈酸组成，其中硬脂酸含量不少于 40.0%，硬脂酸和棕榈酸总量不少于 90.0%。硬脂酸的分子式 $C_{18}H_{36}O_2$，分子量 284.48。

硬脂酸为白色或类白色有滑腻感的粉末或结晶性硬块；有轻

微动物脂肪臭味；微溶于水，溶于酒精、丙酮、正己烷、丙二醇，易溶于苯、氯仿、乙醚、四氯化碳等。硬脂酸在口服及局部用制剂中，主要用作片剂润滑剂，还可用作乳膏基质消泡剂、肠溶包衣剂、增溶剂等。硬脂酸无毒、无刺激性。硬脂酸与金属氢氧化物、氧化剂有配伍禁忌，并与许多金属形成水不溶性的硬脂酸盐。应于密闭容器中，阴凉、干燥处保存，可加入抗氧剂（如 0.005% 的丁羟甲苯）。硬脂酸收载于《中华人民共和国药典》2015 年版四部，美国药典、欧洲药典和英国药典亦有收载。

（杜永忠）

yìngzhīsuāngài

硬脂酸钙（calcium stearate）

主要为硬脂酸钙（$C_{36}H_{70}CaO_4$）与棕榈酸钙（$C_{32}H_{62}CaO_4$）的混合物。别称十八酸钙。可由氯化钙与硬脂酸和棕榈酸钠盐的混合物反应制得。含氧化钙（CaO）应为 9.0% ~ 10.5%。硬脂酸钙为白色粉末；有轻微的特征性气味；不溶于乙醇、乙醚、氯仿、丙酮和水中，微溶于热的乙醇、植物油、液状石蜡中，溶于热吡啶；遇强酸分解为硬脂酸和相应的钙盐，有吸湿性。硬脂酸钙可作为化妆品和食品的添加剂，在药剂中主要作为片剂和胶囊剂的润滑剂，也可用作乳化剂、稳定剂和助悬剂。应于在阴凉干燥处、密闭贮藏。硬脂酸钙收载于《中华人民共和国药典》2015 年版四部，美国药典、欧洲药典和英国药典亦有收载。

（杜永忠）

yìngzhīsuānjùtīngyǎng（40）zhǐ

硬脂酸聚烃氧（40）酯［polyoxyl（40）stearate］ 聚乙二醇单硬脂酸酯。别称聚氧乙烯（40）单硬脂酸。分子式 $C_{17}H_{35}COO(CH_2CH_2O)_nH$，$n$ 约为 40。硬脂酸聚烃氧（40）酯为白色固体，呈蜡状；无臭；溶于水、乙醇或乙醚中，不溶于乙二醇。硬脂酸聚烃氧（40）酯可应用于化妆行业中，主要应用在雪花膏、护发素等水包油型的产品中，在药剂中主要用作栓剂基质，用作软膏基质和乳化剂，增加药物的分散度、溶解度和生物利用度，使软膏外观细腻、洁白、乳化均匀，也可以作为滴丸基质。应于密闭、阴凉处贮存。硬脂酸聚烃氧 40 酯收载于《中华人民共和国药典》2015 年版四部，美国药典和英国药典亦有收载。

（杜永忠）

yìngzhīsuānměi

硬脂酸镁（magnesium stearate） 以硬脂酸镁（$C_{36}H_{70}MgO_4$）与棕榈酸镁（$C_{32}H_{62}MgO_4$）为主要成分的混合物。别称十八酸镁。按干燥品计算，含镁 4.0% ~ 5.0%。可由氯化镁与硬脂酸钠反应制得，也可由氧化镁、氢氧化镁、碳酸镁与硬脂酸在高温下相互反应制得。硬脂酸镁为白色轻松无砂性的细粉；微有特臭；与皮肤接触有滑腻感，并易粘皮肤。不溶于水、乙醇或乙醚中，微溶于热的乙醇和苯中；化学性质稳定。在药剂中，硬脂酸镁主要用作润滑剂、抗黏剂、助流剂，还可作为助滤剂、澄清剂和滴泡剂，以及液体制剂的助悬剂、增稠剂。硬脂酸镁与强酸、强碱和铁盐配伍禁忌，也不能与强氧化物混合。应于密闭容器中、阴凉干燥处保存。硬脂酸镁收载于《中华人民共和国药典》2015 年版四部，美国药典、欧洲药典和英国药典亦有收载。

（杜永忠）

yóusuān

油酸（oleic acid） 十八烯酸。可由各种动物和植物脂肪水解制得，主要由（Z）-9-十八烯酸组成。分子式 $C_{18}H_{34}O_2$，分子量 282.47。

油酸为黄色或浅棕色的油状液体；不溶于水、但可以与苯、氯仿、乙醇、乙醚、正己烷等混溶；熔点 13 ~ 14℃，沸点 286℃；置于空气中，颜色会变暗，并产生更明显的臭气，而且在高热下极易氧化、聚合或分解。油酸在局部用制剂中用作乳化剂，还可用作透皮制剂的渗透促进剂，并可作为软胶囊基质的一部分。油酸与铝、钙重金属、碘溶液、高氯酸和氧化剂有配伍禁忌，并会与碱发生皂化。应于密闭的容器中、阴凉干燥处避光存放。油酸收载于美国药典、欧洲药典和英国药典。

（杜永忠）

yóusuānshānlítǎn

油酸山梨坦（sorbitan oleate） 山梨坦与油酸形成酯的混合物。又称司盘 80（span 80）、山梨醇酐单油酸酯。可由山梨醇脱水生成的 1,4-山梨坦，与油酸发生酯化反应而得，或由 α-山梨坦与油酸在 180 ~ 280℃直接酯化而制得。分子式 $C_{24}H_{44}O_6$，分子量 428.60。

油酸山梨坦（司盘 80）为淡黄色至黄色油状黏性液体，有脂肪臭味；不溶于水，微溶于乙醚，溶于液状石蜡或不挥发油，能与乙醇混合；强酸或强碱条件下会逐渐皂化。油酸山梨坦（司盘 80）作为亲脂型非离子表面活性剂，广泛应用于化妆品、食品和制剂中，主要有乳化、增溶、分散的作用，在制备局部应用的乳膏、乳剂及软膏等水/油乳剂时，用作乳化剂，与不同比例的聚山梨坦酯合用，则可以制得各种水包油型的乳剂或乳膏。油酸山梨坦一般认为无毒、无刺激性。应于密闭容器中、阴凉干燥处贮藏。油酸山梨坦收载于《中华人民共和国药典》2015年版四部，美国药典、欧洲药典和英国药典也有收载。

（杜永忠）

yóusuānyǐzhǐ

油酸乙酯（ethyl oleate） 主要成分为油酸乙酯的脂肪酸乙酯的混合物。别称9-烯-十八酸乙酯、顺-9-十八烯酸乙酯。可由乙醇和油酰氯反应制得。分子式 $C_{20}H_{38}O_2$，分子量310.51。

油酸乙酯为无色至淡黄色透明的易流动的油状液体；在水中几乎不溶，可与乙醇、二氯甲烷或石油醚（40~60℃）互溶；相对密度为0.866~0.874；暴露于空气中，易被氧化，而且与橡胶制品接触，可以使其溶解、膨胀。油酸乙酯在药剂中，可用作溶剂、增塑剂、润滑剂、渗透促进剂，也可以用于某些肌内注射剂及皮下注射用药物的溶剂，是类固醇及其他亲脂性药物的适宜溶剂。油酸乙酯一般认为是无毒、安全的。应于小型满装的避光密闭容器中、阴凉干燥处保存，如未装满，应用氮气或其他惰性气体置换空气，也可以加入适当的抗氧剂延长其货架期。油酸乙酯收载于《中华人民共和国药典》2015年版四部，美国药典、欧洲药典和英国药典亦有收载。

（杜永忠）

yòuxuántánggān 40

右旋糖酐40（dextran 40） 蔗糖经肠膜状明串珠菌 *L.*-M-1226号菌（*Leuconostoc mesenteroides*）发酵后生成的高分子葡萄糖聚合物。别称低分子右旋糖酐。分子式 $(C_6H_{10}O_5)_n$，平均分子量为32 000~42 000，结构式见图。

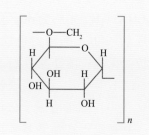

图 右旋糖酐40的结构式

右旋糖酐40为白色粉末；无臭，无味；易溶于热水中，不溶于乙醇。在药剂中右旋糖酐40常用作冻干保护剂。除了作为药用辅料之外，也可作为血浆代用品，降低血液黏滞性，改善微循环。右旋糖酐40一般认为是无毒、安全的。在25℃以下密闭保存。右旋糖酐40收载于《中华人民共和国药典》2015年版二部。

（杜永忠）

yùmǐ diànfěn

玉米淀粉（maize starch） 自禾本科植物玉蜀黍 *Zea mays* L. 的颖果制得的淀粉。别称玉蜀黍淀粉、六谷粉。将玉米通过粗磨、重复水洗、湿分筛分和离心分离一系列操作提取而得。分子式 $(C_6H_{10}O_5)_n$，$n=300~1000$，分子量50 000~160 000。

玉米淀粉为白色或类白色的易流动性粉末；不溶于水，也不溶于乙醇；有吸湿性。玉米淀粉是口服固体制剂的基本辅料，常用作黏合剂、稀释剂和崩解剂，用作片剂颗粒的黏合剂，也可用于局部用制剂，其胶浆能作为润肤剂，用来制备灌肠剂的基料；也可被用作新的药物传递系统的辅料，如鼻黏膜、口腔、牙周等部位传递系统。玉米淀粉一般认为是安全、无毒的。应密封、并于干燥处保存。玉米淀粉收载于《中华人民共和国药

典》2015年版四部，美国药典也有收载。

（杜永忠）

yùmǐruǎn

玉米朊（zein） 从玉米麸质中提取所得的醇溶性蛋白。别称玉米醇溶蛋白。按干燥品计算，含氮（N）量为13.1%~17.0%。分子量38 000.00。玉米朊为黄色或淡黄色薄片，一面具有一定的光泽；无臭，无味；在80%~92%乙醇或70%~80%丙酮中易溶，在水或无水乙醇中不溶。玉米朊可用作食品的包衣材料。在药剂中，可用作片剂包衣材料或在湿法制粒过程中用作片剂黏合剂，也可在肠溶包衣材料或在持续释放的口服片剂处方中使用，其在不同的应用中的使用量不同。应于干燥处密封保存，与氧化剂有配伍禁忌。玉米朊收载于《中华人民共和国药典》2015年版四部，美国药典也有收载。

（杜永忠）

yùjiāohuà diànfěn

预胶化淀粉（pregelatinized starch） 利用化学法或机械法部分或全部破裂来改善其流动性和可压性的淀粉。别称α-淀粉。一般含有5%的游离直链淀粉，15%的游离支链淀粉，80%未改性淀粉。分子式 $(C_6H_{10}O_5)_n$，其中 $n=300~1000$。预胶化淀粉为可流动的白色或类白色粉末，无臭；不溶于有机溶剂，在水中溶胀成胶体溶液；化学性质稳定但容易吸湿。在药剂中预胶化淀粉常用作片剂和胶囊剂的黏合剂、稀释剂和崩解剂。与淀粉比较，预胶化淀粉能增加流动性与可压性，用于干法压片的黏合剂，并且具有自润滑剂作用，与其他辅料合用时，需要加入其他润滑剂，一般加入0.25%硬脂酸镁，也可用于

湿法制粒。预胶化淀粉无毒、无刺激性，但大量口服有害。应在阴凉、干燥处于密闭容器中保存。预胶化淀粉收载于《中华人民共和国药典》2015 年版四部，美国药典、欧洲药典和英国药典也有收载。

（杜永忠）

gǎixìng diànfěn

改性淀粉（modified starch）

在天然淀粉固有特性的基础上，利用物理、化学或酶法处理，在淀粉分子上引入新的官能团或改变其分子大小和颗粒，从而使天然特性发生改变的淀粉。别称变性淀粉。改性淀粉种类很多，其分类根据处理方式来分有物理改性淀粉、化学改性淀粉、酶法改性淀粉，以及有两种或两种以上变性方式的复合改性淀粉。主要的制备方法有：轻质氧化（漂白）、中等氧化、酸解聚合作用、单官能团酯化反应、多官能团酯化反应（交联反应）、单官能团醚化反应、多官能团醚化反应（交联反应）、碱性糊化以及以一定方式联合使用这些方法。改性淀粉在制药、食品、日化等工业中具有广泛的用途，在药剂中主要作增稠剂、稳定剂、黏合剂、崩解剂等，一般要根据使用目的和具体处方情况正确选用不同性质的改性淀粉，才能达到最佳目的。改性淀粉无毒，对皮肤和黏膜无刺激性。应于阴凉干燥处，密闭贮存。

（杜永忠）

yuèguì liúsuānměi

月桂硫酸镁（magnesium lauryl sulfate）

十二烷基硫酸镁。可由月桂醇经硫酸酯化，再用碳酸镁中和制得。分子式 $C_{24}H_{50}MgO_8S_2$，分子量 555.08。

月桂硫酸镁为结晶性滑润细微的粉末；有特臭；不溶于氯仿、乙醚和石油醚，微溶于乙醇，可溶于水。月桂硫酸镁作为阴离子表面活性剂，在药剂中可用作润滑剂、崩解剂、乳化剂，用于制备片剂、粉末剂、乳膏剂等。作润滑剂相当于硬脂酸镁，作崩解剂优于硬脂酸盐。月桂硫酸镁能与阳离子表面活性剂发生反应，有配伍禁忌。

（杜永忠）

yuèguìshānlítǎn

月桂山梨坦（sorbitan laurate）

山梨坦与单月桂酸形成酯的混合物。别称司盘 20（span20）、山梨糖醇酐月桂酸酯。可由山梨醇脱水，在碱性催化剂下，与月桂酸酯化而制得；或由山梨醇与月桂酸在 180~280℃ 下直接酯化而制得。分子式 $C_{18}H_{34}O_6$，分子量 346.00。

月桂山梨坦为淡黄色至黄色油状液体；有轻微异臭；在水中不溶，在乙酸乙酯中微溶，分散于水中呈乳浊液；在强酸或强碱条件下会发生皂化，当加热到分解温度时，会释放出刺激性的烟气。月桂山梨坦具有很好的乳化、渗透、分散和去污性能，属亲脂型非离子表面活性剂，广泛应用于化妆品、食品和药品中，在制备局部用药的乳膏、乳剂及软膏时，它们主要用作乳化剂，当单独使用时，可制备稳定的油包水型乳剂和微乳，但若与不同比例的聚山梨酯合用，则可以制得各种油包水或水包油型的乳剂或乳膏。月桂山梨坦一般认为无毒。应于阴凉、干燥处密封储存，要避免氧化物而且要确保有良好的通风或排气装置。月桂山梨坦（司盘 20）收载于《中华人民共和国药典》2015 年版四部，英国药典和欧洲药典也有收载。

（杜永忠）

zhètáng

蔗糖（sucrose）

β-D-果糖呋喃糖基-α-D-葡萄吡喃糖苷。别称白糖、砂糖。广泛分布于甜菜、甘蔗和水果等植物中。分子式 $C_{12}H_{22}O_{11}$，分子量 342.30。

蔗糖为无色结晶或白色结晶性松散粉末；味甜；溶于水、苯胺、氮苯、乙酸乙酯、2-丙醇，酒精与水的混合物，不溶于汽油、石油、$CHCl_3$；在热、酸及碱条件下，会发生分解，化学性质发生变化，除此之外，稀蔗糖溶液也易于受微生物污染，但在室温、中等湿度的情况下化学性质稳定，有吸湿性。蔗糖广泛用于食品、糖果中，在药剂中，广泛用于口服制剂中，蔗糖糖浆（50%~67% W/W），用于片剂湿法制粒中的黏合剂、片剂包衣、口服液体制剂的赋形剂，蔗糖粉末（2%~20% W/W），可用作干黏合剂，咀嚼片或锭剂增溶剂和甜味剂。蔗糖无毒。粉状蔗糖可能含有痕量重金属，从而可与某些活性成分，如抗坏血酸产生配伍禁忌。应于置阴凉、干燥处，密闭储存。蔗糖收载于《中华人民共和国药典》2015 年版四部，美国药典、欧洲药典和英国药典也有收载。

（杜永忠）

zhètángyìngzhīsuānzhǐ

蔗糖硬脂酸酯（sucrose stearate）

蔗糖的硬脂酸酯混合物。按单酯在总酯中的相对含量，主要分为蔗糖硬脂酸酯 S-3、S-7、S-11 和 S-15，S-3 含单酯量为 0~24%，S-7 为 25%~44%，S-11 为 45%~64%，S-15 为不少于 65%。分子式 $C_{30}H_{56}O_{12}$，分子量 608.76。

蔗糖硬脂酸酯为白色至淡黄褐色的块状固体或粉末；无臭或略有臭；微溶于水，溶于乙醇、三氯甲烷、四氢呋喃或热的正丁醇。蔗糖硬脂酸酯为非离子型表面活性剂，可降低界面张力，可以用于化妆品、食品中，在药剂中，主要用作乳化剂、润湿剂、分散剂和增溶剂等，也可以作为消泡剂与淀粉形成复合物，防止蛋白质变性等。蔗糖硬脂酸酯无毒、无刺激性。应于干燥处密封保存。蔗糖硬脂酸酯收载于《中华人民共和国药典》2015年版四部，美国药典、欧洲药典和英国药典也有收载。

（杜永忠）

zōnglǘshānlítǎn

棕榈山梨坦（sorbitan palmitate）

山梨坦与单棕榈酸形成酯的混合物。又称司盘40（span 40）、失水山梨醇单棕榈酸酯、山梨醇酐十六酸酯、清凉茶醇单棕榈酸酯。可以山梨醇为原料，经脱水闭环生成失水山梨醇，再与棕榈酸酯化制得。分子式 $C_{22}H_{42}O_6$，分子量402.30。

棕榈山梨坦为淡黄色蜡状固体；微有脂肪气味；不溶于水，微溶于液状石蜡，溶于热油类及大多数有机溶剂，能分散于热水呈乳状溶液；在强酸或强碱条件下逐渐皂化，在弱酸或弱碱中稳定。棕榈山梨坦作为亲脂型非离子表面活性剂，广泛应用于化妆品、食品和药品中，在制备局部应用的乳膏、乳剂及软膏时，它们主要用作乳化剂。当单独使用时，棕榈山梨坦酯可制备稳定的油包水型乳剂和微乳，但若与不同比例的聚山梨坦酯合用，则可以制得各种油包水或水包油型的乳剂或乳膏。通常与亲水性表面活性剂配合使用，尤其与吐温类表面活性剂复配使用，可发挥其优良的乳化性能，另外也可用作分散剂和稳定剂。应于阴凉干燥处密闭贮藏。棕榈山梨坦（司盘

40）收载于《中华人民共和国药典》2015年版四部，欧洲药典和英国药典也有收载。

（杜永忠）

zōnglǘsuān

棕榈酸（palmitic acid）

十六烷酸。别称软脂酸。以甘油酯的形式普遍存在于动植物油脂中，在自然界中分布很广，由棕榈油或柏油水解经重结晶而得。分子式 $C_{16}H_{32}O_2$，分子量256.42。

棕榈酸为白色带有珠光的鳞片；不溶于水和乙醇，微溶于石油醚，易溶于乙醚、苯，氯仿和冰醋酸；熔点63～64℃，沸点351～352℃。棕榈酸在日化工业中用于制造霜剂、香皂、洗涤剂等产品，作为皂类阴离子表面活性剂，在药剂中主要用作乳化剂、润滑剂、去污剂和润湿剂，用于制造乳剂、乳膏剂、油膏剂、洗剂等。棕榈酸无毒，对皮肤和黏膜无刺激性，一般认为是安全的。棕榈酸与较强的酸、大部分阳离子表面活性剂及强氧化剂有配伍禁忌。应在阴凉干燥处密封保存。棕榈酸收载于美国药典、英国药典和欧洲药典。

（杜永忠）

bèibànyóusuānshānlítǎn

倍半油酸山梨坦（sorbitan sesquioleate）

可由山梨醇脱水生成1,4-山梨坦，然后与相应的脂肪酸发生酯化反应而得。又称司盘83（span 83），分子式 $C_{33}H_{60}O_{6.5}$，分子量561.00。在强酸或强碱条件下会发生皂化。倍半油酸山梨坦广泛用于化妆品、食品和制剂中，在药剂中，用于乳膏、乳液和软膏制备中的乳化剂，还可以作为增溶剂、润湿剂和分散剂、混悬剂等，当单独使用时，山梨醇酯能形成稳定的油包水（W/O）型乳剂和微乳，但通常与不

同比例的聚山梨坦酯合用，从而形成不同均一性的油包水或水包油乳剂。倍半油酸山梨坦一般认为无毒、无刺激性。应装于密闭容器中，并且置于阴凉、干燥处贮藏。

（杜永忠）

nóng'ānróngyè

浓氨溶液（strong ammonia solution）

含氨（NH_3）25.0%～28.0%（g/g）的水溶液。为无色澄清液体；有强烈刺激性的氨臭味，易挥发；能与水或乙醇任意混合；显碱性反应，与硫酸或其他强无机酸剧烈反应，产生大量的热，混合物会沸腾；相对密度为0.900～0.908。浓氨溶液可作为碱化剂、pH调节剂，在药剂中一般以稀溶液的形式使用，用作缓冲试剂或pH调节剂，浓氨溶液经常用来稀释制备浓度更小的氨溶液。食入浓氨溶液非常危险，会造成口腔、咽喉和胃肠道的强烈疼痛和强烈水肿及咳嗽、呕吐、休克，食管和胃的烧伤可导致穿孔，蒸气的吸入会引起喷嚏、咳嗽，高浓度会引起肺水肿，而且蒸气对眼有刺激性，当作为溶剂使用时，氨溶液应高度稀释后使用浓氨溶液与酸类存在配伍禁忌。浓氨溶液收载于《中华人民共和国药典》2015年版四部，美国药典和英国药典也有收载。

（杜永忠）

bǐngxīsuānshùzhībāoyīyè

丙烯酸树脂包衣液（acrylic resins coating solution）

由甲基丙烯酸及其酯类按不同比例聚合得到的阳离子或阴离子型的共聚物。按其构成、比例及聚合度不同而分为不同的类型：聚丙烯酸树脂Ⅰ［甲基丙烯酸与甲基丙烯酸丁酯（35∶65）共聚物］，聚丙烯

酸树脂Ⅱ［甲基丙烯酸与甲基丙烯酸甲酯（1:1）共聚物］，聚丙烯酸树脂Ⅲ［甲基丙烯酸与丙烯酸甲酯（1:2）共聚物］，聚丙烯酸树脂Ⅳ［甲基丙烯酸丁酯、甲基丙烯酸二甲胺基乙酯和甲基丙烯酸甲酯（1:2:1）共聚物］等。丙烯酸树脂在药剂中主要作为薄膜包衣材料，用于制备片剂、微丸、颗粒剂等，包衣液主要为有机溶液和水分散体两种形式，按其作用不同可分为3种：聚丙烯酸树脂Ⅰ溶于pH＜5的胃液，常用作胃溶薄膜包衣材料；聚丙烯酸树脂Ⅱ、聚丙烯酸树脂Ⅲ等溶于pH＞7以上肠液，常用作肠溶薄膜包衣材料；聚丙烯酸树脂Ⅰ等不溶于水，但是遇水能溶胀，形成微小的水分子通道，广泛应用于缓控释制剂的膜包衣技术。聚丙烯酸树脂Ⅱ、聚丙烯酸树脂Ⅲ和聚丙烯酸树脂Ⅳ收载于《中华人民共和国药典》2015年版四部。

(杜永忠)

qīngfúwántīng 134a

氢氟烷烃 134a（propellant HFA 134a）

四氟乙烷。别称 *R*-134a 制冷剂。由三氯乙烯经 1-氯-1,1,1-三氟乙烷氢氟化制得。分子式 $C_2H_2F_4$，分子量 102.00，结构式见图。

氢氟烷烃 134a 为无色气体；无臭；加压呈液体，伴有轻微的醚样气味；微溶于水，溶于乙醇乙醚。氢氟烷烃 134a 可以作为制冷剂，在制剂中用作气雾剂、抛射剂，属于氟氢烷类气雾抛射剂（含有氢、氟、碳），分子中没有氯而存在氢，减少了对臭氧层的损耗。按说明书指示方法应用四氟乙烷无毒、无刺激性。吸入高浓度四氟乙烷蒸气对身体有害，蓄意吸入四氟乙烷蒸气有致命危险。应贮于金属气瓶中，并于干燥、阴凉处保存。

(杜永忠)

qīngfúwántīng 227

氢氟烷烃 227（propellant HFA 227）

七氟丙烷。分子式 C_3HF_7，分子量 170.00，结构式见图。

氢氟烷烃 227 为无色、无臭气体；加压呈液体，伴有轻微的醚样气味；微溶于水，与乙醇互溶；化学性质稳定，在高温下会分解，产生氟化氢，有刺鼻的味道。氢氟烷烃 227 可以用作灭火剂，而且它的分子中只含有碳、氟和氢原子，属于氢氟烷类（HFC）抛射剂，是吸入气雾剂（MDI）氟利昂系列抛射剂的理想替代品，但是其蒸气压比用于定量吸入气雾剂的大多数抛射剂高，而且对一些定量吸入气雾剂处方组成中的活性药物，或一些常用的表面活性剂或分散剂的溶解性不良，所以几乎没有用它来取代氟利昂作为定量吸入剂的报道。一般认为氢氟烷烃 227 按说明书指示使用时无毒、无刺激性，但吸入高浓度的氢氟烷烃 227 有一定危害性。应贮存于金属罐中，并置于阴凉干燥处。

(杜永忠)

péngshā

硼砂（borax）

由天然硼砂矿经溶解、过滤、浓缩、重结晶而得的含硼矿物及硼化合物。别称月石砂、黄月砂、四硼酸钠。分子式 $Na_2B_4O_7 \cdot 10H_2O$，分子量 381.37。

硼砂为无色半透明的结晶或白色结晶性粉末；无臭，味咸；溶于水，水溶液显碱性，易溶于沸水和甘油，不溶于乙醇；相对密度 1.73；有风化性，加热到 60℃ 时失去 8 个结晶水，350～400℃ 时失去全部结晶水，878℃ 时熔化成玻璃状物。有杀菌、抑菌作用，常作消毒、防腐药使用，外用清热解毒、消肿、防腐。在药剂中主要用作 pH 调节剂、碱化剂、缓冲剂、等渗调节剂、防腐剂，与脂肪酸成皂起乳化剂作用，常用于制备乳膏等制剂。硼砂与生物碱盐、氯化汞、硫酸锌及其他金属盐产生配伍变化，可用甘油或硼酸取代本品，与树脂胶、矿物酸亦有配伍禁忌。置于阴凉干燥处、密闭保存。硼砂收载于《中华人民共和国药典》2015 年版四部，美国药典和欧洲药典也有收载。

(高建青)

péngsuān

硼酸（boric acid）

来源于天然硼砂矿、硼砂，经中和法和碳铵法制得。别称正硼酸、焦硼酸。分子式 H_3BO_3，分子量 61.83，结构式见图。

硼酸为无色微带珍珠光泽的

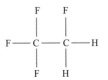

图　氢氟烷烃 134a 的结构式

图　氢氟烷烃 227 的结构式

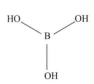

图　硼酸结构式

结晶或白色疏松的粉末；有滑腻感；无臭；易溶于水、沸乙醇、甘油、醚类及香精油，溶于乙醇、乙醚，微溶于挥发油，水溶液呈弱酸性，1.9% 水溶液与血清等渗；1g 硼酸能溶于 18ml 冷水、4ml 沸水、18ml 冷乙醇、6ml 沸乙醇和 4ml 甘油；在水中溶解度能随盐酸、枸橼酸和酒石酸的加入而增加；相对密度 1.435，熔点 184℃，沸点 300℃；在空气中稳定，可随蒸汽挥发，当加热到 70～100℃ 时脱水，变为偏硼酸，在 150～160℃ 时生成焦酸，300℃ 时生成硼酸酐。硼酸大量用于玻璃工业，改善玻璃制品的耐热、透明性能，提高机械强度，缩短熔解时间；在搪瓷、陶瓷工业中，用于增强产品的光泽和坚牢度，作为釉药和颜料的成分；冶金工业中用作添加剂、助熔剂；实验室中若被强碱溅到，用大量清水冲洗，涂上硼酸溶液中和残余的强碱。硼酸具有酸性、抑菌等作用，用于生产硼酸软膏、消毒剂、收敛剂、防腐剂，在药剂中作 pH 调节剂、防腐剂等，用于眼用制剂、乳膏剂。过量使用会发生吸收中毒，出现恶心、呕吐、腹泻，甚至循环衰竭；硼酸溶液严禁口服，大面积创伤者禁用；对人体有毒，内服影响神经中枢、上呼吸道、消化器官及肝脏等，严重时导致死亡；中毒时出现恶心呕吐、腹痛腹泻、虚脱及发红等症状，空气中最高允许浓度为 10mg/m³；操作时应穿戴口罩、橡皮手套及工作服；不慎溅至眼及皮肤时，用水流冲洗眼，用肥皂及水彻底洗涤皮肤，如咽下，则洗胃后再用盐类导泻。硼酸为弱酸，不宜与碱性药物和强酸配伍。置于通风干燥处、密闭贮存，不得与有色物品、有毒、有害品

共贮运。硼酸收载于《中华人民共和国药典》2015 年版四部，美国药典、欧洲药典和英国药典也有收载。

（高建青）

péngsuānběngǒng

硼酸苯汞（phenylmercuric borate） 由硼酸汞和苯加热，或将含有等摩尔比的羟基苯汞和硼酸的醇溶液真空蒸发至干燥制得。分子式 $C_6H_7BHgO_3$，分子量 338.52。

硼酸苯汞为无色、晶亮薄片，或白色或略微黄色的结晶性粉末；无臭；1g 硼酸苯汞可溶解于 125g 水中，溶于 100g 沸水中，溶于 150g 乙醇中，溶于丙二醇和甘油；熔程 112～113℃，$pKa = 3.3$；稳定性同其他苯汞盐（硝酸苯汞），暴露于日光下或经长期贮存，溶液会形成金属汞黑色残渣。硼酸苯汞具抗微生物活性，为广谱抗菌剂，能缓慢杀灭细菌及霉菌，制剂中可用作防腐剂，可替代醋酸苯汞和硝酸苯汞，其溶解度大于硝酸苯汞，其刺激性小于醋酸苯汞和硝酸苯汞。卤化物、阴离子乳化剂、助悬剂、西黄蓍胶、淀粉、滑石粉、焦亚硫酸钠、硫代硫酸钠、依地酸二钠、硅酸盐、铝和其他金属、氨基酸、氨及铵盐、硫化物、橡胶和一些塑料与硼酸苯汞均有配伍禁忌。置于阴凉、干燥、避光处，密闭保存。硼酸苯汞收载于欧洲药典和英国药典。

（高建青）

píngpíngjiā O

平平加 O（fatty alcohol polyoxyethylen ether） 由高碳醇在固体氢氧化钠催化下与环氧乙烷反应而得的高级脂肪醇与环氧乙烷的缩合物。别称匀染剂 O、月桂醇聚氧乙烯醚、脂肪醇聚氧乙烯醚 O-20。分子式 RO —（CH_2CH_2O）$_n$

—H，其中 R 为 C_{16}～C_{18}，n 为 9～30。平平加 O 为白色或淡黄色片状，分子量较高时，呈固体状；易溶于水、乙醇、乙二醇，在冷水中溶解度比热水中大；密度（0.99±0.002）g/ml³，熔点 41～45℃，沸点 100℃，浊点 90～95℃，pH 值 5.5～7.0（1% 水溶液）；对酸碱、硬水均很稳定，耐热、耐重金属盐。平平加 O 具有良好的湿润、乳化、分散、洗涤、匀染、渗透、乳化、增溶等性能，常作扩散剂、匀染剂、静电防止剂及乳化剂等；起泡力强，易漂洗，去污力优异，是表面活性剂中对皮肤刺激性最低的品种之一，能与各种表面活性剂复配，降低刺激性，改善产品的性能，是温和型洗涤、香波、浴液、洗面奶和化妆品的最佳原料；广泛用于纺织工业中作为乳化剂、洗净剂；用量少时为非离子分散剂，由于其浊点高，可与阴离子分散剂配用，用于高温染色，有优良的稳定、分散性能；金属加工中用作净洗剂，易于除去表面油污；玻璃纤维工业中用作乳化剂；对动、植、矿物油具有优良的乳化性能，制成乳化液极为稳定；农业中，可广泛用于乳化、润湿、助染、扩散、洗涤等方面；有优良的生物降解性和低温性能，不受水硬度的影响，更适于洗涤合成纤维，即可用于粉状配方，又适用于液体洗涤剂配方，已部分取代烷基苯磺酸钠，作为家用洗涤剂。在药剂中常用作溶剂、非离子乳化剂、表面活性剂。常见平平加 O 系列及其性质：O-3、O-5，易溶于油类及有机溶剂，可用作油包水（W/O）型乳化剂、化纤柔软剂和丝绸后处理剂；O-8、O-9、O-10、O-15、O-20、O-30，易溶于水及有机溶剂，对酸、碱、硬

水稳定，具有良好的润湿、乳化、净洗性能；O-8、O-9，可作印染工业匀染剂、缓染剂、玻璃纤维工业乳化剂、化纤纺丝油剂组分、化妆品和软膏生产的乳化剂，配制家用及工业清洗剂；O-10，在化纤工业中，作多种化纤纺丝油剂组分之一，在工业中作乳化剂，对动、植、矿物油具有良好的乳化性能，配制的乳液十分稳定，亦可用于配制家用洗涤剂、工业净洗剂、金属清洗剂，在纺织工业中作润湿剂，在农药行业作乳化剂的组分之一；O-30，可与各类表面活性剂混合使用，具有良好的分散性和乳化性能，作印染工业匀染剂、缓染剂、玻璃纤维乳化剂、工业净洗剂。平平加 O吞食有害，刺激呼吸系统、眼、皮肤，应避免眼接触，若不慎与眼接触，立即用大量清水冲洗并求医。置于通风干燥处、密闭保存。

（高建青）

pújùtáng

葡聚糖（dextran） 某些微生物生长过程中分泌的黏液中的一种多糖。别称葡聚精、右旋糖酐、右旋糖酐 20、右旋糖酐 40。分子式（$C_6H_{10}O_5$）$_n$，分子量 10 000～2 000 000（右旋糖酐 20，重均分子量 16 000～24 000，右旋糖酐40 重均分子量 32 000～42 000，右旋糖酐 70 重均分子量 64 000～76 000），结构式见图。

葡聚糖为白色、无臭、无味

图　葡聚糖的结构式

的无定形粉末；易溶于热水，不溶于乙醇；水溶液为胶体溶液，具微黏性、旋光性；平均分子量和特征黏度随聚合度的增加而增加。葡聚糖有降低血液黏稠度、改善微循环和抗血栓作用，静脉注射后可补充血容量、改善微循环、防止弥散性血管内凝血，还有渗透性利尿作用，主要用于急性失血性休克、心绞痛、心肌梗死等，预防术后血栓形成和血栓性静脉炎。在药剂中常作稳定剂、保护剂、矫味剂、黏合剂、缓释材料、前体药物制剂载体材料。与硫喷妥钠注射液混合能发生沉淀。置于阴凉干燥处、密闭保存，注意防潮。葡聚糖收载于美国药典、英国药典和欧洲药典。

（高建青）

pútaotáng

葡萄糖（glucose） 自然界中分布最广且最为重要的一种单糖。别称麦芽六糖。分子式 $C_6H_{12}O_6$，分子量 198.17（一水葡萄糖），180.16（无水葡萄糖）。

葡萄糖为无色结晶或白色、乳白色结晶或颗粒状粉末；无臭、味甜，甜度是蔗糖的 0.74 倍；易溶于水，极易溶于沸水，略溶于沸乙醇，微溶于乙醇，溶于甘油，不溶于丙酮、氯仿和乙醚，5.51% 水溶液与血清等渗；松密度为 0.826g/cm^3，真密度为 1.54 g/cm^3，熔点：α-D-葡萄糖 146℃，β-D-葡萄糖 150℃，pH = 3.5～5.5（20% W/V 水溶液）；在干燥的条件下葡萄糖具有良好的稳定性，水溶液可经高压灭菌，过热可导致溶液 pH 值的下降和焦糖化。葡萄糖易被吸收进入血液中，医药上可配成口服液或静脉注射液作为营养补给，食品工业用作甜味料，制药工业上用于生物培养基的制备，也用作还原剂、食糖、

生物培养；在制药中主要用作矫味剂、包衣材料、黏合剂、稀释剂、填充剂、增塑剂、渗透压调节剂等；无水葡萄糖主要用于直接压片的黏合剂，一水葡萄糖主要用于填充剂、黏合剂，尤其适用于咀嚼片。直接压片可与喷雾干燥的乳糖相比，与乳糖相比在生产过程中葡萄糖作为片剂的稀释剂时，需加更多的润滑剂，制得的片剂不易脆碎，但有变硬的趋势，其温和的还原性可用于增加片剂中对氧化敏感的活性成分的稳定性。葡萄糖浓溶液口服可以引起恶心、呕吐，浓度大于 5%（W/V）的葡萄糖溶液是高渗的，静脉给药将导致静脉局部刺激作用，静脉滴注低 pH 的葡萄糖等渗溶液会引起血栓性静脉炎，这是灭菌时高热而产生的降解物质引起的，静脉炎的发生概率可以通过加入适量的碳酸氢钠使输液 pH>7 而减小。葡萄糖遇强碱变成棕色，与复合维生素共热分解，并与很多维生素、硫胺卡那霉素、新生霉素钠和华法林钠有配伍禁忌；醛式葡萄糖能与胺、酰胺、氨基酸、肽和蛋白质发生反应，忌与含氨的药物混合压片；处方中有胺类药物存在时，可变成褐色，不宜与淀粉、微晶纤维素同时使用。置于低温干燥处、密闭贮存。葡萄糖收载于《中华人民共和国药典》2015 年版二部，美国药典、英国药典和欧洲药典亦有收载。

（高建青）

qiǎngběnbiànzhǐ

羟苯苄酯（benzyl hydroxybenzoate） 苄基-4-羟基苯甲酸。别称对羟基苯甲酸苄酯、对羟基苯甲酸苯甲酯、尼泊金酯、4-羟基苯甲酸苄酯。由对羟基苯甲酸钠与氯化苄在极性溶剂中反应制得。分子式为 $C_{14}H_{12}O_3$，分子量

为 228.24。

羟苯苄酯为白色或乳白色结晶性粉末，温度较高时为无色液体；微有甜香味；几乎不溶于水，溶于甲醇、乙醇；熔点 109～112℃，沸点 170℃，密度 1.1799 g/cm^3，折射率为 1.5805，闪点为 167℃。羟苯苄酯主要用作消毒防腐剂及合成香料，是有机液晶的中间体和热记录材料里的染料中间体，应用于医药和化妆品行业，是与无色染料呈色剂在热熔时产生变色反应的显色剂，可用来制作热、压感记录纸，电话传真记录纸及心、脑电图记录纸等。密闭、避光保存。羟苯苄酯收载于《中华人民共和国药典》2015 年版四部。

（高建青）

qiǎngběnbǐngzhǐ

羟苯丙酯（propylparaben） 4-羟基苯甲酸丙酯。别称对羟基苯甲酸丙酯、对羟基安息香酸丙酯、尼泊金丙酯。由对羟基苯甲酸与正丙醇进行酯化反应而制得。分子式 $C_{10}H_{12}O_3$，分子量 180.2。

羟苯丙酯为白色或类白色结晶或结晶性粉末；有特殊气味；溶于甲醇、乙醇、乙醚、丙酮等有机溶剂，几乎溶于水；密度 $1.0630g/cm^3$，熔点 95～98℃，沸点 133℃；水溶液在 pH 3～6 时可热压灭菌，不会发生分解，在 pH 3～6 时，水溶液稳定，在室温下可保持稳定达 4 年，分解不超过 10%，在 pH≥8 时，溶液易水解（室温放置 60 天水解超过 10%）。羟苯苄酯对霉菌、酵母菌与细菌有广泛的抗菌作用，作为抗菌防腐剂，广泛用于化妆品、食品和药物制剂中；可单独使用，也可同其他的对羟苯甲酸酯或其他的抗菌剂合用，羟苯丙酯 0.02%（W/V）同 0.18%（W/V）羟苯甲酯合用，用作各种注射制剂中的抑菌剂。有潜在刺激性。在非离子表面活性剂存在下因形成胶束，抗菌活性明显降低；能被塑料制品吸附，吸附量取决于塑料容器的类型，硅酸镁铝、三硅酸镁、黄氧化铁及群青也能吸附本品，从而降低防腐功效；遇铁会变色，遇弱碱或强酸发生水解。置于低温干燥处、密闭保存。羟苯丙酯收载于《中华人民共和国药典》2015 年版四部，美国药典和欧洲药典也有收载。

（高建青）

qiǎngběnbǐngzhǐnà

羟苯丙酯钠（sodium propyl parahydroxybenzoate） 4-羟基苯甲酸丙酯钠。别称尼泊金丙酯钠、对羟基苯甲酸丙酯钠。分子式 $C_{10}H_{11}NaO_3$，分子量 202.18。

羟苯丙酯钠为白色吸湿性粉末；易溶于水，微溶于乙醇，几乎不溶于二氯甲烷和脂肪油；相对密度 1.0630，熔点 95～99℃，0.1%水溶液 pH 9.5～10.5，折射率 1.5050。羟苯丙酯钠具备广谱抗菌活性，能抑制革兰阴性、阳性细菌，对酵母菌及霉菌有较强的抑制作用，广泛用于化妆品、医药、食品及其他工业产品的防腐，也作饲料防腐剂，最大使用量与对羟基苯甲酸丙酯相同；在制剂中主要用作防腐剂，可以单独使用，也可以和其他尼泊金酯类复配，从而达到更加良好的防腐效果。一般认为无毒、安全。置于阴凉、干燥、避光处，密闭保存。收载于《中华人民共和国药典》2015 年版四部，美国药典和欧洲药典也有收载。

（高建青）

qiǎngběndīngzhǐ

羟苯丁酯（butylparaben） 4-羟基苯甲酸丁酯。别称对羟基苯甲酸丁酯、尼泊金丁酯。由对羟基苯甲酸及正丁醇在硫酸催化下进行酯化反应制得。分子式 $C_{11}H_{14}O_3$，分子量 194.23。

羟苯丁酯为白色或类白色结晶或结晶性粉末；稍有特殊臭味；极易溶于乙醇、丙酮、乙醚和三氯甲烷，微溶于水和丙三醇，水溶解性低于 0.1g/100ml；松密度为 $0.73g/cm^3$，轻敲密度为 0.819 g/cm^3，熔点 67～70℃，沸点 156～157℃。在对羟基苯甲酸酯类中，其防腐杀菌能力最强，毒性最小，因其水溶性差，常与其他酯类并用，在医药、食品、化妆品、胶片及高档产品中用作防腐剂；在药剂中用作口服和局部给药制剂中的防腐剂，在 pH 4～8 内有活性。当有非离子表面活性剂时，由于形成胶束的原因，抗菌活性明显降低，铁离子可以使羟苯丁酯发生变色，弱碱、强酸促进其水解。置于阴凉干燥处、密闭保存。收载于《中华人民共和国药典》2015 年版四部，美国药典和欧洲药典也有收载。

（高建青）

qiǎngběnjiǎzhǐ

羟苯甲酯（methylparaben） 4-羟基苯甲酸甲酯。别称对羟基苯甲酸甲酯、泊金 M、尼泊金甲酯。由对羟基苯甲酸与甲醇酯化而得。分子式 $C_8H_8O_3$，分子量 152.15，结构式见图。

羟苯甲酯为白色或类白色结晶或结晶粉末；易溶于醇、醚和

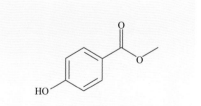

图 羟苯甲酯的结构式

丙酮，微溶于水；密度为 1.46 g/cm³，熔点 125～128℃，沸点 298.6℃，凝固点 131℃；pH 值为 3～6 的水溶液，可在 120℃ 下热压灭菌 20 分钟不发生降解，pH 值为 3～6 的水溶液在室温下可稳定 4 年（降解不超过 10%），而在 pH≥8 的水溶液中则迅速水解（在室温下贮藏约 60 天水解 10% 或更多）。在化妆品、食品及药物制剂中广泛用作抗菌防腐剂，可单独使用，也可以与其他羟苯酯类以及其他的抗菌防腐剂联合使用，其抗菌活性随着烃基链长度的增加而增强，但水溶性下降，通常使用羟苯酯类混合物以达到有效的抗菌防腐效果；溶解性较差，其盐（尤其是钠盐）更常用于制剂中。羟苯甲酯有潜在的刺激性，不适合用于口服、局部制剂。不宜与皂土、三硅酸镁、滑石粉、黄胶、海藻酸钠、挥发油、山梨醇和阿托品配伍，与一些糖类和相关的糖醇能起反应，可被塑料吸附，其吸附量取决于塑料和赋形剂的类型，遇铁变色，遇弱碱和强酸可被水解。置于阴凉干燥处、密闭保存。收载于《中华人民共和国药典》2015 年版四部，美国药典和欧洲药典也有收载。

（高建青）

qiǎngběnyǐzhǐ

羟苯乙酯（ethylparaben） 4-羟基苯甲酸乙酯。别称尼泊金乙酯、尼泊金 A。由对羟基苯甲酸和乙醇酯化，在水中结晶，再过滤、酸洗制得。分子式 $C_9H_{10}O_3$，分子量 166.18。

羟苯乙酯为白色结晶或结晶性粉末，有特殊香味；易溶于乙醇、乙醚和丙酮，微溶于水、氯仿、二硫化碳和石油醚；熔点 114～117℃，沸点 297～298℃；水

溶液在 pH 3～6 内可热压灭菌，不会发生降解，在室温下可保持稳定达 4 年，分解不超过 10%，在 pH≥8 时，溶液易水解（室温放置 60 天水解超过 10%）。作为抗菌防腐剂，在化妆品、食品和药物制剂中得到了广泛的应用，可单独使用，也可与其他羟苯酯类或抑菌剂联合使用；在药剂中主要用作防腐剂，具有广谱抗菌活性，其中对酵母菌和霉菌最有效。羟苯乙酯的溶解性较差，所以经常使用其盐，尤其是钠盐，但会使缓冲性差的制剂的 pH 值增大。有非离子表面活性剂存在时，防腐作用降低，不同烷基的酯之间存在着交叉敏感，遇铁变色，遇强酸、强碱易水解。置于阴凉干燥处、密闭保存。羟苯乙酯收载于《中华人民共和国药典》2015 年版四部，美国药典和英国药典也有收载。

（高建青）

qiǎngbǐngjiǎxiānwéisù

羟丙甲纤维素（hypromellose）

由纤维素与氯甲烷、氧化乙烯制备而成的非离子型纤维素醚。别称羟甲基丙基纤维素、羟基丙酸甲基纤维素。《欧洲药典》2002 年版将羟丙甲纤维素定义为部分 O-甲基化，部分 O-(2-羟丙基化)纤维素，市售品有不同黏度，不同取代度的各种级别产品，级别加附数字表示，即表示它的 2% 的水溶液在 20℃ 的表观黏度，单位 mPa·s，《美国药典》用通用名后附四位数字来表示羟丙甲纤维素的取代基含量的型号，前面二位数字代表甲氧基的大约百分比，后面二位数字代表的是羟丙基的大约百分比。结构式 $C_8H_{15}O_8$—$(C_{10}H_{18}O_6)_n$—$C_8H_{15}O_8$，分子量为 10 000～1 500 000。

羟丙甲纤维素（100cps）为

白色或类白色纤维状或颗粒状粉末；在无水乙醇、乙醇、丙酮中几乎不溶，在冷水中溶胀成澄清或微浑浊的胶体溶液；松密度 0.341g/cm³，真密度 1.326g/cm³，变色温度 190～200℃，1%（W/W）水溶液的 pH 5.5～8.0，溶解度随黏度而改变，黏度越低，溶解度越大，溶解度不受 pH 值影响；具有热凝胶性质，水溶液加热后形成凝胶析出，冷却后溶解；干燥后有吸潮性，但性质稳定，其溶液在 pH 3～11 稳定，温度增加溶液黏度降低，加热-冷却可使本品从溶液态→凝胶态可逆转化；水溶液有抗酶作用，在长期储藏过程中保持较好的黏度稳定性，但其水溶液易受微生物的侵袭，因此储藏时应加入防腐抑菌剂，当本品在眼科滴眼剂中作为增黏剂时，通常加入苯扎氯铵作为防腐剂。羟丙甲纤维素广泛应用于合成树脂、石油化工、陶瓷、造纸、皮革、纺织印染、医药、食品、化妆品和其他日用化学品；其具有胶凝、增稠、黏合、成膜、助悬、乳化等特征，在药剂中常作片剂、丸剂的包衣材料、肠溶性包衣隔离层、缓释骨架材料、片剂的黏合剂和崩解剂，以及助悬剂、胶囊囊材、凝胶基质、栓剂基质、增稠剂和胶体的保护胶剂。羟丙甲纤维素（100cps）作为口服和局部用药制剂的辅料应用广泛，在化妆品和食品中也广为应用，一般认为无毒，无刺激性的材料，但过量口服可致泻，普通的摄入量对人体健康无害。羟丙甲纤维素（100cps）为非离子化合物，与金属盐或离子化有机物可形成不溶性沉淀，且与一些氧化剂有配伍禁忌。置于阴凉干燥处、密闭保存。羟丙甲纤维素收载于《中华人民共和国药典》

2015 年版四部。美国药典、欧洲药典和英国药典也有收载。

(高建青)

dīqǔdài qiǎngbǐngjiǎxiānwéisù

低取代羟丙甲纤维素 （low-substituted hypromellose）

将碱化纤维素用氯甲烷和环氧丙烷处理得到的纤维素的甲基羟丙基醚。别称低取代羟甲基丙基纤维素。《欧洲药典》2002 年版将低取代羟丙甲纤维素定义为部分 O-甲基化，部分 O-（2-羟丙基化）纤维素。市售品有不同黏度，不同取代度的各种级别产品。

低取代羟丙甲纤维素为白色或乳白色纤维状或颗粒状粉末；无臭，无味；溶于冷水，溶于乙醇和二氯甲烷、甲醇和二氯甲烷、水和乙醇的混合液，几乎不溶于氯仿、乙醇和乙醚。作为口服和局部用药制剂的辅料应用广泛。在口服制剂中主要作为片剂黏合剂、薄膜包衣材料和缓释片的骨架材料。通常用浓度为 0.45% ~ 1.0%（W/W）作为滴眼剂和人工泪液的增稠剂。在局部用凝胶剂和软膏剂中主要作为乳化剂、混悬剂和稳定剂使用。一般认为，其是无毒、无刺激性的材料，但过量口服可致泻。与一些氧化剂有配伍禁忌，与金属盐或离子化有机物可形成不溶性沉淀。置于阴凉干燥处、密闭容器中保存。低取代羟丙甲纤维素收载于美国药典、欧洲药典和英国药典。

(高建青)

dīqǔdài qiǎngbǐngxiānwéisù

低取代羟丙纤维素 （low-substituted hydroxypropyl cellulose）

低取代 2-羟丙基醚纤维素。别称低取代 2-羟丙基纤维素、纤维素羟丙基醚。由碱化纤维素和环氧丙烷在高温条件下发生醚化反应，然后经中和、重结晶、洗涤、干燥、粉碎和筛分制得。

低取代羟丙纤维素为白色或类白色粉末；无臭，无味；几乎不溶于乙醇和乙醚，溶于氢氧化钠溶液中形成黏稠液体；视密度 0.25 ~ 0.70g/cm³，炭化温度 280~300℃，比重 1.26~1.31，变色温度 190 ~ 200℃，表面张力 42 ~ 56dyn/cm（2% 水溶液）。在药剂中，主要作片剂的崩解剂和黏合剂，易压制成型，适用性较强，尤其对于不易成型，塑性和脆性大的片剂，加入低取代羟丙纤维素能提高其硬度和外观的光亮度，还能使片剂崩解迅速。低取代羟丙纤维素不能与其他高浓度电解质配伍，否则引起盐析；溶解后的低取代羟丙纤维素与苯酚衍生物及碱性物质可发生反应，片剂处方中如含有碱性物质在经过长时间的储藏后，崩解时间有可能延长。密闭保存。低取代羟丙甲纤维素收载于《中华人民共和国药典》2015 年版四部，美国药典也有收载。

(高建青)

qiǎngbǐngxiānwéisù

羟丙纤维素 （hyprolose）

2-羟丙基醚纤维素。由碱和环氧丙烷处理纤维素而得。按干燥品计算，含羟丙氧基应为 16.0%，分子量 50 000~1 250 000。

羟丙纤维素为白色或类白色粉末；无臭，无味；在水中溶胀成透明至乳白色黏性胶体溶液，不溶于乙醇、丙酮和乙醚，在 10% 氢氧化钠溶液中溶解，高于 38℃ 时不溶于水；熔点 260 ~ 275℃，比重 1.2224，1% 水溶液的 pH 5.0 ~ 8.5，可燃，具热塑性；有吸潮性，但性质稳定，与碱性物质可发生反应，pH 6.0~8.0 的溶液应在避光、防热和防霉条件下稳定性最优。化妆品、涂料、油墨工业中用作分散剂、稳定剂、成膜剂、增稠剂等；在制剂中用作乳化剂、被膜剂、保护性胶体、稳定剂、悬浊剂、增稠剂，广泛应用于各种口服和局部用制剂中，在口服产品中，主要用作片剂的黏合剂、薄膜包衣材料、缓释基质材料。羟丙纤维素溶液状态与苯酚衍生物的取代物（羟苯甲酯、羟苯丙酯等）有配伍禁忌。置于阴凉干燥处、密闭保存。羟丙纤维素收载于《中华人民共和国药典》2015 年版四部。美国药典和英国药典也有收载。

(高建青)

qiǎngyǐjiǎxiānwéisù

羟乙甲纤维素 （hymetellose）

由甲基纤维素中引入环氧乙烷取代基制得的纤维素。别称羟乙基甲基纤维素、羟甲基乙基纤维素、2-羟乙基甲基醚纤维素。分子式 $[C_6H_7O_2(OH)_{3-m-n}(OCH_3)_m(OCH_2CH_2OH)CH_3)_n]_x$，$x$ = 聚合度。欧洲药典 2002 年版规定本品不同的规格以在 20℃ 2% W/V 的水溶液的表观黏度值来表示，单位为 mPa。

羟乙甲纤维素为白色或类白色粉末；无臭，无味；溶于水及部分有机溶剂，能溶解于冷水，最高浓度仅决定于黏度，溶解度随黏度而变化，黏度越低，溶解度越大；密度 1.26 ~ 1.31g/cm³，碳化温度 225 ~ 230℃，变色温度 190 ~ 200℃，表面张力 46 ~ 53mN/m（20℃ 水溶液）。羟乙甲纤维素是食品加工、日用化工业和粉体建材的优良的添加剂；作为药用辅料，用于口服片剂、混悬剂及局部用制剂，其与甲基纤维素的性质类似，但由于有羟乙基的存在羟乙甲纤维素在水中更易溶解，水溶液与盐更相容，并有更高的凝聚温度，作为制备缓释制剂的亲水凝胶骨架材料、致孔剂、包衣剂，也可用作制剂的增稠、悬浮、分散、黏合、乳化、成膜、保水剂。置于阴凉干燥处保存。除欧洲药典之外，羟乙甲纤维素也收载于美国药典。

（高建青）

qiǎngyǐxiānwéisù

羟乙纤维素（hydroxyethyl cellulose）

由碱性纤维素和环氧乙烷（或氯乙醇）经醚化反应制备的非离子型可溶纤维素醚类。别称 2-羟乙基醚纤维素、2-羟乙基纤维素、氢氧乙基纤维素、纤维素羟乙基醚。

羟乙纤维素为白色或灰白色或淡黄白色色粉末或颗粒；无毒，无味；易溶于水，不溶于一般有机溶剂；可制备不同黏度范围的溶液，对电解质具有良好的盐溶性；粉末易吸潮，但性质稳定，水溶液在 pH 2～12 内相对稳定，pH<2 时易水解，pH 值较高时可能发生氧化反应；易被酶降解而使其水溶液的黏度降低，多种细菌和真菌都可催化该降解酶，故羟乙纤维素水溶液长期放置需加入抑菌剂。羟乙纤维素在涂料、油墨、纤维、染色、造纸、化妆品、农药、选矿、采油及医药等领域具有广泛的应用。在药剂中一般用作增稠剂、保护剂、黏合剂、稳定剂，作为乳剂、冻胶、软膏、洗剂、清眼剂、栓剂和片剂的添加剂、亲水凝胶、骨架材料，制备骨架型缓释制剂、眼科制剂和局部用药制剂的增稠剂，干眼、隐形眼镜和口干的润滑剂。羟乙纤维素的使用浓度根据溶剂和使用的分子量进行选择。羟乙纤维素无毒、无刺激性，在口服药物制剂和用于黏膜给药的局部用制剂中，不得使用乙二醛处理的羟乙纤维素，不得用于注射制剂。羟乙纤维素与玉米蛋白不能配伍，可部分与水溶性化合物（酪蛋白、明胶、甲基纤维素、聚乙烯醇和淀粉）配伍使用，与一些荧光染料、荧光增白剂、季铵盐消毒剂有配伍禁忌。置于阴凉干燥处、密闭保存。羟乙纤维素收载于《中华人民共和国药典》2015 年版四部。

（高建青）

qīngyǎnghuànà

氢氧化钠（sodium hydroxide）

采用惰性电极电解盐水制备的具有高腐蚀性的强碱。别称烧碱、苛性碱、苛性钠、火碱、哥士的。分子式 NaOH，分子量 40.00。纯品为无色透明的晶体；易溶于水，同时强烈放热，溶于乙醇和甘油，不溶于丙酮、乙醚；密度 2.130g/cm^3，熔点 318.4℃，沸点 1 390℃；暴露于空气时，很快吸潮和液化，随后又吸收二氧化碳生成碳酸钠固体。用于制造纸浆、肥皂、染料、人造丝，制铝，石油精制、棉织品整理，煤焦油产物的提纯，以及食品加工、木材加工及机械工业等方面。在药剂中，主要用来调节溶液的 pH 值，也可与弱酸反应生成盐。一般认为低浓度无毒，高浓度对皮肤、眼和黏膜有腐蚀性和刺激性。氢氧化钠与易水解和氧化的化合物有配伍禁忌，尤其在水溶液中，能与酸、酯、醚反应。置于阴凉干燥处、气密非金属容器中保存。收载于《中华人民共和国药典》2015 年版四部。美国药典、英国药典和欧洲药典亦有收载。

（高建青）

qīngzhì yǎnghuàměi

轻质氧化镁（light magnesium oxide）

来源于矿物方镁石，可通过煅烧矿物菱镁矿或氢氧化镁制得，以石灰水处理海水或咸水后也可得到。分子式 MgO，分子量 40.30。轻质氧化镁为白色轻质疏松粉末；无臭，无味；所占体积约为重质氧化镁的 3 倍；溶于稀酸和铵盐溶液，极微溶于纯水，不溶于乙醇（95%）；密度 3.581g/cm^3，熔点 2800℃，沸点 3600℃，折射率 1.732；具有吸湿性，暴露于空气中较重质形式更易迅速吸收水和二氧化碳；在常温常压下稳定，而在水存在时形成氢氧化镁；为碱性氧化物，在固态下可与酸性化合物反应生成盐或使碱不稳定性药物降解。轻质氧化镁作为赋形剂和治疗剂广泛用于固体制剂中，也作为食品添加剂和抗酸剂，单独或与氢氧化铝联合应用。轻质氧化镁还作为渗透性轻泻剂和镁补充剂应用于缺镁症。轻质氧化镁无毒。轻质氧化镁可影响三氯噻嗪和抗心律失常药物的生物利用度。在阴凉干燥处、置于气密容器中保存。轻质氧化镁收载于《中华人民共和国药典》2015 年版四部。美国药典、欧洲药典和英国药典亦有收载。

（高建青）

qīngzhì yèzhuàng shílà

轻质液状石蜡（light liquid paraffin）

从石油中制得的多种液状饱和烃的混合物。别称轻质液体石蜡、羊毛醇、凡士林。轻质液状石蜡为无色、透明的油状液体；冷却时几乎无味、无臭，加热时微有异臭；溶于氯仿、乙醚和烃类化合物，微溶于乙醇，几乎不溶于水；在加热和见光时，会发生氧化，形成乙醛和有机酸，影响味道臭气。在药剂中，轻质液状石蜡应用与液状石蜡相似，主要用作局部用药的赋形剂，由于其润肤性质可用作软膏基质。另外，还可用于水包油型乳剂、片剂和胶囊剂的溶剂和润滑剂，并还可作为可可豆脂栓剂的脱模剂，透皮制剂的溶剂和渗透促进剂，在药物的微囊化过程中用作油性介质。在治疗方面，轻质液状石蜡还可被用作通便剂。轻质液状石蜡的安全性与液状石蜡相似。美国食品药品管理局认为液状石蜡可安全地直接用于食品中。但口服大量液状石蜡或长期使用液状石蜡可能有害。轻质液状石蜡与强氧化剂有配伍禁忌。置于气密容器中，避光保存于阴凉干燥处。轻质液状石蜡收载于《中华人民共和国药典》2015 年版四部。美国药典、欧洲药典和英国药典亦有收载。

(高建青)

qióngzhī

琼脂 (agar)

自石花菜科石花菜 Gelidium amansii Lamx 或其他数种红藻类植物中浸出并经脱水干燥的黏液质。别称石花菜、冻粉、琼胶。主要成分是聚半乳糖苷，其 90% 的半乳糖分子为 D 型，10% 为 L 型。分子式 $(C_{12}H_{18}O_9)_n$。琼脂为无色、无固定形的固体；可溶于热水；无臭，味淡；具有凝固性、稳定性。线形琼脂呈细长条状，类白色至淡黄色，半透明，表面皱缩，微有光泽，质轻软而韧，不易折断；完全干燥后，则脆而易碎。粉状琼脂为细颗粒或鳞片状粉末，无色至淡黄色；不溶于冷水，但能徐徐吸水，膨润软化成胶块状，可吸收 20 多倍的水分。琼脂易分散于沸水成溶胶，浓度 ≥0.5% 可形成坚实的凝胶；浓度 <0.1% 则不能形成而成为黏稠液体。1% 的琼脂溶液于 32～42℃ 凝固，形成具有弹性的凝胶，熔程为 80～96℃。琼脂的水溶液显中性反应。琼脂不参与

人体代谢，无营养价值。琼脂具有胶凝、增稠、助悬、稳定、成膜、乳化等作用，在药剂中用作胶凝剂、增稠剂、助悬剂、乳化剂和乳化稳定剂等，用作制备乳剂、合剂、冻胶剂等。琼脂还可作为稳定剂广泛用于食品应用中。在医药应用中，琼脂用于少量的口服制剂和局部配方。在实验药物制剂中，琼脂也应用于凝胶剂、微球及片剂的缓释制剂中。另外，琼脂也可用于片剂的崩解剂；用于漂浮缓释片剂；用作水系统的黏度增加剂；作为非熔融、非崩解的栓剂基质；作为悬浮剂的应用于药物混悬剂。琼脂具有很强的胶凝能力，与糊精或蔗糖共用时其胶凝强度升高。琼脂可用作食品增稠剂、蚕丝上浆剂、缓泻剂，还可作为细菌培养基、固定化酶载体、细菌的包埋材料和电泳的介质。还可用于病毒、亚细胞粒子和大分子的过滤分离，以及血清抗原或抗体的观察。琼脂无毒。用乙醇脱水则可生成沉淀；与鞣酸配伍也可以使琼脂沉淀；加入电解质可引起部分脱水并使胶液黏度减低。琼脂贮存时温度保持在 18～25℃，如长时间储存温度过高，就会导致凝胶强度的降低。琼脂不宜与有气味性强的物质存放在一起。置于密闭容器中、贮于干燥处。琼脂收载于《中华人民共和国药典》2015 年版四部。美国药典、欧洲药典和英国药典也有收载。

(高建青)

rénběnchúnmí

壬苯醇醚 (nonoxinol)

壬基烷酚与环氧乙烷缩聚而成的无水混合物。别称壬基酚聚氧乙烯醚、壬基酚氧乙烯。根据所含烷基碳数不同，可分为壬苯醇醚 15 (烷基碳数约为 15)、壬苯醇醚 4 (烷

基碳数约为 4)、壬苯醇醚 9 (烷基碳数约 9)。分子式 $C_9H_{19}C_6H_4(OCH_2CH_2)_nOH$ (式中 n 的平均值为 9)。壬苯醇醚 15 的结构式中烷基碳数 15 分别替换为 4 和 9，即为壬苯醇醚 4 和壬苯醇醚 9 的结构式。

壬苯醇醚为无色至淡黄色的黏稠液体；无臭；在乙醇中极易溶解，在水中易溶；10℃ 以下易凝结；在强酸或强碱条件下逐渐皂化，在弱酸或弱碱中稳定。壬苯醇醚为表面活性剂，广泛应用于化妆品、食品、口服及局部用药物制剂。常用于局部用海绵、局部用药溶液剂及普通外用制剂。在治疗学中，壬苯醇醚是一种外用杀精子药。一般认为壬苯醇醚无毒、无刺激性。置于密闭容器中，并在阴凉干燥处贮藏。壬苯醇醚收载于《中华人民共和国药典》2015 年版二部，欧洲药典和英国药典也有收载。

(高建青)

ròudòukòusuānyìbǐngzhǐ

肉豆蔻酸异丙酯 (isopropyl myristate)

异丙醇和高分子饱和脂肪酸 (主要是十四酸) 形成的酯的混合物。别称十四酸异丙酯、蜂花酸异丙酯。常用椰子油所得的肉豆蔻酸与异丙醇酯化而制得。分子式 $C_{17}H_{34}O_2$，分子量 270.46。

肉豆蔻酸异丙酯为无色或几乎无色澄明的油状液体；几乎无臭；不溶于水、甘油和丙二醇，可溶于乙酸乙酯、丙酮、液状石蜡和乙醇，可与氯仿、乙醚、碳氢化合物和不挥发油混溶，可分散于许多蜡、胆甾烷醇和羊毛脂中；低黏度，耐氧，抗水解，不易腐败；无刺激性、过敏性，易于被皮肤吸收。在药剂中应用于各种局部制剂和化妆品，包括浴油、化妆品、护法护甲产品、面霜、洗剂、剃须

膏、润肤剂、除臭剂、耳部用混悬剂、阴道栓剂等。也可作为透皮吸收制剂中的渗透促进剂。肉豆蔻酸异丙酯在水-油凝胶缓释乳中可作为油相的主要成分。一般认为肉豆蔻酸异丙酯无毒、无刺激性。肉豆蔻酸异丙酯与橡胶接触时，橡胶溶胀，部分溶解，黏度降低；与塑料类相接触时，会使这些材料溶胀。与石蜡有配伍禁忌并形成颗粒状混合物，也不宜与强氧化剂配伍。贮于密闭容器内，于避光、阴凉、干燥处保存。肉豆蔻酸异丙酯收载于美国药典、欧洲药典和英国药典。

（高建青）

rǔtáng

乳糖（lactose）

来源于哺乳动物乳汁的 4-O-β-D-吡喃半乳糖基-D-葡萄糖一水合物。由 1 分子 β-D-半乳糖和 1 分子 α-D-葡萄糖在 β-1,4-位形成糖苷键相连。乳糖以两种端基差向异构体形式存在，即 α 型乳糖和 β 型乳糖。分子式 $C_{12}H_{22}O_{11} \cdot H_2O$，分子量 310.31。

乳糖为白色的结晶性粉末或颗粒；无臭，味微甜，α-乳糖的甜度是蔗糖的 15%，而 β-乳糖比 α-乳糖甜度大；在水中易溶，在乙醇、氯仿或乙醚中不溶；化学性质稳定，无吸湿性；潮湿条件（80% 以上的相对湿度）下易染霉菌。乳糖与伯胺化合物可发生美拉德反应（Maillard reaction），生成棕色产物。无定型乳糖比晶体乳糖更易发生这种反应。没有胺类存在的情况下，乳糖也可能变为黄棕色，湿热会加速这种变化，而喷雾干燥乳糖又是最不稳定的，可能是由于 5-羟甲基-2-糖醛的生成。这种棕色反应受碱催化，因此处方中的碱性润滑剂可使这种反应加速。不同乳糖的纯度可能不同，因此其颜色不同，各种乳糖的颜色稳定性各异。β-乳糖的饱和溶液在放置过程中，可能产生 α-乳糖晶体沉淀，溶液也有变旋性。乳糖具有良好的营养功能，可为人体提供能量，促进钙吸收，维持蛋白质稳定性等。乳糖自 1958 年就一直作为所有现代直接压片用辅料的标准参照物。乳糖广泛应用于制剂中，用作片剂和胶囊剂的填充剂、稀释剂或矫味剂，也可用于静脉注射剂中，有时也用于冻干产品和婴儿食品配方中。可作为载体/稀释剂应用于吸入剂和冻干制剂。乳糖加至冻干溶液中可增加体积并有助于冻干块状物形成。乳糖也和蔗糖以近 1:3 的比例混合，用作包糖衣溶液。一般认为乳糖安全无毒。乳糖的不良反应是耐受性差，常见于肠道乳糖酶缺乏的人群。这种情况导致乳糖不能被消化，可能出现腹腔痉挛、腹泻、腹胀和肠胃气胀等症状。低剂量乳糖所产生的不良反应也少，当与其他食物一同服用时，乳糖耐受性增强。乳糖与氨基酸、氨茶碱、苯丙胺和赖诺普利有配伍禁忌。乳糖可长期贮藏，易于制剂操作且与大多数活性药物成分无相互作用。置于密闭容器中、阴凉干燥处保存。乳糖收载于《中华人民共和国药典》2015 年版四部，美国药典、欧洲药典和英国药典亦有收载。

（高建青）

wúshuǐ rǔtáng

无水乳糖（anhydrous lactose）

来源于哺乳动物乳汁的 4-O-β-D-吡喃半乳糖基-D-葡萄糖。包括无水 α-乳糖和无水 β-乳糖。分子式 $C_{12}H_{22}O_{11}$，分子量 342.30。

无水乳糖为白色的结晶性粉末或颗粒；无臭，味微甜；在水中易溶，在乙醇、氯仿或乙醚中不溶；比乳糖有较高的固有溶解度；有吸湿性，不稳定；无水乳糖与伯胺化合物可发生美拉德反应（Maillard reaction），生成棕色产物，无定型乳糖比晶体乳糖更易发生这种反应。无水乳糖具有良好的营养功能，可为人体提供能量，促进钙吸收，维持蛋白质稳定性等。类似乳糖，无水乳糖应用于制剂中用作片剂和胶囊剂的填充剂、稀释剂或矫味剂，也可用于静脉注射剂中。无水乳糖广泛用于直接压片。用无水乳糖直接压片可获得较好的片型强度，尤其是能提高药品中对水分敏感的活性成分的稳定性和分散性。一般认为无水乳糖安全无毒。无水乳糖的不良反应是对乳糖的耐受性差，常见于肠道乳糖酶缺乏的人群。这种情况导致无水乳糖不能被消化，可能出现腹腔痉挛、腹泻、腹胀和肠胃气胀等临床症状。无水乳糖与氨基酸、氨茶碱、苯丙胺和赖诺普利有配伍禁忌。置于密闭容器、阴凉干燥处保存。无水乳糖收载于美国药典、欧洲药典和英国药典。

（高建青）

sānlǜshūdīngchún

三氯叔丁醇（chlorobutanol）

2-甲基-1,1,1-三氯-2-丙醇半水合物。在粉状氢氧化钾催化下，将氯仿与丙酮缩合而制得。分子式 $C_4H_7Cl_3O \cdot 1/2H_2O$，分子量 186.47，结构式见图。

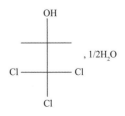

图 三氯叔丁醇的结构式

三氯叔丁醇为白色结晶；有微似樟脑的特臭；在乙醇、氯仿、乙醚或挥发油中易溶，在水中微溶；室温下可挥发，易升华；熔点≥70℃（无水物为97℃），沸程165~168℃（部分分解）；pH=3时稳定性好，pH>3时稳定性逐渐降低；具有抑制细菌和霉菌的作用，且较苯甲醇为强。三氯叔丁醇在许多制剂处方中，特别是在眼用制剂中广泛用作抑菌剂。常用于肾上腺素溶液、垂体后叶提取液和用于治疗缩瞳的眼用制剂中作抑菌剂。特别适用于非水性制剂中作杀菌剂。也用于化妆品中作防腐剂，用于纤维素醚和酯中作增塑剂，在治疗中用作温和的镇静剂和局部止痛剂。三氯叔丁醇有一定的毒性。三氯叔丁醇与薄荷脑、安替比林、苯酚、麝香草酚等混合会液化或软化，与碱性药物配伍会失效。与塑料小瓶、橡胶塞、皂土、三硅酸镁、聚乙烯和用于软接触眼镜的聚羟乙基甲基丙烯酸酯有配伍禁忌。于8~15℃下贮于密闭、避光容器中，置于阴凉干燥处。三氯叔丁醇收载于《中华人民共和国药典》2015年版四部。美国药典、欧洲药典和英国药典亦有收载。

（高建青）

sānyǐchún'àn

三乙醇胺（trolamine）

2,2',2"-氮川三乙醇。由环氧乙烷氨解得到单乙醇胺、二乙醇胺和三乙醇胺的混合物，经分离纯化制得。分子式 $C_6H_{15}NO_3$，分子量149.19，结构式见图。

三乙醇胺为无色至微黄色的黏稠澄清液体；几乎无臭或微具氨臭；具有吸湿性；能与水、乙醇、甘油混溶，可溶于氯仿，微溶于乙醚；100℃时缓慢挥发；相对密度1.12~1.13，熔点20~

21℃，沸点335℃，冰点21.6℃，闪点208℃；10%水溶液对石蕊显强碱性；可与无机酸、氯化物、碘化物形成结晶性微溶于水的盐，与高级脂肪酸和烯烃酸形成可溶于水、具有肥皂通性的盐；能吸收二氧化碳（CO_2）和硫化氢（H_2S）气体；加热时可形成剧毒的亚硝胺，并具有可燃性。三乙醇胺为含有羟基的叔胺，有典型的叔胺和乙醇的反应。三乙醇胺可与无机酸反应生成盐和酯，与铜反应生成复盐，遇重金属盐时可变色并形成沉淀。三乙醇胺还可与亚硫酰氯等试剂反应，羟基被卤素置换，反应产物毒性非常大，类似于氮芥三乙醇胺暴露于空气和光线中会变褐色。避光及避免与金属和金属离子接触，可减少变色。85%级别的三乙醇胺在15℃下会分层，使用前加热和混合可恢复均匀。三乙醇胺广泛用于局部制剂中，主要用于霜剂、乳剂、洗涤剂等外用制剂的制备，酪朊、虫胶、染料等的溶剂，也用于注射剂中成盐和局部止痛制剂中。三乙醇胺还可用作纤维处理剂、防腐剂、增塑剂、照相显影液添加剂、发动机积碳防止剂等；用作增塑剂、中和剂、润滑剂的添加剂或防腐剂以及染料、树脂等的分散剂；用于合成表面活性剂、稳定剂，当与摩尔数相等的脂肪酸，如硬脂酸或油酸混合时，三乙醇胺会形成大约 pH 8 的阴离子型肥皂，这种肥皂可用作乳化剂，制得很细的稳定的水

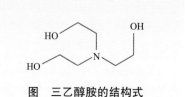

图 三乙醇胺的结构式

包油型乳剂。三乙醇胺还用作纺织特制品、蜡、上光剂、除草剂、防晒剂、石油破乳剂、卫生间用品、水泥添加剂和切削油生产的中间体，也用于生产橡胶手套和纺织工业中的润滑剂。在化妆品中用作乳化剂、保湿剂、增湿剂、增稠剂、pH 平衡剂。一般认为三乙醇胺无毒，但在产品中可引起过敏反应或对皮肤有刺激作用。各种乙醇胺都能引起严重的眼部损伤，对皮肤也有危害。在胃中可能形成亚硝胺，瑞士政府严格限制该品在外用制剂中的使用。贮藏在气密容器中，避光置于阴凉干燥处。收载于《中华人民共和国药典》2015 年版四部，美国药典和欧洲药典亦有收载。

（高建青）

sānyìngzhīshānlítǎn

三硬脂山梨坦（sorbitan tristearate）

由山梨糖醇脱水成山梨醇酐后与过量硬脂酸酯化，或由山梨醇与硬脂酸在催化剂存在下直接加热酯化而得的山梨糖醇酐三硬脂酸酯。又称司盘 65（span 65）。分子式 $C_{60}H_{114}O_8$，分子量963.54。

三硬脂山梨坦为黄色蜡状固体；稍溶于异丙醇、四氯乙烯、二甲苯，难溶于甲苯、乙醚、四氯化碳和乙酸乙酯，可分散于石油醚、液状石蜡、植物油和丙酮，不溶于水、甲醇和乙醇；在强酸或强碱条件下逐渐皂化，在弱酸或弱碱中稳定。三硬脂山梨坦为非离子表面活性剂，具有乳化、分散、增溶等作用，广泛应用于化妆品、食品、口服及局部用药物制剂。用在医药、化妆品、食品、纺织、油漆、炸药行业作乳化剂，亦可作纺织品油剂，石油深井加重泥浆中作乳化剂，油漆工业作分散剂，石油产品中用作

助溶剂和防锈剂。在制剂中，用作乳化剂、消泡剂、稳定剂、润滑剂、润湿剂、分散剂、增稠剂等，用于乳剂、霜乳、栓剂、乳膏剂等的制造。单独使用或与吐温 60、吐温 80、吐温 65 混合使用。一般认为三硬脂山梨坦无毒、无刺激性。中国规定可用于奶油、氢化植物油、速溶咖啡和干酵母。置于密闭容器中，于阴凉干燥处贮藏。

（高建青）

shānyóusuānshānlítǎn

三油酸山梨坦（sorbitan trioleate） 山梨坦与 3 分子油酸形成的山梨醇酐三油酸酯混合物。又称司盘 85（span 85）。可先将山梨醇在 150～152℃下脱水，在碳酸氢钠催化下，与 3 分子油酸酯化而制得；或者由 α-山梨醇与 3 分子油酸在 180～280℃下直接酯化而制得。分子式 $C_{60}H_{108}O_8$，分子量 957.49。

三油酸山梨坦为淡黄色至黄色的澄明油状液体；有异臭；在丙酮、氯仿、乙醚、苯中溶解，在水、乙醇、甲醇中几乎不溶，微溶于异丙醇、四氯乙烯、二甲苯、棉籽油、液状石蜡；在强酸或强碱条件下逐渐皂化，在弱酸或弱碱中稳定。三油酸山梨坦为非离子表面活性剂，具有乳化、分散、增溶等作用，用作表面活性剂、乳化剂、润滑剂、润湿剂、分散剂、增溶剂、消泡剂等。在制药、食品、日化和纺织等工业中均有广泛的用途。在药剂中，主要用作水/油型乳化剂和增溶剂，用于乳剂、霜乳、栓剂、乳膏剂等的制造。一般认为三油酸山梨坦无毒、无刺激性。置于密闭容器中，于阴凉干燥处贮藏。三油酸山梨坦（司盘 85）收载于《中华人民共和国药典》2015 年

版四部，美国药典、欧洲药典和英国药典也有收载。

（高建青）

shānlíchún

山梨醇（sorbitol） D-山梨糖醇。天然山梨醇存在于许多植物的成熟浆果中，一般以葡萄糖为原料，在镍催化下，加氢还原而制得。分子式 $C_8H_{14}O_6$，分子量 206.20，结构式见图。

山梨醇为无色或白色结晶性颗粒或粉末；无臭，味甜而清凉；易溶于水，溶于热的乙醇和甘油；具吸湿性；相对密度约 1.19，熔程 88～102℃（97.5℃）；10% 水溶液比旋度+4.0～+7.0，折光率 1.35；在强酸、强碱性条件下能与许多二价或三价金属离子形成水溶性螯合物；能加速青霉素在中性溶液中的降解。山梨醇广泛用于制剂、化妆品和食品中。在药剂中用作填充剂、稀释剂、甜味剂、保湿剂、增塑剂、渗透压调节剂、稳定剂、缓释固体制剂的致孔剂以及固体分散载体、软膏基质等。在片剂中，山梨醇可用作稀释剂，尤其适用于咀嚼片；在胶囊囊材的处方中，可用作明胶的增塑剂；在液体制剂中，可用作无糖制剂的载体以及药物、维生素和抗酸剂混悬剂的稳定剂；在糖浆剂中，能有效地预防在瓶口周围析出糖结晶。此外，山梨醇还可用于注射剂和局部用制剂，并且可用作渗透性泻药等。一般认为山梨醇无毒，当摄入大量（30g 以上）时产生轻泻。置于遮

光密闭容器中，于阴凉干燥处贮藏。山梨醇收载于《中华人民共和国药典》2015 年版二部，美国药典、欧洲药典和英国药典亦有收载。

（高建青）

shānlísuān

山梨酸（sorbic acid） (E,E)-2,4-己二烯酸。天然的山梨酸可以从山白蜡树的浆果中以内酯（类山梨酸）的形式被提取出来。分子式 $C_6H_8O_2$，分子量 112.13，结构式见图。

山梨酸为白色至微黄白色结晶性粉末；有特臭；高于80℃升华；熔程 132～135℃；pKa 值 4.76。溶解度在 30℃ 水中为 0.25%，100℃ 时为 3.8%；在 20℃丙二醇为 5.5%；在无水乙醇或甲醇为 12.9%；20% 乙醇为 0.29%；甘油为 0.31%；丙酮为 9.2%；冰醋酸为 11.5%。具有抑菌活性：对细菌的最低抑菌浓度为 2000～4000μg/ml（pH < 6.0 时）；对酵母菌/霉菌其最低抑菌浓度为 800～1200μg/ml。山梨酸抗菌的稳定性和活性有限，常与其他抗菌防腐剂或二醇类联合使用，可产生协同作用。山梨酸主要用于制剂和化妆品中作抑菌防腐剂。连续用于皮肤后有过敏反应和刺激作用发生。山梨酸还可与蛋白、酶、明胶及植物树胶一起使用。山梨酸与碱、氧化剂和还原剂有配伍禁忌。遇非离子型表面活性剂和塑料时，其抗菌活性会降低。还能与含硫的氨基酸

图 山梨醇的结构式

图 山梨酸的结构式

反应，可加入维生素 C、没食子酸丙酯或丁羟甲苯来抑制。遮光，密封，在阴凉处保存。山梨酸收载于《中华人民共和国药典》2015 年版四部，美国药典、欧洲药典和英国药典也有收载。

(高建青)

shānlǐsuānjiǎ

山梨酸钾（potassium sorbate） (E, E)-2, 4-己二烯酸钾盐。由山梨酸和氢氧化钾制得。分子式 $C_6H_7O_2K$，分子量 150.22，结构式见图。

山梨酸钾为白色或类白色鳞片状或颗粒状结晶或结晶性粉末；有轻微的特殊臭味；在水中 (20℃) 溶解度为 58.2%，乙醇为 6.5%，溶于丙二醇，易溶于丙酮、氯仿、乙醚、脂肪和油；熔点 270℃（分解）；具有抗菌活性。山梨酸钾抗菌活性与山梨酸相同，pH 6 以上几乎无抗菌活性；pH 6 以下时，对细菌的最低抑菌浓度为 2000~4000μg/ml，对酵母菌/霉菌其最低抑菌浓度为 800~1200μg/ml。山梨酸钾的防腐功效随温度和浓度的升高而升高，与其他抗菌防腐剂或乙二醇有协同作用。山梨酸钾在水中有较大的溶解度和较好的稳定性，在制剂中的用量约为山梨酸的两倍。山梨酸钾在制剂、食品和化妆品中作为抗菌防腐剂广泛应用。一般认为山梨酸钾相对无毒。遇非离子表面活性剂和某些塑料，山梨酸钾的抗菌活性降低。置于密闭容器中避光保存，温度不超过 40℃。山梨酸钾收载于《中华

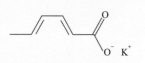

图 山梨酸钾的结构式

人民共和国药典》2015 年版四部，美国药典、欧洲药典和英国药典也有收载。

(高建青)

shānyúsuāngānyóuzhǐ

山嵛酸甘油酯（glyceryl behenate） 由甘油与山嵛酸酯化而得，主要为山嵛酸单甘油酯、山嵛酸二甘油酯及山嵛酸三甘油酯。山嵛酸甘油酯为白色或类白色粉末或硬蜡块；有微臭味；加热可溶于氯仿和三氯甲烷，几乎不溶于乙醇（95%）或水；熔程 65~77℃。山嵛酸甘油酯主要用于化妆品、食品、口服制剂中。在药剂中，主要作为片剂、胶囊的润滑剂和遮味剂以及油脂性包衣材料，可作为乳剂的增稠剂，也可用于缓释片，并作为水溶性药物缓释制剂的骨架。可降低推片力，提高片剂和胶囊生产中的可压缩性；具有黏合特性；对崩解时间和药物释放无影响。山嵛酸甘油酯也可用于食品和化妆品，如用于化妆品中可加强皮肤的屏障作用，延缓皮肤衰老。通常认为山嵛酸甘油酯相对无毒、无刺激性。置于密闭容器中，低于 35℃保存。山嵛酸甘油酯收载于《中华人民共和国药典》2015 年版四部，美国药典、欧洲药典和英国药典也有收载。

(高建青)

shèxiāngcǎofēn

麝香草酚（thymol） 5-甲基-2-异丙基苯酚。别称百里香酚、百里酚。天然品由麝香草的挥发油提取而得，合成品由对异丙基苯甲烷与间苯二酚和 α-氯丙烷反应而制得。分子式 $C_{10}H_{14}O$，分子量 150.22，结构式见图。

麝香草酚为无色结晶或白色结晶性粉末；具有麝香草特异芳香臭；味辛辣；1 份可溶于 1000

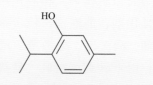

图 麝香草酚的结构式

份水、0.3 份乙醇、200 份甘油、2 份挥发油，可溶于冰醋酸、烧碱、植物油、脂胶和液状石蜡；相对密度 0.9699，熔程 48~51℃；遇光分解。有抗细菌和真菌的作用，可用于化妆品、食品中。在药剂中主要用于外用制剂作防腐剂和着香剂。毒性较酚小，一般认为是安全的。置于密封、避光容器，于阴凉干燥的处贮藏。麝香草酚收载于《中华人民共和国药典》2015 年版四部，美国药典、欧洲药典和英国药典也有收载。

(高建青)

jùguīyǎngwán

聚硅氧烷（polysiloxane） 以重复的硅-氧（Si-O）键为主链的有机高分子合成材料。通式 $[R_nSiO_{4-n/2}]_m$，其中 R 代表有机基团；n 为硅原子上连接的有机基团数目；m 为聚合度。硅氧烷聚合物由不同种类的化合物组成，习惯称聚硅氧烷液体为硅油，聚硅氧烷橡胶为硅橡胶，聚硅氧烷树脂为硅树脂。聚硅氧烷物化性质稳定；生物相容性良好；溶液渗透性独特；无毒，对皮肤和黏膜无刺激性，一般认为是安全的。在药剂中作抗水剂、抗黏结剂、润滑剂、脱膜剂、消泡剂、乳剂基质和乳膏剂基质，也用于药物缓释材料，广泛用于制备固体制剂、半固体制剂、液体制剂。在食品工业中主要用作消泡剂和防冻剂。在日化工业中，广泛用于化妆品的制造。密闭贮存于阴凉、

干燥、通风处，严格防潮、防水，远离火源和热源。

（高建青）

yǐxī-cùsuānyǐxī gòngjùwù

乙烯-醋酸乙烯共聚物（ethylene-vinyl acetate copolymer，EVA）

由乙烯（E）和乙酸乙烯酯（VA）共聚而得。分子式$(C_2H_4)_x(C_4H_6O_2)_y$。多为无色透明或半透明颗粒状固体，密闭泡孔结构；能在合适的有机溶剂中溶解；具有良好的柔软性、弹性；透明性和表面光泽性好；防潮、耐水性能良好；化学性质稳定。常温下为固体，加热融熔到一定程度变为能流动、并具有一定黏度的液体。按照 VA 的含量分为 3 类：VA 含量在 5%～40% 的为 EVA 树脂，主要用作聚乙烯改性、薄膜材料等；VA 含量在 40%～70% 的为 EVA 弹性体，主要用作橡胶弹性体、聚氯乙烯改性剂等；VA 含量在 70%～95% 的为 EVA 乳液，主要用作黏合剂、涂层等。在药剂中，多用低、中 VA 含量的 EVA 作为控释材料，主要用于膜通透控释和骨架扩散控释两种类型。EVA 主要用于子宫内给药体系、眼用给药体系、透皮治疗体系、植入给药体系及阴道给药体系等。一般认为 EVA 无毒。贮于阴凉通风处，远离火种、热源，切忌与氧化剂、碱类混贮。

（高建青）

èrdīngjīqiǎngjījiǎběn

二丁基羟基甲苯（butylated hydroxytoluene，BHT）

2,6-二特丁基（1,1-二甲基乙基）-4-甲基苯酚。又称 2,6-二叔丁基对甲酚。分子式 $C_{15}H_{24}O$，分子量 220.36。

二丁基羟基甲苯为无色、白色或类白色结晶或结晶性粉末；基本无臭，无味；熔点 69.5～71.5℃，沸点 265℃，对热稳定；不溶于水和丙二醇，易溶于大豆油、棉籽油、猪油、矿物油等。BHT 的毒性稍大，有抑制人体呼吸酶活性的嫌疑，但无致癌性。大鼠经口半数致死量（LD_{50}）为 1.70～1.97g/kg，小鼠经口 LD_{50} 为 1.39g/kg。BHT 抗氧化能力不如丁基羟基茴香醚（BHA），与 BHA 或叔丁基对苯二酚（TBHQ）复配使用效果好于单独使用。与 BHA 复配使用时，总量不超过 0.2g/kg。以枸橼酸为增效剂与 BHT 复配使用时，复配质量比例为 BHT：BHA：枸橼酸 = 2：2：1。BHT 用于药物制剂、化妆品、食品中油和脂肪的抗氧剂，其抗氧化作用是由于其自身发生自动氧化而实现的。可延迟或防止油、脂肪氧化酸败，并能防止油溶性维生素失活。既可单独使用，也可与增效剂，如枸橼酸等合并使用。使用时应避免与光和金属接触，以防变色失活。二丁基羟基甲苯收载于《中华人民共和国药典》2015 年版四部，美国药典、欧洲药典、英国药典和日本药典亦有收载。

（曹德英）

sānguīsuānměi

三硅酸镁（magnesium trisilicate）

组成不定的硅酸镁水合物（$Mg_2Si_8O_3 \cdot nH_2O$）。含氧化镁（MgO）不得少于 20.0%，含二氧化硅（SiO_2）不得少于 45.0%；SiO_2 与 MgO 含量的比值应为 2.1～2.3。

三硅酸镁为白色或类白色粉末；无臭，无味；微有引湿性；不溶于水和乙醇；遇酸立即分解。动物代谢研究表明，该物质是安全的，在人体不会蓄积。三硅酸镁常作为抑酸剂，能中和过多胃酸的弱碱性物质，此类药物可使胃液酸度升至 pH 3～5。在抗消化性溃疡药中，抗酸药应用早，疗效类似于 H_2-受体拮抗剂，为抗溃疡药物中主要大类，临床使用量大面广。三硅酸镁这类多价金属离子作为制酸药物和四环素类形成螯合物，主要用于胃及十二指肠溃疡，能中和胃酸和保护溃疡面，并提高胃内的 pH 值，从而减少后者的吸收。三硅酸镁是链层状结构的富镁矿物，其结构是由平行于 C 轴的硅氧四面体双链组成，各链之间通过原子连结。由于四面体顶点氧不是指向同一方向，而是交互地指向相反方向而形成空洞，这些空洞容纳着水分子和可交换的阳离子。三硅酸镁的表面积和表面物理化学结构及离子状态是影响其吸附作用的重要因素，吸附作用主要包括物理吸附和化学吸附：物理吸附的实质是通过范德瓦尔斯力将吸附质分子吸附在三硅酸镁的内外表面；化学吸附是其吸附作用的重要体现。另外，还可以作为脱臭剂和脱色剂使用。三硅酸镁收载于《中华人民共和国药典》2015 年版四部，美国药典、欧洲药典、英国药典和日本药典亦有收载。

（曹德英）

sānlǜzhètáng

三氯蔗糖（sucralose）

1,6-二氯-1,6-二脱氧-β-D-呋喃果糖-4-氯-4-脱氧-α-D-呋喃半乳糖苷。是一种新型甜味剂。分子式 $C_{12}H_{19}Cl_3O_8$，分子量 397.64。

三氯蔗糖为白色或类白色结晶性粉末；极易溶于水、乙醇和甲醇；遇光和热颜色易变深。三氯蔗糖是唯一以蔗糖为原料生产的功能性甜味剂，其甜度是蔗糖的 600 倍，且甜味纯正，甜味特性十分类似蔗糖，没有任何苦涩味；无热量，不致龋病，稳定性好，尤其在水溶液中特别稳定。毒理试验证明，其安全性极高，是优秀的功能性甜味剂，美国、加拿大、澳大利亚、俄罗斯、中国等30多个国家已批准使用。三氯蔗糖广泛用于饮料、食品、医药、化妆品等行业。三氯蔗糖是一种新型非营养性甜味剂，是肥胖症、心血管病和糖尿病患者理想的食品添加剂，因此它在保健食品和医药中的应用不断扩大。三氯蔗糖收载于《中华人民共和国药典》2015年版四部，美国药典、欧洲药典、英国药典和日本药典亦有收载。

(曹德英)

yuèguìxiān jùyǎngyǐxī (12) gānyóuzhǐ

月桂酰聚氧乙烯（12）甘油酯［lauroyl macrogolglycerides (12)］ 甘油的单酯、双酯、三酯和聚乙二醇600的单酯、双酯的混合物。由饱和油脂加聚乙二醇部分醇解；或通过甘油和聚乙二醇600与脂肪酸酯化；或将甘油酯和脂肪酸聚氧乙烯酯混合得到。

月桂酰聚氧乙烯（12）甘油酯为淡黄色蜡状固体；在二氯甲烷中易溶，在水中几乎不溶，与热水强烈振荡混合可分散于水中，为油包水型乳化剂。月桂酰聚氧乙烯（12）甘油酯是一种性能优良且应用广泛的表面活性剂，具有优良的乳化、润湿、洗净和增溶功能。其分子结构中有酯基，在酸、碱性热溶液中皆易水解，不如亲油基与亲水基以醚键结合的表面活性剂稳定，性能上起泡性较差，但具有较好的乳化性能。月桂酰聚氧乙烯（12）甘油酯收载于《中华人民共和国药典》2015年版四部，美国药典、欧洲药典、英国药典和日本药典亦有收载。

(曹德英)

gānyóusānyǐzhǐ

甘油三乙酯（triacetin） 分子式$C_9H_{14}O_6$，分子量218.21。甘油三乙酯为无色澄清稍具黏性的油状液体；在水中易溶，能与乙醇、三氯甲烷乙醚混溶，不溶于矿物油、大豆油和庚烷；相对密度1.152~1.158；凝固点-50~-35℃；沸点258~260℃；折射率为1.4328；黏度为（25℃）16.7 mPa·s。在药剂中用作硝酸纤维素、醋酸纤维素的增塑剂。因挥发性大，常与低挥发性增塑剂如邻苯二甲酸二辛酯、癸二酸二丁酯等并用。也可用作溶剂和保湿剂。无毒，半数致死量为6400~12 800mg/kg。甘油三乙酯《中华人民共和国药典》2015年版四部，美国药典、欧洲药典、英国药典和日本药典亦有收载。

(曹德英)

kěkězhǐ

可可脂（cocoa butter） 从梧桐科（Fam. Sterculiaceae）可可属（*Theobroma cacao* L.）植物的种子提炼制成的固体脂肪。主要含硬脂酸、棕榈酸、油酸、亚油酸和月桂酸的甘油酯，其中可可碱含量可达2%。可可脂为淡黄白色、微具脆性的固体。有α、β、γ三种晶型，其中以β型最稳定。没有敏锐的熔点，加热至25℃开始软化，达体温时能迅速融化。微溶于乙醇，可溶于热的无水乙醇，易溶于醚、氯仿和石油醚。可可脂由于其熔点低，是栓剂、软膏和霜剂的优良基质，也可以用作炎症皮肤的润滑剂和渗透促进剂。加入白蜂蜡可以提高其熔点。可可脂收载于《中华人民共和国药典》2015年版四部，美国药典、欧洲药典、英国药典和日本药典亦有收载。

(曹德英)

xīhuángshìjiāo

西黄蓍胶（tragacanth） 豆科植物西黄蓍胶树 *Astragalus gummifer* Labill. 提取的天然树胶经干燥制得的天然物质。由水溶性多聚糖和非水溶性多聚糖混合物组成。60%~70%的西黄蓍胶糖组成非水溶性部分；黄蓍糖组成水溶性部分。黄蓍糖水解后生成L-阿醣、L-岩藻糖、D-木糖、D-半乳糖和D-半乳糖醛酸。另外，还含有少量纤维素、淀粉、蛋白质和炽灼残渣。分子量约为84 000。

西黄蓍胶为白色或类白色半透明扁平而弯曲的带状薄片；表面具平行细条纹；质硬平坦光滑；或为白色或类白色粉末；无臭，有淡的胶漆味；不溶于水、95%乙醇和其他有机溶剂。虽然不溶于水，但西黄蓍胶在热水和冷水中按重量计迅速膨胀10倍，形成黏稠的溶胶或半凝胶。西黄蓍胶具有乳化、助悬、胶凝、润滑、成膜等作用，在医药和食品工业中应用广泛。在药剂中西黄蓍胶主要用作乳化剂、乳化稳定剂、胶凝剂、黏合剂等，用于制备乳剂、混悬剂、凝胶剂、润滑剂、糖膏剂、片剂、丸剂等，并常与阿拉伯胶等亲水胶合并使用，以增加使用效果。西黄蓍胶也是食品添加剂，在食品工业中用作增稠剂、乳化剂、稳定剂，用于制备干酪、果冻、冰淇淋等食品。西黄蓍胶在日化工业中也有广泛的应用。置于密闭容器中，贮存于阴凉干燥处。西黄蓍胶可用热压灭菌法灭菌。γ射线使西黄蓍胶分散液黏度显著降低。分散液在pH 4~8时最稳定。pH=7时西黄蓍胶能极大降低抗菌防腐剂苯扎氯铵、氯丁醇、羟苯甲酯的抗菌防腐作用。强无机酸和有机酸的加入能降低西黄蓍胶黏度。美国食品药品管理局已将西黄蓍胶列入 GRAS（Generally Recognized as Safe）认证，收载在美国 FDA《非活性组分指南》（用于口服粉末，混悬剂，糖浆剂，片剂）；在英国准许用于胃肠道用制剂中；在欧洲准许用作食品添加剂。西黄蓍胶收载于《中华人民共和国药典》2015 年版四部，美国药典、欧洲药典、英国药典、印度药典和日本药典亦有收载。

（张 娜）

kéjùtáng

壳聚糖（chitosan）　N-乙酰-D-氨基葡萄糖和 D-氨基葡萄糖组成的无分支二元多聚糖。由自然界广泛存在的壳多糖经过脱乙酰得到。壳聚糖为类白色粉末；无臭，无味；微溶于水，几乎不溶于乙醇。脱乙酰基程度大于 80% 可获得水溶性壳聚糖。型号和级别较多，分子量 10 000～1 000 000，其脱乙酰基的程度及黏度也不同。

在药剂中，壳聚糖主要用作包衣剂、崩解剂、成膜剂、黏膜附着剂、片剂黏合剂和增稠剂。可作为药物传递处方中的一个成分，在控释给药、黏膜黏附制剂、速释制剂、改善肽类药物的传递、结肠药物传递系统和基因传递中广泛应用。壳聚糖可作凝胶剂、薄膜剂、小丸、微球、片剂和脂质体的包衣材料。

壳聚糖室温下稳定，干燥后仍能吸湿。应贮藏于密闭容器中，置于阴凉干燥处。壳聚糖与强氧化剂有配伍禁忌。壳聚糖一般被认为是无毒、无刺激性物质，对正常皮肤及感染皮肤具有生物相容性，可生物降解。壳聚糖在一些国家已被注册为食品补充剂。收载于《中华人民共和国药典》2015 年版四部，美国药典、欧洲药典和英国药典亦有收载。

（张 娜）

ālābóbànrǔjùtáng

阿拉伯半乳聚糖（arabino galactan）　由松科落叶松 Larix gmelinii 木质部提取的水溶性多糖。又称松胶（larch gum）。阿拉伯半乳聚糖是一类长的、高度支链的由阿拉伯糖与半乳糖组成的中性多糖，其主链是半乳聚糖，分支主要是阿拉伯糖侧链通过 β-1,3 键或 β-1,6 键与半乳聚糖主链连接，d-半乳糖和 l-阿拉伯糖之比为 5～6.1。阿拉伯半乳聚糖分布广泛，在针叶树的木质部中大量含有此糖，特别在落叶松中可达 25%。分子式 $[(C_5H_8O_4)(C_6H_{10}O_5)_6]_n$，高分子量为 37 000～100 000，低分子量为 7 500～18 000。

阿拉伯半乳聚糖为白色至淡黄色粉末；在水中易溶，在乙醇中不溶；4% 的溶液为琥珀色；10%～40% 水溶液的 pH 值为 4.5。加热则黏度降低。阿拉伯半乳聚糖具有阿拉伯胶相似的性质和作用，在食品、药品和化妆品等中可作增稠剂、稳定剂、乳化剂、助悬剂、黏合剂等。大多数情况下可替代阿拉伯胶。阿拉伯半乳聚糖溶液受热后黏度降低，增稠、乳化等作用减弱。阿拉伯半乳聚糖收载于《中华人民共和国药典》2015 年版四部。

（张 娜）

huánjiǎjīguītóng

环甲基硅酮（cyclomethicone）　全甲基化的、含有重复单元 $[-(CH_3)_2SiO-]_n$ 的环硅氧烷，其中 n 为 4、5 或 6，或为上述的混合物。分子式 $(C_2H_6OSi)_n$，n=4～6，结构式见图。

环甲基硅酮为无色透明的油状液体；溶于乙醇、肉豆蔻酸异丙酯、棕榈酸异丙酯、矿物油、

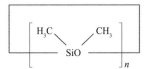

图　环甲基硅酮的结构式

80℃溶于凡士林；几乎不溶于甘油、丙二醇和水。环甲基硅酮具有高挥发性和中等的溶剂特征，主要应用于局部用制剂及化妆品处方中，低蒸发热使其应用于皮肤时没有湿性的感觉。已成为化妆品工业中应用最广泛的硅酮。在药品中用作防水剂。环甲基硅酮保存在气密的容器中，于阴凉、干燥处贮存。环甲基硅酮收载于《中华人民共和国药典》2015 年版四部，美国药典亦有收载。

（张 娜）

huánlāsuānnà

环拉酸钠（sodium cyclamate）　环己氨基磺酸钠盐。化学名 N-环己基氨基磺酸钠。又称甜蜜素钠盐。由环己胺在碱性条件下经磺化反应制得。工业生产上，磺化试剂包括氨基磺酸、硫酸盐或三氧化硫，叔胺化合物作缩合剂，生成的环己磺酸胺盐经适当的金属氧化物处理制得。分子式 $C_6H_{12}NNaO_3S$，分子量 201.22，结构式见图。

环拉酸钠为白色结晶性粉末；无臭，味甜；在水中易溶，在乙醇中极微溶，在乙醚、三氯甲烷中不溶。环拉酸钠作为一种强烈的甜味剂，可应用于药物制剂、食品、饮料和餐饮，其约 0.17%

图　环拉酸钠的结构式

（*W/V*）稀溶液的甜度约为蔗糖的30 倍。随浓度的增加，其甜度降低，当浓度达到 0.5%（*W/V*）时，有明显的苦味。环拉酸钠能增强味觉，且能用于掩盖某些不良味道。在大多数情况下，环拉酸钠与糖精联合使用。其可被硫酸与环己胺缓慢水解，其水解速率与氢离子浓度成正比。在相当宽的 pH 值范围内，其溶液对光、热和空气稳定。含环拉酸钠和糖精的片剂，贮藏 20 年后，其甜度并没有下降。贮藏于密闭容器中，且置于阴凉干燥处。环拉酸钠收载于《中华人民共和国药典》2015 年版四部，欧洲药典、英国药典亦有收载。

（张 娜）

yóuxiānjùyǎngyǐxīgānyóuzhǐ

油酰聚氧乙烯甘油酯（oleoyl macrogolglycerides） 甘油单酯、二酯、三酯和聚乙二醇单酯、二酯的混合物。由不饱和油脂与聚乙二醇部分醇解，或由甘油和聚乙二醇与脂肪酸酯化，或由甘油酯与脂肪酸聚氧乙烯酯混合制得。可含游离的聚乙二醇。聚乙二醇平均分子量为 300~400。

油酰聚氧乙烯甘油酯为淡黄色油状液体；在氯仿、二氯甲烷中极易溶解，在矿物油中易溶，在水中几乎不溶，但在水中可分散；相对密度为 0.925~0.955；折光率为 1.465~1.475；运动黏度在 40℃ 时为 30~45mm²/s；酸值不大于 2；皂化值为 150~170；羟值为 45~65；碘值为 75~95；过氧化值不大于 12。油酰聚氧乙烯甘油酯常用作药用辅料，液体增溶剂、乳化剂和吸收促进剂。可作为非离子型两性辅料可用于口服溶液，软、硬胶囊，气雾剂，霜剂，洗剂，黏膜（鼻腔，阴道）预制品。在自乳化体系中可单独

使用或作为油相。充氮密封，避免暴露于空气中，在阴凉干燥处避光保存。油酰聚氧乙烯甘油酯收载于《中华人民共和国药典》2015 年版四部，英国药典、欧洲药典亦有收载。

（张 娜）

yóusuānjùyǎngyǐxīzhǐ

油酸聚氧乙烯酯（polyoxyl oleate） 油酸和聚乙二醇单酯和双酯的混合物。又称聚乙二醇油酸酯。可由动植物油酸环氧化或由油酸与聚乙二醇酯化制得。分子式 $C_{17}H_{33}COO(CH_2CH_2O)_nH$，*n* 为 5~6 或 10。

油酸聚氧乙烯酯为淡黄色黏稠液体；在水中可分散，在乙醇和异丙醇中溶解，与脂肪油、石蜡能任意混溶；折光率为 1.464~1.468；酸值不大于 1；皂化值为 105~120（*n* 为 5~6）或 65~85（*n* 为 10）；羟值为 50~70（*n* 为 5~6）或 65~90（*n* 为 10）；碘值为 50~60（*n* 为 5~6）或 27~34（*n* 为 10）；过氧化值不大于 12；亲水亲油平衡值为 11.0（*n* 为 5~6）或 14.5（*n* 为 10）。油酸聚氧乙烯酯为非离子表面活性剂，具有良好的乳化性能，且配伍性能好，在药剂中用作增溶剂和乳化剂。油酸聚氧乙烯酯对湿、热、酸、碱不够稳定。油酸聚氧乙烯酯无毒，可生物降解，对皮肤和黏膜无刺激性。充氮、密封，在阴凉干燥处保存。油酸聚氧乙烯酯收载于《中华人民共和国药典》2015 年版四部，美国药典亦有收载。

（邱利焱）

jǔyuánsuānsānyǐzhǐ

枸橼酸三乙酯（triethyl citrate，TEC） 2-羟基丙烷-1,2,3-三羧酸三乙酯。又称柠檬酸三乙酯。由枸橼酸与乙醇在催化剂作用下酯化，经脱酯、中和、水洗精制所得。分子式 $C_{12}H_{20}O_7$，分子量 276.29，结构式见图。

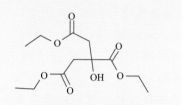

图 枸橼酸三乙酯的结构式

枸橼酸三乙酯为无色澄清的油状液体；有果香，味苦；在乙醇、异丙醇或丙酮中易溶，在水中溶解，难溶于油类；其熔点为 -55℃；沸点为 294℃；相对密度为 1.135~1.139（25℃），折光率为 1.439~1.441（25℃）。在药剂中枸橼酸三乙酯主要作为增塑剂用于制造膜剂、涂膜剂、包衣片等，可使成膜富有弹性和韧性，不易龟裂和破碎。枸橼酸三乙酯遇高热、明火或氧化剂，有引起燃烧的危险，应密闭、贮存于阴凉通风处，并远离火种，防止阳光直射，与氧化剂分开存放。急性毒性：半数致死量（LD_{50}）7000mg/kg（大鼠经口）。枸橼酸三乙酯收载于《中华人民共和国药典》2015 年版四部，美国药典和欧洲药典亦有收载。

（邱利焱）

āndīngsānchún

氨丁三醇（trometamol） 2-氨基-2-羟甲基-1,3-丙二醇。又称三羟甲基氨基甲烷、缓血酸铵。分子式 $C_4H_{11}NO_3$，分子量 121.14，结构式见图。

氨丁三醇为白色结晶；无臭，味微甜而带苦；在水中易溶，在乙醇中溶解；熔点为 168~172℃。氨丁三醇具有药理活性，其注射剂可用于治疗代谢性酸血症和呼吸性酸血症。作为有机胺，可与

图 氨丁三醇的结构式

有酸性基团的难溶性药物形成易溶于水的复盐。氨丁三醇也是一种药用辅料，作为酸碱平衡调节剂使用。需避光、密封保存。氨丁三醇收载于《中华人民共和国药典》2015年版四部，美国药典、欧洲药典和英国药典亦有收载。

（邱利焱）

hǎizǎotáng

海藻糖（trehalose） 两个吡喃型葡萄糖通过α-1,1-糖苷键连接而成的非还原性双糖。化学名α-D-吡喃葡糖基-α-D-吡喃葡糖苷。由食用级淀粉酶解制得。海藻糖可分为不含结晶水的无水海藻糖和含二分子结晶水的二水海藻糖，分子式分别为 $C_{12}H_{22}O_{11}$ 和 $C_{12}H_{22}O_{11} \cdot 2H_2O$，分子量分别为342.30和348.33。

海藻糖为白色或类白色结晶性粉末；味甜（相当于蔗糖的45%）。无水海藻糖在水中易溶，在甲醇、乙醇中几乎不溶，密度为1.512g/cm³，熔点为97℃，二水海藻糖在水中易溶，在甲醇中微溶，在乙醇中几乎不溶。海藻糖具有高玻璃化转变温度、低吸湿性和保水性、耐热和耐酸性，是最稳定的天然二糖分子。在药剂中海藻糖可作为矫味剂、甜味剂、冷冻干燥保护剂、稀释剂、增稠剂、保湿剂使用。海藻糖一般公认为安全物质，可供注射用。海藻糖应置于严封容器中，于阴凉干燥处贮存。海藻糖收载于《中华人民共和国药典》2015年版四部，美国药典亦有收载，欧洲药典、英国药典和日本药典收载二水海藻糖。

（邱利焱）

yùjiāohuà qiǎngbǐngjī diànfěn

预胶化羟丙基淀粉（pregelatinized hydroxypropyl starch） 以羟丙基淀粉为原料，在加热或不加热状态下经物理方法破坏部分或全部淀粉粒后干燥而得的制品。按干燥品计算，含羟丙氧基（—OCH₂CHOHCH₃）应为2.5%～8.9%。预胶化羟丙基淀粉为白色、类白色或淡黄色粉末或颗粒；或为半透明的长条状物或片状物；在水中溶胀。预胶化羟丙基淀粉具有糊化温度低、非离子性、透明度高等特点，在药剂中可作为黏合剂和填充剂等使用。一般公认为安全物质，无毒，对皮肤和黏膜无刺激性。室温密封保存。预胶化羟丙基淀粉收载于《中华人民共和国药典》2015年版四部，欧洲药典和英国药典亦有收载，美国药典按淀粉来源分别收载预胶化羟丙基大豆淀粉、预胶化羟丙基土豆淀粉和预胶化羟丙基玉米淀粉。

（邱利焱）

guīhuà wēijīng xiānwéisù

硅化微晶纤维素（silicified microcrystalline cellulose） 由微晶纤维素和胶态二氧化硅在水中以质量比98:2共混，经过喷雾干燥制得。按干燥品计算，含微晶纤维素应为94.0%～100%。硅化微晶纤维素为白色或类白色微细颗粒或粉末；无臭，无味；在水、稀酸、5%氢氧化钠溶液、丙酮、乙醇和甲苯中不溶；具有良好的流动性、分散性、可压性、抗吸湿性和高膨胀性。在药剂中硅化微晶纤维素作为填充剂和润滑剂使用，可适用于粉末直压工艺。密封贮藏。硅化微晶纤维素收载

于《中华人民共和国药典》2015年版四部，美国药典亦有收载。

（邱利焱）

qiǎngbǐngjiǎ xiānwéisù línběn'èrjiǎsuānzhǐ

羟丙甲纤维素邻苯二甲酸酯（hypromellose phthalate） 羟丙甲纤维素与邻苯二甲酸的单酯化物。分子量2000～100 000。羟丙甲纤维素邻苯二甲酸酯为白色或类白色的粉末或颗粒；无臭，无味；易溶于丙酮/甲醇、丙酮/乙醇、甲醇/二氯甲烷、乙酸乙酯/甲醇、乙醇/二氯甲烷（1:1）和碱性水溶液，不溶于己烷、水和酸溶液；具成膜性；化学和物理性质稳定。在药剂中用作缓释材料、控释材料等。可单独或与其他可溶性或不溶性黏合剂共用，制备缓释颗粒剂、片剂，胶囊剂、微囊剂和其他缓释、控释制剂。用作肠溶包衣材料，形成的衣膜能在肠的上端迅速溶解。毒性很低，无致畸胎作用，一般认为是安全的。能与许多常用片剂的赋形剂和增塑剂配伍，如2或3-乙酸甘油酯、二乙基或二丁基邻苯二甲酸酯、蓖麻油、乙酰单酸甘油酯和聚乙二醇等。置于密闭容器中，贮存于干燥温室中，避免受冻。收载于《中华人民共和国药典》2015年版四部，美国药典和欧洲药典亦有收载。

（高建青）

jùyǐ'èrchún 300（gōngzhùshèyòng）

聚乙二醇 300（供注射用） [macrogol 300（for injection）] 环氧乙烷与水缩聚而成的供注射用的混合物。分子式 HO（CH₂CH₂O）$_n$H，n 代表氧乙烯基的平均数为5～6，平均分子量285～325。聚乙二醇300（供注射用）为无色澄清的黏稠液体；微臭；易溶于水、乙醇、乙二醇，不溶于乙醚。用作溶剂、助溶剂和

油/水型乳剂的稳定剂等。聚乙二醇300（供注射用）在注射液中的最大浓度，建议约为30%，浓度大于40%可见溶血作用。化学反应主要发生在两端的羟基，被酯化或醚化，不得与氧化剂、酸类，如碘、汞、银盐、阿司匹林、茶碱衍生物等配伍；与一些酸性色素也发生配伍反应；可降低青霉素、杆菌肽等的抗菌活性和减小苯甲酸酯类防腐剂的抑菌效果；与酚、鞣酸、水杨酸配伍，可发生软化、液化；遇磺胺、蒽醌可发生色变；与山梨醇配伍可生成沉淀；塑料、树脂可被软化或溶解；能在薄膜包衣片中发生迁移，与片心成分相互作用。置于密闭容器中，在干燥阴凉处保存。注意防火，避免与热和氧化物接触。聚乙二醇300（供注射用）收载于《中华人民共和国药典》2015年版四部，美国和英国药典亦有收载。

（高建青）

jùshānlízhǐ 80 （gōngzhùshèyòng）

聚山梨酯 80 （供注射用）[polysorbate 80 (for injection)]

由油酸山梨坦和环氧乙烷聚合而成的供注射用的聚氧乙烯20油酸山梨坦。别称吐温80、聚氧乙烯脱水山梨醇单油酸酯。分子式$C_{64}H_{124}O_{26}$，分子量1309.7。无色至微黄色黏稠液体；微有特臭；味微苦略涩，有温热感；易溶于水、乙醇、甲醇或乙酸乙酯，极微溶解于矿物油中。为亲水性非离子表面活性剂，广泛用作水包油型乳剂的乳化剂；可用作各种物质的增溶剂；也用作口服或非胃肠道混悬剂的润湿剂等。一般公认是安全的。按总聚山梨酯计算，其日摄取量可高达每千克体重25.0mg。与碱、重金属盐类、酚类、单宁类有配伍变化，可降低一些药物和防腐剂的活性。置

于密闭容器中，避光、阴凉干燥处贮存。收载于《中华人民共和国药典》2015年版四部，美国药典和英国药典亦有收载。

（高建青）

jùyǎngyǐxī （35） bìmáyóu

聚氧乙烯（35）蓖麻油 ［polyoxy （35） castor oil］

聚氧乙烯甘油三蓖麻酸酯，其中还含少量聚乙二醇蓖麻酸酯、游离乙二醇。别称聚氧乙烯醚。可通过甘油蓖麻酸酯与环氧乙烷反应得到。为白色、类白色或淡黄色糊状物或黏稠液体；微有特殊气味；在乙醇中极易溶解。聚氧乙烯（35）蓖麻油为非离子型增溶剂，可以作为水不溶性药物或其他脂溶性药物的增溶剂和乳化剂应用在半固体及液体制剂中。避光，密封保存。聚氧乙烯（35）蓖麻油收载于《中华人民共和国药典》2015年版四部。

（杜永忠）

zhètáng bācùsuānzhǐ

蔗糖八醋酸酯 （sucrose octaacetate）

β-D-呋喃果糖基-α-D-吡喃葡萄糖苷八醋酸酯。别称蔗糖八乙酸酯。由蔗糖与乙酸钠和乙酰反应制备。分子式$C_{28}H_{38}O_{19}$，分子量678.59。蔗糖八醋酸酯为白色粉末；无臭，味苦；略有吸湿性；溶于乙酸、丙酮、二氯化乙烯、乙酸甲酯、苯、甲苯，微溶于水，几乎不发生水解。常被用作酒精变性剂、苦味剂等。密闭保存。蔗糖八醋酸酯收载于《中华人民共和国药典》2015年版四部。

（杜永忠）

cùsuān qiǎngbǐngjiǎ xiānwéisù hǔpòsuānzhǐ

醋酸羟丙甲纤维素琥珀酸酯 （hydroxypropyl cellulose acetate succinate）

羟丙甲纤维素的醋酸、琥珀酸混合酯。以羟丙甲纤

维素为原料，与醋酐、无水琥珀酸酯化而得，产物经洗净、干燥并粉碎成粉末，即得醋酸羟丙甲纤维素琥珀酸酯。醋酸羟丙甲纤维素琥珀酸酯为白色至淡黄色粉末或颗粒；无臭，无味；在乙醇、水中不溶，在甲醇、丙酮中溶解，冷水中溶胀成澄清或微浑浊的胶体溶液；溶液的黏度随浓度增大而增加；根据醋酸羟丙甲纤维素琥珀酸酯中游离羧酸含量得不同，可得到不同的pH值溶解特征，其在小肠上段的溶解性好，这对于增加药物的小肠吸收比其他肠溶材料理想，除用于肠溶包衣外，还可以作为高分子载体，制剂药物的微囊、微球及药物的缓释或控释制剂等。需密封保存。醋酸羟丙甲纤维素琥珀酸酯收载于《中华人民共和国药典》2015年版四部。

（杜永忠）

línsuān diànfěnnà

磷酸淀粉钠 （sodium starch phosphate）

通过将淀粉悬浮于水或含水的醇中，向其中加磷酸盐，用酸或碱调整pH值，于150℃下加热反应而制得。别称淀粉磷酸酯钠。

磷酸淀粉钠为白色粉末；无臭；在水或乙醇中均不溶解。Ⅰ型遇水在常温下糊化，糊化温度随磷酸结合钠的增大而降低，低温状态的稳定性增大，但黏度降低。稍有吸湿性，室温吸湿18%成饱和状态。Ⅱ型与水一起加热则糊化，通常在同一分子内Ⅰ型和Ⅱ型同时存在，糊化温度比一般的淀粉低。主要用作增稠剂和黏合剂，比一般的增稠剂易分散于水，且稳定。密闭，于干燥处保存。收载于《中华人民共和国药典》2015年版四部。

（杜永忠）

索　引

条目标题汉字笔画索引

说　明

一、本索引供读者按条目标题的汉字笔画查检条目。

二、条目标题按第一字的笔画由少到多的顺序排列，按画数和起笔笔形横（一）、竖（丨）、撇（丿）、点（丶）、折（乛，包括丁しく等）的顺序排列。笔画数和起笔笔形相同的字，按字形结构排列，先左右形字，再上下形字，后整体字。第一字相同的，依次按后面各字的笔画数和起笔笔形顺序排列。

三、以拉丁字母、希腊字母和阿拉伯数字、罗马数字开头的条目标题，依次排在汉字条目标题的后面。

八　画

九　画

十　画

十一 画

十五　画

十六　画

十七　画

二十　画

二十一　画

拉丁字母

条 目 外 文 标 题 索 引

内 容 索 引

说 明

一、本索引是本卷条目和条目内容的主题分析索引。索引款目按汉语拼音字母顺序并辅以汉字笔画、起笔笔形顺序排列。同音时，按汉字笔画由少到多的顺序排列，笔画数相同的按起笔笔形横（一）、竖（丨）、撇（丿）、点（、）、折（乛，包括丁乚等）的顺序排列。第一字相同时，按第二字，余类推。索引标目中夹有拉丁字母、希腊字母、阿拉伯数字和罗马数字的，依次排在相应的汉字索引款目之后。标点符号不作为排序单元。

二、设有条目的款目用黑体字，未设条目的款目用宋体字。

三、不同概念（含人物）具有同一标目名称时，分别设置索引款目；未设条目的同名索引标目后括注简单说明或所属类别，以利检索。

四、索引标目之后的阿拉伯数字是标目内容所在的页码，数字之后的小写拉丁字母表示索引内容所在的版面区域。本书正文的版面区域划分如右图。

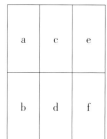

a	c	e
b	d	f

A

阿尔法环糊精（*alpha* cyclodextrin，α-CD）　347b

阿拉伯半乳聚糖（arabino galactan）　407c

阿拉伯胶（acacia）　348a

阿拉伯胶明胶微囊（acaciagelation microcapsules）　207f

阿伦尼乌斯（Arrhenius）　315e

阿伦尼乌斯方程（Arrhenius equation）　315e

阿洛拉红　377d

阿霉素（Hepasphere）　242e

阿霉素脂质体（liposomal doxorubicin）　255f

阿米登（Amidon）　8d

阿司帕坦（aspartame）　348b

阿斯巴甜　348c

《埃伯斯纸草书》　1c，171c

埃尔利希（Paul Ehrlich）　277d

埃里克·罗塞姆（Erik Rotheim）　177c

安瓿剂　21f

安瓿瓶　34b

安全性（药物制剂）　4c

安息香酸　351d

安息香酸苄酯　351f

安息香酸钠　352a

氨丁三醇（trometamol）　408f

氨基醋酸　365e

氨基乙酸　365e

螯合基团　336e

螯合剂（chelating agents）　336e

螯合配体　336e

奥比（Obi）　193f，194f

奥弗比克（Overbeek）　86a

奥美拉唑肠溶胶囊（omeprazole enteric release capsules）　228d

B

八路军一二九师制药所　22c

巴布膏剂　104a

巴布剂　104b

巴西棕榈蜡（carnauba wax）　348e

靶式气流磨　115b

靶向给药系统（targeting drug delivery systems）　269c

靶向功能分子　276b

靶向前药　282b

靶向性前体药物（targeting prodrugs）　282b

靶向脂质体（targeted liposomes）　252a

靶向制剂　269c

白蛋白纳米粒（albumin nanoparticles）　260c

白蜂蜡（white beeswax）　349c

白膏药（white plasters）　176c

白蜡　349d

白明胶　374c

白炭黑　364f

白糖　391e

白陶土（kaolin）　349e

M

W

Z

拉丁字母

本卷主要编辑、出版人员

执行总编　谢　阳

编　　审　司伊康

责任编辑　尹丽品

索引编辑　赵　健

名词术语编辑　陈丽丽

汉语拼音编辑　王　颖

外文编辑　景黎明

参见编辑　杨　冲

绘　　图　北京心合文化有限公司

责任校对　苏　沁

责任印制　陈　楠

装帧设计　雅昌设计中心·北京